国家卫生和计划生育委员会"十二五"规划教材

全国高等医药教材建设研究会"十二五"规划教材

专科医师核心能力提升导引丛书

供临床型研究生及专科医师用

普通外科学

General Surgery

第 2 版

主　　编　赵玉沛　姜洪池

副 主 编　杨连粤　任国胜　陈规划

主编助理　张太平　刘连新　肖剑春

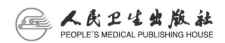

人民卫生出版社

PEOPLE'S MEDICAL PUBLISHING HOUSE

图书在版编目（CIP）数据

普通外科学/赵玉沛,姜洪池主编.—2版.—北京:人民卫生
出版社,2014

ISBN 978-7-117-19237-8

Ⅰ.①普… Ⅱ.①赵…②姜… Ⅲ.①外科学-医学院校-
教材 Ⅳ.①R6-44

中国版本图书馆 CIP 数据核字(2014)第 118897 号

| 人卫社官网 | www.pmph.com | 出版物查询，在线购书 |
| 人卫医学网 | www.ipmph.com | 医学考试辅导，医学数据库服务，医学教育资源，大众健康资讯 |

普通外科学
第 2 版

主　　编：赵玉沛　姜洪池
出版发行：人民卫生出版社（中继线 010-59780011）
地　　址：北京市朝阳区潘家园南里 19 号
邮　　编：100021
E－mail：pmph @ pmph.com
购书热线：010-59787592　010-59787584　010-65264830
印　　刷：北京铭成印刷有限公司
经　　销：新华书店
开　　本：850×1168　1/16　　印张：31　　插页：8
字　　数：937 千字
版　　次：2008 年 12 月第 1 版　　2014 年 7 月第 2 版
　　　　　2017 年 12 月第 2 版第 2 次印刷（总第 3 次印刷）
标准书号：ISBN 978-7-117-19237-8/R·19238
定　　价：99.00 元

打击盗版举报电话：010-59787491　E-mail：WQ @ pmph.com
（凡属印装质量问题请与本社市场营销中心联系退换）

编　者 (以姓氏笔画为序)

丁　丹　第二军医大学附属长海医院
王　水　南京医科大学第一附属医院
王　存　四川大学华西医院
王　杉　北京大学人民医院
王　磊　中山大学附属第一医院
王　鑫　第二军医大学附属长海医院
王永胜　山东省肿瘤医院
王春友　华中科技大学同济医学院附属协和医院
王振军　首都医科大学附属北京朝阳医院
王晓军　北京协和医院
王深明　中山大学附属第一医院
叶志东　中日友好医院
田　文　解放军总医院
印　慨　第二军医大学附属长海医院
兰　平　中山大学附属第一医院
任国胜　重庆医科大学附属第一医院
任建安　南京军区南京总医院
刘　光　上海交通大学医学院附属第九人民医院
刘　鹏　中日友好医院
刘永锋　中国医科大学附属第一医院
刘连新　哈尔滨医科大学附属第一医院
刘昌伟　北京协和医院
江志伟　南京军区南京总医院
汤海涛　辽宁省人民医院
许剑民　复旦大学附属中山医院
孙　辉　吉林大学中日联谊医院
孙　强　北京协和医院
孙益红　复旦大学附属中山医院
李　宁　南京军区南京总医院
李　韧　西安交通大学医学院第二附属医院
李宗芳　西安交通大学医学院第二附属医院
李承龙　苏州大学附属第二医院

李晓强　苏州大学附属第二医院
李健文　上海交通大学医学院附属瑞金医院
李爱民　中国人民解放军第二炮兵总医院
李基业　解放军总医院第一附属医院
杨　斌　中山大学附属第二医院
杨连粤　中南大学湘雅二医院
杨根欢　北京协和医院
肖剑春　北京协和医院
吴　毅　复旦大学附属肿瘤医院
吴丹明　辽宁省人民医院
吴国聪　首都医科大学附属北京友谊医院
余佩武　第三军医大学附属西南医院
谷涌泉　首都医科大学宣武医院
汪忠镐　首都医科大学宣武医院
汪建平　中山大学附属第一医院
张　建　首都医科大学宣武医院
张　浩　中国医科大学附属第一医院
张　澍　西安交通大学医学院第二附属医院
张太平　北京协和医院
张纪蔚　上海交通大学医学院附属仁济医院
张志伟　华中科技大学同济医学院附属同济医院
张忠涛　首都医科大学附属北京友谊医院
张海林　北京协和医院
张福先　北京世纪坛医院
陈　双　中山大学附属第二医院
陈　忠　北京安贞医院
陈孝平　华中科技大学同济医学院附属同济医院
陈规划　中山大学附属第三医院
周玉斌　辽宁省人民医院
周宁新　中国人民解放军第二炮兵总医院
周总光　四川大学华西医院
郑民华　上海交通大学医学院附属瑞金医院

郑成竹　第二军医大学附属长海医院
郑树国　第三军医大学附属西南医院
郑树森　浙江大学医学院附属第一医院
单　臻　中山大学附属第一医院
项灿宏　解放军总医院
赵玉沛　北京协和医院
赵纪春　四川大学华西医院
胡　亚　北京协和医院
胡　祥　大连医科大学附属第一医院
姜　军　第三军医大学西南医院
姜洪池　哈尔滨医科大学附属第一医院
秦新裕　复旦大学附属中山医院
顾　晋　北京大学肿瘤医院
徐　骁　浙江大学医学院附属第一医院
郭　伟　解放军总医院
郭克建　中国医科大学附属第一医院
郭建明　首都医科大学宣武医院
郭曙光　成都军区昆明总医院

唐健雄　复旦大学附属华东医院
涂振霄　华中科技大学同济医学院附属同济医院
黄晓钟　上海交通大学医学院附属仁济医院
常光其　中山大学附属第一医院
常绪生　第二军医大学附属长海医院
符伟国　上海复旦大学附属中山医院
梁力建　中山大学附属第一医院
屠振华　浙江大学医学院附属第一医院
董家鸿　解放军总医院
蒋兆彦　上海交通大学医学院附属瑞金医院
蒋米尔　上海交通大学医学院附属第九人民医院
韩天权　上海交通大学医学院附属瑞金医院
曾国军　四川大学华西医院
廖　泉　北京协和医院
黎介寿　南京军区南京总医院

主 编 简 介

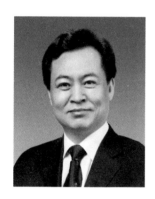

赵玉沛,北京协和医院院长,中国科学院院士,外科学教授,博士生导师。中华医学会副会长、外科学分会主任委员、全国胰腺外科学组组长。《中华外科杂志》总编辑、《美国外科年鉴》(*ANNALS OF SURGERY*)(中文版)主编、*Journal of the American College of Surgeons*(中文版)主编。国际外科学院、美洲外科学院、英格兰皇家外科学院及香港外科学院"Honorary Fellowship",爱丁堡皇家外科学院"Fellowship Ad Hominem";国际胃肠肝胆胰外科协会副主席;第 16 届亚洲外科学会主席。

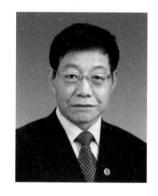

姜洪池,教授,博士生导师。现任黑龙江省肝脾外科中心主任,哈尔滨医科大学学术委员会主任委员,哈尔滨医科大学附属第一医院消化病医院院长、普外科主任。兼任国务院学位委员会学科评议组成员,教育部高等学校临床医学教学指导委员会委员,中华医学会外科学分会常委、脾功能与脾脏外科学组组长,中国医师协会外科医师分会副会长,北美外科学院会员(FACS),国际消化和肿瘤外科医师委员会委员,《中华普通外科杂志》等七种核心期刊副主编等职。

全国高等学校医学研究生规划教材
第二轮修订说明

　　为了推动医学研究生教育的改革与发展,加强创新人材培养,自2001年8月全国高等医药教材建设研究会和原卫生部教材办公室启动医学研究生教材的组织编写工作开始,在多次大规模的调研、论证的前提下,人民卫生出版社先后于2002年和2008年分两批完成了第一轮五十余种医学研究生规划教材的编写与出版工作。

　　为了进一步贯彻落实第二次全国高等医学教育改革工作会议精神,推动"5+3"为主体的临床医学教育综合改革,培养研究型、创新性、高素质的卓越医学人材,全国高等医药教材建设研究会、人民卫生出版社在全面调研、系统分析第一轮研究生教材的基础上,再次对这套教材进行了系统的规划,进一步确立了以"解决研究生科研和临床中实际遇到的问题"为立足点,以"回顾、现状、展望"为线索,以"培养和启发研究生创新思维"为中心的教材创新修订原则。

　　修订后的第二轮教材共包括5个系列:①科研公共学科系列:主要围绕研究生科研中所需要的基本理论知识,以及从最初的科研设计到最终的论文发表的各个环节可能遇到的问题展开;②常用统计软件与技术介绍了SAS统计软件、SPSS统计软件、分子生物学实验技术、免疫学实验技术等常用的统计软件以及实验技术;③基础前沿与进展:主要包括了基础学科中进展相对活跃的学科;④临床基础与辅助学科:包括了临床型研究生所需要进一步加强的相关学科内容;⑤临床专业学科:通过对疾病诊疗历史变迁的点评、当前诊疗中困惑、局限与不足的剖析,以及研究热点与发展趋势探讨,启发和培养临床诊疗中的创新。从而构建了适应新时期研究型、创新性、高素质、卓越医学人才培养的教材体系。

　　该套教材中的科研公共学科、常用统计软件与技术学科适用于医学院校各专业的研究生及相应的科研工作者,基础前沿与进展主要适用于基础医学和临床医学的研究生及相应的科研工作者;临床基础与辅助学科和临床专业学科主要适用于临床型研究生及相应学科的专科医师。

全国高等学校第二轮医学研究生规划教材目录

13	医学分子生物学实验技术（第3版）	主　编	药立波		
		副主编	韩　骅　焦炳华　常智杰		
14	医学免疫学实验技术（第2版）	主　编	柳忠辉　吴雄文		
		副主编	王全兴　吴玉章　储以微		
15	组织病理技术（第2版）	主　编	李甘地		
16	组织和细胞培养技术（第3版）	主　审	宋今丹		
		主　编	章静波		
		副主编	张世馥　连小华		
17	组织化学与细胞化学技术（第2版）	主　编	李　和　周　莉		
		副主编	周德山　周国民　肖　岚		
18	人类疾病动物模型（第2版）	主　审	施新猷		
		主　编	刘恩岐		
		副主编	李亮平　师长宏		
19	医学分子生物学（第2版）	主　审	刘德培		
		主　编	周春燕　冯作化		
		副主编	药立波　何凤田		
20	医学免疫学	主　编	曹雪涛		
		副主编	于益芝　熊思东		
21	基础与临床药理学（第2版）	主　编	杨宝峰		
		副主编	李学军　李　俊　董　志		
22	医学微生物学	主　编	徐志凯　郭晓奎		
		副主编	江丽芳　龙北国		
23	病理学	主　编	来茂德		
		副主编	李一雷		
24	医学细胞生物学（第3版）	主　审	钟正明		
		主　编	杨　恬		
		副主编	易　静　陈誉华　何通川		
25	分子病毒学（第3版）	主　编	黄文林		
		副主编	徐志凯　董小平　张　辉		
26	医学微生态学	主　编	李兰娟		
27	临床流行病学（第4版）	主　审	李立明		
		主　编	黄悦勤		
28	循证医学	主　编	李幼平		
		副主编	杨克虎		

29	断层影像解剖学	主　编	刘树伟		
		副主编	张绍祥	赵　斌	
30	临床应用解剖学	主　编	王海杰		
		副主编	陈　尧	杨桂姣	
31	临床信息管理	主　编	崔　雷		
		副主编	曹高芳	张　晓	郑西川
32	临床心理学	主　审	张亚林		
		主　编	李占江		
		副主编	王建平	赵旭东	张海音
33	医患沟通	主　编	周　晋		
		副主编	尹　梅		
34	实验诊断学	主　编	王兰兰	尚　红	
		副主编	尹一兵	樊绮诗	
35	核医学（第2版）	主　编	张永学		
		副主编	李亚明	王　铁	
36	放射诊断学	主　编	郭启勇		
		副主编	王晓明	刘士远	
37	超声影像学	主　审	张　运	王新房	
		主　编	谢明星	唐　杰	
		副主编	何怡华	田家玮	周晓东
38	呼吸病学（第2版）	主　审	钟南山		
		主　编	王　辰	陈荣昌	
		副主编	代华平	陈宝元	
39	消化内科学（第2版）	主　审	樊代明	刘新光	
		主　编	钱家鸣		
		副主编	厉有名	林菊生	
40	心血管内科学（第2版）	主　编	胡大一	马长生	
		副主编	雷　寒	韩雅玲	黄　峻
41	血液内科学（第2版）	主　编	黄晓军	黄　河	
		副主编	邵宗鸿	胡　豫	
42	肾内科学（第2版）	主　编	谌贻璞		
		副主编	余学清		
43	内分泌内科学（第2版）	主　编	宁　光	周智广	
		副主编	王卫庆	邢小平	

44	风湿内科学（第2版）	主　编　陈顺乐　邹和健
45	急诊医学（第2版）	主　编　黄子通　于学忠
		副主编　吕传柱　陈玉国　刘　志
46	神经内科学（第2版）	主　编　刘　鸣　谢　鹏
		副主编　崔丽英　陈生弟　张黎明
47	精神病学（第2版）	主　审　江开达
		主　编　马　辛
		副主编　施慎逊　许　毅
48	感染病学（第2版）	主　编　李兰娟　李　刚
		副主编　王宇明　陈士俊
49	肿瘤学（第4版）	主　编　曾益新
		副主编　吕有勇　朱明华　陈国强
		龚建平
50	老年医学（第2版）	主　编　张　建　范　利
		副主编　华　琦　李为民　杨云梅
51	临床变态反应学	主　审　叶世泰
		主　编　尹　佳
		副主编　洪建国　何韶衡　李　楠
52	危重症医学	主　编　王　辰　席修明
		副主编　杜　斌　于凯江　詹庆元
		许　媛
53	普通外科学（第2版）	主　编　赵玉沛　姜洪池
		副主编　杨连粤　任国胜　陈规划
54	骨科学（第2版）	主　编　陈安民　田　伟
		副主编　张英泽　郭　卫　高忠礼
		贺西京
55	泌尿外科学（第2版）	主　审　郭应禄
		主　编　杨　勇　李　虹
		副主编　金　杰　叶章群
56	胸心外科学	主　编　胡盛寿
		副主编　孙立忠　王　俊　庄　建
57	神经外科学（第2版）	主　审　周良辅
		主　编　赵继宗　周定标
		副主编　王　硕　毛　颖　张建宁
		王任直

58	血管淋巴管外科学（第2版）	主　编	汪忠镐		
		副主编	王深明	俞恒锡	
59	小儿外科学（第2版）	主　审	王果		
		主　编	冯杰雄	郑珊	
		副主编	孙宁	王维林	夏慧敏
60	器官移植学	主　审	陈实		
		主　编	刘永锋	郑树森	
		副主编	陈忠华	朱继业	陈江华
61	临床肿瘤学	主　编	赫捷		
		副主编	毛友生	沈铿	马骏
62	麻醉学	主　编	刘进		
		副主编	熊利泽	黄宇光	
63	妇产科学（第2版）	主　编	曹泽毅	乔杰	
		副主编	陈春玲	段涛	沈铿
			王建六	杨慧霞	
64	儿科学	主　编	桂永浩	申昆玲	
		副主编	毛萌	杜立中	
65	耳鼻咽喉头颈外科学（第2版）	主　编	孔维佳	韩德民	
		副主编	周梁	许庚	韩东一
66	眼科学（第2版）	主　编	崔浩	王宁利	
		副主编	杨培增	何守志	黎晓新
67	灾难医学	主　审	王一镗		
		主　编	刘中民		
		副主编	田军章	周荣斌	王立祥
68	康复医学	主　编	励建安		
		副主编	毕胜		
69	皮肤性病学	主　编	王宝玺		
		副主编	顾恒	晋红中	李岷
70	创伤、烧伤与再生医学	主　审	王正国	盛志勇	
		主　编	付小兵		
		副主编	黄跃生	蒋建新	

全国高等学校第二轮医学研究生规划教材
评审委员会名单

第2版前言

研究生规划教材《普通外科学》第 1 版于 2008 年出版至今已有 6 年。此教材在全国医学院校广泛使用,受到广大研究生师生的普遍好评和欢迎。为深入贯彻第二次全国高等医学教育改革工作会议精神,推动新时期创新型人才培养,根据《全国高等医学院校第二轮研究生规划教材工作原则和基本要求》,现对《普通外科学》教材进行修订。

本版教材以解决研究生科研和临床中实际遇到的问题为立足点,以回顾、现状、展望为线索,以培养和启发研究生创新思维为编写指导思想,在第 1 版教材基础上进行修订,更新了近年来最新的研究进展、学术共识以及目前存在的学术争议,并对一些章节有所增减。

主要更新部分包括:

(1) 总论部分新增损伤控制外科、快速康复外科和机械人手术三节。

(2) 腹壁疝部分增加经典手术——Bassini 术,以便该经典术式继续传承,细化腹腔镜疝修补章节,并新增脐疝章节。

(3) 结直肠部分新增结直肠癌肝转移章节。

(4) 肝脏部分新增转移性肝癌章节。

(5) 脾及门静脉高压部分新增脾占位和复杂脾切除两节。

(6) 新增血管外科部分,主要包括主动脉瘤和主动脉夹层、下肢动脉硬化闭塞、静脉血栓栓塞、慢性静脉功能不全、颈动脉体瘤等内容。

(7) 新增肥胖及糖尿病的外科治疗部分。

本版教材继续邀请全国普通外科各领域的知名专家进行编写,他们都具有丰富的临床和教学经验,在承担繁重的临床、教学和科研工作的同时,致力于本教材的编写,历时一载,付出了艰辛的劳动,在此表示衷心的感谢。在第 1 版教材的使用过程中,我们收到了各地读者的建议和意见,对此一并致谢。由于我们水平有限,本版教材仍可能存在一些缺点或不当之处,敬请批评、指正。

赵玉沛

2014 年 3 月

目　录

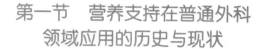

第一章　外科总论

第一节　营养支持在普通外科领域应用的历史与现状

近代概念的临床营养包括肠外营养和肠内营养。全肠外营养(total parenteral nutrition,TPN)、全肠内营养(total enteral nutrition,TEN)是指患者所需要的合理配比的营养素完全由静脉或肠道供给。当然,也可以采取肠外营养(PN)或肠内营养(EN)形式,从静脉或肠道补充患者需要的部分营养,包括糖类、氨基酸、脂肪、平衡的多种维生素和多种微量元素、电解质和水。

临床营养是适应现代治疗学的需要而发展起来的,已广泛应用于临床各科,取得良好的效果。由于历史上临床营养支持是以外科医师作为先驱。故有人称之为外科营养。现代营养支持已不再是单纯供给营养的疗法,而是治疗疾病的措施之一,有时甚至是重要的措施,如治疗肠外瘘、重症胰腺炎、短肠综合征、炎性肠道疾病等,也是重症患者、慢性器官衰竭、消耗性疾病不可缺少的治疗。

一、肠外营养的历史

通过静脉输入液体的方法已在临床应用了一个世纪,但以往肠外营养支持难以完全达到临床的要求,不能满足维持与修复机体组织的需要。无菌术、输液和输血技术的相继成功极大地推动了肠外营养的发展。1939 年,Robert Elman 首次静脉输入酪蛋白水解液。1945 年,Bernard Zimmerman 应用下腔静脉输注高渗葡萄糖,为从静脉输注高渗液体开辟了途径。1952 年,Aubaniac 报道了锁骨下静脉插管中心静脉输液 10 年的经验,促进了肠外营养支持的发展。

1959 年,以 Francis Moore 为代表的外科专家们阐明了外科患者在应激状态下的一系列代谢变化,提出最佳非蛋白质热量(kcal)与氮(g)的比值为150∶1,为营养治疗奠定了理论基础。1961 年,Arvid Writlind 研制了大豆脂肪乳剂,解决了脂肪乳剂的稳定性与静脉输入的安全性问题。1967 年,Dudrick 和 Wilmore 综合以往学者的经验,从小犬的实验证实,经腔静脉输注高热量与氮源,能获得使动物生长发育的结果,并在小儿外科临床应用获得成功,提出了静脉内高营养(intravenous hyperalimentation)的名称,从此营养支持有了广泛的应用与研究。1970 年,Scribner 和 Solassol 等先后提出了"人工胃肠"(artificial gut)的概念。

在我国,尽管受到条件的限制(主要是缺乏合适的制剂),然而在近代临床营养的初始阶段就已引起我国外科界的极大关注。从 1971 年开始,北京、南京、上海的少数几家医院临床开展了静脉营养支持,后逐渐得到推广。1985 年,召开了全国第一次完全胃肠外营养及要素饮食专题讨论会。1990 年 6 月,召开了第二次肠内肠外营养讨论会,并成立中华外科学分会营养支持学组,使营养支持这一技术在我国临床得到了更广泛的应用与研究。

二、肠内营养的历史

肠内营养的历史可追溯到公元前,但临床应用的文献报道始于 18 世纪。1790 年,Hunter 采用外套鳗皮的柔软鲸骨作为喂养管,管端接内盛营养液的膀胱,另一端经口入胃,管饲喂养 1 例吞咽肌麻痹的患者,效果满意,并发表题为《一例借人工方式将食物与药物注入胃内而治愈吞咽肌麻痹的患者》的论文,由于他的声望与成就,肠内营养由此得到认可。

至 19 世纪,Larrey 于 1801 年采用一端系有漏斗的弹性橡皮管作为喂养管,滴注肉汤和酒给士兵,使之精神与体力大大改善。1810 年,Physick 首先采用柔软的口胃管作胃吸引,以除去胃内有害物质。1895 年,Morrison 采用一端系有漏斗,另一端涂以润滑剂的软橡胶皮管经鼻胃喂养白喉患儿。

20 世纪肠内营养有了蓬勃发展。1910 年,Einhorn 首次进行十二指肠喂养。1918 年,Andersen 首次进行空肠喂养。1937 年,Abbott 等采用双腔管分别作胃吸引与空肠喂养。1942 年,Bisgard 通过胃造口放置空肠喂养管。1952年，Boles等于手术中作空肠造口术，放置16F喂养管于近端空肠，术后12小时进行喂养。1959年，Pareira对管饲的适应证、膳食组成、喂养方法作了详细地总结，并出版一本专著（*Therapeutic Nutrition with Tube Feeding*），书中提出的某些原理与准则至今仍应遵循。

1969年，美国的Randall首先在临床应用口服要素饮食，或称化学组成明确膳（chemically defined diet），这种饮食原由Winitz为宇航员所用而设计，系由营养物质的单体如葡萄糖、水解蛋白或氨基酸组成，在体内无须复杂的消化即能被吸收，且几乎无渣，临床效果十分满意。

在管饲方面，1967年，Gianturco介绍了荧光屏下快速十二指肠置管。1972年，Liffmann等应用细喂养管（8F）于空肠造口进行长期喂养。1973年，Delany应用针导管术作空肠造口。1976年，Dobbie首先报道应用管端加重的喂养管经鼻、胃再借蠕动入十二指肠或空肠进行喂养。1980年，Ponsky等建立了经皮内镜胃造口术。1987年，Shike等建立经皮内镜空肠造口术。器械和设备的改进与发展，使治疗效果进一步提高，促进了肠内营养支持在临床的应用与发展。

我国肠内营养的问世始于20世纪80年代初。1980年，青岛生化制药厂研制成"复合营养要素"。1981年，上海东海制药厂研制成"要素合剂"。1984年，天津第二生化制药厂研制成"高氮要素合剂"。20世纪90年代以后，我国肠内营养制剂在原有基础上又有了进一步发展，各类制剂相继问世，并广泛应用于临床。有关单位也相应生产和引进了各种输注营养液的导管和输注泵，进一步完善了肠内营养在临床的应用，挽救了大量危重患者。

三、营养支持在外科领域应用的现状

（一）营养支持在外科患者治疗中的作用

营养是机体生长、组织修复、维持生理功能的物质基础，是患者得以康复不可缺少的条件。在健康机体，碳水化合物、蛋白质、脂肪、电解质、维生素、微量元素和水等营养素的消耗与补充，自然地维持在平衡状态。胃肠道是人体正常生理条件下直接进行营养物质消化和吸收的部位，外科患者胃肠道不仅是原发疾病可能发生的部位，也是各种疾病应激后最易受累的中心器官。因此多种原因导致营养素全部或其中一种丢失过多、补充不足或补充过多产生不平衡状态，机体代谢因此失衡。患者营养缺乏的主要原因，一是因病而摄入减少，尤其

是那些胃肠道原发疾病、功能失调、不愿进食或不能进食或进食后不能消化吸收的患者，营养摄入量明显不足；二是因创伤、感染或机体本身内分泌和代谢改变而导致代谢增高、蛋白质的净分解高于净合成，结果机体无足够的能量、氮源及其他营养素来修复组织。因此，营养支持是多数外科患者治疗措施中的一部分，只是支持的途径、数量及迫切性等方面有所不同。

1. 改善营养状况　20%～40%的外科住院患者有营养不良，尤其是那些消耗性或慢性疾病患者，营养不良的发生率更高。围术期营养支持对降低手术死亡率和并发症的发生率有肯定效果。以往对此尚有不同的意见，临床观察的结果不一致。近年来，经过多中心、大样本的前瞻性观察，其效果已为临床医师所接受，并认为术前纠正营养不良的效果优于术后的营养支持。某些术前不能接受营养支持的急症患者或是术后发生并发症的患者，术后营养支持仍属必要。因此，围术期营养支持已成为外科的一项必要的治疗措施。

2. 支持胃肠道休息　营养支持除能补充营养外，还可减少胃肠液的分泌，使肠道得以休息，缓解胃肠道症状。炎性肠病如克罗恩病、溃疡性结肠炎等病程长，营养状况差，且常伴有梗阻、瘘、出血等并发症需行外科治疗。营养支持已成为炎性肠病治疗的重要措施之一，不仅可以支持肠道休息、缓解症状，也可为需手术治疗的患者创造手术条件，降低手术死亡率和术后并发症的发生率。20世纪70年代以前，肠外瘘的病死率高达50%～60%。此后，有了有效的营养支持，在治疗上不再为解决患者的营养问题而被迫急于施行肠瘘确定性手术。这样不但提高了总治愈率，也提高了瘘口自愈率。从而改变了肠瘘的治疗策略，将早期手术改为最终选择手术，明显地提高了手术成功率。

3. 促进组织愈合　创伤、烧伤、感染后常有蛋白质丢失导致低蛋白血症，影响创面和组织的愈合。营养支持并增加代谢调理，可加速改善组织或创面的愈合。20世纪80年代起逐渐在营养支持的基础上加用生长激素，更显示有良好的效果。低蛋白血症可迅速得以纠正；烧伤创面与创伤的肉芽创面的愈合加速；供皮区愈合时间缩短；肠外瘘自愈率提高。这些都是在营养支持的基础上，蛋白质合成增加，组织修复加快的结果。

4. 促进肠黏膜增殖　大量小肠切除的患者由于肠道的营养消化和吸收功能严重受损，不能依赖自然饮食获得营养以保证代谢的需要。在缺乏有

效的营养支持前,肠道短于70cm者甚少能存活。20世纪70年代以后,有效的营养支持使残存的小肠赢得了代偿的时间,使许多患者得以存活并恢复口服营养。近年来,联合应用肠内营养、谷氨酰胺、膳食纤维与生长激素进行短肠综合征营养康复治疗,更加强了肠黏膜的代偿,谷氨酰胺是肠黏膜细胞的组织特需营养素,能促进肠黏膜细胞的生长;膳食纤维在结肠内被细菌分解为短链脂肪酸,利于结肠黏膜的增长与功能代偿;生长激素可促进蛋白质合成与细胞增殖。三者联合应用,构成了肠黏膜增殖与功能代偿的条件。

5. 增强肠道屏障功能 肠屏障功能包括肠黏膜上皮细胞及细胞间紧密连接构成的机械屏障,肠道固有免疫和分泌型IgA组成的免疫屏障、胃肠道消化液构成的化学屏障以及原籍菌组成的生物屏障。肠屏障功能发生障碍时肠道内毒素、细菌移位,可产生全身炎症反应综合征、脓毒症,甚至多器官功能障碍综合征。营养支持,特别是肠内营养支持能够增加外科应激或重症情况下的肠上皮细胞间紧密连接蛋白的表达,提高肠道的固有免疫和适应性免疫功能,改善肠道内的微生态,增强肠道屏障功能。

(二) 外科患者的代谢改变与围术期营养支持

手术是外科患者的主要治疗方式,患者对手术产生的代谢反应取决于手术时间、创面范围、失血量等因素。手术后患者机体多处于应激状态,此时机体促分解代谢激素,包括儿茶酚胺、糖皮质激素、胰高血糖素等分泌增多,而胰岛素的分泌减少或正常,导致糖原分解和异生均增加,出现高血糖。由于血液循环中儿茶酚胺直接抑制胰岛β细胞以及肾脏清除增加等多种因素,致体内出现胰岛素抵抗现象,葡萄糖的利用障碍,这与饥饿时发生的营养障碍有所不同。体内分解激素增加致机体蛋白质分解加剧,骨骼肌等组织的蛋白质释放出氨基酸,同时手术创伤后患者体内出现生长激素抵抗现象,肝脏利用氨基酸的能力下降,因此机体大量消耗支链氨基酸,血中支链氨基酸减少,其他氨基酸尤其是苯丙氨酸与丙氨酸增加,尿中尿素氮的排出量明显增加,出现负氮平衡等现象。由于这种分解代谢难以被外源性营养所纠正,故称之为自身相食(autocannibalism)。此时如不适当地进行营养支持,不但达不到营养支持的目的,甚至引起更多的代谢紊乱。随着对机体在应激状态下代谢紊乱的认识加深及其与饥饿性代谢反应的区别,1987年提出代谢支持(metabolic support)的概念,其目的是保护和支持器官的结构与功能,推进各种代谢通路,不至于因不当的营养供给而加重机体器官和功能的损害。

1. 手术前营养支持 营养不良的患者术后易发生切口裂开、切口愈合不良、感染率增加、胃肠道排空延缓、恢复缓慢等并发症。手术后机体处于应激状态,基础代谢率增高,分解代谢明显增高,而机体利用外源性氨基酸和能量的代谢功能受限,这种代谢改变降低了术后营养支持的效果。因此,对那些术前已有营养不良的患者应在术前给予营养支持,虽然手术操作技术的改进能降低术后并发症的发生率,但营养状态的改善与并发症的发生有密切的关系。

文献中也有作者认为,术前营养支持并不能降低术后致病率和手术死亡率,这可能与营养支持的方法、时间的长短有关。虽然关于术前营养支持的时间尚无完全一致的意见,但一般认为应7～14天,时间过短营养支持难以达到效果。术前营养支持是否有效,应根据营养监测指标来判定,一个有效的指标是人体成分指标,如扩充的细胞外液间隙收缩意味着水肿消退,故此时患者的体重可能不增加甚至有下降。因此,白蛋白、前白蛋白与转铁蛋白等是主要的术前营养状况的判定指标。在那些经过营养支持白蛋白无改善的患者,术后有较高的并发症发生率与死亡率。延长营养支持的时间,改善患者的白蛋白水平,将降低患者术后并发症的发生率。

2. 手术后营养支持 手术后营养支持通常适用于四类患者:①术前因营养不良曾给予营养支持,术后需继续给予,直至能恢复口服饮食;②术前有营养不良,但因某些原因而未能行营养支持,术后短期内又不能获得足够的营养;③术后发生并发症如肠瘘、胰瘘、严重感染等;④术后因化疗、放疗等而导致恶心、呕吐和厌食,不能摄取足够的营养。手术后早期,患者往往合并水、电解质与酸碱紊乱,易产生水、钠潴留,并发代谢性酸中毒,而且机体内亢进的分解代谢并不能为外源性营养所改变。在这种情况下不适当地进行营养支持,不但不能达到营养支持的目的,反会引起更多的代谢紊乱。因此,在手术创伤后的初期治疗,主要是维持水、电解质与酸碱平衡,补充血容量,降低肾素-血管紧张素-醛固酮的活动,使机体内潴留的水分加速排泄,恢复正常的胰岛/胰高血糖素的比例。根据病情的严重程度适当给予能量和蛋白质,目的是防止机体过度消耗,待病情(呼吸、循环等)平稳,维持水、电解质和酸碱平衡48小时后再根据营养测定的结果,按患者的营养需要量补给。

3. 营养支持的方法 营养支持的方法可分为肠外与肠内两大类。选择的依据是：①患者的病情是否允许经胃肠道进食，有时为了使消化道休息（如胰腺炎），禁食本身也是治疗措施之一；②胃肠道的供给量是否可以满足患者的需要；③患者有无肠外营养支持的禁忌，如心衰、肾功能障碍等；④患者的胃肠功能是否紊乱，腹腔内疾患常影响胃肠功能而不能进食，但腹腔外疾患（如感染）也可致胃肠功能紊乱患者不能经胃肠道进食或是进食量很少。

肠外营养可以采用中心静脉或周围静脉的途径，脂肪乳剂的应用使经周围静脉营养支持成为可能，其并发症尤其是与静脉导管有关的并发症少，但营养补充量有一定的限制。故可按以下原则选择营养支持的方法：①肠外营养与肠内营养两者之间应优先选择肠内营养；②周围静脉营养与中心静脉营养两者之间优先选择周围静脉营养；③肠内营养不足时，可用肠外营养补充；④营养需要量较高或希望短期内改善营养状况时，可用肠外营养；⑤营养支持时间较长，应设法应用肠内营养。

(三) 肠内营养重要性的再认识

肠道细菌移位是肠腔内固有菌丛在肠道外的内环境中重新分布，所导致的肠源性感染是外科领域的重要研究课题。如何有效地保护肠黏膜屏障功能的完整性，降低肠源性感染的发生率，已成为临床提高危重患者救治成功率的关键之一。

20世纪60年代迅速发展起来的全肠外营养能替代胃肠道提供机体所需要的已知营养素，使胃肠道处于功能性的静止状态，从而有治疗某些疾病的作用。由于肠外营养不经胃肠道而直接进入循环，是那些因解剖或功能上的原因而不能应用胃肠道的患者唯一的供给营养途径。因此，TPN刚开始应用于临床之际，临床医师十分热情地接受这一新疗法，广泛地应用于临床，并发挥了重大的作用，许多患者因TPN而得以康复。但过去的五十年里，有关肠外营养的研究越来越发现它的局限甚至有害之处：长期应用TPN的患者可出现肠功能障碍，表现为肠蠕动减慢，肠黏膜细胞群明显减少，黏膜萎缩，绒毛的高度、蛋白质及DNA含量减少，同时肠腔内分泌型IgA亦明显减少，肠道相关的淋巴组织缩小，感染并发症的发生率增加。动物实验证明，TPN可导致肠道细菌计数及向肠系膜淋巴结转移数明显增加。其原因可能包括：①患者原有的疾病，如大的外科手术创伤、严重感染、营养不良等对肠黏膜及免疫功能的损害；②由于禁食而缺乏肠内食物对肠黏膜的有效刺激，肠屏障功能的下降和肠道菌群成分和毒力的变化；③TPN减少胰、胆液及其他消化道分泌物的产生，使其对肠黏膜的营养作用减少；④标准TPN配方中缺少对肠黏膜细胞特异的营养物质如谷氨酰胺。因此目前认识在于，对于肠功能衰竭的外科患者，肠外营养支持可改善患者营养状况，维持患者生命。而对于肠功能障碍的外科患者，肠外营养支持后患者的感染并发症发生率明显高于肠内营养支持。

肠内营养有助于维持肠黏膜结构与功能的完整性，支持肠道黏膜屏障，明显减少肠源性感染的发生。其作用机制包括：①维持肠黏膜细胞的正常结构、细胞间连接和绒毛高度，保持黏膜的机械屏障；②维持肠道固有菌丛的正常生长，保持黏膜的生物屏障；③有助于肠道细胞正常分泌IgA和维持固有免疫功能，保持肠道的免疫屏障；④刺激胃酸及胃蛋白酶分泌，保持黏膜的化学屏障；⑤刺激消化液和胃肠道激素的分泌，促进胆囊收缩、胃肠蠕动，增加内脏血流，使代谢更符合生理过程，减少肝、胆并发症的发生率。尤其是当病情危重时，机体免疫力下降，肠道低血流状态导致肠黏膜营养性损害，同时危重状态下代谢受损，TPN易使代谢偏离生理过程，代谢并发症增加，此时肠内营养显得尤为重要。因此，应在术后或危重患者复苏后及早给予肠内营养。为促进肠黏膜细胞生长及调控免疫功能，肠内营养制剂中可添加精氨酸、谷氨酰胺、鱼油及核糖核酸等。有研究表明，生长激素可促进蛋白质合成和肠细胞增殖，有条件的患者亦可使用。

(四) 营养药理学的认识与发展

传统营养支持的基本目的是提供充足的能量和氮源，以适应机体的代谢需要，保持瘦肉体，维持生理内稳态，促进患者康复。为达到这一目的，在营养支持的发展过程中，曾先后出现静脉内高营养（intravenous hyperalimentation）、全肠外营养（total parenteral nutrition）、肠内营养（enter nutrition）、人工胃肠（artificial gut）、代谢支持（metabolic support）等概念。每一个新概念的问世和研究，都推动着临床营养向更高水平的领域发展，使之成为现代医学中不可缺少的技术，营养支持已成为提高危重患者救治成功率的关键之一。

对感染、创伤等危重患者的临床观察发现，在高代谢病理过程中或器官功能障碍时，往往伴有免疫功能的低下或障碍，感染性并发症是影响重症患者治疗效果的主要原因。因此营养支持是否可改善外科患者的免疫功能引起了很大关注。20 世纪 90 年代以来，一系列的相关研究表明营养支持可以改变疾病的治疗效果，可能是通过其中特异营养素的药理学作用达到治疗目的，它们能以特定方式刺激免疫细胞增强应答功能，维持正常、适度的免疫反应，调控细胞因子的产生和释放，减轻有害的或过度的炎症反应，维护肠屏障功能等。这一概念称之为营养药理学（nutrition pharmacology），亦有学者称之为免疫营养（immunonutrition）以明确其治疗目的。

具有免疫药理作用的营养物质随着研究的进展日趋增多，目前研究较多并已开始应用于临床的营养素包括谷氨酰胺、精氨酸、ω-3 脂肪酸、核苷和核苷酸、膳食纤维等。近年来又提出生态免疫营养（ecoimmune nutrition），即在肠内营养配方中除增加上述营养素外，又增加了乳酸杆菌、双歧菌等，以改变肠道菌群，减少病原菌的生长，减少肠道细菌移位。

营养药理学的作用与有效性已被很多实验和临床研究所证明。由于受到输注试剂的限制，特定配方的免疫营养制剂多属肠内营养，静脉输注的免疫营养多限于单种营养素的添加，如精氨酸、谷氨酰胺二肽等。目前有关营养药理学的研究多集中于外科及重症监护治疗患者，作为一种新的临床营养治疗，仍有很多未明确的问题，其中既有作用机制的问题，也有临床实际问题。如各种营养素的量效药理关系，联合应用多种具有免疫药理作用的营养素时各物质之间的相互关系，固定配方是否为最佳疗效的理想配方，免疫营养对肿瘤、器官移植及自身免疫性疾病等的影响。随着更广泛、更深入的研究，免疫营养可能成为一个新的治疗方法，在各种危重患者的救治中发挥积极的作用。

（李　宁）

第二节　微创外科技术的发展和在普通外科领域的应用前景

一、微创外科的历史

腹腔镜外科的发展经历了近百年的历史，从最初的对疾病的诊断，发展成现在的涉及几乎所有外科专业的一种手术技术。它本身并不是一种专科，而更是一种外科的思维方式与哲学。外科的进展之一就是使外科手术对患者的创伤降到最低，最显著的转变发生在一些不久前外科医生还在眼睛的直视下用手操作的一些手术。图像技术、内镜技术、器械的不断创新与进步使各类外科专业的许多手术从传统的开放式转向用内镜和腔镜的方法完成。

20 世纪 70 年代至 80 年代，外科界尚没有内镜外科的需求，这一方面是由于大量疗效好的药物的应用，重症急救监护医学的进展及麻醉学的进步，使得外科手术做得更大、更彻底。"切口越大，暴露越清楚"深深地影响着一代外科医生的思维观念。Wickham，一位对泌尿内镜深有造诣的英国泌尿外科医生，于 1983 年首次提出了微创外科（minimally invasive surgery，MIS）的概念。直至 1987 年法国 MOURET 成功施行了世界上首例腹腔镜胆囊切除术，以腹腔镜手术为代表的微创外科的概念才逐渐被广泛接受。微创外科的兴起源于 20 世纪 70 年代以来出现的整体治疗概念，即认为患者治疗后心理和生理上最大限度的康复应成为外科治疗的终极目标。任何在不低于甚至高于传统治疗效果的前提下，尽可能地减少患者因手术带来的近期和远期痛苦，已成为广大外科医生们日益关心的现实问题，这也是近年来迅猛发展的微创外科手术学基础之一。微创手术利用高清晰的图像系统及微型器械将传统手术操作的创伤减少到最小。如果说 20 世纪麻醉、无菌、营养、器官移植、腹腔镜技术等的出现为外科发展的里程碑，那么 21 世纪的外科将是肿瘤的基因诊断与治疗、器官克隆与移植、修复外科与微创外科的发展。

二、现代腹腔镜的起源

早在希波克拉底（Hippocrates）和古罗马时代，就出现了一些协助探查人体内部构造的工具。在古城庞贝（70AD）的遗迹中发现了一种与现代扩阴器十分相近的三叶状扩阴器。这些都表明了人类始终对了解自身的秘密保持着浓厚的兴趣。

欠缺足够的光源限制了了解人体内部构造这一人类长久以来便存在的想法的发展，直到 1805 年奥地利维也纳的 Philip Bozzini 设计了第一个现代内镜"LICHTLEITER"（光传导器）用以观察阴道。它克服了之前各种设计中光线难以传导至人体内部的缺陷。这种内镜用锡打造，呈花瓶状，内置有一根蜡烛、反射镜及特制的窥器，外包有皮革。光线通过管道传递至阴道内。1856 年，法国医生 Antonie Jean Desormeaux 发明了一种多用途的内镜，它由以酒精和松节油为原料的燃气机提供照明用光源。光线通过管腔内的一组反射镜被传递至体内。能较为清晰地观察尿道、膀胱及阴道。但由于以上器械是使用明火为光源，因此一个很大的缺点就是易误燃人体组织。最早使用非明火作为照明光源的是一个名叫 Juilus Bruck 的牙医，他加热一个铂环并使之发出高亮的白光以观察口腔。虽然该装置自带一个冷却系统，却还是因其易热灼口腔组织而鲜有使用。Maximillian Nitze 在 1879 年报道了一种膀胱镜：也是以燃烧的铂丝为光源并带有数个镜片用以传递光线。至直到 1883 年，苏格兰 Glasgow 的 Newman 用白炽灯作为光源，才最终解决了内镜光源的问题，而这距离 Thomas Alva Edison 发明白炽灯才 4 年。从此以后，医生能够清晰地观察结构组织并识别病灶。

19 世纪末，来自德国德累斯登的医生 George Kelling 为了测量胃的容积曾在动物和人尸体上进行了 100 多项实验，他把空气注入胃内并准确地测量出将胃充满所需的气体量。胃充气实验的成功促使他想用更直接的办法来检查胃，于是运用 Nitze 发明的光学系统，Kelling 设计了一种新的内镜，该内镜近端为硬质部分而远端为软质部分。为了检查胃肠吻合口的活力，Kelling 还进行了高压胃肠充气实验。20 世纪初，Kelling 将其注意力集中到胃肠道出血问题上，在当时胃肠道出血对多数患者而言是致命的，由于难以确定出血的部位，当时唯一的方法是剖腹探查，受那个时代技术条件的限制，剖腹探查术会使患者的病情进一步恶化，Kelling 建议采用一种非手术治疗方法：将空气注入腹腔，他称其为"lufttamponade"（空气填塞法）。Kelling 在狗身上进行了大量的实验，证明该方法安全有效。虽然他想在患者身上尝试这种方法，但患者及家属没有给他这个机会。1901 年在汉堡举行的第 73 届德国自然学家及内科医师会议上，George Kelling 在狗的身上首次演示了 Nitze 所发明的膀胱镜，即局部消毒后用针穿刺进腹腔并注入空气形成一个气腹进行观察。他把这种操作称为"kolioscope"（体腔镜）。由于 Kelling 曾在 2 个人身上也进行了该操作，但并未留下记录，因此当瑞典外科医生 Hans Christian Jacobeus 在 *Munchener Medizinische Wochenschrift* 发表的一篇报道中声称自己是第一个在人体上进行该项操作时，Kelling 在两个月后也在该杂志上公布了自己分别在 1901 年和 1910 年进行的相同的操作，关于谁是第一个在人身上进行该项检查的争议也因此产生了。当然，极有可能第一个在人身上做腹腔镜检查的就是 Kelling。Jacobeus 曾发表了一篇关于 115 例行腹腔镜检查和 72 例行胸腔镜检查的病例报告，并认为这种方法具有重要的意义，可用它来研究肝脏的膈面。Jacobeus 没有在患者身上使用气腹，他主要对有腹水的患者进行这种检查，并感觉胃难以用腹腔镜方法来观察。Jacobeus 还首先使用"laparothorakoskopie"（腹胸腔镜）这个词。出血似乎是唯一的主要并发症。这也为腹腔镜今后的发展铺平了道路。与此同时在大洋彼岸，1911 年 Johns Hopkins 医院的 Bertram M. Bernheim 在美国第一次介绍了腹腔镜，他将直肠镜通过腹壁小切口插入上腹部，并借助耳鼻喉镜检查了胃前壁、肝脏及膈肌的一部分。

由于第一次世界大战，许多发展被延误了。在战争结束之后，瑞士人 Zollikofer 在 1924 年革命性地以二氧化碳代替过滤空气或者氮气来制造气腹，这减少了腹腔内爆炸的可能，也加快了气体的吸收。Stone 使用垫圈来减少漏气。1920 年美国人 Orndoff 发明的锥形套管针直到现在仍在使用。1938 年，匈牙利人 John Veress 使用一种弹簧充气针来制造气腹用以治疗肺结核。该技术在 2000 例患者中得到安全应用。时至今日，经过轻微改造的 Veress 针已成为最佳的气腹针。20 世纪 40 年代，来自法国巴黎的外科医生 Raoul Palmer 提出持续监测气腹压力的重要性，并设想出利用器官的重力来协助术中的牵拉。德国胃肠病学家 Heinz Kalk 设计的 135° 视角的前视镜使得检查者能获得更自然的视野，他同时于 1929 年提出了在腹腔镜检查中运用双套管针穿刺技术，这为今后的腹腔镜手术奠定了一定的基础。

三、腹腔镜的重大技术突破

20 世纪 50 年代见证了内镜技术的两大突破："冷光源"和 Hopkins 柱镜系统。Foriester 采用光纤技术使医生们可以利用"冷光源"在较低的温度下得到高亮度的图像而不会有热灼伤。1953 年由 Hopkins 发明的柱镜系统利用了光学传导的原理，并在镜片表面涂有多层抗反射物质。该系统比同时代的其他设备在清晰度和可见度上都有极大的提高。现代腹腔镜外科所用的硬质内镜就是在此基础上发展而来的。

妇产科医师比外科医师更早运用了内镜技术。瑞典医师 Boesh 于 1936 年第一个在腹腔镜下使用电凝作了输卵管结扎术。这推动了该技术在欧洲乃至世界范围内的发展应用。来自美国芝加哥的 Hasson 在 1971 年发表的一篇报道中谈到他使用的一种安全的气腹制造方法：做一个微型腹部切口，使用一种带橄榄状套管的特制插管注入气体，而该套管还可将套管针（trocar）锚着于腹直肌鞘上。这就是今日腹腔镜手术中常用的开放式充气技术（简称 Hasson 技术）。1966 年，有魔术师美誉的德国妇产科医师 Kurt Semm 发明了自动充气机，该设备可监测并维持适当的腹内压。他本人还在一次内镜下的妇科手术中完成了阑尾切除术。Semm 还设计了多种以改进腹腔镜器械的手术操作，如：新颖的热传递系统（1973 年）、Roeder 打结法（1978 年）、冲洗装置等。运用这些器械及技术 Semm 设计了一系列的腹腔镜手术以替代传统的开腹手术，如：可用于处理异位妊娠的缝合术、内凝固输卵管绝育术、输卵管切开术、卵巢切除术、输卵管松解术、肿瘤切除术、网膜粘连松解术、肠缝合术、异位内膜凝固术、肿瘤活检及分期、子宫穿孔修补术等。Semm 还设计了腹腔镜手术模拟器来训练腹腔镜手术技术，但在当时他的腹腔镜手术还是受到众多妇产科及外科专家的责难。

20 世纪 80 年代对微创外科的发展来说是个关键时期。当时的外科医师们必须克服光源和成像的问题，一手持镜，一手操作。目镜的分离使得助手也能同时清晰地了解手术的进程并协助主刀医师。但洗手护士及其他手术成员仍无法知晓手术的过程。随着 CCD 镜头的问世，腹腔内的图像得以清晰地显示在监视器屏幕上并最终解决了这个问题。

四、腹腔镜外科的初期

1983 年，英国外科医生 John E. A. Wickham 率先提出了微创外科（minimally invasive surgery，MIS）的概念，这意味着外科的腹腔镜时代即将到来。

1. 腹腔镜胆囊切除术　1985 年，Charles Filipi 和 Fred Mall 在狗的身上做了第一例腹腔镜胆囊切除术。Philip Mouret 于 1987 年在法国里昂作了第一例腹腔镜胆囊切除术，但当时他并没有进行任何官方的报道。直到巴黎医生 Franois Dubois 宣称自己的小切口胆囊切除术拥有世界上最小的该类手术切口时，Mouret 的一名护士 Claire Jeupitre 才公布了这个消息。一语惊四座，在随后的一年内，Perissat、Cuscheiri、McKernan 和 Saye，以及 Reddick 和 Oslen 等多名外科医师分别在大西洋的两岸开展了腹腔镜胆囊切除术。

来自德国的 Erich Muhe 宣称自己于 1985 年在德国的腹腔镜胆囊切除术才是第一例该类手术，这使得"第一"再次引发争议。他利用 Veress 穿刺法制造气腹，并在 2 小时内完成了手术。Muhe 在 1986 年 9 月慕尼黑举行的德国外科医师协会会议上展示了他的成果，并无视别人的议论在 1986 年 10 月的 Colague 外科会议以及同年的 Mainz 外科会议上展示了自己的成果。在胆囊切除术的成功基础上，20 世纪 90 年代起，各类腹腔镜术式开始不断涌现，使得腹腔镜外科从此成为最为活跃的外科领域。

2. 胆总管探查术　作为腹腔镜胆囊切除术的衍生，Berci 在 1991 年报道了腹腔镜下术中胆道造影。Sackier 曾作了经胆囊的胆总管探查术，而 Stroker 则同时作了腹腔镜下胆囊切除术+胆总管探查术，并于术后在胆总管留置了 T 管。在这些实践之后，关于腹腔镜胆总管探查术的报道逐渐增多，其可行性和安全性也得到了逐步的论证。现在，在设备和人员技术允许的情况下，腹腔镜下胆总管探查术已成为术前 ERCP 失败后的最佳选择。

3. 腹腔镜下腹股沟疝修补术　1982 年，妇产科医生 Ger 在一次手术中利用不锈钢的夹子拉紧了内环口。尔后，出现了新型疝修补方法如：网栓填塞+补片置入法和 IPOM 法（intraperitoneal onlay mesh repair，腹腔内疝囊补片置入术）。其中 1991 年由 Tay 和 Smoot 提出的 IPOM 法对较小的缺损很有效，但对于较大的缺损仍有复发率较高的报道。Arregui 和 Dion 以及 Dulucq 和 McKernan 分别提出了 TAPP（经腹腔的腹膜前疝修补术）和 TEP（完全腹膜前疝修补术）这两种不同的经腹膜外的疝修补术式，这是足以改变疝修补理念的一种革命性的创新。现在在有相关经验的大型医疗中心，腹腔镜下的疝修补术已经成为优先开展的疝修补术式。

4. 腹腔镜阑尾切除术　1983 年 Kurt Semm 在一项常规的妇科手术中完成了世界上第一例腹腔镜阑尾切除术。他运用 Roedor 打结法在阑尾根部结扎了阑尾系膜，部分操作便在体外完成。1986 年，加拿大的 O'Regon 成为第一个在腔镜下进行急性阑尾炎切除术的医师。但由于他的这种行为受到同行强烈的谴责，该成果直到 1991 年才被报道。直到 Pier Grotz 等公布了其 625 例腹腔镜下阑尾切除术的数据分析结果后，腹腔镜在急性阑尾炎治疗中的地位才得到了确立。

5. 腹腔镜下迷走神经切断术和胃十二指肠切除术　Katkhouda 曾成功地施行腹腔镜下胃前壁浆肌层切开术来治疗胃溃疡。1991 年，Goh 首先为一位溃疡患者进行了腹腔镜下胃部分切除术。法国的 Dubois 于 1989 年第一个开展了高选择性迷走神经切除术。次年,美国的 Bailey 和 Zucker 普及了腹腔镜下胃前壁高选择性迷走神经切断术合并胃后壁迷走神经干切断术。比利时的 Bernard Dallemagne 第一个施行了胃前后壁联合的高选择性迷走神经切断术。

6. 其他腹腔镜下胃肠道手术 1991 年 Dellemagne 成功完成了第一例腹腔镜胃底折叠术(Nissen 术),Delaitre 进行了第一例腹腔镜脾切除术,Peter Goh 完成了第一例胃部分切除术,Jacobs 等和 Sclinkert 等分别成功进行了结肠部分切除术,Kitano 等完成第一例腹腔镜远端胃癌 D1 根治术。1992 年,Bernard Cardiere 使用改良的 Kuzmak 带实施了第一例腹腔镜下胃减容手术。1993 年 Belachew 和 Legrand 使用生物材料的束带施行了腹腔镜束带手术,Fatkhouda 开展了第一例腹腔镜肝囊肿切开引流术,Clark 和 Wittgrove 完成了第一例腹腔镜下 Roux-en-Y 吻合的胃转流手术。

7. 腹腔镜在其他领域的发展 泌尿外科医师已利用该技术开展了几乎本领域内所有的术式。1991 年 Clayman 为一例良性病变者成功实施了第一例腹腔镜下肾脏切除术。1992 年,Higashihara 等实施了第一例腹腔镜肾上腺切除术。同年,Kozminski 和 Partamanian 作了第一例腹腔镜下输尿管与回肠旁沟的转流术;Schuessler 报道了第一例腹腔镜下前列腺根部切除术。

随着微创技术被运用到神经外科领域,1991 年有了微创的腰椎间盘摘除术。1995 年 Zuckerman 和 Zdeblick 完成了第一例微创脊椎融合术。

8. 内镜下的缝合与打结 Zalton Szabo 是位对腔镜事业做出标志性贡献的外科医师:他发展了内镜下的缝合技术。正是由于此,本技术才得以真正走向大众。实践证明:只要经过足够的训练,任何腔镜手术都可安全完成而不需要高科技的止血、吻合工具。

五、腹腔镜肿瘤外科的到来

随着腹腔镜手术的不断普及,大量关于腹腔镜临床及基础相关研究得以深入开展,其技术上的可行性和安全性早已得到证实;而且腹腔镜手术相对传统手术具有创伤小、术后疼痛轻、胃肠功能恢复快、机体免疫功能影响小、住院时间短及切口美观等优点。能够保证肿瘤的根治原则又具备如上的自身优势,使得外科医师产生了探索恶性肿瘤微创治疗的浓厚兴趣。其中,消化系恶性肿瘤无疑是开展最早、发展最快的领域。

1. 腹腔镜结直肠癌手术 腹腔镜结直肠癌手术目前在全世界范围内获得广泛开展,是腹腔镜消化系肿瘤外科最成熟的手术方式。1991 年,Jacobs 首先开展的腹腔镜下结肠切除术标志着腹腔镜外科进入了恶性肿瘤的治疗阶段。随后 1992 年 Kokerling 首次成功地实施了腹腔镜下的腹会阴联合直肠癌切除术。作为最早开展的腹腔镜下恶性肿瘤手术之一,腹腔镜结直肠癌根治术已被多项大型临床研究证明是一种安全有效的手术方式,由于它保留了所有腔镜手术的优点,近期疗效明显优于开腹手术,而且远期效果业已得到肯定,其中包括大宗的前瞻性随机对照研究。

欧美在 20 世纪末即开始了一系列腹腔镜与开腹结直肠癌手术的大宗病例随机临床对照研究(randomized control trial,RCT)。1993 年,西班牙的巴塞罗那试验率先开展了腹腔镜与开腹结肠癌手术的 RCT 研究,此后英国的 CLASICC、欧洲的 COLOR 与美国的 COST 等 RCT 研究陆续开展,我国香港地区的 Leung 等也进行了针对腹腔镜与开腹直乙结肠手术的 RCT 研究。2002 年,巴塞罗那试验首先发表了关于腹腔镜结肠癌短期、远期疗效的 RCT 研究结果;此后,上述 RCT 试验先后完成并发表,研究内容涉及肿瘤根治、远期疗效、生命质量(quality of life,QOL)和成本-效益分析(cost-benefit analysis)等各个方面,从循证医学的高度,为腹腔镜结直肠癌手术的广泛开展提供了切实可信的临床依据。

随着安全性可行性和短期疗效的优势得到认同,更多的注意力集中到了腹腔镜结直肠手术的肿瘤根治远期疗效。早期一度受争议的关于腹腔镜技术是否能达到肿瘤根治并且不增加肿瘤细胞种植转移可能的问题,就目前所能得到的国内外临床研究资料显示,腹腔镜结直肠癌手术同样可做到严格遵循根治原则,并有着理想的短期恢复和长期生存率。特别是手术后长期生存,欧洲的 COLOR(Colon cancer Laparoscopic or Open Resection)研究组针对腹腔镜结肠癌手术和开腹结肠癌手术开展了多中心临床随机对照研究,经过长达 6 年的随访,于 2009 年发表结果显示:腹腔镜组和开腹组患者的 3 年、5 年生存率无统计学差异;而且对两组中临床不同分期的结肠癌患者亦进行生存率对照比较,均无统计学差异。腹腔镜组和开腹组的局部复发率、远处复发率以及总复发率都未显示统计学差异;两组总的无瘤生存率以及其中各不同分期的亚组无瘤生存率也无差异。英国 CLASICC 研究组关于腹腔镜与开腹结直肠癌手术远期疗效 RCT 结果于 2007 年发表,亦证实了腹腔镜组的总体生存率、无瘤生存率以及局部复发率方面与开腹手术无显著差异。而 Lacy 等在 2008 年关于腹腔镜结肠癌长期疗效的 RCT 研究中,经长达 95 个月的中位随访之后,腹腔镜组肿瘤相关死亡率 16%,有低于开腹组(27%)的趋势;而在Ⅲ期病例中,腹腔镜在总体生存率、肿瘤相关生存率和无瘤生存率方面均具有显著优势;腹腔镜手术作为独立预后因素,显著降低肿瘤复发和肿瘤相关死亡的风险。可见,腹腔镜结肠癌手术已被从循证医学Ⅰ级证据的高度,证实了其长期生存问题。而这些 RCT 研究在成本-效益分析中也证实了腹腔镜总的治疗成本并不高于传统开腹手术。美国结直肠外科医师协会基于 2004 年 COST 研究的结果,发表了认可声明:对于结肠癌根治性切除术,有经验的外科医师进行的腹腔镜手术与开放手术有着相同的疗效。而美国 NCCN(The National Comprehensive Cancer Network)早在 2009 年版的《结肠癌临床实践指南》中已明确指出,由经验丰富的外科医师进行操作的腹腔镜辅助结肠癌手术已被纳入治疗结肠癌的规范手术方式。

1982 年,Heald 首次提出直肠全系膜切除(total mesorectal excision,TME)概念,已被广泛认可,并成为当今低位直肠癌根治术的"金标准"。而与开腹 TME 相比,腹腔镜下具有以下优势:对盆筋膜脏壁两层之间疏松组织间隙的判断和入路的选择更为准确;对盆腔自主神经丛的识别和保护作用;超声刀锐性解剖能更完整地切除含脏层盆筋膜的直肠系膜。目前,除了 CLASICC 研究已初步得到了腹腔镜与开腹直肠癌手术的远期疗效之外,尚有 COLOR Ⅱ 期试验针对腹腔镜直肠癌手术与开腹手术的 RCT 研究,然而总体而言,欧美目前对直肠癌的 RCT 研究少于结肠癌。这与欧美结直肠疾病的疾病谱有一定关系。在欧美,结直肠疾病中炎症性肠病等占有重要比例,而结直肠恶性肿瘤比例相对小,中低位直肠癌比例更小。而日本和韩国等亚洲国家,对于腹腔镜直肠癌的研究开展则相对多,韩国国内就 T_3N_{0-2} 期的中低位直肠癌腹腔镜手术与开腹手术的多中心 RCT 研究显示腹腔镜在术后恢复和术后躯体功能、排便控制功能等生命质量方面显著优于开腹手术,肿瘤根治效果与开腹手术相当。关于远期疗效的结果则有待更多大宗病例的 RCT 研究加以证实。而对于腹腔镜肝转移灶切除及其他晚期结直肠癌姑息性外科治疗的探索亦拓

展了它的应用范围。

2. 腹腔镜胃癌手术 1994 年,日本 Kitano 等首次报道腹腔镜胃癌根治术,虽然腹腔镜胃癌手术时间较传统开腹手术要长,但微创优点明显,如术后疼痛轻、胃肠功能恢复快、下床早、住院时间短、腹壁瘢痕小以及对机体免疫功能影响小,并发症发生率也比较低,显示了腹腔镜手术的优越性。各类针对未发现淋巴转移的早期胃癌的腹腔镜下胃癌局部切除术也在部分国家蓬勃开展。与腹腔镜大肠癌手术相比,胃癌手术由于血供丰富、解剖层次多、吻合复杂等而对手术技术要求高,所以腹腔镜手术治疗胃恶性肿瘤在发展早期相对缓慢。但近年来随着手术技术的成熟,器械的进步,腹腔镜胃癌根治手术的开展,特别是在中国、日本和韩国等东亚胃癌高发地区,其势头相当迅猛。

亚洲以日本为首的一系列国家在腹腔镜胃癌手术的开展上要领先于欧美。早先日本即已通过循证医学证据证实了腹腔镜早期胃癌根治手术的安全性、可行性和根治疗效,并在日本胃癌规约中明确将腹腔镜技术应用于早期胃癌的临床实践。Kitano 等关于 1294 例早期胃癌的腹腔镜根治手术的远期疗效研究证实其Ⅰ A、Ⅰ B 和Ⅱ期的 5 年生存率分别为 99.8%、98.7% 和 85.7%。2011 年,Keisuke 等的荟萃分析提示腹腔镜早期胃癌根治术的 5 年生存结果与开腹手术相当。一系列小样本的随机前瞻性对照研究亦提示腹腔镜进展期胃癌根治手术的根治性和远期疗效与开腹手术相当。而现在,针对进展期胃癌 D2 根治术的大宗病例的随机临床对照研究正在日本腹腔镜外科研究组(JLSSG)的指导下展开,该研究包含了 $T_2 \sim T_3$,$N_0 \sim N_2$ 而无远处转移的病例。韩国腹腔镜胃肠外科研究组(KLASS)也已有相似的前瞻性多中心随机临床对照研究。相信在不远的将来,均可获得相关远期疗效的临床证据。在我国胃癌占了亚洲的 42% 的新发病数,80% 是以进展期为主,因此,腹腔镜下胃癌 D2 根治术的合理规范开展更显意义重大。自 2009 年 11 月起,在中华医学会外科分会腹腔镜与内镜外科学组的指导下,中国腹腔镜胃肠外科研究组(C-LASS)就腹腔镜进展期胃癌根治手术的前瞻性临床对照研究亦正在全国多个中心逐步开展。

由于早期胃癌手术的效果已得到肯定,腹腔镜技术在早期胃癌中的应用已达成基本共识;目前 D2 根治术亦已普遍开展,脾门淋巴清扫,保留幽门的胃大部切除等都已成功开展,消化道重建亦有突

破，如全腔镜下毕Ⅰ式三角吻合、Roux-en-Y吻合、全胃切除术后利用OrVil器械的吻合及食管空肠侧侧吻合术等。进展期胃癌前瞻性随机对照研究亦已逐渐推进，很快将有结果。但对腹膜播散的担心使得我们选择手术适应证方面有一定限制，如浆膜侵犯面积>10cm^2，淋巴结融合成团等。

在晚期胃癌患者的姑息性治疗例如各类内转流术或胃肠造瘘术，腹腔镜下的手术在技术上也是完全可行的，且术后患者的耐受度和恢复更有着开腹手术无可比拟的优点。

3. 腹腔镜肝脏肿瘤手术　虽然1996年就有采用腹腔镜进行肝脏切除手术的报道，但由于肝脏本身解剖和生理的特殊性，腹腔镜肝脏手术发展迟缓。主要因素有：①肝脏属实质性脏器，血运非常丰富，腹腔镜下不易行肝门血流阻断，切面出血难以控制；②腔镜下失去"手指触觉"，难以判断肿瘤位置；③解剖复杂，位于右肝深部、肝右叶后段及靠近门静脉分叉等原发或继发肿瘤的腹腔镜下手术难度大、风险高；④腹腔镜手术治疗肝恶性肿瘤的根治性尚存在争议。随着超声刀、内镜式胃肠离断钉合器（Endo-GIA）等器械以及国内多功能手术解剖器（PMOD）的刮吸法断肝技术的发明，基本解决了腹腔镜肝脏手术出血问题。而腹腔镜下超声显像技术的应用，不仅能准确判断肿瘤位置、足够（>1cm）的游离切缘，而且还能识别大血管、胆管等重要管道结构，避免管道损伤造成的大出血与CO_2气栓等严重并发症的发生，大大增加手术安全性。目前腹腔镜肝脏肿瘤手术主要局限于左肝的Ⅱ、Ⅲ段与右肝前部的Ⅳ、Ⅴ、Ⅵ段，对于右肝后部肿瘤不主张腔镜手术。而我国台湾Huang等通过手助方式结合腔镜下超声显像技术对7例右肝后部原发或继发肿瘤施行腔镜下切除术，无术中术后严重并发症的发生，近期疗效较好。腹腔镜下原发性肝癌或肝转移瘤切除手术，需要遵循同开腹手术一样的原则：包括肿瘤非接触、R_0切除以及>1cm的游离切缘等。

4. 腹腔镜胰腺与壶腹部肿瘤手术　使用腹腔镜探查胰腺癌有无腹膜转移及取病理活检可以追溯到20世纪60年代。尽管腹腔镜胰体、尾肿瘤局部摘除术、胰腺远端切除术、保留或不保留脾脏胰腺次全切除术已获得较多的开展，但对于腹腔镜胰十二指肠切除术的肿瘤根治性与手术安全性尚存争议。胰头及壶腹部肿瘤部位解剖复杂，腹腔镜胰十二指肠切除手术涉及多个吻合口的重建，具有相当的难度。Reed等对7头猪采用手助装置在腹腔镜下进行胆总管空肠吻合以及胃空肠吻合术，手术时间150～450分钟，无手术直接死亡，无吻合口瘘发生，其中1头猪术后13天死于胃出血，2头猪有轻度腹腔积液。1994年，Gagner首先为一例壶腹部癌患者施行了腹腔镜下的Whipple术，手术时间共计480分钟，术后曾并发胰瘘，住院天数为60天。Christiano于2004年的世界内镜外科会议上报道了28例恶性肿瘤的腹腔镜下Whipple术，手术时间平均为410分钟，无严重术后并发症发生。印度腔镜与内镜年会Palenivelu报道了21例腹腔镜胰十二指肠切除术的成功经验，无死亡病例，有2例吻合口瘘，平均手术时间6小时。说明腹腔镜下胆肠重建与胃肠重建的可行性及安全性。采用手助方式有助于分离组织、处理血管以及触摸脏器，能更有效的在腹腔镜下施行胰十二指肠切除术。最近英国Ammori等对1例63岁胰头壶腹部腺癌患者成功施行了手助腹腔镜胰十二指肠切除术，虽手术时间长（11小时），术后第3天进流质饮食，第9天出院，病理检查肿瘤具有足够的切缘，13枚淋巴结2枚癌转移，术后随访2个月情况良好。而临床上仅10%～20%的胰头恶性肿瘤在确诊时可获根治性切除，大部分胰头肿瘤根治性切除的机会很小，往往导致十二指肠与胆管梗阻，且平均生存期仅为4.9个月。对于此类患者，在最小创伤的前提下解决梗阻以保证最佳生存质量是外科医师首先考虑的。在腹腔镜下行胆囊空肠吻合术与胃空肠吻合术解决胰头肿瘤导致的梗阻问题，不仅能获得较好的临床疗效且由于创伤小、恢复快、并发症少而维持术后较高的生命质量。

另外，随着超声内镜、双气囊小肠镜等内镜介入诊断技术的问世和普及，一些以前无法正确诊断定位的疾病如胃肠道GIST、小肠憩室等，都能在腹腔镜下得到治疗。

六、微创外科的未来

微创外科的兴起使外科医师处理患者的方式产生巨大改变。由最初的靠直觉诊断（视、触、叩、听）、观察患者状态、施以非创伤的治疗到患者的解剖情况全由放射成像或视频输出，手术中便能动态观测，这一切都因微创外科。随着HDTV电视系统、组合式手术室内镜系统、数字化报告显示及储存系统、悬吊式监视器、机器人外科、虚拟仿真训练系统以及B超、CT和MRI等多种影像工具应运而生，外科医生得以更有效地来治疗患者。微创手术只是有创手术走向无创的一个过渡阶段，它最终将可能会被基因、物理、化学等治疗手段所取代。物理的或热化学去除胆囊将使腹腔镜胆囊切除成为历史，某些手术将不需要在全麻下进行，而只是通过人的自然孔如嘴巴、鼻孔、肛门、阴道、尿道、耳道等伸入内腔镜进行治疗。近年来的新兴微创技术如单孔腹腔镜技术和经自然腔道内镜外科技术（NOTES）等，从微创的角度在技术层面上起到了创新和推动作用，并在美容效果、手术微创化上具有更进一步的优势。同时我们也应当看到，当前一系列新兴发展起来的新技术如 NOTES、单孔腹腔镜等本身尚存在一些难以克服的困难和限制，而因此短期内上述这些新技术仍将在实践中不断探索、谋求发展。

机器人手术的逐渐成熟，亦无疑将成为微创外科发展的另一重要阶段，它主要是通过手术者操纵电脑来遥控机器人做手术操作，使手术变得更精确。新一代的宽带因特网使远程诊断迈向远程手术成为可能，人们可以为远在千里之外的患者进行手术治疗，美国航天署计划于 2015 年实现人类登陆火星，届时将试验一系列远程诊断和远程手术。纳米技术的不断发展使得微型机器人的制造成为可能，心脑血管疾病的诊治将有质的飞跃，用纳米技术制成的微型机器人其直径仅 2mm，是用记忆合金制成的，它的外表包着一层树脂，装有数个微型传感器及一个微型摄像头，当传感器感觉到前方血管壁有障碍物时，记忆合金丝就会被加热而收缩，而后通过障碍物，医生只需看着电脑屏幕就可操作并可看到图像。模拟技术将成为微创外科医生临床培训的一个重要手段，利用新一代的高性能的计算机和图像软件，现在已有微创手术的电脑模拟器，外科医生在培训中可对手术操作技术进行无限次数的练习，这可使他们在上台对患者进行真正的手术前就积累丰富的经验。另外，借助计算机断层扫描（CT）、磁共振成像（MRI）和其他成像技术所获的信息，再现患者的解剖模拟结构，这样，在我们对患者进行手术前可在电脑模拟器上对他的解剖模拟结构进行操作。也许有一天，我们可以通过电脑模拟器，在患者模拟解剖结构上制订手术方案，预演手术进程，以决定采用最佳方法为其进行肿瘤的根治。

我们也应当看到，随着微创外科的技术不断成熟，其在技术上亦已进入了一个发展的平台期。真正革命性的创新技术在短期内尚未出现，而以"传统的"腹腔镜技术为主的微创外科技术则仍将在今后相当长一段时期内作为微创普通外科领域中的主流技术进一步推广与发展。作为青年一代的医学生，我国未来外科事业的实践者，更应紧跟疾病谱的变化，看准未来发展趋势及时调整方向，以创新为驱动，以技术革新、术式规范、人民需求为导向，以高质量技术作为主线，不断开拓微创外科的发展之路。

（郑民华）

第三节　外科感染的处理原则与进展

现代外科发展至今，一致认为感染（infection）与脓毒症（sepsis）是两个有区别的概念。感染是指细菌入侵组织并在组织内繁殖并造成局部红肿热痛等局部炎性反应。当细菌与毒素超过一定数量时，可引起全身炎症反应综合征（systemic inflammatory response syndrome，SIRS）。患者伴有 SIRS 且可推定是由感染引起，即可定为脓毒症。

有关感染与脓毒症的论述，以往的教科书分别以外科感染或全身感染为题加以论述。书中所述的外科感染是一个较为广义的概念，它包括皮肤软组织感染、腹腔感染、胆道感染等需要采用外科手段处理的感染。按传统教科书的设置，特定部位的感染如腹腔感染、胆道感染均在各相关章节阐述。设置在外科总论部分的外科感染主要介绍现代外科对脓毒症的认识与处理原则，抗生素的使用方法，特异感染及皮肤软组织感染。

传统上，对外科感染的严重度的认识主要着眼于细菌，根据感染源细菌是否入血及入血后的繁殖将全身感染分为毒血症、菌血症、败血症和脓毒败血症。但是这一方法仅着眼于细菌，对细菌对机体的影响缺乏描述。现代外科更重视细菌及毒素对机体的影响，将感染分为脓毒症（sepsis）、重症脓毒症（severe sepsis）和脓毒症休克（septic shock）。同时对感染对机体的病理生理与免疫的变化也取得了一定的共识，在治疗上专门制订脓毒症治疗指南。本章将重点介绍这一方面的进展。

一、脓毒症的分类

全身性外科感染按病情严重度不同可分为脓毒症、重症脓毒症和脓毒症休克。脓毒症是细菌等微生物入侵机体后引起的全身炎症反应综合征。

全身炎症反应综合征（systemic inflammatory response syndrome，SIRS）除可由微生物入侵机体引起外，还可由创伤、烧伤及胰腺炎等非感染因素引起。

其指标包括体温、心率、呼吸频率和外周血白细胞计数,如表1-1所示。其中两项指标阳性者即可诊断为SIRS。

表1-1　全身炎症反应综合征(SIRS)

项目及权重法
体温>38℃或<36℃
心率>90次/分
呼吸频率>20次/分或过度通气,PaO_2<32mmHg
WBC>$12×10^9$/L或<$4×10^9$/L或幼稚粒细胞>10%

重症脓毒症是指伴有脏器功能障碍的脓毒症,这些器官功能障碍包括:低血压、低氧血症、少尿、代谢性酸中毒与血小板减少。脓毒症休克是指尽管进行了合理的液体复苏,但仍伴有休克和组织低灌注的重症脓毒症。

二、脓毒症的病理生理

脓毒症的成功治疗基于对脓毒症病理生理的深入认识。脓毒症是侵入机体的微生物与机体的免疫、炎症反应和凝血系统相互反应的综合表现。侵入机体的细菌与机体的反应均会影响脓毒症的结局。当宿主对入侵细菌反应过度时即会导致脓毒症与脏器功能障碍。入侵细菌过多过强,如细菌具有超抗原、拮抗中和与吞噬能力及耐药能力时,宿主不能局限原发感染,脓毒症也会不断发展。

(一)天然免疫与早期脓毒症的炎症反应

免疫细胞表面分布着Toll样受体(TLR),其中的Toll样受体2(TLR-2)和Toll样受体4(TLR-4)分别介导革兰阳性菌与阴性菌引起的炎症反应。革兰阳性菌的肽聚糖与TLR-2结合,革兰阴性菌的脂多糖可与TLR-4和CD14相结合。由此激活细胞内信号转导通路,最终激活细胞内核因子κB(NF-κB)。激活的NF-κB由胞质进入细胞核内,与核转录因子相结合,由此增加肿瘤坏死因子-α(TNF-α)、白细胞介素-1β(IL-1β)和白细胞介素-10(IL-10)等的转录。

(二)获得性免疫特异放大免疫反应

微生物还会刺激特异的体液与细胞介导的获得性免疫系统,进一步放大天然免疫反应。脓毒症时T细胞亚群也会发生改变。CD4$^+$还可进一步分为一型辅助细胞(Th1)和二型辅助细胞(Th2)。Th1主要分泌促炎因子TNF-α和IL-1β,这些促炎因子可激活获得性免疫系统,导致更多细胞因子的释放,但也可引起患者直接或间接损害。Th2分泌抗炎因子IL-4和IL-10,这些抗炎因子具有灭活激活的巨噬细胞等抗炎作用。脓毒症还会增加诱导型一氧化氮合成酶(iNOS)的作用,进而增加一氧化氮(NO)的合成,导致血管扩张。

(三)促凝与抗凝系统平衡的打破

促炎细胞因子通过上调血管内皮细胞黏附分子激活内皮细胞,进而通过诱导中性粒细胞、单核细胞、巨噬细胞和血小板与内皮细胞结合损伤内皮细胞。这些效应细胞释放蛋白酶、过氧化物、前列腺素和白三烯等炎性介质,损伤内皮细胞,导致毛细血管渗透性增加与血管进一步的扩张,打破促凝与抗凝系统的平衡。理解脓毒症的关键是休克继发的缺血与肺损伤导致的缺氧等二次打击,可通过组织因子的释放与血浆激活酶原的释放进一步扩大促炎反应和高凝反应。

(四)脓毒症后期免疫抑制与凋亡

现已认识到脓毒症后期的死亡原因主要是免疫抑制。同样使用脂多糖刺激,脓毒症患者单核细胞分泌的细胞因子明显低于健康人的单核细胞,提示脓毒症患者确实存在免疫抑制。脓毒症患者后期脏器功能障碍的部分原因可能是抗炎因子分泌过度和重要免疫细胞、上皮细胞及内皮细胞凋亡在脓毒症患者,激活的T细胞逐渐转向分泌抗炎因子的Th1细胞。B细胞和CD4$^+$T细胞凋亡导致免疫抑制。激活的B细胞、T细胞、促炎因子和皮质激素在脓毒症早期均会升高并启动细胞凋亡。TNF-α和脂多糖还会导致肺与肠上皮细胞的凋亡。

脓毒症改变了细胞内的信号转导,导致组织损伤与多脏器功能障碍。脓毒症时,增加的NO、TNF-α、IL-6和其他炎性介质均会引起循环休克、血液重分布、血管阻力下降、低血容量和心肌收缩力下降,最终导致心功能障碍。肺功能障碍是以微循环渗透性增加为特征的急性肺损伤。肾功能障碍最明显,也是并发症与死亡率的主要原因。

三、脓毒症的治疗

(一)早期目标导向治疗(EGDT)

脓毒症治疗方法已公认的里程碑式的进展包括早期目标导向治疗(EGDT)、肺保护性机械通气和广谱抗生素的使用。有关激素的使用争议较多。

早期治疗是指有脓毒症发生的6小时内进行的治疗。其中心思想以改善组织灌注为目的,通过静脉输注晶体液、输血和血管活性药物的使用,维持平均动脉压在65mmHg以上、中心静脉压(CVP)在8~12cmH_2O,血细胞比容在30%以上,中心静脉血氧饱和率在 70% 以上。EGDT 包括以下三步疗法：

第一步：根据 CVP 调整晶体液的输注，或直接输注晶体液 500ml 将 CVP 维持在 8~12cmH$_2$O。因为循环中过多的液体仅停留在静脉系统内，CVP 是血管内容量的标志。仅在 CVP 高于 8cmH$_2$O 时才考虑使用血管活性药物。

第二步：如仅通过输液病情没有改善，可给予血管活性药物，将平均动脉管压维持在 65mmHg 以上。

第三步：根据中心静脉血氧饱和度（SvO$_2$）调整治疗。SvO$_2$ 可通过中心静脉抽血获得，它反映外周组织氧供和心排血量。SvO$_2$ 低于 70% 提示治疗需要调整。此时可查血细胞比容，如血细胞比容低于 30%，可通过输血将血细胞比容提高至 30% 以上。如 SvO$_2$ 仍低，则应给予多巴胺以提高心排血量。

（二）肺保护性机械通气

复苏的同时，应进行肺保护性通气。过大的潮气量和肺泡反复的开合可导致肺损伤，而急性肺损伤可加重脓毒症，现多主张肺保护性机械通气即小潮气量机械通气，即潮气量可设定为 6ml/kg，如平台压超过 30cmH$_2$O，潮气量可低至 4ml/kg。为脓毒症患者提供小潮气量通气可减轻脏器功能障碍、降低细胞因子水平并最终降低死亡率。

研究表明呼气末正压通气（PEEP）可降低氧供，但过高的 PEEP 并不能改善脓毒症患者的死亡率。对行机械通气的脓毒症患者，应合理使用镇静剂，避免延长机械通气时间，增加医院获得肺炎的发生。避免使用肌松剂，以免延长神经肌肉功能障碍。

（三）抗生素的合理使用

由于感染源和致病菌在脓毒症起病之初很难确认，在抽取血行细菌培养与药敏试验后，即应开始经验性使用广谱抗生素，以后可根据培养结果与治疗反应调整抗生素的使用。初始选择了不敏感的抗生素常会致脓毒症治疗失败，因此应重视抗生素的使用。要综合考虑患者的抵抗力、当地致病菌流行情况以及细菌耐药情况，选择有效的抗生素。

外科感染特别是重危感染的实际诊治过程十分复杂。因此，外科医生在处理感染时必须首先确定有无感染，分析感染的可能原因，并采取相应的诊断处理措施，再考虑选择合适的抗生素。抗生素的治疗仅是外科感染完整处理过程的一部分。

1. **判断有无感染和感染的部位** 外科患者的体温升高，常使医生怀疑感染的存在。但是确定有无明确的感染并非易事。如严重创伤或重症胰腺炎患者早期的非感染性 SIRS，此时实际并无细菌感染的存在，但其表现的发热多促使医生使用抗生素，不排除其预防性使用抗生素的目的。在实际使用时，无论是在抗生素使用的种类，还是时间上，多超过了预防感染的目的。长期超广谱抗生素使用的结果，是菌群失调的出现。逼迫医生更换更为广谱的抗生素。最终出现菌群失调，形成感染的恶性循环。应努力判断有无感染，通过仔细体检，反复进行血和相关体液的培养及相关的影像学检查，积极寻找感染灶。

感染灶隐匿是外科重危患者诊治的难点之一。外科重危患者的感染不再表现为普通外科常见的膈下脓肿、肝脓肿或切口感染，而是以肠襻间或胰体尾周围的小脓肿、医院获得性肺炎和导管感染等为主。有时 B 超、CT 也无用武之处，如第三类腹膜炎。

有的外科重危患者发热时并无实在的感染灶，而是表现为全身感染。相当一部分的外科重危患者已经过一段时间的治疗，先后使用或同时使用过多种抗生素，但患者的感染征象依然存在。多种检查均难发现明确的感染灶。此时应想到肠道菌群移位至血液循环系统。

在重危患者，长期禁食会导致肠道黏膜屏障的破坏，广谱抗生素的使用会引起肠道菌群的失调。此时经肠道移位至淋巴或血液的细菌，已经抗生素筛选，致病力可能很弱，但对当前的抗生素耐药。进入血液的细菌可能多种多样，这些细菌还会从胃肠道源源不断地进入血液循环。此时的重危患者胃肠道犹如没有引流也无法引流的脓腔，成为全身感染的主要原因。对于这类患者，应权衡各种治疗措施的得失，设法暂时或长期恢复经口饮食或肠内营养，期望通过腔内营养或微生态免疫营养的方式重建胃肠道的腔内屏障、黏膜屏障、免疫屏障和正常菌丛屏障。假膜性肠炎是这情况的极端，但临床上并不易见到非常典型的例子，所以这一情况难以引起医生的注意。但其引起的高热、白细胞升高等征象却是实实在在的。

2. **判断感染的性质** 在明确为感染后，可根据患者发热的热型、血象、体征、分泌物的性质及随后的标本培养结果确定感染为革兰阳性还是阴性细菌感染，抑或是真菌感染。对腹腔感染，出现的细菌种类与数量取决于感染的部位、治疗前感染持续的时间以及感染发生时的环境，即医院还是社区。外科重危患者的感染多发生于医院，主要是在手术后或监护病房内发生,病原菌主要是假单胞菌、肠球菌、葡萄球菌和真菌,对一般抗生素常耐药。

3. 抗生素的选择

(1)根据经验使用抗生素:根据感染的部位、可能的致病菌及以前的抗生素治疗方案来使用抗生素即为经验性使用抗生素。以后,经验性使用还应考虑本病区常驻菌与耐药的流行情况这一因素。几乎所有患者的治疗都是先由经验性使用抗生素开始的。

对于初发的感染,主要针对大肠埃希菌和拟杆菌属的细菌,可单一用药,也可联合用药。单一用药方案有:二代头孢菌素、β-内酰胺类抗生素+β-内酰胺酶抑制剂和碳青霉烯类的抗生素。联合用药主要是选用针对革兰阴性菌的抗生素,如氨基糖苷类抗生素、三代头孢菌素、氨曲南和喹诺酮类药物;再加用针对拟杆菌属药物,主要是甲硝唑和克林霉素。

对于重危患者,来自肠道的细菌还可能有:革兰兼性或厌氧杆菌、革兰阳性杆菌或球菌。对于抗生素是否也应覆盖这类细菌尚有争论,特别是对于铜绿假单胞菌和肠球菌属。普遍的观点是根据治疗反应和细菌培养结果再决定使用新的抗生素。

(2)根据细菌培养结果调整抗生素使用:在过去,细菌培养的结果很慢。待结果出来时,患者感染的治疗已经结束或告一段落。此时即使再根据培养结果用药,可能致病菌已改变。培养结果总的来说对临床帮助不大。外科医生只能凭借经验使用抗生素。近来,在标本的传送、培养、鉴定与药敏试验方面均有了很大的改变。外科医生应迅速适应这一变化,根据快速精确的培养结果,调整抗生素使用。

还应重视细菌培养标本的取检与传送。要有专门的采取标本装置,如取呼吸道深部的吸痰管,采取口咽部、腹腔深处的专用拭子。标本获取后要及时送检,以防标本干燥,出现假阴性结果。因夜间急诊手术等原因,不能及时送检的,应在专门的标本保存装置内放置,留待次日送检。不应想当然地将标本放置于冰箱。目前已有既可取检又可短时(24 小时)常温保存的装置(Venturi Transsystem)。

要有快速反应的培养与细菌鉴定系统。目前,已出现了许多细菌检验全自动化系统,如 Vitel-AMS 自动细菌鉴定和药敏分析系统,使传统的细菌检验方法得以明显改进。再加上快速自动血培养分析仪,如 Bac/Alert 系统。一般的细菌培养结果多可在两天内获得,为临床调整抗生素提供了理想快速的指导。

外科医生需要加强与微生物室的联系。根据所试菌种及其天然耐药特性、当地获得性耐药特性,感染部位及治疗要求,决定选择哪些抗生素做药敏试验。之所以要加强联系,是因为临床病原菌获得性耐药机制在快速发生变化,有时这种耐药特性表达比较弱。需要对"耐药表型"进行全面分析,必要时要求做补充试验确认。避免把在体外试验中的低水平耐药判断成敏感,造成治疗失败。

需要强调的是,药敏试验不仅对临床医生选择用药有利,也是对当地细菌耐药性进行监测的一种流行病学方法。

应配合医院感染控制部门对所在病区的致病菌流行、细菌耐药和抗生素使用情况进行监测,同时关注不同区域细菌耐药趋势。不同国家、不同级别的医院在不同时期,重危患者细菌流行与细菌耐药情况并不完全相同。不能生搬几家医院的细菌流行病学资料来指导自己的用药原则。但这些资料有助于预见未来本单位的细菌流行与耐药情况。如随着第三代头孢菌素的广泛应用,十年来在发达国家革兰阳性菌感染重又增多,这导致了万古霉素的广泛应用,也出现了少量耐万古霉素的肠球菌(VRE)。

目前国内的一些大型医院已出现革兰阳性菌增多的趋势,万古霉素(稳可信)的纯度也大为提高,临床应用万古霉素变得十分容易。尽管国内尚无 VRE 的报道,但仍应吸取国外的教训,合理使用抗革兰阳性菌的药物。

有条件的,应定期对每种细菌的累积耐药水平、标本种类、不同患者进行统计分析,建立自己的细菌流行与耐药数据库,供自己在等待实验室结果时,经验用药参考。以后重危患者的经验用药应在很大程度上依赖于此。建立此类数据库的软件已有很多,较权威并且流行很广的如 WHONET,特别适于科室自行建库。

(3)根据治疗效果调整抗生素:在使用敏感的抗生素后,患者体温多可迅速控制。一般应再使用一段时间的抗生素,一次感染的治疗一般应在 7 天左右,但不应更长。出现下列情况时,常促使医生产生调整抗生素的想法,但要具体分析再做决定。

1)使用抗生素后,体温短时间没有下降或更高:可能为内毒素释放效应。有些抗生素在杀灭细菌前,首先使其变成丝状体,再导致其破裂死亡。

这种丝状体体积较大，释放的内毒素较多。在彻底清除细菌前仍会出现72小时的中等度热至高热，这与细菌死亡前释放大量内毒素有关。Reilly提出，某些重度革兰阴性菌（GNB）感染患者，使用抗生素后病情恶化，可能是由于抗生素诱导GNB释放大量游离的脂多糖（LPS）造成。一般三代头孢菌素类抗生素均有此特点。可根据病情决定是否调整抗生素的使用。如病情重危，患者不能耐受长时间的高热，可考虑更换亚胺培南/西斯他丁钠盐（泰能）。因为泰能在杀灭细菌前，是使细菌变成极小的球形体，其释放的内毒素远远小于丝状体，不会在起效时还引起持续的发热。

在单纯使用敏感的静止期杀菌药如三代头孢菌素类抗生素后，患者发热持续，可考虑辅加增殖期杀菌药如氨基糖苷类抗生素，多可取得理想的效果。

脓腔引流后配合以相应的抗生素，但患者体温未迅速恢复正常，反而持续升高或正常后再升高。这种情况可能会持续24~36小时。这与脓肿引流后，细菌或毒素的短暂入血引起SIRS有关。此时不应急于更换抗生素，而应引流冲洗脓腔，体温会逐渐下降至38℃左右并最终恢复正常。

重危患者行中心静脉置管越来越多，导管败血症也相应增多。导管败血症的最大特点之一就是，如不拔除导管，无论使用何种抗生素，患者的体温均无法恢复正常。临床上如已怀疑导管败血症，就应迅速拔除导管，再辅以相应的抗生素。患者体温多可迅速恢复正常。

事实上，我们在临床抢救重危患者过程中，在患者出现体温升高又无明确感染灶后，首先考虑的就是导管败血症，首先采取的措施也是迅速拔除导管，同时行导管尖端的培养、血培养、残液培养和导管入口周围皮肤的培养，以期在经验性使用抗生素无效后，继之的培养结果为抗生素的调整提供有益的信息。有趣的是，早年我科的导管感染以革兰阳性菌为主，提示细菌来源于皮肤。近年来，培养结果则以革兰阴性菌主要是肠杆菌科细菌为主，提示细菌来源于肠道，这一改变与置管护理技术的提高有关，也与重危患者肠道的菌群移位有关。

2）使用抗生素后，体温正常一段时间后，再次升高：提示可能有隐蔽感染灶不断将细菌或毒素释放入血。还有一种可能就是，抗生素筛选，耐药菌出现，新的耐药菌或真菌担任再次感染的角色。对再次出现的发热，应保持高度警惕，反复进行检查，包括体检，寻找新的感染灶。反复行血液、尿液、各种引流液及口咽部的培养，争取抓住新的致病菌。

对于真菌感染要注意高密度真菌增殖转为真菌败血症。由于真菌易造成皮肤、黏膜的破损，一旦体内三个以上部位出现真菌即可认为真菌的高密度增殖。这些部位包括从口咽至肛门的整个消化道、手术后的腹腔、脓肿引流处、气管切开处、导尿的膀胱和皮肤破损处。真菌的高密度增殖，即可有高热的再次出现，这与真菌毒素的释放有关，应按真菌血症处理。以防出现真菌败血症，导致肾功能与肺功能的损害，再行处理多较困难。

（4）抗生素的使用方法：抗生素的使用方法要由药物动力学（pharmacokinetics）和药效学（pharmacodynamics）决定。药物动力学主要研究作用部位药物的浓度，药效学观察药物的作用时程和作用机制。

氨基糖苷类抗生素使用方法的改变是这一进展的典型反应。由于药物排泄加速和分布容积增加，感染患者血浆氨基糖苷类抗生素的浓度低于按正常人计算的浓度。氨基糖苷类抗生素表现为浓度依赖的杀菌效应和抗生素后效应（postantibiotic effect）。所谓的抗生素后效应是指在使用抗生素后，抗生素的浓度低于治疗水平，但其杀菌作用依然存在。这些进展促使临床上将氨基糖苷类抗生素改为每日一次性给予的方法，这一方法的有效性已为多个前瞻性研究证实。

药效学研究表明，β-内酰胺类抗生素维持在最低抑菌浓度（MIC）以上时，就可对需氧菌和厌氧菌达到最好的效果。因此，对半衰期短的抗生素就应反复多次给药。严重感染患者还可采取微量泵静脉持续推注的方法给予。

调整抗生素时，要注意有交叉耐药及相关耐药的问题，换用杀菌机制及耐药机制不同的抗生素。如针对表达超广谱β-内酰胺酶（ESBL）的肺炎克雷伯杆菌、大肠埃希菌对三代头孢均耐药，此时应更换碳青霉烯系列的抗生素。有复数菌感染时需组合应用抗生素。

抗生素不能诱导耐药，但可通过清除敏感菌而选择出耐药菌，这就是抗生素选择性压力。为此，可采用轮换使用抗生素的方法。合理使用抗生素的原则除了不滥用抗生素，还包括在病区内不千篇一律、长年将一种抗生素或一组抗生素用于预防或治疗重危患者的感染。应根据当前一段时间内重危患者细菌流行情况，定期调整预防与治疗用抗生素品种。

必须强调的是，对于外科感染，抗生素仅仅是手术、经皮穿刺引流等的辅助措施。使用抗生素的目的是限制引流后残余的感染,预防切口感染和降低感染对宿主的侵害。对于有明确感染灶的腹腔感染,治疗的成功与否主要取决于腹腔引流是否理想。因此,外科医生在将最后的希望寄托于抗生素时,应考虑针对严重感染的外科治疗是否满意,如脓肿是否引流,严重感染的腹腔是否开放。如此,才可真正称为在外科感染患者合理使用抗生素。

四、活化蛋白 C

活化蛋白 C 是近来脓毒症治疗最受关注的热点之一,也是最富争议的治疗方法。根据 2008 年的拯救脓毒症治疗指南,活化蛋白 C 可用于死亡风险极高的重症脓毒症患者,多数 APACHE II >25 或出现两个以上脏器功能障碍。但在以死亡风险较低的患者对象的试验中,其疗效并不显著。这一研究表明,活化蛋白 C 不适于轻症脓毒症患者。由于活化蛋白 C 有导致出血和颅内出血的可能,以下患者慎用:近期创伤或手术(12 小时内),活动性出血,血小板减少症和近期卒中。但是在 2012 年的最新指南中,这一建议已经取消,因为重组人活化蛋白 C 已不可获得。

五、血液制品的应用

因为脓毒症伴随的炎性细胞因子 IL-1β 和 TNF-α 可抑制促红细胞生成素的基因与蛋白表达,贫血在脓毒症患者十分常见。一旦解决组织血流灌注不足后而临床表现不能缓解,如心肌缺血、严重低氧血症、急性出血、发绀型心脏病或乳酸性酸中毒,推荐在血红蛋白<70g/L 时输注红细胞,成人目标血红蛋白为 70 ~ 90g/L。

促红细胞生成素不作为重症脓毒症导致的贫血的特异性治疗,但是当脓毒症患者存在其他疾病如肾衰竭时,可应用促红细胞生成素。患者没有出血或不进行择期有创操作时不使用新鲜冷冻血浆纠正实验室凝血功能异常。不使用抗纤维蛋白酶治疗重症脓毒症和脓毒症休克。

在重症脓毒症患者,当血小板计数<5×10⁹/L时,无论有无明显出血均需要输注血小板。当血小板计数(5 ~ 30)×10⁹/L 并有明显出血风险时可考虑输注血小板。在手术和有创操作之前要求血小板计数达到较高水平(50×10⁹/L)。

六、激素的使用

虽然几十年来人们一直关注激素在脓毒症治疗中的作用,但循证医学的证据表明短期(48 小时)大剂量激素的使用并不能改善脓毒症的生存。近来认为肾上腺皮质功能不全也是脓毒症多脏器功能障碍的一部分,人们重新关注皮质激素使用的时机、剂量和时间。激素在脓毒症治疗中的作用也成为最富争议的课题。

争议的第一个原因是,脓毒症患者肾上腺皮质功能不全概念有争议。一般认为,在给予 250 μg 的 ACTH 后,血浆总皮质醇上升不足 10 μg/L 即为肾不腺皮质功能不全(无反应)。也有认为脓毒症患者血浆总皮质醇浓度低于 15 μg/L 即为肾上腺皮质功能不全。但研究表明,血总皮质醇浓度是由结合皮质醇与游离皮质醇组成,脓毒症伴有的低蛋白血症会降低总皮质醇的浓度,但实际上游离皮质醇可能正常。因此,应观察 ACTH 对血浆游离皮质醇的影响。

引起争议的第二个原因是,现有的 5 项临床试验中仅有 2 项小型随机对照试验表明激素可减少脓毒症患者血管活性药物的使用。第三个原因是,仅有一项试验支持对 ACTH 无反应的脓毒症患者,激素可改善存活率。

研究还表明,激素也不能改善脓毒症伴 ARDS 的患者入住 ICU 的死亡率。此外,在脓毒症患者使用激素可导致高血糖、神经肌肉病变、淋巴细胞降低、免疫抑制和肠黏膜细胞的凋亡,并可能由此导致医院获得性感染并影响伤口的愈合。鉴于脓毒症患者肾上腺皮质功能不全诊断与激素使用如此复杂,据循证医学的研究结果,现认为短期大剂量激素不能改善脓毒症患者的存活。

七、发现并控制感染源

在外科感染的治疗中,有一个基本原则是不变的,即"抗生素不能代替引流",其实所有的治疗手段无法不能代替感染源的外科处理。患者相对稳定后,应通过 B 超或 CT 检查发现感染源,并予及时处理,如腹腔脓肿引流、胸腔积液穿刺引流。在得到致病菌的资料后,可换用敏感的特异的抗生素以减少耐药的发生。

八、血管加压素

脓毒症患者会出现血管加压素缺乏与血管加压素受体的减少。血管加压素可以扩张肾脏、肺、脑和冠状血管。静脉小剂量给予血管加压素(0.03 ~ 0.04U/min)可提高血压、增加尿量和肌酐清除率,明显减少血管活性药物的使用。但血管加压素也会引起肠缺血、减少心排血量、皮肤坏死，甚至是心搏骤停，给予速度过快时（>0.04U/min）这些副作用会更明显。此外，有关血管加压素的研究多为小样本短时相研究，仅能改变有关血流动力学指标，并不能显著改善死亡率。

九、高血糖与强化胰岛素疗法

脓毒症患者普遍存在着胰岛素拮抗和高血糖。高血糖可促进血凝、导致细胞凋亡、损害中性粒细胞功能、增加感染的风险、影响伤口愈合，增加死亡风险，因此高血糖对脓毒症患者危害较大。相反，胰岛素可降低高血糖、改善血脂水平，此外胰岛素还具有抗炎、抗凝和抗细胞凋亡的作用。

2012年脓毒症治疗指南建议对重症脓毒症的ICU患者进行程序化的血糖管理，当连续监测血糖水平>180mg/L（10mmol/L）开始使用胰岛素。上限目标是血糖≤180mg/L（10mmol/L），而非≤110mg/L（6.1mmol/L）。推荐所有静脉滴注胰岛素的患者以葡萄糖作为能量时，必须每1~2小时监测血糖水平，当血糖和胰岛素滴入速度稳定后，每4小时监测1次。

十、肾功能障碍与透析

脓毒症患者并发肾功能障碍时会导致并发症发生率与死亡率增加。CRRT在国内引起高度关注，其虽可降低有关炎性指标，但尚无证据表明CRRT可改善预后。小剂量多巴胺[2~4μg/（kg·min）]并不能改善肾功能，也不能提高存活率。因此，在脓毒症患者不建议使用小剂量多巴胺。脓毒症患者乳酸酸中毒十分常见，但给予碳酸氢钠并不能改善血流动力学指标，也不能改善对血管对血管活性药物的反应。

十一、支持疗法

在脓毒症治疗的后期，仍应努力将中心静脉血氧饱和度维持在70%以上，坚持使用小潮气量机械通气并及时撤机。较之于全肠外营养，肠内营养实用有效，应积极使用肠内营养。对机械通气的患者，还可使用H_2受体阻滞剂或质子泵阻滞剂抑制胃酸分泌以减少应激性溃疡的发生。当机械通气的脓毒症患者需要镇静时，推荐间断给予镇静剂或持续输入镇静剂达到预定的镇静目标（即镇静深度），并需每日中止或减慢持续滴注镇静剂进行日间唤醒。对免疫低下的患者还可使用免疫增强剂，如给白细胞减少的脓毒症患者使用集落细胞刺激因子。

十二、无效的疗法

近年来的研究也证实，可能因为应用的时机或针对脓毒症的病理生理变化不特异，有此疗法基本上是无效的。如抗脂多糖疗法，各种阻断中和促炎因子的疗法，布洛芬、血小板激活因子乙酰水解酶、缓激肽拮抗剂均不能改善脓毒症患者的结局。

十三、潜在新疗法

针对细菌超抗原的疗法是潜在的可能有效的脓毒症治疗方法。抑制组织因子，可能减轻脓毒症的高凝活性。针对免疫低下的患者或在脓毒症的后期使用免疫增强剂可能会改善脓毒症患者的预后。干扰素γ、抑制细胞凋亡、可中和脂多糖的脂肪乳剂均是值得关注的有前景的脓毒症治疗方法。

（任建安）

参 考 文 献

1. American College of Chest Physicians, Society of Critical Care Medicine. American College of Chest Physicians/Society of Critical Care Medicine consensus conference: definitions for sepsis and organ failure and guidelines for the use of innovative therapies in sepsis. Crit Care Med, 1992, 20:864-874.
2. Rivers E, Nguyen B, Havstad S, et al. Early goal-directed therapy in the treatment of severe sepsis and septic shock. N Engl J Med, 2001, 345:1368-1377.
3. Levy MM, Fink MP, Marshall JC, et al. 2001 SCCM/ESICM/ACCP/ATS/SIS international sepsis definitions conference. Intensive Care Med, 2003, 29:530-538.
4. Dellinger RP, Levy MM, Rhodes A, et al. Surviving sepsis campaign: international guidelines for management of severe sepsis and septic shock: 2012. Crit Care Med, 2013, 41:580-637.

第四节 损伤控制外科的理念及在普通外科的应用

手术是外科医生治疗病患的重要手段，传统外科的手术操作包括进路、显露、止血、切除、重建、引流等。完美、理想的手术过程一直是外科医生追求的目标。但在临床实际中，如果过分追求手术的完美，忽视了患者的生理耐受力，术式选择不符合生理要求，或者手术创伤超出了当时患者所能承受的生理极限，此时虽然手术获得成功，但手术造成的后果常常损及患者,轻者影响生活质量,重则致命。因此,外科医生的治疗理念应从传统的手术治疗模式中摆脱出来,应该将患者的生活质量和存活率(而不仅仅是手术的成功率)放在首要的位置。"damage control"(损伤控制)一词源于航海专业,原意为航海船舶遇到意外损伤时,要求对损伤部位做临时性处理,达到能返回泊地做确定性修理。在处理人体损伤时,更要考虑到"严重创伤患者的最终结局取决于机体生理功能的极限,而不是对损伤器官、组织外科手术修复的完整性"。因此,在整个损伤的处理过程中,应将维护生理功能置于首位。"损伤控制外科"(damage control surgery)的理念近年来已有很大的发展,从仅适用于严重创伤患者的外科技术,拓展到外科各个专业,甚至也适用于内科各种侵入性治疗的一种新的理念。

一、损伤控制外科的历史

损伤控制外科理念的起源可追溯到20世纪前期,当时 Pringle、Halsted、Schioeder 等分别报告了肝损伤后填塞止血和早期终止剖腹手术的治疗方法,二战结束前,该技术一直是肝损伤的主要治疗措施。1955年以后,随着外科技术的进步,加之文献报道填塞术后组织坏死、感染及再出血等并发症,"填塞"不再作为主流外科技术而逐渐弃用。20世纪70年代以后,肝周填塞技术又逐渐获得认可,并在某些严格适应证的患者中获得较好的效果。

1983年 Stone 等指出,在大出血的患者,凝血功能障碍是预后不佳的主要原因,此时应快速结束手术,逆转凝血功能障碍,待患者生理状态缓解后再行确定性手术。1993年美国宾夕法尼亚大学的创伤治疗小组制订了腹部贯通伤患者"损伤控制"的操作规范,包括控制出血后迅速结束手术,持续积极的 ICU 复苏以及再次确定性手术,这是文献中"损伤控制外科"的首次报道。1997年,Rotondo 等对过去20年来采用"损伤控制"原则治疗肝损伤的文献进行了回顾,所统计的495例患者中,死亡率为44%,并发症发生率为39%;合并肝外创伤的患者,死亡率增加到60%,并发症发生率增加到43%;两者相加,总死亡率为52%,并发症发生率为40%。由于既往的临床实践中,这群极危重患者的存活率几乎为0,所以尽管"损伤控制外科"的并发症发生率和死亡率较高,但是其原则仍逐渐获得认可。

"damage control surgery"可译为"损伤控制性手术",亦可译为"损伤控制性外科"。前者是严重创伤患者的一种救治手术方案,后者可理解为严重外科疾病的一种治疗理念,即根据患者全身情况、病损范围、术者的技术、后续治疗条件等,为患者设计最佳的包括手术在内的治疗方案。对于这一理念是否也可应用于非创伤的严重外科疾病,Finlay 等在2004年提出了"损伤控制性剖腹术(damage control laparotomy)",Freeman 等于2005年报道急性肠系膜缺血的处理也应用"损伤控制性外科"这一理念,表明在非创伤性疾病中,这一理念也应得到认识和应用。实际上,以往所采用的分期手术、计划手术等都含有这一理念。目前,"损伤控制性外科"理念从最初仅适用于濒死损伤患者的外科技术,已经拓展到外科各个专业,由于这一理念最初源于腹部创伤的治疗,故目前在普通外科专业应用最为广泛。

二、严重损伤后的病理生理改变

损伤控制外科的理念是基于对严重损伤后机体病理生理改变的认识而发展起来的。即严重损伤患者的生理状态呈螺旋式恶化,这一恶性循环的特征是"低体温、凝血障碍和代谢性酸中毒"三联征,最终导致机体生理耗竭,难以耐受传统手术方式的打击。普通外科的危重患者如合并严重感染、大出血或营养不良等,机体的病理生理改变与严重创伤有类似之处。正确认识患者的病理生理改变,是理解和掌握损伤控制外科的基础。

1. **低体温** 指机体中心体温<35℃。由于受损机体产能减少,开腹后大量热能逸散,大量输血、输液等抢救性治疗,加之多数外科医师容易忽视手术室升温、患者躯体保温、输注液体及腹腔冲洗液加温等环节,故严重损伤患者普遍存在低体温。体温过低将导致:①全身细胞代谢障碍;②心律失常;③心排血量减少;④促使氧离曲线左移而降低组织间氧的释放;⑤影响凝血功能等。患者中心温度从34℃降至32℃以下,死亡率将从40%增加到100%。Burch 等定量监测创伤后剖腹手术中患者的体温丢失,发现即使对静脉输液、麻醉吸入气体及空气对流毯等均施行加温,患者剖腹手术中每小时的体温丢失量至少为4.6℃。故他们认为迅速终止剖腹手术的主要作用是限制热量丢失,恢复温度敏感性凝血功能。

2. **凝血障碍** 多种因素均可影响严重损伤患者的凝血功能,特别是体温过低的患者,机体凝血过程的各个环节都受到不良影响。37℃时进行的标准凝血功能测定,不能反映低温患者的实际凝血状态。体温每下降1℃,患者的凝血促凝血酶原时间(PT)和活化部分凝血促凝血酶原时间(APTT)均显著延长。研究发现,低温时血浆中血栓素水平降低;对温度敏感的丝氨酸酯酶活性降低,血小板功能障碍及内皮功能异常,从而影响凝血功能;低温对纤溶过程亦有一定的影响。此外,大量输血输液后的稀释反应引起血小板及第Ⅴ、Ⅶ、Ⅷ因子减少,与低温呈协同作用,加剧凝血障碍。

3. 代谢性酸中毒　严重损伤后大量出血及广泛的组织间渗液导致全身组织发生严重且持续的低灌注和继发性"氧债",细胞代谢从有氧状态向无氧状态过渡,产生大量的酸性代谢产物导致代谢性酸中毒。这种"细胞供氧不足"(cell hypoxia)与"细胞氧合不良"(cell dysoxia)不同,后者表现为线粒体仍处于富氧环境,但细胞水平的微循环氧分流不足,没有足够的氧供以维持有氧代谢。目前普遍采用乳酸清除率作为复苏成功的指标。研究证明,在出血性休克患者,血乳酸清除率可作为氧输送、死亡率及并发症发生率的预后指标。Abramson 的资料显示,如果患者能够在 24 小时内清除血乳酸,存活率可达 100%,而 48 小时内清除者的存活率仅 14%。

三、损伤控制外科的适应证

大多数损伤患者可按常规手术完成处理,只有少数患者的生理潜能临近或达到极限时,才须采用损伤控制外科处理。适应证的确定要求手术医师能尽快判断患者的损伤及生理状态,预先作出判断而不是在患者生理耗竭时才被迫实施。因此,正确且熟练掌握损伤控制外科适应证是成功应用这项技术的关键。患者如存在表 1-2 所示的危险因素,

表 1-2　损伤控制外科的适应证

患者病况
高能钝性躯干创伤
多发性躯干贯通伤
凝血功能障碍和(或)低温
复合伤
腹腔主要血管损伤合并多发性内脏损伤
多个空腔脏器出血合并内脏损伤
多部位损伤(优先考虑)
临界因素(critical factors)
严重代谢性酸中毒(pH<7.3)
低温(体温<35℃)
复苏及手术时间>90 分钟
凝血障碍,表现为非机械损伤的出血
大量输血(浓缩红细胞悬液>10 个单位)

应考虑选择损伤控制外科,重点是控制出血,减少处理未出血脏器消耗的时间。有作者建议,55 岁以下患者,如碱剩余(BE)>-18mmol/L,应采用损伤控制外科;55 岁以上或伴有头部损伤的任何年龄患者,如 BE>-8mmol/L,也应考虑损伤控制外科;须行剖腹手术的患者,如血乳酸水平>5mmol/L,也属适应证。如患者年龄>70 岁,入院前曾有钝挫伤导致的心搏骤停或致命性头颅损伤,死亡率通常为 100%,此时损伤控制外科亦值得尝试。

四、控制外科的治疗程序

通常由三部分组成,包括首次简短剖腹手术、ICU 复苏和后期确定性手术,有时可能需增加"计划外再手术"。由于实施"损伤控制"的患者通常濒临生理耗竭,危重治疗小组所在医院必须预先制订有效的协调治疗方案,包括急诊室、手术室、ICU、血库、检验科及放射介入治疗室,普通外科医师应是治疗小组的领导和核心。

1. 损伤控制外科第 Ⅰ 部分:首次手术　患者到达抢救手术室之前,治疗小组成员应准备好抢救复苏设备及所需的手术器械,同时将室温升高,预热机体加温装置。

手术通常采用正中切口,开腹后迅速采用填塞、结扎、钳夹或气囊导管压迫等方法止血。出血控制后快速探查消化道,通过简单缝合或夹闭脏器破损部位控制污染。此时不要尝试重建手术,迅速关腹。首次手术对患者的整体治疗效果具有极重要的影响,手术过程中外科医师必须注意以下问题:①是否所有的机械性损伤引起的出血均已得到控制;②填塞有无必要;③预期治疗效果如何。

迅速关腹的方法有多种:①多个巾钳排列钳夹;②用 2-0 尼龙线连续缝合皮肤及皮下组织;③将无菌输液袋与皮肤缝合;④负压敷料(vacuum pack dressing)覆盖等。如腹壁能够对合,推荐采用粗尼龙线连续一层缝合关腹,其优点是保持腹壁组织的完整性,且关腹较为简单迅速,在进行血管造影及其他影像学检查时,可避免金属器械引起的影像干扰。不足之处是腹壁缺乏扩张的余地,可导致腹内压增高,虽然这有利于填塞止血的疗效,但可能由此产生的腹腔间室综合征必须充分考虑。如腹壁不能对合,通常可采用负压敷料覆盖,该方法的近期缺点是切口处体液大量丢失,复苏过程中对此亦应充分考虑。

初次手术后如果怀疑仍有实体脏器出血,可进行放射介入治疗。患者的搬动具有相当的挑战性,

须周密考虑,由于患者通常周身连接大量设备:辅助呼吸机、静脉输液和输血、液体加温器、监视仪,可能还有血管活性药物输注装置等,因此需要治疗小组的多位成员合作才能将患者转移至 ICU(血管造影室)。介入治疗过程,不能中断患者的复苏及加温。介入治疗医师应尽可能栓塞所有肝脏及盆腔出血部位,近心端栓塞可能会增加组织缺血及乳酸酸中毒的危险,因此栓塞部位应该尽可能靠近血管远心端。栓塞后患者可能会出现肌肉缺血,甚至有横纹肌溶解继发肾衰竭的危险,复苏过程中对此亦应有所考虑。

2. 损伤控制外科第 II 部分:ICU 复苏 一旦腹腔临时关闭,应立即开始 ICU 复苏,重点包括液体复苏、机械通气、复温、纠正酸中毒及凝血障碍。此阶段治疗主要由重症监护治疗医师承担,通常需要大量的医护资源。

(1) 液体复苏:应采用大口径的静脉导管,最好选用经颈内或锁骨下中心静脉置管。液体复苏程度需根据终末器官的灌注水平来判断,包括足够的尿量、重要生命体征的恢复及乳酸中毒的清除等。除常规监测外,血乳酸水平需每 4 小时监测 1次,直至连续两次监测值≤2。如复苏后乳酸清除不佳或升高,可采用温乳酸林格液进行大容量复苏。如患者有尿量减少、混合静脉氧饱和度(SvO_2)降低或肺动脉监测指标提示低血容量,静脉补液量一般按照每次 1000ml 的梯度增加。如血中乳酸水平持续增加,须调整静脉补液量,可放置与肺血流方向一致的肺动脉导管监测血氧和血容量,以维持血流动力学稳定。血乳酸水平的动态变化是反映复苏进展的重要指标,而患者重要生命体征的恢复则意味着复苏成功。

随着对肺动脉置管及其他有创监测手段潜在并发症顾虑的增加,越来越多的新型微创技术已开始应用于危重患者心脏指数的监测。需指出的是,这些监测数据大多数来自心脏手术患者,目前还没有损伤控制外科患者的数据资料。此外,由于这些方法仅能动态监测心排血量,无法监测 SvO_2,也限制了它们在损伤控制外科患者中的应用。

(2) 机械通气:接受损伤控制外科的患者有急性肺损伤(ALI)和急性呼吸窘迫综合征(ARDS)的风险。除创伤患者常见的肺间质损伤和休克外,在复苏初期大量补液是损伤控制患者易发生 ALI 或ARDS 的特有诱因,大量补液将降低胸壁顺应性,导致肺水肿。此外,腹腔填塞及腹内高压迫使膈肌抬高,增加胸腔压力,降低顺应性。因此,患者在复苏

初期均需要机械通气,且吸入气体需加温至 40℃,目的在于维持良好的氧合及通气功能,并预防容积性伤害的发生。

(3) 复温:迅速结束手术并临时关闭腹腔是积极复温的第一步,成功复温将恢复凝血过程中辅助因子的正常功能,达到控制出血和清除乳酸酸中毒的目的,对复苏过程具有重要作用。在患者从手术室转移到 ICU 过程中,应采用保温装置维持患者体温。ICU 室温应超过 29℃,患者到达 ICU 后,迅速除去湿的衣物并擦干全身,覆盖加热到 40℃的空气对流毯,所有输液管道均需接有精确加热控温装置,呼吸机管道也需加热。患者进入 ICU 4 小时内,必须复温至 37℃。如果患者体温无反应,仍维持在 35℃以下,可考虑通过多个胸腔管用温盐水进行胸腔灌洗。如果体温仍低于 33℃,须考虑采用特殊装置进行连续动静脉加温。复苏过程应置温度探头进入患者体内进行体温监测,目标体温设定在 37℃。

(4) 纠正凝血障碍:复苏过程中患者需要大量的输血输液,通常需要 24～48 小时才能恢复"正常"的生理状态。在最初的 24 小时内,输血可按照 10 个单位的原则进行,即浓缩红细胞悬液(PRBCS)、新鲜冷冻血浆(FPP)和血小板各 10 个单位。但如果凝血酶原时间≥15 秒或血小板计数≤$100×10^9$/L,则仍需继续给予血制品。如果纤维蛋白原<1000mg/L,须给予冷沉淀,每 4 小时 1 次,直到纤维蛋白原水平>1000mg/L。作为治疗大出血后凝血障碍的有效止血因子,重组活化凝血因子Ⅶa(rFⅦa 商品名 Novo Seven)已得到越来越多的应用。

一旦患者得到充分复苏和加温,酸中毒多可自行缓解。氧债也将被消除,机体从无氧代谢回到有氧代谢状态。复苏过程中,一般不需使用碳酸氢钠,除非 pH<7.2,尤其是在使用正性肌力药物时,因其在低酸环境下能更好地发挥作用。

3. 损伤控制外科第Ⅲ部分:确定性手术 患者血流动力学稳定,体温恢复,无凝血功能障碍,即可考虑进行确定性手术,通常在首次手术后 24～48 小时进行。手术目的包括清除填塞物,充分腹腔探查并重新评价损伤程度,广泛冲洗并放置引流,恢复胃肠道的连续性,建立肠内营养通路等。如在手术过程中患者再次出现生理状态不稳定,手术医师必须保持损伤控制 I 期手术的心态,重新进行填塞,缩短手术时间,暂时关腹。

确定性手术结束后可能无法实现筋膜的无张

力缝合。关腹时最大尖峰吸气压力(PIP)水平增高,提示患者不适宜进行常规的关腹程序。此时可尝试不缝合皮下组织仅关闭皮肤,尽管会导致腹疝并需要 3~4 个月后再次手术修复,但符合机体生理状态。若皮肤亦无法缝闭,可采用网状补片或可吸收补片与筋膜组织缝合,这样能够部分防止内脏膨出,并为肉芽组织的形成提供基础。当肉芽组织床能支持移植物后,可施行皮肤移植。采用该法治疗的患者后期仍需进行腹疝修补术。如果上述方法均不适合损伤控制Ⅲ期手术的患者,仍可采用负压敷料覆盖的方法关腹。无论采用何种技术,都要允许腹腔内容物的膨胀,限制腹腔间室综合征(ACS)发生的可能,并可持续清除第三间隙液体。待患者生理恢复、脏器及腹膜水肿消退,可在床边更换负压敷料,直至患者的腹腔能够正常关闭。

损伤控制外科后腹腔残余感染灶或腹腔脓肿是一个值得重视的问题。患者主要表现为脓毒血症,原因不明的高血糖可作为潜在感染的预警信号,此时应行腹部 CT 扫描以发现感染源。较小的脓肿可在 CT 引导下穿刺引流,如果无法引流则需再次手术。损伤控制外科患者极易发生消化道瘘,及时充分的引流是治疗的关键。由于患者常需要使用呼吸机 1 周甚至 1 个月以上,故推荐尽早施行气管切开。早期气管切开有助于肺部物理治疗、支气管镜吸痰和支气管肺泡灌洗,并能够缩短呼吸机使用时间,增加患者的舒适度。

五、计划外再手术

在损伤控制外科中,通常只在患者血流动力学稳定,体温完全恢复及生理指标基本恢复正常后,方考虑施行再次手术。但在以下 3 种情况,可能需行计划外再手术:①进行性出血;②残留消化道损伤导致全身炎症反应综合征和休克;③腹腔间室综合征。此次手术目的在于控制出血和污染,必要时需行腹腔减压。

此时进行急诊再手术常存在较大风险,一是患者生理状态不稳定,二是患者周身连接有大量设备,搬动困难。首次手术后,患者常可能存在部分出血的现象,一般无须特别处理,但如果连续 3 小时均需要 PRBC 2 个单位/小时以上,或出血量超过外科医师的预期值(尤其是体温正常,无凝血功能障碍的患者),须考虑进行再手术。此时的出血通常是首次手术失败而导致的机械性出血,如肝脏填塞失败或栓塞的血管再次出血等。如果怀疑实质性器官出血,首选对可疑器官进行血管造影并栓塞

出血部位。如果患者表现为容量分布性休克,可能因为遗漏损伤部位,或损伤修补失败,或器官缺血等导致消化液外漏。如果确实无法移动患者而需要在床边进行开腹手术,应该慎重考虑,因为充足的照明、良好的吸引装置、足够的仪器和器械,对于手术的成功至关重要。绝大多数情况下病床边缺乏这些条件。此时,麻醉医师的加入对治疗小组的帮助非常重要。

ACS 能引起多器官系统的生理改变,对于损伤控制外科患者,必须高度警惕 ACS 的发生,每 4 小时测定膀胱压,如膀胱压 > 25mmHg(1mmHg = 0.133kPa)并伴有 ACS 的症状,应考虑床边减压。某些患者减压可能引起再灌注综合征而导致心搏骤停,必须引起重视。因为腹腔压力骤然降低后,下腔静脉压降低,可能导致无法挽回的低血压。如 ACS 发现较晚,再灌注后原本低灌注的腹腔脏器和下肢中大量的酸、钾和缺氧代谢产物被释放到循环中,可能导致再灌注代谢性酸中毒。可在减压前适量输注乳酸林格液、碳酸氢钠和甘露醇以预防这种情况的发生。在腹腔减压过程中,需监测 PIP 的变化,并在减压后立刻减少通气量,以防止肺泡过度膨胀和气压伤。如有可能应避免瞬间释放腹腔压力,建议在 1~2 分钟内缓慢减压。腹腔打开吸尽液体后,可采用负压敷料覆盖。在少数情况下,即使应用负压敷料仍可能发生 ACS,故仍需继续监测膀胱压。

六、损伤控制外科理念在普通外科的应用

随着对损伤控制外科理念认识的深入,其在普通外科的应用范围也不断拓展。从严重腹部创伤患者的救治;延伸到急性肠系膜缺血、严重腹腔感染、急性肠梗阻以及腹腔间室综合征等急危重患者的救治;然后又进一步拓展到某些全身状况极差或手术创伤超出患者承受能力的择期手术患者的处理。需要强调的是,大多数普通外科患者可按常规手术完成处理,只有对那些生理潜能临近或达到极限的患者,才采用损伤控制外科处理。外科医生应该正确认识并熟练掌握损伤控制外科的指征,权衡利弊,准确判断患者损伤及生理状况,而不是在患者生理耗竭时才被迫实施。应以患者的生存为目标,以术后的生活质量为前提,而不是仅仅追求手术台上理想和完美的操作。

损伤控制外科的理念在普通外科非常重要,因为消化器官(特别是胃肠道)容积大、代偿功能强,

部分切除对患者生存的影响相对小,手术操作相对简单,重建技术的难度相对低,从而容易导致手术的随意性,过度操作甚至不可思议的操作时有发生。

为避免术后发生吻合口瘘这一严重并发症,传统的肠切除术特别强调吻合口应有良好的血供,即"将坏死的肠管切除,可疑坏死或血供障碍的肠管也切除,吻合口建立于生机确实、血供良好的肠段"。由于正常成人小肠有很大的功能储备,因而患者能够耐受部分小肠切除而不发生临床症状。但在肠系膜血管阻塞、肠扭转、腹内疝、腹部损伤等病况下,广泛缺血的肠管有时在手术中很难确定活力,特别是合并休克的状况下,沿用传统肠切除吻合术来施行广泛肠切除术,是导致某些短肠综合征的重要原因之一。根据损伤控制外科的理念,此时所提倡的手术原则应该是"将坏死的肠管切除,将可疑血供障碍的肠管保存,两侧切端肠管外置造口"。术后积极治疗,密切观察造口肠管,若继续显示坏死,可再开腹切除;若造口肠管逐渐恢复正常活力,可选择适宜的时机进行二期手术造口还纳,恢复肠道连续性。

目前,损伤控制外科理念应用于普通外科危重患者的救治已积累了较多的成功经验。如腹腔开放疗法处理严重腹腔感染合并多脏器功能障碍的患者;粪便转流性肠造口救治重症胰腺炎并发的结肠瘘;负压填塞治疗腹腔大出血患者;临时性肠造口治疗肠梗阻合并器官功能障碍或严重营养不良的患者等,均取得较好的疗效。此外,对某些复杂、全身状况差的普通外科择期手术,也应遵循损伤控制外科的理念处理患者,如对放射性肠损伤合并严重营养不良的患者,宜先行肠造口恢复肠内营养,待全身状况改善后行确定性手术;对于合并腹腔脓肿的克罗恩病患者,通过 B 超或 CT 引导下的穿刺引流或局部切开引流等微创手术控制感染后,再择期行确定性手术;对于老年、全身状况差的中晚期肿瘤患者,缩小手术创伤范围,尽可能避免有风险的吻合等。

损伤控制作为一种理念应该贯穿于普通外科的始终,从术前准备、手术方式的选择、术中的操作及术后的处理均应遵循"微创"甚或"无创"的原则。在达到治疗目的同时,尽可能地控制各种操作或治疗对患者的损伤。从这一层面而言,普通外科目前大量开展的腹腔镜手术、内镜和介入治疗等也可纳入损伤控制外科的范畴。

（李　宁）

第五节　加速康复外科的概念及临床意义

近几十年来,外科面貌已发生了革命性的变化,许多疾病治疗的危险性下降、预后改善。这与下列一些进步是相关的:更先进的麻醉方法、更多的减少术后应激的方法的应用、广泛地应用微创技术、对围术期病理生理的深入理解、更多的预防术后多器官功能障碍的方法。目前,不少原先需要住院进行的手术,已可以在门诊进行;同时,许多大手术已显著地减少了住院时间,患者可以在短期内得到康复。

一、加速康复外科(fast track surgery)的概念

近年来,在欧美国家特别是欧洲的一些国家极力推广一种称之为加速康复外科的理念,患者住院时间明显缩短,显著改善了患者术后康复速度,使得许多疾病的临床治疗模式发生了很大的变化。加速康复外科的概念是指在术前、术中及术后应用各种已证实有效的方法以减少手术应激及并发症,加速患者术后的康复。它是一系列有效措施的组合而产生的协同结果,许多措施已在临床应用,如围术期营养支持、重视供氧、不常规应用鼻胃管减压、早期进食、应用生长激素、微创手术等。加速康复外科早期的倡导者及实践者是丹麦外科医生 Kehlet,他早在 2001 年就率先提出了此概念,并在许多的手术患者积极探索其临床可行性及优越性,取得了很大的成功。

加速康复外科一般包括以下几个重要内容:①术前患者教育;②更好的麻醉、止痛及外科技术以减少手术应激反应、疼痛及不适反应;③强化术后康复治疗,包括早期下床活动及早期肠内营养。良好而完善的组织实施是其成功的重要前提,加速康复外科必须是一个多学科协作的过程,不仅包括外科医生、麻醉师、康复治疗师、护士,也包括患者及家属的积极参与。同样,加速康复外科也依赖于下列一些重要围术期治疗方法的综合与良好整合。

二、加速康复外科的重要组成内容

1. 患者的教育　为了发挥加速康复外科的优势,在实施之前应向患者介绍围术期治疗的相关知识。包括:①详细地告知康复各阶段可能的时间;②对促进康复的各种建议;③鼓励早期口服进食及

下床活动的建议及措施。通过术前教育可以减少患者的焦虑及疼痛。因为在加速康复外科中一些围术期的处理措施可能与传统的方法有很大的不同，如术前 2 小时口服碳水化合物，不再常规行肠道准备、出院时间可能提前等，因此，这些均需向患者及家属介绍并取得配合。

2. 优化麻醉方法　在全麻时使用起效快、作用时间短的麻醉剂如地氟烷、七氟醚，以及短效的阿片类药如瑞芬太尼等，从而保证患者在麻醉后能快速清醒，有利于术后早期活动。

局麻技术如外周神经阻滞、脊神经阻滞或硬膜外止痛不仅可以止痛，而且还有其他的优点，包括有利于保护肺功能，减轻心血管负担，减少术后肠麻痹，更有效地止痛等。神经阻滞是术后最有效的止痛方法，同时它可以减少由于手术引起的神经及内分泌代谢应激反应。术后持续使用 24～72 小时的硬膜外止痛，可以有效地减少大手术后的应激反应。有荟萃分析研究表明，使用局麻与全麻相比，可以使下肢手术术后并发症的发生率下降 30%。

术中保持正常体温是加速康复外科中需要考虑的另一个重要问题。低温导致在复温过程中产生应激，有损害凝血机制以及白细胞功能，增加心血管负担等不良作用。术中及术后早期的保温，具有减少术中出血、术后感染、心脏并发症，以及降低分解代谢的作用。

手术日及术后控制太多的液体输入是加速康复外科需要重视的又一个问题。传统的方法中在手术当天一般输入 3.5～5L 液体，在随后的 3～4 天约 2L/d，导致围术期体重可能增加 3～6kg。最近，证据表明减少液体输入量将有利于减少术后并发症并且缩短术后住院时间。使用硬膜外麻醉可能引起血管扩张，导致血管内容量相对缺乏及低血压，合理的处理方法是使用血管收缩药而不是大量输液。

3. 减少手术应激　手术后由于神经内分泌系统及炎性应激反应被激活，将增加对器官功能的需求，可能导致术后器官功能的障碍。目前，最重要的减少术后应激的技术包括局麻、微创手术及药物治疗（如：皮质激素、β 受体阻滞剂或促合成药物）。

使用局麻进行神经阻滞可以减少神经内分泌代谢反应及分解代谢的激活，减少对器官功能的损害，减少肌肉组织的丢失，然而局麻对炎性反应的抑制作用不大。微创手术技术可以减少疼痛及减轻炎性反应，但对控制神经内分泌代谢反应及分解代谢的优势较小。

在小手术前给予单一剂量的糖皮质激素（常用地塞米松），可以减少恶心、呕吐和疼痛，也可以减轻炎性反应，并且没有副作用，可以促进患者从小手术中快速康复。然而，此方法对大手术的效果并不肯定。有研究显示围术期使用 β 受体阻滞剂，可以减少交感神经兴奋，减轻心血管负担，从而减少心脏并发症，在烧伤患者中还发现可以降低分解代谢。围术期使用 β 受体阻滞剂可能成为快速康复治疗一个重要的组成成分，特别是在老年患者中。

如果患者属高龄或营养不良，应通过营养支持、使用促合成药（氧甲氢龙、胰岛素、生长激素等）以增加瘦肉组织的合成。已有不少的研究观察了危重高分解状态患者使用促合成药物的作用，如在烧伤儿童中使用生长激素，发现其可以间接发挥促进氮平衡，直接促进伤口愈合，以及减少住院日的作用。在危重患者中使用胰岛素可以降低死亡率。在 2000 年的一个研究中，在因髋关节骨折而进行手术的老年患者中，使用小剂量生长激素 [20mg/(kg·d)]，与对照组相比有更快的术后恢复。然而在 1999 年的一个研究报道中，在 ICU 患者中使用生长激素增加了死亡率，但 2001 年的一个荟萃分析没有证实这一结果。因此，在这方面还需要更多的研究来证实及指导临床应用。

术后胰岛素抵抗是导致分解代谢的一个重要原因，有证据表明术前口服或静脉使用碳水化合物可以减少术后胰岛素抵抗的发生。这一方法产生的临床益处仍有待于进一步地证实及阐明机制。由于这一方法简便、符合生理、价格低廉，是一个很有潜力的措施。

4. 控制恶心、呕吐及肠麻痹　不论是小手术或大手术，在快速康复计划中，术后尽早地恢复正常口服饮食都是一个重要的环节。为了达到这一目的，必须控制术后的恶心、呕吐及肠麻痹。使用 5-羟色胺受体拮抗剂、氟哌利多、地塞米松等是有效的方法，而使用甲氧氯普胺（胃复安）常无效。研究表明多途径地控制比单一使用止吐药更有效。另外，在止痛方案中应去除或减少阿片类药物的使用，这有利于减少术后恶心、呕吐的发生。

肠麻痹仍是导致术后恢复延迟的一个重要因素，并可以导致术后不适及腹胀、腹痛。在许多处理肠麻痹的方法中，持续硬膜外止痛是最有效的措施，它除了提供很好的止痛外，而且可以帮助控制肠麻痹。在 2001 年的一个研究中，腹部手术后使用外周吗啡受体拮抗剂可以减少恶心、呕吐及肠麻痹。进一步的研究也证实，使用作用于外周的阿片类受体拮抗剂是改善术后肠功能恢复的一个广泛而有效的方法,此方法简便有效且没有严重的副作用。

5. 术后充分的止痛治疗 充分止痛是快速康复计划的一个重要环节,也是有利于早期下床活动及早期口服营养的必要前提,是减少手术应激反应很有意义的方法。尽管术后止痛治疗已有很大的发展,如持续硬膜外止痛、患者自控止痛、多模式止痛及使用 NSAIDs 类药等多种方法,但术后仍未能达到完全无痛。因此,术后止痛的研究仍是一个重要课题。

6. 合理地使用鼻胃管、引流管及导尿管 许多研究已证实在腹部择期手术时不需要常规使用鼻胃管减压引流。随机研究表明,在胆囊切除、关节置换、结肠切除、甲状腺切除、子宫切除及胰腺切除中,常规使用引流管没有好处,可能仅对乳腺切除术后控制积血有益处。乳腺切除术后放置的引流不应影响患者的出院,可以在院外进行观察治疗。一般情况下,结肠切除术后 24 小时不建议再使用导尿管,除非是直肠低位前切除,一般需置放 3 ~ 4 天。

尽管各类导管仅在长期使用时才会发生并发症,但它明显地影响患者术后的活动,增加患者术后康复的心理障碍,因此,各类导管应选择性地使用,而不应作为常规使用。

7. 护理、营养及下床活动 护理在加速康复外科具有重要地位,包括早期康复手术的心理护理,重点在于鼓励患者尽快地恢复正常饮食及下床活动。有荟萃分析研究表明,早期恢复口服饮食可以减少腹部手术后的感染并发症,缩短住院日,并不增加吻合口瘘的发生率。另外也有研究表明早期进行肠内营养,可以降低高分解代谢。通过有效地处理术后恶心、呕吐及肠麻痹,可以帮助更容易地进行早期肠内营养支持。

术后患者不应该长期地卧床休息,因为这将增加肌肉丢失、降低肌肉强度、损害肺功能及组织氧化能力、加重静脉淤滞及血栓形成。应想方设法增加患者术后的活动,其中充分地止痛是早期下床活动的重要前提保证。术后护理需要很好地计划与组织,制订护理计划表,确定每天的康复治疗目标。

8. 出院计划及标准 一般出院标准如下:口服止痛药控制疼痛良好;进食固体饮食,无须静脉补液;可自由活动;患者愿意并希望回家。快速康复计划的一个重要结果是缩短住院时间,因此出院计划及标准应在术前及住院时就告知患者。仔细地与详细地制订出院计划是降低再住院率,增加患者安全及满意度的一个重要措施。由于患者术后有不同程度的不适,在出院后许多治疗仍应继续进行并能得到支持服务,定期的随访计划是必要的。

9. 已取得的研究结果及进一步研究的方向 快速康复计划已在外科许多疾病中成功应用,其中结直肠切除手术的加速康复外科治疗方案是其中较为成功的典范之一,另外成功应用的有骨科、泌尿外科、妇科等手术。大多研究结果肯定了加速康复外科的效果,可以缩短住院日,减少并发症,降低再住院率,而不影响安全性。与传统方法相比,快速康复计划对器官功能有保护及促进作用,其优点有早期下床活动,可以更好地维护术后肌肉功能;术后早期地口服营养摄入,可以更好地保存瘦肉质群,减少术后肺功能的损害,早期恢复胃肠蠕动功能,增加活动能力,增强心血管功能。快速康复计划还增加了患者的满意度,同时减少了治疗费用。

还需要强调的一个概念是加速康复外科主要是为了控制围术期的病理生理学反应,目的是促进患者康复,而不是仅仅为了早期出院。它的意义不仅在于减少了治疗费用,更重要的是提供了更好且更有效的医疗服务。尽管这些方法可以减少费用,但它们主要的目的是通过减少并发症、提供更好的预后来改善外科手术治疗。

总而言之,快速康复计划的基本概念是通过多模式地控制围术期的病理生理变化,很好地改善手术患者的预后。我们相信此技术的一些原则与方法,最终将被整合到所有的手术患者中。

笔者工作单位在国内自 2006 年起率先开展了加速康复外科在胃肠癌手术中的应用,目前,已将此理念成功地应用于腹腔镜及机器人手术,在国际上率先成功开展了胃癌患者应用加速康复外科的研究。有人强调加速康复外科是继腹腔镜外科以后的又一次外科革命,因此,无论是开腹或腹腔镜及机器人外科手术均需要在加速康复外科的理念下进行,这样才能充分发挥微创外科的优势。我们应牢记"无痛、无应激、无风险及无后遗症"将是外科的最高追求,促进患者的快速康复是外科进步的最高宗旨。

(江志伟 李宁 黎介寿)

参 考 文 献

1. Wilmore DW, Kehlet H. Management of patients in fast track surgery. BMJ,2001,322:473.

2. Kehlet H, Wilmore DW. Multi-modal strategies to improve surgical outcome. Am J Surg, 2002, 183:630.

3. Rodgers A, Walker N, Schug S, et al. Reduction of post-operative mortality and morbidity with epidural or spinal anaesthesia: results from an overview of randomized trials. BMJ, 2000, 321:1493.

4. Sessler DI. Mild perioperative hypothermia. N Engl J Med, 1997, 336:1730.

5. Brandstrup B. Fluid therapy for the surgical patient. Best Pract Res Clin Anaesthesiol, 2006, 20(2):265-283.

6. Schmidt M, Lindenauer PK, Fitzgerald JL, et al. Forecasting the impact of a clinical practice guideline for perioperative beta-blockers to reduce cardiovascular morbidity and mortality. Arch Intern Med, 2002, 162:63.

7. Ramirez RJ, Wolf SE, Barrow RE, et al. Growth hormone treatment in pediatric burns: a safe therapeutic approach. Ann Surg, 1998, 228:439.

8. Van der Berghe G, Wouters P, Weekers F, et al. Intensive insulin therapy in critically ill patients. N Engl J Med, 2001, 345:1359.

9. Van der Lely AJ, Lamberts SW, Jauch KW, et al. Use of human GH in elderly patients with accidental hip fracture. Eur J Endocrinol, 2000, 143:585.

10. Takala J, Ruokonen E, Webster NR, et al. Increased mortality associated with growth hormone treatment in critically ill adults. N Engl J Med, 1999, 341:785.

11. Raguso CA, Genton L, Pichard C. Growth hormone (rh-GH) administration to ICU patients: a literature survey. Clin Nutr, 2001, 20:16.

12. Ljungqvist O, Nygren J, Thorell A. Insulin resistance and elective surgery. Surgery, 2001, 128:757.

13. Taguchi A, Sharma N, Saleem RM, et al. Selective post-operative inhibition of gastrointestinal opioid receptors. N Engl J Med, 2001, 345:935.

14. Jin F, Chung F. Multimodal analgesia for postoperative pain control. J Clin Anesth, 2001, 13:524.

15. Lewis SJ, Egger M, Sylvester PA, et al. Early enteral feeding versus 'nil by mouth' after gastrointestinal surgery: systematic review and meta-analysis of controlled trials. BMJ, 2001, 323:773.

16. Basse L, Raskov HH, Jacobsen DH, et al. Accelerated postoperative recovery program after colonic resection improves physical performance, pulmonary function and body composition. Br J Surg, 2002, 89:446.

17. Henriksen MG, Jensen MB, Hansen HV, et al. Enforced mobilization, early oral feeding and balanced analgesia improve convalescence after colorectal surgery. Nutrition, 2002, 18:147.

18. Basse L, Madsen L, Kehlet H: Normal gastrointestinal transit after colonic resection using epidural analgesia, enforced oral nutrition and laxative. Br J Surg, 2001, 88: 1498.

19. Liu XX, Jiang ZW, Wang ZM, et al. Multimodal optimization of surgical care shows beneficial outcome in gastrectomy surgery. J PEN J Parenter Enteral Nutr, 2010, 34 (3):313-321.

20. Wang G, Jiang ZW, Xu J, et al. Fast-track rehabilitation program vs conventional care after colorectal resection: a randomized clinical trial. World J Gastroenterol, 2011, 17 (5):671-676.

21. Wang G, Jiang Z, Zhao K, et al. Immunologic response after laparoscopic colon cancer operation within an enhanced recovery program. J Gastrointest Surg, 2012, 16 (7):1379-1388.

22. Wang G, Jiang ZW, Zhao K, et al. Fast Track Rehabilitation Programme Enhances Functional Recovery after Laparoscopic Colonic Resection. Hepatogastroenterology, 2012, 59(119):2158-2163.

23. 江志伟, 鲍扬, 刘磊, 等. 在加速康复外科理念指导下的腹腔镜胃癌根治术. 肠外与肠内营养, 2009, 16 (6):335-337.

24. Slim K. Fast-track surgery: the next revolution in surgical care following laparoscopy. ColorectalDis, 2011, 13(5): 478-480.

25. Vlug MS, Wind J, Hollmann MW, et al. Laparoscopy in Combination with Fast Track Multimodal Management is the Best Perioperative Strategy in Patients Undergoing Colonic Surgery: A Randomized Clinical Trial (LAFA-study). Ann Surg, 2011, 254(6):868-875.

26. Levy BF, Scott MJ, Fawcett WJ, et al. 23-hour-stay laparoscopic colectomy. Dis Colon Rectum, 2009, 52(7): 1239-1243.

第六节　机器人外科的历史、现状与展望

一、机器人外科的历史

外科(surgery)一词来源于古希腊语 cheirergon, 是以手(cheir)和工作(ergon)组成, 所以外科是利用器械设备为患者检查、治疗病症或创伤, 以达到改善身体功能或外观为目的的操作过程。手术治疗是外科医生最常用的治疗方法。在外科学中, 根据外科治疗对患者造成创口的大小分为, 传统外科(开口手术)和微创外科。自 1987 年法国 Philippe Mouret 实施首例腹腔镜下胆囊切除术起, 微创外科逐步被认可并广泛开展起来。然而, 外科医生在肯定其能缩短住院时间、减少并发症、切口美观等优

点的同时,也感受到其在二维成像、小切口杠杆效应造成活动自由度降低以及眼手协调性、灵活性受限、操作精准性、精确性无法保证等方面的不足,使得精细的组织解剖、缝合及打结等操作变得困难,且学习曲线较长,复杂手术更不易掌握。外科机器人手术系统正是为解决这些瓶颈应运而生,并由此开创了机器人微创外科的新时代。外科机器人技术是微创手术的发展,是手术模式的变革,是人类手、眼自然极限的延伸,是外科学技术、机器人技术、计算机控制技术、数字图像处理技术、传感器技术、生物制造技术等多种新兴技术的高度融合。外科机器人技术可以有效地辅助外科医生完成手术定位和手术操作,是外科发展史上又一个里程碑式的技术飞跃,实现了微创手术和数字化手术的完美统一。

使用机器人辅助手术的思想和许多高科技一样源于军事需求,达芬奇机器人的开发始于 20 世纪 90 年代中期一个涉及美国国防部和斯坦福研究院的项目,希望通过远程控制来实现对军队及平民的医疗援助。虽然达芬奇机器人是目前最广泛采用和知名度最高的机器人辅助外科手术系统,但是在此之前和在此之后,人类早已开始并且继续着对于机器人辅助手术系统的探索与开发利用。

外科机器人技术是在工业机器人成熟应用的基础上,从 20 世纪 80 年代开始发展起来的。1985 年第一台 Puma 型工业机器人在美国加州放射医学中心被改进而用于脑外科的取样实验,由此开创了机器人技术在外科领域应用研究的先河,1999 年这项技术获得了美国 FDA 的临床应用许可。1991 年 ISS(Integrated Surgical Systems)推出的 Robodoc 被用于膝关节外科置换手术,并于 2008 年获得了 FDA 的认证,目前在全世界已完成 2 万多例手术。

1994 年 Computer Motion 公司研发的内镜光学定位外科机器人系统 AESOP 用来减轻传统微创外科持镜医生(护士)的繁重工作,它结合 Hermes 语音驱动系统,通过医生的语音命令控制手术中内镜镜头的位置,于 1994 年获得了 FDA 的认证。作为第一个被批准进入医疗市场的外科机器人系统,为外科机器人的临床使用提供了可行性的基础。

1995 年 Fredrick Moll、Robert Younge 和 John Freund 获得了首个 SRI 远程医学图像系统的应用许可证,Intuitive Surgical 公司成立,微创外科手术机器人领域里最典型的代表出现了。1997 年,Intuitive Surgical 公司推出了遥控操作微创机器人达芬奇系统(da Vinci surgical system,DVSS),它集成了

图像导航技术、机器人定位、遥控操作等多项先进技术,为微创外科手术提供了一个全新、高效、精准的操作平台。

1999 年 Computer motion 公司又推出了 Zeus 微创外科机器人系统,并进行了首次具有真正意义的机器人远程遥控操作外科手术[在美国纽约的主治医生为 3800 英里(1 英里 = 1609.344 米)外的法国斯特拉斯堡患者实施机器人手术治疗]。Zeus 功能定位和早期达芬奇系统类似,但两者的主操作控制平台不同,Zeus 的末端工具灵活度少于达芬奇系统,操作灵活性也差于后者。结果 Computer motion 公司于 2003 年被 Intuitive Surgical 公司收购,Zeus 机器人系统也不再生产销售。

2003 年,德国机器人与嵌入式系统研发中心和慕尼黑理工大学心脏治疗中心联合开发了针对心脏手术的微创机器人系统,以提高心脏外科手术的精准、精细程度、缩短手术操作时间,减少不必要组织的损伤。以色列 Mazor 公司研发的脊柱外科机器人 Spine Assistant 于 2008 年通过 FDA 认证,可以在脊柱骨上钻孔来固定医学螺钉等。2004 年美国 Johns Hopkins 大学研发了一种基于支撑喉镜下的多自由度喉部手术机器人系统,目前尚未见进入临床应用的报道。2009 年美国哥伦比亚大学的 ARMA 实验室开发了多自由度蛇形机器人单元的单孔双臂操作机器人,目前仍处于研发当中。

我国的机器人外科系统研发起步较晚,但起点不低,更基于我国的实际情况。1997 年北京航空航天大学、清华大学和海军总医院联合研发了机器人辅助无框架脑外科立体定向手术系统,取得了成功,该系统主要用于神经外科的辅助定位及脑部标本取样等操作。2004 年,天津大学和法国巴黎第六大学联合开发出微创外科手术机器人从操作手系统,目前已完成动物实验。2008 年天津大学研发出用于喉部手术的机器人"妙手Ⅲ"系统,该系统已通过动物实验验证。2008 年南开大学开发出脊柱外科机器人系统,该系统采用 CT 图像信息导航,辅助医生进行经皮的脊柱穿刺操作。2008 年哈尔滨工程大学研发出微创外科手术辅助持镜机器人系统,功能上类似于美国的 AESOP 系统,但目前缺少临床应用的报告。

微创外科手术是外科发展的必然趋势,机器人微创外科以其更精准、精细的操作,使外科手术更容易实施,更具有操作性。机器人外科操作系统的研发历史充分展现了人类对于科学进步执着探索和精益求精的精神,不断借助工业化技术改善在手

术操作中的手眼极限,并且将机器人辅助系统这项技术逐渐应用到外科学各个分支中去。

二、机器人外科的现状

(一)达芬奇机器人系统设备条件

目前应用最广泛的机器人辅助手术系统是达芬奇机器人外科手术系统(图1-1)。该系统包括机器人机械臂车、远程医生操作主控制平台以及内镜系统。机器人机械臂车由固定于可移动基部的机械臂及摄像机系统组成,器械在7种自由度下完成各种操作,摄像机系统提供16:9比例的真实三维图像;远程医生操作主控制平台由内部成像系统的双眼观察器、器械控制器、系统安装及控制面板以及一系列脚踏组成;内镜视频系统具有标准内镜系统的所有特点,包括监视器、CO_2充气机、光源以及摄像机。达芬奇机器人手术系统实际上是一种主从操纵器或从动式机械手,采用主-从式远距离操作模式,根据器械臂的灵活运动及真实的三维图像使得术者在患者体内完成精准、精细的操作。

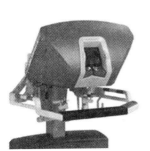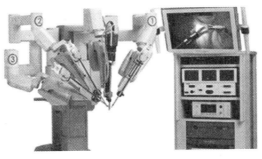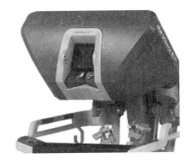

图1-1 达芬奇手术机器人系统(DVSS)示意图

1. **机器人机械臂车** 为集中构型的庞大机械系统,包括4个机械臂和摄像机系统,其中3个多关节机械臂用来驱动2个腕型末端工具,第4个多关节机械臂用来驱动双目内镜,该内镜为主控平台提供手术区域图像信息。达芬奇腕型末端工具(Endo-Wrist)有6个运动自由度和1个开合自由度,可实现灵活操作,其有5mm和8mm两种规格,每种规格均有40余种不同功能的手术器械,其以每秒1300次的频率跟踪机器人主操作器处医生手操作的动作,达芬奇系统通过过滤医生手的颤抖并比例缩小医生手的动作幅度来实现操作的精细。

2. **远程医生操作主控制平台** 在主操控平台上设置有两个图像显示器及2个机器人主操作器,每个图像显示器对应医生的一只眼睛,以此为医生提供三维的图像信息。医生坐在主控制平台处,将双手放在机器人主操作器的两个抓持端,主操作器可以测量医生手臂、手腕以及手指的夹持动作。

3. **内镜系统** 内镜系统包括内镜操作机器人模块、遥操作控制模块、拓展功能模块。每个功能模块都具有一些独特的功能,它们在理论上可以单独或组合起来完成一定的功能。内镜操作机器人模块响应医生的命令来完成对内镜的控制;遥操作控制模块允许医生在远距离协助、指导或监督本地医生完成手术;拓展功能模块提供和其他手术仪器或外部数据库的接口。

(1)内镜操作机器人模块:该模块是系统的主要构成部分。主要由机械手系统子模块、本地控制及视觉图像处理子模块两部分构成。机械手系统子模块主要由机械手臂及内镜夹持器构成,机械手臂具有肩、肘、腕关节"万向角度"活动功能,不受患者体位变化的影响;根据其要完成的目标任务,该子模块应该具有如下一些特点:

1)定位独立于手术台,这样该系统就可以根据不同的手术而定位到相应的地点。

2)该系统应具有多重的路径而到达理想的目标位置。

3)具有足够大的工作空间以至于不会干涉医生或其他的手术设备。

4)满足切入点的动力学限制。

5)当遇到特殊情况时,易于转变成为传统的开放型手术或是基于内镜技术的手术。

6)体积轻便,易于清洁和消毒。

7)在手术构成中应该尽量减少医生对该系统的注意力。

8)安全性好,即使在最不利的情况下也不会伤害到患者或医疗小组。

本地控制及视觉图像处理子模块主要包括医生接口和机器人控制两部分。前一功能包括图像、图形处理,语音识别,以及其他的外设接口的合成。机器人控制器在接到内镜移动的指令后,迅速将其转换成机器人各关节的驱动信号,以迅速对该指令做出响应。

(2)遥操作控制模块:该模块允许两个医生间进行远距离协作(不同于基于 internet 的远程协作),以至于专家在远离手术室条件下可以指导或监督本地的手术医生进行外科手术。为了简化这项功能,远程医生在接收到本地的手术信号时,可以在该图像上进行标记或做出相应的注释。同时这些标记和注释的信号会被发送到本地手术室中,在本地的监视器中显示出来。远程医生同时也可以控制机器人来使内镜图像聚焦到其感兴趣的地方。除此以外,该子模块还具有电视会议功能,允许本地和远程医生进行实时的交流,以及时解决手术中遇到的问题。

遥操作控制模块包括两部分:本地通信部分和远程工作站。前一部分凭借一通讯网络与内镜操作机器人模块进行通讯,同时经过另一个网络同远程工作站进行通讯。这也就意味着这一部分是连接内镜操作机器人模块和远程工作站的一个桥梁。远程工作站包含一个标准的 PC 机,这样就可以允许其对内镜操作机器人进行控制。通过系统的鼠标或其他的输入设备对后台图像进行标记,来指导本地医生进行手术。

(3)拓展功能模块:该模块的主要功能是为手术提供数据支持。本地手术医生通过本地的人机接口向该模块发出命令信息,以获得相应的技术资料支持。例如在手术过程中医生可以从该模块获得患者以前的病例资料,或获取手术过程中的基本技术资料。除此之外,如果手术中还需要其他的设备仪器,医生就可以通过拓展功能模块来对该设备仪器进行操作。

当然内镜视频系统还要有监视器、CO_2 充气机、光源以及摄像机。

总之,达芬奇机器人外科手术系统较为复杂,在临床应用中,需要较大的手术房间存放这些设备设施,且因其系统精细、复杂、昂贵,需要专门接受过培训的医护人员配合实施手术治疗。

(二)达芬奇机器人的技术优势及其在外科技术中的应用现状

英国外科医生 John E. A. Wickham 在 1983 年率先提出了微创外科的概念,这一概念引领了腹腔镜外科的到来。相比传统腹腔镜技术,达芬奇机器人手术辅助操作系统具有独特的技术优势。达芬奇机器人手术可以坐位操作,降低了手术者的劳动强度,使得术者可以完成更多复杂和长时间的手术;有景深的高清晰三维成像系统,术野被放大 10~15 倍,手术的视觉感更佳;计算机系统滤除了人手的生理性震动,按比例缩小操作的动作幅度且操作臂没有杠杆作用,提高了手术精确性;术者头部离开目镜,手术器械即被原位固定,提高了安全性。7 个自由度的手术器械极大提高了操作的灵活性,使难度较大的缝合和(显微)吻合操作变得简单方便,原先腹腔镜下高难度手术如 Whipple 手术等更具有可操作性。此外,手术机器人操作直观,便于学习掌握,学习曲线比传统腹腔镜外科更短;手术适应证更加广泛,并且使远程手术成为可能。

1997 年 3 月应用达芬奇机器人成功实施了第一例胆囊切除手术,这标志着现代机器人手术正式登上历史舞台,微创外科也因此又向前迈出了更深远的一步。机器人辅助腔镜外科是微创外科领域技术上和观念上的极大飞跃,据 Intuitive Surgical 公司统计,2010 年全球达芬奇手术总量为 27.8 万例,2011 年 36 万例,年均增长 30% 左右,2013 年上半年就已达 45 万例,增长更为明显,机器人手术涉及普通外科、心胸外科、泌尿外科、小儿外科和妇科等多个学科领域。

1. **心胸外科** 传统开放心胸外科手术需要打开胸腔,分离胸骨,游离肋骨,在体外循环支持下完成,不仅手术创伤大,风险高,而且术后恢复时间长。目前胸腔镜手术已用于肺叶切除、冠脉搭桥等心胸外科手术,这种微创的手术方法不用开胸,患者痛苦小,且术后恢复快,但其适用范围有限,无法完成一些解剖结构复杂的手术,因而开展并不普及。达芬奇手术机器人的出现使得这一问题迎刃而解,1999 年手术机器人即完成了首例冠状动脉旁路移植术,2003 年起用于各种心脏外科直视手术。它在不破坏胸廓完整性的前提下,能精准地完成手术操作,而且适应证范围广泛,几乎涵盖所有的心胸外科手术,如心脏外科的全腔内心脏搭桥、心脏不停跳取乳内动脉、二尖瓣成形、二尖瓣置换、房间隔缺损修补、三尖瓣成形、心脏肿瘤切除,胸外科的肺叶切除术、食管癌切除、胸腺切除术和食管失弛缓症的治疗等。其中,全腔内心脏搭桥手术和二尖瓣成形手术是手术机器人在心胸外科开展的代表手术。自 2006 年解放军总医院引进国内首台 DVSS 以来,高长青等共完成心脏外科手术 600 余例,在该领域达到了国际先进水平。临床应用表明手术机器人的手术安全性高,疗效明显好于开放式手术和胸腔镜手术。经过 10 余年的发展,手术机器人在心胸外科的应用已逐步成熟,但其技术要求高,实施难度大,目前在国际上仅有为数不多的大型心胸外科中心能够常规开展。

2. 泌尿外科 腹腔镜技术适用于许多常规的泌尿外科手术,如肾切除、肾上腺切除、输尿管切开、前列腺肿瘤切除、膀胱肿瘤切除等。但由于泌尿系统解剖学上的特殊性,限制了腹腔镜技术的普及和推广,一些复杂的手术往往难以掌握,手术并发症发生率也较高。自2000年开展首例手术机器人前列腺癌根治性切除以来,手术机器人以其独特的深部操作和精细操作的技术优势,在国外被广泛应用于各种泌尿外科手术,包括前列腺癌根治、肾切除、肾盂成形、输尿管成形、全膀胱切除、输精管吻合、活体供肾切取等。前列腺癌根治术是最能体现达芬奇技术优势的手术,手术机器人可提供3D高清视野和准确、灵活的操控能力,能够清楚呈现组织、器官的解剖构造和神经血管束的走行,非常适用于淋巴结的清扫和准确的缝合,手术中可精确保留前列腺侧筋膜,减少对患者术后性生活的影响,术后病理检查和随访都显示了良好的肿瘤切除效果。目前,在北欧国家一半以上的前列腺癌根治手术由手术机器人完成,而在美国,这一比例更是高达90%,已成为前列腺癌根治手术的"金标准"。

3. 妇科 2005年达芬奇手术机器人被美国FDA批准用于妇科微创手术,此后,该技术得以迅速普及。早期临床应用结果表明达芬奇手术机器人具有更高的精准性、更好的操控性,能在狭窄的骨盆空间中完成非常精细的操作,有利于脏器功能的重建和盆腔淋巴结的清扫。国外报道较多的是用于宫颈癌根治术,该术式需要运用精确的分离技术进行韧带切断、淋巴结清扫、输尿管游离等,可以充分发挥达芬奇手术机器人的技术优势,从而达到较为理想的手术效果。此外妇科手术中需要进行比较复杂缝合技术的手术,如复杂的子宫肌瘤切除术、输卵管再通吻合等,运用达芬奇手术机器人灵巧的手术臂可高质量地完成缝合,有助于减少术后并发症的发生。目前报道的达芬奇手术机器人手术还有全子宫切除、卵巢切除吻合和盆底重建等。

4. 甲状腺外科 经过100多年的发展,甲状腺外科技术已相当成熟,但始终无法满足患者对于美的追求。近十年来,微创技术的发展为许多患者带来福音,但腔镜甲状腺手术是否适合于甲状腺恶性肿瘤仍存在一定争议,许多外科医生在考虑淋巴结清扫及术后并发症等问题时仍慎重选择传统开放式。机器人手术系统的出现为这一问题的解决提供了支持,第一例头颈部机器人手术是由Lobe等于2005年完成的。韩国的监测数据显示,机器人甲状腺切除术为韩国最常见的机器人手术。甲状腺癌合并颈部淋巴结转移患者的处置方法已得到认可,机器人辅助改良颈部根治性清扫术在技术上是可靠且安全的。目前已能完成甲状腺腺叶切除、甲状腺次全切除、甲状腺全切除、甲状腺癌根治术等各种手术。

5. 腹部外科

(1) DVSS在胃肠手术中的应用:Morino等利用手术机器人完成的Nissen胃底折叠术(Nissen fundoplication)和传统腹腔镜下手术相比,机器人组平均手术时间显著延长,且住院费用方面显著高于传统腔镜。但对于具有明显裂孔疝的患者,使用机器人辅助下的修补术比传统的腹腔镜手术更有优势。Heller肌切开术是治疗贲门失弛缓症的有效术式,该手术可在腹腔镜下完成,但对精度的要求较高。Ruurda等利用机器人进行了14例Heller肌切开术,术后效果良好,无明显并发症发生。胃旁路Roux-en-Y吻合术在很多国家已被视为治疗肥胖症的标准术式。然而,由于术中需要行胃肠吻合,因此在传统的腔镜下操作需要较高的手术技巧。2001年Horgan等首先报道机器人辅助下的胃空肠吻合术用于治疗肥胖,取得良好效果。

在胃癌机器人外科治疗领域,Hashizume等2002年首次报道DVSS成功用于胃癌根治术。目前已有不少研究证明了机器人手术治疗胃癌特别是早期胃癌的安全性和有效性。与结直肠癌等腹腔恶性肿瘤相比,胃周解剖层次复杂,胃癌淋巴引流途径更广泛,标准D2根治操作难度大,技术要求高。由于DVSS具备7个自由度的Endo-Wrist,极大提高了手术操作灵活性;具有3D视觉,术野被放大10~20倍,使常规腹腔镜手术难度较大的胃肠缝合和胃周血管脉络化操作变得方便,因而在实施胃癌根治术方面具有独特的技术优势。Woo等通过对照研究机器人早期胃癌手术与腹腔镜手术的疗效,结果发现机器人手术术中出血少,但手术时间较长,术后并发症发生率为5%~46.2%,与常规手术相当。目前机器人胃癌根治术原则上只适用于早期胃癌和无广泛浆膜面浸润亦无明显远处转移的进展期胃癌(Ⅱ、Ⅲ期)患者。术中应遵循胃癌根治术的基本原则,依据肿瘤部位、大小、分期的不同确定淋巴结清扫的范围,选择改良D1根治术、改良D2根治术或标准D2根治术,应最大限度地遵循"整块切除"的原则。余佩武等在国内率先报道了达芬奇机器人胃癌根治术,最新报道已完成41

例,效果良好。江志伟等研究发现从病理学的结果来看,机器人辅助胃癌 D2 淋巴结清扫是安全有效的,有与开腹手术相当的肿瘤学治疗效果,同时具有腹腔镜手术的微创优势。

(2) DVSS 在肝胆胰手术中的应用:相对于腹腔镜胆囊切除术(laparoscopic cholecystectomy,LC),机器人胆囊切除术由于有清晰放大的三维视图,机器人手术操作更为准确和精细,有助于减少胆囊切除过程中的胆管损伤。

胰腺外科是腹腔镜外科及机器人外科的"试金石",1994 年 Gagner 等首次报道了腹腔镜胰十二指肠切除术(laparoscopic pancreaticoduodenectomy,LP)。此后全腹腔镜下胰十二指肠切除术虽不断有报道,但术前均需严格挑选患者,术中中转开腹概率较高。Melvin 等首先报道使用 DVSS 切除胰腺尾部神经内分泌肿瘤。Giulianotti 等报道 8 例采用机器人辅助外科手术系统行胰十二指肠切除术(pancreaticoduodenectomy,PD),其中胆肠吻合和胃肠吻合均在体内完成,术后 1 例死亡。近年来,陆续有 DVSS 在复杂胰腺手术中应用的报道,取得了满意的效果。Buchs 等对比研究了机器人辅助胰十二指肠切除术在高龄患者中的安全性,结果无明显差异,因此,患者年龄并不是机器人辅助胰腺手术的禁忌证。Oberholzer 等成功地应用 DVSS 为一例活体供体行胰尾部和肾脏切取,这对于活体移植非常重要,因为小切口和术后恢复快将可能使更多的人愿意捐献器官。

周宁新等在国内率先报道机器人肝胆胰手术 94 例,患者术前均未经筛选,有手术适应证、患者及其家属同意,即行机器人手术,其中包括肥胖的、腹部多次手术重度粘连的、高龄的患者多例,仅 4 例中转开腹,其余 90 例均顺利完成,围术期无死亡病例。詹茜等报道了机器人辅助下胰腺局部切除、胰腺中段切除、胰体尾切除(保脾或不保脾)、Beger 术、胰十二指肠切除等,术后胰瘘率与开腹手术相当。周宁新等将机器人辅助胰十二指肠切除术与开放胰十二指肠切除术进行比较,结果显示机器人辅助手术组手术时间较长,但术中出血量、住院时间、并发症发生率均低于开放手术组。

(3) DVSS 在结直肠手术中的应用:完全依靠机器人完成结直肠癌手术的报道目前并不多,但 DVSS 在结肠脾曲的游离、神经丛的辨认、狭窄盆腔的解剖和手工缝合低位吻合口等方面具有明显技术优势。直肠癌机器人手术也遵循全直肠系膜切除的手术原则,而且与传统开腹手术及腹腔镜手术相比具有明显优点:3D 显像和放大作用使术者可清晰辨认盆筋膜脏壁两层间的疏松结缔组织间隙,有利于保护盆腔自主神经,保留患者性功能及排尿功能,提高术后生存质量;克服了传统腹腔镜术者动作范围受限的缺点,使全直肠系膜切除更加彻底;操作更加精细,术中出血极少,患者术后康复快,疼痛轻,住院时间缩短。刘凤涛等报道 70 例患者施行 DVSS 直肠癌根治术,包括 Dixon 术、Hartmann 术、Miles 术,疗效满意。

三、机器人外科的展望

外科的潮流随时代的更替而变,"伟大的切口瘢痕代表着伟大的外科医生"将成为历史,微创下的复杂大型手术已成为外科医师新的追求。冷光源、透镜系统的出现,使内镜外科成了发展的必然。然而,传统腹腔镜二维平面视野下的"筷子"样的手术操作的限制,已成为传统的腹腔镜外科发展的"瓶颈",具有三维立体成像及 7 个自由度手腕的半智能的手术机器人系统的出现,才彻底改变了传统腹腔镜外科的面貌。在手术机器人的辅助下,已经在数千里之外成功地施行胆囊切除术,表明一个新时代的开始,其核心内容是计算机操控下的虚拟现实、三维重建、远距离操纵的微创腹腔镜外科时代。机器人外科目前还只是初期发展阶段,虽然其发展前景与未来还难以预料,但从目前的应用结果分析,有一点已经被证明,就是它突破了现已成形的腹腔镜技术的难点和瓶颈,提高了手术的精度和可行性,使腹腔镜技术得到更高的传承,使微创外科技术向更高难、复杂手术跃进。

外科医生的格言是:看见的才是真的。但是,要想看穿我们所熟悉的事物往往是很困难的。信息科学的发展是当前时代的特点,亦是今日外科变革的基础。自从美国的第一例可视化人体的出现和现代影像技术的发展,像肝脏这样的复杂脏器,我们也可以对它的内涵一览无遗了。数字化信息处理让以前不可想象的三维成像如同活体克隆,人体的神秘器官如同透明的玻璃体,复杂的内部血管、神经等组织呈立体交汇清晰可辨。通过与影像学及数字化人体有机整合的未来手术机器人将使外科医师对病灶进行精准切除而不损伤周围重要血管脏器,同时对肿瘤侵犯的血管、神经、淋巴等进行精准手术。

未来用于手术前含病灶器官的三维成像技术,以及虚拟手术程序的视频操作系统可能成为常规技术。未来高科技将我们的视觉融入多元素的生命信息，比如能在活体三维视觉中同时选择性观察血流、淋巴流、神经传导、组织与细胞的生命活动，甚至能聚集到细胞内分子结构的探测，让外科医师真正钻入患者的活体内实时动态地观察与操作，使诊断与治疗疾病的过程融为一体。外科医师具有的特殊视觉敏感性，将会在多元化信息的刺激下再生出更多的创新灵感。

显微镜的发明对生命科学微观世界研究的影响是众所周知的。"视觉外科"是微创外科技术发展的必由之路，当视觉达到被高度放大的立体微观景致时，触觉就显得不那么重要了，如同我们在显微镜下的精细操作一样，只需凭借视觉器官的感应即可操控自如。未来微创外科医生必须适应这种无触觉的操作方式，如果依托了原有传统外科的大体解剖经验与组织触觉记忆，这一微观视觉下的操作将会显得轻车熟路、如虎添翼。外科医师一定能够在鲜活放大的三维立体成像中找到新的灵感，这种灵感不仅仅只是外科技术变革的冲动，它将可能彻底改变未来医学诊治疾病的模式。

早在 2001 年，第一例通过手术机器人完成的跨大西洋远程手术已经完成，但由于手术信号传导过程中的时间延迟等问题还没有满意的解决方案，使这一极具发展前景的技术至今未能推广应用。未来机器人手术系统可能形成全球联网，具有远程会诊、教学和手术的功能，实现医疗资源共享。美军一直是手术机器人研发的积极倡导者和推动者，历经阿富汗战争、伊拉克战争的经验，美军充分意识到了手术机器人潜在的军事价值，近年来明显加快了在该领域的研究步伐，未来随着高分辨率数字信号的传输技术、便携式手术机器人系统（Trauma Pod）等的开发，对远在太空或战场的医疗救治将产生深远的影响。

机器人辅助外科操作系统是现代外科史上的伟大跨越，是微创外科向大型疑难手术拓展的又一次飞跃，是工业化科学技术和现代医学完美融合的疾病诊疗新模式；这一"孔镜式"的新型外科诊疗模式，会让外科医生从单纯复制和拷贝传统经典外科手术的模式中，利用现今的现代影像技术及多元化视觉启发，走出一条全新的机器人外科微观手术路径与模式。

（周宁新　李爱民）

参 考 文 献

1. Rodriguez E, Chitwood WR. Robotics in cardiac surgery. Scand J Surg, 2009, 98(2): 120-124.

2. 高长青, 吴阳, 杨明, 等. 机器人微创非体外循环冠状动脉旁路移植术. 中华外科杂志, 2011, 49(10): 923-926.

3. Lee EK, Baack J, Duchene DA. Survey of practicing urologists: robotic versus open radical prostatectomy. Can J Urol, 2010, 17(2): 5094-5112.

4. Cho JE, Nezhat FR. Robotics and gynecologic oncology: review of the literature. J Minim Invasive Gynecol, 2009, 16(6): 669-681.

5. Lobe TE, Wright SK, Irish MS. Novel uses of surgical robotics in head and neck surgery. J Laparoendosc Adv Surg Tech A, 2005, 15: 647-652.

6. Ryu HR, Lee J, Park JH, et al. A comparison of postoperative pain after conventional open thyroidectomy and transaxillary single-incision robotic thyroidectomy: a prospective study. Ann Surg Oncol, 2013, 20(7): 2279-2284.

7. Lee J, Chung WY. Robotic thyroidectomy and neck dissection: past, present, and future. Cancer J, 2013, 19(2): 151-161.

8. Morino M, Pellegrino L, Giaccone C, et al. Randomized clinical trial of robot-assisted versus laparoscopic Nissen fundoplication. Br J Surg, 2006, 93(5): 553-558.

9. Ruurda JP, Gooszen HG, Broeders IA. Early experience in robot-assisted laparoscopic Heller myotomy. Scand J Gastroenterol Suppl, 2004, (241): 4-8.

10. Horgan S, Vanuno D. Robots in laparoscopic surgery. J Laparoendosc Adv Surg Teeh A, 2001, 11(6): 415-419.

11. Hashizume M, Shimada M, Tomikawa M, et al. Early experiences of endoscopic procedures in general surgery assisted by a computer-enhanced surgical system. Surg Endosc, 2002, 16(8): 1187-1191.

12. Woo Y, Hyung WJ, Pak KH, et al. Robotic gastrectomy as an ontologically sound alternative to laparoscopic resections for the treatment of early-stage gastric cancers. Arch Surg, 2011, 146(9): 1086-1092.

13. 余佩武, 钱锋, 曾冬竹, 等. 应用达芬奇机器人手术系统治疗胃癌. 中华消化外科杂志, 2010, 9(2): 114-115.

14. 余佩武, 唐波, 曾冬竹, 等. 达芬奇机器人胃癌根治术 41 例. 中华胃肠外科杂志, 2012, 15(2): 121-124.

15. 江志伟, 赵坤, 王刚等. 手术机器人系统在 120 例胃癌患者治疗中的应用. 中华胃肠外科杂志, 2012, 15(8): 801-803.

16. Breitenstein S, Nocito A, Puhan M, et al. Robotic-assisted versus laparoscopic cholecystectomy: outcome and cost analyses of a case-matched control study. Ann Surg, 2008, 247(6): 987-993.

17. Gagner M, Pomp A. Laparosocpic pylorus-preserving pancreaticoduodenectomy. Surg Endosc, 1994, 8: 408-

410.

18. Melvin WS, Needleman BJ, Krause KR, et al. Robotic resection of pancreatic neuroendocrine tumor. J Laparoendosc Adv Surg Teeh A,2003,13:33-36.

19. Giulianotti PC, Coratti A, Angelini M, et al. Robotics in general surgery:personal experience in a large community hospital. Arch Surg,2003,138:777-784.

20. Lai ECh, Tang CN. Current status of robot-assisted laparoscopic pancreaticoduodenectomy and distal pancreatectomy:A comprehensive review. Asian J Endosc Surg, 2013,6(3):158-164.

21. Chan OC, Tang CN, Lai EC, et al. Robotic hepatobiliary and pancreatic surgery:a cohort study. J Hepatobiliary Pancreat Sci,2011,18(4):471-480.

22. Buchs NC, Addeo P, Bianco FM, et al. Outcomes of robot-assisted pancreaticoduodenectomy in patients older than 70 years:a comparative study. World J Surg,2010, 34:2109-2114.

23. Oberholzer J, Tzvetanov I, Mele A, et al. Laparoscopic and robotic donor pancreatectomy for living donor pancreas and pancreas-kidney transplantation. J Hepatobiliary Pancreat Sci,2010,17(2):97-100.

24. 周宁新,陈军周,刘全达,等. "达·芬奇"机器人对肝胆胰复杂手术早期经验的临床研究. 中华腔镜外科杂志(电子版),2010,3(1):32-35.

25. 詹茜,邓侠兴,韩波,等. 机器人辅助胰腺手术:附33例报告. 中国微创外科杂志,2012,12(9):769-773.

26. Zhou NX, Chen JZ, Liu Q, et al. Outcomes of pancreatoduodenectomy with robotic surgery versus open surgery. Int J Med Robot,2011,7:131-137.

27. Zimmern A, Prasad L, Desouza A, et al. Robotic colon and rectal surgery:a series of 131 cases . World J Surg, 2010,34(8):1954-1958.

28. Roukos DH. The era of robotic surgery for colorectal cancer. Ann Surg Oncol,2010,17(1):338-339.

29. 丁超,江志伟,黎介寿. 达芬奇手术机器人在结直肠手术中的应用. 腹腔镜外科杂志,2011,16(7):556-558.

30. 刘凤涛,江志伟,赵坤,等. 达芬奇机器人系统在直肠癌根治术中的应用(附70例报告). 腹腔镜外科杂志,2012,17(9):677-679.

第二章　甲状腺及甲状旁腺疾病

第一节　原发性甲状腺功能亢进外科治疗的历史与现状

甲状腺毒症(thyrotoxicosis)是由于甲状腺自身或甲状腺以外的多种原因,引起甲状腺激素过量进入血液循环,作用于全身的组织和器官,导致机体内神经、循环、消化等各系统兴奋性增高和代谢亢进为主要表现的疾病总称。其中因甲状腺腺体自身产生甲状腺激素过多而引起的甲状腺毒症称为甲状腺功能亢进(hyperthyroidism),简称甲亢。

在诸多类型的甲亢中,最常见的有三种:原发性甲亢(毒性弥漫性甲状腺肿、Graves病)、继发性甲亢(毒性多结节性甲状腺肿)和高功能甲状腺腺瘤(Plummer病)。本章主要讨论原发性甲亢。

一、原发性甲亢

(一) 概述

原发性甲亢,又称毒性弥漫性甲状腺肿或Graves病(Graves disease),临床上最常见,占各种类型甲亢的60%~85%。原发性甲亢常在甲状腺肿大的同时,出现功能亢进症状。甲状腺腺体肿大基本为弥漫性,两侧对称。

该病最早由英国和德国学者Graves和Basedow分别描述,并认为是由于自身免疫性甲状腺功能亢进引起的临床综合征。在中国,许多古籍都记载了甲状腺疾病的特点及治疗方法。古人通常将之称为"颈瘿",春秋战国时期,《山海经》记录的38种疾病中就有"瘿"的记载。在诸多中医文献中,与甲亢比较接近的有忧瘿、气瘿。

原发性甲亢是常见的内分泌疾病,可发生于任何年龄,但以20~40岁女性最多见。白种人和亚洲人发病率基本相同,黑种人发病率较低。美国及英国的流行病学资料显示,女性发病率为1%~2%,而男性的发病率则远低于女性,约为女性发病率的十分之一。由于我国目前还缺乏准确、完整的流行病学资料,发病率尚不十分清楚。

原发性甲亢的病因及发病机制迄今未完全明了,血中促甲状腺激素(TSH)浓度不高,有的甚至低于正常,此后在患者的血中发现了两类刺激甲状腺的自身抗体,因此认为该病是一种自身免疫性疾病。两类抗体中,一类是能刺激甲状腺功能增强、作用与TSH相似但作用时间更持久的物质(TSH半衰期仅30分钟而该物质为25天),被称为"长效甲状腺激素"(long acting thyroid stimulator,LATS),另一类为"甲状腺刺激免疫球蛋白"(thyroid stimulating immunoglobulin,TSI),两类物质都能结合TSH受体,从而增强甲状腺细胞的功能,分泌大量三碘甲状腺原氨酸(T_3)和四碘甲状腺原氨酸(T_4)。

(二) 临床表现

1. 甲状腺肿大　为原发性甲亢的主要临床表现。甲状腺肿大呈弥漫和对称性,质软,无明显结节感,少数肿大不明显或不对称。在甲状腺上下特别是上部可扪及血管震颤并可闻及血管杂音。

2. 高代谢综合征　患者怕热多汗,皮肤潮湿,食欲亢进但体重下降。后者是较为客观的指标。

3. 神经系统　呈过度兴奋状态,性情改变,表现为激动、焦虑烦躁、失眠等。检查可发现伸舌或两手平举时有细震颤。

4. 眼病　分为两种。多数表现为对称性、非浸润性突眼也称良性突眼,主要是因交感神经兴奋使眼外肌和上睑肌张力增高,而球后组织改变不大。临床上患者眼睑不随眼球下降,眼向上看时前额皮肤不能皱起。另一种虽少见但较严重,又称恶性突眼,主要因眼外肌、球后组织水肿,淋巴细胞浸润所致,患者甲亢症状可不明显,有的患者眼症早于甲亢症状的出现。

5. 循环系统　脉快有力(脉搏一般超过100次/分),脉压增大(主要是由于收缩压增高)。脉率增快和脉压增大是诊断甲亢、观察疗效的重要指标之一。

6. 其他　①消化系统:除食欲增加外,大便次数可增多。②血液系统:可表现为外周血白细胞总数减少,淋巴细胞绝对数量和百分比增高,血小板减少。③运动系统:呈现软弱无力,少数为甲亢性肌病。④生殖系统:男性可表现为阳痿、乳房发育,女性常诉月经减少,周期延长甚至闭经。⑤皮肤:可为对称性黏液性胫前水肿,皮肤粗糙,指端增厚,指甲质地变软与甲床部分松离。

(三)诊断

主要依靠临床表现,并结合一些特殊检查进行诊断。甲亢常用的特殊检查方法如下:

1. **基础代谢率(BMR)测定** 可根据脉压和脉率计算或用基础代谢率测定器测定,前者简便,后者似更准确。常用的计算公式为:脉搏+脉压－111＝BMR(脉压单位为 mmHg)。测定基础代谢率要在完全安静、空腹时进行,正常值为－10%～+10%。增高至+20%～+30%为轻度甲亢,+30%～+60%为中度,+60%以上为重度,BMR低于正常可排除甲亢。

2. **甲状腺摄^{131}I率** 正常甲状腺24小时内摄取的放射性碘(^{131}I)量为人体总量的30%～40%。如果在2小时内甲状腺摄取的^{131}I量超过人体总量的25%,或在24小时内超过人体总量的50%,且^{131}I摄取高峰提前出现,基本可诊断为甲亢。本法诊断甲亢的符合率达90%,但不能反映病情严重度及疗效评价,可用于鉴别甲亢的不同类型。

3. **血清总甲状腺激素(TT$_4$)和血清总三碘甲状腺原氨酸(TT$_3$)** 是检测甲状腺功能最基本的指标。TT$_3$浓度的变化基本与TT$_4$的改变平行,在甲亢早期TT$_3$往往上升更快,可高于正常值4倍左右,而TT$_4$上升较缓,仅为正常的2.5倍,故诊断本病TT$_3$较TT$_4$敏感。由于血清中99%以上的T$_4$和T$_3$与甲状腺激素结合球蛋白(thyroxine-binding globulin,TBG)结合,故检查值受TBG的量和结合力变化的影响,分析时应予考虑。

4. **血清游离甲状腺激素(FT$_4$)和游离三碘甲状腺原氨酸(FT$_3$)** FT$_3$、FT$_4$是循环血中甲状腺激素有活性的部分,它不受血中TBG变化的影响,可直接反映甲状腺功能状态,其敏感性和特异性均超过TT$_3$和TT$_4$。

5. **TSH** TSH水平降低伴有T$_3$、T$_4$水平升高是诊断甲状腺功能亢进的血清学标志性改变之一。

6. **其他** 血中检测出促甲状腺激素受体抗体(TRAb)或甲状腺刺激性抗体(TSAb)有助于判定原发性甲亢;甲状腺放射性核素扫描可用于区别甲状腺炎引起的短暂性甲亢;超声检查可了解甲状腺大小,是否有结节及钙化;超声引导下细针穿刺抽吸活检(fine needle aspiration,FNA)对排除结节是否发生恶变有帮助。

(四)鉴别诊断

1. **甲状腺毒症原因的鉴别** 主要是甲状腺自身产生激素较多(甲亢)所致的甲状腺毒症与破坏性甲状腺毒症(例如亚急性甲状腺炎、无症状性甲状腺炎等)的鉴别。两者均有高代谢表现、甲状腺肿大和血清甲状腺激素水平升高,但可通过病史、甲状腺临床表现、超声检查和^{131}I摄取率进行鉴别诊断。

2. **甲亢类型的鉴别** 原发性甲亢、继发性甲亢和甲状腺自主高功能腺瘤发病率分别约为80%、10%和5%。甲状腺临床表现、放射性核素扫描和超声检查均有助于鉴别诊断。

(五)治疗选择

尽管对原发性甲亢的研究已经到达分子水平,但迄今尚不能对原发性甲亢进行病因治疗。目前治疗手段仍然是针对甲状腺自身,包括抗甲状腺药物、放射性碘(^{131}I)治疗和手术治疗三种。

1. **抗甲状腺药物(antithyroid drugs,ATD)** ATD的作用是抑制甲状腺合成甲状腺激素。ATD是目前国内治疗原发性甲亢最常用的方法,也用于手术和^{131}I治疗前的准备。ATD治疗仅需口服给药,费用低,药物副作用较少,甲亢治愈后极少发生永久性甲状腺功能减退,患者容易接受,但药物治疗时间较长,复发率较高,临床治愈率不十分理想。常用的ATD有两类:硫脲类和咪唑类。

适应证:①轻、中度甲亢;②轻、中度甲状腺肿大;③年龄<20岁;④孕妇、高龄或由于其他严重疾病不适宜手术者;⑤手术和^{131}I治疗前的准备;⑥手术后复发且不适宜^{131}I治疗者。

ATD治疗过程中需要定期复查。少数患者可出现严重的药物不良反应,如白细胞减少或粒细胞缺乏、血管炎、肝功能损害等。

2. **^{131}I治疗** 通过破坏甲状腺组织、减少甲状腺激素的产生从而达到治疗目的。^{131}I治疗甲亢已有60多年的历史,治愈率高达90%以上。该法简便、安全、经济,是美国治疗成人甲亢的首选方法。我国从1958年开始应用^{131}I治疗甲亢。但^{131}I治疗后发生永久性甲状腺功能减退的概率较高,治疗10年后可高达30%～70%。此外,^{131}I治疗可能会加重甲亢性眼病。

适应证:①成人原发甲亢伴甲状腺弥漫性肿大;②ATD治疗失败或过敏;③甲亢手术后复发;④甲状腺毒症心脏病或甲亢伴其他病因的心脏病;⑤甲亢合并白细胞和(或)血小板减少或全血细胞

减少;⑥老年甲亢;⑦甲亢合并糖尿病;⑧继发性甲亢;⑨自主功能性甲状腺结节合并甲亢。

禁忌证:妊娠和哺乳期妇女。

3. 外科治疗 甲状腺大部切除术治疗中度以上的原发性甲亢目前仍是国内常用而有效的方法,具有以下优点:①疗效确切、持久,显效快速;②安全性较高;③治愈率高,90%以上的患者获得痊愈,术后甲亢复发率低,仅为5%左右;④有助于鉴别诊断,可获得组织病理学确诊依据并指导治疗;⑤甲状腺功能减退发生率较低,即使发生,治疗简单、有效、安全;⑥可避免 ATD 和¹³¹I 治疗的潜在并发症,如粒细胞减少、急性重症肝炎、胆汁淤积性肝炎、胎儿甲状腺功能减退等;⑦合并眼病者更适合外科治疗。外科治疗的缺点是有一定的手术并发症。随着对原发性甲亢的认识以及手术技巧的不断提高,外科治疗仍然有不可取代的特殊地位。

适应证:①继发性甲亢或高功能腺瘤;②年龄大于20岁的中度以上的原发性甲亢;③长期服药无效,或停药后复发,或坚持长期用药有困难者或¹³¹I 治疗后复发者;④腺体较大,伴有压迫症状;⑤胸骨后甲状腺肿;⑥疑伴有恶性肿瘤者;⑦妊娠早中期或哺乳期妇女,鉴于甲亢对妊娠可造成不良影响(流产、早产等),而妊娠又可能加重甲亢,哺乳期妇女采用药物治疗的安全性尚不肯定,且¹³¹I 可经乳汁分泌,造成新生儿甲状腺肿等不良事件,因此妊娠早中期甲亢患者凡具有上述指征者,应考虑手术治疗,哺乳期原发性甲亢推荐采用手术治疗;⑧伴有重度眼病的原发甲亢,且病变腺体较大者;⑨合并原发性甲状旁腺功能亢进症者,外科治疗可同时治愈甲亢和甲状旁腺功能亢进。

禁忌证:①青少年患者;②症状较轻者;③老年患者或有严重器质性疾病不能耐受手术者。由于手术可诱发妊娠早期及晚期(尤其妊娠初期3个月和第6个月以后)妇女流产或早产,因此手术尽量安排在妊娠4~6个月。

(六)术前准备

完善的术前准备对保障原发性甲亢外科治疗成功十分重要,在甲亢控制不佳、基础代谢率高的情况下进行手术非常危险。重视并采取充分的术前准备,可保证手术的顺利进行,并可预防术后并发症的发生。

1. 一般准备 精神过度紧张或失眠者可适当应用镇静药和安眠药,消除患者的恐惧心情。心率过快者,可口服利血平0.25mg 或普萘洛尔(心得安)10mg,每日3次。心力衰竭者,可使用洋地黄制剂。

2. 术前检查 除全面体格检查和必要的辅助检查外,还应包括:①颈部摄片,了解有无气管受压、移位或软化;②综合评判心脏功能,详细检查心脏有无扩大、杂音、心律不齐或其他器质性改变;③喉镜检查,确定声带功能;④测定基础代谢率,了解甲亢程度,选择手术时机。

3. 药物准备 是术前用于降低基础代谢率的重要环节。主要有两种方法:①先用硫脲类药物,通过降低甲状腺激素的合成,抑制体内淋巴细胞产生自身抗体从而控制因甲状腺激素升高引起的甲亢症状。甲亢症状基本控制后,改服2周碘剂,再进行手术。由于硫脲类或咪唑类药物能使甲状腺肿大和动脉性充血,手术时容易发生出血,增加手术的困难和危险。因此,服用硫脲类药物后,必须加用碘剂2周,待甲状腺缩小变硬后手术。②开始即用碘剂,2~3周后甲亢症状如基本控制(患者情绪稳定,睡眠良好,体重增加,脉率<90次/分以下,基础代谢率<+20%),即可考虑手术。如服用碘剂2周后甲亢症状控制不佳,可在继续服用碘剂的同时,加用硫氧嘧啶类药物,直至症状基本控制,此时停用硫氧嘧啶类药物,再单独服用碘剂1~2周,再进行手术。

碘剂的主要作用在于抑制蛋白水解酶,减少甲状腺球蛋白的分解,从而抑制甲状腺激素的释放。碘剂还能减少甲状腺的血流量,使腺体充血减少,从而缩小变硬。常用的碘剂是复方碘化钾溶液(卢戈液),每日3次,第一日每次3滴,第二日每次4滴,以后逐日每次增加1滴,至每次16滴为止,然后维持此剂量。由于碘剂只抑制甲状腺激素释放,不抑制其合成,一旦停服碘剂后,贮存于甲状腺滤泡内的甲状腺球蛋白大量分解,甲亢症状可重新出现,甚至更为严重。因此,凡不准备施行手术或手术条件不成熟者,一定不要轻易服用碘剂。

对于常规应用碘剂或合并应用硫氧嘧啶类药物不能耐受或无效者,有主张单用普萘洛尔或与碘剂合用做术前准备。普萘洛尔是一种肾上腺素能β受体阻滞剂,能控制甲亢症状,缩短术前准备时间,且用药后不引起腺体充血,有利于手术操作,对硫脲类药物效果不好或反应严重者可改用此药。普萘洛尔能选择性地阻断各种靶器官组织上的β受体对儿茶酚胺的敏感性,抑制肾上腺素效应,从而改善甲亢症状。剂量为每6小时口服给药1次,每次20~60mg,一般4~7日后脉率降至正常水平时便可施行手术。由于普萘洛尔在体内的有效半衰期不到 8 小时,所以最末一次口服普萘洛尔要在术前 1～2 小时,术后继续口服普萘洛尔 4～7 日。

甲亢患者麻醉前准备禁用阿托品,以免导致或加重心动过速,增加手术和麻醉风险。

(七) 手术方式

1. 术式的选择 原发性甲亢的手术方式主要有三种:①双侧次全切除术;②一侧全切除加对侧大部分切除术(Hartley-Dunhill 手术);③甲状腺全切除术。不同国家和地区的外科医生采用的术式各有侧重。

从 20 世纪初起,双侧甲状腺次全切除术由于保留了甲状腺后包膜和少量甲状腺组织,不易损伤喉返神经和甲状旁腺,已成为治疗原发性甲亢的标准术式。甲状腺残留量大小直接影响到术后甲状腺功能减退的发生率和甲亢的复发率。有些学者为了方便计算甲状腺残留量以及防止喉返神经和甲状旁腺损伤,在甲状腺全切侧暴露喉返神经和甲状旁腺,大部分切除侧远离喉返神经和甲状旁腺,即采用 Hartley-Dunhill 手术。该术式治疗原发性甲亢的手术效果和并发症与双侧甲状腺次全切除术基本相同。甲状腺全切除术一般仅限于少数伴有严重眼病的患者,该术式除了彻底防止甲亢复发外,还可降低患者血液中 TSH 受体自身抗体和其他甲状腺抗体浓度,从而使眼眶后脂肪结缔组织浸润减轻,防止因组织浸润加重牵拉视神经而导致神经萎缩引起的失明。此外,脂肪结缔组织浸润减轻,还可使突眼症状好转,减少因突眼导致角膜长期显露受损引起的失明。甲状腺全切除术喉返神经和甲状旁腺损伤的概率可能会增多,必须由经验丰富的外科医师实施,该术式术后必然出现甲状腺功能减退,术前必须向患者详细说明,取得同意。

2. 手术技巧 双侧甲状腺次全切除术成功的关键是甲状腺残留量的准确评估以及防止术后出血、喉返神经和甲状旁腺的损伤。熟悉局部解剖,操作轻柔细致和严格止血是达到良好手术效果的重要因素。经验丰富者不解剖显露喉返神经和甲状旁腺的手术方法值得推荐。具体操作过程如下:①游离甲状腺上极,切断甲状腺上动静脉时要紧贴甲状腺上极,用直角血管钳在血管后方穿过,用 3 把血管钳钳夹,在血管远端 1 把和近端 2 把之间切断,近端分别结扎和缝扎,这样既保证离断血管时不出血,也不会损伤喉上神经。②分离、切断、结扎甲状腺中静脉。③一般远离甲状腺分离、切断、结扎甲状腺下动脉主干,以免损伤喉返神经。采用直接结扎分支的方法处理甲状腺下动脉的报道在增

多,有人称之为囊内结扎法,此方法更为简便安全,容易掌握。②、③两步骤顺序可以互换。④牵引甲状腺向对侧,显露其后方,在切开包膜后顺序钳夹或缝扎,在气管前分离甲状腺峡部,切断后顺序钳夹或缝扎和外侧相迎成圈,再用刀切开甲状腺,边切边止血,使保留的甲状腺如成人拇指末节大小为宜,重量为 2～3g,对侧亦然,然后缝合残余甲状腺和内外侧包膜。近年来,超声刀在甲状腺手术中的应用极大地降低了手术操作的难度,缩短了手术时间,术中出血进一步减少。

术中如何正确判定甲状腺残留量仍然是甲状腺外科领域需要探讨的重要问题。残留量过大,手术后甲亢复发率增高,反之则发生甲状腺功能减退,需终身口服甲状腺激素进行替代治疗。两者皆会给患者带来不必要的经济及精神负担,影响患者的生活质量。研究发现,甲状腺残留量不到 3g,甲亢复发率在 2%～10%,但甲状腺功能减退的发生率在 50% 以上;残留量 8g 以上,甲状腺功能减退的发生率显著下降,但甲亢的复发率高达 15% 左右。原发性甲亢术后复发的患者继续药物治疗若效果不佳,再次手术发生并发症的概率明显增高,而术后如发生甲状腺功能减退则可采用甲状腺激素替代,方便易行,毒副作用小。因此,国内外学者更多倾向于在避免手术并发症的前提下,使甲状腺残留量控制在 2g 左右最为合适。术后应定期随访,及时治疗可能出现的甲状腺功能减退。

残留腺体量的把握不是一成不变的,应综合考虑患者甲状腺肿大程度、病史长短、腺体病理学改变、年龄、性别、血清中甲状腺自身抗体的滴度以及患者的就医条件和依从性,进行个体化处理。如甲状腺腺体较小但甲亢症状较重且年龄较轻者残留量应少;而甲状腺腺体较大但甲亢症状较轻且年龄较大的患者残留量则应偏多一些。此外,儿童术后甲亢复发率较高,残留量应偏少。

3. 甲亢其他术式 随着超声刀等新设备的应用及腔镜技术的成熟和普及,腔镜下甲状腺切除术已成功地应用于原发性甲亢。腔镜下甲状腺手术包括甲状腺腺瘤摘除、甲状腺次全切除和全切除术,甚至甲状腺癌根治术。这些手术已被证实与传统开放性手术一样安全有效。无论是完全腔镜下手术还是腔镜辅助下小切口手术,都利用长柄状腔镜手术器械能远离颈部操作的特点,将切口设计远离颈部,使颈部没有切口瘢痕,达到美容效果。例如,选择前胸部、乳晕、腋下等部位切口,手术时通过注入气体或皮肤提吊,采用内镜提供清晰的视

野,在皮下或肌肉下通道插入 2~4 个套管以置入分离器械。由于腔镜下甲状腺手术操作空间狭小,甲状腺周围血管神经较多,发生神经损伤的概率增加,对外科医生的技术要求更高。从手术操作层面上分析,腔镜下甲状腺手术范围和创伤程度都超过了传统的开放性手术。此类手术除了美容效果外,没有更多的优越性,一定程度上限制了其在临床上的推广和普及。

国内有学者报道采用介入栓塞疗法治疗甲亢。方法是将栓塞材料选择性地置入甲状腺供养动脉,以达到治愈甲亢的目的。初步研究认为,该法具有创伤小、安全简便、并发症少、疗效快而确切、不留手术瘢痕等优点。但因开展时间短、例数少,方法还不够成熟,远期疗效尚未肯定,特别是缺乏循证医学依据,其临床意义还有待于进一步评价。

(八) 特殊类型原发性甲亢的外科治疗

1. 原发性甲亢合并甲状腺癌　以往认为原发性甲亢很少合并甲状腺癌,但随着临床资料的积累,相关报道越来越多。原发性甲亢合并甲状腺癌的发病率报道不一,为 1.0%~9.3%。原发性甲亢合并甲状腺癌误诊误治较多,主要原因是缺乏认识和警惕,患者的临床症状以甲亢症状为主,甲状腺癌病灶早期体积较小,在增大的腺体内不易被发现。对术前检查未能确诊但怀疑合并甲状腺癌的患者,术中应取多点进行病理学检查。治疗上应根据确诊的时间和肿瘤的分期采取不同的治疗方案,如术前已确诊或术中冷冻切片病理明确为原发甲亢合并甲状腺癌,治疗原则与甲状腺功能正常的甲状腺癌一致。如果术前术中未能确诊,而在术后病理诊断发现甲状腺癌,是否需要再次手术需根据病理情况综合考虑。

2. 新生儿及儿童甲亢　新生儿甲亢临床极少见,可发生于甲亢患者所分娩的新生儿,发病原因可能是母体 TSAb 通过胎盘进入胎儿体内所致。表现为甲状腺弥漫性肿大,肿大的甲状腺组织可压迫气管引起呼吸困难,患儿往往睡眠不佳,婴儿皮肤潮红、烦躁、多汗、食量大、消瘦、心率增快,严重者出现心律失常、心力衰竭,甚至死亡。轻症患者无须治疗,一般出生后 3~12 周甲亢自行缓解,无复发,也不留后遗症。病情较重者可影响新生儿的发育,主要采用抗甲状腺药物治疗。

儿童甲亢占甲亢总数的 5%,3 岁以下发病少,3 岁以后逐渐增多,至 11~16 岁发病率最高,女孩较男孩多见。患儿多有家族史,起病前常有精神刺激史。起病一般缓慢,表现为神经兴奋性增加、基础代谢率升高,表现为低热、消瘦、多汗、兴奋、好动,可有性发育缓慢、月经紊乱,几乎所有患儿都有弥漫性甲状腺肿大,有血管杂音,50%~70% 有一侧或双侧突眼,多为非浸润性。患儿精神神经系统临床表现明显,骨骼成熟加快,生长加速,女孩尤甚。突眼症状和甲状腺肿大不明显时容易误诊。反复进行基础代谢率(BMR)检测和甲状腺功能检查基本能避免误诊误治,必要时做甲状腺超声等影像学检查。儿童期甲亢主要采用抗甲状腺药物治疗。放射性同位素治疗后发生甲状腺功能减退和甲状腺癌的比率较高,故不推荐。甲状腺全切治愈率高,并发症相对少,神经损伤约 2%、甲状腺功能减退约 1%,如抗甲状腺药物治疗停药后复发可行第二疗程或长期小剂量药物维持,成年后可考虑手术治疗。

3. 老年甲亢　老年甲亢并不少见,占全部甲亢的 10%~17% 不等。老年甲状腺组织出现一定程度的纤维化和萎缩,甲状腺激素分泌减少,但降解速度减慢,半衰期延长,仍可发生甲亢。同时,外周组织对甲状腺激素的反应也发生改变。老年人患甲亢时,其临床表现多不典型,容易造成误诊和漏诊。女性患者较男性多见,结节性甲状腺肿伴甲亢较多,甲状腺肿大往往不明显,很少有突眼现象。高代谢综合征一般不明显,常以心血管症状为突出表现,易发生心律失常和心力衰竭,持续房颤多见,即使甲亢被控制大部分患者仍不能恢复窦性心律。精神上往往表情淡漠、呆滞,有的表现多疑或原发性精神病。食欲亢进者少,患者多为厌食、消瘦,有时腹泻、便秘,消化道症状明显。由于老年性甲亢病情一般不重,且常合并重要脏器的疾病,难以坚持药物治疗或不能耐受手术,因此首选相对安全、简便的放射性核素治疗。如甲状腺肿大明显,有压迫症状或怀疑伴有恶性肿瘤,可考虑手术。老年性甲亢围术期准备一定要充分,调整好各重要脏器的功能,提高手术成功率,降低并发症发生率和死亡率。老年人多合并心血管疾病,慎选用甲状腺激素抑制试验。

4. 妊娠期甲亢　甲亢与妊娠并存即妊娠期甲亢,属于高危妊娠。甲亢可发生于妊娠前,也可发生于妊娠过程中。妊娠期间可有高代谢和高动力循环状态,甲状腺也可轻度肿大,因此早期诊断有一定困难。如延误妊娠期甲亢的处理,会给母体及胎儿带来严重后果,应足够重视。妊娠期甲亢发生先兆子痫和心衰的危险性增加。对胎儿而言,可造成先天性畸形、早产、出生体重过低、新生儿甲状腺功能减退或甲亢甚至死胎。妊娠期甲亢的治疗必须兼顾母亲和胎儿,既要控制母亲的甲亢症状,又要确保胎儿的正常发育。抗甲状腺药物治疗是妊娠期甲亢的首选和最主要的治疗手段。由于目前应用的抗甲状腺药物均可通过胎盘屏障,因此抗甲状腺药物应选择最小有效剂量。对于抗甲状腺药物治疗效果不佳、剂量过大或出现药物毒性反应,或甲状腺肿大明显有压迫症状者,或怀疑伴有恶性肿瘤的妊娠期甲亢可考虑手术治疗,手术时间以选择在妊娠中期(4~6个月)最为安全。手术前应用抗甲状腺药物、普萘洛尔(心得安)或碘剂使甲亢控制后方可手术。由于碘化物也可通过胎盘,过量的碘可使胎儿的甲状腺肿大,因此术前应缩短碘剂的使用时间,剂量也不宜过大。术后应密切观察有无甲状腺功能减退发生,一旦发生甲状腺功能减退,给予甲状腺替代治疗。禁用放射性碘治疗,因为胎儿甲状腺具有摄碘功能,可使胎儿甲状腺破坏,导致克汀病等。

(九) 手术主要并发症

1. 颈过伸脑循环紊乱综合征 表现为甲亢术后头痛、头昏、呕吐等症状,这是由于较长时间的术中强制性颈过伸体位引起的一系列脑血管病理生理变化,导致脑血管痉挛、扩张,脑细胞缺血、缺氧、颅内压增高。术前仰颈练习、体位放置合适、缩短手术时间可明显减少术后相关症状的发生。

2. 术后呼吸困难和窒息 多发生在术后48小时内,是术后最危急的并发症。常见原因有:①切口内出血压迫气管,常因术中止血(特别是腺体断面止血)不彻底,或血管结扎线滑脱引起;②喉头水肿,手术创伤是主要原因,反复多次气管插管也可引起;③气管塌陷,气管壁长期受肿大的甲状腺组织压迫,发生软化,甲状腺腺体切除后软化的气管壁失去支撑,可导致气管塌陷;④双侧喉返神经损伤,可引起双侧声带麻痹,气道堵塞。

临床表现为进行性呼吸困难、烦躁、发绀,甚至窒息。如颈前部肿胀明显,切口渗出鲜血,多系切口内出血所致。上述情况一旦出现,必须立即行床旁抢救,尽快剪开缝线,敞开切口,迅速清除血肿。如此时患者呼吸仍无改善,应立即气管插管。症状缓解后,送手术室做进一步处理。术后应常规在患者床旁放置无菌小手术包、气管插管和手套,以备急用。

3. 术后切口感染 切口感染与手术时间、手术操作、引流管的通畅程度等因素有关。术中应严格无菌操作,对于年老体弱,患有糖尿病及重要脏器功能不全、手术时间较长者,术中可考虑预防性使用抗生素。术后引流管必须保持通畅。

4. 喉返神经损伤 发生率约0.5%。大多数是因处理甲状腺下极时操作不当,切断、缝扎或挫夹、牵拉喉返神经,造成暂时性或永久性损伤所致。使用超声刀距喉返神经过近且反复操作,也会造成神经热损伤。少数也可因血肿或瘢痕组织压迫或牵拉而发生。损伤的后果与损伤的性质(暂时性或永久性)和范围(单侧或双侧)密切相关。喉返神经含支配声带的运动神经纤维,一侧喉返神经损伤,声音嘶哑可由健侧声带逐步代偿性地向患侧过度内收而恢复发音,但喉镜检查显示患侧声带不能内收,因此不能完全恢复原有的音质。双侧喉返神经损伤,视其损伤全支、前支抑或后支等不同的平面,可导致失音或严重呼吸困难甚至窒息,需立即作气管切开。由于手术切断、缝扎、挫夹、牵拉等直接损伤喉返神经者,术中立即出现症状。而因血肿压迫、瘢痕组织牵拉等因素所致者,可在术后数日出现症状。切断、缝扎为永久性损伤,挫夹、牵拉、血肿压迫多为暂时性,经理疗等处理,3~6个月后可逐渐恢复。

5. 喉上神经损伤 往往因在处理甲状腺上极时离腺体太远、分离不仔细、或将神经与周围组织成束大块结扎所致。喉上神经分内(感觉)、外(运动)两支,若损伤外支,环甲肌瘫痪,导致声带松弛,音调降低;内支损伤,喉部黏膜感觉缺失,进食特别是饮水时,容易误咽发生呛咳。喉上神经损伤症状约一周基本能自行消失。

6. 甲状旁腺功能减退(hypoparathyroidism) 手术误切、损伤甲状旁腺或其血液供应受损所致。血钙浓度下降至2.0mmol/L以下,严重者可降至1.0~1.5mmol/L(正常为2.25~2.75mmol/L),导致神经肌肉的应激性显著增高。低钙血症症状多发生在术后1~3天,多数患者只有面部、唇部和手足有针刺样麻木感或强直感,经过2~3周后,未受损伤的甲状旁腺功能代偿性增强,症状逐渐消失。重者出现面肌和手足伴有疼痛的持续性痉挛,每天发作多次,每次持续10~20分钟或更长,十分严重者可发生喉和膈肌痉挛,引起窒息死亡。为避免甲状旁腺损伤或误切,首先要熟悉甲状旁腺的解剖和生理功能。甲状腺手术时,注意保留腺体背面部分的组织完整和血供正常,切下甲状腺标本后常规仔细检查其背面甲状旁腺有无误切。如怀疑误切,取部分组织送快速病理检查,剩下的组织置于无菌冰生理盐水中保存,如确实为甲状旁腺,将之切成米粒大小,植入胸锁乳突肌中。肉类、乳品和蛋类等食品因含磷较高,影响钙的吸收,低钙血症患者应适当限制摄入。手足抽搐发作时,静脉注射10%葡萄糖酸钙或氯化钙10～20ml。低钙血症轻者可口服钙尔奇D1～2片,每日1次,或骨化三醇0.25～0.5μg,每日1次。症状较重或长期不能恢复者可适当增加以上药物的摄入量,以促进钙在肠道内的吸收。还可采用同种异体带血管的甲状腺-甲状旁腺移植方法,但远期疗效有待于进一步提高。

7. 甲状腺危象(Thyroid crisis) 是甲亢手术的严重并发症。甲亢危象的发生与术前甲亢症状未能很好控制、术前准备不充分及手术应激有关。甲状腺危象主要表现为:高热(>39℃)、脉快(>120次/分),同时合并神经、循环及消化系统严重功能紊乱如烦躁、谵妄、大汗、呕吐、水泻等。一般认为,甲状腺危象是由于甲状腺激素过量释放引起的暴发性肾上腺素能兴奋综合征,若不及时处理,患者可迅速发展至虚脱、休克甚至死亡。死亡率高达20%～30%。

甲状腺危象的治疗包括:

(1) 肾上腺素能阻滞剂:可选用利血平1～2mg肌注或胍乙啶10～20mg口服。前者用药4～8小时后危象减轻,后者12小时后起效。还可选用普萘洛尔5mg加入葡萄糖溶液静脉滴注,以降低周围组织对肾上腺素的反应。

(2) 碘剂:口服或昏迷者鼻饲复方碘化钾溶液,首次为3～5ml,以后每4～6小时可酌情减半使用。紧急时用10%碘化钠5～10ml加入10%葡萄糖溶液500ml中静脉滴注,以降低血液中甲状腺激素水平。

(3) 肾上腺皮质激素:氢化可的松每日200～400mg,分次静脉滴注,以拮抗过多甲状腺激素的反应。

(4) 镇静剂:常用苯巴比妥钠100mg,或冬眠合剂Ⅱ号半量,肌内注射,6～8小时1次。

(5) 降温:用退热剂、冬眠药物及物理降温等综合方法,保持患者体温在37℃左右。

(6) 补充能量,静脉输入大量葡萄糖溶液,充分供氧,减轻组织的缺氧,维持水、电解质及酸碱平衡。

(7) 有心力衰竭者,考虑使用洋地黄制剂。

二、继发性甲亢

继发性甲亢,又称毒性多结节性甲状腺肿,较少见,患者可先有结节性甲状腺肿多年,然后出现功能亢进症状,腺体呈结节性肿大,两侧多不对称。患者年龄多在40岁以上,无突眼,症状大多较原发性甲亢轻,但可突出表现于某一系统,尤其是心血管系统。

外科手术是治疗继发性甲亢的首选方法,手术方式基本与原发性甲亢相同:①双侧甲状腺次全切除术;②一侧甲状腺全切除加对侧大部分切除术;③甲状腺全切除术。术者应根据患者的具体情况选择个体化手术方式。如病变主要集中于一侧腺叶,选择病变侧甲状腺全切除、对侧大部切除。双侧甲状腺大部切除因疗效可靠、并发症较少,推荐选用。甲状腺全切除术技术要求高,并发症较多,在外科治疗继发性甲亢中应谨慎采用。

三、高功能甲状腺腺瘤

高功能甲状腺腺瘤(plummer disease)临床少见,甲状腺内有单发的自主性高功能结节,结节周围的甲状腺组织呈萎缩性改变。本病多见于中老年患者,甲亢症状一般较轻,部分患者仅有心动过速、消瘦、乏力或腹泻,无突眼,颈部体检可触及甲状腺圆形或卵圆形结节,多数结节边界清楚、质地中等,能随吞咽上下移动,无血管杂音。

本病首选外科治疗。若术前核素显像和术中探查能排除多发性腺瘤,术式以腺瘤摘除或甲状腺部分切除术为主。部分高功能腺瘤为多发,此类患者推荐采用患侧甲状腺次全切除术。腺瘤以外的甲状腺组织,其功能受到垂体轴的反馈抑制,术后可能出现暂时性甲状腺功能减退,但通过一定时间的自身反馈调节或暂时补充外源性甲状腺激素,功能可以逐渐恢复。

治疗单发的高功能甲状腺腺瘤还可以在超声引导下向瘤内注射无水酒精、经皮激光消融等,主要适用于一般情况较差或合并重要脏器功能不全无法耐受手术者,或出于美容考虑不愿手术但又无法或不愿行抗甲状腺药物或放射性碘治疗者。如果瘤体不大,多数可以达到治愈效果。该法缺点是无法获得确切的病理学结果,有时可能遗漏恶性病变。因此,应当严格掌握该法的适应证,不应滥用。

(王 水)

参 考 文 献

1. Franklyn JA, Boelaert K. Thyrotoxicosis. Lancet, 2012, 379(9821):1155-1166.

2. Ross DS. Radioiodine therapy for hyperthyroidism. N Engl

J Med,2011,364(6):542-550.

3. Duncan JT,Creswell JE. Diagnosis and management of hyperthyroidism and hypothyroidism. Med J Aust,2004,180 (4):186-193.

4. Hegedüs L. The thyroid nodule. N Engl J Med,2004,351 (17):1764-1771.

5. Rallison ML,Dobyns BM,Keating FR,et al. Thyroid nodularity in children. JAMA,1975,233(10):1069-1072.

6. 吴在德,吴肇汉. 外科学. 第7版. 北京:人民卫生出版社,2011:291-295.

7. 陆再英,钟南山. 内科学. 第7版. 北京:人民卫生出版社,2011:591-600.

8. 滕卫平,刘永峰,高明,等. 甲状腺结节和分化型甲状腺癌诊治指南. 中国临床肿瘤,2012,39(17):1249-1272.

9. 朱预. 甲状腺功能亢进的外科治疗及展望. 中国实用外科杂志,2006,26(7):485-486.

10. 赵建新,万远廉. 甲状腺机能亢进的外科治疗进展. 临床外科杂志,2004,12(10):589-590.

11. 王深明. 甲状腺功能亢进症的外科治疗. 继续医学教育,2006,20(9):1-5.

12. 刘晓安,王水,王凤良,等. 毒性结节性甲状腺肿的外科治疗(附33例报告). 中国实用外科杂志,2006,26 (7):509-510.

第二节 分化型甲状腺癌手术治疗方式的历史变迁与思考

一、概述

分化型甲状腺癌是人类内分泌系统最常见的恶性肿瘤,也是近年来发病率上升最快的恶性肿瘤之一。美国1989年至2009年20年间甲状腺癌的发病率增长4.99倍;2011年北京市卫生与人群健康状况报告甲状腺癌发病率9年间增长了225.2%;上海市区2009年恶性肿瘤发病率报道甲状腺癌男性8.59/10万,女性24.93/10万,已经成为上海市女性第五常见恶性肿瘤;中国原卫生部2012年报告甲状腺癌已上升至女性第三常见恶性肿瘤;韩国2010年国民癌症统计报告甲状腺癌已成为韩国女性首位常见恶性肿瘤。

二、甲状腺外科治疗的历史沿革

现代甲状腺癌外科是随着解剖学和内分泌学的发展而进步的。公元前2700年中国已认识到海带能治疗甲状腺肿;公元500年一位阿拉伯医师在巴格达实施了第一例地方性甲状腺肿手术,尽管术后大出血,但患者存活了;1646年报道了第一例甲状腺腺叶切除术,然而这个10岁小女孩因手术死亡,手术医师因此而入狱;1791年Desaulf PJ在巴黎成功实施了甲状腺部分切除术;1808年Dupuytren G医师行第一例全甲状腺切除术,但在那个年代手术死亡率高达40%,死亡原因是无法控制的出血及术后感染。19世纪甲状腺外科随着麻醉学、抗感染及止血手术器械的发明而快速发展。被称之为甲状腺外科之父的Theodor E Kocher和Theodor Billnoth改进了手术方法并报道了他们的工作结果——众所周知的Kocher切口(即胸骨切迹上2cm弧形切口)。Kocher医师手术非常精细,术后并发症很少,那时他已知道术中保留喉返神经可以预防术后声音嘶哑,手术死亡率也从1884年的14%下降至1889年的0.18%。在1874年Kocher医师已注意到甲状腺手术后出现甲状腺功能减退症状,所以他尽可能避免对良性肿瘤行全甲状腺切除术,同时考虑试验甲状腺移植和外源性补充甲状腺组织,直到1892年口服甲状腺激素的诞生。由于在甲状腺生理学、病理学和外科学上的卓越贡献,Kocher医师1909年获诺贝尔生理学或医学奖。

颈淋巴结清扫术是分化型甲状腺癌外科治疗的重要组成部分。1887年现代外科已阐明颈淋巴结清扫术是头颈部上皮肿瘤治疗的一部分。Langenbeck医师首先报道了2例颈淋巴结清扫术案例,但由于术中切除了颈总动脉、颈内静脉造成患者术后死亡;1888年波兰医师Jawdynski首先实施了与Crile相似的颈淋巴结清扫术(他报道了4例根治手术病例),但由于发表在波兰语杂志,他的贡献在当时未引起重视;1906年Crile报道了132例颈淋巴结清扫术,将胸锁乳突肌及其他一些周围可切除的软组织连同颈淋巴结一并整块切除,其手术原则及术式为现代颈淋巴结清扫术奠定了基础;1945年Dargent第一个实行双侧颈淋巴结清扫术,术中要求至少保留一侧颈内静脉。

20世纪50年代初Martin医师在多篇颈淋巴结清扫术的文献中总结了百余例治疗结果,不仅5年生存率有所提高,死亡率下降到<4%,而且使得手术规范标准化。随着对分化型甲状腺癌生物学行为的进一步了解,颈淋巴结清扫术由根治性向功能性及选择性发展,1963年Suareg首先报道了保留胸锁乳突肌、颈内静脉、副神经的"功能性"颈清扫术,20世纪70年代Lindbery和Ekolnik提出了"选择性"颈清扫术的概念。

三、分化型甲状腺癌的 TMN 分期

甲状腺癌的病理类型主要是乳头状癌、滤泡样癌、髓样癌及未分化癌,其中乳头状癌和滤泡样癌合称为分化型甲状腺癌,约占全部甲状腺癌的95%。根据世界抗癌联盟(UICC)TMN 分期第6版(2002年)分化型甲状腺癌的分期如下:

T 原发病灶

T_0 甲状腺内无可触及的肿块;

T_1 甲状腺内肿块直径≤2cm;

T_2 甲状腺内肿块直径>2cm,≤4cm;

T_3 甲状腺肿块>4cm 或有微小包膜外侵;

T_{4a} 出现皮下、喉、气管、食管、喉返神经侵犯;

T_{4b} 出现椎前筋膜、纵隔血管、颈总动脉侵犯;

N 区域淋巴结

N_0 无区域肿大淋巴结可触及;

N_{1a} 中央区淋巴结转移;

N_{1b} 其他各区淋巴结转移;

M 远处转移

M_0 无远处转移;

M_1 远处有转移。

分化型甲状腺癌的临床分期(UICC 第六版):
(45 岁以下)

I 期	任何 T	任何 N	M_0
II 期	任何 T	任何 N	M_1

(45 岁以上)

I 期	T_1	N_0	M_0
II 期	T_2	N_0	M_0
III 期	T_3	N_0	M_0
	$T_{1\sim3}$	N_{1a}	M_0
IVa 期	$T_{1\sim3}$	N_{1b}	M_0
IVb 期	T_{4b}	任何 TN	M_0
IVc 期	任何 T	任何 N	M_1

四、分化型甲状腺癌的临床特征

分化型甲状腺癌由两种不同的病理类型及诸多亚型组成,故临床表现也各不相同。它可与结节性甲状腺肿同时存在,多无症状,尤其是甲状腺微小癌(肿瘤最大直径≤1cm),部分患者肿块存在多年,可伴近期迅速增大或发生转移病灶。有些患者长期无不适主诉,直到后期出现颈淋巴结转移、声音嘶哑、呼吸障碍、病理性骨折等症状才引起注意。局部体征也不尽相同,有的呈甲状腺不对称肿大或肿块,有的肿块小无法触及,也有与周围组织或气管粘连而固定者。

(一)乳头状癌

发病高峰为30~50岁,女性患者是男性患者的3~4倍,由于恶性程度较低,病程可长达数年至数十年,甚至发生远处转移后仍可带瘤生存。也有部分患者以颈淋巴结转移为首发症状。甲状腺乳头状癌的转移特点是易发生区域淋巴结转移,发生率可高达50%~70%,以中央区、颈内静脉链和锁骨上淋巴结转移多见,也可转移至上纵隔,少数患者可出现喉前及副神经链淋巴结转移,偶尔见腋下转移。少部分患者可出现血行途径转移,最常见肺,其次为骨转移。

(二)滤泡样癌

发病高峰为40~60岁,男女比例为1:3,较少发生区域淋巴结转移,较易发生血行/远处转移。有些病例就诊时已存在明显远处转移,甚至远处转移灶活检证实后才确诊。甲状腺滤泡样癌较多侵犯脉管,可以发生局部侵犯和经血道远处转移,远处转移以肺部和骨骼转移为主,骨转移多为溶骨性改变。由于甲状腺滤泡样癌的转移灶常保留摄碘功能,有利于 ^{131}I 治疗。有些转移灶可分泌甲状腺激素,甚至可过度分泌甲状腺激素。

五、分化型甲状腺癌手术方式的选择

分化型甲状腺癌的治疗主要是手术切除,其次是甲状腺激素抑制治疗,部分患者需 ^{131}I 治疗或局部外放疗,极少部分不能手术切除的患者可使用分子靶向药物。长期以来,国内外对分化型甲状腺癌原发病灶的手术范围及对临床 N0 的患者是否行预防性颈淋巴结清扫术存在较多争议。

(一)全甲状腺切除术或近全甲状腺切除术

该术式在欧美及日本是主流,在我国也有学者采用,但目前争议较大,已达成共识认为该术式绝对指征是:①童年期有头颈部放射线照射史或放射线尘埃接触史;②原发灶最大直径>4cm;③多灶癌,尤其是双侧甲状腺多灶癌;④伴有远处转移,需术后行 ^{131}I 治疗者;⑤伴有双侧颈部淋巴结转移;⑥伴有严重腺外侵犯(如气管、食管、颈总动脉或纵隔侵犯)。

相对手术指征是:肿瘤最大直径1~4cm,伴有甲状腺癌高危因素者;原发灶>1cm、≤4cm 腺内型或微小癌单侧外侵或单侧甲状腺癌伴对侧甲状腺结节者。

全甲状腺切除术目前存在较大争议,支持者认为:①分化型甲状腺癌常呈双叶多灶性,有报道可高达42.2%~65%;②有利于术后^{131}I检测复发和转移以及治疗远处转移;③便于通过检测甲状腺球蛋白来监测复发和转移;④可降低局部复发率。

不同意见认为:①该术式并不改善远期生存率;②术后的并发症发生率高,生存质量下降,不符合我国现有国情;③是否可以用药物完全替代全部甲状腺功能,目前尚无结论;④一旦对侧发现肿瘤复发,再次手术并不影响预后。

(二)甲状腺腺叶切除+峡部切除术

该术式是单侧分化型甲状腺癌最起码的腺体切除范围,其优点是:①术后对侧甲状腺复发率低,仅不到5%;②术后并发症少,生活质量得以保证;③远期疗效与全甲状腺切除相同;④残留甲状腺出现肿瘤并不增加再手术难度,也不影响患者预后。

该术式的绝对手术指征:局限于一侧腺叶内的单发癌灶,原发病灶≤1cm(微小癌),无童年颈部放疗史,无远处转移者。相对手术指征:局限于单侧腺叶内的癌灶,肿瘤最大直径≤4cm及微小浸润性滤泡样甲状腺癌。

位于峡部的分化型甲状腺癌,应行双侧甲状腺次全切除术,对于高危患者则应行全甲状腺切除术。

综上所述,根据原发病灶的大小、部位、数量、有无外侵、有无转移,可采用甲状腺腺叶切除术或全甲状腺切除术。由于分化型甲状腺癌的临床生物学行为尚无随机、前瞻性的多中心资料,导致临床医师较难确切掌握其真实病情进展及治疗后动态变化,限制了对各种术式疗效的正确评价。但是对单侧的分化型甲状腺癌,我们提出两个"至少"的理念,即至少作一侧腺叶加峡部术,至少行中央区淋巴结清扫术。因此,手术切除范围的选择和未来发展的趋势应该是对分化型甲状腺癌进行科学的危险程度评估后根据患者情况采用个体化的治疗方案和手术方式。

(三)中央区淋巴结清扫术

中央区淋巴结(又称为Ⅵ区淋巴结)指喉前、气管前及双侧气管旁淋巴结,是甲状腺癌最常见转移的一组淋巴结,最早于1991年由Robbins等报道,之后不断完善与改进,但仍存有不少争议,主要分歧在于应该常规清扫还是选择性清扫。美国ATA的指征是对T3~4患者行预防性清扫,对T1~2不主张行预防性清扫,笔者认为有待商榷。复旦大学

附属肿瘤医院资料提示641例临床颈淋巴结阴性(cN0)患者,其中T1~2占96.1%,中央区淋巴结转移率达53%,因此我国甲状腺结节和分化型甲状腺癌诊疗指南明确要求作常规的清扫,其优点是:

1. 有利于手术彻底性 中央区淋巴结是分化型甲状腺癌,尤其是乳头状癌最常见的转移区域,其转移率可高达35%~80%,清扫该区域淋巴组织有利于疾病的根治。该术式的最大特点是既保留颈部功能与外形,又可达到根治目的,即使在随访期间出现颈侧区淋巴结转移,再实施颈侧区淋巴结清扫术也并不影响预后,也可避免再次手术时因瘢痕反应而造成喉返神经及甲状旁腺损伤。

2. 有利于临床准确分期 尤其对年龄>45岁的患者,淋巴结转移与否与分期有关,可帮助制订进一步治疗方案,有助于临床疗效分析、经验积累、资料的完整与准确。

3. 可预测颈侧区淋巴结转移 中央区淋巴结转移的数目与颈侧区淋巴结转移呈正相关。有资料反映中央区淋巴结阴性者,颈侧区淋巴结转移发生率<20%;中央区淋巴结转移≥3枚时,颈侧区淋巴结转移率可达50%;中央区淋巴结转移≥5枚时,颈侧区淋巴结转移发生率可高达80%。

(四)颈侧区淋巴结清扫术

颈侧区淋巴结清扫术是分化型甲状腺癌治疗的重要组成部分。根据颈淋巴结转移的部位、大小,是否侵犯血管、肌肉、神经而实施根治性、功能性、改良性或择区性颈淋巴结清扫术,最常清扫的范围是Ⅱ$_A$、Ⅲ、Ⅳ、Ⅴ$_B$区。任何临床N(+)的患者均要行颈侧区淋巴结清扫,而临床颈淋巴结阴性者(cN0)是否行预防性颈清扫目前仍存有争议。

1. 不建议行预防性颈清扫术 其理由是临床有意义的颈淋巴结转移率并不高,仅7%~15%,日后出现侧颈淋巴结转移再行手术并不困难,且疗效较好,不影响预后。

2. 建议行常规颈清扫 其理由是分化型甲状腺癌隐匿性淋巴结转移率可高达40%~60%,是影响预后的重要因素。一旦颈淋巴结转移造成广泛浸润及远处转移,会给根治带来困难。

3. 根据原发灶侵犯程度 如果肿瘤有包膜外侵犯,应行选择性颈淋巴结清扫术,其理由是一旦复发进展为晚期或远处转移后难以根治,且选择性颈淋巴结清扫术多为功能性手术,对功能与外观影响不大。

六、局部进展分化型甲状腺癌的外科处理

尽管大多数分化型甲状腺癌临床过程相对缓慢，手术、放疗、核医学治疗及药物治疗效果较好，但仍有部分分化型甲状腺癌表现为侵袭性，局部外侵严重，预后较差。

对于局部进展分化型甲状腺癌，目前均主张行全甲状腺切除术，以利于放射性核素治疗。进展期甲状腺癌虽有喉、气管、食管受侵，但根治性或姑息性切除受侵病灶后部分患者仍能长期生存，所以优先考虑积极外科治疗，辅以外放疗、^{131}I 核素治疗等。

（一）侵犯喉、气管的分化型甲状腺癌外科治疗

气管是甲状腺癌最常累及的器官，可分为 3 种类型：①侵犯气管外层软骨膜；②侵犯气管软骨，未至腔内；③侵入气管腔内。临床上以前两种类型多见。气管受侵部位多见于气管前壁和侧壁，气管膜部很少受累。喉咽部受侵以梨状窝多见，常由癌肿直接侵犯或转移淋巴结浸润所致。

癌肿侵犯气管外层软骨膜时，术中锐性分离，连同软骨膜一并移除，气管剥离面用电刀烧灼以达到根治。对侵犯气管软骨但未至腔内者，如受累的气管软骨相对局限（<30% 软骨环周径，累及 1~2 个气管软骨），可行肿瘤剔除术（shaving-off），术中钛夹标记，术后行局部放疗和放射性核素治疗；如肿瘤超出上述范围或穿透气管软骨浸润至气管黏膜下，应考虑行根治性气管部分切除吻合术。对已侵入喉、气管腔内者，为避免腔内肿瘤占位引起呼吸道梗阻或肿瘤破溃出血而导致窒息，必须行根治性手术，常见术式包括以下 4 种：

1. **气管袖状切除-端端吻合术**　此术式适用于癌肿气管内侵犯超过环周 50% 的患者。相对于气管局部修补手术，气管袖状切除-端端吻合术更符合气道动力学和组织病理生理学要求，能保证足够的切除范围，更符合无瘤原则。气管膜部如未受侵则不必切除，以保护血供，同时也不必行低位预防性气管切开。术中如吻合口张力较大，可充分游离下段气管周围组织或行喉松解术。术后患者应保持头颈前屈位 2 周，以减少吻合口张力。

2. **喉气管部分切除加胸锁乳突肌锁骨骨膜瓣修复术**　此术式适用于癌肿气管内侵犯少于环周 50% 的患者，尤其是甲状软骨和（或）环状软骨受侵的患者，具有血供好、易塑形、骨膜可骨化、修补缺损大、邻近喉气管缺损区及组织瓣移动距离小、转移方便等优点。制备肌骨膜瓣可视缺损大小而定，最大可取至 8cm×4cm。术中应注意保护供应胸锁乳突肌的营养血管支，避免肌骨膜瓣缺血坏死，同时将肌骨膜瓣与软骨缺损处缝合关闭严密，避免漏气。气管缺损的上端或下端应常规行气管造瘘，甲状软骨下部受侵者术中应置入扩张子。肌骨膜瓣修复后骨膜骨化约需 3 个月，因此术后 3 个月才能考虑堵管，多数患者能成功拔管。

3. **梨状窝探查或切除术**　甲状腺癌侵犯梨状窝分为两种方式，一种是绕过甲状软骨的外侧侵犯梨状窝，应行梨状窝探查，若确认无梨状窝黏膜受侵后可切除黏膜外受侵的纤维膜和咽缩肌，保证梨状窝黏膜的完整性；若确认梨状窝黏膜受侵犯可切除部分梨状窝黏膜后直接缝合，游离部分带蒂的带状肌瓣至缝合处填充加固可有效防止术后咽瘘。另一种是直接侵犯甲状软骨板后累及梨状窝，局部侵犯的范围较广泛，梨状窝一般均需切除。

4. **全喉及部分气管切除术**　对于原发灶广泛侵犯喉部、无法保留喉功能者，可考虑行全喉及部分气管切除术。全喉切除术后患者丧失发音功能，需终身气管造瘘，生活质量较差，患者接受度低。拒绝行全喉切除术的患者则只能选择姑息性切除手术，术后局部放疗，生存率较低。

（二）累及食管的分化型甲状腺癌的外科处理

甲状腺癌累及食管常由肿瘤直接侵犯或中央区淋巴结浸润所致，左侧相对多见。术前常规置胃管，术中探查时以胃管为标志有利于食管的判断和肿瘤的充分切除。多数仅为食管肌层侵犯，仔细剥离可保留食管黏膜的完整性。若为局限的食管黏膜受侵，可予切除后缝合，游离部分带蒂的带状肌瓣至黏膜缝合处填充加固，颈部引流管应避免过分接近食管修补处，避免因引流管负压而诱发食管瘘。对于食管侵犯严重者可行局部肿瘤剔除术，术后补充放疗，若食管缺损较大，可行肌皮瓣修复或游离胃上提重建颈段食管。术后应留置鼻饲 2 周，开始为少量流质饮食，注意观察有无食管瘘，若出现引流液浑浊或有食物残渣样物，应考虑食管瘘可能，食管吞钡或口服亚甲蓝检查可证实，一旦确诊应确保颈部引流管通畅，加强抗感染和营养支持，多可痊愈。

（三）累及喉返神经的外科处理

喉返神经位置的特殊，当肿瘤位于甲状腺背侧，即使是很小的乳头状癌也可能侵犯喉返神经，中央区转移的淋巴结也常外侵、包裹喉返神经，融合成团。术前建议常规行喉镜检查，了解声带活动度及有无麻痹。

对喉返神经受侵但尚未发生声带麻痹的患者，可用刀片沿神经走行尽量剥除肿瘤，同时尽量保留喉返神经的完整性，尤其是对儿童或青少年。如有显微残留或少量肉眼残留，术后可补充放疗，既可保留发音功能，对患者总体生存也无明显影响。对于术前单侧喉返神经受侵且已声音嘶哑的患者，应将受侵神经一并切除，提高手术根治率。临床实践中可发现有些发音正常的甲状腺癌患者在术中探查时一侧喉返神经已完全受侵，其发音正常可能为健侧声带代偿所致，可考虑将受侵神经完整切除。对于术前发音呈高调金属音的患者，应警惕双侧喉返神经受侵的可能性，及时做好气管切开的准备。

目前部分医院已经开展喉返神经切除后自体颈丛神经移植修复术、杓状软骨内收术、颈丛喉返神经修复联合杓状软骨内收等术式，患者术后发音有一定改善，有助于提高其术后的生活质量。

（四）累及颈内静脉、颈总动脉的分化型甲状腺癌的外科处理

甲状腺癌原发灶或颈侧区转移淋巴结侵犯颈内静脉并不少见。在单侧颈内静脉受侵的情况下，如病灶较小，可局部切除，予无损伤缝线修补静脉；如病灶较大，可直接将受侵的颈内静脉切除，或紧邻静脉壁锐性剥离肿瘤并钛夹标记，术后补充放疗。同期双侧颈内静脉结扎可能会出现严重的急性颅内高压，导致不可逆的脑组织损伤，因此对于甲状腺癌双侧颈淋巴结转移的患者，必须在保证至少一侧颈内静脉完整的条件下，才可行同期双颈清扫，术中保留双侧颈外静脉可降低同期双颈清扫的风险。

甲状腺癌侵犯颈总动脉相对罕见。术中将肿瘤上下方的颈动脉鞘打开，先游离和保护颈内静脉和迷走神经，尽量剥除颈总动脉表面的肿瘤，如无法保证肉眼或显微残留，可予局部标记后术后补充放疗。在充分做好术前准备的情况下，也可行局部受侵颈总动脉段切除和血管重建。

（吴　毅）

参 考 文 献

1. American Thyroid Association（ATA）Guidelines Task-force on Thyroid Nodules and Differentiated Thyroid Cancer. Cooper DS, Doherty GM. et al. The American thyroid Association Guidelines Taskforce. Revised management guidelines for patients with thyroid nodules and differentiated thyroid cancer. Thyroid, 2009, 19: 1167-1214.

2. 上海市疾病预防控制中心. 2009 上海市市区恶性肿瘤发病率. 肿瘤, 2012, 10: 854.

3. N Gopalakrishna, Anumeha Kumar, IJ Nixon, et al. Incidence and significance of Delphian Node metastasis in papillary. Thyroid Cancer Ann Surg, 2011, 253: 988-991.

4. 滕卫平, 刘永峰, 高明, 等. 甲状腺结节和分化型甲状腺癌诊疗指南. 中国肿瘤临床, 2012, 39(17): 1249-1272.

5. Serpell JW, Phan D. Safety of total thyroidectomy. ANZ J Surg, 2007, 77(1-2): 15-19.

6. 吴毅. 分化性甲状腺癌外科治疗的有关问题. 中国实用外科杂志, 2004, 24(10): 577-578.

7. 吴毅. 中央区淋巴结清扫术用于分化型甲状腺癌的治疗. 中国实用外科杂志, 2010, 30(10): 898.

8. 傅锦业, 吴毅, 王卓颖, 等. 未发现淋巴结转移的甲状腺乳头状癌中央区淋巴结清扫的临床病理分析. 中华外科杂志, 2007, 45(7): 470-472.

9. 刘永峰, 张浩. 我国甲状腺癌外科治疗现状. 中国实用外科杂志, 2007, 27(10): 763-765.

10. Caron NR, Tan YY, Ogilvie JB, et al. Selective modified radical neck dissection for papillary thyroid cancer is level Ⅰ, Ⅱ and Ⅴ dissection always necessary. World J Surg, 2006, 30(5): 833-840.

11. Wilson PC, Millar BM, Brierley JD. The management of advanced thyroid cancer. Clin Oncol, 2004, 16(8): 561-568.

12. 孙团起, 吴毅. 局部进展甲状腺癌的外科处理. 外科理论与实践, 2012, 17(1): 11-14.

13. Honings J, Stephen AE, Marres HA, et al. The management of thyroid carcinoma invading the larynx or trachea. Laryngoscope, 2010, 120(4): 682-689.

14. Gaissert HA, Honings J, Grillo HC, et al. Segmental laryngotracheal and tracheal resection for invasive thyroid carcinoma. Ann Thorac Surg, 2007, 83(6): 1952-1959.

15. Mccaffrey JC. Aerodigestive tract invasion by well-differentiated thyroid carcinoma: diagnosis, management, prognosis, and biology. Laryngoscope, 2006, 116(1): 1-11.

16. An SY, Rin KM. Surgical management of locally advanced thyroid cancer. Curropin otolaryngol Head Neck Surg, 2010, 18(2): 119-123.

第三节 结节性甲状腺肿外科治疗的历史及适应证的掌握

一、概述

甲状腺肿是指甲状腺体积的增大。根据有无甲状腺功能的改变,分为毒性甲状腺肿(甲状腺肿伴有甲状腺功能亢进)和非毒性甲状腺肿,非毒性甲状腺肿又包括自身免疫及炎症引起的甲状腺肿、地方性甲状腺肿、散发性甲状腺肿以及甲状腺癌。如果没有甲状腺功能亢进或甲状腺功能低下,也不是甲状腺炎或甲状腺癌,甲状腺功能正常的甲状腺肿被称为单纯性甲状腺肿。

根据流行病学,非毒性甲状腺肿可分为地方性甲状腺肿和散发性甲状腺肿。泛太平洋健康组织定义(1986 年)当某一地区人群中儿童(6～12 岁)甲状腺肿发病率超过 10% 为地方性甲状腺肿,而世界卫生组织/联合国儿童基金会/国际控制碘缺乏性疾病委员会(WHO/UNICEF/ICCIDD)定义(1994 年)发病率超过 5% 为地方性甲状腺肿,发病率低于 5% 为散发性甲状腺肿。地方性甲状腺肿主要是由于患者生活的环境中缺碘,碘摄入不足所致,目前全世界仍有100 多个国家超过 15 亿人口生活在碘缺乏地区,我国约有 3.7 亿人口生活在碘缺乏地区。全世界约有6.5 亿人患地方性甲状腺肿,女性发病率超过男性。散发性甲状腺肿是非缺碘地区发生的非毒性甲状腺肿,主要表现为甲状腺弥漫性肿大或结节性肿大,男女发生比例为 1:4,是临床常见疾病。散发性甲状腺肿的结节与甲状腺腺瘤常难区分,要结合临床表现和病理特征加以鉴别。腺瘤一般为单发,有纤维被膜包裹,是由单个甲状腺细胞的生长发生改变引起,而甲状腺肿常表现为多发结节,由起源不同的富含胶质的滤泡组成,滤泡外无纤维包膜。

从形态学上,非毒性甲状腺肿可以分为弥漫性甲状腺肿和结节性甲状腺肿,结节性甲状腺肿实际上是地方性甲状腺肿和散发性甲状腺肿的晚期表现。

二、结节性甲状腺肿的病因与病理生理

(一)地方性甲状腺肿的病因和发病机制

地方性甲状腺肿病理生理变化包括 TSH 的刺激增加和摄碘能力提高。其病因包括:

1. **碘缺乏** 环境中充足的外源性碘供给是维持甲状腺正常功能的必要条件。在生理条件下,碘进入甲状腺,在甲状腺过氧化物酶催化下氧化为活性碘,然后碘化甲状腺球蛋白的酪氨酸残基经过后分子内偶联生成有生物学活性的三碘甲状腺原氨酸(T_3)和四碘甲状腺原氨酸(T_4),最后甲状腺球蛋白裂解,释放和分泌出 T_3、T_4。

当甲状腺激素合成减少时,血清甲状腺激素水平下降,将反馈性刺激垂体分泌 TSH,TSH 刺激甲状腺细胞增生、肥大,增加甲状腺激素的分泌,以弥补甲状腺激素的合成,维持甲状腺激素的正常水平,这个过程持续下去即会产生甲状腺肿。

2. **致甲状腺肿物质** 环境和食物中的一些物质可以引起地方性甲状腺肿,例如含硫葡萄糖苷的植物经消化后产生硫氰酸盐和异硫氰酸盐,硫氰酸盐抑制甲状腺内碘的转运及在碘的有机化过程中参与竞争,使甲状腺激素合成下降。硫葡萄糖苷被称为致甲状腺肿素(goitrin)。

3. **高碘** 我国部分沿海地区常年饮用含碘高的水,食用高碘海产品以及食用含致甲状腺肿物质的海藻等,碘过多占用过氧化物酶的功能基,影响酪氨酸氧化,使碘的有机化过程受阻,甲状腺激素合成下降,可引起地方性甲状腺肿。

4. **细菌感染** 被大肠埃希菌污染的饮用水中可能含有抗甲状腺抗体,饮用后可能损害甲状腺的功能,引起地方性甲状腺肿。

5. **微量元素** 锌、硒等微量元素的缺乏可诱发地方性甲状腺肿。例如硒是 I 型碘-甲状腺原氨酸脱碘酶维持生物学活性不可缺少的因子,缺硒尤其合并缺碘时,该酶的活性下降,使 T_4 转化为 T_3 受阻,而 T_4 的生物学活性只有 T_3 的 1/4。

(二)散发性甲状腺肿的病因和发病机制

在地方性甲状腺肿的发生过程中,缺碘引起的 TSH 水平的升高起着关键作用,而对于散发性甲状腺肿,血清 TSH 水平一般不升高。散发性甲状腺肿的发生、发展可能是 TSH 与多种生长因子相互作用的结果。

1. **碘缺乏** 儿童时期可能有过轻度的碘缺乏,虽然到了成人阶段,碘摄入已恢复正常,但是甲状腺病变仍可能继续发展,但血清 T_3、T_4 水平正常。血清 TSH 水平正常的散发性甲状腺肿患者,可能是甲状腺滤泡细胞对 TSH 的敏感性增加,这时补充碘

剂或甲状腺激素不能抑制 TSH。

2. 酶缺陷 甲状腺激素合成过程中某些酶的先天性缺陷或获得性缺陷可引起散发性甲状腺肿，如碘化物运输缺陷、过氧化物酶缺陷、去卤化酶缺陷、碘酪氨酸偶联缺陷等。

3. 药物 碘化物、氟化物、锂盐、氨基比林、氨鲁米特、磺胺类、保泰松、盐酸胺碘酮（乙胺碘呋酮）、磺胺丁脲、丙硫氧嘧啶等药物可引起散发性甲状腺肿。

4. 吸烟 吸烟可引起散发性甲状腺肿，因为吸入物中含硫氰酸盐，这是一种致甲状腺肿物质，吸烟者血清甲状腺球蛋白水平要高于非吸烟者。

5. 甲状腺激素需要量增加 在青春发育期或妊娠期，机体对于甲状腺激素的需要量增加，甲状腺激素的合成相对不足，可发生单纯性甲状腺肿。

6. 其他疾病 皮质醇增多症、肢端肥大症及终末期肾脏疾病患者可发生散发性甲状腺肿。

7. TSH 类似物质和生长因子 在分散发性甲状腺肿患者体内可检测到甲状腺生长刺激抗体（growth-stimulating Abs）、甲状腺刺激多肽（thyroid-stimulating peptides），这些物质有类似 TSH 的作用，但不依赖 TSH 受体。另外一些生长因子可能参与散发性甲状腺肿的发生和发展，如胰岛素样生长因子-1（IGF-1）、成纤维细胞生长因子（FGF）、转化生长因子（TGF）、表皮生长因子（EGF）、血管内皮生长因子（VEGF）、内皮素（ET）、肝细胞生长因子（HGF）等。

8. 自身免疫 散发性甲状腺肿组织可表达 HLA-DR 抗原，表达 HLA-DR 抗原的上皮细胞可以自身递呈抗原，激发自身免疫反应，产生自身抗体，这些自身抗体具有刺激甲状腺细胞生长的作用。

三、结节性甲状腺肿的病程和病理

甲状腺肿早期均表现为弥漫性甲状腺肿，之后可能退缩，或发展为结节性甲状腺肿，甚至发生甲状腺功能的改变。

（一）甲状腺生长

非毒性甲状腺肿甲状腺体积增大主要是甲状腺滤泡细胞过度增生。甲状腺体积与患者的年龄、病程的长短呈正相关。

（二）结节形成

甲状腺结节的形成主要是由于各个甲状腺滤泡细胞对 TSH 等多种生长刺激因子的反应存在异质性。对刺激因子较敏感的一部分滤泡细胞进入有丝分裂周期，产生新的滤泡细胞，这些滤泡细胞继承了父代细胞的高生长潜力，并不断传给下一代细胞。这些具有高生长潜力的成簇滤泡细胞在甲状腺内分布不均匀，形成甲状腺结节。另一方面，血管扩增是甲状腺结节发展过程中不可或缺的因素。新生的毛细血管网不能充分满足甲状腺结节发展的需要，结果是甲状腺肿组织内的一些区域发生出血、坏死，坏死组织被肉芽组织取代，最后纤维化、瘢痕形成和钙化，因而结节状增生的甲状腺实质中出现交织的结缔组织纤维网，进一步形成肉眼可见的结节。

（三）自主功能形成

在正常甲状腺中，同一滤泡内的各个细胞不仅有生长异质性，还有功能异质性。正常的甲状腺内只有一小部分滤泡细胞含有钠-碘共转运体，而且同一滤泡的各个细胞内部活性也有很大差异。结节性甲状腺肿的滤泡之间甲状腺球蛋白合成及细胞内活性失去平衡，滤泡体积出现差异，若这类细胞具有高复制能力则差异更明显。因此非毒性甲状腺肿患者可能发生亚临床甲亢并进展为明显的继发性甲亢。

四、临床表现与诊断

（一）临床表现

1. 甲状腺肿大或颈部肿块 甲状腺位于气管前方，常向外生长。甲状腺肿可以包绕、压迫气管、食管，也可以向下发展进入前纵隔，成为胸骨后甲状腺肿（intrathoracic or substernal goiters）。甲状腺肿通常无痛，增长缓慢，如有甲状腺结节囊内出血时可出现疼痛，肿块明显肿大。体格检查时，肿大的甲状腺表面光滑、质软、随吞咽上下活动，无震颤及血管杂音。若为结节性甲状腺肿则一般不对称，多个结节可聚集在一起，表现为颈部肿块，结节大小和质地不等、位置不一。

2. 压迫症状 压迫症状是重要的临床表现，一般在病程的晚期出现，也可以出现在胸骨后甲状腺肿的早期。①甲状腺肿压迫气管时，可以无症状，也可以出现喘鸣、呼吸困难、咳嗽等较重的症状，结节囊内出血或发生支气管炎可使呼吸困难症状加重。②甲状腺肿压迫食管可引起吞咽困难，但食管位置较靠后，一般不易受压。③单侧喉返神经受压可引起声带麻痹、声音嘶哑，双侧喉返神经受压可引起呼吸困难。喉返神经受压症状可为一过性，也可为永久性。出现喉返神经受压的表现要高度警惕恶变可能。④巨大甲状腺肿，尤其是胸骨后甲状腺肿可压迫颈静脉、锁骨下静脉甚至上腔静脉，引起面部水肿、颈部和上胸部浅静脉扩张。⑤膈神经和颈交感神经链也可受压，膈神经受压可引起呃逆、膈膨升，颈交感神经链受压可引起Horner综合征，但均较少见。

（二）实验室检查

实验室检查在判断甲状腺功能状态方面有重要意义，因为甲状腺肿可伴有临床型或亚临床型甲状腺功能减退或甲亢。不了解甲状腺功能状态有可能导致治疗错误。

地方性甲状腺肿患者一般血清 TSH 水平升高，T_4 水平下降，T_3 水平正常或升高，T_3/T_4 的比值升高，Tg 水平升高，摄 ^{131}I 率升高。严重地方性甲状腺肿患者血清 T_4、T_3 水平下降，表现为甲状腺功能减退。散发性甲状腺肿患者一般血清 TSH、T_3、T_4 水平正常，摄 ^{131}I 率正常或升高。地方性甲状腺肿与散发性甲状腺肿晚期自主功能形成时，血清 TSH 水平下降，FT_4 水平升高，或 FT_4 水平正常而 FT_3 水平升高。血清 TPOAb、TgAb 一般为阴性，少数可为阳性，提示其发病可能与自身免疫反应有关，也提示其将来发生甲状腺功能减退的可能性较大。

在缺碘地区，可检测尿碘/尿肌酐的比值，以判断缺碘的程度。

（三）辅助检查

1. 颈部超声检查 高分辨率超声检查是评估甲状腺结节的首选方法。对触诊怀疑，或是在X线、计算机断层扫描（CT）、磁共振成像（MRI）、正电子发射断层成像（PET）检查中提示的"甲状腺结节"均应行颈部超声检查。颈部超声可证实"甲状腺结节"是否真正存在，并确定结节的大小、数量、位置、质地（实性或囊性）、形状、边界、包膜、钙化、血供及与周围组织的关系等，同时评估颈部区域有无淋巴结和淋巴结的大小、形态、结构特点。借助超声定位还可进行细针穿刺细胞学检查。近年来，弹性超声和甲状腺超声造影技术在评估甲状腺结节中的应用日益增多，其临床价值有待进一步研究。

2. 颈部X线检查 对病程较长，甲状腺肿大明显或有呼吸道压迫症状或胸骨后甲状腺肿的患者应摄颈部正侧位X线片，了解有无气管移位、气

管软化，并可判断胸骨后甲状腺肿的位置及大小。

3. 核素显像 核素显像可以评价甲状腺形态及甲状腺结节的功能。受显像仪分辨率所限，甲状腺核素显像适用于评估直径>1cm 的甲状腺结节。在单个（或多个）结节伴有血清 TSH 降低时，甲状腺核素显像可判断某个（或某些）结节是否有自主摄取功能（"热结节"）。"热结节"绝大部分为良性，一般不需细针穿刺活检。

4. 颈部 CT 和 MRI 在评估甲状腺结节良恶性方面，CT 和 MRI 检查不优于超声。拟行手术治疗的甲状腺结节术前可行颈部 CT 或 MRI 检查显示结节与周围解剖结构的关系，寻找可疑淋巴结，协助制订手术方案。

5. 呼吸功能检测 巨大甲状腺肿或胸骨后甲状腺肿，尤其是伴有呼吸道压迫症状者，应行肺通气功能检测以评价气道受压的情况。

6. 细针穿刺细胞学检查 细针穿刺细胞学检查（fine-needle aspiration，FNA）诊断甲状腺癌敏感性为 65%～98%，特异性为 72%～100%。术前FNA 检查有助于减少不必要的甲状腺结节手术，并帮助确定恰当的手术方案。

直径>1cm 的甲状腺结节均可考虑 FNA 检查，但在下述情况下 FNA 不作为常规：①经甲状腺核素显像证实为有自主摄取功能的"热结节"；②超声提示纯囊性结节；③根据超声影像已高度怀疑为恶性的结节。

直径<1cm 的甲状腺结节不推荐常规行 FNA，但如存在下述情况可考虑：①超声提示结节有恶性征象；②伴颈部淋巴结超声影像异常；③童年期有颈部放射线照射史或辐射污染接触史；④有甲状腺癌或甲状腺癌综合征病史或家族史；⑤PET 显像阳性；⑥伴血清降钙素水平异常升高。

（四）诊断

1. 甲状腺肿分级 甲状腺肿分级标准（WHO，1994 年）：0 级，无甲状腺肿（甲状腺看不到、触不到）；1 级，甲状腺增大可以触及，但在颈部正常体位时看不到；2 级，在颈部正常体位也能看到颈部肿块，与触诊发现的甲状腺增大相符。

2. 甲状腺功能的评价 单纯性甲状腺肿甲状腺功能正常。甲状腺功能状态有时在临床上难以评价，有些甲亢患者，尤其是老年人，临床表现常轻微或不典型。血清 T_3、T_4 水平虽可评估甲状腺功能，但甲状腺功能正常的老年人血清 T_3 水平常下

降。血清 TSH 水平是反映甲状腺功能最好的指标，亚临床甲亢基础血清 TSH 水平下降，TSH 对 TRH 的反应下降。

（五）鉴别诊断

1. **桥本甲状腺肿（慢性淋巴细胞性甲状腺炎）** 甲状腺双侧或单侧弥漫性小结节或巨块状肿块，质地较硬，TPOAb、TgAb 阳性有助于与非毒性甲状腺肿鉴别。FNA 可确诊。

2. **Riedel 甲状腺炎（慢性纤维性甲状腺炎）** 甲状腺无痛性肿块，质地坚硬，固定，FNA 意义不大，需手术活检确诊。

3. **甲状腺瘤** 甲状腺单发肿块，质韧，与非毒性甲状腺肿的单发结节难以鉴别，FNA 有助于鉴别。

4. **甲状腺癌** 甲状腺单发性肿块，质硬，髓样癌伴有血清降钙素水平升高，病理学检查确诊。

五、治疗

甲状腺肿大明显的结节性甲状腺肿患者需要治疗，方法有非手术治疗，包括补碘、TSH 抑制治疗、放射性碘^{131}I 治疗和手术治疗。

（一）非手术治疗

1. **补碘** 补碘是最有效的防治地方性甲状腺肿的方法，包括碘预防和碘治疗。加碘盐是最简单有效的补碘方法，我国在 1994 年制定了应用加碘盐的法规。对于已患地方性甲状腺肿的儿童或成人，靠碘盐补碘还不够，应加上碘化钾片剂口服。地方性甲状腺肿患者经碘治疗 1 年后甲状腺体积可缩小 38%，对年轻的弥漫性甲状腺肿患者效果最佳，对年老、病程较长的结节性甲状腺肿患者疗效较差。补碘的主要副作用是引起碘甲亢，还可能诱导甲状腺自身免疫反应的发生。补碘是否会引起甲状腺癌目前尚有争论。

2. **TSH 抑制治疗** 口服甲状腺激素片（T$_4$）或 L-T$_4$反馈性抑制垂体分泌 TSH 可抑制甲状腺增生，减小甲状腺体积。TSH 抑制治疗疗程目前尚无定论，但因有发生房颤和骨质疏松的风险，疗程一般为 2 年，或在甲状腺体积缩小后逐渐减量。

3. **放射性碘^{131}I 治疗** ^{131}I 也是治疗地方性甲状腺肿的有效方法，能使甲状腺体积缩小 40%～60%。^{131}I 治疗可替代手术治疗，特别适用于有手术紧急证的患者，在欧洲应用较多，在美国则主要应用于毒性甲状腺肿的治疗。^{131}I 治疗可发生永久性甲状腺功能减退。

（二）手术治疗

1. **手术适应证** 随着高分辨率超声等检查方法的普及，甲状腺结节的发生率逐年增高，虽然手术是目前治疗结节性甲状腺肿的重要手段，但如不加选择地一概采用手术治疗，可能会造成大量的误诊及医疗纠纷。临床明确诊断为良性结节的患者大多可采用保守治疗，如出现以下情况应建议手术治疗：

（1）出现与结节明显相关的压迫症状：体积大或生长部位特殊的甲状腺结节可压迫气管、食管、喉返神经、颈部血管等，出现一系列的压迫症状，如呼吸困难、吞咽困难、声音嘶哑、颈静脉怒张等，非手术治疗难以缓解。长期气管受压还可导致气管软化，部分患者可因急性呼吸窘迫急诊入院。部分患者虽未出现明显的上述症状，但 CT 或 MRI 等影像学检查已证实邻近器官明显受压，也可考虑手术治疗。

（2）结节合并甲状腺功能亢进：药物治疗甲亢不满意、不能耐受药物治疗或停药后甲亢复发者，应考虑手术治疗。

（3）结节位于胸骨后或纵隔内：胸骨后甲状腺肿持续发展最终势必压迫气管导致呼吸困难，故除非有严重的内科疾病不能耐受手术，一经诊断均需手术治疗。

（4）结节快速增大、临床考虑有恶变倾向或合并甲状腺癌高危因素者：结节快速增大是指在 6～18 个月内结节纵、横径均增加 20% 以上，即体积至少增加 50% 者，应考虑恶变倾向。FNA 检查结果可疑为恶性，影像学检查结果亦证实恶性倾向亦应手术治疗。其他恶性高危因素有：年龄<15 岁、男性、结节直径>4.0cm、有颈部照射史、有甲状腺癌相关疾病史［如多发性内分泌肿瘤 2 型（MEN Ⅱ）、家族性腺瘤性息肉病］、TSH 水平升高、同位素扫描为冷结节等。

（5）因肿物影响外观或思想顾虑过重影响正常生活而强烈要求手术者，可作为手术的相对适应证。

2. **手术禁忌证** 轻度地方性甲状腺肿患者；儿童期、青春期、妊娠期患者；合并重要脏器严重器质性疾病患者。

3. **手术方式的选择** 手术方式的选择一直是广大外科医生探讨的问题。良性甲状腺结节的手术原则为在彻底切除甲状腺结节的同时尽量保留正常甲状腺组织。在遵循这一原则的基础上,采取个体化、适合我国国情的手术方式可有效防止并发症的发生,降低术后复发概率,减轻终身服药的身心痛苦及经济负担。

（1）甲状腺部分切除术（包括单纯结节切除和肿块切除）:切除范围包括结节及周围部分正常甲状腺组织,包括小于一侧腺叶的广泛局部切除,适用于良性单发结节,若结节性质不能确定可作为术中冷冻切片检查的活检术式。部分切除术的优点是操作简单、损伤范围小、对侧甲状腺组织无损伤、对甲状腺功能影响小,缺点是复发概率大。手术侧复发再次手术时难度加大,发生副损伤的风险也较大。

（2）甲状腺腺叶切除术:切除范围包括完整的一侧腺叶及峡部,主要适用于单侧良性结节或性质不确定的单侧结节术前检查对侧腺体正常者。其优点是不会发生双侧手术并发症,若复发需再次手术时只行对侧手术,发生并发症风险小,缺点是有一定复发和面临再次手术的可能性。

（3）甲状腺大部切除术或甲状腺次全切除术:大部切除术切除范围为双侧超过一半体积的腺叶加峡部,次全切除术为切除双侧大部分腺体后双侧均保留一小边甲状腺组织（<25%体积的腺体）,主要适用于双侧多发良性结节,或手术医生因施行双侧全切经验少,为降低手术风险而采取。优点是手术并发症风险相低于双侧全切除术,缺点是术后结节复发风险高,且复发后再次手术难度很大,并发症发生率显著增高。

（4）甲状腺近全切除术:切除大部分肉眼可见的甲状腺组织,仅保留少量附着在 Berry 韧带附近、喉返神经周围的小于 1g 的组织,主要适用于弥漫分布的双侧多发结节,优点是在降低结节性甲状腺肿术后复发的可能性,同时能避免发生双侧严重手术并发症。

（5）全甲状腺切除术:是在固有被膜外完整切除双侧腺叶及峡部,只保留有活力的甲状旁腺（无活力者需要自体移植）,主要适用于弥漫分布的或可疑恶性的双侧多发结节,或患者希望手术彻底,是欧美主要指南中结节性甲状腺肿和甲状腺恶性结节推荐度最高的手术方式,其优点是复发风险极小,若术后病理确认为甲状腺癌,可避免再次手术且易于随访,缺点是对手术医生经验要求较高,并

发症发生率相对增高。

4. 甲状腺微创手术

（1）腔镜辅助颈部小切口甲状腺切除术:常用胸骨上窝上方约一横指处切口,长约 20mm。适用于甲状腺结节最大直径<30mm、超声预测甲状腺体积<20ml、细针穿刺细胞学检查与临床检查提示为良性或滤泡样肿瘤或低度恶性的乳头状癌、影像学检查未发现肿大淋巴结、无颈部手术或放射治疗史的患者。

（2）完全腔镜下甲状腺切除术:适用于较小的甲状腺瘤或多发结节性甲状腺肿、性质待定的滤泡状肿瘤、低危的高分化型甲状腺癌。一般认为甲状腺肿块最大直径超过 2.5～3.0cm 或甲状腺体积超过 20ml 或有颈部手术史/放射史的患者不宜施行腔镜手术,也有人认为只要手术空间可以充分暴露甲状腺肿瘤就可完成手术,肿物的大小并非绝对禁忌证。常用的手术入路有:锁骨下（前胸壁）入路、经腋下入路、经乳晕入路、经胸骨上窝入路等。

5. 胸骨后甲状腺肿的手术治疗　胸骨后甲状腺肿是指肿物体积超过 50% 位于胸部入口以下或肿大的甲状腺原发于纵隔内,分为两种类型:Ⅰ型为坠入性胸骨后甲状腺肿,根据坠入程度可分为部分坠入型和完全坠入型,甲状腺肿仍由颈部血管供血;Ⅱ型为异位甲状腺肿,血供来自主动脉弓,静脉回流至纵隔静脉,较为罕见。由于甲状腺肿下降过程中左侧会受到锁骨下动脉、颈总动脉及主动脉弓的阻挡,右侧间隙较宽,故临床以右侧胸骨后甲状腺肿居多。

由于胸骨后甲状腺肿持续发展多会压迫气管导致呼吸困难,且有潜在恶性可能,因此一经诊断均需手术治疗。胸骨后甲状腺与纵隔关系密切,给外科治疗造成较大困难。手术多先采用颈部入路,若术中肿物与纵隔内组织粘连严重,钝性分离困难,或肿物较大不能从胸骨入口取出时再行胸骨劈开或开胸手术。多数上纵隔的坠入性胸骨后甲状腺肿均能牵拉至颈部处理,且经颈部切口便于处理甲状腺血管,分离时注意在被膜内钝性分离,以避免损伤喉返神经及甲状旁腺,此外还应注意避免损伤胸顶胸膜造成气胸。长期压迫可使气管软化,小范围的气管软化多不需处理,较大范围的气管软化可将软化的气管前壁缝于颈前肌群悬吊,必要时可气管切开。

（三）术后处理

密切观察术后并发症,如出血、感染、喉返神经

损伤、甲状旁腺损伤等。由于切除了部分或全部甲状腺组织，患者术后可发生不同程度的甲状腺功能减退，术前伴有高滴度甲状腺过氧化物酶抗体（TPOAb）和（或）甲状腺球蛋白抗体（TgAb）者更易发生。接受甲状腺全切术者术后应立即开始左甲状腺激素（L-T$_4$）替代治疗并定期监测甲状腺功能，保持 TSH 在正常范围内。保留部分甲状腺者术后也应定期监测甲状腺功能（首次检测时间为术后 1 个月），如发现甲状腺功能减退要及时给予 L-T$_4$ 替代治疗。良性甲状腺结节术后不建议采用 TSH 抑制治疗来预防结节再发。

六、展望

目前对结节性甲状腺肿的认识仍不完善，发病机制、诊断与鉴别诊断、治疗等许多方面还需要进一步研究，如结节性甲状腺肿的发生发展过程中还有哪些我们未知的因素在起作用？遗传因素的影响有多大？未来还有哪些诊断技术会应用于临床良恶性甲状腺结节的鉴别诊断？此外我国主要采用的手术方式与欧美国家及主流指南推荐的术式有较大不同，不同级别医院对结节性甲状腺肿采用的手术方式也并不一致，因此需要更多符合我国国情的循证医学研究进一步证实。

（刘永锋 张浩）

参 考 文 献

1. American Thyroid Association（ATA）Guidelines Taskforce on Thyroid Nodules and Differentiated Thyroid Cancer. Cooper DS, Doherty GM. et al. The American thyroid Association Guidelines Taskforce. Revised management guidelines for patients with thyroid nodules and differentiated thyroid cancer. Thyroid, 2009, 19（11）: 1167-1214.
2. Efremidou EI, Papageorgiou MS, Liratzopoulos N, et al. The efficacy and safety of total thyroidectomy in the management of benign thyroid disease: a review of 932 cases. Can J Surg, 2009, 52（1）: 39-44.
3. Vaiman M, Nagibin A, Hagag P, et al. Subtotal and near total versus total thyroidectomy for the management of multinodular goiter. World J Surg, 2008, 32（7）: 1546-1551.
4. Bahn RS, Castro MR. Approach to the patient with nontoxic multinodular goiter. J Clin Endocrinol Metab, 2011, 96（5）: 1202-1212.
5. Medeiros-Neto G, Camargo RY, Tomimori EK. Approach to and treatment of goiters. Med Clin North Am, 2012, 96（2）: 351-368.
6. White ML, Doherty GM, Gauger PG. Evidence-based surgical management of substernal goiter. World J Surg, 2008, 32（7）: 1285-1300.
7. 滕卫平, 刘永峰, 高明, 等. 甲状腺结节和分化型甲状腺癌诊疗指南. 中国肿瘤临床, 2012, 39（17）: 1249-1272.
8. 黄韬. 甲状腺结节手术适应证、术式选择及评价. 中国实用外科杂志, 2010, 30（10）: 844-846.
9. 徐震纲, 刘绍严, 屠规益. 甲状腺全切除术的是与非. 中华肿瘤杂志, 2011, 33（11）: 554-555.
10. 吴毅. 关于甲状腺结节诊断和治疗的若干思考. 中国实用外科杂志, 2010, 30（10）: 821-823.
11. 钟春林, 邓先兆, 樊友本. 内镜甲状腺和旁腺手术进展. 中华腔镜外科杂志（电子版）, 2012, 5（5）: 56-58.
12. 刘嘉, 陈光, 董慷, 等. 改良 Miccoli 术式微创甲状腺手术 902 例. 中华普通外科杂志, 2012, 27（3）: 248-249.

第四节　甲状旁腺手术探查的要点和微创技术的应用

甲状旁腺功能亢进是因甲状旁腺激素（parathyroid hormone, PTH）过度分泌而导致的一类疾病，在国内比较少见，按照发病原因可以分为原发性、继发性及三发性，其中以原发性甲状旁腺功能亢进最为多见。原发性病变 80% ~ 85% 是单发甲状旁腺腺瘤，10% 为多发甲状旁腺增生，1% 为甲状旁腺癌。

一、甲旁亢手术探查的适应证

（一）原发性甲旁亢

因甲状旁腺腺瘤、增生、甲状旁腺癌引起的甲旁亢，解决相应的病因及症状等，避免及纠止相关并发症。

（二）继发性甲旁亢

慢性肾功能不全患者出现低血钙，反馈刺激甲状旁腺引起甲状旁腺增生分泌过多的甲状旁腺激素，导致继发性甲旁亢。

（三）三发性或自律性甲旁亢

肾衰竭患者接受肾移植手术后，虽然肾脏功能得以恢复，但增生的甲状旁腺仍保持增生状态，继续大量分泌甲状旁腺激素，导致相应临床症状。

二、甲旁亢手术探查的处理原则

（一）原发性甲旁亢

对定性诊断明确的甲旁亢患者，术前定位诊断手段主要包括颈部彩色多普勒超声、颈部增强 CT 扫描及 ^{99m}Tc 甲氧基异丁基异腈单光子发射计算机断层显像（^{99m}Tc methoxyisobutylisonitrile single photon emission computed tomography，^{99m}Tc MIBI SPECT）等。良好的术前定位能有效提高手术成功率，降低盲目探查导致的并发症。传统甲旁亢手术在全身麻醉下做下颈部横切口，探查双侧所有甲状旁腺，根据病理结果处理，如冷冻病理诊断为腺瘤则行腺瘤摘除术，如为增生则行 3 个或 3 个半甲状旁腺切除术。近年来大多数学者接受使用颈部小切口对单发的甲旁亢进行微创手术，但需要在术前有明确的定性诊断。

（二）继发性及三发性甲旁亢

继发性或三发性甲旁亢手术指征目前尚无统一意见，特别是新型钙离子受体拮抗剂出现后手术适应证进一步缩小，但基本原则是患者具有明显临床症状且药物治疗疗效不理想时可考虑手术治疗。主要手术方式有两种：一是切除所有甲状旁腺再将部分腺体进行自体移植或不进行移植；二是切除 3 个半甲状旁腺组织，保留半个旁腺组织。

三、甲状旁腺病变手术探查的具体步骤

（一）术前

术前定性定位诊断明确可提高手术成功率，降低并发症率。作为一类切口清洁手术，围术期若无特殊情况不推荐预防性使用抗生素。术前嘱患者颈部后伸体位锻炼。

（二）麻醉方式的选择

1. 完全局部麻醉　逐层局部注射浸润麻醉，临床上很少使用。

2. 颈丛阻滞麻醉　适用于单侧病变，必要时可加用 1% 利多卡因做局部麻醉。

3. 静脉内麻醉　可因颈部气管旁操作诱发喉痉挛，必须配合使用喉罩。

4. 气管内插管全身麻醉　适用于双侧需探查的患者，效果满意，但对于长期高钙导致胸廓畸形或心肾功能障碍的患者存在风险。

（三）手术操作要点

1. 切口选择　做双侧颈部探查时可以选择颈部下 1/3 处弧形切口，长度根据患者体形及皮下脂肪层的厚度进行调整。微创手术切口见后述。

2. 甲状腺的显露　逐层切开皮肤、皮下及颈阔肌，游离颈阔肌皮瓣，沿中线切开甲状腺前面的肌肉向两侧拉开，结扎甲状腺中静脉、下静脉，牵拉甲状腺向上、向中央，以显露甲状旁腺。

3. 甲状旁腺的显露　按上述方法牵拉显露可见 4 个腺体正常所在部位。病变可以是：

（1）甲状旁腺增生：往往会有两个或两个以上腺体出现增生，切除的原则是保留一个正常的，其余全部切除。如果 4 个甲状旁腺均增生则切除 3 个较大的，另一个较小的部分切除，保留 100 ～ 120mg 于原位，注意保存其血运。过多保留增生的甲状旁腺术后 3 ～ 5 年后有复发的可能。

（2）甲状旁腺腺瘤：腺瘤一般为单发，其他甲状旁腺呈萎缩状态甚至看不到，只在原部位可见一些脂肪组织。冷冻切片证实为腺瘤则终止手术。

（3）甲状旁腺癌：见后述。

4. 术中 PTH 监测和放射引导定位　为了保证首次手术成功，有条件的单位可开展术中 PTH 测定以了解病灶是否切尽。在术前及病灶切除后 5 分钟、10 分钟分别快速测血中 PTH，若 PTH 下降超过 50% 则说明已切除干净，否则说明还有病灶，需继续全面探查。也有学者选择术中放射定位的方法，在术前 2 ～ 4 小时予 ^{99m}Tc MIBI，术中应用 γ 探头寻找病灶，对于难以定位的甲状旁腺病变或已发生多发转移的甲状旁腺癌有帮助。

5. 甲状旁腺癌的手术治疗

（1）探查时若发现甲状旁腺肿大，颜色灰白，与周围组织广泛粘连，应该考虑甲状旁腺癌的可能性。术中冷冻检查不能可靠地区分甲状旁腺腺瘤与甲状旁腺癌。如果术中冷冻切片报告为甲状旁腺癌，即使术前颈部淋巴结 B 超和 MIBI 均阴性，还是应行同侧中央组淋巴结清扫，同时行同侧甲状腺全切除术以及切除所有受累的肌肉组织，术后定期随诊查血钙和 PTH。

（2）探查术中发现甲状旁腺癌已有颈外侧组淋巴结转移时应做同侧甲状腺全切除以及同侧颈阔清，术后定期随诊查血钙和 PTH，并定期检查争取早期发现肺和骨转移灶。

（3）术中冷冻病理未能报告甲状旁腺癌而术后石蜡切片病理证实者，如果高钙血症不能缓解，或者病理证实包膜或血管侵袭，可考虑再次手术。如果患者血钙正常可严密观察。

（4）甲状旁腺癌往往因复发需要多次手术，虽不能治愈，但能有效控制症状，特别是与药物治疗

结合,可延长生存时间。

6. 继发性甲旁亢和三发性甲旁亢的探查

（1）切除甲状旁腺:颈部横切口解剖探查 4 个旁腺,将增生的旁腺切除大部分,只保留 100 ~ 120mg 甲状旁腺增生组织于原位。由于剩余甲状旁腺组织可能存在复发的风险,因此目前一些学者倾向于切除所有甲状旁腺组织,然后将部分甲状旁腺自身移植于非血液透析侧的前臂肌内。

（2）患者前臂皮下或肌内移植:取颈部切下的增生甲状旁腺 100mg,切成 1mm³ 大小的小片约 20 片,分散种植于肌肉或皮下,采用几个钛夹作为标记,以便在出现甲旁亢复发后切除增生的甲状旁腺组织。这一步骤可在局麻下完成,方法优于颈部次全切除,但也存在移植腺体不能存活的风险。

7. 神经损伤
甲状旁腺的解剖部位紧靠喉返神经,甲状旁腺手术时损伤喉返神经,一侧损伤术后发音嘶哑,双侧损伤可使双侧声带麻痹而呈中立位,声门关闭并引起窒息,需作紧急气管切开。为避免损伤喉返神经,有不少外科医师主张手术时常规解剖显露喉返神经予以保护,但有 0.8% 的病例喉返神经存在变异,为非返性喉下神经。也有外科医师主张在术中不显露喉返神经和甲状腺下血管,避开该处,找到甲状旁腺供血血管(在病变时往往显著增宽),切断结扎此血管后紧贴病变甲状旁腺的包膜,采取钝性剥离将病变取下。现在常用的甲状旁腺微创外科手术就是采用此法处理的。

由于甲状腺上极的掩盖,不少病例要离断甲状腺上极,分断缝扎甲状腺上动脉、静脉,把甲状腺向下内及向前方翻起显露上甲状旁腺病变。离断甲状腺上极时尽量在上极实质内断离有助于避免喉上神经的损伤。

8. 异位甲状旁腺病变的寻找
异位甲状旁腺发生率较高,有文献报道发生率在 16% 左右。上甲状旁腺异位可以位于食管气管间隙或颈动脉鞘内等,下甲状旁腺异位发生率更高,有的腺瘤长大后从原位下坠到颈根部甚至胸骨后。纵隔内异位甲状旁腺病变相当少见,以前纵隔为主,还有甲状旁腺异位于甲状腺或胸腺实质中。B 超、颈部增强 CT 以及 MIBI 显像均有一定的假阳性和假阴性,因此术前定位诊断有时非常困难。

异位甲状旁腺病变可根据定位情况选择剖开全部胸骨或仅剖开胸骨柄进行手术。病变性质多为腺瘤,极少数情况下为甲状旁腺增生。

四、甲状旁腺腺瘤的微创手术

随着影像学技术的进步,术前定位准确性不断提高,对于单发的甲状旁腺功能亢进,微创技术逐渐成为主流。甲状旁腺的微创手术方法很多,其中较多见的有开放式小切口微创手术以及内镜下微创手术等。

(一) 开放式微创外科手术

尽管传统的双侧颈部探查仍在多发甲状旁腺病变中应用,对于单个腺瘤或单侧腺体的手术,开放式微创外科手术已经成为主流。

手术方法:

1. 术前定位 需要有明确的 B 超和 MIBI 定位,多数采用颈丛阻滞麻醉,也可采用局部浸润麻醉。

2. 切口 不同医师可能会选择不同的切口,基本原则是根据术前定位直接在病变表面沿颈部皮纹选择弧形横切口,长 2 ~ 4cm,切开皮肤、皮下、筋膜层后分开甲状腺前肌层直达甲状腺。如果需要探查单侧上下两个旁腺,则可选择沿胸锁乳突肌前侧斜行切口。

3. 结扎甲状腺中静脉或下血管后向内侧牵开甲状腺,显露术前定位甲状旁腺病变所在位置,紧贴腺瘤包膜游离、结扎切断其营养血管,这种情况下往往无法解剖喉返神经。

(二) 内镜下甲状旁腺腺瘤摘除术

内镜技术摘除甲状旁腺腺瘤由于术后颈部无瘢痕,尤受女性患者欢迎,但国内开展较少。1998 年意大利 Miccoli 等成功报道了 39 例手术,指征为:①术前 B 超定位为单个腺瘤;②无结节性甲状腺肿;③无颈部手术史。文献报道应用 CO_2,压力不超过 6mmHg,有助于显露手术视野而不发生皮下气肿,也有采用皮肤牵拉显露而不用 CO_2 充气的方法。现简述我院开展的不使用 CO_2 充气、采用胸前切口的内镜下甲状旁腺腺瘤摘除术:

1. 气管内插管,全身麻醉。

2. 显露甲状腺(参考内镜甲状腺手术)。

3. 近颈中线纵行分离带状肌向一侧牵引,游离腺瘤侧甲状腺叶,沿白色的颈血管鞘到达甲状腺后外侧,根据术前定位探查甲状旁腺腺瘤。钛夹断甲状腺中静脉或下静脉,牵拉甲状腺显露甲状旁腺瘤予以游离,并用超声分离剪(harmonic scalpel)止血。

4. 摘除肿瘤送冷冻病理。

这一手术方式在有经验医疗单位亦可用作甲状旁腺增生和旁腺次全切除,国内目前经验不多。

五、甲状旁腺功能亢进相关特殊问题的处理

(一)无症状的甲状旁腺功能亢进症

患者临床无明显表现,在常规查体或其他疾病检查中发现血钙升高、PTH升高而诊断为甲旁亢。欧美国家发现率较高,在我国随着近年人们对健康查体的关注,发现率也逐渐提高。此类患者的手术适应证尚无统一意见,有专家认为可定期随诊,出现恶化即手术,也有专家认为一经确诊应即手术。有国外指南指出当患者满足下列情况一条或一条以上时推荐手术:①血钙超过正常值上限1mg/dl;②肾小球滤过率GFR<60ml/min;③骨密度检查发现任何部位骨质T score<-2.5和(或)曾经发生过骨折;④年龄小于50岁。

(二)孕妇原发性甲旁亢

孕妇甲旁亢较罕见,情况往往比较严重。孕妇本人可因加速脱钙而发生病理骨折,由于血钙和PTH均可通过胎盘,胎儿也会出现高血钙,轻则使胎儿骨质疏松、甲状旁腺发育受抑制,影响胎儿发育,严重可使胎儿死亡。国内外文献都是个例报告,医者缺乏经验。

(三)高血钙危象

血钙>4mmol/L(16mg/dl)临床即出现高钙危象,表现为高热、脱水甚至昏迷。当患者血钙达到4mmol/L(16mg/dl)应采取措施,如大量输液、利尿、使用降钙素和双磷酸盐等,必要时可行血滤,同时尽快完善相关检查,待患者情况稳定后尽早手术。

(四)酒精注射

1998年Herman报道36例甲状旁腺腺瘤患者在B超引导下以无水酒精注射到腺瘤内使之坏死,酒精量平均不超过1ml,结果28例(80%)腺瘤全部坏死,7例大部坏死,2例出现短暂喉返神经麻痹。本法的主要适应证为:①老年患者,一般状况较差无法耐受手术;②甲旁亢手术后复发,再手术困难;③患者要求。

六、多发性内分泌肿瘤甲状旁腺增生的处理

多发性内分泌肿瘤(multiple endocrine neoplasm,MEN)累及甲状旁腺者达80%,绝大多数为增生。MEN Ⅰ型累及甲状旁腺者达90%,MEN Ⅱa型累及甲状旁腺者约占60%。这些甲状旁腺增生也需手术切除,常见的术式包括甲状旁腺次全切除术和甲状旁腺全切除加自体移植,其中次全切除的复发率高达16%~25%。若患者同时合并嗜铬细胞瘤,则应先做嗜铬细胞瘤摘除术,再择期行甲状旁腺手术,若先行甲状旁腺手术,术中可能由于应激出现高血压危象和脑卒中。

七、原发性甲状旁腺功能亢进症再手术问题

原发性甲旁亢需要多次手术,分为可避免和不可避免的再手术。

(一)可避免的甲旁亢再手术

1. 外科手术医师经验不足,不能找到病变的甲状旁腺腺瘤而将颈部淋巴结或甲状腺结节误以为甲状旁腺腺瘤摘除,又未做冷冻切片证实,术后症状及PTH水平不能恢复正常。随着MIBI显像技术的进步,术前定位的准确性进一步提高,但MIBI的准确率在95%左右,在伴有甲状腺多发结节的情况下假阳性和假阴性率均明显上升,因此在定位诊断不明确时可对可疑病变行细针穿刺活检以减少不必要的探查。切除标本进行冷冻切片病理检查不可缺少,术中进行快速PTH测定也有助于避免此类情况发生。

2. 异位甲状旁腺腺瘤探查不充分或切除不充分。对于胸骨后、锁骨后病变应做开胸准备,彻底探查和切除;对于颈后三角病变则需要向侧方延长切口,充分探查;对于甲状腺内异位甲状旁腺病变,应在术前充分定位后行甲状腺大部切除术。

3. 同时有两个或多个腺瘤者MIBI仅能发现其中较大者,采用显像侧小切口摘除术后血钙、PTH仍高于正常者需再手术,这也是有的学者主张一律要双侧探查的理由。术中快速PTH测定有助于判断病灶是否切净,值得采用。

4. 甲状旁腺增生,术前B超和MIBI定位诊断仅只发现一个病变腺体,微创手术切下的标本术中

冷冻切片病理诊断难以区别是腺瘤还是增生。可采取术中快速测定 PTH 结合冷冻切片结果进行判断。

（二）不可避免的甲旁亢再手术

1. 部分患者在切除甲状旁腺腺瘤后可能出现复发，主要是其他甲状旁腺出现腺瘤而不是原部位切除不彻底复发所致。这种情况不多见，但处理很容易。

2. 甲状旁腺癌约占原发性甲状旁腺功能亢进的 1%，多为单个腺体病变，由于术中冷冻病理切片不能有效鉴别甲状旁腺腺瘤及甲状旁腺癌，大部分患者第一次手术都是不充分的，术后可能复发，需要多次反复手术。

（三）再手术的注意点

1. **手术途径**　若考虑为甲状旁腺增生则应行双侧颈部探查，或定位后做小切口手术；若考虑为腺瘤可采用瘤侧小切口微创手术；若为甲状旁腺癌则应在全麻下行颈廓清进行根治。

2. 再手术应在有经验的医疗单位由有经验的医师进行，术前可在术前 B 超引导下注入少许亚甲蓝定位，也有文献报道使用放射引导方法清除受累淋巴结和转移灶。术前做声带检查以了解上次手术是否有喉返神经损伤，术中注意保护喉返神经，由于既往手术局部解剖欠清者可试行从甲状腺外侧后侧进入，术中可使用喉返神经检测仪。

（廖泉　胡亚　赵玉沛）

参 考 文 献

1. Cope O. The story of hyperparathyroidism at the Massachusetts General Hospital. New Engl J Med, 1996, 21: 1174-1182.

2. Nussbaum SR, Thompson AR, Hutchenson BA, et al. Intraoperative measurement of parathyroid hormone in the surgical management of hyperparathyroidism. Surgery, 1988, 104: 1121-1127.

3. Rothmund M, Wagnel PK, Schark C. Subtotal parathyroidectomy versus total parathyroidectomy and autotransplantation in secondary hyperparathyroidism A randomized trial. World J Surg, 1991, 15: 745-750.

4. Norman J, Chheda H. Minimally invasive parathyroidectomy for primary hyperparathyroidism: Decreasing operative time and potential complications while improving cosmetic results. Ann Surg, 1998, 64: 391-396.

5. Miccoli P, Bendinellic, Vignali E. et al. Endoscopic parathyroidectomy: Report of an initial experience. Surgery, 1998, 124: 1077-1080.

6. Brennan MF, Norton JA. Reoperation for Resistant and recurrent hyperparathyroidism. Ann Surg, 1985, 201: 40-44.

7. Silverberg S, J. Shane F, Jacobs TP, et al. The natual history of treated and untreated asymptomatic primary hyperparathyroidism. A ten years prospective study. New Engl J Med, 1999, 341: 1249-1255.

8. Gordon L I, Snyder WH, Wians F, et al. The validity of quick intraoperative parathyroid hormone assay: An evaluation in seventy two patients based on gross morphologic criteria. Surgery, 1999, 126: 1030-1035.

9. Obara T, Fujimoyo Y. Diagnosis and treatment of patient with parathyroid carcinoma: An update review World J. Surgery, 1991, 15: 738-744.

10. Garmer SC, Leight G S Jr. Initial experience with intraoperative PTH determination in the surgical management of 130 consecutive cases of primary hyperparathyroidism. Surgery, 1999, 126: 1132-1135.

11. Ganger PG, Agarwal G, England B G, et al. Intraoperative parathyroid hormone monitoring falls to detect double parathyroid adenoma: A 2 institution experience. Surgery, 2001, 130: 1005-1010.

12. Irvin GL 3rd, Carneiro DM, Solorzano C. C. Progress in the operative management of sporadic primary hyperparathyroidism over 39 years. Ann Surg, 2004, 239: 704-708.

13. Sugg SL, Krzywda FA, Demeure MJ, et al. Detection of multiple gland primary hyperparathyroidism in the era of minimally invasive parathyroidectomy. Surgery, 2004, 136: 1303-1309.

14. Profanter C, Wetscher GI, Gabrill M, et al. CT-MIBI image fusion: A new preoperative localization technique for primary, recurrence and persistent hyperparathyroidism. Surgery, 2004, 135: 157-162.

15. Ignazio E, Herbert D C, Giorgio B, et al. Unexpected results using rapid intraoperative parathyroid hormone monitoring during parathyroidectomy for primary hyperparathyroidism. World J Surg, 2005, 29: 785-788.

16. Carneiro DM, Solorzano CC, Nader MC, et al. Comparison of intraoperative iPTH assay (QPTH) criteria in guiding parathyroidectomy: Which is the most accurate? Surgery, 2003, 134: 973-979.

17. Morris LG, Myssiorek D. When is surgery indicated for asymptomatic primary hyperparathyroidism? Laryngoscope, 2009, 119: 2291-2292.

18. Walker MD, Rubin M, Silverberg SJ. Nontraditional manifestations of primary hyperparathyroidism. J Clin Densitom, 2013, 16: 40-47.

第五节 甲状腺手术中喉返神经及甲状旁腺损伤的预防

一、甲状腺手术中喉返神经损伤的预防

(一)历史回顾与里程碑

公元2世纪Galen描述喉返神经走行并阐述其功能为支配声带运动。100年前被誉为"甲状腺之父"的Theodor Kocher建立喉返神经"区域保护法",即紧贴腺体结扎甲状腺下动脉以避免损伤喉返神经,显著降低了神经损伤率。Lahey(1938年)、Riddell(1956年)提出在甲状腺手术中常规解剖识别喉返神经,直视下保护喉返神经主干及分支,降低术后声带麻痹发生率,成为甲状腺手术中喉返神经保护的金标准。然而由于喉返神经复杂的解剖变异,即使解剖步骤及手术技巧日臻完善,甲状腺术中喉返神经损伤的报道仍然存在。Shedd(1966年)、Flisberg(1970年)提出甲状腺手术中应用神经监测仪,直接通过电生理刺激了解术中有无喉神经损伤,将功能学与解剖学紧密联系在一起。随着监测设备的不断改进以及监测步骤的不断标准化,此项技术成为甲状腺术中判定喉返神经功能、预防喉返神经损伤的有效辅助手段。近年来欧美国家甲状腺术中神经监测(intraoperative neuromonitoring, IONM)普及率达到40%~90%,我国也逐渐推广展开。

甲状腺术中喉返神经损伤会导致术后声带麻痹,轻者可引起术后声音嘶哑、发音障碍,严重者会导致呼吸困难甚至威胁生命。喉返神经损伤所导致的声音嘶哑严重影响患者的工作和生活,特别是教师、演员、营业员、干部等对发音功能要求高的人员。预防喉返神经损伤是甲状腺手术中的重要步骤。

(二)喉返神经的解剖与变异

1. 喉返神经走行 喉返神经为迷走神经在胸部发出的分支,其运动纤维支配除环甲肌以外的所有喉肌,感觉纤维分布于声门裂以下的喉黏膜。右侧喉返神经绕过锁骨下动脉后斜行上升至气管旁,其在颈部位置越低越远离气管。左侧喉返神经绕过主动脉弓后紧贴气管侧面垂直向上行走,故多位于气管食管沟内。由于颈段食管轻度左移形成一

个曲度,故左侧喉返神经可能位于食管前方表浅的部位,右侧喉返神经可能在气管更后方。左右喉返神经上行经过环甲关节侧后方,在甲状软骨前下方咽缩肌下部纤维处入喉。甲状软骨下角与喉返神经的关系恒定,90%以上的喉返神经在甲状软骨下角前下方6~15mm范围内入喉,可作为显露喉返神经的标志。

2. 喉返神经的变异 外科医生在熟悉喉返神经常规走行的同时还应了解常见的变异。喉返神经意外损伤最常见的原因是喉返神经变异。

(1)喉返神经主干变异

1)非返性喉返神经:非返性喉返神经从迷走神经颈段发出后直接进入环甲膜,发生率约0.5%,损伤率高达33%。如果在正常喉返神经走行区未见神经,应高度警惕非返性喉返神经可能。非返性喉返神经主要位于右侧,分为3型:Ⅰ型发出点位于喉与气管连接平面,走行与甲状腺上极血管平行;ⅡA型发出点相当于甲状腺峡部平面,横行入喉;ⅡB型走行类似喉返神经,下行勾绕甲状腺下动脉主干或分支再上行入喉。临床以ⅡA型最为常见。非返性喉返神经的发生与胚胎期主动脉弓的发育异常有关,尤其与头臂干缺乏及异常右锁骨下动脉关系密切。患者多数无临床症状,少数因血管异常或吞咽困难发现。很多学者术前应用钡餐透视、颈部CT、磁共振、血管造影、食管镜甚至超声判断是否存在颈部血管畸形,以此推测非返性喉返神经,但由于需要丰富的影像学经验而未得到推广。

2)主干数量变异:喉返神经可能具有2条甚至3条神经干,分支之间或分支与颈交感神经链之间可吻合成襻状,甚至同时与颈交感及喉上神经吻合成神经网。外科医生应了解喉返神经主干及分支形态变异,避免对双喉返神经、襻形喉返神经等的忽视、错判甚至离断结扎。

(2)喉返神经分支变异:有分支喉返神经损伤风险高于无分支喉返神经2倍(15.8% vs.8.1%;$P<0.01$)。喉返神经分支发生率很高,入喉前分支比率24.3%~72%,一支型(无分支)占72.7%,二支型占21.3%,三支或三支以上型者占6.0%,分支最多者为6条。喉返多分支可以有多个入喉点,存在解剖学变异。喉返神经的所有分支均支配相应的喉内肌肉,喉返神经前支主要支配声带内收肌,后支主要支配外展肌。如果医生不重视喉返神

分支现象就很可能将其中分支当做喉返神经主干，使未解剖的喉返神经另一分支造成损伤。

（三）喉返神经损伤的易发部位

喉返神经损伤常位于甲状软骨下角与神经跨过甲状腺下动脉之间的部位，特别是在其行程的上1/3、甲状软骨下角前方、下咽缩肌下方的喉返神经入喉平面附近。有报道显示，损伤在喉返神经入喉平面附近者超过85%，而发生在神经跨越甲状腺下动脉处约占10%。

1. 喉返神经入喉处　在神经入喉处附近部位的甲状腺叶位置固定，与环甲关节极为接近。在此处，88.1%的喉返神经位于 Berry 韧带（Berry ligament）侧方，其余走行穿过 Berry 韧带。Berry 韧带为一致密的白色结缔组织带，自环状软骨的中下缘外侧向下延伸到甲状腺峡部水平，长度为2~3个气管软骨环。甲状腺手术中从外侧紧贴甲状腺离断甲状腺下动脉的第3分支及甲状腺悬韧带时，需要将甲状腺向前内侧提拉，如果未向前内侧移动，喉返神经距 Berry 韧带甲状腺缘的距离仅为（2.7±0.9）mm，极易因离断、缝扎或者能量器械烧灼而损伤。提拉后安全距离为（4.8±1.5）mm，但当喉返神经穿行于 Berry 韧带时，提拉甲状腺腺叶力量过大也会传递至神经表面韧带组织造成卡压导致喉返神经牵拉损伤，加之此处神经常发生解剖弯曲，Berry 韧带后外侧、入喉前1~2cm是喉返神经损伤的极高风险区。

2. 与甲状腺下动脉交叉处　喉返神经与甲状腺下动脉有着复杂的交叉关系（图2-1），甲状腺侧叶下端后方称为"喉返神经危险区"，处理甲状腺下动脉时远离甲状腺、对喉返神经与甲状腺下动脉的解剖变异了解不足、术中出血多时盲目止血是喉返神经损伤的主要原因。

3. 喉返神经分叉处　右侧喉返神经分叉常发生在距甲状软骨下角1.33cm处，左侧则在距甲状软骨下角1.26cm处。约68.13%的喉返神经分支发出部位在甲状腺下极平面及以上（10.11±7.12）mm处，即甲状腺中下1/3段后方，部分气管、食管喉外分支与主支伴行但相隔较远，此范围内操作不仅容易损伤喉返神经主干，也可能损伤其分支。

（四）喉返神经损伤原因

甲状腺手术中喉返神经损伤率变异较大，其影响因素包括甲状腺疾病的病理类型（0.2%~

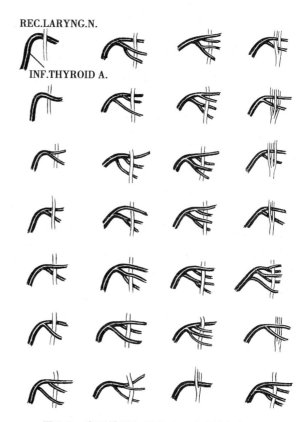

REC.LARYNG.N.

INF.THYROID A.

图2-1　喉返神经与甲状腺下动脉的复杂关系

25.0%）、甲状腺手术次第（初次 vs. 再次＝0.6% vs.3.6%）、甲状腺手术范围（次全切除术 vs. 全切除术＝0.7% vs.1.3%）、喉返神经解剖变异、外科医生经验与手术技巧（0.6%~1.4%）等。Jatzko等报道术中识别可提高喉返神经功能恢复率（57% vs.34%），但因甲状腺手术中喉返神经损伤原因诸多，除切割外还有结扎、钳夹、牵拉、压迫、电灼伤、缺血、吸引等，肉眼发现这些非离断性损伤相当困难。Lo等通过喉镜检查发现术中肉眼识别神经连续性时，当术后声带麻痹发生率为6.6%时，其中只有1.1%可在术中诊断，而应用术中喉返神经监测技术可使识别率从90%提升至99.3%。喉返神经的损伤与术者经验、对局部解剖的熟悉程度和操作技术等因素有关，外科医师应高度重视甲状腺手术时喉返神经损伤的预防和处理，对甲状腺外科解剖深刻知识，对新兴神经监测技术充分理解和规范化应用可使甲状腺术中喉返神经损伤率降至最低。

（五）喉返神经损伤的预防

鉴于喉返神经的位置、分支及形态有诸多变异，喉返神经保护应做到识别解剖标志、谨慎神经变异、分清解剖层次、保持术野清洁、个体化分析喉返神经走行变化，尤其是对肿瘤巨大压迫推移神经、甲状腺癌浸润、胸骨后甲状腺肿、Graves 病、再手术等导致解剖层次改变、瘢痕粘连、组织弹性差，导致喉返神经位置改变、解剖困难的情况。对于熟悉局部解剖的外科医生而言，常规解剖喉返神经并不困难，通常可在数分钟内完成，并不会延长手术时间，但对于初学者推荐在神经监测辅助下度过学习曲线，切忌在显露喉返神经时导致医源性神经损伤。

1. 肉眼识别显露　显露喉返神经时需要灵活掌握包括"多位点"、"三部曲"的解剖方法。"多位点"指的是喉返神经解剖识别位点，包括甲状腺下极下方、下极背侧、甲状腺下动脉处、喉返神经入喉处（甲状软骨下角下方 0.5cm 处），最常应用的是甲状腺下极下方，此点位置较固定。"三部曲"指的是喉返神经的暴露应遵循以下三个步骤，即"寻找、确认、保护"，无论采用何种入路首先均应充分游离腺体以保证其后外侧的良好显露，甲状腺下动脉附近是寻找喉返神经的最常用点，尽管喉返神经与甲状腺下动脉存在多种走行关系，但该动脉解剖标志显著，若此位置寻找困难可于甲状腺软骨下角入喉处寻找。

寻找喉返神经时先行处理甲状腺中静脉，之后游离甲状腺外侧缘，将甲状腺向对侧牵拉。当甲状腺难以向前翻转，从外侧难以暴露神经时，可切断峡部将侧叶向前外方翻转。显露气管食管沟后在平甲状腺下极处可见横行的甲状腺下动脉，在气管食管沟内示指触摸辨认喉返神经，并在触及喉返神经处解离颈内筋膜，肉眼确认喉返神经为白色、发亮的束状，直径 1~3mm，表面可见细小的滋养血管，用丝线绕过喉返神经标记保护，沿神经与腺体间隙蚊式钳分离，紧贴甲状腺结扎甲状腺下动脉分支并分离甲状旁腺。在解剖喉返神经和切除甲状腺的过程中动作应轻柔、细致，避免强行牵拉腺体致喉返神经损伤，同时特别注意喉返神经及其分支的解剖变异，保护并避免过度解剖喉返神经的滋养血管。出血时应避免盲目止血、误缝误扎，在处理血管时避免使用电切、电凝，如需电凝止血应使用双极电凝，避免热传导。

手术显微镜为外科操作提供了良好的放大作用，2~2.5 倍的放大作用便于观察和分辨细小的血管和神经分支，能最大限度地精确止血和保护喉返神经及其分支，对甲状腺再次手术患者尤其适合。

2. 喉返神经监测保护法

（1）喉返神经监测技术的发展：1969 年 Flisberg 和 Lindholm 等首先在手术中使用肌电图描记法（electromyography，EMG）来识别和监测喉返神经，有效降低了喉返神经损伤率。1985 年 James 等报道了术中使用电流刺激、监测喉返神经，当电流刺激到喉返神经时，术者能直接感受到同侧环甲关节区肌肉的收缩与运动，从而达到监测目的。1988 年 Lipton 等又提出改良方法，即借助喉镜将电极插入声带，术者手持神经刺激电极进行局部探测，通过肌电仪记录喉肌的肌电活动。1996 年 Eisele 报道术中肌电图结合气管插管监测喉返神经的方法，将表面肌电图电极与气管导管一起放置于声带处，用另一针状电极来刺激喉返神经，当后者受到电流刺激时其支配的肌肉将产生动作电位，此时术者可观察到一定的肌电图波形并监听到特别的预警声音。近年来神经监测系统逐渐完善并得到广泛认可，美国内分泌外科协会（AAES）已把术中使用喉返神经监测仪作为指南加以推广。

（2）喉返神经监测原理：神经监测原理是术中电流刺激使运动神经发生神经肌电反应，接收电极将神经支配肌肉释放的肌电信号形成肌电图波形及提示音以辅助外科医生术中评估神经的连续性和电生理传导功能，识别有无喉返神经损伤。

（3）喉返神经监测的标准化步骤与核心步骤：喉返神经监测的标准化步骤（表2-1）是监测成功的保证，喉返神经监测四步法是其核心步骤，是保证监测数据客观性、科学性的基础。

喉返神经监测四步法，即：①识别喉返神经前于甲状腺下极水平探测同侧迷走神经肌电信号（V1 信号），既可排查监测系统是否运行良好，又能辅助预警非返性喉返神经；②于气管食管沟内定位喉返神经走行区，显露喉返神经并进行探测（R1 信号）；③全程显露喉返神经后探测显露神经最近端（R2 信号）；④术野止血后、关闭切口前、操作对侧腺叶前再次探测迷走神经信号（V2 信号）。喉返神经作为迷走神经下游神经，通过对比迷走神经肌电信号能够更加全面反映术中喉返神经功能变化，通过四步法获得的数据对比 V2 与 V1、R2 与 R1 信号，如信号无明显减弱，提示喉返神经功能完整，如 R2 及 V2 信号丢失，排除监测故障、气管导管电极与声带接触不良及肌松状态影响后提示喉返神经损伤。

表 2-1　IONM 标准化步骤

步　　骤	备　　注
术前录像记录声带运动情况	应用纤维喉镜
确认监测系统功能状态	麻醉时气管内导管电极与声带直接接触
检查电极阻抗及阻抗差值	电极阻抗<2000Ω,阻抗差值<1000Ω
查看肌电基线	基线波动在 100μV 左右
监视电极位置是否准确	摆好伸体位后喉镜系统监视电极接触情况
术中神经监测四步法	**刺激神经,声带电极接收肌电信号并声音提示**
第一步,V1 信号	喉神经显露前直接刺激同侧迷走神经获得
第二步,R1 信号	在气管食管沟定位识别喉返神经后获得
第三步,R2 信号	刺激喉返神经暴露部的最近端获得
第四步,V2 信号	术野彻底止血后再次探测同侧迷走神经
信号解读	
R2,V2 信号无明显减弱	喉返神经功能完整
R2,V2 信号丢失	喉返神经受损,探查神经"损伤点",查找原因*
暴露的喉返神经拍照记录	喉返神经视觉完整性
术后喉镜录像记录声带运动	如果发现声带运动不对称,首先与术前喉镜录像比较

* 当无法探及"损伤点"时,首先确定是"真的"信号丢失

（4）术中神经监测的应用与技巧

1）喉返神经十字交叉定位法:术中神经监测在未解剖显露喉返神经前即可定位喉返神经走行。解剖喉返神经前在甲状腺下极喉返神经走行区结缔组织表面垂直气管方向探测,可见神经信号逐渐增强然后减弱,再沿信号最强点平行气管进行"扫雷式"探测即可定位出线性信号分布区,沿此线解离颈内筋膜即可显露喉返神经。术中神经监测可帮助85%的初学者顺利寻找喉返神经,使喉返神经识别率从90%提升至99.3%,降低了手术操作的盲目性。97%的患者在 2mA 电流刺激下即可定位。

2）非返性喉返神经识别法:非返性喉返神经从迷走神经颈段发出后直接入喉,因此存在 2 个信号空白点,即甲状腺下极下方喉返神经常规显露处和甲状腺下极水平迷走神经探测区。如术中在甲状腺下极水平探测迷走神经无声带肌电信号,而在甲状腺上极水平可探及,且在正常喉返神经走行区未探及神经信号,即可预测非返性喉返神经存在（图 2-2）,简单快捷、科学准确、事半功倍。

3）连续监测法:甲状腺手术中喉返神经损伤原因众多,这些损伤会造成神经损伤点,损伤点远端的喉返神经依然能与接受电极形成回路,而损伤点近端则无法形成,导致神经信号减弱甚至消失。根据以上表现,选择迷走神经或喉返神经近端作为

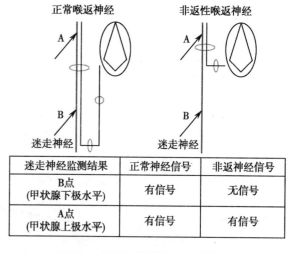

迷走神经监测结果	正常神经信号	非返神经信号
B点（甲状腺下极水平）	有信号	无信号
A点（甲状腺上极水平）	有信号	有信号

图 2-2　非返性喉返神经监测模式图

探测点,在喉返神经高风险操作区进行手术的同时连续探测,实时对比肌电波形变化,可及时避免危险操作并精确定位喉返神经损伤点,有助于提高神经损伤识别敏感性以及分析损伤机制。

此外,应用神经监测比未应用神经监测多发现11.2%的神经分支（$P<0.01$）,比应用手术放大镜识别准确性提高约10%,显著降低暂时性喉返神经损伤率（2% vs. 4.9%；$P=0.01$）。术中神经监测还发现很多以往不被重视的操作均可引起肌电信号的明显减弱,如结扎、钳夹、牵拉、压迫、电灼伤及吸引等,这些操作如果不够精细也可引起肉眼难以判

定的神经功能改变,甚至导致暂时性喉返神经功能损伤。连续监测中发现神经肌电信号降低 50% 以上即应停止操作,寻找损伤原因并及时解除。

二、甲状腺手术中甲状旁腺损伤的预防

(一)历史回顾与里程碑

1849 年伦敦动物园管理员 Richard Owen 在对犀牛进行尸检时首次发现了甲状旁腺,他将这种位于颈部紧邻甲状腺的腺体称之为一种"黄色颗粒状小体"。1880 年瑞典医学家 Ivar Sandstrom 描述了包括人在内的几种动物的甲状旁腺,他将这一新的结构命名为"glandulae parathyroidae",但并不知道这一腺体的功能。1891 年巴黎 Gley 再次发现这一腺体,并证明切除此腺体会导致搐搦。同年 Von Recklinghausen 描述了一种典型的纤维囊性骨炎,又称为 Recklinghausen 病,此后发现这种骨病是由甲状旁腺功能亢进症引起的。1909 年 MacCallum 和 Voegtlin 观察到切除甲状旁腺动物的血钙水平降低,由此引起的搐搦可经输注钙盐得到纠正。1923 年 Salvesen 的研究确立了甲状旁腺和钙代谢、搐搦的关系。预防甲状腺术后甲状旁腺功能减退和低钙血症的关键在于术中原位保护甲状旁腺及其血管。Thompson 提出甲状腺被膜解剖法(capsular dissection),即紧靠甲状腺真被膜解剖、保留甲状腺下动脉至甲状腺被膜间的组织,其意义在于直视下暴露并保护甲状旁腺及血供,在术中明确甲状旁腺的保留,从而保证术后甲状旁腺的功能,减少临床并发症的发生。

(二)甲状旁腺的解剖学与组织学特征

1. **甲状旁腺的来源**　甲状腺、甲状旁腺与咽及其附属软骨、肌肉、神经和血管在胚胎学上有同源性。甲状旁腺是由第 3 咽囊和第 4 咽囊外侧端的内皮细胞增生而来,下甲状旁腺和胸腺共同来源于第 3 咽囊,上甲状旁腺和甲状腺同随第 4 咽囊下降。由于胸腺随着发育移入纵隔,故下甲状旁腺与移行的胸腺关系较为密切,位置相对游离,而上甲状旁腺与甲状腺叶外侧部关系密切,位置较恒定。纵向来看甲状旁腺可能停留于自口底至胸腔第 3、4 咽囊下降途径中任何部位,而横向看甲状旁腺可位于咽壁至甲状腺背外侧任何部位。

2. **甲状旁腺的形态和位置**　甲状旁腺为扁椭圆形小体,又称上皮小体,呈淡黄棕色,比脂肪的浅黄色要深,比深灰色的淋巴结颜色要浅,在幼儿中呈透明淡红色并随年龄增长而加深。通常位于甲状腺侧叶后方真假被膜之间的疏松结缔组织内,平均长 6mm,宽 3~4mm,厚 1~2mm,每个腺体的重量为 10~70mg 不等,上甲状旁腺略大,其数目和部位变异较大,可有 2~8 个甲状旁腺,通常的数量是 4 个。

上甲状旁腺位置较为固定,识别相对容易,定位时沿甲状腺下动脉向上的分支通常容易找到。其中 99% 的腺体紧靠甲状腺,77% 在环甲软骨及环状软骨下缘处,22% 在甲状腺上极后面,仅 1% 位于咽后或食管后。下甲状旁腺位置不恒定,多位于甲状腺下极、喉返神经与甲状腺下动脉交叉周围 2cm 范围内。有人将以喉返神经和甲状腺下动脉交叉上方 1cm 处为圆心,直径 2cm 的圆形区域称为"甲状旁腺热区"。据统计 42% 下甲状旁腺位于甲状腺下极前侧面,39% 位于甲状腺下方胸腺组织内,15% 位于甲状腺下侧方脂肪组织内,1% 在近颈动脉分叉处,1% 位于甲状腺外侧的颈动脉鞘中部。80% 的人群上甲状旁腺为对称性分布,而下甲状旁腺只有约 70% 人呈对称性分布。甲状旁腺位置变异(图 2-3)在外科手术中应注意。

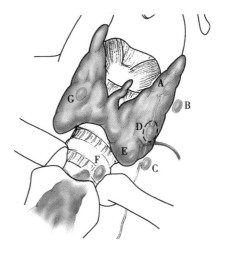

图 2-3　甲状旁腺解剖位置变异

3. **甲状旁腺的血液供应**　以往观点认为甲状旁腺主要由甲状腺下动脉供血,并且仅有 1 条分支动脉。近年研究表明,上甲状旁腺由甲状腺上动脉供血,而其中 45% 的甲状旁腺血供来源于上、下甲状腺动脉吻合支,33% 的甲状旁腺由 2~3 条分支动脉供血。甲状旁腺动脉多在进入甲状腺前发出,如果结扎该动脉主干极可能出现甲状旁腺缺血,这

也是术后暂时性甲状旁腺功能减退的原因。

4. 甲状旁腺的组织结构 甲状旁腺由排列成束或成团的腺上皮细胞构成实质，由血管和脂肪组织构成间质，实质细胞呈岛屿状分散在富含脂肪组织的间质中。实质细胞和脂肪组织的比例随年龄而不同，造成不同年龄人甲状旁腺颜色的差异，一般脂肪组织在青春期后才出现并逐渐增多，40 岁后趋向稳定。

5. 甲状旁腺的功能 甲状旁腺作为体内的重要内分泌腺体，其生理功能是分泌甲状旁腺素（parathyroid hormone，PTH），促进维生素 D 转化为具有活性的 1,25-二羟维生素 $D_3[1,25(OH)_2VitD_3]$，参与维持体内钙磷代谢以及骨代谢平衡。甲状旁腺通过其所分泌的 PTH 影响体内的钙代谢，与维生素 D、降钙素以及镁、磷等共同维持钙平衡（calcium homeostasis）。钙对正常细胞功能十分重要，参与多种生理活动，如神经冲动传导、酶活性、细胞膜稳定性、骨盐沉着、乳汁合成等。钙离子有降低神经兴奋性的作用，血清钙降低到 1.5 ~ 1.75mmol/L 时因神经兴奋性增加可引起肌肉自发性收缩（搐搦），若未能及时处理可因呼吸或心脏衰竭死亡。

血液循环中存在 4 种形式的 PTH：完整 PTH（intact PTH，iPTH）、氨基端 PTH（N-PTH）、羧基端 PTH（C-PTH）和中间段 PTH（M-PTH），其中前两者具有生物学活性，循环中存在比例低、半衰期短（少于 10 分钟），测定时灵敏度低，受肾功能影响较小，而后两者在体内无生物学活性，循环中存在比例高，半衰期较长，测定时灵敏度高，受肾功能的影响较大。PTH 作用的主要靶器官为骨和肾脏，对肠道也有间接作用。PTH 通过动员骨钙释放入血、促进肾脏保钙排磷和促进肠道吸收钙磷而使血钙浓度升高，与降钙素的作用相反，共同维持血钙稳定。

（三）甲状旁腺损伤原因分析及术后低钙的临床表现

甲状旁腺损伤的常见原因为术中损伤了甲状旁腺的血液供应。术中若结扎甲状腺下动脉主干或手术操作不慎引起血管痉挛都可影响甲状旁腺血运，导致腺体缺血、梗死或坏死。虽然在多数病例中腺体可再生，术后低钙血症多是暂时性的，但这种损伤仍不容忽视。另一个原因为术中误切了甲状旁腺。一般认为切除两个以上的甲状旁腺即可出现甲状旁腺功能减退。

甲状旁腺功能减退的发生率为 0 ~ 43%，术后

血钙常在 48 ~ 72 小时达到最低水平，此后两三天恢复到正常。手术后血钙下降越早，持续时间越长，甲状旁腺遭到损伤的可能性就越大，而恢复的可能性就越小。血浆游离钙降低导致神经肌肉兴奋性增强，临床最常见的表现是口周、手指和足趾麻木和针刺感，精神症状常见，患者表现出焦虑、抑郁，偶尔有精神错乱，可能发生手足搐搦，特点是腕足痉挛、强直性阵挛性抽搐和可能致命的喉喘鸣。体格检查时轻叩耳前的面神经可引起面肌收缩（Chvostek 征）。

（四）甲状腺手术中甲状旁腺损伤的预防

1. 甲状旁腺显露与保护方法 术中寻找甲状旁腺的方法常常是按照解剖学上以其存在最多的部位为中心寻找。甲状旁腺的分布呈现"三区一带"：上甲状旁腺主要集中在甲状软骨下角区域，下甲状旁腺主要分布于甲状腺下极区域，甲状腺下动脉是上、下甲状旁腺分布的交替区，由此 3 个区构成了一个甲状旁腺易损伤带，即甲状腺后内侧。除了要熟悉甲状旁腺常见的解剖部位，术中保持术野干净也是寻找甲状旁腺的关键，推荐行甲状腺切除操作前先定位并保护甲状旁腺。

术中甲状旁腺的显露与保护方法：首先打开甲状腺外科被膜，暴露甲状腺与甲状旁腺之间的间隙，顺此间隙游离甲状旁腺至其血管蒂处，将腺体及血管从甲状腺表面轻轻推开。术中为保护甲状旁腺血供应尽量在甲状腺外科被膜内结扎切断甲状腺的血管分支，避免结扎切断甲状腺下动脉主干，以保存甲状旁腺的动脉血供和静脉回流。甲状旁腺及其血供被完整保留时会一直呈现原有的黄褐色，而当血供受损时腺体会逐渐变暗，至完全缺血时则呈紫黑色。部分甲状旁腺虽完整保留了血供，可能因血栓形成等原因导致一定程度的缺血，呈现出轻重不等的紫色，经过 10 ~ 30 分钟一般可自行恢复。如果甲状旁腺被膜下淤血，可尝试针刺或剪切释放淤血，如甲状旁腺血供良好则会在淤血流出后逐渐恢复正常颜色。不仅要在术中关注甲状旁腺性状，手术结束前也要常规查看甲状旁腺状态，如发现甲状旁腺已丧失动脉供应，失去活力，应及时行甲状旁腺移植术。

2. 甲状旁腺识别技巧及辅助手段

（1）甲状旁腺识别技巧：术中识别甲状旁腺时，用小镊子尖仔细地寻找，甲状旁腺在甲状腺被膜下可具有一定的活动度，是辨别技巧中很实用的

一点。钳夹甲状旁腺时需轻柔,避免长时间钳夹同一位置。甲状旁腺的血管极为细小,肉眼之下难以辨认,过多地追踪其来源对血管本身损害较大,极易引起血栓形成或损伤断裂,术中不应刻意分离。

甲状腺手术后应常规检查甲状腺标本是否附带甲状旁腺,尤其是腺体背侧被膜附近,如有疑似甲状旁腺组织应切取微量组织送检术中病理,确认甲状旁腺后立即置于4℃生理盐水中保存,以便行甲状旁腺自体移植。

与脂肪组织鉴别,可切剪甲状旁腺的一部分,断面有鲜红动脉血溢出,而脂肪不出血。或将组织放入氯化钠溶液中,下沉者为甲状旁腺,上浮则为脂肪组织。与淋巴结鉴别时,淋巴组织多为灰白色,一般无脂肪组织覆盖,多沿静脉血管成串分布,在长、宽一定的情况下比甲状旁腺更厚。必要时可以取微量可疑甲状旁腺组织送冷冻病理检查。

(2)辅助手段:目前有报道术中连续监测甲状旁腺激素可以辅助判断甲状旁腺功能状态,避免术后出现永久性甲状旁腺功能减退,有利于更准确地区分和预测术后低钙血症的原因及程度,颈内静脉采集血样检测更加敏感。

另一种比较被认可的方法是纳米碳示踪法。纳米级碳颗粒直径150nm,具有高度的淋巴系统趋向性。由于毛细血管内皮细胞间隙为20~50nm,而毛细淋巴管内皮细胞间隙为120~150nm且基膜发育不全,故注射到甲状腺组织内的纳米碳颗粒不进入血管,但可迅速进入淋巴管使淋巴结黑染。术中在甲状腺病灶周围用皮试针将纳米碳混悬液注射入甲状腺内(注射时回抽证实未误入血管),约20分钟后甲状腺与周围黑染淋巴结形成鲜明对比,可更好地识别和保护甲状旁腺及其血供。

3. 甲状旁腺自体移植术　甲状旁腺自体移植术是无法原位保护甲状旁腺时的最终选择。1980年我国陈国锐等首次报告带血管蒂甲状腺甲状旁腺同种异体移植治疗甲状旁腺缺失症,创手术治疗甲状旁腺功能减退的先河。20世纪80年代初,欧美国家和日本开始对非甲状旁腺疾病患者进行甲状旁腺自体移植,主要目的是预防甲状腺手术后甲状旁腺功能减退,取得了显著效果。移植前应切取微量拟移植甲状旁腺进行快速冷冻病理组织检查,确认该组织是甲状旁腺。移植操作在甲状腺切除、淋巴结清扫后进行,注意无瘤操作,避免肿瘤种植,步骤如下:①将甲状旁腺切成0.5mm的小块或胶冻样(组织块越小越有利于肌肉血液供应到达移植物中心,提高移植存活率);②在手术对侧或手术范围相对小的一侧沿肌肉走行分离胸锁乳突肌或胸大肌,形成长约1cm、深约1cm的"小袋"(注意妥善止血,如果血肿形成会影响移植物与肌肉血液供应接触,使移植成功率下降);③将已切好的甲状旁腺组织送入已做好的"小袋"底部,用丝线缝合"小袋"顶部肌组织及筋膜(如条件允许可用显影缝合线,便于术后随访定位);④同上做法分3~5个"小袋"进行多点移植,提高移植成功率。

有效的甲状旁腺原位保护效果优于自体移植术。在评估甲状旁腺无法原位保护或者虽实施了原位保护但甲状旁腺已经失活或失去动脉血供时,甲状旁腺自体移植可作为预防术后甲状旁腺功能减退的重要辅助手段。

(孙　辉)

参 考 文 献

1. 孙辉,刘晓莉.甲状腺手术中喉返神经和喉上神经的保护.中国实用外科杂志,2012,32(5):356-359.

2. Chiang FY,Lu I,Chen HC,et al. Anatomical variations of recurrent laryngeal nerve during thyroid surgery:How to identify and handle the variations with intraoperative neuromonitoring. Kaohsiung J Med Sci,2010,26(11):575-583.

3. 孙辉,刘晓莉,赵涛,等.术中神经监测识别非返性喉返神经6例经验.中华内分泌外科杂志,2010,4(6):402-404.

4. Chiang FY,Lu IC,Kuo WR,et al. The mechanism of recurrent laryngeal nerve injury during thyroid surgery:the application of intraoperative neuromonitoring. Surgery 2008,143(6):743-749.

5. 刘春萍,黄韬.甲状腺手术喉返神经损伤的原因及处理探讨.中国普外基础与临床杂志,2008,15(5):314-317.

6. Barczynski M,Konturek A,Cichon S. Randomized clinical trial of visualization versus neuromonitoring of recurrent laryngeal nerves during thyroidectomy. Br J Surg,2009,96(3):240-246.

7. 刘晓莉,孙辉,郑泽霖,等.甲状腺术中喉返神经监测技术的应用与进展.中国普通外科杂志,2009,18(11):1187-1190.

8. Dionigi G,Barczynski M,Chiang F Y,et al. Why monitor the recurrent laryngeal nerve in thyroid surgery. J Endocrinol invest,2010,33(11):819-822.

9. 刘晓莉,孙辉.喉返神经监测技术原理与临床应用.中国实用外科杂志,2012,32(5):409-411.

10. Randolph G,Dralle H,Abdullah H,et al. Electrophysiologic recurrent laryngeal nerve monitoring during thyroid and parathyroid surgery:international standards guideline statement. Laryngoscope,2011,121:S1-S16.

11. 孙辉,刘晓莉,张大奇,等.甲状腺手术中喉返神经保护及监测的临床应用.中国普外基础与临床杂志,2010,17(008):768-771.

12. Chiang FY,Lee KW,Chen HC,et al. Standardization of intraoperative neuromonitoring of recurrent laryngeal nerve in thyroid operation. World J Surg,2010,34(2):223-229.

13. 孙辉,刘晓莉,付言涛,等.术中神经监测技术在复杂甲状腺手术中的应用.中国实用外科杂志,2010,30(1):66-68.

14. Dralle H,Sekulla C,Lorenz K,et al. German IONM Study Group:Intraoperative monitoring of the recurrent laryngeal nerve and thyroid surgery. World J Surg,2008,32(7):1358-1366.

15. 孙辉,刘晓莉.全甲状腺切除术治疗甲状腺癌适应证选择及并发症防治.中国实用外科杂志,2011,31(5):388-391.

16. Wang C. The anatomic basis of parathyroid surgery. Ann Surg,1976,183(3):271-275.

17. 李志辉,朱精强,魏涛,等.甲状旁腺在人体中的分布特点及临床意义(附50例解剖研究报告).中国普外基础与临床杂志,2008,15(5):311-313,317.

18. Lo CY. Parathyroid autotransplantation during thyroidectomy. Aust N Z J Surg,2002,72(12):902-907.

19. 王平,王勇,曹利平.甲状旁腺自体移植手术方式与功能判断.中国实用外科杂志,2012,32(5):420-422.

20. Callender GG,Grubbs EG,Vu T,et al. The fallen one:the inferior parathyroid gland that descends into the mediastinum. J Am Coll Surg,2009,208(5):887-893;discussion 893-895.

21. Moffett JM,Suliburk J. Parathyroid autotransplantation. Endocr Pract,2011,17(suppl 1):83-89.

22. El-Sharaky MI,Kahalil MR,Sharaky O,et al. Assessment of parathyroid autotransplantation for preservation of parathyroid function after total thyroidectomy. Head Neck,2003,25(10):799-807.

23. Palazzo FF,Sywak MS,Sidhu SB,et al. Parathyroid autotransplantation during total thyroidectomy—does the number of glands transplanted affect outcome? World J Surg,2005,29(5):629-631.

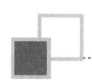

第三章　乳腺疾病

第一节　乳腺癌早期诊断技术及其发展

乳腺癌是女性最常见的恶性肿瘤之一,在我国占全身各种恶性肿瘤的7%～10%,仅次于子宫颈癌,但近年来其发病率呈逐年上升趋势,在部分大城市已超过子宫颈癌占女性恶性肿瘤的首位。

乳腺癌的危害性已经引起了世界范围内的广泛重视,欧美等发达国家从20世纪80年代开始启动了乳腺癌大规模筛查工作,发现了大批早期乳腺癌,使得乳腺癌在发病率不断增加的情况下,死亡率呈下降趋势。我们国家的乳腺癌早期诊断工作也已经开展了近20年,乳腺癌早诊率也在不断提高。

一、乳腺癌早期诊断的概念

乳腺癌的"早期"概念,既往是多有混淆的。一种是把以下3种划归为早期乳腺癌:①乳腺小叶原位癌和导管原位癌;②直径小于5mm的小浸润癌(亚临床癌);③直径小于1cm,局部活动度大,无腋下淋巴结肿大的微癌等。也有的定义为临床上触及不到肿块的乳腺癌患者,即亚临床状态。还有的将临床Ⅰ、Ⅱ期乳腺癌统称为早期乳腺癌,如诸多专业期刊,就常泛将TNM分类中Ⅰ、Ⅱ期病例统称为早期乳腺癌,这也是临床上采用最多的提法。

其实,现代肿瘤学研究表明,乳腺癌从初起单个癌细胞的分裂增殖,到发展成临床能检出的直径约1cm的小肿块,约需30次倍增,其生长期至少已逾3年,给转移提供了足够的时间,所以,Ⅰ期乳腺癌中当肿瘤>1cm时,就有可能发生全身的亚临床转移;而Ⅱ期病例中包括了有腋窝淋巴结转移的;即使腋淋巴结阴性者,原发肿瘤大小已超过2cm,周身的亚临床转移可高达25%～30%。所以,从组织学角度看,Ⅰ、Ⅱ期患者中已有相当部分并不属于早期。真正的早期应指那些尚未向邻近组织浸润和未发生转移的(包括区域淋巴结),故病理学上

把早期癌限于非浸润癌即原位癌、早期浸润癌以及原发癌直径<0.5cm,以及病理证实淋巴结无转移的浸润性癌。

历史上,导管上皮不典型增生(ADH)与导管内癌(DCIS)、小叶不典型增生(ALH)与小叶原位癌(LCIS)的鉴别一直是一个难题。对于小叶原位癌(lobular carcinoma in situ,LCIS)究竟是属于早期癌还是癌前病变历史上曾有过很多争论,后来经观察发现小叶原位癌是一种乳腺小叶上皮的特殊增生形式,于是正式命名为小叶瘤形成(lobular neoplasia),归为乳腺癌的癌前病变,2003年WHO的新版乳腺癌分类沿袭了此名称。而导管原位癌原来认为介于非典型增生和浸润性导管癌之间,属早期癌,而2003年的新版分类则将其明确划入癌前病变范围(precursor lesion),称为导管上皮内瘤3级(DIN-3)。所以,目前对于原位癌和它的新名称正处于并存过渡阶段,两者在共同使用,新分类被广泛接受和使用尚需时日。

针对目前早期乳腺癌的概念不够统一明确的现况,编者综合了国内外学者在此方面的分歧和共识,借鉴病理和临床两方面的研究进展,将早期乳腺癌的概念分为组织学早期癌(即原位癌、早期浸润癌但原发癌直径小于0.5cm且无淋巴结转移)和临床早期癌(包括Ⅰ、Ⅱ期病例),临床早期癌的范畴较宽,涵盖了组织学早期癌的内容。在临床上,常用的早期癌的提法一般指的是临床早期癌。

那么,当乳腺癌尚在早期阶段,通过普查、临床体检、影像检查及其他检查手段将其检出,即为乳腺癌的早期诊断。

二、乳腺癌早期诊断技术及发展

以往认为的乳腺癌早期表现,"无痛、单发的小肿块,常由患者无意中发现而就诊",可能并不十分确切。当肿块增长到可以被患者自查摸到,多数已经并非早期状态了。所以,虽然不能绝对地认为肿块越小越早期,但采用各种手段发现尽可能小的病灶确实是实现乳腺癌早期诊断的有效途径,这些手

段包括乳腺超声、钼靶摄片、磁共振检查、乳腺热像图、近红外扫描、PET等辅助检查方法;此外,不能忽略最基本的临床物理检查,规范正确的查体是不能被仪器检查所替代的,查体时发现的一些重要体征,如局部乳腺腺体增厚、乳头溢液、乳头糜烂、局部皮肤内陷等,往往是发现早期乳腺癌的重要线索和提示。

（一）临床乳腺检查(clinical breast examination,CBE)

临床乳腺检查(CBE)这个概念是相对于乳腺自我检查而提出的,是指患者到医院接受医生的专科物理检查。乳房的物理检查应该由坐位开始。坐位时,明显的不对称、皮肤隆起、皮肤或乳头回缩以及乳头溃疡最明显(图3-1A)。当患者上肢上举时(图3-1B),乳房下部或乳房下皱褶皮肤的改变显示更清晰。当患者双手用力叉腰时(图3-1C),胸大肌收缩,可以显示其他方法未发现的皮肤回缩。接着,在患者挺直上身时触诊乳房,可能触及平卧位时难以扪及的细微病变(图3-1D),尤其是位于乳房较高或尾叶区域的肿块,因为坐位时肿块周围的乳腺组织向下移位从而使肿块更为明显。患者取坐位并挺直上身时最有利于检查锁骨上区域及双侧颈部,以探查是否有淋巴结肿大。检查右侧腋窝时,由医生用右手托起并固定患者右侧肘部,使胸壁肌肉得以松弛,用左手进行触诊,检查腋窝下部、中部及上部,并可向上延伸至锁骨。医生

用左手固定患者左臂并使之松弛后,可用右手检查左侧腋窝。若触及淋巴结,医生必须评估其为多发还是单发、活动还是固定于下方结构,还有分组和大小。直径大于1cm、坚硬、不规则以及多发或融合的结节被认为是可疑的转移灶。许多女性尤其是在有手或手臂的炎症时(划伤、擦伤或烧伤)可触及小的、活动的腋窝淋巴结。这种淋巴结通常直径小于1cm,可触及但无临床意义。

对乳房皮肤和乳头的仔细检查可以发现或提示存在潜在恶性病变的可能(图3-2)。乳房皮肤的水肿(橘皮征)通常范围较广,偶尔很小。这种情况发生在乳房下部时较其他部位更为明显,当患者上肢上举时最易发现。这种水肿常常是乳房深部癌肿阻塞淋巴管所引起,也有可能是转移性疾病广泛累及腋窝淋巴结所致。当胸大肌收缩时,皮肤的回缩(酒窝征)可更明显。提示着潜在病灶的可能。乳房皮肤红斑也是可能存在的恶性疾病的征象,尽管可能是导管周围乳腺炎或者脓肿形成等炎症所致,也必须同时考虑到炎性乳腺癌的可能。检查乳头是否回缩或有溃疡很重要,溃疡最初可能只是包括部分乳头在内的微小病变,这提示着Paget病的可能。这种乳腺癌的早期形式起源于主导管并沿其扩展,表现为乳头异常,有时可累及整个乳头乳晕区。

接着,患者取仰卧位,此时乳房位于胸壁的最上方并沿胸壁铺展,最有利于检查。将一小枕头垫于同侧肩部下方,同时同侧上肢上举置于头的上方。皮肤和胸壁之间的乳腺组织越少,乳房检查就越准确;反之则越不准确。检查者必须检查整个乳房,从胸骨延伸至腋中线,上至锁骨,下至胸廓下部。检查者用连续指触技术检查,谨记所寻找的病变往往很微小,应仔细检查所有象限。由于恶性病变多发于乳房外上象限(图3-3),我们多数由该象限开始。顺时针触诊一周,回到外上象限检查第二遍。在有些妇女中,小于1cm的癌肿可以清楚触及,而在另一些妇女中大的病变却很隐蔽。所以,检查者必须对乳腺本身的质地有所估计。对于未绝经的患者,在经期前检查时,可能无法评估因充血而呈团块状的乳腺组织,而在月经结束后几天复查时的情况则明显改善;对于绝经后患者,其脂肪-乳腺组织比例较高,使得触诊和乳腺摄片诊断更准确,这些患者的乳腺没有周期性改变,因此如果连续几次触诊有局限增厚区域就比绝经前患者的更有诊断意义。

体格检查后,医生应该向患者解释乳房自检的

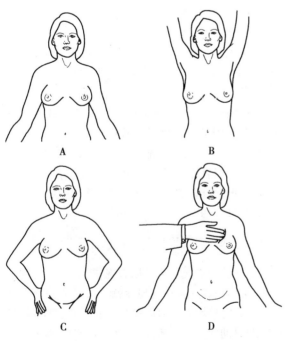

图3-1 乳房的物理检查
A. 坐位;B. 上举;C. 双手用力叉腰;D. 挺直上身

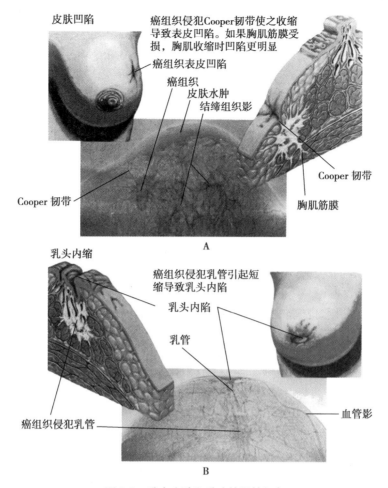

图 3-2 乳房皮肤和乳头的恶性征象
A. 皮肤凹陷；B. 乳头内缩

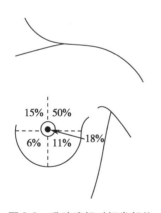

图 3-3 乳腺癌相对好发部位

重要性和技巧。医生应该建议患者每月在其月经结束后作一次乳房自检。绝经后女性则应每月在一固定日作一次自检。许多医生建议患者在洗澡时进行自检，因为当手和乳房都湿润的时候更容易感觉到肿块。自检时，患者坐在镜子前，分别在双上肢下垂和双上肢上举时检视乳房。观察乳房有无外形改变、皮肤凹陷和乳头异常（图 3-2）。然后，患者取仰卧位，待检侧肩下垫小枕。用左手手指平面触诊整个右侧乳房，反之亦然。根据触诊，如果有坚硬的肿块或者区域，边界不规则、固定于皮肤或深部筋膜，这些都是癌的明显特征。如果触摸到较柔软、光滑、边界规则、活动度大的肿块，则良性可能性大，但也要及时到医院接受专科检查，由医生进一步确认。

临床乳腺检查对于无症状女性乳腺癌的普查是既经济又实用的手段。美国国家乳腺癌、宫颈癌早期检测计划（the National Breast and Cervical Cancer Early Detection Program）的资料显示，1995～1998 年共行 CBE 752 081 例，其乳腺癌检出率为 5‰。而"定期乳房自检（breast self-exam）"在以往也曾被推荐为早期发现乳腺癌的重要方法，但是近年来不断出现的证据提示，"定期乳房自检"不能有效降低乳腺癌的死亡率。基于此，美国癌症学会（ACS）于 2005 年对 2003 年版"癌症早期发现指南"作了修订,不再推荐"定期乳房自检"作为乳腺癌的早期诊断手段,而临床乳腺检查仍然保留。

经乳腺自检发现的恶性肿瘤多数已属晚期,且有可能误导一部分可能到医院检查获得早期诊断的病例,使其继续观察从而丧失了最佳诊断时机,所以目前国际上已摒弃推荐乳腺自检。但是,以我国的国情,目前放弃乳腺自检为时尚早,还有相当多的女性(尤其是老年女性)不能或没有自觉意识作正确的自我检查,就诊时肿块已经很大,连施行局部手术都很困难;同时,我国的医疗资源相对匮乏,如果让每位女性充分得到如同国外保险体制下的随诊保健服务,目前还是困难的。所以,建议有条件到医院检查的人群尤其在 40 岁以上者,每年进行一次由专科医师进行的乳房临床检查(CBE),并且每个月进行乳房自我检查。对于就医较不方便的人群至少要做到定期乳腺自检,一般是每月一次。当然,这样的过渡只是暂时的,随着医疗保健体制的完善,科学有效的普查手段将会逐步覆盖到所有人群。

(二) 乳腺 X 线摄像检查

乳腺 X 线检查的常用方法是钼靶摄片(radiography with molybdenum target tube)和干板照相(xeroradiography)。干板照相的优点是对钙化点的分辨率较高,但 X 线剂量较大。钼靶摄片的射线剂量小于 10^{-2} Gy,其致癌危险性接近自然发病率。

大量的研究早已证实,早期乳腺癌的发现手段中钼靶 X 线摄影检查是较为敏感而特异的。据美国癌症协会和美国国家癌症研究所共同研究的结果显示:乳腺钼靶 X 线摄影可发现 59% 的直径为 1cm 以下的非浸润型乳腺癌及 53% 的浸润型乳腺癌。采用乳腺钼靶 X 线摄影检查作为普查手段可早期发现乳腺异常,使乳腺癌患者的死亡率降低 30% ~ 50% 。近年来,计算机数字化结合钼靶摄影产生的数字化钼靶 X 线(digital mammography)机,拍摄的乳腺影像更清晰,可以进一步提高早期乳腺癌的检出率。

西方国家从 20 世纪 70 年代末开始了大规模的乳腺钼靶普查工作。其最重要的结论是采用乳腺钼靶普查使乳腺癌的早期诊断率大大提高,从而降低了乳腺癌的死亡率(图 3-4,表 3-1)。目前对 50 岁以上妇女进行每 1 ~ 2 年一次的乳腺钼靶摄片普查在许多西方国家已经成为常规,并被大多数医疗保险所覆盖,但对筛查的频率,各方意见不同。美国妇产科医师学会(ACOG)和美国癌症学会(ACS)及部分其他团体建议每年筛查。美国预防性服务特别工作组和国家肿瘤研究所(NCI)建议

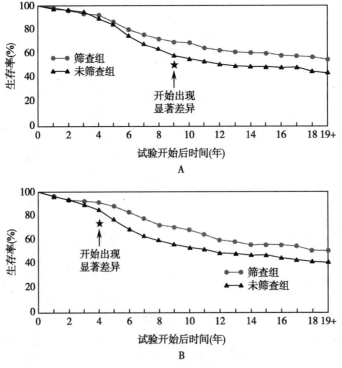

图 3-4 采用乳腺钼靶普查
A. HIP 研究中 40 ~ 49 岁妇女(所有时期)的生存率;B. HIP 研究中 50 ~ 64 岁妇女(所有时期)的生存率

每隔 1~2 年作一次筛查。对于 40~49 岁妇女是否推荐进行筛查性乳腺摄片以及合理的间隔时间是多久曾存在争议：ACOG 和 ACS 建议每 1~2 年进行筛查，ACOG 建议有直系亲属绝经前患乳腺癌家族史的妇女从 35 岁时开始常规筛查。1988 年，12 个研究组织商定了关于乳腺癌筛查的一致建议，他们认为：①在乳腺癌筛查中乳房临床检查和乳腺摄片都是必需的；②50 岁及以上妇女每年应进行乳腺摄片；③40~49 岁妇女每 1~2 年应进行乳腺摄片。

表 3-1　乳房 X 线照相和乳腺癌死亡率的下降

研究机构	计　划	结　果
HIP	每年进行，持续 4 年	死亡率下降 30%
Verbeek	每 2 年共持续 4 年	死亡率下降 33%
Colette	在第 1、12、18、24 个月进行	死亡率下降 50%
Tabar	每 2 年（40~49 岁）	死亡率下降 31%
	每 33 个月（大于 50 岁）	

乳腺钼靶 X 线摄影的缺点是对致密腺体显影较差，病灶影像易被掩盖。其次放射线对人体有一定损害，不宜过多反复应用，尤其是年轻妇女。而我国妇女乳腺密度普遍较西方人种要高，且我国乳腺癌的发病高峰年龄为 40~49 岁，比西方国家要提前 10 年左右，这都使在西方国家广泛应用的乳腺钼靶摄片的敏感性和特异性在我国稍低。所以，在我国跟从国外经验单一采用乳腺摄片筛查来提高早期诊断率的方法不十分可取；但是对于 50 岁以上妇女，尤其是并存有部分高危因素的女性，采取定期乳腺摄片检查的方法来提高早诊率是毋庸置疑的。所以，结合我国女性的发病特点，适合我国的普查手段应该是乳腺钼靶照相与乳腺超声相结合。

（三）乳腺超声检查

自 20 世纪 50 年代 WILD 等开始应用超声进行乳腺疾病的诊断，因其具有经济、简便、无痛苦无损伤、患者容易接受等优点，经不断改进，已成为了一种重要的乳腺癌早期诊断手段。超声检查乳腺的优点包括：①无放射性，对年轻女性，尤其是妊娠、哺乳期女性检查更为适宜，进行普查和随访也很方便；②对囊性或实性肿块鉴别意义大，超声可发现 2mm 大小的囊肿；③超声对乳腺组织的层次显示清楚，定位较准，同时可以清楚显示病灶血流情况，有一定的定性价值；④对致密型乳腺 X 线检查不满意，超声检查则显示满意；⑤对腋窝和锁骨上淋巴结显示清楚；⑥超声优于乳腺钼靶 X 线摄影还在于评估乳腺置入物的状况，尤其是有破裂和漏出时；以及检查置入物附近病变。乳腺超声的缺点是：①虽然超声发现了大批临床不能触及的微小癌灶，但其敏感度仍然远逊于磁共振检查，尤其对于小于 1cm 的乳腺肿块容易遗漏；②对乳腺癌微粒样钙化及毛刺样改变 X 线易显示而超声易遗漏；③超声检查难以得到乳腺组织的全貌影像，对于判别是否多发有一定局限；④乳腺超声检查十分依赖操作者的技巧和经验，检查者如果在操作时遗漏了病灶是无法通过复审读片来纠正的，这一点上钼靶和磁共振检查更容易克服。

近年来，随着超声显像技术的改善和提高，尤其是高频超声及彩色多普勒技术的开发及发展，使得超声检查的分辨率得到大大提高，同时可以清楚显示病灶的血管走行和血供情况，使不少乳腺癌患者得到了早期的诊断和治疗，在乳腺癌早诊领域中的地位大大提高。在过去，高频超声应用以前，无论是教科书还是临床工作中主要强调的是其定位功能和囊实性肿物的鉴别，而对肿物的良恶性诊断的定性帮助很小。近十余年前高频高分辨率超声和彩色多普勒技术开始应用于临床，它能更清晰的显示乳腺肿瘤的内部结构和外部形态，对肿瘤与周围组织的关系、病灶大小及边缘、肿瘤内部及周边的血供情况均能清晰显示（图 3-5），从而使超声从过去的定位手段成为有效定位并能初步定性诊断的重要工具，加之费用低廉、操作简便，已经成为乳腺癌早期诊断中首选的检查手段。但是，虽然高频高分辨率的超声及彩色多普勒对微小病变及肿瘤的准确定位价值很高，对良性及恶性病变也可以提供重要的临床参考，但超声影像诊断仍然是非特异性的，密切结合临床查体和其他检查手段还是十分必要的。

超声引导下的组织穿刺活检技术近年开展的也较多。如 Schoonjans 等所作的工作，经长期随访观察，其对可触及乳腺癌的诊断敏感性为 99.2%；对未触及肿块的乳腺癌诊断敏感性为 93.2%。穿刺技术的开展无疑为术前确诊病变提供了一种新的有效手段，但由于假阴性率的存在以及不能切除病灶须长期观察等问题的存在，穿刺技术还是不能

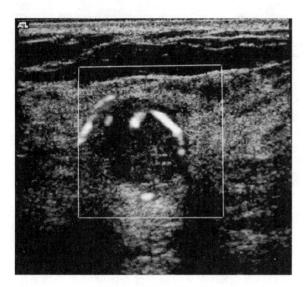

图3-5 高频高分辨率超声

完全替代切除活检。

（四）磁共振扫描（MRI）对早期乳腺癌的检测

磁共振应用于医学已经有50多年的历史，但应用于乳腺肿瘤的检测只有10多年。最初乳腺MRI检查被应用于临床和X线检查正常而以腋窝淋巴结转移为首发症状的隐匿性乳腺癌患者。对于临床查体、X线和超声检查发现的可疑模糊病变，大体上MRI的检测敏感性为96%，特异性75%，准确性86%。也就是说，磁共振检查对于发现早期乳腺癌的微小病灶敏感性是最高的（图3-6），但难于清楚判别癌性或炎性结节，所以特异性尚显不足。为了对上述数字做进一步验证，目前在国际乳腺MRI检查工作组的指导下正在开展一项多中心研究，希望通过对乳腺癌高危人群的检查研究，得出更为可靠的MRI筛查敏感性及特异性方面的数据资料。

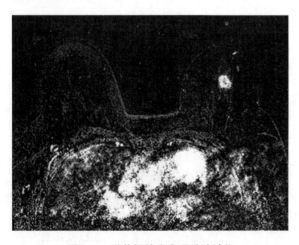

图3-6 磁共振检查发现乳腺肿物

作为近些年来渐显优势的早期乳腺癌检测手段，MRI检查技术在许多方面已经达成共识。首先，应用MRI进行乳腺癌高危人群的筛查，这是最为敏感有效的手段。如Kuhl等对携带有乳腺癌易感基因（*BRCA1*和*BRC2*）的女性作乳腺体检、X线、B超和MRI普查，1年后证实105名无症状的妇女的普查结果为：乳腺X线、B超和MRI的敏感性分别是33%、33%和100%（前两者结合为44%）。尽管将筛查对象设定为高危人群，但是检查费用过高仍大大限制了它的广泛应用。第二，用于评估乳腺癌的病变范围，排除多发微小病灶的存在，这是乳腺MRI检查最重要的作用之一。Harms等报道，最多达30%的乳腺癌患者，根治性手术后可以找到额外的微小癌灶，并强调MRI具有检出X线和临床检查阴性乳腺癌的能力。所以，对于准备接受保乳手术的乳腺癌患者，如果手术前能够接受乳腺MRI检查明确排除多发病灶，对于降低术后复发率和再手术率是有极大帮助的。目前由于经济因素，多数患者还是采用超声和钼靶的方法进行术前范围评估，相对于MRI检查有多少假阴性率的存在尚不十分清楚。第三，用于乳腺手术后（包括保乳手术或切除并再造手术等）患者，检测复发或新发肿瘤。对于手术后患者来说，曾患乳腺癌是其明确的高危因素，需要密切观察是否有复发转移或新发病灶，同时手术使得腺体结构紊乱、不易识别，这种情况下MRI检查因其敏感度高、对腺体没有挤压、层次辨别清晰成为最为理想的监测手段（图3-7）。

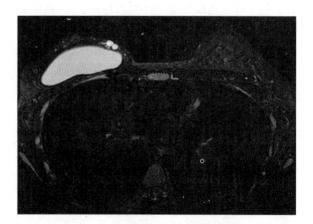

图3-7 磁共振检查用于乳腺手术后

同时，乳腺MRI检查在现阶段也还存在一些不足，如检查费时，一次检查大约需要40分钟；静脉注射的显像药物会加重原有的肾功能损伤；对于炎性和恶性病灶辨别欠清；假阳性率较高。而且，因为费用高、耗时长，不便于做MRI定位下的穿刺或切除,所以经 MRI 发现的乳腺可疑病灶还是要回到彩超或钼靶定位下施行活检手术,如果仅有 MRI 能够辨识却不能在超声或钼靶检查中发现,还是难于确诊。

所以目前在我国,磁共振检查多数还是应用于乳腺癌术后转移病灶或第二原发癌的检测,以磁共振检查来开展无症状或高危人群的筛查多数人群尚不能承受。但是,随着经济水平的提高,凭借磁共振检查在微小病灶检出方面的独特优势,其在乳腺癌早期诊断领域的应用必将日益广泛。

(五)其他影像学检查

除了临床上应用广泛的乳腺超声和钼靶检查,以及越来越受重视的磁共振检查之外,乳腺热像图和乳腺近红外扫描在既往应用较多。热像图是根据癌细胞代谢快,产热较周围组织高,液晶膜可显示异常热区而诊断。近红外线扫描则利用红外线透照乳房时,各种密度组织可显示不同的灰度影,从而显示乳房肿块。而且,红外线对血红蛋白的敏感度强,可以显示肿块影周围的血管情况。但这两种方法的共同缺点是分辨率不足,对于微小病灶不易发现,限制了其在早期诊断领域的广泛应用,目前在临床上的使用逐渐减少。

PET 从 20 世纪 90 年代初期开始应用于乳腺癌的诊断和术后监测,它通过病灶部位对示踪剂的异常摄取来了解病灶的功能代谢状态。它对 1cm 以下的乳腺病灶分辨率不高,解剖定位也不够十分准确,尤其是高昂的价格限制了其在早期诊断领域的广泛应用,但是对于仅有腋窝或锁骨上淋巴结可疑转移而常规检查难于发现原发病灶的病例,PET 检查不失为一种可选的筛查方法。此外,对于乳腺癌术后监测全身转移灶方面 PET 也有重要作用。

对于上述的乳腺超声、钼靶摄片、磁共振检查、乳腺热像图、近红外扫描、PET 以及临床物理检查,究竟如何结合应用才能有效、切实地提高人群中乳腺癌的早期诊断率,是一个筛查策略问题。悉如上述,结合目前已有的研究资料,在现有的经济卫生条件下,暂拟建议 40 岁以上的女性每年一次的临床乳腺检查及超声检查,具有乳腺癌家族史或既往乳腺手术史等高危因素者可给予每 1~2 年一次的乳腺钼靶或者 MRI 检查,并且提倡每月一次的乳腺自我检查。

三、不可触及乳腺病变的处理

不可触及乳腺病变(nonpapable breast lesion,NPBL)为影像学检查所发现,而临床查体不能触及

的乳腺病变。临床上 25%~30% 的 NPBL 为恶性病变,其中 75%~85% 为早期癌。

对于 NPBL 的诊断处理方法可以采用立体定位细针穿刺细胞学检查(SFNAC)、立体定位核心针活检(SCNB)及立体定位细针活检术(NLB)等。这三种方法都需要先在前述的检查手段下定位,再在定位下穿刺或切除活检。其中,细针穿刺属于细胞学检查,经穿刺获取少量病灶细胞在显微镜下查找肿瘤细胞。它对穿刺和涂片的技术要求都很高并要求专门的细胞病理学医生,并且敏感性较差,易遗漏恶性病变。核心针活检则采用较粗的穿刺针,可以获取较多量的组织,属于组织学检查,诊断的准确性较高,但有关核心针的穿刺针道转移问题尚无定论,且对病灶无治疗作用还需要专用设备较费时。前两者的不足之处限制了它们的广泛应用。而细针定位活检(NLB)技术一直是诊断和治疗 NPBL 的金标准,它采用细针定位病灶,在定位针的指引下完整切除病灶,它对恶性病变的漏诊率低,转移可能性较小,并且对良性病变有治疗作用,是处理不可触及乳腺病变最常采用的方法。

细针定位活检(NLB)的常用定位手段是钼靶和超声。首先应该明确什么样的病变要引起重视,需要手术活检。钼靶片中显示的伴或不伴肿块影的细小沙粒样钙化、不规则密度增高影或结构紊乱区、孤立的肿块影、毛刺样或分叶样肿块、局部腺体边界缺损或凹陷(图 3-8)。B 超表现有肿块边界不规则、蟹足样改变、肿块后方声像衰减、肿块血流丰富、肿块合并钙化、囊肿囊壁增厚或囊内有低回声或囊周有丰富血流。存在上述征象就应怀疑恶性病变的存在,即使临床触诊不能扪及乳腺病灶也应及时切除活检。需要注意的是,如果一个病灶钼靶和超声都能显示,应首先选择超声定位,因为超声检查操作简便且无痛苦、无放射性。当必须采用钼

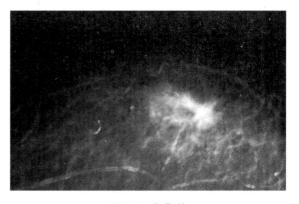

图 3-8 钼靶片

靶定位时,一定要将手术切除的标本再次送钼靶检查以确定可疑病灶已经被完全切除,同时也可以为病理医生提示病灶的准确位置。

除了前述的三种立体定位病理检查方法之外,近几年来还有一些比较先进的成套设备逐渐进入临床,应用于 NPBL 的诊断和治疗。如麦默通真空辅助乳腺微创旋切系统(The Mammotome System),它依靠旋切刀和真空抽吸泵两个基本装置,可以在超声或钼靶引导下对乳腺可疑病灶进行重复切割,以获取乳腺的组织学标本,从而获得病理诊断或者较小良性肿瘤的完整切除。麦默通系统的优势在于其微创性及准确性,在旋切刀外的套管针可有效减少组织残留针道的可能,但是是否能够真正避免针道转移及达到满意的诊断治疗效果还有待临床长期应用的检验。

四、重视乳腺的一些特殊体征

很多乳腺恶性肿瘤在早期仅表现为一些局部的特殊体征,能够充分认识和重视这些体征才能不遗漏早期病例。如乳腺局部皮肤下陷、周边及乳头乳晕区的小结节、乳头溢液、乳头皮肤改变。

这其中乳头溢液是十分常见的,处理好各种性质的溢液病例是早期乳腺癌诊断中的重要内容。能够引起乳头溢液的常见乳腺疾病不外乎导管扩张、导管内乳头状瘤、导管癌。常见的乳头溢液的性状有清水样、乳汁样、浆液性、血性。清水样和乳汁样溢液应首先考虑药物或激素水平等因素,浆液性或血性溢液者,尤其是单侧乳腺单个乳管开口的,导管内乳头状瘤的可能性大,需要手术切除病变导管和相应小叶。我们曾经统计过我院 2004 年全年施行的乳头溢液手术 122 例,其中乳腺癌 13 例,占 10.7%;导管内乳头状瘤 78 例,占 63.9%。可见有的放矢地切除病变导管是发现早期乳腺癌的十分有效的方法,它不仅可以明确诊断同时还对良性病变同时起到了治疗作用,从这个角度来说,乳腺导管造影、导管镜检查、乳管冲洗液检测癌标志物等方法都显得略有不足。

此外,乳头湿疹样乳腺癌(又称乳腺 Paget 病,Paget's carcinoma of breast)在早期也有一些特殊的体征,如乳头瘙痒、烧灼感,乳头乳晕区皮肤变粗糙、糜烂如湿疹样,进而渗出、溃疡、结痂、脱落,后期可有乳头毁损、短缩,有的病例在乳晕区有小的肿块(图 3-9/文末彩图 3-9)。Paget 病发病率低,只占女性乳腺癌的 1% ~ 4.1%,恶性程度低,发展很慢,如果能够及时发现 0 期和 I 期病例能占到 80%

左右,所以正确认识和及时处理 Paget 病是乳腺癌早期诊断中很重要的内容。当患者表现为乳头乳晕区瘙痒、疼痛,无论是否伴有乳腺肿块和乳头溢液都应想到 Paget 病的可能,疑诊病例采用的诊断活检方法主要有脱落细胞学检查、皮肤活检、手术切除活检等,应根据病例特点和主要目的选用。

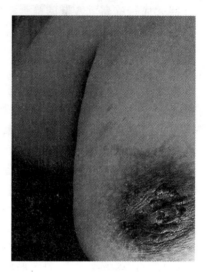

图 3-9 乳腺 Paget 病

五、发展方向

乳腺癌的病因目前尚不十分清楚,还不能做到确切的病因学预防(一级预防),所以以早期发现为内容的二级预防就显得至关重要了。

因为乳腺的原位癌是几乎可以 100% 治愈的,I、Ⅱ期乳腺癌的 5 生存率分别是 95% 和 75% 左右;如果到Ⅲ期 5 生存率则仅为 47% 左右。所以,近 20 年来医学界不断探讨能够更早期发现乳腺癌的方法,伴随着这一进程,超声、钼靶、磁共振、PET 等检查技术也在突飞猛进地发展,尤其在近 10 余年,其分辨率和准确性都有大大提高,使得早期病例的比例不断升高。

但是,如何经济有效地组合利用这些技术手段,达到最佳的二级预防效果,决不是简单地任意组合或者抄袭国外经验的过程。在西方发达国家,目前采用的是适龄女性每年一次的钼靶摄片筛查,正在验证的是高危女性磁共振筛查。这些在我国是行不通的,我们国家的乳腺癌发病年龄低、腺体较致密,不适合全部采用钼靶摄片,加之钼靶摄片和磁共振检查费用高,不适合我国的经济状况和人口众多的国情。在我国,首推的应该是超声检查,结合适当频度的钼靶摄片,在经济许可的条件下逐步加入磁共振检查。前述的筛查设想是否为最合理有效的,是否能够同时节省有限的医疗资源达到最佳效价比,都需要大规模的临床验证,也是医务者需要继续探索的重要内容。

除了技术层面的发展外,强化全民早诊意识也是非常重要的内容。"全民"二字包括了医患双方。作为医生,首先应该认识到筛查发现早期乳腺癌是何等重要,其重要性远远超过了花费大量成本获取有限收益的晚期治疗。那么,为了使筛查得到的病例尽可能早期,就应掌握规范化手段,注重专业化人才的培养,有效减少由于不专业不规范造成的漏诊误诊。作为患者,应该被告知乳腺癌风险度的情况,应该被教育指导规范自检、定期体检,应该具有根据自身风险接受相应筛查并发现可疑征象及时就医的意识。但这样的目标尚未完全达到,建立一个全民正确认识并有效实行的乳腺癌早诊体系,是所有医务人员的职责和努力方向。

(孙 强)

第二节 乳腺癌外科治疗的历史沿革及发展

乳腺癌是影响女性健康和生命的主要恶性肿瘤之一,其治疗已从传统的主要依靠外科手术,逐渐发展为包括外科治疗、化学治疗、内分泌治疗和放射治疗等的综合治疗。即使在强调综合治疗的今天,外科手术仍然是乳腺癌治疗的最重要方法之一。乳腺癌的外科治疗自19世纪后叶起发生了巨大的变化,William Morton(美国,1864年)将麻醉引入外科手术、Joseph Lister(英国,1867年)消毒技术的临床应用、Halsted(美国,1894年)的乳腺癌典型根治术和20世纪70年代乳腺X线照相术(mammography)的出现都对乳腺癌外科的发展起着里程碑式的作用。100余年来,伴随着对乳腺癌生物学特性认识的逐步深入、诊断技术的进步和治疗水平的提高,极大地促进了乳腺癌外科的发展。乳腺癌手术治疗方式的进展和变化从一个侧面反映了现代肿瘤外科理念的进步和变化,是外科理论和实践不断总结和提高的过程。回顾分析乳腺癌外科治疗发展变化的历史,寻找其发展的脉络,探索现代乳腺癌外科发展趋势和热点,可以发现很多有益的启示。

一、乳腺癌外科治疗的发展史

现代乳腺癌外科治疗始于19世纪后期,由Halsted和Meyer提出了乳腺癌典型根治术(radical mastectomy)的概念。1894年,Halsted发表了其著名的研究论文,50例乳腺癌典型根治手术治疗随访3年的结果显示,其局部复发率仅为6%,生存率为45%,与同时代的乳腺癌手术结果相比有显著的差异。Halsted发现乳腺癌的转移与肿瘤大小和有无区域淋巴结转移相关,切除包括肿瘤的乳房、胸大小肌及其区域淋巴结可有效地避免局部复发,提高生存率;同时,腋窝淋巴结有无转移、肿瘤的大小是影响患者生存的重要预后因子,5年生存率更能反映患者是否治愈。Halsted的研究结果确认了乳腺癌外科治疗的基本原则,也一度成为其他恶性肿瘤手术治疗所遵循的基本原则,是乳腺癌外科乃至整个现代肿瘤医学发展的一个里程碑。

尽管Halsted手术理论上切除了肿瘤及可能转移的淋巴结,但是仍然有约23%腋窝淋巴结阴性的乳腺癌患者因远处转移失去生命。1927年Handley和Thackray对119例乳腺癌患者行乳腺癌典型根治术同时进行内乳淋巴结活检,结果显示内乳淋巴结转移率达34%,从而提出内乳淋巴结转移是乳腺癌转移的主要途径之一,在乳腺癌播散和预后中可能具有重要意义。由此开启了在乳腺癌典型根治术的基础上增加内乳淋巴结切除的扩大根治手术方式,即乳腺癌扩大根治术。1949年Margottini和Auchincloss提出了切除第2~4肋软骨,经胸膜外清除内乳淋巴结的手术方法。1952年Urban等又提出连同胸膜一并清除内乳淋巴结的手术方法。研究同时发现经乳腺癌根治术后出现胸壁复发的患者,其复发部位70%位于胸骨旁区域,Urban认为乳腺癌扩大根治术可以改善局部复发。在20世纪50~60年代,乳腺癌扩大根治术在欧美较广泛开展,成为位于乳房内侧和中央区进展期乳腺癌的标准手术之一。我国李月云、沈镇宙等报道了1091例随访5年以上乳腺癌扩大根治术患者,结果发现Ⅰ、Ⅱ、Ⅲ期乳腺癌内乳淋巴结转移率分别为2.59%、12.53%和26.74%,在Ⅱ、Ⅲ期乳腺癌患者行扩大根治术有助于改善生存。尽管扩大根治术是肿瘤整块切除理论和外科手术技巧结合的成功实践,但是这种扩大根治术未能达到所期望的结果。1981年,Veronesi报道了意大利米兰的研究结果,716例接受根治术或扩大根治术两组乳腺癌患者,10年随访结果发现典型根治术患者总生存率为60.7%,而扩大根治术患者为57%;法国IGR报道1195例乳腺癌患者,比较乳腺癌扩大根治术和乳腺癌根治术加内乳区淋巴链放射治疗的治疗效果,结果发现如肿瘤位于乳腺中央区或内侧,两组患者的死亡风险和远处转移没有差异,术后放射治疗具有与手术清除内乳淋巴链相同的效果。继后又有多篇报道,乳腺癌扩大根治术未能提高治愈率和长期生存率,而相应的手术并发症却有增加,提示用扩大手术范围治疗恶性肿瘤的效果是有限的。因此,临床上逐渐放弃了乳腺癌扩大根治术。

随着诊断技术的提高,多数可手术乳腺癌患者并无胸大肌的侵犯,而手术技术的发展使胸大小肌间和锁骨下淋巴结的清扫不需要切除胸肌即可完成。为此,人们对胸肌无癌侵犯的患者,尝试不切除胸大肌又能达到根治性切除术要求的手术方法,即乳腺癌改良根治术(modified radical mastectomy)。乳腺癌改良根治术的要点是切除包括全部乳房和腋窝、锁骨下淋巴结,其与 Halsted 提出的乳腺癌典型根治术的主要差别是不切除胸大肌,而使患者术后上肢功能明显改善。初期有几种术式,具有代表性的手术包括 Patey 于 1948 年报道的保留胸大肌切除胸小肌的术式和 Auchincloss 于 1963 年报道的保留胸大肌及胸小肌的术式。据美国外科医师协会报道,乳腺癌典型根治术从 1972 年的 47.9% 下降到 1981 年的 3.4%;而乳腺癌改良根治术从 1972 年的 27.7% 增加到 1982 年的 72.3%。随访结果证实,乳腺癌改良根治术 5 年无病生存率和总生存率与典型根治术无差异,可替代乳腺癌典型根治术作为 I、II 期乳腺癌的标准术式。乳腺癌改良根治术的临床广泛应用,明显改善了患者的胸部缺损,同时使术后淋巴漏、上肢淋巴水肿等手术并发症发生率显著下降。

临床实践中又发现,尽管包括外科治疗技术在内的各种治疗方法明显改进,但乳腺癌总的死亡率并无显著改善。20 世纪 70 年代,美国著名的外科和病理学家 Fisher 提出了“乳腺癌是一种全身性疾病”的理论,认为在乳腺癌早期肿瘤细胞即可进入血液循环,从而导致远处转移,而远处转移是患者死亡的主要原因。人们开始质疑是否所有患者均需要行根治性切除术,即切除乳房和清扫腋窝淋巴结。Fisher 和 Veronesi 率先进行了有益的探索,开展用保留乳房手术(conservative surgery)治疗早期乳腺癌,并与传统乳腺癌根治术进行比较,结果发现两者总生存和无病生存无差异,从此开启了乳腺癌保乳手术的新时代。保留乳房的乳腺癌手术是乳腺癌外科治疗理念和方法的重大转变,在欧美国家保留乳房的乳腺癌手术已经成为较早期乳腺癌外科治疗的首选手术方式。

Toth 于 1991 年报道了不保留乳头乳晕的乳房皮下切除术,该术式便于即刻乳房重建术。手术要求与传统乳房切除一样切除所有乳腺组织,切除包括空心针穿刺的皮肤孔,同时切口可暴露腋窝区。NCCN 指南指出,在有经验医生团队合作下不保留乳头乳晕的乳房皮下切除术也被认为与具有传统乳房切除术同样的肿瘤安全性,因而可作为早期乳腺癌行即刻乳房重建前乳房切除的一种手术方式。

随着术中病理学诊断和术中放疗技术的发展,保留乳头乳晕的乳房皮下切除术也被实践,Ver-Heyden 于 1998 年首次报道 20 例保留乳头乳晕的乳房皮下切除术;Petit 等也报道了在 2002—2007 年,对 1001 例乳腺癌患者进行了保留乳头乳晕的乳房皮下切除加术中放疗,再行即刻乳房重建的观察和随访结果,中位随访时间为 20 个月,乳头完全坏死率为 3.5%,部分坏死率为 5.5%,局部复发率为 1.4%,满意度评分平均 8 分。虽然该手术可得到更好的美容效果,但 NCCN 指南指出对保留乳头乳晕的乳房皮下切除的手术安全性仍然存在争议,还需要更多的循证医学证据。

无论是切除乳房的各种乳腺癌根治术还是缩小手术范围的保乳手术,都仍然没有解决腋窝淋巴漏和上肢淋巴水肿并发症的问题。1993 年,Krag 第一个应用 ^{99m} 锝标记的硫胶体作为示踪剂,术中用 γ 探测仪检测乳腺癌腋窝的前哨淋巴结。1994 年,Giuliano 首先发表了应用活体染料检测乳腺癌腋窝前哨淋巴结的结果。1996 年,Albertini 率先将活体染料和 ^{99m} 锝标记过滤硫胶体两种方法结合检测乳腺癌患者腋窝前哨淋巴结。之后,乳腺癌前哨淋巴结活检(sentinel lymph node biopsy,SLNB)开始逐渐受到关注。该技术的一系列临床研究结果证明前哨淋巴结活检为阴性的患者,或前哨淋巴结活检为微转移者,可以不行腋窝淋巴结清扫。如果前哨淋巴结活检仅有 1~2 枚转移,且患者为保乳术、术后进行了化疗、放疗者,亦可以不行腋窝淋巴结清扫术。

总之,从乳腺癌外科治疗的发展史中可以发现,乳腺癌的外科治疗经历了从创伤范围大的乳腺癌典型根治术、扩大根治术向创伤小的乳腺癌改良根治术和保乳手术的演变过程;从单一的切除肿瘤及其周围区域组织向兼顾患者的功能和美容等提高患者生活质量的外科治疗模式的转变(表 3-2)。

表 3-2 乳腺癌手术方式的演变

作者	时间	手术方式
Halsted	1894 年	典型根治术
Patey	1948 年	改良 Ⅱ 式根治术
Urban	1952 年	扩大根治术
Auchincloss	1963 年	改良 Ⅰ 式根治术
Fisher&Veronesi	20 世纪 70 年代	保乳术
Toth	1991 年	不保留乳头乳晕的乳房皮下切除术
Krag& Giuliano	20 世纪 90 年代	前哨淋巴结活检术
VerHeyden	1998 年	保留乳头乳晕的乳房皮下切除术

二、有关乳腺癌外科治疗的主要临床试验

(一)乳腺癌典型根治术对比全乳房切除±放射治疗的临床研究(NSABP B-04 临床试验)

该研究按有无临床腋窝淋巴结转移分为两组。对临床腋窝淋巴结阴性患者,又随机分为典型根治术组,全乳房切除加胸壁和区域淋巴结放疗组及单纯乳房切除术组,后者如术后出现淋巴结肿大,则补行腋窝淋巴结清扫术;对临床腋窝淋巴结阳性,随机分为典型根治术组和全乳房切除术加胸壁和区域淋巴结放疗组。随访 25 年发现,其总生存率和无病生存率在有无腋窝淋巴结转移组间均无差别。在临床腋窝淋巴结阴性组,乳腺癌典型根治术的患者中有 38% 在手术后证实有腋窝淋巴结转移,而没有做腋窝淋巴结清扫或放疗的患者中仅有 18% 出现腋窝复发而做了腋窝淋巴结清扫术。尽管治疗时间不同,但即刻腋窝淋巴结清扫和延期清扫两组间无显著差异。这项研究说明:乳房切除方式和腋窝清扫的时间没有改变患者的无病生存和总生存率;即刻清扫腋窝淋巴结、延期清扫腋窝淋巴结和放射治疗的临床结果是一致的。

(二)乳腺癌保乳术和乳房切除术的临床研究(表 3-3)

表 3-3 乳腺癌保乳术和乳房切除术的临床研究

临床试验	病例数	随访时间(年)	肿瘤大小(cm)	外科切缘	放疗瘤床加量	局部复发 保乳(%)	局部复发 乳房切除(%)	总生成 保乳(%)	总生成 乳房切除(%)
NSABP	1851	20	4	无肿瘤	无	14.3	10	46	47
Milan	701	20	2	—	是	8.8	2.3	42	41
NCI	247	18	5	切缘无	是	22	6	59	58
EORTC	868	10	5	1cm	是	20	12	65	66
Danish	793	20	任意	切缘无	是	NR	NR	58	51
Gutave-Roussy	179	15	2	2cm	是	9	14	73	65

注:Milan 为保乳与典型根治术比较

1. NSABP B-06 试验 Fisher 等于 20 世纪 70 年代后期入组了 1851 例肿瘤直径<4cm 的 Ⅰ 期和 Ⅱ 期乳腺癌患者。随机分成三组,第一组患者行乳房切除术+腋窝淋巴结清扫;第二组患者行肿瘤扩大切除术+腋窝淋巴结清扫;第三组患者行肿瘤扩大切除术+腋窝淋巴结清扫+术后放疗。对拟行肿瘤扩大切除的患者,要切除足够的组织以确保切缘阴性并有较好的美容效果,但是,仍然有 10% 的患者因切缘阳性而行乳房切除术。随访 20 年发现,乳房切除术组总生存率为 47%,而肿瘤扩大切除加与不加放射治疗其总生存率均为 46%;局部复发率保乳加放射治疗组为 14.3%,乳房切除术组为 10%;总死亡率在无腋窝淋巴结转移组为 47.7%,而在腋窝淋巴结转移组则高达 63.3%。第一、三组患者的无病生存率、无远处转移生存率以及总生存率差异无统计学意义;放疗可使保乳手术后同侧局部复发率由 39.2% 下降至 14.3%。该研究肯定了保乳手术的疗效,也确立了保乳术后放疗的重要性。

2. 米兰试验　Veronesi 等将 701 例肿瘤直径<2cm 的早期乳腺癌患者随机分为保乳手术+术后放疗组和典型根治术组,术后随访 20 年,发现两组患者总生存率分别是保乳术组 42% 和典型根治术组 41%,局部复发率分别为 8.8% 和 2.3%,对侧乳腺癌发生率两组相同,均为 0.66%,远处转移率及第二病灶的发生率差异均无统计学意义。

3. 美国国立癌症研究院(NCI)　对 247 例患者进行保乳手术或乳腺癌改良根治术进行对比研究,术后 18 年随访发现两组患者无病生存率和总生存率均无显著性差异。

4. 欧洲肿瘤研究和治疗组织(EORTC)　在对 868 例乳腺癌患者进行乳腺癌改良根治术和保乳加放疗随访 10 年的研究中发现,两者的总生存率分别为 66% 和 65%,无统计学差异;局部复发率分别为 12% 和 20%,具有显著差异。这项研究包括了肿块直径达 5cm 的患者,其中 80% 的肿瘤直径大于 2cm。研究也发现在切缘阳性和阴性组其局部复发率均低。

5. 丹麦乳腺癌协作组的 DBCG-82TM 试验将 793 例乳腺癌患者随机分为保乳手术+放疗组和改良根治术组,随访 20 年,两组患者的无病生存率以及总生存率差异无统计学意义。

6. 法国 Gustave-Roussy 研究院(IGR)　对 179 例肿瘤直径小于 2cm 的乳腺癌患者分别采用了保乳手术和乳腺癌改良根治术,15 年随访结果发现在死亡、远处转移、对侧乳腺癌发生、局部区域复发方面两组无差异。

7. 国内临床研究　我国科技部于十五期间专门设立了“十五”重大疾病攻关课题:“早期乳腺癌保乳手术结合放、化疗标准化治疗方案的研究”,由中国医学科学院中国协和医科大学肿瘤医院等全国共 10 家三级甲等医院协作完成,是国内首次开展的乳腺癌保留乳房手术的多中心临床研究,已于 2005 年顺利结题。共完成保留乳房的乳腺癌手术 872 例,3 年随访结果显示局部复发率为 1%、远处转移率为 1.3%、死亡率为 0.1%,与病情相近患者同期实施乳腺癌改良根治术者比较,两者的结果无统计学差异。在该研究实践的指导下,提出了适合我国女性特点的保留乳房的乳腺癌手术病例选择、手术技术要点等规范,对我国乳腺癌保留乳房手术的开展起到了示范和推动作用。

三、肿瘤整形外科技术在乳腺癌保乳术中的应用

乳腺癌保乳手术已有 40 年的历史,大量的循证医学证据已证明保乳手术具有与乳腺癌改良根治术相同的无病生存和总生存率,乳腺癌保乳术被广泛接受。但是,仍有部分患者因肿块大,切除乳房组织多或因乳房体积小而失去乳房或因保乳后乳房外观严重改变,达不到保乳的美观度。如何利用整形外科技术提高保乳率,改变保乳术后的美观度,是当前乳腺外科关注的一个热点之一。

乳腺癌保乳手术的目的是在切除肿瘤及其足够的周围组织、保证切缘阴性、避免肿瘤局部复发的基础上,同时具有良好的美观度。但是,约有 40% 的保乳患者达不到良好的美观度,包括大小、形态不对称,双侧乳头不在同一水平等。由于东方女性乳房相对西方女性偏小,故中国女性保乳术后美观度不良的现象尤为突出,这也是目前国内保乳率低的原因之一。

乳房肿瘤整形外科技术是近 10 多年来发展起来的新技术,它是肿瘤外科和整形外科技术的有机结合。该技术的优点是保证了更大范围切除足够的肿瘤及周围组织,降低切缘受累率和再次手术率,同时利用整形外科技术修复缺损区域、乳房塑形,使患者术后仍具有良好的乳房美观度。

利用肿瘤整形外科技术行乳腺癌保乳术的常用手术方法有:

(一) 乳腺组织移位

该技术通过游离乳房皮下乳腺、使皮下乳腺组织或带皮肤的乳腺组织移位,填充肿瘤切除后的残腔,重新塑形乳房。它主要用于肿瘤切除后残腔范围为中等以下的保乳手术。Clough 等报道,依据切除肿瘤组织占乳房体积的百分比,可将乳房肿瘤整形外科技术分为水平 I 技术和水平 II 技术。当切除肿瘤组织低于乳腺体积(切除肿瘤组织/乳腺体积)的 20% 时,可采用切除肿瘤及周围组织、直接游离周围皮下乳腺组织缝合关闭残腔,实现较好的美容效果,即水平 I 技术。文献报道,约 50% 的保乳手术可采用该技术。但是,对于范围较广泛的 DCIS、局限于某一个象限的多病灶、肿块较大经新辅助化疗后肿块缩小或肿瘤组织/乳腺体积比值较大者,切除 20%~50% 的乳房体积时,需采用大范围游离乳腺组织、移位技术,或采用缩乳术才能达到肿瘤治疗和良好美观度的结果,即水平 II 技术。水平 II 技术据肿瘤的位置和乳房的形状不同又有不同的手术方式。当肿瘤位于近乳晕上方中线附近时,可将切除乳晕周围皮肤及邻近的肿瘤,缝合残腔并提乳,该技术被称为圆形块切除技术(round bloc technique);当肿瘤位于外上、外下象限时,可

采用环绕乳晕的梭形切口,切除包括乳房部分皮肤和乳腺组织,缝合残腔,重塑乳头乳晕位置,该技术被称为放射状切除技术;当患者乳房下垂明显,肿瘤位于乳头乳晕上份或下份正中时,可以采用倒T形的缩乳术。通常对切除范围广的乳腺组织移位患者,则需同时采用对侧乳房缩乳术,以达到双侧乳房对称的目的。

(二)自体组织转移

该技术主要利用背阔肌或部分背阔肌转移技术,主要适用于肿瘤切除后残腔较大或乳房体积小而切除乳腺较多的保乳患者。

目前,肿瘤整形外科技术在乳腺癌的临床应用还处于起步阶段,缺乏大型的临床研究证明其肿瘤治疗的安全性。Down分析了37例应用肿瘤整形外科技术的保乳患者的治疗结果,同时与121例标准保乳术进行比较,发现平均肿瘤直径前者为23.9mm,而后者为17.6mm,安全边缘前者为14.3mm,后者为6.1mm,说明利用肿瘤整形外科技术的保乳手术,可以切除更大的肿瘤和更宽的安全边缘。Haloua等对2000年至2011年期间应用乳房肿瘤整形外科技术的88篇保乳论文进行meta分析后发现,肿瘤切缘阴性率为78%～93%,整形保乳后因切缘反复阳性行乳房切除率为3%～16%,局部复发率仅为0%～7%,乳房的美观度满意率高达84%～89%。但是,从这些文献中也发现,所有结果均缺乏强有力的随机多中心的研究支持,缺乏统一的方法学标准,也没有一个得到专家共识的乳房肿瘤整形外科的适应证,还需要更多的循证医学的证据。

乳房肿瘤整形外科技术可以提高保乳率和患者术后美观度,保乳手术经组织移位整形后又存在不便于发现原有位置可能受肿瘤侵犯的组织的可能,因此,必须强调患者的安全性是第一位的,乳房肿瘤整形外科必须优先关注切缘和局部复发的问题,必须保证切缘阴性。

四、乳腺癌内乳淋巴结转移外科治疗的发展

循证医学的证据表明前哨淋巴结活检可以准确判断腋窝淋巴结的状况,指导乳腺外科医生对腋窝的干预程度,减少了盲目行腋窝淋巴结清扫的术后并发症,但在临床上针对乳腺癌内乳淋巴结转移的诊断和治疗仍然存在一些没有解决的问题。缺少简便、有效的乳腺癌内乳淋巴结转移的诊断方法;放射治疗仍然是当前的主要治疗措施;根据扩

大根治术时代对内乳淋巴结转移规律的认识指导放疗存在一定的盲目性,无内乳淋巴结转移的患者实施放疗显然不必要;而常规放射治疗造成心脏、大血管和肺部等损害,同时又未能给患者带来长期生存率的明显改善;甚至有研究认为内乳区的转移并不影响乳腺癌患者的预后等。一段时间里该区成为外科治疗的盲区。近年来对乳腺癌内乳淋巴结转移的认识和诊断、治疗又有了一些新的发展。

(一)乳腺癌内乳淋巴结转移重要性的认识

内乳区淋巴结是乳腺癌重要的淋巴转移途径,文献报道3%～21.8%的乳房淋巴引流到内乳区,肿瘤位于中央区合并腋窝淋巴结转移时,内乳区转移率高达44%～65%。Veronesi报道了1119例乳腺癌扩大根治术10年随访结果,发现内乳区淋巴结转移在肿瘤小于2cm为16.1%,肿瘤大于2cm为24.5%;腋窝淋巴结有转移的患者,其内乳区淋巴结转移达29.1%;10年随访发现,在腋窝和内乳区淋巴结阴性者,生存率为80.4%,而在腋窝和内乳区淋巴结阳性者,则生存率下降为30%。国内沈镇宙教授等曾报告迄今国内最大组1091例扩大根治术结果,临床Ⅰ、Ⅱ、Ⅲ期乳腺癌内乳淋巴结转移率分别为2.59%、12.53%和26.74%,乳腺癌位于外侧、中央和内侧者内乳淋巴结总转移率分别为12.92%、22.47%和21.95%,而肿瘤位于乳腺外侧的Ⅲ期乳腺癌内乳淋巴结转移率达23.26%。更有综合分析6000例乳腺癌患者随访结果,表明有内乳淋巴结转移可能预示远处转移,其预后价值和腋窝淋巴结转移相同,两个区域均有转移者预后最差,10年总生存率仅37%。这些研究结果表明内乳淋巴结状况对患者生存具有重要价值。

2013版《NCCN乳腺癌临床指南》更明确提出:内乳淋巴结转移对分期的影响取决于检测方法以及有无同期的腋淋巴结转移。专门用前哨淋巴活俭方法探测到的内乳淋巴结转移为N1;使用其他影像学方法或临床检查检测到的内乳淋巴结转移为N2;同时伴有腋窝淋巴结阳性为N3。若核素示踪剂淋巴显像确认前哨淋巴结在内乳淋巴结链,可选择内乳区前哨淋巴结切除活检,这对乳腺癌的精确分期、判断预后和指导治疗具有重要价值。

(二)乳腺癌内乳淋巴结转移检测方法的进展

目前,对乳腺癌内乳淋巴结转移检测是一个挑战。各种临床间接检查方法,如超声、CT、磁共振等影像学虽可能发现内乳淋巴结,但对较小的淋巴结检出率低,且不能确定有无转移,目前尚未列入常规检查。随着腋窝前哨淋巴结检测的发展,发现核

素作为示踪剂行淋巴显像时约25%患者同时有内乳区显影,7.3% ~ 9%仅有内乳区显影,进一步活检证实内乳淋巴结转移率为13% ~ 26.8%。但亦有多中心临床研究得出完全不同的结论,认为内乳淋巴显像结果可能与患者的年龄、肿瘤部位、注射方法、肿瘤大小等有关。由于乳腺癌内乳淋巴结转移规律尚不十分明确,各种检测方法及其价值仍在探索中。目前,能够确定乳腺癌内乳淋巴结诊断病理状态的唯一方法是内乳淋巴结活检。对核素踪剂行淋巴显像发现内乳区显影者,切除相邻肋软骨进行内乳淋巴结活检。姜军等报告51例0 ~ Ⅱa期乳腺癌利用术前定位和术中γ探测仪再次检测内乳区前哨淋巴结,利用常规手术并结合腔镜技术发现有18例(35.3%)有内乳淋巴结转移,为乳腺癌内乳前哨淋巴结转移的活检提出了一种可行的方法。

(三)乳腺癌内乳淋巴结转移治疗的进展

内乳淋巴结的处理一直存在争议。由于传统的手术方式创伤大,并发症发生率高,因此,内乳区疑有转移时多采用放射治疗,乳腺外科医生一直在寻找微创、有效和并发症少的手术方法。国外于2003年报告对21例乳腺癌患者进行了腔镜内乳淋巴结清扫,成功20例。国内姜军教授也利用腔镜技术开展了相关临床研究。他们认为该术式的优点是不切除肋软骨,保留胸廓的完整性,较扩大根治术清扫范围更广泛、彻底,可清除靠近大血管根部的淋巴结,同时还能探查胸腔内有无转移。引进腔镜手术技术进行内乳淋巴链切除术是乳腺癌外科治疗的一种有益探索,该术式必须开放胸腔是其缺点,其远期效果仍待进一步随访观察。

近年来,乳腺癌内乳淋巴结转移的临床意义受到重视,诊断和治疗有一定进展,但仍然存在许多问题,需要进一步寻找简便有效的检测方法,需要进一步深入研究乳腺癌内乳淋巴结的转移规律,明确哪些患者需要进行内乳区治疗,怎样选择手术或放射治疗,相信相关研究的深入将有助于进一步完善有关乳腺癌内乳淋巴结的诊断和治疗。

五、乳腺癌外科治疗存在的问题和展望

乳腺癌的治疗策略已经从"实施最大的耐受性根治治疗"转变为"最小的有效治疗"(Veronisi,2003年),乳腺癌的手术方式也经历了"由小到大,再由大变小"的过程。乳腺癌保乳手术、前哨淋巴结活检、整形外科技术在乳腺癌保乳手术和根治术中的应用等推动了乳腺癌外科治疗的进步,使乳腺癌患者术后并发症发生率降低,生活质量提高。但是,乳腺癌外科治疗还不尽完善,仍存在许多临床问题,如新辅助化疗后保乳的安全性,乳房肿瘤整形保乳术的适应证,影像学和临床无腋窝淋巴结转移者是否需要行腋窝淋巴结清扫,以及对内乳区有放射活性的前哨淋巴结是否需手术干预,乳房肿瘤整形保乳术后放疗的定位和放射量计算等。

随着对乳腺癌生物学特性和分子病理研究的深入,人们越来越重视个体化治疗和全程管理的模式和理念,多学科会诊成为当今诊断和治疗乳腺癌的一种先进模式,该模式由乳腺外科、影像科、肿瘤内科、放射治疗科、病理科等相关学科组成的医生团队共同开展诊断和治疗活动。需要指出的是,要真正实现乳腺癌"最小的有效治疗"和个体化治疗,需要乳腺外科医生、其他相关学科的医生和研究者们一起不断地思考和探索。

(任国胜)

参 考 文 献

1. Halsted WS. The results of radical operations for the cure of carcinoma of the breast. AnnSurg,1907,66:1.

2. Urban J. Radical mastectomy with en bloc in continuity resection of the internal mammary lymph node chain. Surg Clin North Am,1956,36:1065.

3. Meir P, Fergoson D, Harrison T. A controlled trail of extended radical mastectomy. Cancer,1985,55:880.

4. 沈震宙,韩企夏,李月云.乳腺癌扩大根治术1091例分析.上海医学,1982,5(9):499-503.

5. Veronesi U, Valagussa P. Inefficacy of internal mammary nodes dissection in breast cancer surgery. Cancer,1981,47(1):170-175.

6. Arriagada R, Lê MG, Mouriesse H, et al. Long-term effect of internal mammary chain treatment. Results of a multivariate analysis of 1195 patients with operable breast cancer and positive axillary nodes. Radiother Oncol,1988,11(3):213-222.

7. Lacour J, Le M, Caceres E, et al. Radical mastectomy versus radical mastectomy plus internal mammary dissection. Ten year results of an international cooperative trial in breast cancer. Cancer,1983,51(10):1941-1943.

8. Lacour J, Lê MG, Hill C, et al. Is it useful to remove internal mammary nodes in operable breast cancer? Eur J Surg Oncol,1987,13(4):309-314.

9. Patey DH, Dyson WH. The prognosis of carcinoma of the breast in relation to the type of operation performed. Br J Cancer,1948,2:7.

10. Auchincloss H. Significance of location and number of axillary metastases in carcinoma of the breast: A justification for a conservative operation. Ann Surg, 1963, 158:36.

11. Anonymous: Report by the American College of Surgeons Commission on Cancer. Chicago, American Clllege of Surgeons, 1982.

12. Fisher B, Anderson S, Bryant J, et al. Twenty-year follow-up of a randomized trial comparing total mastectomy, lumpectomy, and lumpectomy plus irradiation for the treatment of invasive breast cancer. N Engl J Med, 2002, 347(16):1233-1241.

13. Veronesi U, Cascinelli N, Mariani L, et al. Twenty-year follow-up of a randomized study comparing breast cancer-conserving surgery with radical mastectomy for early breast cancer. N Engl J Med, 2002, 347(16):1227-1232.

14. Toth BA, Lappert P. Modified skin incisions for mastectomy: the need for plastic surgical input in preoperative planning. Plast Reconstr Surg, 1991, 87(6):1048-1053.

15. Verheyden CN. Nipple-sparing total mastectomy of large breasts: the role of tissue expansion. Plast Reconstr Surg, 1998, 101(6):1494-1500.

16. Petit JY, Veronesi U, Orecchia R, et al. Nipple sparing mastectomy with nipple areola intraoperative radiotherapy: one thousand and one cases of a five years experience at the European institute of oncology of Milan (EIO). Breast Cancer Res Treat, 2009, 117(2):333-338.

17. Krag D N, Weaver D L, Alex J C, et al. Surgical resection and radio-localization of the sentinel lymph node in breast cancer using a gamma probe. Surg Oncol, 1993, 2(6):335-339, 340.

18. Giuliano A E, Kirgan D M, Guenther J M, et al. Lymphatic mapping and sentinel lymphadenectomy for breast cancer. Ann Surg, 1994, 220(3):391-398, 398-401.

19. Albertini J J, Lyman G H, Cox C, et al. Lymphatic mapping and sentinel node biopsy in the patient with breast cancer. JAMA, 1996, 276(22):1818-1822.

20. Blichert-Toft M, Nielsen M, Düring M, et al. Long-term results of breast conserving surgery vs. mastectomy for early stage invasive breast cancer: 20-year follow-up of the Danish randomized DBCG-82TM protocol. Acta Oncol, 2008, 47(4):672-681.

21. Poggi MM, Danforth DN, Sciuto LC, et al. Eighteen-year results in the treatment of early breast carcinoma with mastectomy versus breast conservation therapy: the National Cancer Institute Randomized Trial. Cancer, 2003, 100(8):1697.

22. Arriagada R, Le MG, Rochard F, et al. Conservative treatment versus mastectomy in early breast cancer patterns of failure with 15 years of follow-up data. Institute Gustave-Roussy Breast Cancer Group. J Clin Oncol, 1996, 14(5):1558-1564.

23. van Dongen JA, Bartelink H, Fentiman IS, et al. Long-term results of a randomized trial comparing breast-conserving therapy with mastectomy: European Organization for Research and Treatment of Cancer 10801 Trial. J Natl Cancer Inst, 2000, 92(14):1143-1150.

24. 张保宁, 邵志敏, 乔新民, 等. 中国乳腺癌保乳治疗的前瞻性多中心研究. 中华肿瘤杂志, 2005, 27(11):680-684.

25. Clough KB, Ihrai T, Oden S, et al. Oncoplastic surgery for breast cancer based on tumour location and a quadrant-per-quadrant atlas. Br J Surg, 2012, 99(10):1389-1395.

26. Down SK, Jha PK, Burger A, et al. Oncological advantages of oncoplastic breast-conserving surgery in treatment of early breast cancer. Breast J, 2013, 19(1):56-63.

27. Haloua MH, Krekel NM, Winters HA, et al. A systematic review of oncoplastic breast-conserving surgery: current weaknesses and future prospects. Ann Surg, 2013, 257(4):609-620.

28. Veronesi U, Marubini E, Mariani L, et al. The dissection of internal mammary nodes does not improve the survival of breast cancer patients. 30-year results of a randomized trial. Eur J Cancer, 1999, 35(9):1320-1325.

29. Veronesi U, Cascinelli N, Greco M. Prognosis of breast cancer patients after mastectomy and dissection of internal mammary nodes. Ann Surg, 1985, 202(6):702-707.

30. Cranenbroek S, van-der-Sangen MJ, Kuijt GP, et al. Diagnosis, treatment and prognosis of internal mammary lymph node recurrence in breast cancer patients. Breast Cancer Res Treat, 2005, 89(3):271-275.

31. Editorial. Treatment of the internal mammary nodes in early breast cancer: back to the future. Clinical Oncology, 2003, 15(1):14-16.

32. Cody HS, Urban JA. Internal mammary node status: a major prognosticator in axillary node-negative breast cancer. Ann Surg Oncol, 1995, 2(1):32-37.

33. Greene FL, Page DL, Fleming ID, et al. AJCC cancer staging manual. 6th edition. New York: Springer, 2002:221-240.

34. Sugg SL, Ferguson DJ, Posner MC, et al. Should internal mammary nodes be sampled in the sentinel lymph node era? Ann Surg Oncol, 2000, 7(2):188-192.

35. van der Ent FW, Kengen RA, van der Pol HA, et al. Halsted revisited: internal mammary sentinel lymph node biopsy in breast cancer. Ann Surg, 2001, 234(1):79-84.

36. Goyal A, Newcombe RG, Mansel RE, on behalf of the

ALMANAC Trialists Group. Role of routine preoperative lymphoscintigraphy in sentinel node biopsy for breast cancer. European Journal of Cancer,2005,41（2）:238-243.

37. Chagpar AB,Kehdy F,Scoggins CR,et al. Effect of lymphoscintigraphy drainage patterns on sentinel lymph node biopsy in patients with breast cancer. Am J Surg,2005,190（5）:557-562.

38. Cserni G,Szekeres J P. Internal mammary lymph nodes and sentinel node biopsy in breast cancer. Surgical Oncology,2001,10（1）25-33.

39. 贺青卿,姜军,杨新华,等.经肋间隙内乳区前哨淋巴结活检术的临床意义.中国实用外科杂志,2005,28（6）:350-352.

40. Ogawa Y,Ishikawa T,Sawada T,et al. Thoracoscopic internal mammary sentinel node biopsy for breast cancer. Surg Endosc,2003,17（2）:315-319.

41. 贺青卿,杨新华,郭美琴,等.胸腔镜内乳淋巴链清扫的临床研究.第三军医大学学报,2005,27（22）:2290-2292.

第三节　乳腺癌前哨淋巴结活检

腋淋巴结的转移状况是判断乳腺癌预后和指导辅助治疗选择的最重要的指标。乳腺癌腋淋巴结切除术（axillary lymph node dissection,ALND）是评价腋窝淋巴结状态最准确的方法,亦是造成上肢水肿、疼痛、感觉及功能障碍等乳腺癌术后并发症的主要原因。随着早期乳腺癌检出的增多,腋淋巴结阴性乳腺癌已占新发病例的50%以上;如对所有患者都进行ALND,将只有小部分患者受益,而大部分患者接受了过度的治疗。20世纪90年代发现的一种微创的、能高度准确检测腋窝转移的方法,即前哨淋巴结活检术（sentinel lymph node biopsy,SLNB）,促使人们对ALND的作用进行重新认识,其对乳腺癌分期、预后及治疗的影响已被纳入第6版AJCC乳腺癌分期系统。

近年来,乳腺癌前哨淋巴结（sentinel lymph node,SLN）研究发展迅速。一系列大样本、前瞻性临床试验证实了SLNB的安全性,SLNB可以提供准确的腋窝淋巴结分期、SLN阴性患者SLNB替代腋清扫术腋窝复发率和并发症发生率很低,为其提供了循证医学Ⅰ、Ⅱ级的证据。此外,目前的研究也证实SLNB应用中的放射性核素对患者和医务人员安全,SLNB的适应证也在不断扩大。作为一项腋窝准确分期的微创活检技术,SLNB代表目前乳腺癌外科治疗的发展水平（state of the art）。

一、乳腺癌前哨淋巴结活检研究的发展历程

（一）浸润性乳腺癌腋窝外科处理的历史

20世纪初期,Halsted提出了乳腺癌渐进转移学说,即乳腺癌细胞首先经淋巴管扩散至区域淋巴结,然后出现全身转移。在此理论的基础上,Halsted开创了乳腺癌根治术,其切除范围包括胸肌、全腋窝淋巴组织,甚至还包括了锁骨上淋巴结,以达到局部区域控制的目的。在此基础上,又出现了乳腺癌扩大根治术和改良根治术。长期随访结果显示,扩大根治术、根治术与乳房单纯切除术加放疗三者在生存率方面无差别,而改良根治术在不降低疗效的前提下减少了手术并发症,为患者保留了更多的功能,提高了生活质量。

19世纪70年代,Halsted关于乳腺癌渐进转移的学说受到了Fisher等学者的质疑。基于肿瘤转移机制的实验研究结果,他们提出乳腺癌发病伊始即为全身性疾病,对乳腺癌的外科治疗应予重新评价。乳腺的血管系统和淋巴管系统具有相似性,都是肿瘤的扩散潜在路径,旨在清除区域淋巴结的单纯外科治疗不可能提高生存率。

1996年,Quiet等综合了Halsted和Fisher的观点,提出乳腺癌发病伊始并不是全身性疾病,但随着疾病的发展很快就成为全身性疾病。小的肿瘤可发生淋巴结转移,并成为随后可能发生内脏转移的唯一来源;对此类患者,行腋淋巴结或其他区域淋巴结的外科治疗可以提高治愈率。

近20年来,SLNB技术使乳腺癌腋窝治疗的创伤更小,而且可以准确地对乳腺癌进行分期。ALND的作用和程度及乳腺癌淋巴管-血管转移机制正被重新评价。此外,联合淋巴管成像和SLNB技术,腋窝以外的区域淋巴结,即内乳区淋巴结和锁骨上淋巴结的转移研究也受到越来越多的重视。

（二）浸润性乳腺癌区域淋巴结转移的预测

区域淋巴结切除术被用于乳腺癌的分期、判断预后、局部控制并希望有助于延长患者的生存时间。区域淋巴结转移的重要预测指标包括:肿瘤大小、肿瘤分级、血管淋巴管肿瘤侵犯、患者年龄、组织学类型、受体状况、DNA倍体、肿瘤的位置、所使用的检测方法以及钼靶片钙化类型。肿瘤大小与淋巴结状况是乳腺癌独立的预后指标,且其预后作用具有相加性。

近年来,乳腺钼靶显像技术迅速发展,并被广泛应用于普查,从而使乳腺癌新发病例肿瘤的体积

有所减小,腋淋巴结阳性患者的比例也有所降低。尽管具有某些特性的小肿瘤淋巴结转移率较低,但仍缺乏可重复的淋巴结转移预测指标。由于淋巴结状况仍是最重要的预后指标,对于小肿瘤患者(<1cm)的区域淋巴结进行病理组织学分析,明确其有无转移尤为重要,因为该部分患者辅助系统治疗的应用与否目前仍主要取决于淋巴结状况。

(三)区域淋巴结引流模式

乳腺的淋巴引流大部分至腋淋巴结,少数引流至内乳区淋巴结(internal mammary lymph nodes,IMLN)、锁骨下淋巴结、锁骨上淋巴结、颈部淋巴结以及其他远处淋巴结。解剖学研究显示,75%淋巴管引流至腋淋巴结,25%至IMLN。乳腺肿瘤首先转移的区域不外乎腋淋巴结和内乳淋巴结链。

Urban和Marjani分析725例乳腺癌扩大根治术患者的淋巴引流情况,结果表明乳腺癌的淋巴结转移情况与肿瘤的原发位置无关,但仅有IMLN转移的可能性较低。即使肿瘤位于胸骨旁附近,腋窝和IMLN也都可以发生转移。肿瘤部位不同,IMLN受侵的比例也不同。肿瘤位于外侧象限者腋淋巴结阴性时IMLN几乎均无转移。

Morrow和Foster对7070例乳腺癌扩大根治术患者进行荟萃分析,欲制订一个标准来选择需要行IMLN活检的患者。全部患者IMLN转移率为22.4%,而腋淋巴结阴性患者IMLN转移率仅为4.9%。IMLN的转移率可能与原发肿瘤部位相关:所有患者中,内侧象限肿瘤1969例仅IMLN的转移率为7.6%,外侧象限肿瘤2193例仅IMLN的转移率为2.9%;腋窝淋巴结阴性3512例患者中,内侧象限肿瘤IMLN转移率为13.9%,外侧象限肿瘤为6.5%。尽管所有患者中IMLN转移率较低,特别是肿瘤位于外侧象限时,但对只有IMLN转移的患者仍有意义。Morrow和Foster提出以下临床腋窝淋巴结阴性患者应进行IMLN活检:①患者可能需要接受化疗;②原发肿瘤位于中央区或内侧象限或位于外侧象限但肿瘤>2cm;③腋淋巴结清扫术中高度可疑淋巴结快速病理为阴性。该建议至今对判断哪些患者可自化疗或IMLN放疗中获益仍然有一定的作用。

在第六版的AJCC肿瘤分期指南中,与IMLN相关联的分期有:pN1b:临床未发现但SLNB证实IMLN有镜下转移;pN1c:IMLN有镜下转移并1~3个腋淋巴结阳性;pN3b:IMLN有镜下转移并存在3个以上阳性腋淋巴结;pN2b:临床发现IMLN转移但腋淋巴结无转移;PN3b临床发现IMLN转移并1个或1个以上腋淋巴结转移。这与第五版分期只要IMLN转移均归于pN3大为不同。IMLN的活检、用于分期的必要性曾备受争议。随着近年SLNB技术的发展,人们对IMLN的活检又重新感兴趣起来。目前许多权威专家建议,如果IMLN的淋巴结状况将影响到术后的辅助治疗且淋巴管显像示有通向IMLN引流时,则应该进行IMLN的SLNB。

乳腺癌SLNB淋巴管显像技术的不断发展,增强了人们判断淋巴结引流方式的能力,但也使如何进行外科和放射治疗变得更加复杂。64%~99%的患者术前淋巴显像可以成功地显示吸收了放射性核素的淋巴结。Haigh等报道,术前淋巴结显像的成功率为98.7%。于肿瘤周围或活检术后的肿瘤残腔内注射12~16MBq滤过的^{99m}Tc标记的硫胶体,99%引流至腋窝。只引流至腋窝者占76%;首先引流至腋窝,第二站至IMLN者占10.5%;首先引流至IMLN,第二站到腋窝者占5.3%;首先引流至腋窝,第二站至锁骨淋巴结者为2.6%;腋窝与IMLN同时显像者占1.3%;腋窝、IMLN与锁骨淋巴结同时显像占1.3%;仅有IMLN显像占1.3%;锁骨淋巴结与腋窝同时显像占1.3%。国内也有相似的研究结果。术前淋巴显像可发现淋巴引流罕至的淋巴结,患者可从SLNB中获益,特别是内乳淋巴结的SLNB。

虽然以往的研究证实,腋淋巴结接受了主要的乳腺区淋巴引流,其他部位的淋巴结接受的引流有限,但IMLN在预后判断中的地位也是很重要的。腋窝与IMLN均为阴性时预后明显较好,而当均存在转移时其预后明显变差。腋淋巴结受累与IMLN转移两者统计学上无相关性($P=0.5334$),因此,无论腋淋巴结是否转移,IMLN具有独立的判断预后的价值。这个结论使我们需要重新认识腋淋巴结以外区域的淋巴结状况在分期中的作用,特别是IMLN;即使有IMLN转移,也不再被认为是晚期乳腺癌。腋窝以外的区域淋巴结状况也将影响到辅助治疗方案的制订。腋淋巴结阴性的患者一般不需要辅助化疗,但如果IMLN有转移,就会改变治疗方案。通过淋巴显像和SLNB可以找到相关的IMLN。如果淋巴显像和(或)术中γ射线探测仪不能找到IMLN,可行前三肋间IMLN活检术或考虑放疗。如果淋巴显像不成功,不常规行IMLN活检术。尽管SLNB替代手术仅适用于SLN阴性患者,但腋淋巴结清扫仍是大多数腋淋巴结阳性患者分期、判断预后的标准手术。IMLN活检术不作为常规方法,但对于分期和确定可能自辅助治疗获益的高危患者有重要的参考价值。

(四) 乳腺癌前哨淋巴结活检术

1. 乳腺癌 SLN 的概念　SLN 从解剖学角度讲是指收纳某器官某区域组织淋巴液的第一站淋巴结,从临床角度讲是某器官的某一具体部位原发肿瘤转移的第一站区域淋巴结,具体到乳腺癌,即为乳腺癌癌细胞转移的第一站淋巴结。乳腺癌的 SLN 通常位于腋窝,少数情况下亦可位于腋窝以外。

乳腺淋巴系统的解剖学研究及乳腺癌淋巴通道病理生理学研究均证实乳腺癌腋窝 SLN 不仅是引流乳腺原发肿瘤的第一站淋巴结,也是引流整个乳腺器官的第一站淋巴结。乳腺癌 SLN 概念的完善可进一步扩大乳腺癌 SLNB 的适应证,并可个体化设计 SLNB 示踪剂的注射部位。

SLN 的概念已经被世界各地的研究者广泛认可,并将 SLNB 应用于乳腺癌的临床分期。SLNB 成功率、敏感性、阴性预测值、假阴性率和准确率依据不同的检测方法和肿瘤大小进行了大量研究,结果表明 SLNB 具有高准确率和低假阴性率,大多数研究 SLN 的中位数目为 2 枚。

2. 支持 SLNB 替代 ALND 的理论依据　在欧美国家的临床治疗中,对于 SLN 阴性的乳腺癌患者,SLNB 已经取代 ALND 成为标准的治疗模式。以下理论依据支持上述观点:①淋巴结转移为全身疾病的预测指标,但并非均有远处转移;②SLN 可能在免疫反应中发挥独特的作用;③新发肿瘤减小、淋巴结转移比例降低、淋巴结受累数目减少;④辅助性化疗和内分泌治疗的应用依据肿瘤大小、组织学/分子生物学指标、淋巴结状况及阳性淋巴结数目,如果原发肿瘤有不良预后特征,无论淋巴结状况如何,随机临床研究结果均支持辅助性全身治疗,ALND 对指导治疗的作用下降,新辅助化疗研究结果证实化疗可以使局部区域肿瘤降期,为较低负荷转移淋巴结的治疗提供了另外一种选择,只要患者被准确分期,不需行 ALND;⑤临床淋巴结阴性早期乳腺癌 ALND 或区域复发后再行 ALND 对预后的影响尚不明确,一系列研究表明延迟 ALND 无不良影响;⑥保乳术后切线照射野包括低位腋窝并进行有效治疗;⑦新近诊断的乳腺癌患者大多数仅有 SLN 转移,SLND 足以完成分期和治疗。

3. 支持乳腺癌 SLN 假说的实践证据　乳腺癌 SLN 假说曾经饱受争议,其面临的挑战之一是 SLN 能否代表区域淋巴结的状况。为此,Turner 等对 103 例患者的 SLN 及非 SLN 进行病理组织学分析。

所有淋巴结均行 HE 染色,并对 HE 染色检查为阴性的淋巴结行免疫组织化学(immunohistochemistry,IHC)检测。HE 染色证实 33 例患者 SLN 阳性(32%),HE 染色 SLN 阴性患者的非 SLN 通过 HE 染色均未发现转移。用 IHC 检测 157 个 HE 染色阴性的 SLN,结果发现 10 例患者 SLN 阳性(14.3%)。60 例患者的 SLN 经 HE 和 IHC 两种方法检测均为阴性,其 1087 个非 SLN 经 IHC 检测,只有 1 个淋巴结查见癌。57.3% 的患者 SLN 为阴性,43 例患者 SLN 阳性,其中 56.8% 仅有 SLN 转移。另外两个单中心的独立研究,在对非 SLN 进行了同样严格的检测后所得的结论也支持 SLN 假说。NCI 发起的多中心试验对阴性 SLN 进一步行 IHC 检测,也得出了类似的结论。经 IHC 检测,4.1% 的 SLN 和 0.35% 的非 SLN 发现隐匿性转移($P<0.001$),其概率相差 12.3 倍。SLN 这一概念经上述研究获得证实。

SLNB 能应用于临床取决于其高成功率、低假阴性率、手术和病理的准确性。SLNB 在有 6000 多例患者参加的众多单中心研究及几个多中心研究中取得了成功,大量的循证医学证据已证实通过培训和经验积累,SLNB 可以准确进行腋淋巴结分期。2001 年宾夕法尼亚乳腺癌前哨淋巴结活检术共识会议已制订了有关 SLNB 应用于临床的指南。

二、乳腺癌前哨淋巴结活检术的指征及技术

(一) 前哨淋巴结活检术指征

随着乳腺癌 SLNB 研究的不断深入,越来越多的相对禁忌证已逐渐转化为适应证,2009 年 St. Gallen 专家共识支持除炎性乳腺癌以外的所有临床腋淋巴结阴性乳腺癌作为 SLNB 的适应证。

1. 常规 SLNB 的适应证　临床浸润性乳腺癌(乳腺原发肿瘤大小不受限制)、临床腋淋巴结阴性、单灶或多中心肿瘤,年龄、性别及肥胖不受限制,此前乳腺原发肿瘤的活检类型不受限制,包括针吸细胞学、空心针活检或切除活检。

2. SLNB 禁忌证　炎性乳腺癌、临床腋淋巴结 N2 期。

3. 有争议的 SLNB

(1) 预防性乳腺切除术:高危患者在行预防性乳腺切除时,可以考虑接受 SLNB。

(2) 同侧腋窝手术史:部分研究在先前进行过保乳和腋窝手术后同侧乳房复发的患者中进行 SLNB 取得了成功,但在其作为常规应用前还需要更多循证证据的支持。

（3）导管内癌：导管内癌患者接受乳房切除术或保乳手术范围可能影响到随后的 SLNB 时推荐进行 SLNB。

（4）腋淋巴结可疑阳性：临床查体和影像学检查可疑的腋淋巴结可以通过超声引导下的细针穿刺或空心针活检进行评估，细胞学或病理组织学阴性患者仍可进入 SLNB 流程。

（5）新辅助化疗：有 SLNB 和新辅助化疗适应证的患者推荐新辅助化疗前行 SLNB，新辅助化疗后腋窝的标准处理方法是 ALND，2008 年美国 NCI 召开的乳腺癌新辅助化疗后局部区域治疗会议的结论认为，临床 N0 乳腺癌患者在新辅助化疗前后都可以接受 SLNB。

（二）前哨淋巴结活检术规范操作

1. 多学科协作　乳腺癌 SLNB 的流程包括适应证的选择、示踪剂的注射和术前淋巴显像、术中 SLN 的检出、SLN 的术中和术后病理和分子生物学诊断等，因此需要外科、影像科、核医学科、病理科和分子生物学科的多学科的团队协作，必须通过资料收集和结果分析以确保整个团队熟练掌握 SLNB 技术。

2. 示踪剂　乳腺癌 SLNB 的示踪剂包括蓝染料和核素标记物，推荐联合使用蓝染料和核素示踪剂，可以使 SLNB 的成功率提高 1.3%、假阴性率降低 2.5%。2001 年美国外科医生协会学会的调查结果显示 90% 的医生使用联合法进行 SLNB；选择何种示踪剂更多地反映医生接受的培训及经验，而不是各种示踪剂本身的成功率；每个研究者应该固定使用一种方法，并收集数据和分析结果；质量控制和合理培训的重要性已经越来越被关注。

（1）蓝染料：国外较多使用专利蓝和异硫蓝，国内较多使用亚甲蓝，两者在 SLNB 的成功率和假阴性率方面无统计学差异，但亚甲蓝注射后弥散的范围较广、保乳手术患者注射部位术后可触及硬结是其缺点，对于保乳手术患者可适当减量并避免乳晕区注射。实际上，由于 SLNB 的广泛开展，在国外专利蓝和异硫蓝已经供不应求，越来越多的医生开始使用亚甲蓝替代专利蓝和异硫蓝。

（2）核素示踪剂：目前国内较多采用的是 ^{99m}Tc 标记的硫胶体，要求煮沸 5~10 分钟，标记率 >90%，标记核素强度 18.5~37.0MBq/0.5~2.0ml。是否采用 220nm 滤网过滤标记的硫胶体并不影响 SLNB 的成功率和假阴性率。核素示踪剂的注射时间一般要求术前 3~18 小时，采用皮内注射可以缩短到术前 30 分钟。

北京大学肿瘤医院前哨淋巴结活检术研究团队率先开展了以抗原抗体结合反应联合淋巴结吞噬作用的 ^{99m}Tc-利妥昔单抗作为乳腺癌 SLNB 核素示踪剂的基础和临床研究。研究证实 ^{99m}Tc-利妥昔单抗具有相对分子质量一致、淋巴引流速率均一、结合紧密、第二三级淋巴结显影率低等优势，其注射活度、注射体积、显像及活组织检查时间等技术因素较易控制。患者年龄、显像时间、病理类型、临床分期、显像前是否行乳腺肿块手术切取活组织检查对 SLN 显影率、SLNB 成功率及 SLN 转移率均无影响。^{99m}Tc-利妥昔单抗行 SLN 显像及 SLNB 成功率较高，具有较好的临床应用前景，目前已在北京多家医院推广应用。

核素示踪剂的放射安全性已得到认可，依据国家卫生和计划生育委员会确定的放射卫生防护基本标准，术者每年完成约 1000 台 SLNB 手术在放射安全性方面是安全的，不需要特别防护。

（3）示踪剂注射部位：乳腺淋巴系统的解剖学研究及乳腺癌淋巴通道研究均证实乳腺癌腋窝 SLN 不仅是引流乳腺原发肿瘤的第一站淋巴结，也是引流整个乳腺器官的第一站淋巴结。蓝染料和核素示踪剂注射于原发肿瘤周围的乳腺实质内、肿瘤表面的皮内或皮下、乳晕区皮内或皮下均有相似的成功率和假阴性率，但各有特点。皮内注射示踪剂弥散更迅速，可以缩短示踪剂注射至手术开始的时间。乳晕下注射可用于临床不可触及的肿瘤；当肿瘤位于乳房外上象限时，可使注射点远离腋窝，减少蓝染料弥散和核素散射的干扰；可应用于多中心或多灶性乳腺癌患者。肿瘤周围乳腺实质内注射可用于乳腺癌内乳区 SLN 的研究。临床实践中可以个体化设计 SLNB 示踪剂的注射部位。

3. 术前淋巴显像　国内外的研究结果推荐在 SLNB 的临床研究中进行术前淋巴显像，因其可预测术中成功确定 SLN、有助于确定腋窝以外的 SLN。但乳腺癌 SLNB 术前淋巴显像并非必须，联合使用蓝染料和核素示踪剂时，回顾性研究显示术前淋巴阴性显像者 SLNB 仍有很高的成功率，而且 SLNB 的假阴性率并无差异；前瞻性随机对照研究证实术前淋巴显像组与非显像组患者 SLNB 的成功率及假阴性率亦无统计学差异。考虑到术前淋巴显像所需的条件与耗费的时间和费用，联合术中 γ 探测仪和蓝染料同样可以准确进行 SLNB。2009 年召开的第三届影像发现的乳腺癌国际共识会也认为术前淋巴显像对于腋窝 SLN 的完全检出并非必须。上述研究结果和专家共识有助于 SLNB 在我国经济不发达地区和二级医院的推广和普及。

4. **手术技巧** 无论是乳房切除手术还是保乳手术，SLNB 均应先于乳房手术。术中 SLN 的确定依示踪剂不同而异。染料法要求检出所有蓝染淋巴管进入的第一个蓝染淋巴结，仔细检出所有蓝染的淋巴管是避免遗漏 SLN、降低假阴性率的关键。核素法 SLN 的阈值是超过淋巴结最高计数 10% 以上的所有淋巴结，术中 γ 探测仪探头要缓慢移动、有序检测、贴近计数。随着 SLNB 研究的深入，触诊法作为示踪剂检出 SLN 有效补充的价值已经得到肯定，应用蓝染料和（或）核素法检出 SLN 后应对腋窝区进行触诊，触诊发现的肿大质硬淋巴结也应作为 SLNB 单独送检。其原理是 SLN 及其输入淋巴管完全为肿瘤占据时，示踪剂无法到达该 SLN，采用触诊法可避免该阳性 SLN 的遗漏、有效降低假阴性率。

5. **学习曲线** 完整的学习曲线对于提高 SLNB 成功率、降低 SLNB 假阴性率非常重要。美国乳腺外科医生协会共识指出，SLNB 替代 ALND 前，应完成 20 例以上 SLNB→ALND，成功率应达到 85%，假阴性率应该低于 5%。目前 SLNB 已经是美国外科住院医生的培训课程；对于住院医生阶段未接受培训的医生，该共识要求其接受正规培训、采用联合法完成 20 例以上的 SLNB→ALND，同时要保证足够的手术量。中国医生乳腺癌 SLNB 学习曲线的研究正在进行中，在此之前，中国抗癌协会乳腺癌专业委员乳腺癌 SLNB 临床指南推荐我国乳腺癌 SLNB 替代 ALND 前，应完成 40 例以上 SLNB→ALND，使 SLNB 的成功率达到 90%、假阴性率低于 5%。

三、乳腺癌前哨淋巴结的诊断

（一）前哨淋巴结的术中诊断

随着 SLNB 替代 ALND 越来越广泛地应用于临床早期乳腺癌，对 SLN 术中快速、准确诊断的要求也越来越迫切；SLNB 最终推广应用于临床，也要求有术中准确确定 SLN 病理状况的技术支持。由于国外较早开展的前瞻性多中心研究均采用 SLN 的术后常规病理诊断方法，直到 2005 年第二届国际乳腺癌共识会才达成共识，认为 SLN 术中诊断可以使大多数 SLN 阳性患者一次完成 ALND，可以降低 SLN 阳性患者二次手术的风险、减少住院时间和医疗费用，推荐使用印片细胞学和冷冻快速病理检查。Blumencranz 于 2006 年底的美国圣安东尼奥乳腺癌会议上首次报告了基于 PCR 技术的乳腺癌

SLN 术中快速检测技术——GeneSearch™ Breast Lymph Node（BLN）检测，使 SLN 的术中诊断可望进入非病理组织学诊断时代。

1. **术中印片细胞学（touch imprint cytology，TIC）** 对于术中 TIC 诊断的敏感性、特异性和准确性，各研究机构不尽相同。Forbes 等将 196 例患者的 SLN 术中 TIC 结果与最终病理结果比较，其敏感性、特异性和准确性分别为 70%、96% 和 88%；而 Zgajinar 等应用同样的方法得出的结果分别为 34%、98.6% 和 72%，宏转移（32/43）的敏感性显著高于微转移（3/59）（$P<0.001$）。TIC 诊断的假阴性与 SLN 转移灶的大小以及原发肿瘤浸润性小叶癌类型相关。TIC 诊断的假阳性与活跃的内皮细胞和上皮样细胞有关，其在形态上与典型的转移极为相似。杨耿侠等对 150 例患者的 400 例 SLN 进行术中 FS、TIC 及其联合检测，TIC 诊断的敏感性、特异性、阳性预测值及阴性预测值分别为 71.9%、100%、100% 和 91.3%。该研究 273 枚术中 FS 及常规病理阴性 SLN 中，10 枚 SLN 术中 TIC 诊断为阳性，将这 10 枚 SLN 间隔 100μm 行连续切片，HE 染色后发现 7 枚 SLN 转移。考虑到淋巴结在进行术中 FS 及术后病理切片时的组织损耗，作者认为应将这 10 枚 SLN 作为转移淋巴结；可以依据术中 TIC 结果确定 SLN 状况并据此进行腋窝处理。

目前认为，尽管 TIC 存在一定的假阴性率，但其具有不损耗标本、操作简单、廉价等优点，而且通过增加取样面积、多层面印片以及由专门培训过的细胞病理学家阅片，可以提高诊断的准确性，所以仍不失为一种快速、简单、有效的术中诊断方法。

2. **术中冷冻快速病理（frozen section，FS）** 目前冷冻快速病理在 SLN 术中诊断中应用非常广泛，其敏感性的报道不尽相同，大致在 60% ~91%。Schrenk 等报道的 FS 的敏感性为 15.6%，假阴性率为 15.6%，并认为高的假阴性率与微转移、小叶组织及术前化疗有关。Langer 等认为 FS 在淋巴结宏转移诊断方面有比较高的准确性，但是对于微转移以及孤立肿瘤细胞并不是一种准确的诊断方法。Khalifa 等的研究也指出 FS 与常规病理结果比较敏感性为 86%，如果把微转移作为阴性结果，敏感性可达 100%，这也说明 FS 对大的转移灶比对微转移有更高的敏感性。目前报道的 FS 的假阳性率极低，仅有 1 例报道。

总体来说，FS 有较高的准确性、敏感性和极低的假阳性率，可以指导临床工作。但是快速病理检查层面受限，切片较厚、染色欠佳、与常规石蜡病理

尚不能完全符合,而且损耗组织,为其缺点。

3. 术中印片细胞学联合冷冻快速病理 FS 和 TIC 这两种方法各有优缺点,就敏感性、特异性、准确性等方面来说,没有很大的差异,而且两种方法均对较大的转移灶更敏感,假阴性均与微转移和小叶癌相关。杨耿侠等对 150 例患者的 400 例 SLN 进行术中 FS、TIC 及其联合检测,TIC 和 FS 术中诊断的敏感性分别为 71.9%(64/89)和 83.1%(74/89)($P>0.05$);两者联合诊断的敏感性为 96.6%(86/89),显著高于 FS 和 TIC 单独诊断的敏感性(均 $P<0.001$)。其他研究结果亦显示 TIC 联合 FS 检测敏感性较两者单独应用为高,有更低的假阴性率。

联合应用 FS 及 TIC 进行 SLN 术中诊断具有较高的敏感性和特异性,基本能够满足临床需求,可以有效地避免二次手术。鉴于 SLN 的术中分子检测尚未在中国获准临床应用,在目前的临床实践中推荐术中应用 FS 与 TIC 联合的方法检测 SLN 的转移。

4. 术中快速免疫组化 免疫组织化学染色法比常规病理 HE 染色法可以更有效地发现淋巴结转移灶,尤其是微小转移灶,但是常规免疫组化法需要时间长,不能满足术中诊断需要,需要建立一种耗时短的免疫组织化学染色法。1994 年 Chilosi 首先报道加强聚合体一步染色法(enhanced polymer one-step staining,EPOS)用于淋巴结术中诊断,具有简便、快速、准确的特点,可于 20 分钟内完成。王永胜等报道 EPOS 联合 FS 术中诊断 SLN 的敏感性、特异性、假阴性率和准确率分别为 98.4%、100%、0 和 99.8%,优于单独应用 FS 的 93.9%、100%、6.1% 和 99.1%。Choi 等对快速免疫组化与快速冷冻切片进行比较,其特异性均为 100%,准确性分别为 96.2%、92.4%($P=0.083$),敏感性分别为 85.0%、70.0%($P=0.083$)。Johnston 等的研究显示快速免疫组化的敏感性(92%)高于 FS(80%)、TIC(64%),其准确性为 94.0%,高于 TIC(93%)而比 FS(96%)低。

快速免疫组化的优势更多地体现在微小转移的检测中。在当前对微转移尤其是孤立肿瘤细胞意义尚未完全明确的情况下,提高腋淋巴结分级,可能导致过度治疗。同时我们要注意它产生的假阳性的问题,树突细胞、巨噬细胞、内皮细胞以及良性的上皮细胞等都可以使免疫组化产生阳性结果。假阳性的患者接受了不必要的腋淋巴结清扫术,对生活质量造成很大影响。因此,一方面,免疫组化有较高的敏感性,有利于淋巴结转移灶的检出,使更多的患者避免了二次手术,另一方面,尽可能由有经验的病理学专家阅片,以减少假阳性病例的发生,同时要注意与常规病理进行对照,避免过度治疗。

5. 术中分子诊断 尽管联合应用 FS 及 TIC 进行 SLN 术中诊断具有较高的敏感性和特异性,基本能够满足临床需求,但其均存在敏感性较低、主观性、非标准化、检测的组织量少(远 $<5\%$)等缺点,需要寻求更为准确的术中快速分子诊断技术。

(1) Gene Search™ BLN 检测:2006 年圣安东尼奥乳腺癌会议,Blumencranz P 报告了一种基于 RT-PCR 的乳腺癌 SLN 术中快速检测技术——Gene Search™ Breast Lymph Node(BLN)检测。检测目标为上皮细胞特异性 CK-19 和乳球蛋白(MG),检测阈值确定在 $>0.2mm$ 的转移灶。以石蜡组织学诊断为标准,BLN 检测总的敏感性为 95.6%,特异性为 94.3%。Blumencranz P 等在一项 416 例的前瞻性试验中发现 BLN 在 $>2mm$ 和 $>0.2\sim 2mm$ 的检出率分别为 97.4% 和 68.2%。Viale 等在一项 293 例入组试验中报道,BLN 在 $>2mm$、$>1mm$ 及 $>0.2mm$ 检出率分别为 98.1%、94.7% 和 77.8%,总的准确率为 90.8%,特异性 95.0%。近两年的研究结果均证明 BLN 的敏感性、特异性高、假阴性率低,均显著优于冷冻快速病理,尤其是印片细胞学。国内 6 家研究中心的 546 例患者入组该前瞻性、多中心、大样本临床研究,其中有效病例 479 例,证实 Gene-Search™ BLN Assay 检测快速、易于操作、可重复性强、费用低,与逐层切片病理检测比较具有较高的准确性,大大降低逐层切片病理检测的工作量,其敏感性优于 FS 和 TIC,可作为 SLN 术中诊断乃至术后诊断的首选,适合在中国推广。

BLN 检测经过简单培训即可掌握,$30\sim 46$ 分钟检测 $1\sim 6$ 个 SLN,并且每个淋巴结可以检测至少 50% 的组织量,检测相对快速,而且客观、标准化、可以重复,可以对 SLN 转移提供"是"或者"否"的结果,对临床工作有很高的指导价值。

(2) OSNA 检测:一步核酸扩增检测(one-step nucleic acid amplification,OSNA)基于反转录-环状介导等温 DNA 扩增(reverse transcription-loop mediated isothermal amplification,RT-LAMP),检测目标为 CK-19,并具有不需 mRNA 纯化步骤,应用 6 个引物以提高特异性等优势,如果该项技术最终可以应用到临床工作中,将是 SLN 术中诊断的又一快速检测手段。国内 5 家研究中心的 558 例患者入组该前瞻性、多中心、大样本临床研究,其中有效病例552例,评价OSNA一步核酸扩增法在乳腺癌SLN术中诊断的价值。研究结果证实:①在前哨淋巴结检测分析中,OSNA检测的准确性在统计学上与参比方法(较常规更细致的术后病理检查)的准确性相当,与日本多中心临床试验比较也表明OSNA的性能稳定可靠;②OSNA检测的敏感性优于术中病理检查的敏感性,特别是OSNA检测与细胞印片检查相比具统计学差异;③OSNA[++]作为参考信息预测有很大可能存在宏转移;④OSNA检测运作时间(TAT)均值<40分钟,且5个研究中心无统计学差异。

准确、快速的SLN术中诊断可以使SLN阳性患者通过一次手术完成ALND,避免二次手术的费用负担和手术风险;中国抗癌协会乳腺癌SLNB临床指南推荐使用冷冻快速病理组织学和印片细胞学作为SLN术中诊断的检测方法。术中冷冻病理和印片细胞学两者或任一诊断阳性,均作为SLN阳性而进行ALND。联合应用FS及TIC进行SLN术中诊断具有较高的敏感性和特异性,基本能够满足临床对SLN宏转移诊断的需求,可以有效地避免二次手术,是目前的临床实践中的首选。FS及TIC均存在敏感性较低、主观性、非标准化、检测的组织量少(远<5%)等缺点,需要寻求更为准确的术中快速分子诊断技术。以Gene Search™ BLN检测和OSNA检测为代表的SLN术中分子诊断技术由于检测的SLN组织量更多,较冷冻快速病理组织学和印片细胞学有更高的准确性和敏感性。术中分子诊断简单培训即可掌握,检测结果客观、标准化、重复性好,对SLN转移提供"是"或者"否"的结果,可以节省有经验病理医生的宝贵时间,有条件的单位可采用经SFDA批准的术中分子诊断技术。

(二) 前哨淋巴结的术后诊断

前哨淋巴结的准确诊断对于腋窝的准确分期、降低SLNB假阴性率、准确确定术后辅助治疗方案以及降低SLNB替代ALND的区域复发率等至关重要。

1. 前哨淋巴结转移灶类型判定标准　AJCC第七版《乳腺癌TNM分期》指出:转移灶的位置不影响微转移、孤立肿瘤细胞(isolated tumor cells, ITC)或宏转移的诊断:转移灶可以位于淋巴结内、突破被膜或完全淋巴结外侵犯脂肪;转移灶伴纤维间质反应时,转移灶大小为肿瘤细胞和相连纤维化的长径。

(1) 宏转移:淋巴结内存在一个以上>2mm肿瘤病灶、其他阳性的转移淋巴结至少微转移;仅有ITC的淋巴结不作为pN分期阳性淋巴结,但应另外记录为ITC。

仅依据SLNB分期或SLN+nSLN<6个,加标记(sn),如$pN_{1(sn)}$;SLN≥6,不再另加标记(sn)。

不推荐可能含有宏转移的淋巴结接受分子诊断等其他的试验或替代检测,如果其可能使常规病理诊断漏诊宏转移;如果使用,应予登记。

(2) 微转移:肿瘤病灶最大径>0.2mm,但≤2.0mm或单张组织切片不连续,抑或接近连续的细胞簇>200个细胞。

记录只发现微转移(无宏转移)的淋巴结数目,标记为pN_{1mi}或$pN_{1mi(sn)}$;多个转移灶时,测量最大转移灶的最大径,不能累计。

(3) ITC:单个细胞或最大径≤0.2mm的小细胞簇;单张组织切片不连续或接近连续的细胞簇≤200个细胞,淋巴结不同纵/横切片或不同组织块不能累计计数;通常没有或很少组织学间质反应;可以通过常规组织学或IHC检出。

记录ITC受累淋巴结数目,标记为$pN_{0(i+)}$或$pN_{0(i+)(sn)}$;使用分子技术(RT-PCR)检出组织学阴性淋巴结的微小转移灶,标记为$pN_{0(mol+)}$或$pN_{0(mol+)(sn)}$。

2. 前哨淋巴结术后常规病理诊断　SLN术后病理组织学诊断的金标准是逐层切片病理检测,推荐将SLN沿长轴切分成2mm厚的组织块,对每个组织块进行逐层或连续切片HE染色病理检测,联合或不联合免疫组化染色,3层切片间距为200~500μm。

山东省肿瘤医院SLNB研究组对245例术中冷冻快速病理2层面、术后常规病理2层面诊断均阴性的559枚SLN的残余部分进行间隔100μm的连续切片,分别进行HE染色剂IHC染色,以探讨合理SLN病理诊断模式,即多层切片病理分析最佳间距、联合IHC提高隐匿性转移检出率的价值,探讨SLN隐匿性转移的预后意义。结果显示连续切片HE染色共发现36例(14.5%)患者SLN的隐匿性转移灶,分别为ITC 8例、微转移22例和宏转移6例;连续切片HE联合IHC染色共发现49例(20.0%)患者SLN的隐匿性转移灶,分别为ITC 18例、微转移25例和宏转移6例。连续切片HE联合IHC染色较单纯HE染色显著提高了隐匿性转移灶的检出率($P=0.000$),主要集中在ITC检出率的显著增加($P=0.002$),而微转移和宏转移的检出率无统计学意义。分层分析SLN隐匿性转移检出率相关因素,只有组织学类型有统计学意义,即浸润性小叶癌隐匿性转移的检出率 57.1%(16/28)显著高于浸润性导管癌者 16.7%(24/144)(P=0.001),而与患者年龄、肿瘤大小及部位、组织学分级及 ER、PR、HER2 状况无显著性相关(均 P>0.05)。

考虑到中国 SLN 病理检测的现状,中国抗癌协会 SLNB 临床指南在推荐 SLN 术后病理组织学诊断的金标准是逐层切片病理检测的同时,对不具备开展连续切片病理检测条件的医疗单位仍可采用传统的 SLN 评估方法,至少将 SLN 沿长轴分为两个组织块,每个组织块切一个层面 HE 染色病理检测。不推荐常规应用免疫组化技术以提高 SLN 微小转移灶的检出。

四、乳腺癌前哨淋巴结活检术临床实践

近年来,乳腺癌 SLN 研究发展迅速。一系列大样本、前瞻性临床试验证实 SLNB 的安全性,即 SLNB 可以提供准确的腋窝淋巴结分期、SLN 阴性患者 SLNB 替代腋清扫术腋窝复发率和并发症发生率很低,为其提供了循证医学 Ⅰ、Ⅱ 级的证据。此外,目前的研究也证实 SLNB 应用中的放射性核素对患者和医务人员安全,SLNB 的适应证也在不断扩大。作为一项腋窝准确分期的微创活检技术,SLNB 代表目前乳腺癌外科治疗的发展水平。

(一)SLNB 提供准确的腋窝分期

1. 大样本、前瞻性随机试验结果 英国 AL-MANAC 试验、意大利米兰 SLNB185 试验、美国 NSABPB-32 试验均证实 SLNB 可以提供准确的腋窝淋巴结分期,SLNB 组与腋清扫术组有相同的腋淋巴结阳性率(循证医学 Ⅰ 级的证据)。ALMANAC 多中心试验中 1031 例临床腋窝阴性患者随机进入 SLNB 组和标准腋窝治疗组(手术 72% 或放疗 28%),两组患者腋窝阳性率分别为 24.8% 和 23.8%,SLNB 成功率为 98%、假阴性率为 8.8%。米兰 SLNB185 试验中 516 例临床 T1N0 患者随机进入 SLNB 组和 ALND 组,两组患者腋窝阳性率分别为 35.5% 和 35.4%,SLNB 成功率为 96%、假阴性率为 8.8%、阴性预测值为 95.4%。NSABPB-32 多中心试验入组临床腋窝阴性患者,5260 例可评价病例中,两组患者 SLN 阳性率均为 26%,SLNB 成功率 97%,假阴性率为 9.7%,阴性预测值为 96.1%,61.4% 的腋窝阳性患者仅有 SLN 转移。

2. SLNB 假阴性率循证医学分析 大样本、前瞻性随机试验和众多单中心验证性研究结果均证实 SLNB 有较低的假阴性率,但未依据循证医学原则对其进行 SLNB 准确性的似然比(likelihood ratios)分析。Barone JE 等对 SEER 数据库 213 292 例女性乳腺癌患者依肿瘤大小的腋淋巴结阳性率为基线,分别是 T1a 为 7.8%,T1b 为 13.3%,T1c 为 28.5%,T2 为 50.2%,T3 为 70.1%。13 项临床试验的 6444 例 SLNB 资料总的假阴性率为 8.5%,阴性似然比为 0.086。依据贝氏列线图,不同分期乳腺癌 SLNB 假阴性的概率:T1a 为 0.7%,T1b 为 1.5%,T1c 为 3.0%,T2 为 7%,T3 为 18%。通过似然比可以准确评估不同分期乳腺癌 SLNB 假阴性率的风险,较单纯假阴性率本身更有助于外科医生制订治疗方案。

3. SLNB 假阴性率相关临床病理因素 由于 SLNB 假阴性率较低,单一的研究难以提供足够的样本量进行 SLNB 假阴性率的相关临床病理因素分析。Martin RC 等在 3870 例 T1~2,N0 乳腺癌 SLN 的验证性研究中,染料核素联合法检测 SLN,1243 例真阳性、2521 例真阴性、106 例假阴性,经单因素和多因素分析,年龄、组织学类型、非 SLN 淋巴结数目、肿瘤是否可触及、乳腺活检类型、示踪剂注射部位与 SLN 假阴性率无关,肿瘤<2.5cm、位于外上象限、只检出 1 枚 SLN、外科医生经验少、腋窝只有 1 枚阳性淋巴结、采用免疫组化评估 SLN 为假阴性率升高的独立相关因素。

4. SLNB 使腋窝分期更为准确 SLNB 技术可以为病理科医生提供中位数为 2 个的 SLN,可以对其进行逐层切片病理检测。SLN 沿长轴切分成 2mm 厚的组织块,对每个组织块进行逐层或连续切片 HE 染色病理检测,联合或不联合免疫组化染色,3 层切片间距为 200~500μm。对 SLN 的细致检测使相应期别原发肿瘤患者腋窝阳性率增加了 10%~52%,主要是增加了微转移和 ITC 的检出率。Tvedskov T 等基于人群的丹麦研究纳入 SLNB 应用之前(1993~1996 年)的 10 231 例与 SLNB 应用之后(2005~2008 年)的 13 820 例患者,宏转移的检出率分别为 40.5% 和 40.7%(P>0.05),微转移的检出率分别为 5.1% 和 9.0%,SLNB 技术显著增加了腋窝淋巴结微转移的检出率(OR=1.85,95% CI 1.65~2.07,P<0.0001)。

(二)SLN 阴性患者 SLNB 可以安全替代腋清扫术

1. 前瞻性非随机试验结果 最大的一组非随机试验结果仍然来自米兰欧洲肿瘤所,1996~2000

年953例患者SLN阴性仅行SLNB,中位随访38个月,仅有3例发生明显的腋窝转移,接受全腋清扫术后均存活良好。5年总生存率为98%。SLN阴性患者不行腋清扫术腋窝明显复发率远远低于预期12%~13%。Palesty JA等报道335例SLN阴性SLNB替代腋清扫术患者,中位随访33个月,15例(4.5%)肿瘤复发,但仅有2例腋窝复发。国内王永胜等报道642例SLNB患者中,244例SLN阴性患者免行腋清扫,中位随访26个月,仅1例患者腋窝复发,1例锁骨上淋巴结复发;目前中位随访40个月,未再出现新的区域淋巴结复发病例。

荷兰肿瘤所对SLN阴性SLNB替代腋清扫术患者腋窝外淋巴复发情况进行了研究,803例患者中位随访34个月,4例(0.5%)发生腋窝外复发,其中1例内乳区复发,3例锁骨上复发;2例同时伴有腋窝复发。作者认为腋窝外淋巴复发少见,是由于术中未探测到腋窝以外的SLN所致。确定所有淋巴引流区的SLN并对其进行治疗可降低腋窝外淋巴复发。

中国早期乳腺癌前哨淋巴结活检替代腋清扫术多中心研究(CBCSG-001):①2002年1月于国内率先开展临床早期乳腺癌SLNB替代ALND的前瞻性、多中心协作研究,2007年6月结束患者入组,有效入组患者1970例。②采用亚甲蓝联合^{99m}Tc标记硫胶体或美罗华进行SLNB,成功率100%。③SLNB技术可以使SLN阴性乳腺癌患者免除ALND(本研究占临床腋淋巴结阴性患者的77.8%)。④导管原位癌患者SLN的阳性率为3.5%,如果患者选择乳房切除手术或I期重建手术,建议进行SLNB。⑤经中位60.3个月随访(8~113个月),应随访1672例,实际随访1595例,随访率95.4%;SLN阴性患者SLNB替代ALND5年总生存率98.2%,无病生存率94.2%。⑥SLNB技术缩小了腋窝淋巴结切除的范围,可以减少术后并发症、改善患者的生活质量。

2. 前瞻性随机试验结果 第一项前瞻性随机临床试验,即意大利米兰SLNB185试验提供了SLNB与腋清扫术比较的结果,证实SLN阴性患者SLNB可以安全替代ALND,同样具有较低的复发率(循证医学II级的证据)。1998年3月至1999年12月,SLNB185试验516例临床T1N0患者随机进入SLNB组和ALND组。SLNB组259例患者中,SLN阴性167例仅行SLNB,SLN阳性92例转ALND。ALND组257例患者中腋窝阳性91例、阴性166例。中位随访46个月,SLNB替代ALND组

未见腋窝复发,其生存率与ALND组腋窝阴性患者相同。最新的中位随访64.6个月结果显示,乳腺癌相关事件包括腋窝复发、锁骨上淋巴结复发、乳房复发、远处转移及死亡,SLNB组与ALND组分别为0、0、2、10、4例和0、2、2、11、6例,均无统计学差异($P>0.05$)。

近年来,ALMANAC、NSABPB-32、ACOSOG Z0010等前瞻性、多中心、大样本临床试验均证实SLN阴性患者SLNB替代ALND有相同的总生存率、无病生存率和腋窝复发率。

十余年来,一系列大样本单中心和多中心随机试验的结果证实SLNB作为SLN阴性患者腋窝分期和治疗的唯一手段安全、可靠、有效。综合已报道的25项仅行SLNB的8687病例,31例腋窝复发(0.36%)。上述研究证实,SLN阴性患者仅行SLNB腋窝复发的发生率极低。SLNB术后腋窝复发率仍在ALND后腋窝复发率的范围之内(0.25%~3.0%)。对有经验的医生来说,在SLN阴性患者中SLNB替代ALND不应有不良后果;目前,欧美、澳大利亚大多数主要医疗中心,SLN阴性患者SLNB已经替代ALND。

(三)SLNB替代腋清扫术生活质量提高

ALMANAC前瞻性随机临床试验的主要研究目的为SLNB的并发症及生活质量,随访12个月和18个月的结果均显示SLNB组淋巴水肿、感觉缺失、引流、住院时间、术后恢复正常功能、生活质量、上肢功能指数均显著优于腋清扫术组,而焦虑级别并未升高。作者认为与腋清扫术比较,SLNB上肢并发症降低、生活质量提高,应作为临床淋巴结阴性早期乳腺癌患者的首选治疗。Cambridge前瞻性随机试验入组298例患者,也证实淋巴结阴性患者SLNB替代腋清扫术可以显著降低生理和心理并发症,提高生活质量。

前瞻性非随机试验的长期随访结果也获得了类似的结果。吴炅SLNB研究组报告SLNB组与ALND组患者对比,SLNB替代ALND可显著改善患者的上肢水肿、上肢功能、胸壁和上肢感觉异常以及患者的生活质量。

(四)SLNB的放射安全性

SLNB示踪剂包括蓝染料和放射性硫胶体,尽管两者单用均具有很高的成功率和相似的假阴性率,联合法仍是确定SLN的最佳技术,可以使检测成功率提高1.3%,假阴性率降低2.5%。与蓝染料相比,放射性硫胶体可以缩短学习曲线、检出腋窝以外的SLN,γ探测器还可以帮助体外经皮定位

SLN,但也带来了人们对放射安全性的忧虑。

早在 1999 年 Cremonesi M 等即对此进行了放射防护研究,采用标记 5 ~ 10mBq 的 ^{99m}Tc 进行 SLNB。患者腹部的平均吸收剂量为 0.45mGy,低于钼靶摄片的吸收剂量 1.5 ~ 8.0mGy;外科医生 100 台 SLNB 手术手部的平均吸收剂量为 0.45mGy、平均有效剂量为 0.09mGy,远低于国际辐射防护委员会推荐的年剂量限制。

近年来的研究将热发光剂量计放置于术者手部和腹壁,测定其放射性吸收剂量。结果显示 SLNB 过程中术者最大吸收剂量低于目前设定的年剂量限制的 2200 倍,妊娠女性术者进行 SLNB 应少于 100 台次。

杨耿侠等于国内首次证实了 SLNB 的放射安全性,为乳腺癌 SLNB 在我国的广泛开展进行了有益的探索。SLNB 过程中乳腺癌患者和手术相关医务人员接受的放射剂量很低,主刀医生、第一助手及器械护士身体各部位的核素吸收剂量很低,远远低于国家卫生和计划生育委员会部颁放射卫生防护基本标准。依据国家卫生和计划生育委员会放射卫生防护基本标准的规定,术者各部位的年均 SLNB 安全台次分别为:手部 2688 台、胸腺 2994 台、性腺 2958 台、眼晶状体 1000 台,按照最小的耐受部位眼晶状体的 1000 台次/年,术者一年内完成约 1000 台 SLNB 手术在放射安全性方面是安全的,不需要进行防护。因而,在放射防护方面 SLNB 对患者和医生都是安全的。

(五)SLN 微转移预后意义及腋窝处理

(1)回顾性研究:MSK 肿瘤中心研究纳入 SLNB 临床应用之前的 368 例接受乳腺癌改良根治术患者而腋淋巴结阴性患者,所有患者均未接受辅助全身治疗。对其所有腋淋巴结按照 ASCO 标准进行逐层切片病理检测。中位随访 20 年,pN0 vs. pN0(i+) vs. pNmic 患者的 DFS 有统计学差异($P<0.001$)。山东省肿瘤医院 SLNB 研究组对 245 例术中冷冻快速及术后常规病理诊断均阴性的 559 枚 SLN 的残余部分进行间隔 100μm 的连续切片,分别进行 HE 染色及 IHC 染色,以探讨 SLN 隐匿性转移的预后意义。所有患者均接受了辅助全身治疗[化疗和(或)内分泌治疗]、未行 ALND。中位随访 5 年,pN0 vs. pN0(i+) vs. pNmic 患者的 DFS 无统计学差异($P>0.05$)。MIRROR 试验纳入 2628 例接受保乳手术或乳房切除术患者,中位随访 5 年。无辅助全身治疗时,前哨淋巴结 pN0 患者的预后显著优于 pN0(i+)及 pNmic 者(分别 $P=0.003$ 和 $P=$

0.009)、pN0(i+)与 pNmic 的 5 年 DFS 差异无统计学意义($P=0.77$);当患者接受辅助全身治疗时,pN0(i+)与 pNmic 患者的 5 年 DFS 均有显著改善(分别 $P=0.03$ 和 $P=0.0002$)。

(2)前瞻性随机临床试验:ACOSOG Z0010 试验纳入 3904 例接受保乳手术及全乳放疗患者,绝大多数患者接受了辅助全身治疗,中位随访 76 个月,pNmic(占患者总数 10.5%)与 pN0 患者的 OS 分别为 95.1% 和 95.8%,差异无统计学意义。NSABP B32 试验入组 3795 例患者,患者接受保乳手术及全乳放疗或乳腺切除术,绝大多数患者接受了辅助全身治疗,中位随访 95 个月,pNmic(占患者总数 15.9%)与 pN0 患者的 DFS(分别 86.4% 和 89.2%)、无远处转移生存率(DDFS,分别 89.7% 和 92.5%)及 OS(分别 94.6% 和 95.8%)差异均无统计学意义。IBCSG 23-01 试验对 934 例 SLN 微转移患者随机进入 SLNB 或 ALND 组,患者接受保乳手术及全乳放疗或乳腺切除术,绝大多数患者接受了辅助全身治疗,中位随访 57 个月,ALND 组与 SLNB 组的 DFS(分别 87.0% 和 88.4%)和 OS(分别 97.6% 和 98.0%)差异均无统计学意义。

(3)SLN 微转移预后意义及腋窝处理:目前的循证医学证据证实 SLN 微转移是独立的预后指标,有效的全身治疗使 SLN 微转移患者 SLNB 与 ALND 5 年 OS 差异只有 1.2%,SLN 微转移为确定辅助化疗唯一指标少见(占所有病例的 2.1%),IHC 检测 HE(-)SLN 无显著临床获益(预期 OS 提高 0.3%,DDFS 提高 1%),SLN 微转移患者接受保乳治疗时 ALND 不需用于区域控制。由于前瞻性随机临床试验纳入的乳房切除术患者比例较低、样本量较小,SLN 微转移患者接受乳房切除术时可否避免 ALND 尚须谨慎,应该综合考虑以下因素:①SLN 微转移的检出方法:术中冷冻、HE 常规病理或者 IHC;②SLN 病理检测标准:ASCO 标准、单层或者多层;③患者的年龄、合并疾病、意愿以及肿瘤的生物学行为等。

(六)SLN 宏转移患者的腋窝处理

目前,循证医学 I、Ⅱ级证据支持 SLNB 的安全性,即 SLNB 可以提供准确的腋窝淋巴结分期、SLN 阴性患者 SLNB 替代腋清扫术腋窝复发率和并发症发生率很低。遵循循证医学证据,各项有关乳腺癌 SLNB 的指南或专家共识均支持 SLNB 应用于临床实践。2005 年 ASCO SLNB 指南及第二届国际乳腺癌共识会认为临床腋淋巴结阴性早期乳腺癌,

SLNB 可以替代 ALND 准确判断腋淋巴结状况,支持 SLNB 用于大多数临床腋淋巴结阴性乳腺癌的腋窝分期,2007 年 NCCN 指南推荐临床腋淋巴结阴性 I、II 期乳腺癌的腋窝处理首选 SLNB,2007 年 St Gallen 专家共识认为 SLNB 可靠、安全,可以避免 ALND 带来的并发症。此外,已有的研究也证实了 SLNB 的放射安全性、SLNB 的适应证也在不断扩大,可以使更多的乳腺癌患者免除 ALND 及其并发症。

2012 版 NCCN 乳腺癌指南仍推荐对临床腋淋巴结阴性患者首选 SLNB,SLN 阴性患者不需要接受 ALND。2011 版以前的 NCCN 指南建议对 SLN 阳性乳腺癌患者施行 ALND,2012 版 NCCN 指南推荐对淋巴结转移较少的特定乳腺癌患者可以避免 ALND,主要是为避免或减少患侧上肢淋巴水肿的发生,后者在 ALND 术后发生率较高,严重影响患者的生活质量。

上述重大改变基于 ACOSOG(美国外科医生协会肿瘤组)Z0011 随机试验结果。将其作为 I 级证据,2012 版 NCCN 指南推荐对符合以下所有条件的乳腺癌患者可以免行 ALND:乳腺原发肿瘤 T1 或 T2 期(≤5cm)、1～2 个前哨淋巴结阳性、接受保乳手术、接受全乳放疗及未接受新辅助化疗。

改变临床实践的 ACOSOG Z0011 试验解答了一个重要问题:腋淋巴结阳性乳腺癌患者是否需要进行 ALND? 答案是有条件的否定。

所有 ACOSOG Z0011 试验入组患者均符合上述标准,约 96% 的患者接受了辅助全身治疗[化疗和(或)内分泌治疗],这非常重要,因为腋窝也可自辅助全身治疗和全乳放疗获益。中位随访 6.3 年,ALND 组和单纯 SLNB 组患者的 5 年生存率分别为 91.8% 和 92.5%、5 年无病生存率分别为 82.2% 和 83.9%、局部区域复发率分别为 4.1% 和 2.8%,均无统计学差异。

由于 ACOSOG Z0011 试验对患者入组标准的严格限定,2012 版 NCCN 指南沿用了上述标准,只有满足所有条件的乳腺癌患者才可以免行 ALND。2011 年 St. Gallen 专家共识也认为 ACOSOG Z0011 研究结果不适合推广应用于接受乳房切除术的患者,乳房切除术患者 SLN 微转移或宏转移时,仍应接受 ALND。国内 SLNB 虽然开展了多项多中心研究,但尚未广泛推广应用,2011 版中国抗癌协会乳腺癌专业委员会《乳腺癌前哨淋巴结活检临床指南》对此持谨慎态度,认为 ALND 仍是 SLN 宏转移患者的标准治疗。如何应对 2012 版 NCCN 指南临床早期乳腺癌患者腋窝处理的重大改变,笔者认为

应积极稳妥、与时俱进,在 SLNB 开展成熟、规范的单位,可以依据 2012 版 NCCN 指南,对符合条件的临床早期乳腺癌患者免行 ALND,使更多患者在保证治疗效果的前提下,获得更好的生活质量。

(七) 新辅助化疗后 SLNB

SLNB 已经成为临床腋淋巴结阴性乳腺癌患者腋窝处理的标准模式,但临床腋淋巴结阳性患者经新辅助化疗后临床转阴性后 SLNB 可否准确评估其腋淋巴结状况、接受新辅助化疗患者腋窝 SLNB 的时机仍不明确。2012 年 SABCS 会议之前 Education 部分外科治疗争议专场就新辅助治疗后 SLNB 进行了专家讲座、正式会议的 General Session 2 为 SLNB 专场,报告了与此相关的两个前瞻性多中心临床研究结果。

ACOSOG Z1071 试验入组 136 个中心 756 例 $cT_{0-4}N_{1-2}M_0$ 经病理或细胞学证实的腋淋巴结阳性乳腺癌患者。完成新辅助化疗后先进行 SLNB,之后进行 ALND。可评价的 689 例患者新辅助化疗后 SLNB 的成功率 92.7%、准确性 91.2%、假阴性率 14.7%。cN1 患者检出 1 枚 SLN 的假阴性率为 31.5%、检出 2 枚及以上 SLN 的假阴性率为 12.6%,cN2 患者假阴性率为 0。40% 的患者腋淋巴结达到 pCR、另外 40% 的患者 SLN 为腋窝唯一阳性淋巴结。外科技术对降低 SLNB 的假阴性率非常重要,联合采用核素与蓝染料示踪技术及检出 2 个以上 SLN 均可显著影响 SLNB 的假阴性率(分别 10.8% 和 9.1%),新辅助化疗前腋淋巴结穿刺时放置标志物及对 SLN 的化疗效果仔细进行病理组织学评估也有助于降低 SLNB 的假阴性率。研究者认为 SLNB 是评估腋淋巴结阳性乳腺癌患者新辅助化疗后腋淋巴结残留病灶的有效方法,可以减少患者的腋窝手术范围。

SENTINA 试验入组 103 个中心的 1737 例患者 cN0-1 乳腺癌患者,依据临床影像腋窝淋巴结评估及其对新辅助化疗疗效评价分为 4 组,分别为 A 组:临床腋淋巴结阴性,新辅助化疗前 SLNB 阴性,新辅助化疗后不再进行 SLNB;B 组:临床腋淋巴结阴性,新辅助化疗前 SLNB 阳性,新辅助化疗后再次进行 SLNB;C 组:临床腋淋巴结阳性,新辅助化疗后腋窝转阴性后进行 SLNB;D 组:临床腋淋巴结阳性,新辅助化疗后腋窝仍然阳性,直接 ALND。结果表明新辅助化疗前 SLNB 具有极高的成功率(99.1%),新辅助化疗前 SLN 阳性患者新辅助化疗后再次 SLNB 的成功率(60.8%)和假阴性率(51.6%)均不能满足临床要求,此前的局部和全身治疗显著影响了示踪剂的摄取和 SLNB 的成功率。

新辅助化疗后由 cN1 降期为 cN0 患者 SLNB 的成功率和假阴性率分别为 80.1% 和 14.2%，研究者认为也难以满足临床需求。

乳腺癌新辅助化疗不仅可以使乳腺原发肿瘤降期以增加保乳手术机会，也可使约 40% 的腋淋巴结阳性患者降期为阴性患者。随着 SLNB 在临床腋淋巴结阴性乳腺癌患者的腋窝分期中取得了巨大成功，可否将其应用于新辅助化疗后腋淋巴结降期乳腺癌患者越来越受到关注，如能避免对该部分患者施行 ALND 及其并发症，可使乳腺癌患者自新辅助化疗的获益最大化。此前的单中心或多中心试验样本量较小、结果也存在差异。对其进行的三次荟萃分析结果显示，与常规 SLNB 相比，新辅助化疗后 SLNB 的成功率和假阴性率接近；2008 年美国 NCI 召集的乳腺癌新辅助化疗后局部区域处理专家共识会指出，临床腋淋巴结阴性乳腺癌患者新辅助化疗前后均可进行 SLNB。本次会议报告的两项前瞻性多中心大样本试验显示临床腋淋巴结阳性乳腺癌患者新辅助化疗后 SLNB 的成功率特别是假阴性率仍存在不足，提示对该部分患者新辅助化疗后 SLNB 应该慎重。通过改善外科技术，如联合示踪技术、检出 2 个以上 SLN、新辅助化疗前腋淋巴结穿刺时放置标志物及对 SLN 的化疗效果仔细进行病理组织学评估有助于降低 SLNB 的假阴性率。新辅助化疗后 SLNB 替代 ALND 还有很长的路要走，不仅需要获得临床认可的成功率和假阴性率，还需要 SLNB 替代 ALND 与 ALND 相似的区域复发率及总生存率。笔者认为新辅助化疗后 SLNB 替代 ALND 的前景值得期待，国内的乳腺癌同仁在该领域已经取得了一些不错的结果，希望通过多中心协作获得更多、更大的成果。

（八）腋淋巴结清扫术适应证

随着乳腺癌 SLNB 研究的深入，越来越多的乳腺癌 SLNB 的禁忌证已经或逐渐转化为 SLNB 的适应证或相对禁忌证。在 SLNB 时代，ALND 的光环逐渐褪去，但是目前至少仍有 9 个明确的 ALND 适应证。

1. 腋淋巴结阳性 大多数腋淋巴结证实有转移的患者需要接受 ALND。因为腋窝的临床检查存在假阴性和假阳性，临床淋巴结阳性不是 ALND 的绝对适应证。有 25% 高度可疑阳性淋巴结的患者，SLNB 证实为腋窝阴性。术前超声引导或触诊下的腋窝淋巴结细针穿刺可以直接证实腋窝阳性淋巴结的存在，从而避免 SLNB，直接行 ALND。

2. 先前不充分的腋窝淋巴结切除 ALND 是否充分受很多因素的影响。首先，不同定义下的手术技术，ALND 实际操作相差很多。其次，ALND 切除标本的病理检查也相差很大。另外，有一小部分患者，ALND 手术切除的解剖范围正确，病理检查充分，但还是只检出很少的腋窝淋巴结。最近接受 ALND，属于以下情况时应该充分考虑行补充 ALND 或者腋窝的放疗：①手术切除的范围未被记载；②没有大体标本可用来重新做病理检查；③清除淋巴结数目很少；④大部分清除淋巴结为阳性。

3. 阳性 SLN ALND 是对 SLN 阳性患者的标准腋窝处理，特别是术中 SLN 检测阳性的患者。对于那些术中 SLN 阴性，而术后检测为阳性的患者，大部分肿瘤侵犯 SLN 的范围有限，在这部分患者中 ALND 的作用还有争论。非前哨淋巴结是否转移风险可以用预测腋窝状态肿瘤的一般特征（特别是肿瘤的大小、SLN 转移灶的大小、是否有脉管侵犯）以及多因素预测模型来预测。SLN 阳性而未行腋窝清扫的患者腋窝单独局部复发率很低，在 Park 等的研究中只有 1.9%。下一步研究将要鉴别哪些 SLN 阳性的患者不需要行 ALND，有两个以此为目的的前瞻性随机研究，一个是已经完成的 ACOSOG Z0011 试验，另一个是已完成病例入组的将 SLN 阳性的患者分为 ALND 组和腋窝放疗组作比较的 EORTC 试验。

ACOSOG Z0011 试验入组临床 T1～2N0M0，SLN1～2 个阳性患者随机进入 ALND 组和临床观察组，所有患者均接受保乳手术及全乳房切线位照射，95% 以上患者接受了辅助化疗和（或）内分泌治疗。两组患者 5 年腋窝复发率、无病生存率及总生存率差异无统计学意义。由于该试验结果，2011 年 St. Gallen 专家共识及 2012 年 NCCN 指南均推荐符合 ACOSOG Z0011 试验条件的 SLN1～2 个阳性的乳腺癌患者可以避免 ALND 及其并发症。

4. SLNB 验证试验 SLNB 是对腋窝淋巴结状态的诊断性手术，有很多标准的评价指标：敏感性、特异性、阳性预测值和准确率。这些指标不需要随机临床试验得到，但是需要 SLNB 后的补充 ALND。有人总结了 69 个对行 SLNB 的患者行补充 ALND 回顾性研究的结果，SLNB 的成功率和假阴性率分别为 96% 和 7%。ALMANAC 试验要求参加的外科医生在第一个阶段对 40 个患者行 SLNB 后补充行 ALND，成功率和假阴性率分别达到 95% 和 5%。然后才可以进入第二个随机阶段的试验。在该试验中发现，"学习曲线"比预想的要更短，假阴性的结果只发生在最初的阶段。NSABP B-32 的结果支持了这一结论,该试验的假阴性率为9.7%,并且外科医生经验的积累并不能显著降低假阴性率。

5. 前哨淋巴结活检失败 随着经验的积累,SLNB的成功率越来越高,但不能达到100%。在SLNB失败或者SLNB其他过程中有技术上的缺陷时,行ALND仍是合理的选择。

6. SLNB发现临床确诊可疑的淋巴结 在SLNB过程中会遇到少数患者淋巴结出现腺病,这种病变用肉眼很难与肿瘤相鉴别。此时,术中的病理评估(冷冻切片和细胞学印片)的阴性结果可能并不完全可信,ALND也是合理的。

7. 炎性乳腺癌新辅助化疗后 已经证明T2和T3的乳腺癌可行SLNB。但是已有的21项小样本的研究显示新辅助化疗后(肿瘤较大、非炎性乳腺癌)SLNB成功率较低,而假阴性率较高(分别91%和12%)。在一项独立的研究中,56例细针穿刺证实腋淋巴结转移的乳腺癌患者接受新辅助化疗后行SLNB并补充行ALND;31%的患者达到病理完全缓解,在剩余的患者中,SLNB的假阴性率高到难以接受(25%)。新辅助化疗后SLNB可能对T2和T3的患者来说是合理的治疗,对T4d(炎性)乳腺癌,ALND仍应该是标准的治疗。

8. 不能施行SLNB 并不是所有医院都能施行SLNB,特别是在一些发展中国家。SLNB增加的后续工作以及增加的医疗费用可能对他们来说是难以接受的。由于SLNB在全球的影响力越来越大(很大一部分临床确诊的乳腺癌为腋淋巴结阴性),我们面临的挑战是在保持SLNB准确性的同时尽量降低费用。不能施行SLNB时,ALND仍是腋窝的标准处理方式。

9. 单独的局部区域复发 SLNB术后的腋窝局部复发少于1%,与ALND相当。SLNB术后的腋窝肿块大部分是良性,但当证明肿块为恶性时,需行ALND。当患者出现对侧腋窝的复发,而没有其他部位的病变时,也需要行ALND。

(九) 乳腺癌内乳区前哨淋巴结活检术

乳腺癌内乳区淋巴结(internal mammary lymph node,IMLN)作为仅次于腋窝淋巴结(axillary lymph node,ALN)的重要转移途径,其转移状况是确定乳腺癌临床/病理分期、判断预后和制订辅助治疗方案的重要依据。《NCCN乳腺癌临床实践指南》将IMLN的病理状态作为乳腺癌分期和确定辅助治疗方案的依据之一。随着乳腺癌外科诊疗技术的不断发展,IMLN的重要性经历了重视—忽略—重新评估的演变过程:20世纪50年代,乳腺癌扩大根治

术的出现,使IMLN清扫术成为乳腺癌外科治疗的重要组成部分;20世纪六七十年代,随着乳腺癌改良根治术和保乳手术的逐渐兴起,IMLN也渐渐淡出了外科手术野;近年来,SLNB的研究使人们对IMLN重新产生了兴趣。目前,我们对乳腺癌原发肿瘤及ALN的治疗已经接近个体化水平,但IMLN的最佳治疗方案尚存在争议。

1. IMLN转移状况及相关影响因素 1952年,Carey和Kirlin首先报道了乳腺癌扩大根治术,即在根治术的基础上再进行IMLN清扫术。但是IMLN清扫术的创伤较大,且患者无明显获益,在20世纪70年代已被弃用。关于乳腺癌扩大根治术的研究仍然是IMLN转移信息的主要来源,IMLN的总体转移率为18%~33%,且大多数伴有ALN转移,但确实存在一部分患者仅有IMLN转移而无ALN转移,且发生率为2%~11%,而现有的治疗标准可能导致对这部分患者的治疗不足。

预测IMLN转移的重要因素为ALN状况、患者年龄和原发肿瘤的特点。黄欧等通过对1679例乳腺癌扩大根治术临床资料进行回顾性分析,认为IMLN的转移与ALN状况、患者年龄和肿瘤位置有关($P<0.05$),与肿瘤大小无关($P=0.222$):ALN阳性数目为0个、1~3个、4~6个和≥7个时,IMLN转移率分别为4.4%、18.8%、28.1%和41.5%,ALN阳性数目越多,IMLN的转移率越高($P<0.05$);年龄<35岁、35~50岁和>50岁时,IMLN转移率分别为21.8%、15.7%和12.9%,患者年龄越大,IMLN的转移率越低($P=0.038$);内侧象限乳腺癌患者的IMLN转移率要显著高于外侧象限(17.1% vs.13.6%,$P<0.05$)。Estourgie等也报道,内侧象限的IMLN转移率显著高于外侧象限(37.4% vs.14.4%,$P<0.001$)。Coombs等认为,年龄<35岁(多因素分析$P=0.063$,单因素分析$P=0.030$)、肿瘤组织学3级(多因素分析$P=0.018$,单因素分析$P=0.008$)和脉管内见癌栓(多因素分析$P=0.032$,单因素分析$P<0.0001$)是IMLN转移的独立预测因素。Heuts等的研究证实,雌激素受体、原发肿瘤大小和ALN状况与IMLN转移率显著相关($P<0.05$)。另外,Ferlicot等研究表明,浸润性小叶癌比浸润性导管癌更容易发生IMLN转移($P=0.016$)。

2. IMLN转移状况对乳腺癌预后和辅助治疗选择的影响 IMLN转移状况是乳腺癌的独立预后指标,也是乳腺癌分期的重要依据之一。IBCSG对8422例患者进行的中位随访11年的研究证实,与外侧象限及中央区相比,内侧象限乳腺癌患者的10

年 DFS（46% vs.48%，HR 1.10,95% CI 1.02～1.18,P=0.01）和 OS（59% vs.61%，HR 1.09,95% CI 1.01～1.19,P=0.04）均显著降低。这种差异在调整其他预后因素后仍然存在（DFS：HR 1.22,95% CI 1.13～1.32,P=0.0001；OS：HR 1.24,95% CI 1.14～1.35,P=0.0001）。由于没有足够的证据表明内侧象限肿瘤更具侵袭性，预后差异的原因可能是对 IMLN 转移患者的治疗不足。Veronesi 等对342 例乳腺癌扩大根治术的回顾性分析显示，ALN 和 IMLN 均无转移时较单一转移预后好，仅有 ALN 或 IMLN 转移时预后相同，均有转移时预后最差。同时，ALN 与 IMLN 转移的相关性不强（P=0.5334），显示 IMLN 转移在 ALN 阳性和阴性患者中均有独立的预后意义。这表明仅仅依赖 ALN 分期指导辅助治疗方案的选择是不充分的，增加 IMLN 分期可以为辅助治疗方案的选择提供更可靠的依据。

内乳区放疗是目前针对乳腺癌 IMLN 转移的主要治疗手段，但其是否可以改善长期预后，目前尚缺乏足够的证据。EORTC 22922 评估Ⅰ～Ⅲ期的高危乳腺癌患者（中央/内侧肿瘤或腋淋巴结阳性）在接受内乳区和内侧锁骨上放疗后，对无病生存率和总生存率的影响，其结果值得期待。丹麦乳腺癌协作组开展的 82b 和 82c 临床试验，将绝经前/绝经后的高危乳腺癌患者（肿瘤>5cm，ALN 阳性，皮肤或胸肌筋膜受侵）随机分为接受或不接受胸壁和区域淋巴结（包括 IMLN）放疗组，评估其生存率的差异。这两项试验表明放射治疗不仅改进了局部区域控制，而且提高了生存获益。Ragaz 等的试验也得到类似的结果，在接受 CMF 方案化疗后，放疗组比不放疗组的 20 年整体生存率有显著提高（47% vs.37%，P=0.03）。与之相对的，Romestaing 等对 1334 例 ALN 阳性和（或）内侧肿瘤的乳腺癌患者进行评估，将其随机分为术后接受内乳区放疗组与不接受内乳区放疗组，所有患者均接受乳房切除术和胸壁、腋窝及锁骨区放疗，研究发现其 10 年生存率并无统计学差异。

因为原发肿瘤的位置和 ALN 状态并不能精确预测内乳区转移，所以上述研究的入选标准（高危患者/无 IMLN 组织学）意味着它并不能充分地说明内乳区照射对于 IMLN 阳性患者的额外价值。由于缺乏准确的预测指标，常导致治疗过度或不足。考虑到内乳区照射的心脏毒性，适当的选择可能从辅助放疗中获益的患者是十分重要的，依靠 IMLN 的组织学诊断显然要比单纯选择高危患者的要更加合理有效。

3. 内乳区前哨淋巴结活检术（Internal mammary-SLNB,IM-SLNB） 目前，乳腺癌外科治疗的理念已从最大的、可耐受的局部区域治疗向最小的、有效的方向发展。自从 1993 年 Krag 提出前哨淋巴结的概念，SLNB 已成为临床腋淋巴结阴性早期乳腺癌患者的标准处理模式。SLNB 代表了乳腺癌外科治疗的最高发展水平，其放射安全性得到肯定，操作也渐趋规范，重要性和有效性不再被质疑。随着 SLNB 的发展，IM-SLNB 提供了一个比 IMLN 清扫术创伤小的 IMLN 分期技术。

目前多采用经肋间行 IM-SLNB 技术，国内外的各项研究报道，在术前淋巴显像的基础上，IM-SLNB 的成功率在 63%～100%（平均 86.7%）。胸膜损伤和乳腺内部血管出血是 IM-SLNB 最常见的并发症，发生率约为 5%，发生术后气胸的概率极小。在成功接受 IM-SLNB 的患者中，有 2%～11% 导致辅助治疗策略的改变。但是由于内乳区显像率较低，使得 IM-SLNB 一直未能在乳腺癌患者中广泛开展。

示踪剂的注射是 SLNB 的核心流程之一，对于 IM-SLNB，注射部位的选择尤为重要。多项研究显示，核素示踪剂的浅表注射（皮内、皮下、乳晕区）几乎不能使内乳区显像，但是腺体内注射（瘤周、瘤内、瘤下）可以使内乳区显像。Park 等对 141 例患者进行分析，发现腺体内（瘤周）注射核素示踪剂的患者，其内乳区显像率显著高于皮内注射（17% vs.0,P=0.0004）。Garcia-Manero 等的研究发现核素示踪剂的腺体内（瘤内）注射，比乳晕区注射更有助于内乳区显像（10.81% vs.0,P=0.009）。Suami 等认为，导致这一结果的原因是浅表淋巴管几乎不向内乳区引流，而位于腺体实质内深部淋巴管有时向内乳区引流。但是，应用当前技术所达到的内乳区显像率仍然较低（平均 13%,0～37%），成为限制 IM-SLNB 广泛开展的瓶颈。

为了解决这一难题，山东省肿瘤医院王永胜、邱鹏飞等开展了 IM-SLNB 系列研究（"Clinicaltrials. gov" ID：NCT01642511），课题组研发的"新型注射技术"（双象限、大体积、超声引导）大幅度提高了内乳区显像率（13%→82%）。传统的注射技术仅将核素示踪剂注射在瘤周腺体层内，注射部位单一，注射体积无严格控制，注射深度的准确性也无法保证。"新型注射技术"具备以下特点：①将示踪剂注射至乳腺两个不同象限的腺体层内；②适当增加注射体积以达到一定的组织张力；③示踪剂注射在超声引导下进行，以确保准确注入腺体层。"新型注射技术"有效提高乳腺癌内乳区显像率,解决了国际上长期限制 IM-SLNB 开展的瓶颈,使 IM-SLNB 的广泛应用成为可能。

另一方面,目前国内外所有关于 IM-SLNB 的研究仅限于临床 ALN 阴性的患者。由于 IMLN 转移多数伴 ALN 转移,作者建议 IM-SLNB 的相关研究更应在临床 ALN 阳性的患者中开展,相关研究正在进行中("Clinicaltrials. gov"ID:NCT01668914)。

IMLN 是常见的肿瘤转移的重要途径,且 IMLN 转移有重要的预后意义。目前,内乳区放疗是针对乳腺癌 IMLN 转移的主要治疗手段,但由于缺乏准确的预测指标,常导致治疗过度或不足。随着 IM-SLNB 技术的不断成熟和"新型注射技术"的出现,IM-SLNB 可能以最小的风险评估 IMLN 状况,并进一步完善乳腺癌的淋巴结分期,有助于为患者制订更为准确的个体化治疗策略。

结 语

循证医学Ⅰ级证据支持 SLNB 的安全性,即 SLNB 可以提供准确的腋窝淋巴结分期、SLN 阴性患者 SLNB 替代 ALND 腋窝复发率和并发症发生率很低。遵循循证医学证据,各项有关乳腺癌 SLNB 的指南或专家共识均支持 SLNB 应用于临床实践。2005 年 ASCO SLNB 指南及第三届国际乳腺癌共识会认为临床腋淋巴结阴性早期乳腺癌,SLNB 可以替代 ALND 准确判断腋淋巴结状况,支持 SLNB 用于大多数临床腋淋巴结阴性乳腺癌的腋窝分期,NCCN 指南推荐临床腋淋巴结阴性Ⅰ、Ⅱ期乳腺癌的腋窝处理首选 SLNB,St. Gallen 专家共识认为 SLNB 可靠、安全,可以避免 ALND 带来的并发症。此外,已有的研究也证实了 SLNB 的放射安全性、SLNB 的适应证也在不断扩大,可以使更多的乳腺癌患者免除腋清扫术的并发症。

随着 ACOSOG Z0011 及 IBCSG23-01 随机临床试验结果的发布,临床腋淋巴结阴性的 T1~2 期乳腺癌患者接受保乳手术及全乳房放疗时,SLN1~2 个宏转移或者 1 个或多个微转移时可以安全地避免 ALND,2013 年 St. Gallen 会议共识专家赞成其作为标准的腋窝处理模式;但对于接受乳房切除术的同类患者尚缺少有力的循证医学证据。临床实践中,SLNB 替代 ALND 不能超越相关临床试验的限定条件,应综合考虑患者的年龄、伴发疾病及患者意愿等因素以确定腋窝手术方式。ACOSOG Z0011 尚存在一些试验设计及实施过程的不足,目前法国已经进行、中国抗癌协会乳腺癌专业委员会准备进行(CBCSG-001d)的同类前瞻性随机临床试验将为其提供更为充分的循证医学证据。

近年来,乳腺癌治疗理念和临床实践已经发生了显著改变:大多数乳腺癌患者接受多种手段的治疗;一种治疗手段疗效的提高可明显降低其他治疗手段的绝对获益;20 世纪 70 年代建立的局部区域治疗理念已不适用于今日的临床实践;治疗手段选择的多样化使治疗决策更加复杂,只有与患者有效沟通"Less is more",才能实现个体化治疗获益的最大化。

(王永胜)

参 考 文 献

1. Harris JR,Lippman ME,Morrow M,et al. Disease of the breast. 3rd ed. Lippincott Williams & Wilkins,Inc,2004.

2. Harris JR,Lippman ME,Morrow M,et al. 乳腺病学. 王永胜,吴炅,于金明,等译. 第 4 版. 济南:山东科学技术出版社,2012.

3. Lyman GH,Giuliano AE,Somerfield MR,et al. American Society of Clinical Oncology guideline recommendations for sentinel lymph node biopsy in early-stage breast cancer. J Clin Oncol,2005,23:7703-7720.

4. Silverstein MJ,Lagios MD,Recht A,et al. Image-detected breast cancer:state of the art diagnosis and treatment. J Am Coll Surg,2005,201:586-597.

5. Krag DN,Anderson SJ,Julian TB,et al. Sentinel-lymph-node resection compared with conventional axillary-lymph-node dissection in clinically node-negative patients with breast cancer:overall survival findings from NSABP B-32 randomised phase 3 trial. Lancet Oncol,2010,11(10):927-933.

6. Goldhirsch A,Ingle JN,Gelber RD,et al. Thresholds for therapies:highlights of the St Gallen International Expert Consensus on the primary therapy of early breast cancer 2009. Ann Oncol,2009,20(8):1319-1329.

7. Cox CE,Salud CJ,Harrinton MA. The role of selective sentinel lymph node dissection in breast cancer. Surg Clin North Am,2000,80:1759-1777.

8. Lyman GH, Giuliano AE, Somerfield MR, et al. American Society of Clinical Oncology guideline recommendations for sentinel lymph node biopsy in early-stage breast cancer. J Clin Oncol, 2005, 23: 7703-7720.

9. Silverstein MJ, Lagios MD, Recht A, et al. Image-detected breast cancer: state of the art diagnosis and treatment. J Am Coll Surg, 2005, 201: 586-597.

10. Fisher B, Redmond C, Fisher ER, et al. Ten-year results of a randomized clinical trial comparing radical mastectomy and total mastectomy with or without radiation. N Engl J Med, 1985, 312: 674-681.

11. Giuliano AE, Kirgan DM, Guenther JM, et al. Lymphatic mapping and sentinel lymphadenectomy for the breast cancer. Ann Surg, 1994, 220: 391-401.

12. Wang L, Yu JM, Wang YS, et al. Preoperative lymphoscintigraphy predicts the successful identification but is not necessary in sentinel lymph nodes biopsy in breast cancer. Annals Surg Oncol, 2007, 14: 2215-2220.

13. Schwartz G, Giuliano A, Veronesi, et al. Proceedings of the consensus conference on the role of sentinel lymph node biopsy in carcinoma of the breast, April 19-22, 2002, Philadelphia, Pennsylvania. Cancer, 2002, 94: 2542-2551.

14. 王永胜, 欧阳涛, 王启堂, 等. 中国前哨淋巴结活检多中心协作研究(CBCSG-001)最新资料报告. 中华乳腺病杂志, 2009, 3(3): 265-272.

15. 杨耿侠, 王磊, 张英民, 等. 乳腺癌前哨淋巴结活检放射安全性研究. 中华乳腺病杂志(电子版), 2007, 1(6): 214-219.

16. Sun X, Liu JJ, Wang YS, et al. Roles of preoperative lymphoscintigraphy for sentinel lymph node biopsy in breast cancer patients. Jap J Clin Oncol, 2010, 40(8): 722-725.

17. Wang L, Yu JM, Wang YS, et al. Preoperative lymphoscintigraphy predicts the successful identification but is not necessary in sentinel node biopsy in breast cancer. Ann Surg Oncol, 2007, 14(8): 2215-2221.

18. Silverstein MJ, Recht A, Lagios MD, et al. Image-detected breast cancer: state-of-the-art diagnosis and treatment. J Am Coll Surg, 2009, 209(4): 504-520.

19. 黄晓燕, 吴炅, 徐维萍, 等. 乳腺癌前哨淋巴结术中印片细胞学评估. 中华肿瘤杂志, 2007, 29(8): 596-599.

20. 杨耿侠, 王永胜, 陆作为, 等. 印片细胞学联合冰冻切片术中诊断前哨淋巴结的研究. 肿瘤防治与研究, 2008, 20(12): 809-811, 819.

21. 王永胜, 刘艳辉, 欧阳涛, 等. 乳腺癌前哨淋巴结术中分子诊断的研究. 中华医学杂志, 2011, 91(2): 81-85.

22. Wang YS, Ou-Yang T, Wu J, et al. Comparative study of one-step nucleic acid amplification assay, frozen section and touch imprint cytology for intraoperative assessment of breast sentinel lymph node in Chinese patients. Cancer Sci, 2012 Aug 24. doi: 10. 1111/cas. 12001. [Epub ahead of print]

23. Chen JJ, Yang BL, Chen JY, et al. A prospective comparison of molecular assay and touch imprint cytology for intraoperative evaluation of sentinel lymph node. Chin M J, 2011, 124(4): 491-497.

24. American Joint Committee. AJCC Cancer Staging Handbook. 7th edition. Chicago, IL: Springer, 2010: 347-376.

25. De Boer M, van Deurzen CH, van Dijck JA, et al. Micrometastases or isolated tumor cells and the outcome of breast cancer. N Engl J Med, 2009, 361(7): 653-663.

26. 孙晓, 王永胜, 周正波, 等. 乳腺导管内癌前哨淋巴结活检术的意义. 中华内分泌外科杂志, 2010, 4(1): 28-31.

27. 欧阳涛, 李金峰, 范照青, 等. 原发乳腺癌超声影像异常腋窝淋巴结穿刺病理学检查的临床应用. 中华医学杂志, 2008, 88(2): 82-84.

28. 孙晓, 李太玉, 王永胜, 等. 乳腺癌前哨淋巴结活检术前临床可疑腋淋巴结超声引导针吸细胞学检测的临床意义. 中国肿瘤临床, 2010, 37(24): 1479-1482.

29. 左文述, 王永胜, 李敏, 等. 乳腺癌前哨淋巴结活检的临床意义. 中华肿瘤杂志, 2001, 23: 247-250.

30. 杨国仁, 王永胜, 张鹏, 等. 99Tcm-SC 显像联合蓝染料法探测乳腺癌前哨淋巴结. 中华核医学杂志, 2003, 23: 136-138.

31. 王永胜, 王磊, 刘娟娟, 等. 临床腋淋巴结阴性乳腺癌前哨淋巴结研究. 外科理论与实践, 2001, 6: 206-209.

32. Fleissig A, Fallowfield LJ, Langridge CI, et al. Post-operative arm morbidity and quality of life. Results of the ALMANAC randomised trial comparing sentinel node biopsy with standard axillary treatment in the management of patients with early breast cancer. Breast Cancer Res Treat, 2006, 95: 279-293.

33. Veronesi U, Paganelli G, Viale G, et al. A randomized comparison of sentinel-node biopsy with routine axillary dissection in breast cancer. N Engl J Med, 2003, 349: 546-553.

34. 王永胜, 刘雁冰. 乳腺癌前哨淋巴结活检中的若干问题. 外科理论与实践, 2006, 11: 95-97.

35. Wang YS, Yu JM, Liu YB, et al. The combination of frozen section and enhanced polymer one-step staining immunohistochemistry for the intraoperative diagnosis of sentinel nodes of breast cancer. Breast Cancer Res Treat, 2005, 94(s1): S39.

36. 任兆增, 杨耿侠, 王磊, 等. 乳腺癌前哨淋巴结活检放射安全性的研究. 中华肿瘤防治杂志, 2007, 14: 1241-1243.

37. 王永胜. 乳腺癌前哨淋巴结活检的安全性. 中国癌症杂志, 2006, 16: 685-688.

38. 黄欧,凌泓,沈坤炜,等.1679 例乳腺癌内乳淋巴结转移的高危因素分析.中国实用外科杂志,2006,26:270-274.

第四节 乳腺癌术后乳房再造及其进展

一、概论

(一) 乳腺癌术后乳房再造的现状

乳腺癌是实体肿瘤中疗效最佳的肿瘤之一。然而,各种乳腺癌切除术还是使患者失去了乳房原有的完整性,造成了不同程度的乳房畸形甚至缺失,从而产生一系列生理、心理及形体方面的不良影响,影响了乳腺癌患者术后的恢复。乳房兼顾形体美感和性功能,因此,乳腺肿瘤已经临床治愈的患者会更加关注乳房的形态,常常为不能像正常人一样生活而感到非常痛苦,她们渴望从乳腺癌切除术造成的身心创伤中恢复过来,提高生活质量,恢复形体美。

通过乳房再造可使患者以健康的形态和心理回归社会,恢复正常的工作和社会生活,达到真正治愈乳腺癌的目的。因此,乳房再造应被视为乳腺癌治疗过程中的重要组成部分和治愈的标准之一。多项研究表明乳腺癌术后实施乳房再造不会对肿瘤演变过程产生不良影响,乳房再造患者的局部肿瘤复发率或生存率均无明显改变,并且不妨碍肿瘤复发的早期发现。同时大量的心理研究结果提示,乳房再造对患者心理恢复确实有正面影响,患者在情绪稳定、社会功能、精神健康状况等方面都有明显改善。

正因为患者对乳腺癌治疗后的美容要求越来越高,乳腺癌的手术治疗已经进入了保乳阶段。很多医生认为,有了保乳手术就不需要乳房再造了。其实情况正相反,目前保乳手术在中国并不普及,主要因为东方女性乳房体积偏小,很多患者行乳腺部分切除后,剩余的腺体不足以形成漂亮的乳房。所以,那些丧失保乳机会或预计保乳术后形态不佳的患者可以通过乳房再造手术重塑乳房外形。与保乳手术相比,进行即刻乳房再造的患者只需进行一次手术,而且术后不需放疗,在住院时间及总体治疗花费方面具有明显优势。可见,保乳手术与即刻乳房再造并不冲突,而是相互补充,最终为所有进行乳腺癌手术的患者提供保留乳房形态的目的。

来自临床的研究表明,患者乳房缺失后,10%的女性情绪低落、忧郁;80% 以上的患者有明显的形体缺陷感、行走时感到失衡,同时伴有全身不适症状:30% ~50% 的患者坦言夫妻感情危机。

1998 年美国国会通过的《妇女健康与癌症权利法案》明确规定健康保险公司均需承担以下费用:乳腺癌患侧乳房切除后的重建费用;对侧乳房整形以获取与患侧对称外观的费用;乳腺癌切除后安装假体及治疗并发症的费用。自此,美国乳腺癌术后乳房再造的数量迅速增加,近几年美国每年的乳房再造数量已经达到90 000 余例,超过了每年新增乳腺癌患者的 40% 。

在我国,乳腺癌已经成为城市女性发病率最高的恶性肿瘤,国内乳腺癌的发病年龄也比欧美国家提前10 ~15 年,对于乳房再造有着很大的需求。而实际上我国乳腺癌术后行乳房再造的比例非常低。

乳房再造工作需要整形外科医师与普通外科医师及肿瘤学专业人员加强交流与合作。肿瘤外科医师应尽量采用破坏性较小的术式,为乳房再造创造条件,减少乳房重建的难度和对患者的二次损伤。

(二) 乳房再造术式的历史与变迁

1971 年,Snyderman 首先报道将乳房假体置入乳腺癌患者胸部皮下进行乳房再造。这种方法虽然有很多优点:如操作简单、不增加新的手术瘢痕、再造乳房的皮肤覆盖即为胸部皮肤、没有供区等。但其缺点也很明显,如覆盖假体的皮肤过薄,容易出现假体外露、包膜挛缩;胸壁瘢痕导致的皮肤质量较差,不能形成乳房自然的下垂形态;不能纠正腋窝及锁骨下的凹陷畸形等。为克服以上缺点,很多学者探索应用局部皮瓣覆盖假体,并认识到将假体置于胸大肌下可以降低包膜挛缩的发生率。1982 年 Radovan 首先提出应用扩张器先期扩张胸部皮肤后,再置入永久假体,较之普通的皮肤扩张,乳房再造时延长了注水间隔及注水完成后扩张器留置的时间。1984 年 Becker 在乳腺切除术中将组织扩张器放置在肌性腔穴中,或将扩张器置入乳腺切除术后形成的皮瓣下面,使得皮瓣基本没有张力。完全肌肉覆盖下的扩张器可最大限度减少因皮瓣坏死导致的扩张器外露。另外,提升前锯肌及其筋膜防止扩张器从腔穴的侧边界移位。在二期手术中以永久性假体替换扩张器,实行部分或全部包膜切开,使乳房得以最大限度的扩张和下垂。应用脱细胞真皮补片克服胸大肌下单独放置假体的不足,减少了假体直接暴露于皮下发生包膜挛缩的概率。由于假体置入乳房再造方法简单易行,手术效果较好,该方法仍是目前最常用的乳房再造方法。

自体组织乳房再造的优点是避免使用假体,乳房质地柔软,形态自然。1977 年,Schneider 和 Muhlbauer 几乎同时提出应用背阔肌肌皮瓣进行乳房再造,并被 Bostwic、Vascones(1978)等推广应用。1979 年 Robbins 首先应用腹直肌肌皮瓣进行乳房再造。1982 年 Hartrampf 最先报道下腹部横行腹直肌肌皮瓣(transverse rectus abdominis myocutaneous flap,TRAM 皮瓣)进行乳房再造,很快 TRAM 皮瓣成为乳房再造的首选方法。1983 年 Scheflan 和 Dinner 详细研究了 TRAM 的血供分布,将其分为四区,为 TRAM 乳房再造提供了理论依据。1983 年 Vasconez 等报道应用对侧腹直肌为蒂再造乳房以获得更大的灵活性。1991 年 Hartrampf 指出,单蒂 TRAM 的安全血供范围约占皮瓣的 60%,建议使用双蒂 TRAM 皮瓣增加 TRAM 的血供。1979 年 Holmstrom 首先报道了游离腹直肌肌皮瓣乳房再造术,认为以腹壁下动脉供血的 TRAM 更符合生理状态,受区血管可选用肩胛下动静脉或胸廓内血管。1999 年 Carson 及其他学者比较了带蒂和游离 TRAM 乳房再造,认为两种方法的并发症基本相同,而带蒂移植手术时间短,经济负担轻,不要求显微外科技术,较游离移植操作方便,TRAM 带蒂移植重新受到重视。为减少腹壁疝的发生,Allen 与 Treece 1994 年首先报道应用的 DIEP 皮瓣乳房再造,是游离 TRAM 皮瓣的改良与完善,它既保留了 TRAM 皮瓣血运丰富,组织量大的特点,同时又不损伤腹直肌肌鞘,使腹壁疝、腹壁膨出的并发症明显减少。下腹壁浅动脉皮瓣(superficial inferior epigastric artery flap SIEA)乳房再造是一项十分吸引人的技术,适用于体形肥胖的妇女。因手术不涉及腹直肌前鞘,杜绝了腹壁疝与下腹膨出的发生(0.7%~5% 的 DIEP 乳房再造患者出现原因不明的下腹膨出)。在再造乳房的同时,真正实现了腹壁整形。自从 1991 年 Toth 与 Lappert 首先报道应用保留皮肤的乳腺切除术(Skin-Sparing Mastectomy SSM)进行即刻乳房(Immediate Breast Reconstruction IBR)再造至今,该方法因其明显提高了再造乳房的美学效果,给患者带来了巨大利益而获得迅速发展。

1976 年 Fujino 应用臀大肌肌皮瓣进行乳房再造,外形良好。还有学者应用股前外侧皮瓣、横行股薄肌肌皮瓣等技术进行乳房再造。与乳腺癌手术相比,乳房再造作为一个新兴技术,正日新月异的发展与完善。

二、乳房再造术的基本内容及时机

乳房再造应当从肿瘤治疗安全性及整形美容效果两方面考虑:①再造所采用的技术不会干扰乳腺癌的治疗,不影响治疗的疗效与预后,不影响肿瘤复发的及时检出与再治疗;②再造的乳房应达到理想的美容及功能效果,能改善乳腺癌患者术后的躯体形象,防止或减轻心理创伤,提高患者的生活信心和生存质量。

(一)乳房再造的基本内容

1. 皮肤缺损的修复　目前,乳房再造只是乳房形态的恢复和重建,包括以下几方面的内容。

乳腺癌切除术在切除病灶的同时,需切除一定范围内的皮肤,造成不同程度的皮肤缺失。修复皮肤缺损的方法有:

(1)应用皮肤软组织扩张器,使皮肤扩张,增加皮肤的面积;

(2)局部皮瓣转移;

(3)各种肌皮瓣或皮瓣转移如背阔肌肌皮瓣、腹直肌肌皮瓣等;

(4)游离皮瓣或肌皮瓣移植等。

2. 乳房形态的重建与恢复　通过自体组织移植或乳房假体置入等手段,弥补乳房组织量的不足,恢复乳房形态与体积,要尽力塑造出乳房的正常形态,并注意两侧乳房的对称。乳房形态的重建与恢复可在修复皮肤缺损的同时或之后的一定时期内进行。

3. 胸部包括腋部的组织缺损的修复　乳腺癌根治术或术后放疗可造成胸部和腋部大范围的组织缺损,遗留胸部凹陷、腋前皱襞缺失及锁骨下区空虚等畸形,也需要进行修复。要重视再造腋前皱襞,如果腋前皱襞不明显,即使有丰满的乳房也不会显示出良好的形状;如腋前皱襞与乳房体之间有浅沟区分,乳房则会显得较为丰满。

4. 乳头、乳晕的再造　再造乳头、乳晕是为了使再造乳房的外形更加逼真、近似于正常乳房。

5. 矫正双侧乳房的不对称性　在进行乳房再造时,术者应在术前进行必要的测量,准确估计再造乳房所需的组织量。测量时患者取站立位或坐位。健侧测量:①锁骨中点到乳头的距离;②乳头到乳房下皱襞中点的距离;③胸骨中线到乳头的距离;④乳头到腋前线的距离。患侧测量:①锁骨中点到乳房下皱襞中点的距离;②相当于乳头水平的胸骨中线到腋前线的距离。将健侧测量结果减去患侧测量结果,可作为设计肌皮瓣的长宽及选择扩张器或乳房假体容积的参考。

乳房再造术后乳房不对称的治疗应以调整再造乳房以达到与健侧乳房形态对称为原则，尽量避免健侧乳房手术，增加患者身心负担。对于部分患者不满于健侧乳房的形态，可行健侧乳房的矫正术，多为乳房上提、乳房缩小、自体脂肪或假体隆乳等。

（二）乳腺癌术后乳房再造的时机

乳腺癌术后乳房再造术，按照手术的时机可分为：即刻乳房再造术、延迟乳房再造术。

1. 即刻乳房再造术 在乳腺癌手术切除术的同时行乳房再造，称为即刻乳房再造。即刻乳房再造除了在术后就能达到两侧乳房形式上的对称，还可迅速重建乳房应有的生理和心理的感觉及其优美的外形。即刻乳房再造是治疗乳腺癌的重要环节，包括了形体缺陷治疗、心理治疗及社会医学治疗的内容。曾有学者认为，为了提高患者对再造乳房的满意率，主张让患者经历缺失乳房的痛苦后进行延迟乳房再造，这是十分不人道的。在美国的一些医疗中心，即刻乳房再造的比率达到80%以上。

即刻乳房再造需要多学科的配合：①普查及初诊医生提高意识及早发现；②病理医生准确、快速的诊断；③普通外科或肿瘤外科医生采用恰当的术式切除乳腺癌，保留必要的组织，为乳房再造创造良好条件；④整形外科医生选择组织量丰富、血运好的肌皮瓣或皮瓣，修复组织缺损，塑造完美的乳房形态；⑤心理医生及护理工作者的术后辅导。研究证明，即刻乳房再造不会对肿瘤的演变过程发生影响；即刻乳房再造亦不影响乳腺癌根治术后的放疗及化疗，术后患者的5年存活率优于未行乳房再造者。

即刻乳房再造适应证的选择：以往从安全考虑认为即刻乳房再造最好选择临床分期早的（Ⅰ、Ⅱ期乳腺癌）的患者。近期大量研究表明即刻乳房再造可以安全的应用于进展期乳腺癌，其局部复发与远处转移率同延迟再造及未行乳房再造的患者无明显差异。国外的有些治疗中心已将保留皮肤的乳腺切除术（skin-sparing mastectomy，SSM）联合即刻乳房（immediate breast reconstruction，IBR）应用于ⅢA、ⅢB的乳腺癌患者，即除远处转移（Ⅳ期）外的所有乳腺癌患者。

即刻乳房再造术的优点：①减轻了患者乳房缺失造成的心理上的痛苦，降低了心理障碍的发生率；②减少了手术次数，缩短了治疗时间，降低了治疗费用；③乳房切除后遗留的组织没有受到瘢痕的影响，质地柔软，再造乳房形态好于二期再造的乳房；④没有受过放疗影响的背阔肌肌皮瓣及腹直肌肌皮瓣血供有保证；⑤保留皮肤的再造乳房，其表面皮肤的色泽、质地、感觉好；⑥保留了乳房下皱襞结构，使再造乳房更加自然、逼真。

即刻乳房再造术的缺点：①尽管即刻再造的乳房外形好于延迟再造，但因患者没有经历过乳房缺失后的种种痛苦，容易产生对再造乳房的不满；②由于再造乳房有一定体积，对于胸壁的肿瘤复发可能不易及时发现，要求进行复查的乳腺肿瘤医生具有一定的经验；③患者因为刚接受罹患癌症的恐慌，对再造及其相应并发症的说明不能充分理解，所以需要详细的解释及心理辅导。

2. 延迟乳房再造术 对于因种种原因丧失了即刻乳房再造机会的患者可以选择延迟乳房再造术，该术式在乳腺癌根治术后半年以后施行。这时患者已经过了系统的放、化疗等辅助治疗后，全身情况恢复较好。该术式也适用于其他原因造成的乳房缺损者。对于并无乳房再造要求，但因乳腺癌术后放疗等治疗，造成胸壁溃疡或长期创面遗留的患者，也适合进行延迟乳房再造，多选用双蒂TRAM皮瓣方法，覆盖创面的同时，再造乳房。

一般来讲，延迟乳房再造更复杂，而其美容效果不如即刻乳房再造的效果好。胸部皮肤和软组织因瘢痕的影响失去弹性，缺损的组织量大，因而需要采用组织量丰富的肌皮瓣或肌皮瓣联合假体再造乳房，也可行扩张器置入，注水后更换永久假体进行乳房再造。

三、乳房再造的方法简介

乳房再造的方法很多，主要包括假体置入、自体组织移植以及自体组织加假体移植三大类。

（一）自体组织乳房再造

自体组织乳房再造技术包括自体脂肪移植技术和各种自体肌瓣或肌皮瓣移植技术，提供了一个自然的、持久的、美学效果良好的乳房，避免了单纯假体/扩张器置入乳房再造的局限性及假体包膜挛缩等并发症。自体组织乳房再造最常应用的皮瓣是下腹部皮瓣（TRAM、DIEP、SIEA等）和背阔肌肌皮瓣（单纯背阔肌肌皮瓣、背阔肌肌皮瓣+假体等），较少应用的皮瓣包括臀大肌肌皮瓣、侧胸皮瓣、股前外侧皮瓣、横行股薄肌肌皮瓣等。以下将常用的自体组织乳房再造技术分别作以简单阐述。

1. 下腹部皮瓣乳房再造

（1）TRAM皮瓣乳房再造：TRAM皮瓣乳房

再造是西方目前最常用的自体组织乳房再造方法。Robbins首先报道了应用腹直肌肌皮瓣再造乳房的方法,以含有腹壁上动脉的腹直肌为蒂,利用腹直肌及其表面皮肤进行乳房再造。此方法携带的组织量大,不需要应用假体。TRAM是Hartrampf等首先提出的,以同侧腹壁上动脉为血管蒂,腹直肌携带脐水平以下的横行腹部岛状皮瓣,经皮下隧道转移至胸前再造乳房。Vasconez等报道应用对侧腹直肌为蒂再造乳房以获得更大的灵活性。

1) TRAM手术的适应证:①无生育要求的女性。②腹壁有足够组织量的中等肥胖女性。③胸部皮肤缺损较多(通常较健侧缺少8cm以上),行乳腺癌根治术或行改良根治术后胸大肌萎缩明显的患者。④不愿意接受乳房假体置入的患者。⑤放射治疗导致胸壁皮肤萎缩薄弱或有经久不愈的溃疡者,适合双蒂TRAM手术;胸廓内动脉或腹壁上动脉损伤者适合应用以腹壁下动脉为蒂的游离TRAM或DIEP手术。

2) TRAM手术禁忌证:①未生育过或有生育要求的患者;②消瘦、没有足够腹壁组织的患者;③以前腹部做过手术、胸廓内动脉或腹壁上动脉进入TRAM皮瓣的血供受阻断者;④肋缘下和旁正中切口是带蒂TRAM瓣转移的禁忌证;⑤以前的阑尾切除术切口,下腹横行切口或腹股沟部的手术为游离的TRAM瓣禁忌证;⑥腹壁脂肪抽吸术后;⑦系统疾病:包括严重的心血管疾病、慢性肺疾患(包括哮喘)、无法控制的高血压、病理性肥胖、胰岛素依赖性糖尿病、吸烟、自身免疫性疾病,将有可能增加手术并发症。

腹直肌起自第5~7肋软骨和剑突前面,下端止于耻骨联合及耻骨嵴。腹直肌被腹直肌鞘包裹,一般每侧有3个腱划,腱划处肌肉与前鞘紧密愈着,左右两鞘间为腹白线。前鞘完整,与腹内、外斜肌腱膜延续,后鞘与腹内斜肌腱膜及腹横筋膜延续,弓状线下缺如。腹直肌肌皮瓣的血液供应主要来自于胸廓内动脉移行的腹壁上动脉和腹壁下动脉及伴行的静脉供血。两个血管系统在脐周有交通,所以位于脐下的皮瓣直接由腹壁下动脉系统供血。皮瓣的皮肤和皮下脂肪组织由深动脉系统的穿支和腹壁浅血管系统沟通形成的血管网提供血供(图3-10)。

单蒂TRAM皮瓣根据血供的优劣分为4区,肌蒂表面为Ⅰ区,血供最好;Ⅱ区位于肌蒂对侧腹直肌表面,Ⅲ区位于腹直肌蒂的外侧,Ⅱ、Ⅲ区血

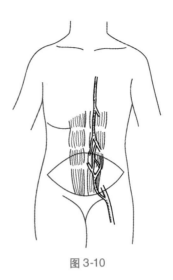

图3-10

供较Ⅰ区差,Ⅳ区位于蒂部对侧腹直肌外侧,血运最差,在皮瓣体积足够再造乳房时常去掉Ⅳ区的皮肤。

TRAM的形成及乳房塑形见图3-11~图3-13。

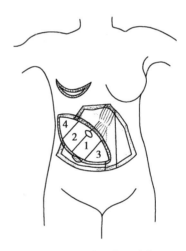

图3-11 TRAM的形成及乳房塑形1

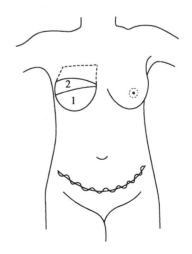

图3-12 TRAM的形成及乳房塑形2

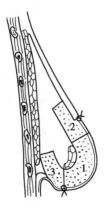

图 3-13　TRAM 的形成及乳房塑形 3

TRAM 乳房再造的优势是组织量大，再造乳房丰满，并有一定的下垂度，手术的同时又进行了腹壁整形，对同为乳腺癌多发年龄的中年、体形较为肥胖的妇女来说，可谓一举两得。该项术式的缺点是：手术创伤较大，对腋窝畸形的修复不甚理想。术后可能出现皮瓣部分坏死，腹壁疝等比较严重的并发症。此外，患者腹部脂肪的多少在很大程度上决定着 TRAM 瓣再造的乳房体积，不能过分修剪；而再造乳房会随着时间而逐渐下垂，这增加了术者对再造乳房外形预判的难度，即刻再造的乳头、乳晕，也会因此变得不对称。

（2）双蒂 TRAM 皮瓣乳房再造：乔群等人提出的劈开的双蒂 TRAM 皮瓣乳房再造技术除了适用于双乳腺癌乳房再造的患者，更多的情况下适用于乳腺癌根治术后胸壁及腋窝明显畸形，或合并放疗后形成胸壁难治性溃疡，或伴上肢淋巴水肿的患者；尤其适用于下腹正中瘢痕的患者，这类患者被视为单蒂 TRAM 的禁忌证。虽然这些患者对乳房外形的要求远远低于其他组别的患者，但是二次手术创面修复失败对患者来说却是致命的。该项技术的特点是：①皮瓣应用面积增大，设计中无Ⅱ、Ⅳ区，加之通常采用皮瓣延迟术，使皮瓣血运有了保证，最大限度减少了发生皮瓣坏死的可能性；②劈开的双蒂 TRAM 皮瓣，使塑形灵活性极大增加，在修补创面的同时可修复腋窝凹陷畸形，改善上肢淋巴水肿；③以往认为下腹壁具有纵向手术切口瘢痕的患者不适于进行 TRAM 皮瓣的转移，但双蒂TRAM 皮瓣很好地解决了这个问题，将禁忌证转变为适应证；④术中应用 prolene 网片进行腹壁加强是保证术后杜绝发生腹壁疝的关键。

（3）游离 TRAM 皮瓣乳房再造：腹直肌上部由腹壁上动脉供血，皮瓣所在的中下部主要由腹壁下动脉供血，两血管间有吻合支存在。游离 TRAM 皮瓣是以腹壁下动静脉为蒂，最适合曾行上腹部手术，切断了腹壁上血管的患者。Holmstrom 首先报道了游离腹直肌肌皮瓣乳房再造术，受区血管可选用肩胛下动静脉或胸廓内血管。该皮瓣的血供更符合生理状态，与带蒂移植的 TRAM 相比脂肪变性与皮瓣坏死的发生概率更小。

（4）腹壁下血管穿支皮瓣乳房再造：腹壁下血管穿支皮瓣（deep inferior epigastric perforator flap，DIEP 皮瓣）乳房再造是 Allen 与 Treece1994 年首先报道应用的。DIEP 皮瓣是游离 TRAM 皮瓣的改良与完善，它既保留了 TRAM 皮瓣血运丰富，组织量大的特点，同时又不损伤腹直肌肌鞘，使腹壁疝、腹壁膨出的并发症明显减少，被誉为自体组织乳房再造取得的一个重大进步。缺点是手术时间较长，技术要求较高，需要扎实的显微外科技术，皮瓣塑形不如 TRAM 皮瓣灵活。下腹部脂肪较少的患者不适合进行该手术，是体形肥胖或超重患者的首选术式。

（5）下腹壁浅动脉皮瓣乳房再造：下腹壁浅动脉皮瓣（superficial inferior epigastric artery flap，SIEA 皮瓣）乳房再造是一项十分吸引人的技术。适用于体形肥胖的妇女。因手术不涉及腹直肌前鞘，杜绝了腹壁疝与下腹膨出的发生（0.7%～5% 的 DIEP 乳房再造患者出现原因不明的下腹膨出）。在再造乳房的同时，真正实现了腹壁整形。患者术后无腹壁软弱与不适，住院时间及术后恢复时间明显缩短。该术式的缺点是 SIEA 皮瓣血管蒂较短，管径小，吻合术后血管危象发生率高于 DIEP，并且有大约 35% 的患者 SIEA 缺如或不可用，要求术前通过超声多普勒进行精确的评估。

2. 背阔肌肌皮瓣乳房再造　背阔肌起于下 6 个胸椎的棘突和腰背筋膜的后层，并通过腰背筋膜而附着于腰椎棘突、骶中嵴、髂嵴后部及下四对肋骨，呈扁平的三角形斜向外上走行止于肱骨上端的小结节嵴。背阔肌由胸背动、静脉提供营养，另有肋间后血管穿支参与营养（图 3-14）。

背阔肌皮瓣乳房再造的优点是皮瓣设计灵活，可以修复锁骨下凹陷与腋前皱襞畸形。尤其配合假体乳房再造时，能够精确的恢复乳房体积与外形。此外，供区瘢痕不明显，因协同肌的作用，背阔肌移转术后不会产生明显的功能障碍也是该术式的优点。

背阔肌乳房再造示意图见图 3-15、3-16。

（1）适应证

1）适应几乎所有即刻乳房再造的患者，尤其

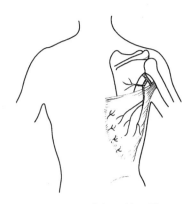

图 3-14　背阔肌的血供

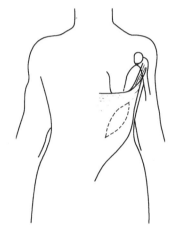

图 3-15　背阔肌乳房再造 1

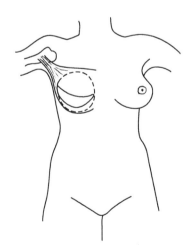

图 3-16　背阔肌乳房再造 2

适合因种种原因（如体形瘦削）不能应用 TRAM 皮瓣行乳房再造的患者。

2）健患侧皮肤缺损在 8cm 以内的延迟再造患者。

3）保乳手术需要部分乳房再造的患者。

（2）禁忌证

1）经检查行乳腺癌根治术时胸背血管已损

伤者。

2）曾行膝关节融合术或因创伤、脊髓灰质炎造成下肢力量减弱的患者，如果再切取背阔肌可能造成半侧骨盆抬高而影响其步态。

3）背阔肌在轮椅的运动上起协同作用，它的丧失将对截瘫患者的轮椅活动带来不便，在这些患者应该考虑选用其他组织瓣代替。

4）曾有开胸手术造成胸后部外侧瘢痕可能预示肌肉血供受到损害者。

背阔肌肌皮瓣体积较小是影响其独立作为自体组织乳房再造的主要原因。乳房再造时多以背阔肌肌皮瓣转移后联合应用假体置入。可以说背阔肌肌皮瓣联合假体乳房再造适应于所有进行乳房再造的患者。但有相当数量的学者认为假体的置入可能影响放疗的进行。Peter G 等研究表明，虽然放疗增加了术后假体包膜挛缩的发生率，但是 80% 的放疗组患者对再造的乳房形态表示满意，与非放疗组 88% 的满意率无统计学差异。目前，大多数学者的共识是：在即刻乳房再造中，患者术后进行放疗的可能性很大时，尽量避免选择背阔肌肌皮瓣联合假体乳房再造术式。

患者背阔肌肌皮瓣乳房再造手术需要术中变换体位，这在一定程度上延长了手术时间，也对术区消毒提出了更高的要求。冯锐等人提出应用带状背阔肌转移联合保留乳头、乳晕的乳腺皮下切除术即刻乳房再造避免了乳腺癌根治术后变换体位，大大缩短了即刻乳房再造的手术时间。

背阔肌肌皮瓣转移乳房再造术后主要的并发症是背部术区血清肿，经过抽吸后多很快痊愈。

3. 其他自体皮瓣肌皮瓣组织乳房再造　臀大肌肌皮瓣乳房再造有两种方式，分别以臀上或臀下血管为蒂形成上、下部臀大肌肌皮瓣，游离移植。该皮瓣组织量大，形态类似乳房，很容易塑形，外形漂亮，不需假体置入。有些学者将该术式改进为臀上动脉穿支皮瓣（superior gluteal artery perforator flap）乳房再造，保留了臀大肌。但亚洲学者很少采用这种术式，因为存在体形上的差异，该术式更适用于臀部丰满上翘的欧美女性。

股前外侧皮瓣、横行股薄肌肌皮瓣等其他技术乳房再造偶见于个别学术组的报道中，这与术者的喜好有关，但都需要有熟练的显微外科技术支持。另有报道侧胸皮瓣可作为下腹皮瓣再造乳房出现部分坏死的保驾皮瓣。

4. 自体脂肪游离移植技术　自体脂肪游离技术主要用于隆胸美容外科手术，近年来也有报道应用于乳房重建手术,一般术前都要应用一种BRAVA器械辅助治疗,目的是将胸壁前的皮肤及软组织间的纤维粘连松解,使之有一定的脂肪容纳空间。单纯的脂肪移植乳房再造适应证比较局限,其技术主要用于其他乳房重建术后形态的修饰。

在乳房再造发展的过程中,很多研究者认为,自体组织再造在美学效果上优于假体再造。然而也有学者研究发现,两者并无区别,如Brendan J等的调查显示,TRAM瓣与扩张器/假体乳房再造相比,并没有表现出明显的优势。对于一些患者来说,自体组织再造乳房的失败将带来严重的后果,一些人在接受乳腺癌根治术之后又行TRAM瓣乳房再造时感觉自己像被"撕碎"一样。

(二)扩张器/假体置入乳房再造

应用扩张器/假体乳房再造的优势是:患者恢复快,手术创伤小;适用于那些不适合应用自体组织乳房再造,或不愿意经受自体皮瓣移植的痛苦,或不愿在身体其他部位遗留瘢痕的患者。尤其重要的是,该方法为以上提到的患者提供了进行即刻乳房再造的唯一机会。此外,通过扩张,使松弛的皮肤与相对紧张的胸肌之间更加匹配,还能获得与健侧对称的乳房下皱襞。

为了避免假体直接暴露于皮下,很多术者试图将扩张器埋置于胸大肌与前锯肌下,但前锯肌不是一块完整的肌肉,分离时很容易出血及破碎,又因其在乳房下极水平与胸大肌外侧缘距离较远,很难缝合成假体置入的囊腔,即使勉强缝合,经过扩张后多已断裂。2006年Salzberg首先报道AlloDerm在即刻乳房再造中应用。AlloDerm是一种冷藏无抗原性脱细胞真皮基质,可以迅速与机体融合,发挥宿主组织的特性,并且对感染具有抵抗力。大量临床病例显示应用AlloDerm在一期和二期假体置入乳房再造术中的可行性。AlloDerm可以用于形成永久性置入假体腔穴的下壁,无须提升前锯肌的肌肉和筋膜,并且可增加置入腔穴的容量从而增加再造乳房下部体积。另外,可以减少分离前锯肌和术后扩张损伤肋间神经引起的疼痛和感觉丧失。

置入扩张器时注意,选择扩张器的大小应根据拟再造乳房和扩张器的直径来定,而不应简单地根据扩张器的容积来选择。最好选用等于或大于乳房基底直径的扩张器。术中可立即注水扩张,使扩张器底部变平,但不能使皮瓣和切口有任何张力。术后1~2周开始注水扩张,直至超过扩张器容量的10%~30%。整个扩张过程需4~6个月。第二次手术进行永久性假体置换时,尽量去除扩张器周

围的包膜,并且需要重建乳房下皱襞。

(三)即刻乳房再造的具体应用

从肿瘤医师的角度,针对某种乳腺癌根治术式,如何选择即刻乳房再造的方式呢?

1. 乳腺癌改良根治术 可以采用多种方法进行即刻乳房再造。体形瘦削、未育、喜好运动、不愿在腹部遗留瘢痕的患者可首选背阔肌联合假体IBR;乳房皮肤切除较多、已经婚育、体形偏胖、下腹有足够组织量的患者,可选用TRAM或DIEP自体组织乳房再造;皮肤缺损较多又不适合应用腹部皮瓣再造的患者,可选用扩张器/假体置入或联合背阔肌IBR。

2. 保留乳头、乳晕的乳腺切除术 Petit JY、Palmieri B等的研究认为,适应证选择得当的保留乳头、乳晕复合体的乳腺切除手术安全、有效,并不存在肿瘤安全性问题。应用该方法切除肿瘤的患者可以选择TRAM或DIEP进行IBR;单独的假体置入和背阔肌联合假体置入IBR非常适合应用于保留乳头、乳晕的乳腺切除术。单独应用假体时,假体放置于胸大肌后,联合背阔肌置入假体时,假体放置于胸大肌浅面。

3. 保留皮肤的乳腺切除术 Toth与Lappert首先报道应用保留皮肤的乳腺切除术(skin-sparing mastectomy,SSM)进行即刻乳房再造。该技术早期选择的患者均为肿瘤分期早,肿块多位于乳房中央的患者。近期研究表明SSM与IBR可以安全的应用于进展期乳腺癌,其局部复发与远处转移率同延迟再造及未行乳房再造的患者无明显差异。国外的很多治疗中心已将该技术应用于ⅢA、ⅢB的乳腺癌患者,即除远处转移(Ⅳ期)外的所有乳腺癌患者。SSM病例只通过环乳晕切口切除了腺体和乳头、乳晕复合体,乳房没有附加切口,保留了乳房下皱襞结构,再造乳房瘢痕少,形态自然。乳头、乳晕再造既可一期进行,也可延迟进行,而不担心其位置发生改变。SSM术后可选择TRAM、DIEP进行自体乳房再造;也可选择背阔肌肌皮瓣联合假体进行IBR,只需在背部取一圆形皮肤重建乳晕,皮瓣设计十分灵活。

4. 保乳手术与部分乳房再造 自Veronesi 20年前进行象限切除+放疗治疗乳腺癌获得了良好的外形效果后,保乳手术因其显著的美容效果迅速发展起来,当今西方约有70%的患者采取该种术式。保乳手术适用于乳房较大,肿瘤较小且单发,位于非中心区域的患者。但保乳手术在我国并未得到大范围推广。最重要的原因是东方女性乳房体积

较小，保乳治疗后虽然保留了一定的腺体，却不足以形成漂亮的乳房；此外，肿瘤位于中心区或下象限的患者不宜进行保乳手术，遇到这种情况，尽管肿瘤很小或者单发，却需要进行改良根治术。

针对保乳手术预计会造成乳房明显畸形的情况，可以采用背阔肌肌瓣充填保乳手术切除的腺体部分，如有明显皮肤缺损，可携带皮岛修复皮肤缺损。位于乳腺中心区的肿瘤，因切除后无法直接缝合而不能采用保乳手术，乔群等设计携带圆形岛状皮肤的背阔肌肌皮瓣修复乳晕并填补中央区腺体进行部分再造，这种方法扩大了保乳手术的适应证。实践证明，背阔肌筋膜瓣软、薄、面积大，转移灵活，可折叠或卷曲成各种形状，且兼备一定的体积，在保乳手术即刻部分乳房再造中具有其他任何再造技术不可比拟的优势。

四、乳房再造中值得注意的几个问题

（一）患者在术式选择中的作用

患者本人的意愿及要求在很大程度上影响着乳房再造术式的选择，这是该项手术的一大特点，也是与其他外科手术相比的最大区别。这就要求医生在手术前与患者进行充分的沟通并达成一致。

（二）再造乳房的二期修复

乳房再造技术的提高使得很多患者对再造乳房的预期值明显增高。尤其在我国，绝大部分患者甚至部分医生都希望一次手术就能再造出完美的乳房，这是不现实的。术前应使患者明白二次手术是必要的，也是正常的，这是获得完美乳房所必需的。国外一些治疗中心统计显示 67% 延迟再造和 22% 即刻再造的妇女要求行对侧乳房整形；联合假体置入乳房再造的患者中 41% 的患者要求对侧隆乳。二期整形的方法包括皮肤和脂肪的切除，同侧或对侧的假体置入隆乳。或对侧乳房缩小术、乳房悬吊术等。此外，一些研究表明，再造乳房的二次整形较比对侧乳房整形更容易获得对称的效果。

（三）自体组织再造与假体再造的发展趋势

在乳房再造发展的过程中，很多研究者认为，自体组织再造在美学效果上优于假体再造。然而也有学者研究发现，两者并无区别。1992 年，美国食品和药品管理局（FDA）限制临床使用硅凝胶假体进行隆乳，但仍允许使用硅凝胶假体进行乳房再造。2005 年 FDA 解除了个别品牌假体在隆乳术中的限制，而硅凝胶假体的整体解禁应该只是时间的问题。这说明经过长时间的研究，各方对硅凝胶假体的安全性已经达成了共识。这个事件不仅对隆乳，也对乳房再造产生了深远的影响。现行的自体组织乳房再造技术在根本上还是"拆东墙、补西墙"，距离最终通过组织工程生长出一个自体乳房的目标还有一段距离。在这期间，随着新型假体的不断研制，以及适形放疗和乳房部分放疗技术的进展，应用假体，特别是自体组织结合假体乳房再造技术，因其显著的美学效果，还有很大的发展空间。

五、乳头及乳晕的再造

乳头、乳晕的再造是乳房再造的一部分。有些患者因再造的乳房在穿衣时达到了恢复形体美观的效果，就不再要求进行乳头再造了。但大部分乳房再造患者都要求行乳头、乳晕再造。实际上，不论再造乳房形态多么好，如果没有乳头、乳晕，就像画好的龙没有眼睛一样。乳头、乳晕再造最重要的是要与健侧对称，在位置、颜色、质地等方面尽量达到全方位对称。有意思的是，经过仔细测量确定的位置上绝对的对称点往往不是肉眼观察再造乳头的最佳位置。除了保留皮肤的乳腺癌根治联合即刻乳房再造术式外，乳头、乳晕再造一般在乳房体再造完成 6 个月后进行，即待乳房体形态完全定形后进行。

（一）乳头再造术

1. 对侧乳头游离移植乳头再造　健侧乳头在 11mm 左右，可从顶端横断截取 5mm 厚的乳头组织游离移植至患侧。

如果健侧乳头高 6mm 左右，可从乳头正中垂直切取 1/2 乳头组织游离移植至患侧。

2. 耳垂、阴唇等组织游离移植乳头再造　应用较少。

3. 局部皮瓣乳头再造（图 3-17、3-18）。

（二）乳晕再造术

1. 文身法乳晕再造术，操作简单，可先行文刺

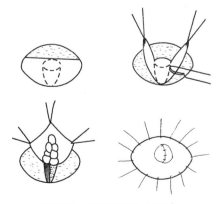

图 3-17　局部皮瓣乳头再造 1

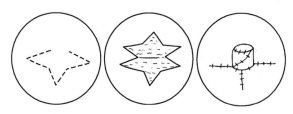

图 3-18 局部皮瓣乳头再造 2

乳晕一段时间后再行乳头再造。

　　2. 健侧部分乳晕游离移植乳晕再造：健侧乳晕直径较大时可应用健侧部分乳晕游离移植再造乳晕。供区直接拉拢缝合。

　　3. 植皮法乳晕再造术，多结合皮瓣法乳头再造同时进行。

（王晓军　张海林）

参 考 文 献

1. 乔群,孙家明.乳房整形美容外科学.郑州:河南医科大学出版社,2004.

2. 乔群,冯锐.自体乳房再造术式介绍.中国实用外科杂志,2006,26(4):300-302.

3. Al-Ghazal SK,Sully L,Fallowfield L,et al. The psychological impact of immediate rather than delayed breast reconstruction. Eur J Surg Oncol,2000,26(1):17-19.

4. Murphy R,Wahhab S,Rovito P,et al. Impact of immediate reconstruction on the local recurrence of breast cancer after mastectomy. Ann Plast Surg,2003,50(4):333-338.

5. Wolfram D Schoeller T,Hussl H. The superficial inferior epigastric artery (SIEA) flap:indications for breast reconstruction. Ann Plast Surg,2006,57(6):593-596.

6. Ulusal BG,Cheng MH,Wei FC. Simultaneous endoscope-assisted contralateral breast augmentation with implants in patients undergoing postmastectomy breast reconstruction with abdominal flaps Plast Reconstr Surg,2006,118(6):1293-1302.

7. Peter G,Cordeiro A,Pusic J. Disa irradiation after immediate tissue expander/implant breast reconstruction:outcomes, complications, aesthetic results, and satisfaction among 156 patients. Plast Reconstr Surg,2004,113:877-881.

8. 冯锐,乔群.乳癌术后不同乳房再造术式的临床应用.中华整形外科杂志,2007,23(2):103-105.

9. Jean-Yves Petit, Mario Rietjens, Cristina Garusi. Breast reconstructive techniques in cancer patients:which ones, when to apply,which immediate and long term risks? Critical Reviews in Oncology/Hematology, 2001, 38: 231-239.

10. Guerra AB,Soueid N,Metzinger SE. Simultaneous bilateral breast reconstruction with superior gluteal artery perforator (SGAP) flaps. Ann Plast Surg,2004,53(4):305-310.

11. Weerd Louis Woerdeman, Leonie Hage,J Joris. The lateral thoracodorsal flap as a salvage procedure for partial transverse rectus abdominis myocutaneous or deep inferior epigastric perforator flap loss in breast reconstruction. Ann Plast Surg,2005,54(6):590-594.

12. Giacalone PL,Bricout N,Dantas MJ. Achieving symmetry in unilateral breast reconstruction:17 years experience with 683 patients. Aesthetic Plast Surg, 2002, 26(4):299-302.

13. Nahabedian MY. Symmetrical breast reconstruction:analysis of secondary procedures after reconstruction with implants and autologous tissue. Plast. Reconstr Surg,2005,115(1):257-260.

14. Gamboa-Bobadilla GM. Implant breast reconstruction using acellular dermal matrix. Ann Plast Surg,2006,56(1):22-25.

15. Salzberg CA. Nonexpansive immediate breast reconstruction using human acellular tissue matrix graft (AlloDerm). Ann Plast Surg,2006,57(1):1-5.

16. Zienowicz RJ,Karacaoglu E. Implant-based breast reconstruction with allograft. Plast Reconstr Surg, 2007, 120(2):373-381.

17. Becker H. The expandable mammary implant. PlastReconstr Surg,1987,79(4):631-637.

18. Hochberg J, Margulies A, Yuen JC, et al. Alloderm (acellular human dermis) in breast reconstruction with tissue expansion. Plast Reconstr Surg, 2005, 113 (Suppl):126-128.

19. Raffi Gurunluoglu, Aslin Gurunluoglu, Susan A Williams,et al. Current trends in breast reconstruction:survey of American Society of Plastic Surgeons 2010. Ann Plast Surg,2013,70 (1):103-110.

20. Zoë Ellen Winters, John R Benson, Andrea LPusic. A Systematic review of the clinical evidence to guide treatment recommendations in breast reconstruction based on patient-reported outcome measures and health-related quality of life. Annals of Surgery,2010,252 (6):929-942.

21. Hani Sbitany,Joseph M Serletti. Acellular Dermis-Assisted Prosthetic Breast Reconstruction:A Systematic and Critical Review of Efficacy and Associated Morbidity. Plastic and Reconstructive Surgery, 2011, 128 (6):1162-1169.

22. Jaime I Flores, Michael Magarakis, Raghunandan Venkat, et al. Bilateral simultaneous breast reconstruction with SGAP flaps. Microsurgery,2012,32 (5):344-350.

23. Joseph M Serletti,Joshua Fosnot,Jonas A Nelson, et al.

Breast Reconstruction after Breast Cancer. Plastic and Reconstructive Surgery,2011,127（6）:124e-135e.

第五节　乳腺增生症的临床研究进展

乳腺增生症是女性最常见的乳房疾病,在专科门诊就诊的乳腺疾病患者中,乳腺增生症占80%以上,是明显影响女性健康的疾病。但是,目前关于乳腺增生症的诊断、治疗和监测还存在很多未解决的问题,相关研究滞后的矛盾突出。诸如:①在我国该病的发病率如此之高,而病因尚不十分明确。与节育、生育、哺乳等的关系不清楚,相关女性激素变化情况缺乏大规模流行病学调查。②临床诊断标准不明确。临床表现为一组以乳房疼痛、乳腺张力增高、乳腺局限性增厚、结节等改变为主的综合征,但发病年龄跨度很大,不同年龄组的发病原因和发病特点有无区别不清楚。③相应的临床病理过程研究较少。在病理学上该病有多种相关的组织形态学改变,临床症状、体征与这些组织形态学改变的相对应关系不清楚。④缺少辅助检查的诊断标准。如X线、超声等常规检查的特征性表现及其临床意义尚未达到共识。⑤已有明确的资料表明乳腺增生症上皮不典型增生属癌前病变,与部分乳腺癌发生相关,对其发生癌变的特点和规律认识不清,缺少大规模的研究。目前临床上缺乏监测疾病进展的有效方法,可能造成患者的心理恐慌。⑥针对该病的治疗方法很多,没有明确的治疗指导方案和治愈标准,治疗方法及疗效判断缺乏共识。临床上同时存在重视不够和治疗过度情况。⑦2003年WHO关于乳腺肿瘤组织学分类中对乳腺增生症的分类有明显的变化,如何用以指导临床诊断、治疗和监测尚无完善的方法。在我国综合医院中,乳腺疾病属于外科诊疗范围,但乳腺增生症绝大多数患者不需要外科手术治疗,面对如此大量的患者,哪些患者需要临床干预,哪些患者可能存在癌变风险需要密切随访等尚不明确,是造成该病诊疗无序的原因。有鉴于此,本病应该引起临床医生高度的重视,开展相应基础和临床研究,并适时制定出适合我国患者情况的相关标准和规范。

一、乳腺增生症的定义和命名

乳腺增生症是指妇女内分泌功能失调所致的乳腺上皮、间质增生和复旧不全引起的一组非炎症性非肿瘤性疾病。乳腺腺泡、导管和间质呈现不同程度的增生及退行性改变,由于性激素不平衡的长期作用,增生和复旧性变化可同时存在,在疾病的不同时期其组织学改变可能不同,临床表现亦有差别。由于对其本质、病理变化、病理诊断标准、临床转归及其与乳腺癌的关系等尚有诸多问题不明确或未能达成共识,因此本病的命名较多,国外多称之为乳腺纤维囊性病(fibrocystic disease,FCD)或乳腺囊性增生病(breast cystic hyperplastic disease)。1981年世界卫生组织国际肿瘤组织学分类中沿用乳腺结构不良症(mammary dysplasia)这一名称,并注明与纤维性囊性乳腺病为等义词。国内阚秀等病理学者推荐采用乳腺增生症(hyperplastic disease of breast),认为这一名称既反映了该病的本质,也符合基本病理变化,同时也提示了与乳腺癌发生的某些关系。指出该病是内分泌功能紊乱引起的乳腺小叶或导管的瘤样增生性病变,本质与前列腺增生症相同,后者已统一名称为前列腺增生症,因此建议将该病也正式命名为"乳腺增生症"。此外,阚秀等提出,中国妇女患此病者囊肿出现率极低,较欧美妇女为少。在近万例乳腺增生症材料,出现肉眼囊肿不过3%,显微镜下囊肿不过20%,以囊肿为主要病变表现的乳腺增生症不过9%。显然反复强调"囊肿"或"囊性"这一变化,并不适宜中国妇女。但我国普通高等教育"十五"国家级规划教材《外科学》第6版中所载本病,为方便国际间交流,仍采用"乳腺囊性增生病"的命名。

2003年版《WHO乳腺肿瘤组织学分类》中,在"乳腺良性增生与DIN分级"章节中回避了1981年版中的"纤维囊性乳腺病"及"乳腺结构不良"名称,仅将乳腺良性上皮增生性病变分为小叶内瘤、导管内增生性病变、导管内乳头状肿瘤、良性上皮增生(包括各型腺病及各型腺瘤)和肌上皮增生性病变等。同时将乳腺小叶原位癌及导管内癌划做癌前病变范围内。重点强调这一组织学改变与乳腺癌的关系。可反映出该分类的注意力主要集中在对可能发生癌变患者的筛选方面,目前已经明确这一组良性乳腺疾病的组织形态学变化是通过乳腺上皮增生和不典型增生过程癌变的,因此,该分类希望在组织学分类上能够体现乳腺良性疾病与乳腺癌发生之间的联系。但在临床工作实践中发现,该分类法在临床疾病命名、指导临床诊断和治疗等方面尚不够和谐。如我们不能把一个有乳房疼痛、腺体增厚的门诊患者诊断为"导管内增生性病变"或"良性上皮增生";乳腺X线检查或超声检查等常用乳腺疾病检查方法也不能根据其影像学特征做出类似诊断。对如此大量的患者目前不可能，也没有必要——活检做出病理组织学诊断。而且，如前所述，这些组织学诊断尚难以指导临床治疗实践。因此，应该认识到，2003年版《WHO乳腺肿瘤组织学分类》中的"乳腺良性增生与DIN分级"章节是在乳腺肿瘤组织学分类背景下的一种有特定含义的补充分类，与非肿瘤疾病的临床命名并不矛盾，也不应因此而排斥临床和病理学对该类疾病的必要命名和分类的进一步研究。

显然，如果把这一组具有发病原因（尽管病因尚不完全明确）、有特定临床症状和体征、有相应组织学改变的情况称为某种"疾病"，应该有统一的疾病命名，便于临床诊断和治疗工作的开展和进一步的研究，也有利于与WHO乳腺肿瘤组织学分类相衔接。因此，我们赞同使用仍"乳腺增生病"（hyperplastic disease of breast）的命名，该名称能体现绝大多数患者的临床表现。

另外2003年版《WHO乳腺肿瘤组织学分类》中的"乳腺良性增生与DIN分级"章节将"乳腺导管内乳头状肿瘤"亦作为"上皮增生性病变"的一部分，认为是该疾病不同发展阶段的组织学改变形式。但是，在临床上"导管内乳头状肿瘤"是以乳头溢液和乳房包块为主要临床表现、病理形态学有特定特征的疾病，一直以来在乳腺疾病的临床命名上均作为一种特指的疾病，在目前国内外临床医生亦均把"乳腺增生病"和"导管内乳头状肿瘤"作为两种不同的疾病看待。只是在乳腺上皮经不典型增生癌变这一过程上具有共同性。在临床疾病命名上仍应将两者分开。因此，国内临床和病理学界对乳腺增生性病变均基本沿用传统的临床和病理诊断。

在2012年第4版《WHO乳腺肿瘤组织学分类》已经将乳腺导管上皮相关的良性疾病分为"前驱病变（precursor lesions）"、"导管内增生性病变（intraductal proliferative lesions）"、在乳头状病变（papillary lesions）中单分出"导管内乳头状瘤（intraductal papilloma）"、在良性上皮增生（benign epithelia proliferations）中分出各种"腺病（adenosis）"，而将腺瘤（adenomas）另项分出。从而使之更符合临床病理实际。但对于临床一直沿用的"乳腺增生症"及其相关的命名似已被放弃了。

在第3版 Benign disorders and diseases of the breast 中第一章的题目就是《乳腺良性病变的概念和命名问题》（Problems of concept and nomenclature of benign disorders of the breast）。指出存在的相关问题包括：对有此类症状的患者是"疾病（disease）"还是"紊乱（disorder）"状态的认识不统一，临床观点仍较混乱；相同症状、体征者的影像学和组织学特征并不一致；而相关的研究明显不足。提出存在这些问题主要障碍是对乳腺这一动态器官从发育期到整个生育期，随月经周期变化的基本生理学和结构变化，以及围绝经期后的乳腺退化过程缺乏全面认识。认为，应放弃"作为临床和病理组织学实体概念的乳腺纤维囊性病"，用能体现目前认知的"精确术语"来取代。但是作者也没有能够给出"精确术语"，而是说：对有良性乳腺紊乱（disorder）症状的女性，最好放弃用具暗示疾病的术语，而使用可反映伴有潜在变化过程的正常状态的术语；而所谓"疾病"是需要存在临床症状和具有组织学的病变证据。这样的结论至少在目前是难以实现的，即使在发达国家也难以对如此众多的有乳房疼痛和腺体增厚等临床症状的女性均实施活检，对于一个具体患者即使进行活检，对其组织学改变是处于紊乱（disorder）状态还是疾病（disease）状态亦无法界定。因此，我们认为在现阶段临床使用"乳腺增生症"的称谓仍然是恰当的，同时应当加强相关的深入研究使得在临床最终能够区分具体一个有乳房疼痛和腺体增厚等临床症状的女性是处于紊乱（disorder）状态还是疾病（disease）状态，并在治疗和处理上能够区别对待。

二、乳腺增生症的病因和病理生理

正常妇女乳腺的发育及变化受性激素调节，其腺体和间质随女性周期（月经周期）的性激素变化而重复增生和复旧过程。在卵泡期，雌激素作用使乳腺腺体的末端导管和腺泡上皮细胞增生，DNA合成及有丝分裂增加，间质细胞增生、水分潴留；在黄体期，雌激素和孕激素共同作用，促进正常乳腺小叶中导管、腺泡结构生成，同时孕激素调节和拮抗部分雌激素的作用，抑制细胞的有丝分裂、减轻间质反应，通过抵消醛固酮在远端肾单位的作用，促进肾脏的水、盐排出；黄体期末，腺泡上皮细胞高度分化，在基础水平催乳素的作用下，腺小叶可生成和分泌小量液体；在月经期，由于下丘脑-垂体-卵巢轴的反馈抑制作用，性激素分泌降低，伴随着月经期开始，乳腺导管-腺泡结构由于失去激素支持而复旧。如此循环往复，维持着乳腺的正常结构和功能。

国外已有临床研究显示，在育龄妇女各种原因引起的卵巢分泌功能失调，导致在月经周期中雌激素占优势,孕激素绝对或相对不足,或黄体期缩短,乳腺组织长期处于雌激素优势的作用,使之过度增生和复旧过程不完全,造成乳腺正常结构紊乱即导致本病发生。患者可在卵泡期血浆雌二醇含量明显高于正常,在黄体期血浆孕酮浓度降低,雌激素正常或增高而黄体期孕酮浓度低于正常,可减低至正常的1/3或出现黄体期缩短。部分患者可伴有月经紊乱或既往曾患有卵巢、子宫疾病。第三军医大学西南医院单组样本临床研究亦证实本病症状明显时确有女性内分泌激素不平衡,雌激素优势明显、孕激素相对不足或黄体期缩短等,临床常见表现为月经紊乱、不规则或月经期缩短等。但尚缺乏大样本或随机对照研究证实。在绝经期后,卵巢分泌激素锐减,乳腺小叶腺泡结构萎缩,代之以脂肪和结缔组织,仅较大的导管保留。此时患者的雌激素可来源于脂肪组织、肝脏、肌肉和大量再生器官的组织,将卵巢和肾上腺上皮细胞生成的雄烯二醇转化为雌醇。另外绝经后应用雌激素替代治疗亦是导致本病的原因之一,而因缺乏孕激素的协调作用,易导致乳腺导管上皮细胞增生。

三、乳腺增生症的发病过程与病理组织学改变

乳腺增生病在疾病的不同时期其病变特征不同,使病理组织学改变形态多样。其基本病理过程为:

1. **初期** 首先引起上皮下基质反应,结缔组织水肿、成纤维细胞增生,在典型病例黄体末期乳房实质体积可增加15%,患者出现月经前期乳房胀痛。继之乳腺小叶内腺上皮细胞增生,导管分支多,腺泡增生并可有分泌现象,有将此类形态学变化称为"乳腺小叶增生",如卵巢功能失调恢复,组织学改变可完全恢复正常。

2. **进展期** 乳腺小叶增生进一步发展,小叶内导管和腺泡及纤维结缔组织呈中度或重度增生,腺小叶增大,甚至相互融合,致使小叶形态不规则、变形。部分腺小叶因纤维组织增生原有结构紊乱,部分区域导管增多、密集、受压,并有纤维组织增生,呈现腺瘤样改变,其间可有多少不等的淋巴细胞浸润。因此有称之为纤维性乳腺病、乳腺结构不良症或乳腺腺病伴腺瘤样结构形成等。

由于间质纤维化及导管上皮细胞增生,腺泡分泌物滞留导致末端导管、腺泡扩张,可形成大小不等的囊状改变,囊内液中含有蛋白质、葡萄糖、矿物质和胆固醇等。在囊肿形成过程中,可因无菌性炎症反应及囊内成分分解和降解导致囊肿内液体颜色变化,水分被逐渐吸收后内容物浓集成糜状,并有吞噬性细胞(巨噬细胞和吞噬脂类物质后形成的泡沫细胞)集聚,部分患者可见囊内容物钙化。称为囊性增生病或纤维囊性增生病。长期雌激素作用和分泌物滞留的刺激可致导管、腺泡上皮细胞增生、增生上皮细胞向管腔内生长呈乳头状、筛状或实性,部分可发生不典型增生或大汗腺样化生。

3. **慢性期** 因纤维组织增生压迫血管,乳腺小叶呈退行性改变,导管—腺泡系统萎缩、硬化,间质透明变性,存留的导管或腺泡可扩张。常见纤维组织包绕的扩张导管内上皮细胞增生。

由于乳腺组织的增生和复旧过程失调,可在病灶中同时存在进行性和退行性变化,纤维组织增生、小叶增生、导管扩张、囊肿形成、上皮细胞增生和间质淋巴细胞浸润等可同时存在,呈现出组织学的多形性改变。

四、乳腺增生病与乳腺癌发生的关系研究进展

已有的临床、病理和流行病学研究表明,乳腺良性疾病癌变是乳腺癌发生的重要原因之一,其机制尚不清楚。乳腺上皮细胞在致癌剂作用下的癌变过程可能通过启动期、促进期和进展期等不同阶段,发生一次或多次突变,经历一系列变化的过程。其间可能有很多内、外因素促进或干扰癌发生的过程。其中很多机制仍有待进一步阐明。乳腺增生病是最常见的乳腺良性疾病之一,它与乳腺癌的关系一直为人们所重视。早在20世纪60年代以前就有很多学者通过对乳腺癌旁病变共存性研究和临床回顾性调查的结果,提出乳腺囊性增生病与乳腺癌相关。20世纪70年代以后,大量的临床和流行病学研究以普通人群乳腺癌发生率为对照标准,对活检明确的乳腺增生病患者经长期随访研究证实乳腺增生病与乳腺癌发生的关系。其中最重要的文献包括Duppont和Page等1985年在《新英格兰医学杂志》发表的超过1万例随访17.5年的结果。其结论明确提出:①下列病变癌变的机会甚少,如囊肿病、导管扩张、硬化腺病、硬化病及纤维腺瘤变等;②活检发现轻度上皮增生症及大汗腺化生,在45岁以下无明显意义;③乳腺不典型增生癌发生率较对照组增加4.7倍,如有乳腺癌家族史,乳腺癌发生率增加近10倍。证实了乳腺上皮增生和不典型增生与乳腺癌发生的关系。此后又进一步将活检明确的不同病理形态学病变妇女与同年

龄未取乳腺活检妇女比较,以随访 10~20 年发展成乳腺浸润癌的比率作为危险度。把乳腺囊性增生病按组织学类型分为囊肿、大汗腺化生、腺病、硬化性腺病、炎症、钙化、导管内乳头状瘤和(或)上皮增生,经随访发现非增生性性病变,如囊肿、大汗腺化生、腺病、硬化性腺病或炎症等与普通人群比较,乳腺癌发生危险并不增加;有乳腺导管上皮增生无不典型增生者包括一般性、中度增生或旺炽型增生,危险性轻度增加(发生乳腺癌的危险为对照组的 1.5~2 倍);有上皮不典型增生者,包括导管不典型增生和小叶不典型增生,危险性中度增加(发生乳腺癌的危险为对照组的 4~5 倍);而原位癌包括小叶原位癌和导管原位癌,发生浸润性癌的危险性高度增加(发生乳腺癌的危险为对照组的 8~10 倍)。明确了乳腺良性疾病癌变与不典型增生的关系,其发展过程为正常乳腺上皮细胞→一般性增生上皮细胞→不典型增生上皮细胞→原位癌→浸润性癌。经过反复研究论证 Page 等将乳腺增生性病变分为 4 类:非增生性性病变、一般性上皮增生、上皮不典型增生和原位癌。用以指导临床治疗和随访监测。

国内很多学者也针对中国人的情况对乳腺增生病癌变开展研究。第三军医大学西南医院对 1976~1996 年间 614 例明显乳腺囊性增生病表现经反复药物治疗后增生性病灶消退不明显者进行手术活检,发现不同程度的不典型增生 135 例(22%),早期癌变 41 例(6.7%)。对原有上皮不典型增生者随访 2~10 年后又出现增生性包块而再手术 48 例,发现不典型增生程度加重 13 例、癌变 14 例。发现乳腺增生病局限性增厚不随月经周期改变同时经系统药物治疗不能改善者,40 岁以上出现乳腺增生病症状者不典型增生发生率明显增高。将乳腺增生病病理组织学变化分为小叶增生、导管扩张、硬化性腺病、大汗腺样化生、乳腺腺病伴腺瘤样结构形成、小叶内淋巴细胞浸润和导管或腺泡上皮细胞增生七种类型进行分析,仅上皮细胞增生尤其是不典型增生与乳腺癌发生有关,癌变均在Ⅲ级不典型增生的基础上发生,其他六种组织学类型中无不典型增生者与早期癌变间无明显关系。随访发现,从第一次手术发现有乳腺上皮不典型增生至再次发现乳房包块或局限性增厚而第二次手术病理证实乳腺上皮不典型增生程度加重为期 2~7 年,发现乳腺早期癌变间隔时间为 2~10 年。对乳腺导管上皮细胞不典型增生病变的细胞超微结构、受体状态、增殖特点、癌基因产物和肿瘤相关抗

原表达的变化等几个方面初步研究提示:不典型增生在一定程度上可以代表癌变的起始和过渡阶段,乳腺上皮不典型增生向癌转变包括了一系列能够辨认的过程,从一般性增生经不典型增生到乳腺癌乳腺上皮细胞发生了一系列变化,包括细胞结构、功能及表型的各种改变。动物乳腺癌及癌前病变模型和临床研究显示乳腺增生病癌变的可能过程是:乳腺在疾病因素和性激素的共同作用下导管或腺泡上皮细胞增生,增生上皮细胞的雌激素受体含量增加。增生性上皮细胞的结构、功能和代谢特点均发生变化,发展成为不典型增生细胞。在促进因素作用下不典型增生逐渐加重最终可发生癌变。不典型增生向乳腺癌发展的过程中可能存在不同的演变过程,不典型增生进一步发展,部分发展成为乳腺癌并保留雌激素受体,成为激素依赖性乳腺癌;部分的发展过程中出现去分化而失去雌激素受体,发展为激素非依赖性乳腺癌。这些改变的基础是细胞核 DNA 含量的异常及基因改变导致某些癌基因和抑癌基因表达产物增加,其结果使部分异常细胞具有癌变倾向的表型变化不断积累,可能使其在内外促进因素的参与下最终发生癌变。对这些变化的进一步深入研究有助于阐明在部分乳腺癌发生过程中癌前阶段的一些变化规律及其机制。该系列研究得出初步结论是:乳腺癌前阶段上皮不典型增生细胞可检测到部分细胞生物学变化,部分癌前病变发展过程可监测。但是,目前尚未能发现乳腺癌发生过程的基因改变规律。乳腺良性疾病癌变的病因学的最终结果等待突破。乳腺癌的发生是一个复杂过程,临床研究和实验观察所见乳腺不典型增生细胞的细胞生物学和分子生物学改变的多样性反映了乳腺癌发生可能并非以单一的程序发展。为什么组织形态学相同的不典型增生病变经长期随访,仅部分发生癌变?对其中的各种动态变化和体内、外因素影响的作用目前所知甚少。尚缺乏能用于所有乳腺癌前病变临床监测的可靠标志物,均值得进一步深入研究。乳腺癌前病变的治疗研究亦值得重视。

2003 年版 WHO 乳腺肿瘤分类为使国际间医学文献统计统一,刊出了肿瘤的国际疾病分类及医学系统命名形态学编码(Morphology code of the International Classification of Disease for Oncology and the Systematized Nomenclature of Medicine),简称 ICD-O 编码。对肿瘤性病变 ICD-O 编码均标明生物学行为分级:ICD-O 的 0 级为良性;ICD-O 的 1 级为交界性或生物学性质未定;ICD-O 的 2 级为原位

癌和上皮内瘤3级；ICD-O的3级为恶性肿瘤。2003年版WHO分类中将乳腺导管内增生性病变分成4型：①普通型导管增生；②平坦型上皮不典型性增生；③导管上皮不典型性增生；④导管原位癌。4型病变中，除普通型外，将2~4型统称为导管上皮内瘤（ductal intraepithelial neoplasia，DIN）。普通型导管上皮增生ICD-O分级为0级；平坦型上皮非典型性增生为DIN 1A级（导管上皮内瘤1A级）；导管上皮不典型性增生为DIN 1B级（导管上皮内瘤1B）；导管原位癌1级为DIN 1C（导管上皮内瘤1C）；导管原位癌2级为DIN 2（导管上皮内瘤2）；导管原位癌3级为DIN 3（导管上皮内瘤3）。新版分类同时明确规定，诊断DIN-3时，一定注明传统名称，即小叶原位癌（LCIS）或导管原位癌（DCIS）。而在2012年第4版《WHO乳腺肿瘤组织学分类》"良性上皮增生（benign epithelia proliferations）"、"前驱病变（precursor lesions）"、"导管内增生性病变（intraductal proliferative lesions）"和"浸润性乳腺癌癌（invasive breast carcinoma）"重新进行了分类和界定，对于良性乳腺疾病可经过不典型增生过程癌变进一步明确。这些发展和变化值得临床医生和病理医生重视。仍然是进行相关乳腺良性疾病癌变过程研究的组织学依据。

五、临床表现

患者多为育龄女性，以30~40岁发病率较高。初期病变可表现在一个乳房，仅乳房外上象限受累，但常发展成多灶性，半数以上为双侧同时发病。其自然病史较长，一般为数月至数年以上。主要表现为乳房疼痛、压痛、腺体局限性增厚或形成包块。40%~60%伴有月经不规则、经期提前、痛经、月经过多或有卵巢囊肿。

1. **乳房疼痛** 多为胀痛或针刺样痛，重者可向腋下及患侧上肢放射，影响工作和生活。早期乳房疼痛是由于结缔组织水肿和分泌物潴留，增加了末端导管和腺泡的压力，刺激神经所致。在进展期，因乳腺小叶增生、囊肿形成及纤维化和硬化性病变挤压神经，在纤维囊性变周围炎性细胞反应刺激神经可产生针刺样疼痛，或因肥大细胞释放组胺等引起疼痛。同时乳房的敏感性增强，触摸、压迫等均可加重疼痛。病变后期疼痛的规律性消失。有10%~15%的患者，尽管临床和乳腺X线摄片、B超检查等证实有乳腺囊性增生病，但很少或无乳房疼痛，仅以乳房包块就诊，其原因尚不清楚。

2. **乳房包块** 可限于一侧或为双侧，常呈多发性。早期外上象限最常受累，主要表现为乳腺组织增厚，触诊乳腺腺体可呈条索状、斑片状、结节状或团块状等不同改变。部分患者乳房张力增加，整个或部分腺体呈大盘片状，腺体边缘清楚、表面呈细颗粒状或触之厚韧，压痛明显。在月经期后可伴随乳房疼痛的缓解而乳房包块缩小或消失。在进展期乳房可扪及边界不清的条索状或斑片状增厚腺体，部分呈弥散性结节状，大小不一，质韧可推动，与深部和皮肤无粘连。部分出现斑块状或囊性肿块，与乳腺组织无明显界限，而不易与乳腺癌或其他病理性肿块鉴别。

3. **乳头溢液** 部分乳腺囊性增生者有乳头溢液，多为双侧多个乳腺导管溢液，溢液可为水样、黄色浆液样、乳样或呈浑浊状，需与乳腺癌或乳腺导管内乳头状瘤所致的乳头溢液鉴别。后两者多表现为一侧乳腺单个乳管溢液，可伴有乳房包块。乳管镜检查、选择性乳腺导管造影和溢液脱落细胞学检查有助于鉴别诊断。

绝经期后乳腺腺体萎缩，逐渐被脂肪组织所代替，多数患者的症状、体征缓解。但部分患者原有的乳腺导管扩张、囊肿和上皮增生等变化未能消失。临床上，40%~80%的绝经期后患者因乳腺导管扩张、囊肿、包块或疼痛就诊，此时乳腺导管内上皮细胞增生和不典型增生的比例增加。

六、诊断方法评价

乳腺增生症的临床诊断尚不统一，虽然国内不同的学术组织曾制定过各种诊断标准，但缺乏广泛认同性和可操作性。目前，临床上一般将女性有明显乳房疼痛、乳房团块样增厚或伴有多导管乳头溢液者诊断为乳腺增生症。辅助检查是进一步明确诊断的手段，乳腺影像学诊断方法均可用于乳腺增生病的诊断，常用的乳腺影像检查方法包括彩色超声检查、乳腺X线钼靶摄片和选择性乳腺导管造影X线检查，对有乳头溢液者还可进行纤维乳管镜检查。乳腺增生病影像学等辅助诊断的目的包括：①明确病灶部位、性质和数量，为进一步检查和治疗作指示或参照；②评价治疗效果；③排除乳腺癌。乳腺超声检查通过显示增生病变区和其他部分的声像差异了解乳房内部变化，尤其对囊性病灶可清楚显示是其独特的优点。为了能够较好显示乳腺不同层次尤其是乳腺腺体内的细微变化,应使用超高频超声仪检查乳腺疾病。乳腺 X 线钼靶摄片通过对比乳腺组织局部密度和形态改变进行诊断,尤其便于显示乳腺内的微小钙化,但对致密型乳腺 X 线钼靶摄片的对比性较差。对有乳头溢液者,选择性乳腺导管造影 X 线检查和乳管镜检查常可做出病因诊断。选择性乳腺导管造影 X 线检查可显示单个乳腺导管树状结构改变以及导管周围情况,而乳管镜检查可直观检测乳腺导管内的真实情况。既往多用于单个导管的乳头溢液者的检查,但对乳腺增生症有多个导管溢液者乳管造影和乳管镜检查亦有一定诊断价值。其他乳腺辅助检查方法用于乳腺增生症的诊断意义尚不明确。因此,可以根据不同目的选择不同的辅助检查方法。通过不同诊断方法的联合检查综合分析,有利于明确病变的性质及程度,选择治疗和确定需要活检的患者。对乳腺增生症病理形态学诊断仍然是临床诊断的金标准。鉴于目前对乳腺增生症临床表现、影像改变与病理形态学的联系缺乏足够的认识,推荐扩大活检范围,开展相关临床研究,进一步提高对本病的认识和诊断水平。

七、治疗方法介绍与评价

(一)药物治疗

基于前述认识,临床上应针对不同情况对乳腺增生病患者给予有针对性的积极治疗,并密切监测随访,以预防和早期发现乳腺癌。常用药物包括以下几类:

1. 激素类药物

(1)他莫昔芬:具有雌激素样活性,作为雌二醇的竞争剂竞争靶细胞的雌激素受体,从而使雌激素对靶细胞失去作用,而不影响血浆雌激素水平。实验观察发现对乳腺不典型增生细胞生长有抑制作用。临床上应用他莫昔芬对缓解乳腺增生病的症状较其他药物更显著。但因其对子宫等有雌激素受体的器官、组织均有影响,可引起月经紊乱和阴道分泌物增多,应在医生的指导和观察下使用。常用剂量为 10mg,每日 2 次。

(2)溴隐亭:是半合成的麦角生物碱衍生物,有多巴胺活性。作用于下丘脑,增加催乳素抑制激素的分泌,抑制催乳素的合成和释放,并可直接作用于腺垂体,解除催乳素对促性腺激素的作用而促使黄体生成激素的周期性释放等,故有将其用于治

疗乳腺增生病。但本药副作用较大,常引起恶心、呕吐等胃肠道症状,严重者可发生体位性低血压。需用时应在专科医生指导下用药。不推荐作为一线治疗药物。

(3)雄性激素:既往有利用其对抗雌激素、抑制卵巢功能的作用治疗本病。口服有甲基睾酮,肌内注射有丙酸睾酮。但长期使用可引起女性内分泌错乱、女性男性化和肝功能损害。因此不推荐该类药物用于治疗乳腺增生病。

2. 中药类

用于治疗本病的中药成药包括功效为调节冲任、舒肝解郁、活血化瘀、软坚散结、疏经通络、散结止痛等作用的药物。根据患者具体情况选择使用可有一定疗效。

3. 维生素类

维生素 A、B、C、E 能保护肝脏及改善肝功能,从而改善雌激素的代谢。另外维 A 酸是上皮细胞的生长和分化的诱导剂,实验研究证实对预防乳腺癌发生有一定作用。维生素 E 可防止重要细胞成分过氧化,防止毒性氧化产物生成,对维持上皮细胞的正常功能起重要作用。目前维生素类常用作乳腺增生病治疗的辅助药物。

4. 其他药物

(1)天冬素片:原由鲜天冬中分析提取,后经人工合成,有效成分为天冬酰胺,临床验证对部分乳腺增生病有治疗作用。常用剂量:0.25g,每日 2 次。

(2)碘制剂类:其作用是刺激腺垂体,产生黄体生成激素以促进卵巢滤泡囊黄体素化,调节和降低雌激素水平。常用药物为 10% 碘化钾 10ml,每日 3 次,对乳房疼痛有较好疗效,但对口腔有刺激作用。

5. 用药方法及应注意的问题

(1)联合用药:乳腺增生病的治疗一般首选中药,可根据病情特点选用单独用药或不同作用机制的药物联合治疗,辅以维生素类药物。应用他莫昔芬需掌握指征,一般用于雌激素水平过高、女性周期明显失调且其他药物治疗无效者,有严重乳腺增生用其他药物治疗增生性病变无改善者,病情反复发作且增生性病变逐渐加重者。因已有资料证实他莫昔芬有预防乳腺癌的作用,因此对 40 岁以上发病患者、有乳腺癌家族史和其他高危因素、已活检证实有乳腺上皮细胞不典型增生者应首选他莫昔芬,辅以其他药物。

(2)长期用药:由于本病发生的基础是激素分

泌功能紊乱,而女性每月一个性周期(月经周期)。所使用的各种中西药以调整机体的周期性激素平衡为主要目的之一,希望能同时收到改善症状和组织学变化的效果。最终达到机体自身内分泌的平衡,防止增生性病变的发展。因此用药时间一般应以 2~3 个月为一个疗程,连续用药,待症状完全缓解、乳腺增生主要体征消失、辅助检查提示病变好转或消退方可停药。同时患者可因各种原因再度导致女性内分泌系统紊乱而疾病复发,因此所选治疗药物应具有疗效较好、副作用较少,可较长期和反复安全使用者。

(二)手术治疗

目前根据治疗目的不同,有三种手术:

1. 空心针活检术　如前所述乳腺增生病导管上皮经一般性增生、不典型增生癌变是乳腺癌发生的原因之一。虽然本病实际癌变率不高,但因临床上不能根据症状和体征确定不典型增生和早期癌变,为了进一步提高对本病的认识,提高乳腺不典型增生和早期癌变的诊断,应注重空心针活检诊断。已有研究证实,乳腺增生病局限性增厚不随月经周期改变同时经系统药物治疗不能改善者,40 岁以上出现乳腺增生病症状者,有乳腺癌家族史等易感因素者,辅助检查发现可疑病灶者等情况均是乳腺不典型增生和癌变的高危因素。对这些患者应行影像检查引导下的空心针活检。空心针活检方便、快捷,在超声或 X 线引导下空心针活检对微小病灶诊断的准确性可明显提高。

2. 包块切除术　对乳腺增生病有一般药物治疗无效或经治疗其他增生性病变已改善而有孤立的乳腺肿块不消失者,合并单个乳腺导管的乳头溢液不能除外其他疾病者,围绝经期以后又出现症状和体征的单个病灶,超声或 X 线检查有瘤样病灶或不能除外癌变者应予病变区手术切除。对孤立性病灶的手术切除和病理检查有助于简化治疗程序,减少对早期乳腺癌的漏诊和误诊。

3. 乳房切除术　对活检证实有多灶性 II 级以上不典型增生者,伴有乳腺导管内乳头状瘤病者和发病早、症状明显、药物治疗效果欠佳同时证实有乳腺癌易感基因(*BRCA1/2*)突变者应行乳房切除术。目前,乳房切除术是预防此类高危癌前病变的有效方法。经腋窝入路行腔镜皮下乳腺切除加一期假体置入术可在切除病灶的同时恢复女性乳房完美形态,且胸部无切口。对于治疗乳腺癌前病变

是一种较好选择。

(三)随访观察

对乳腺增生患者,尤其是有高危因素的患者,在积极治疗的同时应注重长期随访、定期复查。观察研究疾病复发和病情进展的原因。制订实用有效的方法监测病情变化,警惕乳腺癌发生。

(姜 军)

参 考 文 献

1. Tavassoli F A, Devilee P, WHO. Pathology . & Genetics, Tumours of the Breast and Female Genital Organ. Lyon France: IARC Press, 2003.

2. Lakhanni SR, Ellis IO, Schnitt SJ, et al. WHO classification of tumours of the breast. Lyon France: IARC Press, 2012.

3. Vorherr H. Fibrocystic breast disease: Pathophysiology, pathomorphology, clinical picture and management. Am J Obstet Gynecol, 1986, 154(1): 161-165.

4. Duppont WD, Page DL. Risk factors for breast cancer in women with proliferative breast disease. N Engl J Med, 1985, 312(3): 146-151.

5. Duppont WD, Page DL. Relative risk of breast cancer varies with time since diagnosis of atypical hyperplasia. Hum Pathol, 1989, 20(8): 723-725.

6. Page D L, Dupond W D. Atypical hyperplasia lesion of the female breast. Cancer, 1985, 55: 2698.

7. Jaing Jun, Zan Xinen, Gu Chengming, et al. The significance of certain factors in the malignant degeneration of fibrocystic disease of breast. J Med Coll PLA, 1994, 9(2): 19-24.

8. Schnitt SJ, Connolly JL, Tavassoli FA, et al. Interobserver reproducibility in the diagnosis of ductal proliferative breast lesions using standardized criteria. Am J Surg Pathol, 1992, 16: 1133-1143.

9. Gu chengmin, Zhan xinen, Jiangjun, et al. Relationship between sex hormone receptors and ultrastructural differentiation in breast cancer. J Med Coll PLA, 1991, 6(1): 88.

10. 黄朴厚, 詹新恩, 谷成明. 雌二醇、孕酮与良性乳腺疾病的关系. 中华外科杂志, 1988, 26(11): 644.

11. 阚秀. 乳腺增生症非典型增生及其与乳腺癌的关系. 临床与实验病理杂志, 1997, 13: 83.

12. 吴在德, 吴肇汉. 外科学. 第6版. 北京: 人民卫生出版社, 2005: 325-326.

13. 阚秀. 乳腺增生症非典型增生与乳腺癌的关系//李树玲, 刘奇, 于金明. 乳腺癌研究进展. 济南: 济南出版社, 1996: 36-42.

14. 姜军. 早期乳腺癌临床研究进展. 第三军医大学学报,

2003,25(23):2063-2065.

15. 姜军,詹新恩,柳凤轩.乳腺导管不典型增生与癌变的关系.肿瘤防治研究,1990,17(3):133-135.

16. 姜军,詹新恩,柳凤轩.乳腺囊性增生病不典型增生与乳腺癌细胞超微结构变化的研究.中国肿瘤临床,1993,20(11):805.

17. 姜军,陈意生,詹新恩.乳腺上皮不典型增生和乳腺癌雌激素受体变化及其意义.第三军医大学学报,1997,19(4):321.

18. 姜军,詹新恩,陈意生,等.乳腺囊性增生病不典型增生细胞中基因产物变化与乳腺癌发生的关系.中华外科杂志,1997,35(10):639.

19. 姜军,陈意生,詹新恩,等.DMBA诱导大鼠乳腺癌发生过程的组织形态学研究.中国肿瘤临床,1998,25(6):436-438.

20. 姜军,詹新恩,柳凤轩,等.DNA含量定量检测在乳腺腺病不典型增生与乳腺癌诊断中的价值.中华外科杂志,1991,29(12):781.

第四章　腹壁疝的外科治疗

第一节　腹壁疝手术治疗的历史演变与现状

疝（Hernia），源自于古希腊语 hernios 一词，意为从主干上的分支或出芽。腹外疝，包括腹股沟疝、切口疝、脐疝、白线疝、半月线疝和腰疝等。人类对疝和腹壁外科疾病认知的演变，是整个外科发展的缩影。外科解剖、无菌术、麻醉止痛、材料学及微创技术的进步无一不在疝外科的发展历程中起到至关重要的作用。本章节主要以最常见的腹股沟疝的治疗历史发展为代表，按时期来讨论疝外科的演变。

一、古代对腹股沟疝的认识

腹股沟疝常见于局部的包块，既可见又可触及。是人类进化过程即由爬行变为直立后而产生的特有疾病，也是人类最早认识的疾病之一。

早在约公元前 1552 年就有关于腹股沟疝的文献记载。在古埃及文稿（*The Egyptian Papyrus of Ebers*）提到对疝的观察："当你判断一个腹部表面的突起时……它的发生……是由咳嗽引起的"。公元前 900 年，由腓尼基人的一个小雕像清楚地显示了亚历山大时期，用疝气带治疗疝的情景。公元前 400 年，希波克拉底也描述了疝和阴囊积液的鉴别。

古希腊、古罗马时期的文明在医学上也有显著的表现。Celsus（公元前 50 年）将古希腊和亚历山大时期的医学传播到罗马。疝带被广泛使用。手术被建议用于那些有疼痛的患者，但切口选在耻骨下方的阴囊处，疝囊自精索游离出后切除，而伤口敞开，待其自然形成肉芽瘢痕愈合，伤口大者给予烧灼，以促进瘢痕形成。手术中采用血管结扎进行止血并保护睾丸，这些措施被认为是真正意义上疝治疗的开始。

Galen（公元 200 年）继承了 Celsus 的思想，认为疝的发生是腹膜破裂或伸展引起，但提倡采用同时切除睾丸的方法结扎疝囊和精索。

二、中世纪欧洲和文艺复兴时代

中世纪欧洲由于宗教神学的统治，人类进入了一个黑暗年代，科学的发展同样受到很大的限制。由于手术操作血腥和污秽而受到轻视，从业的人大多是由理发师、裁缝等人组成。用烧红的烙铁进行止血，取代了精细的血管结扎，当时的手术也无任何麻醉措施，这些可想而知的惨烈的残酷。当时的古希腊学者 Paulus Aegineta（公元 700 年）虽精确地描述了疝手术，但主张手术时要常规切除睾丸，这与 Celsus 的理念相比无疑是倒退。直至约 500 年后 William（约 1210—1277）才明确提出疝手术需保留睾丸。1363 年，Chauliac 首次区分腹股沟疝和股疝的发病部位。

欧洲的文艺复兴（15 世纪至 17 世纪中叶）对疝乃至整个医学的发展都起到明显的促进作用。尸体解剖研究的兴起，使人们对疝的认识也渐趋全面，由此疝治疗的发展也有根本性的推动。

巴黎的 Ambroise Pare（1510—1590）被誉为现代外科的奠基人之一，他的提倡的是使用血管结扎技术取代了过去使用热油或烧灼的方法进行止血，他还把外科医生从手工业者提高到受人尊重的职业。在其著作《辩证与论述》（*The Apologie and Treatise*）中，记载了如何将还纳疝内容物及用金线缝合腹膜，并谴责切除睾丸的手术方法。

Pierre Franco（约 1500—1565）是法国著名的外科医生，他详细描述了疝的手术，包括如何预防睾丸和输精管损伤的早期的一些技术，以及嵌顿疝的治疗。他指出嵌顿疝有致命的危险性，主张在发生绞窄时应给予松解，并发明了一种带沟槽的剥离器，以松解被卡压的肠管。

著名的解剖学家和医生 Astley Paston Cooper（1768—1841），先后出版了 *Treatise on Hernia* 和 *The Anatomy and Surgical Treatment of Abdominal Hernia*，Cooper 第一次描述了耻骨梳韧带和腹横筋膜，并认识到腹横筋膜在疝的发生中所起到的作用，他的观点今天来看仍有意义。他认为："在腹股沟区域的腹内斜肌、腹横肌从附着点上升的时候,有一层筋膜位于它们和腹膜之间,整个精索从这层筋膜自腹腔穿出。这层筋膜,我暂且命名为腹横筋膜,它强度不尽相同。在髂骨侧非常坚韧,耻骨侧则非常薄弱"。"腹横肌腱膜和腹横筋膜是在腹股沟区抵制疝形成的主要屏障。完整的解剖结构防御腹股沟疝疝的发生。当该层结构受到损坏后则会有疝的发生"。他还指出"腹横筋膜在腹股沟韧带的深面向下延伸到大腿并形成股鞘和腹股沟韧带的耻骨部分(即后人命名为 Cooper 韧带)"。

1793 年,de Gimbernat 首次提出了陷窝韧带,并主张在处理嵌顿股疝时,应在股环的内侧游离狭窄,而不是股环的上部,以免引起大出血。另外,由于解剖学的进步,对腹股沟管的认识日趋成熟,这一时期发现的一些重要结构或病理改变的命名并沿用至今,包括:1700 年 Littre 报告疝内容物为梅克尔憩室的疝,即 Littre 疝;Richter 疝就是 1785 年 Richter 报告的部分肠管壁疝。Hesselbach 三角是 1814 年 Hesselbach 描述的腹股沟三角,同时他还提出了髂耻束的概念;"Cloquet"淋巴结是 1817 年 Cloquet 提出的,它对腹股沟肿块的鉴别非常重要,他还提出了鞘状突在出生时很少闭合的概念。同时还有,1814 年 Scarpa 描述滑动疝并发现了浅筋膜。1823 年,Bogros 发现了腹股沟区域有腹膜前间隙的存在。

三、19 世纪和现代外科

虽然对疝的解剖知识的理解进一步加深,但在 19 世纪中叶以前,外科治疗疝的进展仍旧缓慢。当时的医生认为感染可以增加伤口瘢痕形成,而减少疝复发,仍采用 McBurney 手术,即切除疝囊,伤口敞开,依赖瘢痕增生预防复发。注射器问世后,有些医生曾用过碘、斑蝥酊注射治疗疝,结果引起腹膜炎等严重的并发症。1888 年,Erichsen 指出硬化剂注射法既危险又无效,最终这一方法被放弃。在 1888 年和 1893 年,Erichsen 和 Franks 用肠切除,肠吻合的方法处理发生肠坏死的绞窄疝。

随着 Morton(1846 年)将乙醚麻醉应用于外科手术,Lister(1870 年)开创了抗菌外科,Halsted(1890 年)使用无菌橡皮手套,Von Mickulicz(1940 年)将抗菌外科改为无菌术,这些再加上完整详细的人体解剖学知识,血管钳止血技术的发展,使现代疝外科得以快速的发展,外科手术真正获得了全面发展。

著名的意大利医生 EdoardoBassini(1844—1924)指出腹股沟疝是由于腹股沟管变直、变短所致。他开创性地设计了一种术式:使用腹股沟管的后壁重建内环、利用腹横筋膜和腹直肌鞘加强后壁和恢复腹股沟管的生理斜度和长度。1889 年出版了他的著名专著,并附有精美的图示,1890 年他的论文在德国发表。由于他出色的工作及对疝病的深刻理解,后人们在评价 Bassini 时说:"经历了漫长的黑夜,疝外科和传统古老的治疗方法终于被现代疝外科所取代,尽管这种方法还有无数的人认为需要修改和调整,Bassini 作为现代疝手术奠基人的地位无人能够动摇。"

自 Bassini 疝修补术百余年来,先后涌现出 200 多种改良手术方法,最具典型意义的要数 1889 年的 Halsted 的手术、1890 年的 Furguson 和 1948 年的 McVay 手术等。但他们治疗疝的基本原则趋于一致。

约翰霍普金斯医学校的 William Steward Halsted 是美国现代外科学的泰斗,他创立了两种类似 Bassini 的手术,与 Bassini 不同的是,Halsted Ⅰ式手术中把精索置于皮下,由于该方法有导致睾丸萎缩的风险,Halsted 提出不移位精索而把腹外斜肌腱膜折叠缝合,称为 Halsted Ⅱ式。此外,Halsted 还结扎过量的精索静脉以减少精索体积,并切开腹内斜肌肌纤维,有时还切开腹横肌,使内环更容易向侧方移位。1903 年在他的论文中首次报道在腹直肌筋膜作减张切口。

在观察到一些 Halsted Ⅰ式手术的并发症后,1899 年 Ferguson 警告外科大夫们"不要碰精索,因为它是神圣之路,输送着保证我们种族长久不衰的不可缺少的重要元素"。他的手术是不把精索移在皮下,将腹内斜肌和腹横肌在精索的浅面与腹股沟韧带的内面缝合。再把腹外斜肌腱膜切缘对边缝合或重叠缝合。

1895 年 Andrews 首次使用叠瓦式方法修补腹股沟疝。他把腹外斜肌腱膜上叶,联合腱与腹股沟韧带的斜缘缝合而加强腹股沟管的后壁,精索位于腹外斜肌腱膜的浅面,再把腹外斜肌腱膜的下叶缝合在其上叶上以覆盖精索。

1898 年,奥地利医生 George Lotheissen 在处理一多次复发疝的患者时,发现其腹股沟韧带破坏,而改用耻骨梳韧带(Cooper 韧带)与联合腱弓内侧部分缝合以加强后壁修补并获得成功。但这种创新的术式在当时未能引起人们重视,直到 McWay 和 Anson 在 1949 年再次提出时才使人感觉到它的实用性,McWay 将这一手术方法向全世界推广。

1958年，McWay提出了Cooper韧带进行修补的解剖学概念，人们最终将这一术式命名为McVay修补术。

早在20世纪初，Harvey Cushing就已在局麻下进行疝修补。1920年，Cheatle发明了利用正中切口后入路腹膜前修补来行单侧或双侧腹股沟疝修补，McEvedy建立了腹直肌旁入路，1936年Henry应用此方法修补股疝获得成功。腹股沟疝和股疝的腹膜前修补术式过去被称为Cheatle-Henry术式，后来这种入路被Nyhus做了重要改进并广泛推广，现在它被称为Nyhus术式。

加拿大著名的疝外科医生Edward Earle Shouldice于1953年创立了Shouldice修补术。该术式主要是修补腹横筋膜，手术通常在局麻下进行，要点是高位结扎疝囊，切开腹横筋膜，使用不可吸收的缝线或单丝的钢丝，反复折叠腹横筋膜而加强腹股沟管后壁，并取得了骄人的手术疗效。

1956年法国学者Fruchaud提出耻骨肌孔的概念。向人们说明腹股沟斜疝、直疝和股疝共同具有的解剖学基础，腹股沟区域的疝均发生在此薄弱区域，也被认为是现代疝外科解剖基础。

早在十九世纪著名的外科学家Billroth（1829—1894）预言：如果我们能够人工制造出一种与筋膜和肌腱的密度和坚韧度一样的组织，那么根治疝的秘密就发现了。历史上曾使用过的金属材料有金质、银质、钽质和不锈钢丝。但由于金属不耐折叠而发生断裂，窦道形成，组织侵蚀等原因而被废弃。20世纪中期以后，由于材料学的迅猛发展，各种现代合成材料的出现给疝的治疗也带来了深刻的变化。当前较广泛使用的不可吸收的疝补片材料有：①聚酯聚合物又称涤纶，首先在1954年以Mersilene的商品名问世；②聚丙烯，在1962年以商品Marlex上市；③膨化聚四氟乙烯（ePTFE）又称为特氟隆（Teflon），1977年上市。此外，还有一些可吸收网片包括Dexon和Vicryl。

1959年Usher报道在腹壁疝患者中成功应用聚丙烯网片进行修补。他的许多开创性贡献为后来者成功应用网片进行腹膜前修补奠定了基础，此后，如Stoppa（1973）和Rives（1974）相继报告经腹膜前置入补片的修补技术，被称为"巨大补片加强内脏囊（GPRVS）"。

1989年，美国疝专家Lichtenstein改变了以往的外科常规，即Bassini法修补这一理念，首次提出"无张力疝修补"的概念，将人工材料置入腹股沟管的后壁修补疝缺损，提高了手术效率，改善患者术后恢复的时间和效果。在此基础上，人工合成的各种补片得以广泛应用。"无张力疝修补术"概念无疑是疝外科史中的一种颠覆性的变革。在推广这项技术时，各种不同的补片形状和技术快速进展，如：Rutkow（1993）网塞技术；Gilbert（1999）双层修补装置（PHS）；Kugel（2002）弹力环网片的腹膜前修补技术等。Schumpelick（2001）提出了轻量大网孔补片的概念。各种复合的新材料及新型补片不断问世，进一步推动了疝外科的发展。

随着微创外科的发展，腹腔镜技术也开始应用于腹股沟疝的治疗。自1982年Ger完成首例腹腔镜下疝修补手术以来，几经改进，Arregui在1991年提出了经腹腔腹膜前修补术（TAPP），同年，Fitzgibbons及其同事提出了腹膜内网片修补术（IPOM），1992年，McKernan和Lar分别完成了完全腹腔镜下的腹膜前修补（TEP），使腹腔镜疝修补技术发展更加完善。目前，腔镜疝修补术因其创伤小、术后恢复快等优点而逐步得到认可并广泛应用。

纵观数千年的疝外科发展史，我们不难发现，疝外科的演变和发展，其实就是整个外科发展的一个缩影。从疝外科发展中也涌现许多的伟大人物和外科学家，如Bassini、Halsted、Lichtenstein等，他们至今仍激励着一代又一代的外科医生们对疝的发生、治疗进行思考和改进。疝外科发展正是源于对这个疾病的认识，源于与现代科技的结合。历史表明，没有最好，只有更好，疝外科也是如此。

（陈　双）

参 考 文 献

1. Jose F. Patino(2002). A History of the Treatment of Hernia//Fitzgibbons RJ, Greenburg AG (eds). Nyhus and Condon's Hernia. Lippincott Williams and Wilkins, Philadelphia, pp16-42.

2. Bassini E. Ueberdie Behandlung des Leistenbruches. Arch KlinChir,1890,40:429-476.

3. Halsted WS. The radical cure of hernia. Johns Hopkins Hosp Bull,1889,1:12-13.

4. Andrews EW. Imbrication or lap joint method. A plastic Operation for hernia. Chicago Med Rec,1895,9:67-77.

5. Lotheissen G. Zurradikaloperation der Schenkelhernien. ZentralblChir,1898,21:548-550.

6. Ferguson AH. Obliqueinguinalhernia. Typic operation for its radical cure. JAMA,1899,33:6-14.

7. Cheatle GL. An operation for the radical cure of inguinal and femoral hernia. Br Med J,1920,2:68-69.

8. McEvedy PG. Femoral hernia. Ann R Coll Surg Engl,

1950,7:484-496.

9. Nyhus LM. The posterior(preperitoneal) approach and iliopubic tract repair of inguinal and femoral hernias: an update. Hernia,2003,7:63-67.

10. Usher FC, Fries JG, Ochsner JL, et al. Marlexmesh, a new plastic mesh for replacing tissue defects. Ⅱ. Clinical studies. AMA Arch Surg,1959,78:138-145.

11. Lichtenstein IL,Shulman AG. Ambulatory outpatient hernia surgery. Including a new concept, introducing tension-free repair. Int Surg,1986,71:1-4.

12. StoppaRE, Rives JL, WarlaumontCR, et al. The use of Dacron in the repair of hernias of the groin. Surg Clin North Am,1984,64:269-285.

13. Gilbert AI, GrahamMF, Voigt WJ. A bilayer patch device for inguinal hernia repair. Hernia,1999,3(3):161-166.

14. GerR. The management of certain abdominal herniae by intra-abdominal closure of the neck of the sac. Preliminary communication. Ann R CollSurg Eng,1982,164:342-344.

15. R.C. Read. Herniology: past, present, and future. Hernia,2009,13:577-580.

16. R.C. Read. Crucial steps in the evolution of the preperitoneal approaches to the groin: an historical review. Hernia,2011,15(1):1-5.

第二节 腹壁疝修补手术

一、腹股沟疝修补手术及修补材料的选择

现代腹股沟疝的手术经过了一百多年的演变和发展,达到了今天的境界。其中经历了两个阶段,即以巴西尼(Bassini)手术为代表的组织缝合修补和以李金斯坦(Lichtenstien)为代表的应用修补材料的无张力疝修补。外科巨匠 William S Halsted 医生曾经这样形容疝手术:"即使外科领域的全部内容只有疝手术,作为一个外科医生为之贡献一生也是值得的。手术是疝的基本治疗手段,从更专业的角度来说,没有一种手术能比一个完美而安全的疝手术更能使人赏心悦目了"。可以看出疝作为一个外科的基本手术内容,更加强调它的细节、技巧和规范化。

19 世纪 80 年代当巴西尼医生创立的疝修补手术问世后,即开创了腹股沟疝外科治疗的新纪元,也被现代外科医生称为"疝外科的第一个里程碑"。结束了疝治疗效果极差的历史,总的治愈率达到了70% 以上,而巴西尼医生本人对疝的治愈率更是达到了90% 以上。但这还是不能令人满意,正如另一

位外科巨匠 Billroth 医生所期待的:"如果有一种材料能够替代人的腹横筋膜的话,疝的治疗问题也就解决了"。然而在 20 世纪 80 年代由著名外科医生李金斯坦创立应用聚丙烯网片修补腹股沟疝的无张力修补手术,创立了疝外科的又一新的里程碑,使腹股沟疝的治愈率达到了99%。同时使得腹股沟疝修补手术变得更加简单、手术时间缩短、创伤明显减少,患者恢复更快,并大大提高了患者治愈后的生活质量。

又经过 30 多年的发展,腹股沟疝的无张力修补手术方式增加了许多种,尤其是按照法国外科解剖学家 Fruchard 的耻骨肌孔理论对腹股沟区的全面修补方式,如 Nyhus、Wantz、Stoppa、Gillbert 等腹膜前修补方法。21 世纪腔镜技术的不断发展,目前以经腹腔腹膜外修补(TAPP)和完全腹膜外修补(TEP)为代表的腔镜下疝修补手术也已日趋成熟。

下面就几种常见的腹股沟疝修补手术做详细介绍。

(一)巴西尼疝修补手术(Bassini operation)

巴西尼疝修补手术的原理:巴西尼医生认为腹股沟疝的病因是构成腹股沟管后壁的腹横筋膜薄弱或缺损,以及腹股沟管变短、变直而失去斜度。因此,该手术的目的就是要通过重建腹股沟管的后壁和它的斜度及长度。其关键就是将腹内斜肌、腹横肌(即我们通常称之为的联合肌腱弓)和腹横筋膜这三层结构用丝线或合成的不可吸收缝线间断地缝合于腹股沟韧带的边缘上。近耻骨处的两针还要缝合于腹直肌上,只有这样才能保证重建的腹股沟管的强度,以及其长度和斜度。

1. 手术适应证 成人腹股沟斜疝、直疝,部分复发疝。

2. 手术操作

(1)麻醉:建议采用椎管内麻醉,包括连续硬膜外麻醉和蛛网膜下腔麻醉;或全身麻醉等方法。局部浸润麻醉也是可选择的麻醉方式。

(2)手术野皮肤消毒:以3% 碘酒和75% 酒精消毒手术野皮肤,会阴及阴囊皮肤用无醇碘附消毒。

(3)切口:采用与腹股沟韧带平行的斜形切口,在患侧腹股沟韧带中点上的 2～3cm 处,向下至耻骨结节处,切口长 5～8cm(图 4-1)。

(4)按层切开皮肤、皮下组织至腹外斜肌腱膜,显露外环,自外环处沿腱膜纤维走向切开腹外斜肌腱膜直至内环上方,或超过内环上方2cm。切

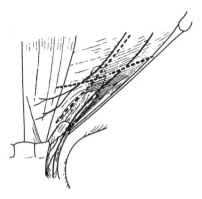

图 4-1 腹股沟疝手术切口的选择

开时需注意观察辨认腱膜深面的髂腹下神经和髂腹股沟神经,并加以保护防止损伤(图 4-2,图 4-3)。分离腹外斜肌腱膜下间隙,内侧要求完全显露出腹内斜肌、腹横肌构成的肌腱弓(联合肌腱);外侧要求完全暴露出腹股沟韧带。这样就完全打开了腹股沟管。

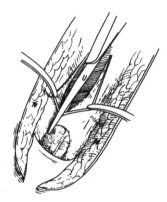

图 4-2 切开腹外斜肌腱膜,保护腱膜下的髂腹下神经和髂腹股沟神经

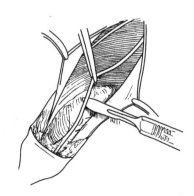

图 4-3 显露和保护髂腹股沟神经和髂腹下神经

(5)游离精索和疝囊:将精索(包括提睾肌和精索结构)自腹股沟管后壁(即腹横筋膜表面)游离,套入导尿管进行牵引,从而完全暴露出腹股沟

管的后壁。斜疝:沿精索切开提睾肌和精索内筋膜,此时要注意保护精索内的股生殖神经。可完整游离疝囊,如疝囊过大则可横断疝囊,远端旷置。如为直疝,将精索与疝囊完全分离开。

(6)疝囊的处理:斜疝,如疝囊完整分离可将其回纳如腹腔内(图 4-4);如横断了疝囊,需对近端疝囊缝合关闭后再回纳如腹腔(图 4-5)。现在已不再强调疝囊必须进行高位结扎。如为滑疝,应尽可能地将疝囊完整分离,并回纳入腹腔。直疝,在切开腹横筋膜后直接将疝囊回纳入腹腔(图 4-6)。

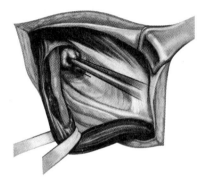

图 4-4 高位完整游离斜疝疝囊后回纳入腹腔,不必高位结扎

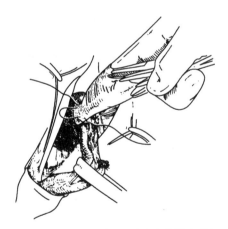

图 4-5 如离断疝囊,近端疝囊需缝合关闭

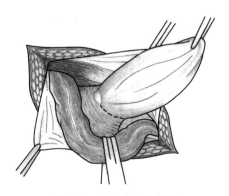

图 4-6 直疝疝囊的处理

（7）修补腹股沟管后壁：这是巴西尼手术中最重要的步骤。首先提起精索，自内环处向下切开腹横筋膜，直至耻骨结节处（图4-7）。用2-0的不可吸收缝线（如普里灵缝线）或4号丝线将内侧的腹内斜肌、腹横肌（即联合肌腱）和腹横筋膜三层结构与外侧的腹股沟韧带、髂耻束做间断缝合。自耻骨结节处开始，该部位还应包括腹直肌的外侧缘，一直缝合到内环处。针距为1cm，缝合5~8针（图4-8）。在内环处要收紧内环重建内环口，重建的内环口应可通过血管钳的前部（图4-9）。用可吸收缝线或丝线连续缝合腹外斜肌腱膜，重建外环，外环的宽度应是可以容纳一个小指尖。

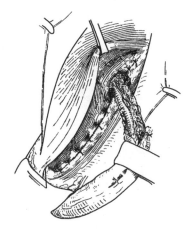

图4-9　重建内环

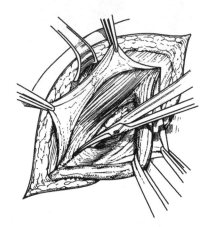

图4-7　自内环处切开腹横筋膜至耻骨结节

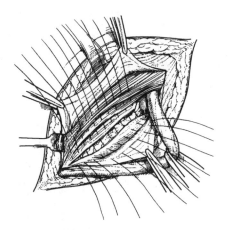

图4-8　将内侧的腹内斜肌、腹横肌（即联合肌腱）和腹横筋膜三层结构与外侧的腹股沟韧带、髂耻束做间断缝合

（8）缝合皮下筋膜组织和皮肤。

3. 手术注意事项

（1）精细的解剖和手术操作。

（2）仔细止血。

（3）修补后壁时一定要切开腹横筋膜，并将三层结构一起缝合至腹股沟韧带和髂耻束上。

（4）术后尽可能卧床3天。3周后可恢复轻度日常活动。

（二）李金斯坦（Lichtenstein）网片无张力疝修补术

李金斯坦（Irving Lichtenstein）是美国的著名疝外科医生，他和他的同事们自1974年开始应用Marlex补片（人工合成的聚丙烯网片）对腹股沟疝进行外科手术治疗，连续进行了3000例的手术，随访5年，其复发率仅1%。他于1986年在《国际外科学杂志》发表了他的著名文章，首次提出了无张力疝修补术（tension-free hernioplasty）概念。该手术的要点就是：应用人工合成网片缝合于腹股沟管的后壁，从而修复缺损或薄弱的腹横筋膜，并替代了传统的组织对组织的有张力缝合，达到治愈疝的目的。

李金斯坦医生对疝外科的贡献：提出了无张力疝修补的概念，并创立了以其名字命名的手术方法。该方法被许多外科医生推崇为腹股沟疝外科手术的"金标准"。经过了近30年的发展Lichtenstein无张力疝修补术进行了一些改进，目前是治疗成人腹股沟疝最被认可的方法，是全世界应用最多的手术方法。在《欧洲成人腹股沟疝治疗指南》和《中国成人腹股沟疝治疗指南（2012版）》中均是首推的治疗方法。另外，李金斯坦医生还首次提出了以下观点：①腹股沟疝修补术可以作为门诊手术安全地进行；②这种手术必须由有专门经验的外科医生进行而不能把它归为小手术；③这种手术在医疗经济学上可综合减低费用；④可应用局部浸润麻醉，以避免全麻或连续硬外麻所引起的并发症；⑤术后不适感轻、持续时间短，患者术后2小时即可回家，不需限制活动，可以较快恢复正常生活和工作(一般3周)。

1. 手术原理和材料选择　以人工合成网片缝合固定于腹股沟管后壁的缺损区域,对腹股沟疝采用加强后壁的方法,替代传统的张力缝合。

目前选择的材料有:聚丙烯材料(建议采用大网孔的轻量型网片);聚酯材料;自固定(即免缝合)部分可吸收的聚丙烯材料;生物材料(人脱细胞真皮材料;猪小肠黏膜材料等)。

2. 手术适应证　成人腹股沟疝(斜疝、直疝)、复发性腹股沟疝。

3. 手术步骤

(1) 麻醉:局部浸润麻醉是推荐选择的麻醉方式(尤其是在门诊的手术,患者可在术后2小时回家);也可采用椎管内麻醉,包括连续硬膜外麻醉和蛛网膜下腔麻醉;或全身麻醉等方法。

(2) 手术野皮肤消毒:同巴西尼(Bassini)手术。

(3) 切口:同巴西尼手术,但切口要略长,6~8cm。该手术的创始人之一阿米德(P. K. Amid)医生建议切口至少要8cm,以便完整地暴露腹股沟的修补区域。

(4) 按层切开皮肤:同巴西尼手术,按层切开皮肤,皮下组织至腹外斜肌腱膜,显露外环,自外环处沿腱膜纤维走向切开腹外斜肌腱膜直至内环上方,或超过内环上方2cm。切开时需注意观察辨认腱膜深面的髂腹下神经和髂腹股沟神经,并加以保护防止损伤。

(5) 游离腹外斜肌下间隙,即第一间隙。提起已切开的腹外斜肌腱膜做钝性分离,向外下至腹股沟韧带,要完全暴露腹股沟韧带;向内上游离到腹内斜肌、腹横肌构成的联合肌腱,直至腹直肌的外侧缘。这样就完全打开了腹股沟管,并建立了放置补片的空间,阿米德医生建议该空间的范围应是(5~8)cm×(12~15)cm。

(6) 游离精索,要强调一定要将精索从耻骨平台上游离,保证能暴露出耻骨平台处有1~2cm的范围空间(图4-10)。切开提睾肌,若发现精索内有脂肪瘤样组织可以切除。

(7) 寻找和分离疝囊,对斜疝患者,当提起精索可以发现上面与精索并行的疝囊。若疝囊不大,可将其高位游离(游离至腹膜前脂肪层)翻入到腹膜腔内,内翻缝合,不作结扎。李金斯坦医生认为,由于疝囊的结扎后产生的局部压力和缺血变化,是术后疼痛的重要原因。对疝囊较大进入阴囊者可在腹股沟管内将其横断,近端高位游离后内翻缝

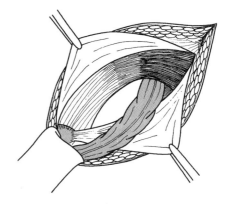

图4-10　建立腹外斜肌腱膜下间隙

合,翻入腹膜腔,远端疝囊彻底止血后留在原位。

(8) 当游离出精索后,未见与其紧密相连疝囊者,多为直疝,少数可能为股疝。在精索的内侧可发现直疝疝囊,若直疝疝囊较大,在疝囊回纳后要用可吸收线进行内翻缝合。同时要检查有无并存的斜疝、股疝存在。

(9) 加强腹壁,取一修补材料,约10cm×15cm,根据实际应用大小进行裁剪,补片的内侧端剪成与腹股沟管内侧角一致的圆弧形,放置于已游离好的第一间隙内,超过耻骨结节1~2cm(图4-11)。以单股不可吸收缝线缝合固定在耻骨结节上的腹直肌前鞘。将补片平整地放置于第一间隙内,把补片的下缘与腹股沟韧带连续缝合至内环的上缘。内侧间断缝合3~4针,止于内环上方2cm。在补片的后端沿长轴方向剪开一裂口,内侧片稍宽约占2/3,外侧片稍窄占1/3(图4-12)。将精索放置于已剪开的两尾片之间,再将两片交叉重叠,内侧片重叠于外侧片的上方。用不吸收的缝线将内、外尾片缝合一针固定在腹股沟韧带上,这样的燕尾状交

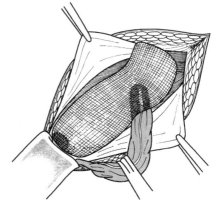

图4-11　将裁剪好的补片平整地放置于腹外斜肌腱膜下间隙内

叉就形成了一个新内环(图4-13)。对尾部多余的尾片进行修整,向上超过内环3~5cm,放置于腹外斜肌腱膜下,无须缝合。

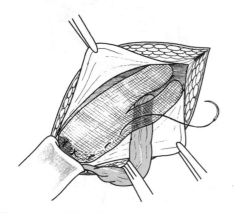

图4-12 以单股不可吸收缝线将补片缝合固定在耻骨结节上的腹直肌前鞘。在补片的后端沿长轴方向剪开一裂口

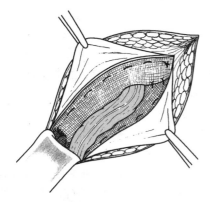

图4-13 将精索放置于已剪开的两尾片之间,再将两片交叉重叠,内侧片重叠于外侧片的上方。用不吸收的缝线将内、外尾片缝合一针固定在腹股沟韧带上,这样的燕尾状交叉就形成了一个新内环

放置于腹股沟管后壁的补片在缝合时不应存在张力,阿米德医生要求"补片缝合固定后应有一个帐篷样的隆起"。

(10)精索放在补片上方。以可吸收缝线连续缝合腹外斜肌腱膜,重建外环,缝合皮下组织至皮肤。

4. 注意事项 Lichtenstein无张力修补手术的几个要点:

(1)手术操作过程除要严格注意无菌外,还要仔细彻底止血。一般情况下不放置任何引流。

(2)补片可视缺损大小适当剪裁,补片缝合后不能存在张力,也不要出现皱褶。

(3)缝合补片下缘(与髂耻束或腹股沟韧带时)要宽而浅,切记不能过深以免损伤下内方的股血管。

(4)合理使用抗生素,预防用药要在术前30~45分钟静脉推注,这样在切开皮肤时血液和组织液中能达到有效的药物浓度。

(5)由于置入补片为异物,有时有切口血清肿出现,如果发现可用无菌注射器,反复抽吸,不做引流。

(唐建雄)

(三)网塞、平片疝修补手术(疝环充填式修补术,Robbins & Rutkow手术)

网塞、平片疝修补手术(Robbins & Rutkow operation)是美国的Robbins和Rutkow医生于1993年创立的。他们与美国巴德公司(C.R.Bard)共同研制、开发了一套定型产品,包括一个聚丙烯圆锥形网塞和一个平片,商品名为PerFix Plug & Mesh(图4-14),并正式命名了该手术方法。Robbins和Rutkow医生在1993年报告了3000例治疗经验,复发率在1%以下。

1. 手术原理 该手术的原理是用一个成型的立体锥形网塞队疝环进行充填,锥形的网塞可以起

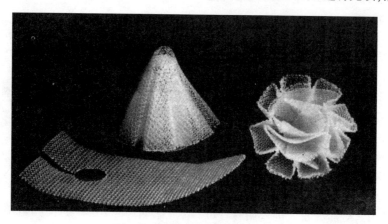

图4-14 聚丙烯圆锥形网塞、平片

到分散腹腔内压力对缺损区域的影响。再用一个平片覆盖整个腹股沟后壁。其网塞的作用是对疝缺损部位进行修复,而平片的作用是起到预防形成新的缺损。手术设计者的最初想法是:感觉到单纯的平片修补手术需要对平片进行较多的缝合固定,但由此可能会产生手术后的慢性疼痛。而充填式修补只需对网塞进行很少的缝合固定,平片是不需进行固定的。但从我国对该术式的长期应用情况看,对于平片的少许缝合固定是必要的,可以避免新的缺损发生。

2. **手术适应证**　斜疝、直疝、复发疝和股疝。

3. **手术步骤**　麻醉的选择:局麻,腰麻,连续硬膜外麻醉,特殊情况也可应用全麻。

手术视野的消毒同 Lichtenstein 手术。

（1）切口一般长度在 5～7cm。腹外斜肌腱膜下间隙(腹股沟盒)的游离能容纳下 4.5cm×10cm 的平片,并强调下缘的游离超过耻骨结节 1～2cm。

（2）精索的游离同 Lichtenstein 手术;可切断精索内侧部分提睾肌,暴露疝囊颈部腹横筋膜和精索内精膜交界处的"颈-肩交界"区域。

（3）在颈-肩交界处环形切开腹横筋膜,暴露出腹膜前间隙,此处即斜疝疝囊的高位颈部。将斜疝疝囊完全游离或横断成型,残端疝囊必须是容纳一个网塞的大小,因为成型后的疝囊被回纳如腹腔后要留有一个容纳一个网塞的体积。该手术的一个关键点就是"疝囊的高位游离而绝非高位结扎"。对于直疝,环形切开腹横筋膜后高位游离疝囊并回纳入腹膜前间隙。

（4）疝环内置入锥形充填物,锥尖部对准腹腔,底部与疝环口持平。将锥形充填物的外边与疝环周围组织缝合固定 4～8 针(建议用可吸收缝线)(图 4-15～图 4-17)。

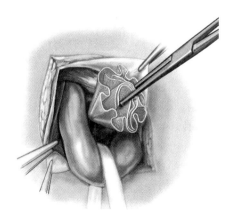

图 4-15　充填疝环

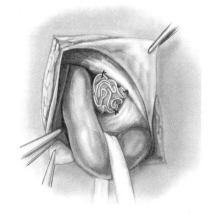

图 4-16　缝合固定网塞

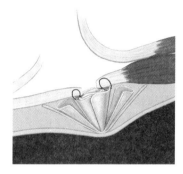

图 4-17　网塞在腹膜前间隙内的位置

（5）平片放置于腹股沟管后壁,精索孔将精索套入后关闭一针新建内环。尖端要覆盖超过耻骨结节 1～2cm,建议将其用单股不可吸收缝线于耻骨表面的筋膜缝合固定一针(图 4-18)。

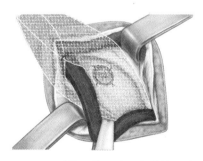

图 4-18　放置平片于腹股沟管的后壁

（6）重置精索结构,连续缝合腹外斜肌腱膜。

（7）对于复发疝和股疝,强调对疝囊的游离和回纳,以及单纯网塞对疝环的充填修补。而可以不再用平片。

（8）术后处理:局部冰袋外敷。术后 3～6 小时可以下床,24 小时后可允许驾车,3 天后恢复一般活动,3 周后恢复正常活动。

4. 手术要点和注意事项

（1）腹股沟盒下端的游离强调超过耻骨结节1~2cm。

（2）疝囊高位游离而不是高位结扎，要给锥形充填物一个空间。

（3）锥形充填物带的外边与疝环周围腱膜组织固定一定要牢固。

（4）平片放置于腹股沟管后壁时一定要充分展平，要覆盖超过耻骨结节1~2cm，设计者的意图是用网塞治疗疝的缺损，而平片是起到一个预防直疝或斜疝再发生的作用。

（5）疝环<1.5cm或患者体形瘦小且腹壁比较薄弱时建议修剪锥形充填物内的部分支撑花瓣。

（6）复发疝和股疝，强调对疝囊的游离和回纳，以及单纯网塞对疝环的充填修补。可以不再使用平片。

（7）其他注意事项同Lichtenstein手术。

（陈 革）

（四）双层修补装置疝修补手术（Gilbert腹股沟疝修补术）

双层补片无张力疝修补手术是指采用普理灵疝修补装置（PHS，Prolene Hernia System，Ethicon）的无张力疝修补手术（图4-19）。是美国的A. I. Gibert医生根据自己数年的疝治疗经验于1997年创立的，也称Gilbert无张力疝修补术。

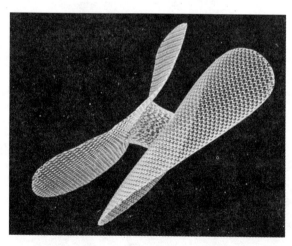

图4-19 普理灵疝修补装置

A. I. Gilbert从1984年后借鉴Lichtenstein的无张力疝成形修补术，在"伞型网塞（plug & Mesh）"充填内环无张力疝修补术的基础上，改进后设计的一种腹膜前间隙内的腹股沟疝无张力疝修补技术。1998年Gilbert医生与美国强生-爱惜康（Ethicon）公司合作将该疝修补装置商品化。A. I. Gilbert在

2004年美国疝外科年会上强调指出：该手术的成功与否关键就是外科医生是否真正掌握了这项无张力疝修补技术。

目前可选择的修补材料除PHS聚丙烯补片外，还有一款部分可吸收、带涂层的疝修补装置，称为UHS（ultrapro hernia system）。

Gilbert疝修补技术的要点，就是应用即双层疝修补装置（PHS、UHS）同时对耻骨肌孔（myopectineal orifice，也称Fruchaud孔）范围的腹膜前间隙和腹股沟管后壁进行双重修补。该部位是人体腹股沟区仅有一层腹横筋膜覆盖的区域，因此该手术方法符合Nyhus和Stoppa对整个腹股沟薄弱区域进行全面修复的理论。

1. 手术原理 双层疝修补装置，包括PHS、UHS是一个双层补片中间以一个连接体将上下两层连为一个整体的装置。应用双层疝修补装置的无张力疝修补术是将下层补片放在腹膜前间隙内，覆盖整个耻骨肌孔范围，可同时对斜疝、直疝、股疝进行修补，上层补片进一步加强腹股沟管后壁。该手术方法更适用于复合疝或多疝并存的情况。

2. 手术适应证 腹股沟斜疝和直疝、股疝。对部分复发疝也可选用此修补方法。尤其适合后壁更加薄弱和缺损范围较大的患者。

3. 手术步骤 麻醉方式和手术视野的消毒同平片疝修补（Lichtenstein）手术。

手术过程步骤如下：

（1）切口的选择同Lichtenstein手术，一般长度在5~6cm。腹外斜肌腱膜下间隙的游离能容纳下5cm×10cm的上层平片即可，并强调游离暴露耻骨平台1~2cm。

（2）精索的游离同Lichtenstein手术；暴露疝囊颈部腹横筋膜和精索内精膜交接处的"颈-肩交界"区域（图4-20），这是Gilbert手术进入腹膜前间隙的一个关键点。

（3）在颈-肩交接处环形切开腹横筋膜，暴露出腹膜前脂肪，此处即斜疝疝囊的高位颈部，也是进入Bogros间隙的门户。可将斜疝疝囊完全游离，或横断并将远端疝囊旷置。Gilbert医生不强调疝囊的高位结扎，但一定要关闭近端疝囊。

如果是直疝，在Hesselbach三角区内找到疝囊，于疝囊的基底部环形切开腹横筋膜，即进入Bogros间隙。强调不必切开直疝疝囊，仅完全游离即可。

（4）自切开的疝环进入Bogros间隙，用粗网孔纱布（Sponge）在腹壁下血管的深面将腹膜与腹横筋膜分离；同时在外侧必须将精索结构与腹膜分

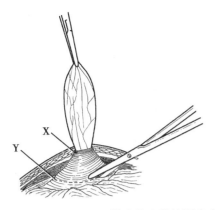

图 4-20 Gilbert 医生描述的疝囊的颈肩交接处

X:假疝环,Y:真疝环,在 Y 处切开腹横筋膜进入腹膜前间隙

离,即"精索的腹壁化(parietalization of the elements of the spermatic cord)"(图 4-21);上方超过弓状缘 3~5cm,下方要分离至耻骨支,内侧超过腹直肌外侧缘,在外侧腹壁还要将腹膜与髂腰肌分离。这样就建立了一个直径为 10~12cm 的腹膜前间隙。

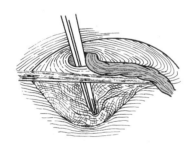

图 4-21 自切开的疝环进入 Bogros 间隙,用粗网孔纱布(Sponge)在腹壁下血管的深面将腹膜与腹横筋膜分离

(5) 下层补片的放置:将 PHS 网片的上层沿长轴折成三层,然后以连接部为中心对折用卵圆钳夹住,将装置的下层以卵圆钳为中心叠成伞状。上层补片长轴方向和腹股沟韧带的方向一致,卵圆钳对准脐的方向经疝环放置入分离好的腹膜前间隙,然后把卵圆钳及其夹住的网片上层拉出疝环外,用手指通过疝环将下层网片尽可能展开在腹膜前间隙。此处要告诫外科医生的是:下层补片要强调"展开"而并非"铺平",Gilbert 医生认为患者术后站立后,腹腔内压力足以将下层补片"铺平"于骨盆壁上,自身组织的瘢痕形成过程将永久性地将补片固定于腹壁上(图 4-22)。

要求下层补片的下缘要超过耻骨支;内缘要超过腹直肌的外侧缘;外缘要至耻骨梳韧带下方和髂

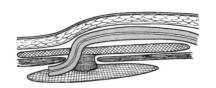

图 4-22 下层补片的、连接部、上层补片的位置,以及与精索、腹壁的关系

腰肌表面;上缘至少超过弓状下缘 2~3cm。完全覆盖耻骨肌孔区域。连接体置于疝环口,并与疝环周围组织缝合起到稳定上下两层补片的作用。也可防止下层网片在腹压增高时经其外突;还可起到收紧内环的作用。

(6) 将上层网片展平,根据腹股沟管后壁的实际的大适当裁剪;剪开一精索开口,可按 Lichtenstein 的燕尾交叉方法剪开,也可在腹股沟韧带侧剪一横行口,套入精索后将补片关闭并缝合于腹股沟韧带上。同时将上层补片分别固定在耻骨结节、腹横肌腱弓上(图 4-23)。

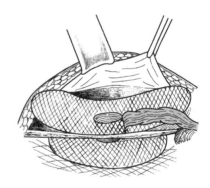

图 4-23 疝修补装置放置到位

(7) 重置精索结构,连续缝合切开的外斜肌腱膜。

4. 手术要点

(1) 应用双层疝修补装置(PHS)的无张力疝修补术的关键在于熟练掌握 Gilbert 医生的颈-肩解剖概念和切开技术,只有这样才能找到进入腹膜前间隙的入路。

(2) 腹膜前间隙的游离一定要足够大,要在腹壁血管的深面进行,另外精索腹壁化的概念一定要清楚。这样下层补片才能充分展开,并保证覆盖整个耻骨肌孔范围。如果补片不能充分展开,则会造成下层补片不能完全覆盖耻骨肌孔,增加复发的机会。

(3) 将连接部与内环缝合,可永久性保护内环,并起到稳定上下两层补片的作用,使之永不移位。

（4）腹腔内压足以将补片永久固定于腹膜外的位置上。

（5）注意骑跨疝的问题。防止另一疝的遗漏。

5. **注意事项** 同 Lichtenstein 手术。

（唐建雄）

（五）经正中切口腹膜前疝修补手术（Stoppa operation）

巨大补片加强内脏囊手术（GPRVS）又称 Stoppa 手术，是法国外科医生 Stoppa 在 1969 年开创的腹股沟疝修补术，主要是治疗巨大疝、复发疝的有效方法。

1. **手术原理** 通过后入路，在腹膜前间隙内放置一张巨大的补片，完全覆盖耻骨肌孔的缺损及其他的缺损，并借助腹内压将补片固定在盆壁和腹壁的肌肉与腹膜之间。

2. **手术适应证** 经正中切口腹膜前腹股沟疝修补手术主要用于治疗临床上的一些疑难复杂疝，其主要临床适应证应符合以下几点：

（1）患者年龄大于 40 岁。

（2）双侧的巨大滑疝、巨大腹股沟阴囊疝、血管前疝、单次或多次复发疝的患者。

（3）单侧具有上述情况同时另一侧已具有疝、或可能存有隐匿性疝、或极有可能发生疝、或伴有一处或多处低位腹腔内脏突出的患者。

（4）具有多次经腹股沟管前入路行传统或未曾在腹膜前间隙放置补片的无张力修补术的复发疝患者，特别对于一些腹股沟韧带或耻骨梳韧带已损伤而无修补价值的患者，也许是一个能解决问题的手术方法。

（5）腹部手术区域皮肤病、疝周围存有慢性炎症、肉芽肿或外科急症手术，这些情况有感染化脓的风险，应视为这一手术的禁忌证。

3. **手术操作** 麻醉选择：连续硬膜外麻醉、全麻。

（1）切口：采用脐下至耻骨联合上方的正中切口。

（2）逐层切开皮肤、皮下脂肪、腹横筋膜各层进入可见黄色腹膜前脂肪的腹膜前间隙。

（3）游离腹膜前间隙：用左手按压内脏囊，用手指或细纱布配合剪刀向各个方向游离腹膜前间隙，向下经膀胱前 Retzius 间隙中央一直游离到耻骨、前列腺，然后向两侧游离，经 Bogros 间隙、腹直肌和腹壁下血管下方直到外侧闭孔、髂血管和髂腰肌。在游离前间隙过程中需同时将输精管和睾丸血管从内环水平的腹膜向近端至少游离 10cm，从而将精索放置在内脏囊的外侧并紧贴于腹壁，这一过程被称为"精索腹壁化"（parietalization of the elements of the spermatic cord），使放入的补片不再剪孔已容精索通过。

（4）疝囊处理：小的斜疝可将其与精索完整剥离后给予切除并结扎，大的斜疝则横断疝囊，近端高位结扎，远端敞开放回阴囊。直疝和股疝疝囊在游离前间隙的同时可较简单地游离，游离后用荷包缝合即可。

（5）术者与助手交换位置，进行另一侧的同样操作。

（6）补片的裁剪：将补片剪成倒 V 形，横向宽度为两侧髂前上棘距离减去 2cm，高度为脐到耻骨的距离。

（7）补片的放置：用 8 把长弯血管钳按标记顺序钳夹好补片，首先放入术者对侧的腹膜前间隙。术者用左手按下右侧腹膜囊，助手用拉钩向上拉开已游离的腹壁，以暴露腹膜前间隙，按顺序 A 号钳首先放于耻骨和膀胱间 Douglas 窝水平，然后 B 号钳尽量置于髂窝的最低处，C 号钳和 D 号钳子，尽量将补片置于侧后壁，到达闭孔、髂血管前、髂腰肌，最后 E 号钳在腹膜前间隙顶部展平右侧补片。术者与助手交换位置，完成对侧 H、G、F 钳的同样放置。

（8）补片的固定：补片 E 点处用 0 号可吸收线缝合固定于脐下筋膜。其余一般不需另外固定。

（9）补片前放置负压吸引球引流，另戳创引出，对于巨大阴囊疝患者，引流管可放置入敞开的远端疝囊里。

（10）逐层缝合腹横筋膜、皮下脂肪、皮肤。

4. **手术要点和注意事项**

（1）精索腹壁化和疝囊的处理是在腹膜前间隙的游离过程中同步完成的，应在腹壁下血管的下方游离腹膜前间隙，这样能减少对血管的损伤。对于巨大阴囊疝，应较高位横断疝囊，近端高位结扎或荷包缝合，远端放回阴囊，这样可以避免因损伤远端的精索血管而导致术后缺血性睾丸炎的发生，并尽量敞开远端疝囊，并在其内留置负压吸引球引流以防止术后阴囊积液。

（2）前间隙的游离范围一定要充分到位，这样为之后补片的放置提供便捷。

（3）对于原来已行无张力修补术而复发的患者，如在腹膜前间隙已放过补片，本手术难度将大大增高，如补片已放在腹横筋膜之上，补片已无存在价值或影响到本次手术，应给予取出。对于

Retzius 间隙(膀胱、前列腺术后、妇产科术后)和 Borgos 间隙(髂血管术后、阑尾术后)已经瘢痕化的患者应谨慎选择甚至放弃这一手术。

（4）补片的选择和裁剪：补片选择要符合适应骨盆曲线，不仅要柔软有弹性、可弯曲和有顺应性，同时还要具备良好的生物耐受性和抗感染性等原则。本手术关键是补片越大越有效，使用过小补片是术后复发的重要原因。裁剪补片时一定要测量精确，同时也要根据患者的具体体形结构，适当调整尺寸。因精索已完成腹壁化，补片不需要剪孔让精索通过，减少了术后复发的机会。

（5）补片除中上缘用可吸收线固定于脐下筋膜外，如使用聚丙烯补片，建议下缘均应于两侧耻骨梳韧带固定，防止补片上移引起复发。

（6）术后建议常规预防性应用抗生素 2 ~ 3 天。鼓励患者早期恢复正常活动。视引流量决定负压吸引球的拔除。

（六）腹股沟疝术后复发的原因及处理

腹股沟疝外科手术的目的是希望将疝修补术作为腹股沟疝的最终治疗方式。但自 Bassini 以来，有关疝修补术式经历了 200 多年的演变，迄今，尚无哪一术式或某一专家可以做到无术后复发病例。疝修补术后的复发仍然是当今外科尚未解决的问题，对外科医生而言仍具有挑战性。有关的复发率，各家报道不一，斜疝为 1.1% ~ 20.7%；直疝为 3.5% ~ 20.9%；股疝为 1% ~ 31.3%；对复发疝患者若再次手术修补，其术后的再复发率可能更高，有报道再复发率为 2.2% ~ 33.1%。因此，绝对不能说腹股沟疝修补术就是一简单的小手术。未经过严格训练医生不可能做好此手术。特别是对已复发的患者，应高度重视，采取合理的治疗方法，最大程度减少再次术后的复发。

外科修补技术上的失败是导致疝复发最常见的原因。但对某些患者也有其自身的因素，如包括全身或伤口愈合的问题、胶原合成问题和代谢问题等。外科医生对患者考虑和判断不足也是一个常见的错误，临床上对这一问题的严重性又可能被长期低估而未能引起重视。另外，对所有类型的腹股沟疝常规使用某一种修补方法也会存在问题，因为它常因患者的差异而导致不能达到满意的修复。根据循证医学的研究结果，应强调对疝的个体化治疗。

疝术后复发的分类按时间可分为以下两大类，一是早期的复发，另一是晚期的复发(真正意义上的复发)。一般早期复发多在手术后 3 个月内，其修补失败(复发)的主要原因是遗漏或是缝合线张力过大或修补方式不当或未能使其薄弱环节得到加强。晚期复发是指复发在手术后 1 年。这种复发的原因是由于医师修补技术的问题同时有患者的胶原代谢紊乱或长期的腹内高压等因素所致。

1. **早期复发原因**

（1）缝合线张力过大：从理论上讲，用患者自己带有缺陷的组织尝试修复成为"正常的解剖"其难度和失败率较高。因为患者患有腹股沟疝本身就已说明其腹股沟组织对周围支持的不够。在张力情况下修补常常不能很好地愈合。修补线的张力可通过"减张切口"有效予以减轻。减张切口应常规应用于修复所有腹股沟疝，但仅有两种情况例外，即小的股疝和小的斜疝。疝修补在技术上最重要的要求是用强力的筋膜边缘和用减张切口来消除张力，其效果是令人满意的。

（2）遗漏的并存症：遗漏疝(missed hernia)在腹股沟疝方面分为真性遗漏和假性遗漏，真性遗漏主要表现是：①大的直疝，遗漏了小斜疝；②大的斜疝或直疝，遗漏了股疝；③直疝和斜疝距离比较远，找到一个就认为可以了，漏了另一个(插入病例)；④发现了直疝、斜疝、股疝，遗漏了闭孔疝(插入病例)。假性遗漏主要表现为：在内环处疝囊的游离的部位没有达到腹股沟管后壁的水平以上，即没有高位遗漏斜疝的疝囊。预防遗漏疝的方法：①按照规范行腹股沟区域的解剖，一定要看到腹股沟韧带、耻骨结节、腹壁下血管等解剖标志。②在进行修补时要严格按照规范操作，仔细寻找直疝和斜疝，做到高位游离疝囊，疝环的区域解剖后补片一定要全覆盖。补片要覆盖整个腹股沟管后壁的区域，在耻骨结节处一定要补片覆盖并牢固固定。③最有效的方法是采用腹膜前间隙补片修补术。

（3）补片的收缩、移位及补片规格的选择不当：已有研究证实，几乎所有的现有补片在体内都有收缩的可能，只是收缩率的大小差异。应采用轻质的、防收缩处理，比腹股沟区缺损要足够大的补片进行修补。另外，补片的移位也是造成复发的一个重要原因。引起补片移位的因素主要是补片未能很好地固定，或有些不需要固定的补片，由于血肿的出现(如 Stoppa 手术)可能引起补片的移位。

2. **晚期复发的原因** 除医生修补技术的原因，患者自身的情况是一个重要的因素。包括：

（1）胶原代谢问题：临床经验证实合并结缔组织疾病的患者中(如 Ehlers-Danlos 综合征)，疝修补术后的复发率要较无合并此类疾病的人高出许多。对这类患者,无论做何种修补或成形,若干年后都有复发的可能,这是因为患者的全身胶原代谢存在问题。另外,对高龄患者而言,随着年龄增长其术后的复发率也可能明显增加。这类患者也是由于年龄的增加而胶原代谢出现了改变所引致疝术后复发。一组临床研究发现无论是正常人还是腹股沟疝患者,其腹横筋膜的胶原含量随着年龄的增加而减少,疝患者的含量减少更为明显。

(2)腹压增加的因素:长期慢性的腹压增加,如便秘、咳嗽、肺气肿、前列腺增生及严重的腹水等都是疝修补术后晚期复发的因素。长期慢性腹压增加使腹股沟区难以承受如此的压力,在压力下局部的胶原成分发生改变,造成疝的复发或新的疝的出现。

(3)其他:肥胖、糖尿病等全身疾病也可能是疝修补术后晚期复发的因素。

3. 复发疝的处理 复发关键还是在于预防。预防的关键在于规范的操作。在治疗方面首先要明确复发疝的诊断。对复发疝的患者术前除了详尽的采集病史、严格的物理检查外,还应对疝的区域进行相应的影像学检查如B超、CT及MRI等,以期得到更全面的资料,得到正确和完整的诊断。其次复发疝的手术治疗。复发疝的再手术在技术上是复杂的,因为解剖结构改变、一些组织结构的瘢痕化难以清楚辨认以及局部致密的粘连等因素给再次手术增加了复杂性和难度。另外,从患者的全身情况来看,由于胶原代谢存在缺陷,因此,为防止再次复发,术中仅仅靠直接缝合薄弱的疝环是不够的,使用补片来加强局部的强度是必要的。除上述术前需要全面了解复发疝的种类、性质之外,确定正确的手术方案是治愈复发疝的重要前提。原则上若前次手术是采用经典方法(Bassini 术式、McVay 术式等),再手术时应采用无张力修补的方法,若前次手术是前进路修补,再手术时以后进路修补为宜。若以前经历了若干次手术,仍然复发,此时可能以 Stoppa 的巨大补片加强内脏囊手术(GPRVS)为宜。总之,对复发疝的再次手术应做到简捷、明确,根据病情选用与前次手术的不同路径是对复发疝的正确选择。

(陈 革)

(七)腹腔镜疝修补手术(TAPP、TEP、IPOM)

最早将腹腔镜技术应用于腹股沟疝治疗的是纽约温思罗普医学院外科医生 Ger R,他于 1982 年报道了 12 例腹腔镜下腹股沟疝内环口关闭术,该方法相当于疝囊高位结扎,因未对疝缺损区域进行修补,仅适用于小儿腹股沟斜疝的治疗。随着腔镜技术的发展和"无张力修补"概念的引入,在 20 世纪 90 年代初期,陆续报道了数种成人的腹腔镜腹股沟疝修补术式(laparoscopic inguinal hernia repair,LIHR),经过 20 多年的技术演变和改进,目前临床应用的主要由两种术式:经腹腹膜前修补术(transabdominal preperitoneal,TAPP)和全腹膜外修补术(totally extreperitoneal,TEP)。

1. LIHR 的修补原理 人体的腹股沟部位存在一个薄弱区域,内界为腹直肌,外界为髂腰肌,上界为联合肌腱,下界为耻骨梳韧带,这个被肌肉和耻骨围成的区域称为耻骨肌孔(图 4-24/文末彩图 4-24)。该区域内没有肌层组织,抵挡腹腔内所有压力的只是一层腹横筋膜。腹横筋膜有一个先天性的缺损即内环口,如果内环口松弛会发生斜疝,如果整个腹横筋膜松弛或薄弱还会发生直疝或股疝。LIHR 的修补原理就是要进入腹膜前间隙,置入一块足够大的补片,代替腹横筋膜覆盖耻骨肌孔,修复腹股沟区所有的薄弱区域。因此,LIHR 的本质是腹膜前修补术,相当于开放式手术中的Stoppa、Kugel、Gibert 等术式。

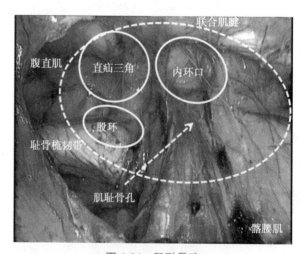

图 4-24 肌耻骨孔

2. LIHR 的临床特点 循证医学已证明了 LIHR 是安全有效的手术方式,其复发率、并发症发生率、住院天数与开放式无张力修补术相同,但具有术后疼痛轻、恢复非限制性活动时间快的优势。LIHR 的主要目的并不是为了微创,而是要利用腹腔镜器械、通过后入路、在直视下操作、进行腹膜前修补手术,手术指征与开放式腹膜前修补术大致相同,适用于腹横筋膜薄弱的患者。欧美国家,LIHR 的比例在 8.9%~25%,我国尚无具体数据,可根据术者的经验和患者的情况选择相对应的术式,复发疝和双侧疝可优先考虑 LIHR。

3. LIHR 的手术方式

（1）TAPP：TAPP 由加拿大医生 Dion 于 1992 年首先报道,特点是先进入腹腔,打开腹膜后将疝囊回纳,在腹膜前间隙置入补片,覆盖耻骨肌孔,最后再关闭腹膜。具体操作步骤如下:

1）麻醉和体位:建议全身麻醉,也有硬膜外麻醉或腰麻的报道。患者头低脚高 10°～15°平卧位,术者位于患侧的对侧进行操作,助手位于患侧或头侧持镜。监视器置于手术台下方正中(图 4-25)。

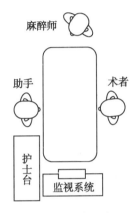

图 4-25　手术室布局

2）套管的穿刺:脐孔穿刺,建立 CO_2 气腹至 15mmHg。常规置入三个套管:脐孔置 10～12mm 套管放置 30°腹腔镜头,两侧腹直肌外侧平脐或脐下水平分别置入 5mm 套管作为操作孔。

3）腹膜的切开:在疝缺损上缘横行切开腹膜,游离上、下缘的腹膜瓣,进入腹膜前间隙,所有的操作均在腹横筋膜后方进行,不切开腹横筋膜。

4）疝囊的分离:斜疝疝囊位于腹壁下动脉的外侧,由内环口进入腹股沟管,其后方有输精管和精索血管,将疝囊自内环口水平与其后方的精索血管和输精管分离约 6cm,这种“超高位”游离回纳疝囊的方法称为“精索的腹壁化”,目的是保证足够大的补片能够平铺在精索成分上而不会蜷曲(图 4-26/文末彩图 4-26)。疝囊较大时可横断,远端旷置,近端再与精索分离。

直疝疝囊位于腹壁下动脉内侧的直疝三角内,疝囊都能完全回纳,无须横断。直疝缺损处的腹横筋膜明显增厚,称为“假性疝囊”,不要误认为疝囊而强行分离(图 4-27/文末彩图 4-27)。疝囊回纳后,可看到耻骨梳韧带和髂耻束。髂耻束是腔镜视野下特有的解剖结构,是覆盖在腹股沟韧带上的腹横筋膜,其走向和腹股沟韧带完全相同(图 4-28/文

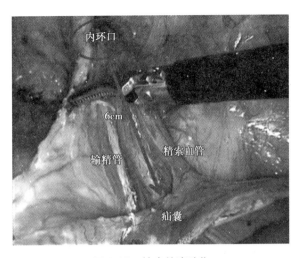

图 4-26　精索的腹壁化

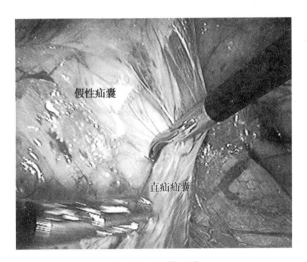

图 4-27　假性疝囊

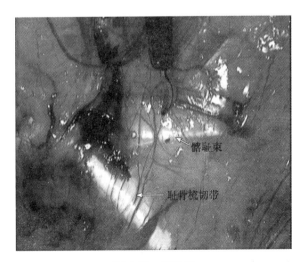

图 4-28　髂耻束

末彩图4-28),髂耻束将腹壁下动脉内侧的缺损分隔成上方的直疝和下方的股疝。

股疝疝囊位于髂耻束的下方,处理原则与直疝相同。股疝容易嵌顿,可松解直疝和股疝之间的髂耻束,将嵌顿的组织回纳。

5)腹膜前间隙的解剖结构:在分离腹膜前间隙时要注意辨认以下几个重要结构,不能损伤,以免引起严重并发症甚至死亡(图4-29/文末彩图4-29)。①危险三角:1991年由Spaw提出,又称Doom三角,位于输精管和精索血管围成的三角形间隙内,里面有髂外动静脉通过。②死亡冠:在腹壁下动脉和闭孔动脉之间有一支动脉吻合支,有时这支吻合支比较粗大,称为异常的闭孔动脉支,一旦损伤,会引起相当麻烦的出血,曾经有死亡的报道,故称死亡冠(corona mortis)。因其从髂静脉内侧、耻骨梳韧带的后面环状跨过,又称死亡环(circle of death)。③耻骨后静脉丛:位于耻骨膀胱间隙的深面,耻骨后静脉丛向会阴方向汇集成阴茎背侧静脉丛,是一些横行粗壮密集的静脉血管支。在分离耻骨膀胱间隙时不能过于深入,如果越过了耻骨支的纵轴面,就有可能损伤耻骨后静脉丛。一旦损伤,止血非常困难。④疼痛三角:位于精索血管的外侧和髂耻束的下方,在这个区域内有腰丛神经的分支包括股外侧皮神经、生殖股神经的生殖支和股支以及股神经穿过。其中股外侧皮神经和生殖股神经股支位置最为表浅,容易损伤。

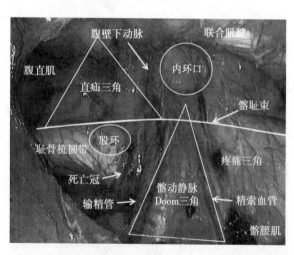

图4-29　腹膜前间隙的解剖结构

6)腹膜前间隙的分离范围:腹膜前间隙的分离范围大致为:内侧至耻骨联合并越过中线,外侧至髂腰肌和髂前上棘,上方至联合肌腱上2~3cm,内下方至耻骨梳韧带下方约2cm,外下方至精索腹壁化。此范围的分离是要保证能置入足够大的

补片。

7)补片的置入:选择聚丙烯或聚酯补片,平铺在腹膜前间隙,覆盖整个耻骨肌孔并与周围的肌性和骨性组织有一定的重叠。建议使用10cm×15cm的补片。补片是否需要固定取决于疝的类型和分型,固定可采用缝合、疝钉、医用胶等方法,如果采用缝合或疝钉,只有四个结构可以用来固定补片:联合肌腱、腹直肌、陷窝韧带和耻骨梳韧带。严禁在危险三角、死亡冠、疼痛三角等区域内缝合或钉合补片。

8)腹膜的关闭:可用连续缝合等方法关闭腹膜。术后仔细探查腹膜关闭是否紧密、横断的疝囊是否关闭,以免补片外露与肠管接触发生粘连性肠梗阻。

(2)TEP:TEP于1993年由美国医生McKernan JB首次报道,其特点是不进入腹腔,直接进入腹膜前间隙,将疝囊回纳后置入补片,覆盖耻骨肌孔。TEP保持了腹膜的完整性,技术上更合理,在欧洲《成人腹股沟疝诊疗指南》中被推荐为LIHR的首选术式。但TEP操作空间较小,如何正确的进入腹膜前间隙是手术成功的关键,具体操作步骤如下:

1)第一套管的置入:第一套管需采用开放式方法,于脐孔下约1.0cm处行小切口,显露腹直肌前鞘。切开白线,将腹直肌向两侧牵开,将10~12mm套管置入在腹直肌背侧与腹直肌后鞘之间的间隙,放置30°腹腔镜头。建立CO_2气腹至12~15mmHg。

2)腹膜前间隙的进入:沿着腹直肌后鞘往下,即进入腹膜前间隙。可采用球囊分离器分离扩大腹膜前间隙,但费用较贵。也可用手指分离法或镜推法分离扩大腹膜前间隙。镜推法是目前最常用的方法:用腹腔镜镜头在腹横筋膜和腹膜之间轻轻推开网状疏松的纤维组织,分离出一定的空间(图4-30)。

3)第二和第三套管的置入:腹膜前间隙经初步分离后,就可以置入第二和第三套管,该两个套管的穿刺部位有多种方法,可直接穿刺在中线位置,也可穿刺在两侧腹直肌外侧脐下水平。在中线穿刺最为方便,不易穿破腹膜,是目前最常用的方法。

4)耻骨膀胱间隙的分离:TEP中,腹膜前间隙一旦建立成功,耻骨膀胱间隙(Retzius间隙)自然就形成了,只需作简单的分离就可以显露耻骨联合和耻骨梳韧带。在这一过程中应完成直疝和股疝的探查和处理,操作与TAPP相同。

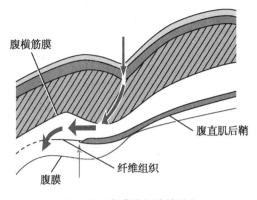

图 4-30　腹膜前间隙的进入

5）髂窝间隙的分离：髂窝间隙位于腹壁下血管与髂前上棘之间，是 Brogos 间隙向外侧的延续。耻骨膀胱间隙和髂窝间隙充分分离后，可以很清晰地显露斜疝疝囊，处理与 TAPP 相同。

6）补片的置入：与 TAPP 相同。

7）CO_2 气体的释放：用器械将补片的下缘压住，在直视下将 CO_2 气体缓缓放出，这样可保证补片被腹膜覆盖而不会发生卷曲（图 4-31/文末彩图 4-31）。

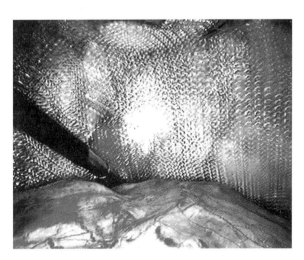

图 4-31　CO_2 气体的释放

LIHR 是腹股沟疝无张力修补术中的一种术式，其本质是利用腹腔镜器械进行腹膜前修补手术，腹膜前间隙解剖的熟悉、合理的病例选择、规范化的操作可以获得良好的疗效。

（李健文）

二、腹壁切口疝修补手术及修补材料的选择

腹壁切口疝是指在临床体检影像学检查中可看到或可触及的原切口下的腹壁缺损，可伴或不伴

腹壁包块（欧洲疝学会定义），是腹部手术后的常见并发症，发生率为 2% ～11%，占腹外疝的第 3 位。随着我国人口的老龄化和接受腹部手术高龄患者的增加，腹壁切口疝患者将会明显增多。腹壁切口疝最常见部位是中下腹正中切口，其次为旁正中切口、上腹正中切口和阑尾切口等。2003 年中华医学会的分类：①小切口疝：疝环最大距离<3cm；②中切口疝：疝环最大距离 3～5cm（不包括 5cm）；③大切口疝：疝环最大距离 5～10cm（不包括 10cm）；④巨大切口疝：疝环最大距离≥10cm。其发病原因与手术缝合不当、切口感染、患者合并引起腹内压增高的疾病等因素有关。腹壁薄弱、愈合能力下降及伴有糖尿病、肥胖或肿瘤术后营养不良、便秘及前列腺肥大等都可导致切口疝的发病率增高，切口疝修补手术的危险性和复发率都较高。

（一）开放式腹壁切口疝修补手术

1. 开放式补片修补切口疝历史　应用合成补片修补切口疝历史悠久，最早可追溯到 20 世纪 40 年代，Throckmorton 等首先应用钽（Tantalum）网补片成功修补腹壁切口疝，并发现人体组织与钽网补片能很好地整合到一起。然而随着时间的延长，钽网补片因老化而发生断裂，并导致患者不适，腹壁不平整，浆液肿、与脏器严重粘连及疝复发，到了 20 世纪 50 年代，钽网补片便停止了使用。1948 年 Maloney 报道使用尼龙（Nylon）线缝补腹壁疝，在随后 40 年里，尼龙线制成的补片在临床上得到了较为广泛的应用，并取得了较好的近期临床效果。然而这种补片在体内长久后发生水解和变性，可丧失其强度的 80%，因此，随着新材料补片出现，尼龙补片已被弃用。20 世纪 50 年代初 Babcock 应用不锈钢丝（Stainless Steel）补片修补切口疝，随后不断有人报道。1973 年，有人回顾分析了 24 年间 2000 例使用者的资料，结果表明这种网补片具有高强度、抗感染、无断裂和金属疲劳现象，术后疝复发率低。应该说不锈钢网补片具有较好的临床应用价值，然而随着新的非金属材料发展和磁共振影像检查的要求，导致该补片目前已很少使用。20 世纪 50 年代中期聚乙烯（Polyvinyl）补片被用于临床，但不久，实验和临床结果表明，这种材料易于感染，不是一种理想的疝修补材料，故很快被弃用。聚四氟乙烯（polytetrafluoroethylene，Teflon）补片于 20 世纪 50 年代末期用于腹壁疝和缺损修补，该补片具有防粘连作用。然而，由于该补片不利于组织长入和抗感染力差，以及较高的伤口并发症，目前也已不主张使用此种补片。1980 年，Johnsonnurse 和 Jenkins 应用碳纤维（carbon fiber）网补片修补实验性腹壁切口疝，随后的许多实验研究表明，碳纤维补片在组织相容性和整合作用方面都较好，而且在人体内无致癌性。然而到目前为止，仅极少人报道了临床使用经验，这也许是该种补片没能在临床上展开使用的重要原因。聚酯（polyester）网补片于 20 世纪 50 年代中后期在美国问世。1956 年，Wolstenholme 首先使用这种补片修补切口疝，效果良好。随后的 50 年里，由于该补片具有质量轻、柔韧度好、抗张力强、组织相容性好的优点，经受住了时间的考验，并得到了广泛应用及积累了大量临床经验。目前，虽然聚丙烯补片临床应用日益广泛，但聚酯补片仍是修补腹壁疝的主要材料之一。聚丙烯（polypropylene）网补片于 1958 年由 Usher 首先用于腹壁疝修补，从此开创了腹壁疝修补的新纪元，该补片在柔韧性、抗张力、抗感染以及化学和物理特性等方面都优于上述补片，因此深受广大外科医生的青睐，并广泛地应用于各种腹壁疝的修补，也是今天临床上应用最广的补片。膨体聚四氟乙烯（expanded polytetrafluoro-ethylene，ePTFE）补片是聚四氟烯补片的进化，与后者相比，ePTFE 的强度更高，纤维孔隙更小，防粘连效果更好。该补片于 1983 年用于腹壁疝修补，24 年中，已有大量的临床应用报道，虽然对其优缺点各家存在争议，但有一个共识就是该补片具有有效的防粘连作用，因此，是目前行腹内疝和切口疝腹腔内修补的常用的补片之一。

虽然合成材料补片的使用已改善了腹壁切口疝和缺损的治疗效果，明显地降低了术后疝的复发率。然而这类补片的使用有时会引起一些棘手的并发症，如伤口感染、伤口久延不愈、肠瘘等。在一些伴有手术野污染或感染的腹壁疝和缺损病例，合成材料补片是不适合使用的。近 10 年来，生物补片（biologic mesh）在疝和腹壁外科呈现出良好的应用前景，已积累了一定临床经验，绝大多数的术者认为生物补片为外科医生修复腹壁疝和缺损，特别是为有污染和感染情况下的疝和缺损的修补，提供了重要的新型材料。

2. 补片修补切口疝方法 虽然应用补片修补腹壁切口疝已有 60 多年历史，但被临床外科医生普遍接受才 20 余年。在欧美国家，目前这一技术已成为中大切口疝外科治疗的主要方法。

补片修补切口疝的方法基本可归纳为四种：补片直接缝于疝环缘（亦称 Inlay 修补法）；肌筋膜前置补片修补法（亦称 Onlay 修补法）；肌后筋膜前置补片修补法（亦称 Sublay 修补法或 Stoppa 方法）；腹腔内置补片修补（亦称 IPOM）。Inlay 方法因术后复发率太高，已被弃用。近 30 年来，经疝学家探索和总结，已形成了目前国内外常用的比较理想的三种方法。

（1）肌筋膜前置补片修补法（premyofacial positioning of prosthesis，Onlay 法）：肌筋膜前置补片修补方法简单，补片易于放置固定，如发生切口感染易于处理。对伴有腹腔感染的患者使用后无术后严重并发症。缺点为术后手术区有一定的不适感，特别是皮肤覆盖不满意的病例，补片易从皮下露出。另外补片易被腹压推起，导致复发。也易发生伤口浆液肿。这种修补方法适合于中线的中大切口疝，而巨大切口疝、侧腹壁切口疝和皮下脂肪组织少者不宜采用。

修补方法有两种：

1）加固法（reinforcement）：1979 年由 Chevrel 首先报道的这一方法，亦称 Chevrel 手术。手术步骤：游离出疝环缘，疝囊尽可能不要打开，将疝环缘拉合到一起缝合关闭缺损，如关闭缺损困难可在缺损周围的肌鞘前作广泛的游离，显露出两侧腹直肌前鞘，根据疝环大小，在疝环两侧腹直肌前鞘相应部位作一切口，然后游离切口的前鞘并将其向内侧反转，形成斗篷样覆盖物关闭缺损。也可采用腹壁组织结构分离技术（component separation technique，CST）关闭缺损，然后用合成补片或生物补片覆盖加固，补片应超过原缺损缘 5cm 以上。补片边缘用 2-0 Prolene 线作连续缝合固定，再将补片中心与其下肌筋膜作两行缝合固定，针距间隔 2cm（图 4-32）。皮下放置 1~2 根乳胶引流管，另戳孔引出。

2）桥接法（bridging）：对于腹壁缺损巨大的切口疝，无法使用 Chevrel 方法或 CST 关闭缺损行加固法修补时可采用此种方法。手术步骤：解剖疝囊游离出疝环缘，在疝囊的中点纵行打开，将其分为左右两叶，用 2-0 可吸收线将疝囊的一叶固定到对侧疝环缘，而对侧的疝囊叶叠盖第一叶上，固定在对侧疝环缘。沿疝环缘向周边游离出肌筋膜面 6~7cm，将合成补片（所用补片抗张力强度必须 >32N/cm）覆盖在缺损上方，补片应超过缺损缘 5cm 以上。用 1-0 Prolene 缝线将补片与疝环缘的肌筋膜以间断或连续缝合的方式固定，间断固定以针距 2cm 为佳，补片边缘固定同 Chevrel 方法。在两侧疝环缘外 2cm 处再作纵行间断缝合固定，针距 2cm（图 4-33）。皮下放置 1~2 根乳胶引流管，另戳孔引出。

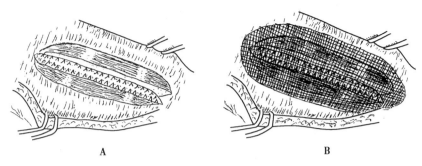

图 4-32　肌前置补片加固修补法（Onlay 手术）

A. 疝环两侧腹直肌前鞘作纵切口,游离切口的前鞘并将其反转缝合,关闭缺损;B. 合成补片或生物补片覆盖于已关闭的缺损肌筋膜前

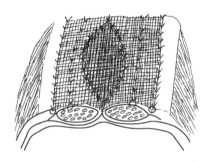

图 4-33　肌前置补片桥接修补法

（2）肌后筋膜前置补片修补法（retromuscularprefascial placement,亦称 Sublay 修补法或 Stoppa 方法）:这种方法目前被认为是修补切口疝较为理想的方法。其优点为补片置于肌后,因肌肉组织血运丰富,利于组织长入补片中将其牢牢地固定,借助于腹内压作用使补片紧贴着肌肉的深面,从而产生一种"并置缝合"效果,术后复发率低,适合各种大小切口疝和皮下脂肪组织少者。但该手术较费时,分离创面大,术后近期修补区疼痛稍重。

修补方法有两种:

1）加固法（reinforcement）:Rives 在 20 世纪 60 年首先报道此方法,后由 Wantz 和 Stoppa 作了改进,现文献中多称为 Stoppa 修补法或 Rives-Stoppa 修补方法,此方法多用于中线切口疝。手术步骤:解剖疝囊游离出疝环缘,如疝位于半环线上,应在疝环缘打开腹直肌鞘进入腹直肌后鞘前间隙,在此间隙内进行游离达半月线处。如果疝位于半环线下,则在腹直肌后,腹膜前间隙进行游离达半月线处或更远处。关闭后鞘或腹膜,将聚丙烯或聚酯补片置于腹直肌后鞘或腹膜前间隙中,覆盖缺损处,补片与疝环缘重叠 3cm 以上,用 3-0Prolene 缝线或 3-0 可吸收缝线缝合固定补片边缘。固定线间距通常 3~4cm 为宜。然后将腹直肌和前鞘在补片前缝

合关闭（图 4-34）,皮下放置 1~2 根乳胶引流管,另戳孔引出。

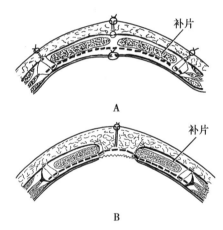

图 4-34　肌后筋膜前或腹膜前置补片修补法
A. 补片加固法;B. 补片桥接法

2）桥接法（Bridging）:此方法多用巨大无法关闭腹直肌和前鞘的正中切口疝。手术步骤:游离疝囊和分离腹直肌后间隙同加固法,不关闭后鞘,但需关闭腹膜,如腹膜也无法关闭,如有大网膜,则可用其作为脏器和补片间隔离层,如无大网膜可用,应放弃使用该方法。将合成补片（所用补片抗张力强度必须>32N/cm）置于腹直肌后鞘或腹膜前间隙中覆盖缺损,补片超出缺损缘5cm 以上,补片边缘固定同加强法。不强行将前鞘拉合到一起缝合关闭,只将疝环缘肌腱膜与补片作间断缝合固定,间距 2~3cm（图 4-34）。补片前放置 1~2 根乳胶引流管,另戳孔引出。

（3）腹腔内置补片修补法（intraperitoneal onlay mesh,亦 IPOM）:近年来,随着新型防粘连补片的发展和腹腔镜修补技术开展,该方法的使用逐渐增多。该技术的优点为容易放置补片,不易形成血肿及浆液肿,感染率低,另外根据 Pacasl 定律,当

补片受到腹腔压的冲击力越大,补片就会与腹壁贴附的越紧,不会发生补片与周边组织离合,而有效地防止复发。由于补片放于腹腔内,补片的一个面直接与腹腔脏器接触,故要防止因补片而引起的粘连以及由此导致的一系列并发症,故需采用防粘连合成补片或生物补片。

修补方法有两种:

1) 加固法(reinforcement):此方法多用于中线切口疝。手术步骤:解剖疝囊游离出疝环缘,围绕疝环缘向腹腔内游离出 6~7cm 范围,将粘连于腹壁的网膜及肠管游离开,选择大小合适的防粘连合成补片或生物补片覆盖缺损处,防粘连面朝向腹腔,补片与疝环缘重叠 3cm 以上,将补片边缘与腹壁用 2-0 的 Prolene 线行全腹壁穿刺缝合固定,间距 2~3cm。在补片前将缺损的肌筋膜缝合(图 4-35)。皮下放置乳胶管引流,另戳孔引出。缝合皮下组织和皮肤。

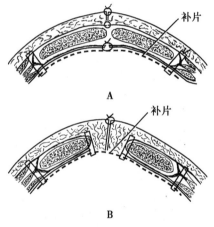

图 4-35　腹内放置补片修补法
A. 补片加固法;B. 补片桥接法

2) 桥接法(bridging):此方法多用于巨大的无法关闭腹直肌和前鞘的正中切口疝。手术步骤:解剖疝囊腹腔内游离,补片选择、放置及边缘固定同加固法。但补片应超出疝环缘 5cm 以上和补片抗张力强度必须>32N/cm,不需将疝环缘拉对到一起缝合关闭补片前缺损,而是将疝环缘在无张力的情况下与补片行间断缝合固定,间距 2~3cm(图 4-35)。皮下放置乳胶管引流,另戳孔引出。缝合皮下组织和皮肤。

3. 术后处理

(1) 术后预防性应用抗生素 2~3 天,对巨大复杂的切口疝修补者可考虑适当延长抗生素使用时间。

(2) 保证引流的通畅和无菌。根据引流量(引流量少于 10ml/d)在术后 3~5 天内拔除引流物。手术创面大,引流物多时,可适当延长拔管时间。拔除引流物后仍要注意局部有无积液、积血,发现积液、积血要随时抽吸。

(3) 术后注意体温变化及经常查看伤口,如果术后 4 天体温仍持续升高和伤口红肿,要警惕伤口感染的发生,要给予抗生素治疗,如不见好转,应对局部做相应处理。

(4) 术后早期患者可在床上活动,1 周后下地行走。术后最好用腹带加压束扎 2 周,后继续打腹带 2~3 个月。术后 3~6 个月内避免体育活动和重体力劳动。

4. 补片修补切口疝有待解决的问题　虽然补片修补技术的引入为切口疝的外科治疗带来了革命的变化,但补片使用也带来一些副作用,有些甚至较为严重,因此,高度重视这一问题,是确保补片修补切口疝成功的重要一环。

(1) 浆液肿:浆液肿是补片修补切口疝术后最常见并发症,主要原因有三个,一是组织对补片的炎性反应,二是材料与组织间有死腔,其次为手术创面大。大孔材料补片具有良好的分子渗透性,宿主组织中的蛋白性物质可渗入网孔中,使补片和组织迅速发生纤维性固定,从而消除补片和组织间死腔,同时也利于后期组织掺合,相反微孔补片则缺少以上特点。防止浆液肿应做到以下几点:①避免补片直接与皮下脂肪组织接触;②避免残留大的死腔;③补片前放置引流;④尽可能使用大孔材料补片。

(2) 感染:补片置入体内后可增加伤口的感染率,而感染率高低与补片种类相关,实验表明,如果补片所含孔径小于 50μm,毛细血管及纤维细胞不易长入,小于 10μm,白细胞和巨噬细胞难以进入。已知大孔材料补片所含孔径在 70μm 以上,微孔材料补片的孔隙直径小于 10μm,细菌直径为 1μm,故毛细血管、纤维细胞、白细胞及巨噬细胞难以进入微孔补片内,而细菌很容易进入,并在其中寄居和繁殖,故微孔材料补片较大孔补片更易感染及感染后不易愈合。故防止补片感染要注意以下几个方面:①严格无菌操作,尽量减少细菌进入伤口,防止细菌与材料结合;②细致操作,减少伤口中无活性组织存留,避免因组织坏死而导致伤口感染;③认真冲洗创面和术野,围术期预防性地应用抗生素;④选择合适补片,用 Prolene 缝线或可吸收缝线固定补片;⑤补片前放置引流,防止积液。

（3）肠粘连、肠瘘：当大孔材料补片置入腹腔与脏器接触时，其利于成纤维细胞和血管长入的优点则变为缺点，即引起肠粘连。目前，通过使用微孔的防粘连补片已明显地降低了肠粘连的发生率，但并没有完全解决，近期报道轻量复合材料补片可避免肠粘连的发生。大孔材料补片还可侵蚀空腔脏器导致肠瘘，这种情况特别易发生在浆膜覆盖不完整的空腔器官，如膀胱、直肠等。预防上述并发症的措施是避免将大孔材料补片与腹腔脏器直接接触。

（4）复发：补片修补切口疝术后仍有复发，其5年复发率在10%左右，而且随着时间的延长，复发率逐渐增加。导致复发的原因是多方面的，但修补技术和补片的皱缩可能是其主要原因。因此，在补片切口疝修补中，手术技术的规范化操作显得十分重要，这也可能是降低复发的最重要措施。而防止补片皱缩导致的复发可通过加大补片与疝缺损缘的重叠来解决。早年认为补片与疝环缘重叠3cm便可，当前大多数疝学家认为补片与疝环缘最少应重叠5cm。当然防止伤口感染也是降低术后复发的一个重要因素。

（李基业）

（二）腹腔镜腹壁切口疝修补术

1. 手术原理和适应证　腹壁切口疝是腹壁结构缺损，无自愈的可能，一旦发现需及时手术治疗，否则随病程的延长，可发展为巨大的切口疝，造成严重的后果。重建生理性腹腔，恢复腹壁的功能和维持腹壁完整性是切口疝修补术的主要目的。腹腔镜腹部切口疝修补术（laparoscopic ventral hernia repair，LVHR）与开放手术相比具有创伤小、恢复快的优势，同时减少了手术本身可能引起的创伤等并发症。腹腔镜下模拟Rives-Stoppa途径（一大张不可吸收的补片置于疝缺损的后方，并缝合于整层腹壁上）进行切口疝修补术已是一种可实施的技术。

（1）排除禁忌证的切口疝患者均可行腹腔镜修补术。手术禁忌证：①心肺功能不全或其他不能耐受全麻及腹腔镜手术的患者；②腹腔内广泛致密粘连，无法安全穿刺套管者；③急腹症、腹腔感染或腹水等不适合置入人工补片的其他情况；④过于巨大的切口疝造成腹腔镜操作空间不足；⑤疝环邻近骨性结构（肋骨、骨盆）、膈肌、重要血管及脏器导致补片固定困难者。

（2）手术时机：对于全身情况差，心肺功能不全或有其他内科并发症者，要进行积极的术前准备后再选择手术时机。对无切口感染史的初发疝和复发切口疝，建议在切口愈合后3～6个月行修补手术；对有切口感染史的初发疝和复发切口疝，建议在感染控制和切口愈合后至少1年行修补手术；已接受过采用修补材料行修补手术并感染的复发疝，应在切口愈合1年以后再行修补。

2. 术前准备

（1）改善患者一般情况，术前加强营养，纠正贫血和低蛋白血症，同时积极治疗影响组织愈合或造成腹压增高的疾病，如调整好血糖、血压，治疗好呼吸道、肺部疾病、便秘及前列腺疾病等。

（2）做好腹腔扩容及腹肌顺应性训练：术中的气腹及术后大量的疝内容物回纳腹腔会造成不同程度的腹腔内压力增高，严重者可能发生呼吸衰竭及腹腔间隔室综合征。常规应在术前3周将疝内容还纳腹腔，用腹带束扎腹部来适应术后腹压增高的状态。对于巨大切口疝，国外有文献报道于术前定期行腹腔穿刺注入气体来使患者腹腔逐渐增大来适应术后疝内容物回纳后的腹腔状态。

（3）术前常规应用抗生素：腹腔镜切口疝修补术需在腹腔置入人工补片，一旦发生感染，就会导致手术失败，原有切口可能有固有菌定居，且局部瘢痕组织血运差，有潜在感染的因素，故需术前常规应用抗生素。

3. 手术步骤

（1）患者取仰卧位，全身麻醉。选择切口疝对侧的腋前线处腹壁行1.2～1.5cm切口，开放置入第一个穿刺套管（12mm trocar）。充入CO_2建立气腹，气腹压力12～14mmHg（1mmHg = 0.133kPa）。伸入30°腹腔镜探查腹腔，初步观察腹腔内粘连程度，尤其是肠管与腹壁的粘连程度，对粘连重者则中转开腹行开放腹腔内置入补片切口疝修补术。

（2）在第一穿刺口下方同侧再行两个5mm穿刺套管，各套管间相距在6cm以上，以减少伸入器械互相之间的干扰（图4-36）。用超声刀或剪刀完成腹腔内粘连松解（图4-37/文末彩图4-37），完全回纳疝内容物后测量疝环的大小及确切位置，以确定使用补片的大小和放置的具体位置。根据切口疝直径的大小选择不同尺寸的防粘连补片，补片比疝环边缘最少宽5cm以上。在补片的非防粘连面边缘对称缝合6～10针1-0不可吸收prolene缝线并打结，并在腹壁皮肤作好相应的标记。从trocar口将卷成条状的补片送入腹腔。腹腔镜下将补片铺平，补片的防粘连面对腹腔组织。在腹壁先设计的与补片预先缝合处相应的位置以尖刀刺出2mm小口后用穿刺针分次扎入引出预置的缝线（每个点的两线需间隔1cm以上），解除气腹后，拉紧缝线使补片悬吊到腹壁上，将线结打在皮下筋膜的浅面，再次建立气腹后用腔内缝合器固定补片（图4-38/文末彩图4-38）。腔内缝合器的固定钉间隔1～1.5cm，在补片边缘和疝环边缘同腹壁固定两圈并同时将悬吊缝线打结于皮下组织内（图4-39/文末彩图4-39）。观察腹腔无活动性出血、清点手术器械无误后缝合各切口。通常不放置腹腔引流管，有时因腹腔粘连较重、游离后出现肠道浆肌层损伤而行缝合修补，为观察其术后情况需放置引流管。

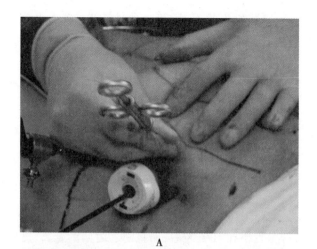

图4-38 穿刺缝线悬吊补片
A. 外部；B. 内部

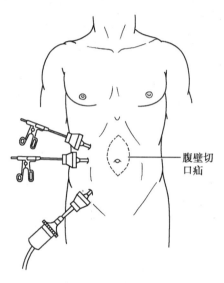

图4-36 trocar口选择

腹壁切口疝

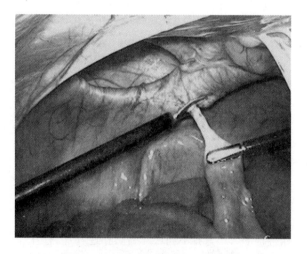

图4-37 发现切口疝和游离肠粘连

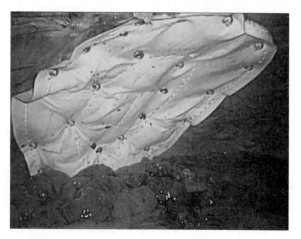

图4-39 放入补片和固定

4. 手术及术后注意事项

（1）气腹建立和游离：套管置入需尽量远离疝囊，选择合适的穿刺口后采取开放方式将第一个穿刺套管置入腹腔（或用可视套管直视下放入），避免损伤腹腔内组织。

（2）用剪刀或超声刀游离腹腔内粘连，尽量避免使用电刀，以免造成热损伤导致肠瘘，分离粘连到腹壁的肠管时宁可切除部分腹壁组织也不要损伤肠管。肠管浆肌层有破损者，给予修补。小心将疝内容物全部还纳入腹腔。

（3）补片的选择和固定：根据术中测量缺损的大小，准备好合适的补片（使用的补片应超过疝环5cm以上）。单纯聚丙烯补片会与肠道粘连及侵蚀肠道，不能单独放入腹腔。目前在腹腔镜腹壁切口疝修补手术中应用较多的补片有3种：①聚丙烯和膨化聚四氟乙烯组成的复合补片，壁面为聚丙烯，可使腹壁组织长入壁层的补片中，脏面为膨化聚四氟乙烯具有防粘连作用，如美国巴德公司的复合补片；②由可吸收材料和聚丙烯网片组成的复合补片，如强生公司生产的由再生氧化纤维素等可吸收材料与聚丙烯组合的补片，可在聚丙烯网片的脏面侧腹膜再生，起到防粘连重要；③膨化聚四氟乙烯（e-PTFE）双层补片，光滑的脏面孔径很小（≤3μm），能抑制组织的长入，避免与脏器的粘连，而毛糙的壁面孔径很大（平均22μm），可使成纤维细胞长入，起到修补疝缺损的作用，如美国戈尔公司的双面补片。中、小切口疝可仅应用腔内缝合器固定，而大切口疝建议选用缝线和腔内缝合器双重固定，值得注意的是使用腔内缝合器固定式时保持两处固定之间的距离为1.5～2cm，避免因间隔太大，造成术后肠管进入补片与腹壁之间形成机械性肠梗阻，缝线悬吊固定时应注意解除气腹后再打结固定，可降低补片术后皱起的发生率。

（4）术后常规腹带加压包扎：术后常有不同程度的腹壁牵拉疼痛，有的表现为局部腹壁小区域疼痛，分析疼痛原因为早期腹壁组织尚未长入到补片内，腹内张力均集中在缝合点与钉合点有关；治疗上除给予镇痛治疗之外还强调需腹带包扎。合适的腹带包扎不仅可明显减少缝合点与钉合点的压力从而缓解疼痛，对于预防切口疝复发也至关重要。应用腹带可以进一步减轻切口疝缺损处的张力，同时压迫原疝囊的死腔，可减少血清肿的发生。当发生血清肿后必要时可通过严格消毒后用针管抽吸后继续用腹带包扎处理。

（5）腹腔镜腹壁切口疝修补手术最常见的并发症是肠梗阻和腹壁血清肿，最严重的并发症是肠瘘。在分解粘连，回纳疝内容物时由于分离、抓持或电凝等操作可能导致肠道的损伤，如未及时发现会造成迟发性肠瘘。因此肠管粘连紧密时尽量使用剪刀仔细分离，发现肠道有浆肌层破损者需术中及时修补，修补后根据情况可放腹腔引流，患者排气后及时拔除。无肠道破损者不放置引流。若肠道有破损者需先修补肠道，3个月后才能考虑用补片行切口疝修补，也可以选择应用耐受感染的生物补片进行修补。

（6）严格预防感染：切口疝术后手术部位感染是非常严重的并发症，不仅仅影响切口的愈合，还关系着手术的成败及补片的去留。运用腹腔镜技术虽然可以降低切口感染的发生率，但也要重视预防措施：①术前半小时应用抗生素，使血中有效抗生素浓度覆盖手术全程；②缝合线最好选用单丝长期可吸收的PDS线和Prolene线，禁止使用丝线；③因血肿和血清肿需穿刺引流时器械应经过严格消毒，且引流时间不宜过长，要及时拔除。如术后发现腹腔内有严重污染，则需要行开放性的剖腹探查术，以处理受累的肠管和去除修复材料。

腹腔镜腹壁切口疝修补手术作为无张力疝修补的一种方式，与开腹腹壁切口疝手术相比复发率更低，分析其原因主要是：①开腹手术容易遗漏多发疝，而腹腔镜从腹腔内可发现隐匿性切口疝，不会遗漏病灶；②切口感染率低：腹腔镜腹壁切口疝修补手术的伤口小，分离的疝囊和放置的补片不与外界直接相通，大大降低了伤口和补片的感染率；③腹腔镜下容易观察补片的固定范围及效果，并能及时补充修改以达到确切固定要求。由于腹腔镜腹壁切口疝修补手术要求手术者应具有较高的腹腔镜技术和开放切口疝修补术经验，学习曲线较长，目前较大范围的推广应用有一定的难度，但其具有术后恢复快、并发症少、复发率低等优势，相信肯定会有较大的发展。

（田 文）

三、脐疝修补手术及修补材料的选择

自脐环突出的疝称为脐疝（umbilical hernia），腹中线上紧靠脐环上缘或下缘的白线裂隙脱出的疝称脐旁疝，通常也归为脐疝和种类（图4-40）。脐疝在临床上分为婴幼儿脐疝和成人脐疝两种，前

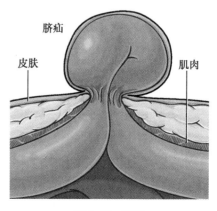

图4-40 脐疝

者远较后者多见。发病率可能与种族有关,在非洲人种中常见。白色人种的发病率在 1.9% ~ 18.5%。婴幼儿脐疝常发生在 1 岁以内,女孩多于男孩,早产儿及低体重儿的发病率较高。Bechwith-Wiedemann 综合征、Down 综合征等患儿易发生。成人脐疝多见于 40 岁以上女性,尤以肥胖者多见,男女比例约为 1:3。

(一) 病因和病理

脐位于腹部正中线偏下方的位置,相当于第 3~4 腰椎椎体之间高度。是胚胎体壁发育过程中于前腹壁中央遗留下的痕迹。胚胎第 12 周,腹壁在中央汇合形成脐环,为原肠与卵黄囊之间相连接的卵黄管的通道,也是脐动、静脉和脐尿管通道,是腹膜融合最晚处。胎儿娩出后,脐带被结扎,脐动、静脉血栓化,由腹白线形成的脐环即自行闭锁,局部形成致密的脐筋膜。脐部的皮肤较薄,皮下无脂肪组织。皮肤、筋膜和腹膜直接相连,是腹壁天然的薄弱区域,在腹压的作用下也成为腹外疝的好发部位之一。

婴幼儿脐疝多发在脐带残端脱落后数天或数周后出现。由于腹壁筋膜在脐带血管穿出处未融合,脐部瘢痕未完全关闭或太薄弱,且在婴儿时期两侧腹直肌前后鞘在脐部未合拢,存在缺损,在婴儿哭闹或咳嗽时,腹部膨大,白线过度牵伸,使未闭合脐环更加增宽,腹腔内容物经脐环向外突出而形成的一种先天性疾病。

成人脐疝的病因尚不完全明确,除极少数是婴幼儿脐疝的持续或复发外,通常都是后天性疾病,患病率占所有成人腹壁疝的 6%,其病因除脐环闭锁不全或脐部结缔组织薄弱外,在各种使腹腔内压增高的因素,如妊娠、慢性咳嗽、腹水等作用下,腹壁过度牵拉,脐瘢痕逐步膨出而形成。

(二) 临床表现

婴幼儿脐疝多属易复性疝,临床表现为脐部可见一圆形或半圆形肿物,安静卧位时肿块消失,做增加腹内压力动作时(如哭闹、咳嗽、站立等)肿块增大而紧张,用手轻压肿块可使疝内容物缩小或消失,常可摸到未闭的脐环。肿块通常位于脐环的右上方,因此处原为脐血管通过之处,组织较薄弱。疝囊颈一般不大,但由于脐仅由一些较薄的瘢痕组织组成,极少发生嵌顿或绞窄。有时,婴幼儿脐疝的覆盖组织可因外伤或感染而溃破。疝环直径多为 1cm 左右,2~3cm 者较为少见。多无明显临床

症状,个别可有局部膨胀不适感。

成人脐疝多以脐旁疝为主,故疝块常位于脐的上方或下方,常呈半球形,柔软,咳嗽时有冲击感,巨大脐疝可向下悬垂,疝内容物早期多为大网膜,后期小肠或结肠随之疝出。肿块回纳后可触及脐部圆形疝环。与婴幼儿脐疝不同,大多数患者由于牵扯而感上腹部隐痛等不适,有时还出现恶心、呕吐等症状。由于疝环周围组织坚韧而边缘锐利,且疝内容物易与疝囊粘连,易发生嵌顿或绞窄。孕妇或肝硬化腹水者如伴发脐疝,有时候可出现外伤性或自发性穿破。

(三) 治疗

1. 婴幼儿脐疝 正常情况下,婴儿脐环在出生后可自发的继续缩窄,一般在 2 年内完全闭合而可使脐疝自愈。因此,对于婴幼儿脐疝,如无特殊情况,早期均应采取积极的非手术治疗。2 岁以后若脐环直径仍大于 1.5~2cm,且观察期内缺损进行性增大,发生嵌顿、破溃等情况,应考虑手术治疗。通常情况下若 4 岁或以上年龄的脐疝仍未自愈,可选择手术治疗。

保守治疗可采用胶布粘贴或硬物(硬币)堵蔽脐环等方法。前者用纱布垫顶住脐部,使脐内陷,然后用宽条胶布将腹壁两侧向腹中线拉拢,贴敷固定以防疝块突出,使腹壁中线处皮肤成一纵槽,脐孔得以逐渐愈合闭锁。后者可用指端顶住脐部,使脐疝回纳腹腔,用无菌棉球填塞脐窝,再将大于脐环的圆形硬币或衣扣用纱布包裹,压迫疝环,再用透明敷贴或胶布粘贴固定,每隔 1~2 周更换一次敷贴。使用胶布有时可能刺激皮肤出现水疱,粘贴之前可先用安息香酊涂擦皮肤,这样可增加胶布黏度,减少皮肤刺激反应。此外,也可选择脐疝带或腹带治疗。

幼儿切除肚脐可能会对其造成不良的心理影响,因此婴幼儿脐疝手术采用保留脐部的手术方法。手术在全麻下进行。沿脐孔下方 1~2cm 处作弧形切口,分离皮下组织,显露腹直肌前鞘、疝环和疝囊,正中切开腹白线,游离疝囊,回纳疝内容物,将疝囊从脐部皮肤下面切除后,缝合腹膜,以不吸收缝线间断缝合两侧的腹直肌鞘缘,逐层缝合皮肤。

2. 成人脐疝 成人脐疝不能自愈,需采取手术治疗。传统的手术方式为单纯缝合或称 Mayo 方法手术,但复发率可达 10%~15%。近年来,国内

外学者多采用各种疝修补材料行脐疝无张力修补，手术方式有多样化，但结果均达满意效果（图4-41）。现将常用的术式做一介绍。

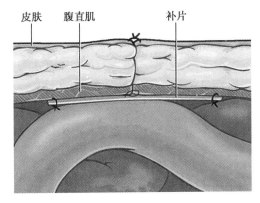

图4-41　脐疝术后

（1）Mayo方法修补：以脐为中心做横行梭形切口，若肿块小于2cm，也可在脐下做绕脐弧形切口。依次切开皮肤，皮下组织，显露疝囊及脐环。切开疝囊，还纳疝内容物。分离出腹直肌鞘、腹直肌和腹膜，切除疝外被盖后，将两侧的腹膜和腹直肌后鞘作为一层间断缝合，再将腹直肌前鞘缝合。

（2）肌前置人工材料的修补术（Onlay修补法）：腹直肌腱膜前找到疝囊，可以切除疝囊或完整游离疝囊后，缝闭疝环，再游离出皮下与部分腹直肌前鞘，将补片置于腹直肌前鞘上方，补片边缘超过脐环边缘3~5cm，充分展平，补片边缘以不吸收缝线间断缝合固定于前鞘。为防止术后皮下积液，补片前方放置闭式引流。

（3）肌后筋膜前或腹膜前补片修补法（Sublay修补法）：分离出疝囊，内翻回纳疝囊，然后，在腹膜与腹直肌后鞘之间向各方向做一圆周游离，即腹膜前间隙，将补片置于此间隙内，在上下左右方向超过缺损边缘3~5cm，补片周缘与腹直肌后鞘缝合固定，并将两侧切开的前鞘与补片固定数针。

（4）双层修补装置的无张力修补法：分离疝囊同前法所述。内翻疝囊后，沿疝环向上下左右游离腹膜前间隙，将UHS补片置入脐环内。补片的底层放入腹膜前间隙充分展平，超过疝环边缘要大于3cm。补片的中间柱缝合固定于脐环上，补片的上层在腹直肌前鞘也游离出间隙补、平铺在腹直肌前鞘的表面。

（5）腹腔镜脐疝修补法（IPOM修补法）：在远离脐疝的一侧放置三个trocar，一个观察孔，两个操作孔。还纳疝内容物，后可用腹壁穿刺器缝合关闭疝环缺损，然后，放置再放置防粘连补片，补片以脐疝缺损部位为中心，周围需超过缺损部位5cm，将补片用腹壁穿刺器悬吊，后再加钉枪固定两圈。与开放无张力修补术相比，腹腔镜手术具有微创、脐部损伤小、可以保留肚脐等优点。

（陈双　杨斌）

参考文献

1. Ger R. The management of certain abdominal herniae by intra-abdominal closure of the neck of the sac. Preliminary communication. Ann R Coll Surg Engl,1982,64(5):342-344.

2. Bittner R, Arregui ME, Bisgaard T, et al. Guidelines for laparoscopic(TAPP)and endoscopic(TEP)treatment of inguinal hernia［International Endohernia Society（IEHS）］. Surg Endosc,2011,25(9):2773-2843.

3. McCormack K. Laparoscopic techniques versus open techniques for inguinal hernia repair. Cochrane Database Syst Rev,2003,(1):CD 001785.

4. Bo Feng,Zi-Rui He,Jian-Wen Li,et al. Feasibility of Incremental Laparoscopic Inguinal Hernia Repair Development in China:An 11-Year Experience. J Am Coll Surg,2013,216:258-265.

5. Zendejas B,Ramirez T,Jones T,et al. Trends in the utilization of inguinal hernia repair techniques:a population-based study. Am J Surg,2012,203(3):313-317.

6. 中华医学会外科分会疝和腹壁外科学组. 成人腹股沟疝诊疗指南. 中国实用外科杂志,2012,32(10):833-835.

7. Dion YM, Morin J. Laparoscopic inguinal herniorrhaphy. Can J Surg,1992,35(2):209-212.

8. 中华医学会外科分会腹腔镜与内镜外科学组,中华医学会外科分会疝与腹壁外科学组,大中华腔镜疝外科学院. 腹股沟疝腹腔镜手术的规范化操作指南. 中国实用外科杂志,2013,33(7):83-87.

9. McKernan JB, Laws HL. Laparoscopic repair of inguinal hernias using a totally extraperitoneal prosthetic approach. Surg Endosc,1993,7(1):26-28.

10. Slater NJ,Kolk, MD,Hendriks T,et al. Biologic grafts for ventral hernia repair:a systematic review. Am J Surg,2013,205:220-223.

11. Poelman MM, Langenhorst LAM, Schellekens JF, et al. Modified onlay technique for the repair of the more complicated incisional hernias:Single-centre evaluation of a large cohort. Hernia,2010,14:369-374.

12. Broker M,Verdaasdon KE,Karsten T,et al. Components separation combined with a Double-mesh re-

pair for large midline incisional hernia repair. World J Surg,2011,35:2399-2402.

13. Kurzer M,Karka A,Selouk S,et al. Open mesh repair of incisional hernia using, a sublay technique: Long-Term Follow-up. World J Surg,2008,32:31-36.

14. Streitzer S,Hofmann TB,Gradl B,et al. Mesh graft infection following abdominal hernia repair:Risk factor evaluation and strategies of mesh graft preservation. A retrospective analysis of 476 operation. World J surg,2010, 34:1702-1709.

15. Klinge U,Conze J,Krones CJ,et al. Incisional hernia: Open techniques. World J Surg,2005,29:1066-1072.

16. Heniford BT,Park A,Ramshaw BJ,et al. Laparoscopic Ventral and Incisional Hernia Repair in 407 Patients. Am Coll Surg,2000,190(6):645-650.

17. Bencini L,Sanchez LJ,Boffi B,et al. Incisional hernia repair retrospective comparison of laparoscopic and open techniques. Surg Endosc,2003,17(10):1546-1551.

18. 田文,马冰,杜晓辉,等. 腹腔镜下腹壁切口疝修补术,中国微创外科杂志,2006,6(9):697-698.

第五章　胃肠疾病的外科治疗

第一节　淋巴结转移规律对胃癌根治术的指导意义

胃癌根治手术是胃癌综合治疗中最为有效的方法。以 D2 淋巴结廓清为核心的规范化治疗，极大地提高了胃癌的 5 年生存率。本章节将着重介绍胃癌根治手术、淋巴结廓清(胃淋巴系统的解剖学特征、分类、胃癌淋巴结转移的基本规律、淋巴结廓清的理论基础)等问题。

一、胃癌廓清用淋巴结分类

(一)胃淋巴系统解剖学基础

1. 胃壁内淋巴引流构成　1926 年 Borrman 的研究揭示胃壁内的淋巴管始于胃黏膜层中腺管内上部的盲端，在腺管周围和腺管下部形成网状，其集合管贯穿黏膜筋板，在黏膜下层集合形成网络状结构，由此经肌层在浆膜下形成粗大的网络结构，引流胃壁内的淋巴液，汇流入壁外淋巴结，沿着边缘血管、主干血管向中枢侧引流。Rouvière 将胃壁

内的淋巴引流区域分成 4 个区域(图 5-1/文末彩图 5-1)：胃左动脉区、胃右动脉区、胃网膜右动脉区、脾动脉区。引流区域的划分是从穹隆部顶点沿小弯向幽门画线至幽门前壁中央，分成上、下两部分。上方淋巴向小弯的上方、贲门引流，下方淋巴向大弯、胃下部(大弯侧)引流。从食管右缘垂直下行的线分成左右两部分，右侧向幽门引流，左侧向脾门引流。

2. 胃壁外淋巴系统构成　胃壁外所属淋巴结划分为 4 类：①沿胃左动脉淋巴结，接受胃小弯全域及贲门的淋巴液，至胃左动脉根部淋巴结，与腹腔动脉淋巴结连接。②沿肝总动脉淋巴结，汇集胃网膜右动脉区域的淋巴液，再汇入肝总动脉根部淋巴结，腹腔动脉周围淋巴结。肝总动脉淋巴结也接受幽门上缘(胃右动脉)淋巴结的淋巴液，此部淋巴向腹腔动脉淋巴结引流。另有经幽门下淋巴结汇入肠系膜根部淋巴结。③沿脾动脉淋巴结，脾门淋巴结接受胃大弯左半部位及穹隆部的淋巴液，经脾动脉干淋巴结至腹腔动脉淋巴结。④腹腔动脉淋巴结，接受上述所有淋巴结的引流，一部分进入肠系膜根部淋巴结，由乳糜槽入胸导管。另有分类按

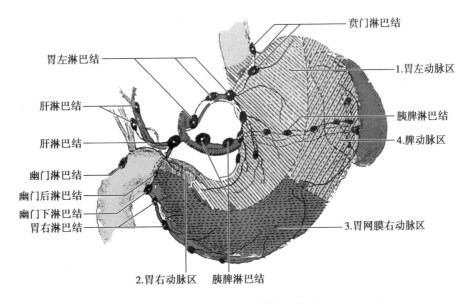

图 5-1　Rouvière 胃的淋巴流向图

淋巴流入、流出的径路分为直接接受胃壁淋巴液的淋巴结和从其他的淋巴结接受的淋巴液的淋巴结，前者为第一级淋巴结（胃左动脉下行支淋巴结、贲门淋巴结、幽门上淋巴结、胃网膜右淋巴结、脾门淋巴结），后者为第二级淋巴结（腹腔动脉淋巴结、肠系膜根部淋巴结、腹主动脉周围淋巴结）。另外，一级、二级淋巴结两者的作用共有的淋巴结作为一级淋巴结（胃左动脉干淋巴结、幽门下淋巴结、肝总动脉、脾动脉淋巴结）。佐藤将胃的壁外淋巴结分为胃的壁在和近旁淋巴结（贲门左右、小弯、大弯、幽门上、幽门下、脾门），沿着动脉干的中间淋巴结（胃左动脉、肝总动脉、脾动脉干），动脉根部的主淋巴结（胃左动脉根部、肝总动脉根部、脾动脉干根部），腹主动脉周围的淋巴结。目前最为常用的是日本胃癌学会制订的《胃癌处理规约》中廓清用淋巴结分类（表5-1）。

表5-1 淋巴结分组

No	名 称	定 义
1	贲门右侧	沿胃左动脉上行支进入胃壁的第1支（贲门支）的淋巴结和其贲门侧的淋巴结
2	贲门左侧	贲门左侧的淋巴结。左膈下动脉食管贲门支存在的病例，沿此血管的淋巴结（含根部）
3a	小弯（沿胃左动脉）	沿胃左动脉分支的小弯淋巴结，贲门支下方淋巴结
3b	小弯（沿胃右动脉）	沿胃右动脉分支的小弯淋巴结，由胃小弯的第1支向左的淋巴结
4sa	大弯左群（胃短动脉）	沿胃短动脉淋巴结（含根部）
4sb	大弯左群（沿胃网膜左动脉）	沿胃网膜左动脉和大弯第1支淋巴结（参照No.10的定义）
4d	大弯右群（沿胃网膜右动脉）	沿胃网膜右动脉的淋巴结，向大弯的第1支的左侧
5	幽门上	胃右动脉根部和沿向胃小弯的第1支淋巴结
6	幽门下	胃网膜右动脉根部到胃大弯的第1支淋巴结和胃网膜右静脉与到前上胰十二指肠静脉的合流部淋巴结（含合流部的淋巴结）
7	胃左动脉干	从胃左动脉根部到上行支的分歧部淋巴结
8a	肝总动脉前上部	肝总动脉（从脾动脉的分出部到胃十二指肠动脉的分出部）的前面、上面淋巴结
8p	肝总动脉后部	肝总动脉（同上）后面的淋巴结（与No.12p，No.16a2int连续）
9	腹腔动脉周围	腹腔动脉周围的淋巴结和与之相连的胃左动脉、肝总动脉、脾动脉根部的部分淋巴结
10	脾门	胰尾末端以远的脾动脉周围、脾门部的淋巴结，胃短动脉根部和含至胃网膜左动脉的胃大弯第1支淋巴结
11p	脾动脉干近端	脾动脉近端（脾动脉根部至胰尾末端距离的2等分的位置的近端）淋巴结
11d	脾动脉干远端	脾动脉远端（脾动脉根至胰尾部末端距离的2等分的位始至胰尾末端）淋巴结
12a	肝十二指肠韧带内（沿肝动脉）	由左右肝管汇合部到胰腺上缘的胆管的2等分高度向下方，沿肝动脉的淋巴结（胆道癌处理规约No.12a2）
12b	肝十二指肠韧带内（沿胆管）	由左右肝管汇合部到胰腺上缘的胆管的2等分高度向下方，沿胆管的淋巴结（胆道癌处理规约No.12b2）
12p	肝十二指肠韧带内（沿门脉）	由左右肝管汇合部到胰腺上缘的胆管的2等分高度向下方，沿门静脉的淋巴结（胆道癌处理规约No.12p2）

No	名　称	定　义
13	胰头后部	胰头后部十二指肠乳头部向头侧的淋巴结（在肝十二指肠韧带内的为12b）
14v	沿肠系膜上静脉	在肠系膜上静脉的前面，上缘为胰下缘，右缘胃网膜右静脉和前上胰十二指肠静脉的汇合部，左缘为肠系膜上静脉的左缘，下缘为结肠静脉分歧部淋巴结
14a	沿肠系膜上动脉	沿肠系膜上动脉淋巴结
15	结肠中动脉周围	结肠中动脉周围淋巴结
16a1	腹主动脉周围a1	主动脉裂孔部（膈肌脚包绕的4~5cm范围）的腹主动脉周围淋巴结
16a2	腹主动脉周围a2	腹腔动脉根部上缘至左肾静脉下缘高度的腹主动脉周围淋巴结
16b1	腹主动脉周围b1	左肾静脉下缘至肠系膜下动脉根部上缘的腹主动脉周围淋巴结
16b2	腹主动脉周围b2	肠系膜下动脉根部上缘至腹主动脉的分歧部高度的腹主动脉周围淋巴结
17	胰头前部	胰头部前面，附着于胰腺及胰腺被膜下存在的淋巴结
18	胰下缘	胰体下缘淋巴结
19	膈下	膈肌的腹腔面，主要是沿膈动脉淋巴结
20	食管裂孔部	膈肌裂孔部食管附着的淋巴结
110	胸下部食管旁	与膈肌分离，附着于下部食管的淋巴结
111	膈肌上	膈肌胸腔面，与食管分离存在淋巴结（附着于膈肌、食管的为No.20）
112	后纵隔	与食管裂孔和食管分离的后纵隔淋巴结

注：参考井上与惣一．解剖学杂志，1936，9：35-123．

3. 胃各部位的淋巴引流路径

（1）食管胃结合部淋巴引流途径：食管胃结合部壁内淋巴管在黏膜固有层、黏膜肌层相互交通，借助此网络由胃向食管侧的淋巴管网延续走行且为优势，但黏膜下层以深的食管壁、胃壁的淋巴管网引流是以到腹腔内的淋巴结的淋巴引流为主体。壁外淋巴在下部食管以贲门为中心有上下两个方向，向下方胃侧为主体，到腹主动脉旁淋巴结。食管裂孔部及膈的淋巴沿纵隔胸膜上行的淋巴管流入胸腔内淋巴结，通常不存在由胃向胸腔内的淋巴流向，当壁内淋巴流向和途径被癌修饰阻断后，将会产生新生壁外淋巴引流路径。食管胃结合部的引流路径包括：①胃左动脉途径；②小网途径；③胃短动脉途径；④左膈下动脉途径；⑤胃后动脉途径；⑥食管壁纵隔途径；⑦膈肌途径。

（2）胃上部淋巴引流路径

1）胃上部大弯侧的引流：胃网膜左动脉，或胃后、胃短动脉淋巴管沿脾动脉、腹腔动脉径路至腹主动脉周围淋巴结。

2）胃上部小弯侧的引流：从胃左动脉淋巴结至腹腔动脉周围，最终至腹主动脉周围淋巴结。

（3）胃下部淋巴引流路径

1）胃下部大弯侧的引流：①从大弯侧淋巴结向幽门下淋巴结，沿胰腺被膜下淋巴管流向肝总动脉淋巴结、腹腔动脉周围淋巴结至腹主动脉周围淋巴结；②从肠系膜上静脉经肠系膜上动脉淋巴引流径路，至腹主动脉周围淋巴结（图5-2/文末彩图5-2）。

2）胃下部小弯侧的引流：①主要是经胃右动脉、肝总动脉的淋巴结，腹腔动脉周围淋巴结注入腹主动脉周围淋巴结；②或由肝十二指肠韧带内淋巴结注入腹主动脉周围淋巴结。

（4）向腹主动脉周围淋巴结的回流：胃的壁外淋巴引流有向腹腔动脉根部的引流路径（沿胃左动脉的淋巴结、沿脾动脉的淋巴结、沿肝总动脉的淋

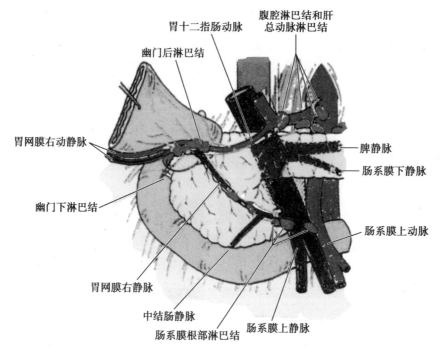

胃十二指肠动脉　　腹腔淋巴结和肝
总动脉淋巴结

幽门后淋巴结

胃网膜右动静脉　　　　　　　　　　　脾静脉

　　　　　　　　　　　　　　　　肠系膜下静脉

幽门下淋巴结

　　　　　　　　　　　　　　　肠系膜上动脉

胃网膜右静脉

中结肠静脉

肠系膜根部淋巴结　　肠系膜上静脉

图 5-2　汇入肠系膜上动脉根部的淋巴结

巴结)和向肠系膜上动脉根部引流的路径。腹腔动脉、肠系膜上动脉的淋巴结向腹主动脉周围淋巴结的回流。腹腔动脉周围的终末淋巴结,右侧是门静脉下端淋巴结,左侧是腹腔动脉周围淋巴结。肠系膜上动脉周围的终末淋巴结是位于其根部的淋巴结。上述淋巴输出管在肾动脉起始部进入腹主动脉与左肾静脉角上下的淋巴结,其后进入腹主动脉的背侧。

(5)淋巴路径中几个重要的亚流:贲门左侧淋巴结沿着左膈动脉的贲门支淋巴管直接注入腹腔动脉和腹主动脉周围淋巴结。胃的下部大弯侧淋巴沿胃网膜右动脉达幽门下淋巴结,沿胃网膜右静脉与胰前淋巴流合流,经肠系膜上静脉至肠系膜上动脉的根部。肝十二指肠韧带内淋巴结位于门脉和胆总管后方的淋巴结恒定,经过肝总动脉后方淋巴结注入腹主动脉周围淋巴结。

(二)廓清用淋巴结的分组

1.**胃的区域淋巴结的构成**　2009 年 UICC/AJCC 与日本胃癌学会达成共识,形成统一的分类标准,胃的区域淋巴结为 No. 1~12 和 No. 14v,在此以外有淋巴结转移为 M1。但食管浸润时,No. 19、20、110、111 也作为区域淋巴结。另外,残胃癌初次手术时残胃和空肠吻合的吻合口部的空肠系膜淋巴结也为区域淋巴结。

2.**胃癌淋巴结分组**　详见表 5-1、图 5-3/文末

彩图 5-3。

3.**腹主动脉周围淋巴结的分组**　腹主动脉周围淋巴结主要汇集腹部脏器的淋巴,位于腹主动脉的前后左右。目前比较统一的是采用日本胃癌学会制订的《胃癌处理规约》的分类法。食管裂孔下缘至髂总动脉分叉的范围的淋巴组织,按腹主动脉裂孔上缘、左肾静脉下缘、肠系膜下动脉的高度,4 分区划分,自上而下分别定为 No. 16a1、No. 16a2、No. 16b1、No. 16b2。另外,将腹主动脉与下腔静脉的横截面 4 纵切划分成 7 区域(图 5-4)。

二、胃癌的淋巴结转移

(一)淋巴结转移的基本形式

1.**转移灶的增殖、发育方式**　癌细胞由输入管进入淋巴结在淋巴结内增殖、发育,淋巴结转移灶呈结节状压迫性、膨胀性增殖发育,形成大结节型或小结节型的转移灶,也有以点状或癌细胞弥漫性存在的点状型和弥漫型的状态。转移癌灶在淋巴结内增殖发育时常侵破被膜,浸润周围的脏器,或者侵袭脉管致全身性血行转移以及引起腹膜转移(图 5-5/文末彩图 5-5)。

2.**淋巴结的微小转移**　诊断技术的进步使淋巴结内单个癌细胞转移的诊断率提高,从而产生微小转移的概念(图 5-6/文末彩图 5-6)。第 6 版 UICC 的 TNM 分期,依据微小转移灶的大小进行了

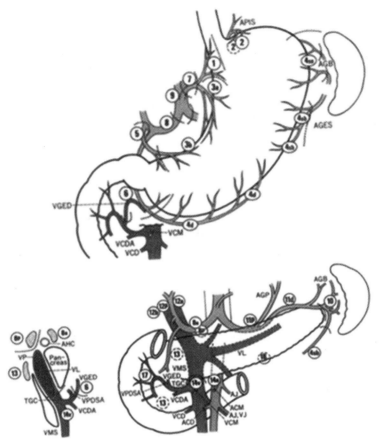

血管名

APIS	左膈下动脉	AHC	肝总动脉
AGB	胃短动脉	VP	门静脉
AGES	胃网膜左动脉	VL	脾静脉
VGED	胃网膜右静脉	VMS	肠系膜上静脉
VCDA	副右结肠静脉	VPDSA	胰十二指肠前上静脉
VCM	结肠中静脉	VCD	右结肠静脉
TGC	胃结肠静脉干	VJ	空肠静脉
ACM	结肠中动脉	AGP	胃后动脉
AJ	空肠动脉	ACD	右结肠动脉

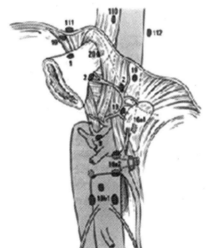

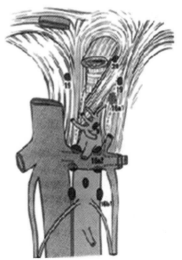

图 5-3　胃区域淋巴结

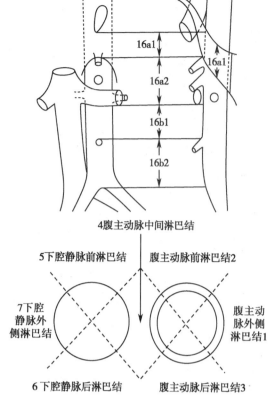

图 5-4 腹主动脉周围淋巴结的分类

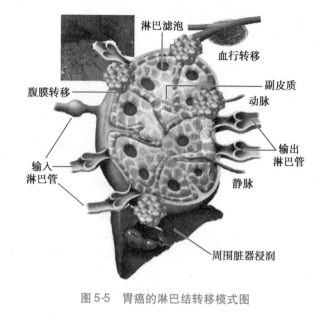

图 5-5 胃癌的淋巴结转移模式图

分类,转移灶大小在 0.2~2mm 时为微小转移,记载为 pN1(mi)或 pN2(mi)。如果是利用免疫染色技术确认的癌转移灶是单细胞散在的状态或未满 0.2mm 的状态时称之为孤立肿瘤细胞转移(isolated tumor cell,ITC),记作 pN0(i+)。如组织学无法确定,仅 RT-PCR 的方法诊断时为 pN0(md+)。

3. **哨位淋巴结转移** 哨位淋巴结(sentinel node,SN)是指直接接受来自肿瘤淋巴引流的最初的淋巴结。淋巴结的转移是从哨位淋巴结开始。

胃癌外科中应用哨位淋巴结导航的技术,使手术更为精准。SN 的确定方法有摘除法和区域淋巴结清除法,检测法有 HE、免疫组化法、PCR 法。

4. **淋巴结的跳跃性转移** 跳跃性转移是指按照日本《胃癌处理规约》的解剖学分类,第 1 站无转移,在第 2 站以远产生转移的情况。国外资料报告跳跃性转移发生率为 4.5%。N1(-)、N2(+),胃下部癌是 No. 8a、9,胃中部癌的 No. 9,胃上部癌是 No. 11。N1(-)、N2(-)、N3(+),胃下部癌是 No. 12、14v。N1(+)、N2(-)、N3(+),胃下部癌是 N0. 12、14v。N1(+)、N2(-)、N3(-)、N4(+),胃中部癌是 No. 3、4、16。

(二)淋巴结转移的特征

1. **癌的浸润深度与淋巴结转移特点** 早期胃癌的淋巴结转移率为 3.2%~25.0%,M 癌为 3.2%~11%,SM 癌为 16.0%~25.0%。M 癌的淋巴结转

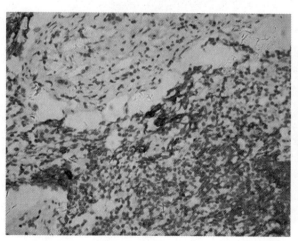

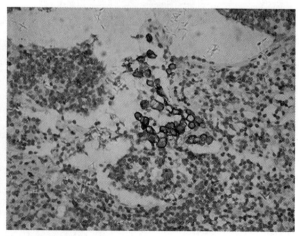

图 5-6 淋巴结微小转移(免疫染色×400)

移率极低,多仅限于第 1 站(N1)的淋巴结;SM 癌则第 2 站(N2)、第 3 站(N3)均具有不同程度的转移。淋巴结转移部位 N2(+)为 No. 7、8、9,N3(+)为 No. 12、14、16。因此,对于早期胃癌中的 SM 癌、有淋巴结转移的早期癌,D2 廓清是基本的选择。早期胃癌中 M 癌、分化型、u(-)、直径≤20mm;直径≤20mm、未分化癌;u(+)、分化型、直径≤30mm、无淋巴结转移者;sm 癌、分化型、直径≤30mm、无淋巴结转移,具备上述条件时以及胃上部早期癌、m 癌,是 EMR、ESD、缩小手术的适应证。早期胃癌淋巴结转移阳性病例的 5 年生存率为 84.3% ~88.7%,无转移者为 99.5% ~98%,治愈性切除(D2)可获得 93.8% 的 5 年生存率。淋巴结转移是决定早期胃癌预后的重要因素,治愈性切除能获得长期的生存效果。

进展期胃癌的淋巴结转移率为 65% ~80%,与胃癌胃壁的浸润深度密切相关。T2(MP)、T3(SS)时 N1(+)分别为 30.0%、29.7%,N2(+)为 17.1%、26.2%,N3(+)为 2.7%、6.8%,N4(+)为 1.4%。癌浸润出浆膜时不仅淋巴结的转移率增加,腹膜转移率也上升。随着癌的浸润深度增加,淋巴结转移的部位、范围会扩大,转移率、转移度和转移数量也会增加。同时 5 年生存率在 T2、T3 时 N1 为 73.2%、52.4%,N2 为 57.6%、36.2%,N3a 为 30.1%、20.5%,N3b 为 10.7%。淋巴结的转移对于预后具有极大影响,外科手术设计与实施时应充分将胃周淋巴流向、区域淋巴结转移的部位和最大限度的淋巴结廓清数量考虑在内,通过淋巴结廓清有效地局部控制,使患者获得最大收益。但胃癌由区域性癌发展为全身性疾患时,局部控制性手术的效果有限,综合性治疗是有益的。

2. **各占据部位的淋巴结转移特点**　食管胃结合部因解剖学上无浆膜,癌易于浸润周围脏器,而且接收食管和胃两侧的淋巴,易招致纵隔和腹腔的广泛的淋巴结转移。食管胃结合部癌的淋巴结转移率为 57% ~79%。Siewert Ⅰ型纵隔淋巴结转移率为 5% ~50%,上纵隔为 5%,中下纵隔为 50%,腹腔内小弯、贲门淋巴结转移率为 5%,Ⅱ型的纵隔淋巴结转移率为 15% ~30%,贲门为 65%,腹腔动脉周围为 25%,大弯侧为 15%,Ⅲ型纵隔淋巴结转移率为 5% ~9%,腹腔动脉周围为 29% ~39%。

胃上部癌的淋巴结转移率为 9.6% ~15.2%,其中第 2 站中 No. 7、10、11,第 3 站为 No. 8p、12 转移率高,No. 5、6、No. 13a、14v 极低,但 No. 16 高,近于第 2 站水平,这与此部位的淋巴引流路径密切相关,包括:①沿食管上行径路;②沿脾门、脾动脉干、腹腔动脉至腹主动脉径路;③胃左动脉、腹腔动脉至腹主动脉径路;④左膈下动脉直接入腹主动脉径路。沿食管上行转移者主要发生在食管浸润的情况下。胃上部癌淋巴结转移及淋巴结廓清受关注的是脾门淋巴结和幽门上、下淋巴结。脾门淋巴结在胃上部具有高转移率,应予以清除。幽门上、下淋巴结在胃上部早期癌无转移。早期癌淋巴结转移仅限于第 1 站,适于缩小手术(近端胃切除),此时的胃左动脉领域的 No. 3a 彻底清除是必要的。No. 16 具有与第 2 站同等程度的转移率,预后不良。胃中部癌淋巴结转移率为 7.5% ~37.6%。转移率高的部位是第 2 站 No. 7、8a、9,第 3 站 No. 8p、12、14v。

胃下部癌的淋巴引流路径比胃上部更为复杂,主要引流路径如前所述有经幽门下淋巴结的肠系膜根部淋巴引流途径,肝总动脉前和肝十二指肠韧带淋巴结、胰头后淋巴结、肝总动脉后的路径。胃下部癌的淋巴结转移率为 14.5% ~39.7%,转移率高的第 1 站为 No. 6、3、4d、5,第 2 站为 No. 8a、7、9,第 3 站为 No. 8a、12、11、14v。胃下部癌与胃上部癌比较 No. 12、13a、14v 高,但 No. 10、2 无转移。No. 14v 在胃下部癌转移率高,跳跃性转移多见。No. 6 有转移时 No. 14v 应予以清除。No. 13a 作为 M1 处理,但在十二指肠浸润时主张应予以廓清。

3. **No. 16 组淋巴结的转移**　No. 16 的淋巴结转移,胃上部癌为 12% ~35%,中部癌为 4% ~26%,下部癌为 7% ~19%。第 2、3 站淋巴结转移时其转移高达 70%、60%。胃上部癌比胃下部癌高,No. 2 阳性时 No. 16 转移高达 60%,因此胃上部癌时 NO. 16 应做第 2 站对待。No. 16 的转移部位 No. 16a2-inter 为 20.3%,a2-latero 为 28.2%,b1-inter 为 24.1%,b1-latero 为 34.4%,5 年生存率 a2-inter 为 21%,a2-latero 为 8.7%,b1-inter 为 7.5%,b1-latero 为 5.5%。日本 JCOG9501 试验否定了 No. 16 预防廓清的价值,在无其他非治愈因素存在时 No. 16 清除可以获得 R0 切除,但预后不佳。

(三)淋巴结廓清程度的分类

淋巴结廓清程度的分类有两种,分别是以解剖学淋巴结站的分类法为基础的分类和当今术式规定淋巴结清除范围的分类。传统的分类是将淋巴结转移的程度分为 N1(第一站)、N2(第二站)、N3(第三站)、N4(第四站)。淋巴结廓清程度以清除淋巴结的站别确定,D1(N1 的清除)、D2(N1、N2 的清除)、D3(N1、N2、N3 的清除)、D4(N1、N2、N3、N4

的清除)。2010 年始使用新的术式规定的淋巴结清除的范围分类法,全胃切除时 D1 为 No. 1～7+No. 8a、9、11p,D2 为 D1+No. 8a、9、10、11p、ud12a。远端胃切除时 D1 为 No. 1、3、4sd、4a、5、6、7,D2 为 D1+No. 8a、9、11p、12a。

三、胃癌的预后因子与分期

胃癌的临床分期是确定治疗方针、选择外科手术的重要依据,也是预后的评价系统。N 分期是临床分期中极为重要的构成要素。

(一) N 分期是胃癌的预后因子

胃癌的淋巴结转移是影响患者转归的重要因素,是胃癌的预后因子。20 世纪 80 年代日本国立癌中心 Maruyama 等通过临床病理学研究,详尽解析了胃癌的预后因子,为 T(肿瘤浸润深度)和 N(淋巴结转移)的确立奠定了基础。该项研究以 1962～1984 年 23 年间的 4946 例中的 4734 例资料完整的胃癌病例为对象,分别进行了 25 个项目的解析,包括年龄、性别、体重、肿瘤因素、大体类型、肿瘤部位、浸润深度、腹膜转移、肝转移、淋巴结转移、肿瘤大小、组织学类型、间质反应、细胞异型、发育方式、血管浸润、淋巴管浸润、治疗因素、切除术式、切除断端、合并脏器切除、淋巴结廓清、辅助化疗、辅助免疫疗法、手术时间、术者等。单变量分析证实,浸润深度和淋巴结转移对于 5 年生存率最有影响力。多变量分析结果表明 T 和 N 两者是独立的预后因子。1997 年岗岛等对该中心 30 年间的 6540 例胃癌的资料进行的分析研究显示,浸润深度的死亡风险比,黏膜为 1.0,黏膜下层为 1.48,固有肌层为 1.55,浆膜下层为 2.41,浆膜为 3.49,其他脏器浸润为 4.62。淋巴结转移(解剖学分类)的死亡风险比,N0 为 1.0,N1 为 1.36,N2 为 2.18,N3、N4 为 3.63。研究结果表明 T、N 与预后密切相关。德国的一项 19 个单位的多中心的研究,1654 例胃癌随访率为 97%,中位随访时间为 8.4 年,解析了 18 个项目,无论是单变量还是多变量的分析结果均证实了胃癌的浸润深度和淋巴结转移作为预后因子的重要性和价值。韩国及意大利的研究也获得同样的结果,Isobe 按淋巴结的解剖学分类的预后分析,5 年生存率 pN0 为 89.0%,pN1 为 58.3%,pN2 为 33.4%,pN3 为 17.4%。按照第 7 版 TNM 的淋巴结转移个数分类法,中岛的资料显示 N0 为 70.5%,N1 为 32.4%,N2 为 23.7%,N3a 为 9.3%,N3b 为 10.3%。尽管这些科学研究来自于不同国家和地区,日本采用解剖学的淋巴结分类,欧美采用转移淋巴结个数分类,但是其结果的高度一致性令人瞩目,T 和 N 是最有力的预后因子。

(二) N 分期对临床分期的影响

1. N 分期与日本的临床分期　国际上关于胃癌的病期分类主要有日本的分期和 UICC 的 TNM 分期两大体系,但无论是哪个体系其主要目的是为了客观评价胃癌的进展状况,推测预后,为确定有效治疗方法提供客观依据。在胃癌分期的制订中,淋巴结转移程度的分类基准是最重要的制约因素,也是研究的重点。淋巴结转移程度分类的基准主要有转移的解剖学部位和转移的数量两大分类法。两大系统在评价方法上其着眼点最大的差异是 N 因子。日本的系统性淋巴结清扫技术体系是建立在以 Pólya、Navratil 为基础发展而来的井上的淋巴流、淋巴结分类研究的理论基础上的技术体系。并以此为基盘确立了清扫法的评价方法,淋巴结分站和转移程度(n0、n1、n2、n3),并据此计算 5 年存活率,形成日本的分期系统。日本的临床分期因为 N 分期的修订而多次变更。第 10 版以前《胃癌处理规约》均以井上的淋巴流研究为基础的解剖学 N 分类。第 12 版在此基础上详尽地规定各组、各站淋巴结,不仅评估预后,同时有指导手术的价值,并且在此基础明确并详尽地说明 D 的定义及标准。第 13 版规约则融入了治疗效果评定 N 因子,其评定 N 因子是基于日本庞大的临床病理学资料分析,将淋巴结清扫效果一并考虑,重新对 12 版 N 的站的分类修订。清扫效果是以将各站的淋巴结转移率与转移阳性例清扫后的 5 年生存率的乘积表示,从而使部分淋巴结由第 12 版的 3 站如胃下部癌 No. 11p、12a、14v 升级为第 2 站,第 13 版将第 12 版的 4 站分类归结成 3 站法,取消了 D4,从而消除了长期以来的 D2、D3、D4 术后存活率的偏离状态,但也带来了诸多问题,如上述的淋巴结站分类,掺杂着淋巴结清扫效果带来的影响,转移率受到清扫淋巴结总数的影响。另外,淋巴结分级的不连续性、肿瘤部位改变导致淋巴结站别变异,均影响科学的客观的临床分期。同时,手术术式、切除范围也会影响 N 的分级的改变,以至于对治疗分期产生诱导性改变。日本胃癌学会的第 14 版《胃癌处理规约》将解剖学的淋巴结站的分类改为由转移的淋巴结个数决定的分类。日本的胃癌处理规约的淋巴结站的分类成为淋巴结清扫的分类和分期的标准,使病期分类与治疗方针相结合,病期分类与治疗的结合,是日本分期系统的极为重要的特征。同时期新版(第 3 版)《胃癌治疗指南》中的 D 的新定义充分体现了转移淋巴结解剖学分布对于治疗的重要性，以及按解剖学淋巴结部位清扫治疗的必要性。

2. N 分期对 UICC 的 TNM 分期的影响 胃癌的 TNM 分期最初是 1968 年发布第 1 版。初期 T 的分类是用肿瘤大小，其后肿瘤的浸润深度取代了大小。N 分类时首先确定区域淋巴结，以解剖部位命名淋巴结名称。淋巴结转移程度划分用 Nx、N0、N1、N2、N3 的表示方式。第 3、4 版的 N 分类是根据解剖学的波及程度分类，以距离肿瘤 3cm 划界，以内者为 N1，以外者为 N2，腹腔内淋巴结转移为 N3。但是临床实践中发现其判定受主观因素影响大，如切除标本的甲醛溶液固定前后淋巴结位置的变异、外科医生与病理医生的判定的差异、清除淋巴结的数量的多寡均成为分期迁徙的影响因素。另外，转移淋巴结个数评价法优于传统的转移淋巴结解剖学位置的评价法研究的出现。在这样的背景条件下，进行第 4 版 TNM 修订，产生第 5 版 TNM 分期。第 5 版 TNM 分期废弃第 4 版 TNM 分期的解剖学范围的判定标准，改为转移淋巴结个数的 N 分类。第 5 版 TNM 分期中淋巴结分期采用转移个数的 pN1（1~6）、pN2（7~15）、pN3（>16），规定清扫淋巴结要>15 枚。Roder 等的一组来自德国的研究资料报告 19 个单位 2394 例的第 4 版 TNM 分期与第 5 版 TNM 分期比较，多变量解析结果显示第 5 版 TNM 分期比第 4 版 TNM 分期能更好地反映预后。N1 与 N2 的死亡风险比为 1.5（1.2~2.0），N3 为 2.7（2.0~3.6）。日本的 Katai 等就 4362 例资料的第 4 版 TNM 分期与第 5 版 TNM 分期的比较研究发现第 5 版 TNM 分期的 N1 与 N2 的识别力优于第 4 版 TNM 分期。

自第 5 版 TNM 分期问世以来，将其与日本胃癌规约分期进行比较性的研究日趋增多。两大体系的差异点及对预后评价的效果备受关注。Fujii 等的比较性研究（$n = 1489$），第 5 版 TNM 分期的 5 年存活率 N0（$n = 801$）为 89%，N1（$n = 329$）为 66%，N2（$n = 127$）为 34%，N3（$n = 35$）为 0%。对于日本胃癌规约分类，第 1 站阳性 N1 病例，用 TNM 能再分类成 N1（$n = 218$）和 N2（$n = 41$），5 年存活率为 68% 和 41%，规约的第 2 站阳性例（N2），按 TNM 分期时 N1 为 101 例，N2 为 70 例，N3 为 23 例，其 5 年存活率分别为 63%、29%、0%。其研究结果表明以淋巴结转移个数评价体系为基盘的分类在评估预后优于日本胃癌规约。2002 年第 6 版 TNM 分期继续沿用第 5 版的 N 分类标准，第 5、6 版 TNM 分期应用后也发现些问题点，TNM 的 N 分类主要是基于术后的资料，目前尚无法术前确切的判定，第 5 版 TNM 分期对清除淋巴结个数要求>15 个，第 6 版 TNM 分期虽有最低限度的推荐数字，但并未作为必需的要求，无疑会产生分期迁徙，为了准确分类必须清除 16 个以上淋巴结。2009 年第 7 版刊行时充分汲取近十年来的临床研究成果，仍以 N 分类为中心进行修订（表 5-2）。以日本（癌研病院）和韩国（首尔国立大学）约 1 万例的资料，按 T（5 段）N（4 段）要求，经 20 多种分类测试，以现今的分期法最为精确，从而形成新的 TNM 分期。新的临床分期为更为精确的外科治疗奠定了坚实的基础，也是以此为基础产生了第 3 版日本胃癌治疗指南。

表 5-2 TNM 分期中 N 分期的变更

	TNM³ᵗʰ（1978）	TNM⁴ᵗʰ（1987）	TNM⁵ᵗʰ（1997）	TNM⁶ᵗʰ（2002）	TNM⁷ᵗʰ（2009）
区域淋巴结	胃周淋巴结 胃左动脉干淋巴结 肝总动脉干淋巴结 腹腔动脉周围淋巴结 肝十二指肠韧带淋巴结 腹主动脉旁淋巴结	胃周淋巴结 胃左动脉干淋巴结 肝总动脉干淋巴结 脾动脉干淋巴结 腹腔动脉周围淋巴结	胃周淋巴结 胃左动脉干淋巴结 肝总动脉干淋巴结 脾动脉干淋巴结 腹腔动脉周围淋巴结 肝十二指肠韧带淋巴结	胃周淋巴结 胃左动脉干淋巴结 肝总动脉干淋巴结 脾动脉干淋巴结 腹腔动脉周围淋巴结 肝十二指肠韧带淋巴结	胃周淋巴结 胃左动脉干淋巴结 肝总动脉干淋巴结 脾动脉干淋巴结 腹腔动脉周围淋巴结 肝十二指肠韧带淋巴结
N1	转移局限于胃大小弯，距原发灶 3cm 以内淋巴结		1~6 个区域淋巴结转移		1~2 个区域淋巴结转移
N2	淋巴结转移超越原发灶 3cm 以外包括胃左、腹腔动脉、脾及肝总动脉干淋巴结		7~15 个区域淋巴结转移		3~6 个区域淋巴结转移

续表

	TNM³ᵗʰ(1978)	TNM⁴ᵗʰ(1987)	TNM⁵ᵗʰ(1997)	TNM⁶ᵗʰ(2002)	TNM⁷ᵗʰ(2009)
N3	N3 肝十二指肠韧带淋巴结 腹主动脉旁淋巴结	M 肝十二指肠韧带淋巴结 胰后淋巴结 肠系膜淋巴结 腹主动脉旁淋巴结	N3 15个以上区域淋巴结转移		N3a 7~15个区域淋巴结转移 N3b 15个以上区域淋巴结转移

注:引自文献24

(三) 第7版TNM临床分期

2009年第7版TNM分期与2010年日本第14版《胃癌处理规约》采用了共同的分期标准,T、N、M以及临床分期采取了统一的标准和定义。

1. T的分类 采用6段分法。T1a(M),T1b(SM),T2(MP),T3(SS),T4a(SE),T4b(SI)。T:胃壁浸润深度;T1a:肿瘤局限于黏膜层(M);T1b:肿瘤侵犯黏膜下层(SM);T2:肿瘤侵犯固有肌层(Mp);T3:肿瘤侵犯浆膜下层(SS);T4a:肿瘤侵犯浆膜表面(SE);T4b:肿瘤侵犯邻近结构(SI)。其中T1较第6版TNM更为详细划分,将黏膜内癌与黏膜下层癌区分处理。

2. N的分类 首先是区域淋巴结的确定,"规约"与TNM No.1~12为区域淋巴结是一致的,但日本《胃癌处理规约》将No.14 v仍保留为区域淋巴结。日本《胃癌处理规约》的第14版废弃了原来的解剖学分类,全部采用新的TNM的N分类。N:淋巴结转移;Nx:区域淋巴结无法评估;N0:区域淋巴结无转移;N1:1~2个淋巴结转移;N2:3~6个淋巴结转移;N3:7个或以上区域淋巴结转移;N3a:7~15个区域淋巴结转移;N3b:16个或16个以上区域淋巴结转移。

表5-3 UICC/AJCC 第7版TNM分期

	N0	N1	N2	N3
T1	ⅠA	ⅠB	ⅡA	ⅡB
T2	ⅠB	ⅡA	ⅡB	ⅢA
T3	ⅡA	ⅡB	ⅢA	ⅢB
T4a	ⅡB	ⅢA	ⅢB	ⅢC
T4b	ⅢB	ⅢB	ⅢC	ⅢC
M1	Ⅳ			

3. M的定义 《胃癌处理规约》与TNM同样将区域淋巴结以外的转移认定为M1,包括肝转移、腹膜转移及远处转移。M:远处转移;Mx:远处转移有无不明;M0:无远处转移;M1:有远处转移。临床分期,两大系统采用统一的分期,T(5段),N(4段),临床分期(5段)分成ⅠA~Ⅳ(表5-3)。

N分期是淋巴结转移规律的高度归纳与升华,由此组成的TNM分期不仅是预后的判定因子,更是在更高层次以上对肿瘤学规律的认知,是外科治疗的依据和基础。

综上所述,胃癌的淋巴结转移是胃癌外科中的重大议题,其转移规律的研究不仅为胃癌根治性手术提供技术性的指导,同时也是胃癌根治手术的选择、外科治疗方针确立的重要科学依据和基础。

(胡 祥)

参 考 文 献

1. Borrmann R. Das wachstum und die Verbreitungswege des Magencarrcinoms vom anatomischen und klinischen. Standpunkt Gustar Fischer,Jena,1901.

2. Rouvière H. Anatomie des Lymphatiques de l' Hamme,Paris:Masson et Cie,1932:294-334.

3. 岡島邦雄. 胃のリンパ路について 胃がんprespective,2012,15(4):64-74.

4. 佐藤健次. 胃の血管分布とリンパ流. 胃外科の要点と盲点. 第2版. 幕内雅敏監修,文光堂,2009:16-22.

5. 日本胃癌学会編. 胃癌取り扱い規約. 改訂第14版. 東京:金原出版,2010.

6. 日本胃癌学会編. 胃癌取り扱い規約. 改訂第12版. 東京:金原出版,1993.

7. 磯崎博司. 胃周囲リンパ節転移についての臨床的研究. 大阪医大,1985,44(1):103-125.

8. 胡祥,曹亮,田大宇. 早期胃癌的淋巴结廓清研究. 中华外科杂志,2009,47(17):1302-1305.

9. 中島聰總,山口俊晴,佐野武. がん研胃癌データ解析ブック. 金原出版,2012:69.

10. 胡祥. 无浆膜浸润胃癌的淋巴结转移与预后. 中华胃肠外科杂志,2012,15(2):133-136.

11. Siewert JR,Feith M,Werner M,et al. Adenocarcinoma of

the esophagogastric junction: results of surgical therapy based on anatomical/topographic classification in 1002 consecutive patients. Ann Surg, 2000, 232(2): 353-361.

12. 梨本 篤, 薮崎 裕, 松本 淳. 進行胃癌に対する傍大動脈郭清の意義と課題. 癌の臨床, 2012, 58(1): 7-24.

13. 日本胃癌学会編. 胃癌治療ガイドライン. 第3版. 東京: 金原出版, 2010.

14. Maruyama K. The most important prognostic factors for gastric cancer patients: a study using univariate and multivariate analyses. Scand J Gastroenterol, 1987, 22 (s133): 63-68.

15. 岡島一雄. 胃癌患者の予後因子: 多変量解析による検討. 日消外会誌, 1997, 30(3): 700-711.

16. Siewert JR, Böttcher K, Stein HJ, et al. Relevant proganostic factors in gastric cancer: ten-year results of the German gastric cancer study. Ann Surg, 1998, 228(4): 449-461.

17. Kim JP, Lee JH, Yu HJ, et al. Clinicopathologic characteristics and prognostic factors in 10783 patients with gastric cancer. Gastric Cancer, 1998, 1(2): 125-133.

18. Bozzetti F, Bonfanti G, Morabito A, et al. A multifactorial approach for the prognosis of patients with carcinoma of the stomach after curative resection. Surg Gynecol Obstet, 1986, 162(3): 229-234.

19. Isobe Y, Nashimoto A, Akazawak, et al. Gastric cancer treatment in Japan: 2008 annual report of the JGCA nationwide registry. Gastric Cancer, 2011, 14: 301-316.

20. 胡祥. 第14版日本《胃癌处理规约》的重要变更. 中国实用外科杂志, 2010, 30(4): 241-245.

21. Roder JD, Böttcher K, Busch R, et al. Classification of regional lymph node metastasis from gastric carcinoma. Cancer, 1998, 82(4): 621-631.

22. Katai H, Yoshimura K, Maruyama K, et al. Evaluation of the new international union against cancer TNM staging for gastric carcinoma. Cancer, 2000, 88(8): 1796-1800.

23. Fujii K, Isozaki H, Okajima E, et al. Clinical evaluation of lymph node metastasis in gastric cancer defined by the fifth edition of the TNM classification in comparison with the Japanese system. Br J Surg, 1999, 86(5): 685-687.

24. 胡祥. 胃癌的临床分期及其重要意义. 中国实用外科杂志, 2011, 31(8): 652-656.

25. AJCC (American Joint Committee on Cancer): Cancer Stege Manual. 7th edition. New York: Springer, 2010.

第二节　胃癌根治术的技术原则、术式选择和疗效评价

1881年Billroth成功施行了首例胃癌切除术，开创了胃癌外科治疗的先河，1897年Schlater首次成功行全胃切除，进一步扩大了胃癌手术的范围，但直至20世纪40年代胃癌切除手术仍处于小范围胃切除和不彻底的胃周淋巴结清扫阶段。此后手术切除治疗胃癌进入快速发展时期，1948年Brunschwig和McNeer施行全胃联合脾胰切除术，1953年Appleby施行腹腔动脉根部结扎切断、整块切除淋巴结及全胃、脾、胰体尾的扩大根治术。20世纪50年代末，日本学者在胃癌淋巴结转移规律研究的基础之上，开展了可以清除第2、3站淋巴结的D2和D3根治术，显著提高了胃癌根治术的疗效。20世纪80年代末日本学者倡行包括主动脉旁淋巴结清扫在内的扩大根治术，试图通过扩大淋巴结清扫范围进一步提高进展期胃癌的术后生存率。与此同时，D2、D3根治术也在包括中国和韩国在内的亚洲国家推广应用，并取得积极效果，手术技术日趋成熟，手术并发症和死亡率逐渐下降，术后生存率显著提高。进入21世纪以来，医生通过大量临床实践逐渐认识到，与其他恶性肿瘤一样，胃癌尤其是进展期胃癌本质上更倾向于是一种全身性疾病，对于此类患者宜采用以外科手术为主的多学科综合治疗模式，一味扩大切除范围（D3以上清扫）并不能进一步改善预后。胃癌的手术治疗日益趋向理性化、规范化。

一、胃癌根治术的种类、定义以及手术原则

胃癌根治术分为标准手术、缩小手术和扩大手术三大类。标准手术是指以根治性切除为目及标准所进行的手术，要求切除2/3以上胃合并D2淋巴结清扫。凡胃切除和（或）淋巴结清扫范围未达标准手术要求者统称为缩小手术，而合并其他脏器切除的扩大联合切除术和（或）D2以上的淋巴结清扫术则统称为扩大手术。

尽管胃癌根治术是治疗胃癌的主要手段，随着胃癌治疗模式的转变以及对生活质量的追求，胃癌的所有治疗措施包括手术必须建立在对全身状况以及病灶充分评估的基础上，根据准确的术前分期，正确估计胃癌的病期早晚、大体类型、浸润深度，遵循因期施治的原则，针对每个患者选择合理的手术方案。早期胃癌按照指征可以行内镜治疗或者缩小手术，既可保证治疗效果，又能提高生活质量；病灶可根治性切除时，手术在根治的基础上力求标准，无视高级别循证医学证据盲目地缩小或者扩大手术范围都不足取。当无法根治切除且不存在梗阻、出血或穿孔时，尚无证据表明仅切除原

发灶能够延长患者生命或者提高生活质量,在新的证据出现以前不应积极采用。

二、标准根治术

(一)适应证

适用于可根治切除的进展期胃癌,原发肿瘤局限于胃壁内,淋巴结转移未超过 D2 清扫范围,且无远处转移者[cN(+)或者 T2 以上]。

(二)切除范围

标准根治手术的切除范围包括:切除 2/3 以上胃,大小网膜与横结肠系膜前叶,全部第一、二站淋巴结。

(三)操作规范

1. 胃切除范围 原则上应按肿瘤的部位、生物学特性以及需要清扫的淋巴结范围而定。T2 以上肿瘤要努力确保上切缘距离,局限性肿瘤的切缘距癌肿边缘应达到 3cm,浸润型需 5cm 以上,如切缘距离低于以上要求则需对肿瘤近端切缘全层进行快速病理检查以明确。食管浸润癌上切缘并非一定要确保 5cm 以上,但是需进行切缘快速病理检查,有时需反复切除食管下端以确保切缘阴性。来自欧洲的多中心前瞻性随机对照研究证明胃窦癌施行根治性全胃切除或远端胃大部切除的术后生存率无显著性差异,此外与全胃切除相比,远端胃大部切除不仅相对安全,且具有更好的术后营养状况及生活质量,因此胃中下部癌在保证充分切缘的前提下首选远端胃大部切除,幽门侧切缘包括 3cm 十二指肠即可。

胃中上部癌原则上行全胃切除。虽然Ⅰ、Ⅱ期近端胃癌全胃切除和近端胃切除术后 5 年生存率无显著差别,但Ⅲ期胃癌选择近端胃大部切除会影响术后生存。胃上部癌以及食管胃结合部癌行全胃切除抑或近端胃大部切除还需根据残胃大小进行选择,近端胃切除后至少要保留远端 1/2 胃才能保证残胃的功能,当残余胃不足时,单纯的胃食管吻合会带来碱性反流性食管炎等不利影响,严重者明显影响生活质量。凡肿瘤浸润范围达两个分区或肿瘤为多灶,且主癌灶及副癌灶分别位于胃的远近两端者原则上应选择全胃切除。

2. 淋巴结清扫范围 胃癌根治手术治疗的理论基础是:大部分胃癌是局部性病变,即使转移亦是通过局部淋巴管转移至区域淋巴结,能够通过胃切除及局部淋巴结清扫得到治愈。胃癌淋巴结转移一般是由原发肿瘤附近的淋巴结至远处淋巴结,因此不同部位的肿瘤转移规律不同。日本第 3 版

《胃癌治疗指南》大幅简化以往内容,采用 D0/D1/D1+/D2 定义淋巴结清扫范围,根据不同胃切除术式规定淋巴结清扫范围。对于全胃切除术(图 5-7),D1/D1+/D2 定义如下:D1:No. 1、7;D1+:D1+No. 8a、9、11p;D2:D1+No. 8a、9、10、11p、11d、12a。对于食管浸润癌,D1+需追加清扫 No. 110 组淋巴结,D2 需追加清扫 No. 19、20、No. 110、111 组淋巴结。对于远端胃切除术(图 5-8),D1/D1+/D2 分别定义为:D1:No. 1、3、4sb、4d、5、6、7;D1+:D1+No. 8a、9;D2:D1+No. 8a、9、11p、12a。不满足 D1 要求的清扫则为 D0 手术。

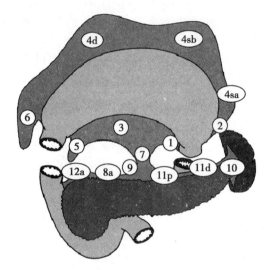

图 5-7 全胃切除术淋巴结清扫范围

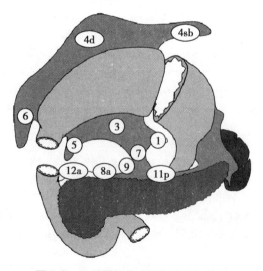

图 5-8 远端胃切除术淋巴结清扫范围

有关胃癌根治术中淋巴结清扫的价值,东西方国家的观点分歧明显。早在 1981 年日本学者 Kodama 发表了 D2 手术生存优于 D1 手术的报道,这

一结论得到众多日本学者的支持。大样本的回顾性研究也表明,根治性淋巴结清扫有助于提高胃癌的无病生存率和总生存率,治愈率高达 50% ~ 60%。然而日本关于 D2 手术优于 D1 手术的结论完全建立在回顾性研究基础之上,研究结果不可避免地受分期偏倚的影响,按循证医学的角度来看日本研究的证据强度显然不足。为此在英国和荷兰开展了两项大型多中心前瞻性临床对照研究,比较 D2 和 D1 手术的效果,而这两项研究中过高的手术死亡率结果并不足以作出 D1、D2 手术孰优孰劣的结论。经 15 年的长期随访,荷兰研究发现 D2 手术组局部区域复发率以及胃癌相关死亡率均明显低于 D1 手术组。目前比较一致的观点认为,东西方之间存在的人种、体态与技术差异影响了治疗结果,随着术式的推广以及围手术处理的进步,D2 手术并发症发生率和死亡率将会明显下降。来自中国、日本、韩国和意大利的经验均证明了这一点。目前 D2 淋巴结清扫作为胃癌根治手术的标准式已趋向共识,可根治的进展期胃癌原则上应常规施行 D2 清扫术。

有关 D2 以上淋巴结清扫(D2+和 D3)的价值争议已久。日本 JCOG9501 研究证实,对于有经验的专家,进行包括 16 组淋巴结清扫在内的扩大根治术是安全的,但与标准 D2 术相比,D2+和 D3 术并不能进一步提高胃癌的生存率,因此不再推荐预防性腹主动脉旁淋巴结清扫。

3. 脾胰体尾切除 胃癌脾门淋巴结转移率约为 15%,为了彻底清扫脾门和脾动脉旁淋巴结,避免淋巴结转移癌残留,传统上胃底、胃体及贲门等部位的胃癌行根治术时多常规切除脾脏或脾胰体尾。近 20 年来,随着相关研究的深入,越来越多的证据表明,除肿瘤直接侵犯胰腺外,胃癌的淋巴结转移不存在于胰腺实质内,而是存在于脾动脉周围的结缔组织中,因此近端胃癌根治术中常规联合脾脏、胰腺切除不仅没有必要,而且弊多利少。其主要依据如下:①胃癌脾门淋巴结转移率较低,且主要发生于近端胃大弯侧 T3、T4 期肿瘤;②系统研究证实胰腺实质内无淋巴结,胃癌除直接浸润胰腺外,并不发生胰腺转移;③欧洲两组随机研究中联合脾脏或脾胰体尾切除明显增加了术后并发症和死亡率;④即使在一些良好控制手术死亡率的二期临床研究中,脾切除也未能提高术后总体生存率。目前仍没有确实令人信服的结果证明进展期胃癌切除脾胰体尾可使患者受益,而且脾切除后免疫功能改变对生存期的影响尚不清楚,因此对于无

明确脾门淋巴结转移者进行以彻底清扫淋巴结为目的的联合脾脏或脾胰切除术应持慎重态度。日本自 2002 年开展了比较近端胃癌联合脾切除的 JCOG0110-MF 试验,相信不久的将来能够更好地阐明这个问题。目前认为联合脾脏切除的指征为:①胃癌直接浸润脾胃韧带;②脾门或脾动脉旁淋巴结转移者;③4sb 组淋巴结转移者;④胃底贲门区或胃体大弯侧的 T3 期以上肿瘤。其中后两者属于预防性清扫。联合脾胰体尾切除原则上仅适用于原发癌肿或转移淋巴结直接浸润胰腺实质者,保留脾脏的脾门淋巴结清扫手术具有创伤小、并发症少、保留脾脏免疫功能等优点,其术后长期生存率也与传统清扫术相当,唯手术操作较为复杂。

4. 消化道重建方式的选择原则 远端胃癌根治术后消化道重建方式主要有 Billroth Ⅰ(B-Ⅰ)式和 Billroth Ⅱ(B-Ⅱ)式吻合术。B-Ⅰ式主要的优点在于手法简便,保留了生理性的食物通道,有利脂肪吸收,没有小肠相关操作,便于今后十二指肠镜检查,但 B-Ⅰ式重建后发生残胃癌者再次手术较为困难。B-Ⅱ式主要优点在于吻合口瘘的发生率极低,非常安全,即使十二指肠附近的肿瘤复发,食物通道也不会闭塞,然而 B-Ⅱ式重建后十二指肠液反流较为严重,反流性残胃炎和食管炎高发,有导致残胃癌的可能。虽然 B-Ⅰ式重建也存在十二指肠反流情况,但胸骨后烧灼感出现的概率和程度均不如 B-Ⅱ式严重,胃瘫发生率也更低。近年来胃空肠 Roux-en-Y 重建受到一些大型临床中心推崇,认为该术式在保留 B-Ⅱ式的优点同时克服了十二指肠液反流的问题。各种重建方式各有其优缺点,目前对于远端胃癌根治术,B-Ⅰ式重建最为普遍采用。术者需要根据具体情况扬长避短,合理选择重建方式,如残胃过小、十二指肠断端附近存在局部复发可能时可以尽量选择 B-Ⅱ或者 Roux-en-Y 重建。

全胃切除术后胃肠重建方式多种多样,以经典的 Roux-en-y 食管空肠吻合最为常用。Roux-en-y 食管空肠吻合的优点是手术简便,同时具有抗碱性肠液反流的作用,术后反流性食管炎发生率低,缺点是旷置了十二指肠,术后生理改变较大,同时代胃的单腔空肠容量小,食后易饱胀且排空较快,不利于消化吸收。Roux-en-Y 加袋术能够部分克服以上不足,不仅可以增加患者饮食量,而且术后倾倒综合征和反流性食管炎发生率较低,但相关情况仍处于研究阶段。间置空肠代胃术的优点是保留了十二指肠通道,术后食物仍流经十二指肠,使食糜与胆汁、胰液充分混合,有利于消化吸收,缺点是手

术操作较复杂,代胃空肠容量较小。全胃切除术后消化道重建方式的选择可依据患者的具体情况和术者的经验而定。以往对于比较晚期的胃癌患者,也有术者选择食管空肠襻式吻合,同时加作空肠-空肠侧侧吻合以防术后反流,鉴于这种重建方式在手术操作上较 Roux-en-y 吻合并无明显的便捷之处,且术后较易并发反流性食管炎,严重影响患者的饮食、营养和生活质量,原则上不宜采用。

三、扩大根治手术

(一)扩大根治手术的适应证

病灶突破胃壁直接侵犯邻近脏器,但淋巴结转移未超过 D2 清扫范围,且无远处转移者。

(二)手术方式

1. 联合脏器切除　为获得根治性切除,联合脏器切除曾被作为常规手术应用于胃癌的治疗。近年来由于综合治疗地位的提升、多中心临床研究的推广和循证医学的发展,对联合脏器切除越来越慎重。目前认为当肿瘤浸润食管下端、横结肠、肝左叶、胰体尾、脾脏等邻近脏器,但无远处转移征象,且患者全身情况允许时,应联合切除受累脏器。胃癌联合脏器切除以整块切浸润脏器和彻底清扫转移淋巴结为主要目的,局部晚期癌肿根治性联合脏器切除能够延长患者生存期。其他联合脏器切除手术,如胰十二指肠切除术,因手术并发症发生率和死亡率高,并不能显著改善患者的预后,不推荐此类手术。

2. 扩大淋巴结清扫　在 D2 胃癌根治术清扫第一与第二站淋巴结的基础上,进一步扩大清扫至第三站或以上的淋巴结。目前扩大淋巴结清扫的意义尚不明确,预防性 16 组淋巴结清扫的意义已由比较 D2 和 D2 + 16 组淋巴结清扫的 RCT 研究(JCOG9501)予以否认。研究发现尽管 D2+16 组淋巴结清扫并不增加术后严重并发症以及手术死亡率,但两组的生存曲线几乎完全重叠,证明预防性腹主动脉旁淋巴结清扫并不能进一步提高疗效。对于无其他非根治性因素存在的 16 组转移患者,D2+16 组清扫尽管可能达成 R0 切除,但预后不良,不推荐作为常规手术方式。对于胃下部癌,14v 组淋巴结转移率及阳性病例生存率均较低。第 14 版日本胃癌处理规约中 14v 组淋巴结属于第 3 站淋巴结,不再包括于 D2 淋巴结清扫范围中,但是对于 6 组淋巴结转移的远端胃癌患者尚不能否认 14v 淋巴结的清扫效果。另外,从第 14 版《胃癌处理规约》开始,13 组转移被定义为 M1,但在发生十二指肠浸润的胃癌患者中 13 组转移但仍长期生存的患者并不鲜见,因此对于这些患者 D2+13 组淋巴结清扫也是可供选择的方案。

四、缩小手术

早期胃癌是指局限于胃黏膜内(M)与黏膜下(SM)的胃癌,而不考虑是否存在淋巴结转移。一般认为胃癌早期亦可发生淋巴结转移,黏膜内癌的淋巴结转移率为 0 ~ 4%,黏膜下癌的淋巴结转移率为 11% ~ 20%。因此 D2 根治术一直作为早期胃癌的标准手术,在国内外都取得了良好的效果。由于早期胃癌治疗效果好,术后生存期也较长,国际上很多中心报道早期胃癌术后患者 5 年生存期接近 90%,患者生活质量的提高近年来越来越受到重视。随着对早期胃癌淋巴结转移规律以及相关临床病理因素的深入研究,早期胃癌的治疗发生了很大的变化,采用了缩小胃切除和淋巴结清扫范围的手术,包括内镜下黏膜切除术/内镜黏膜下剥离术(EMR/ESD)(详见本章第三节)、缩小的淋巴结清扫和保留幽门、保留迷走神经的胃癌根治术,以减少标准根治术带来的手术后并发症和死亡,改善患者术后的生活质量。这类手术缩小了切除范围,但要求外科医师的相关知识及处理程序、技术却更高了。如对癌肿术前的准确判断,术后病理学的详尽检查,以及加强术后随诊工作。

(一)缩小根治术的适应证

早期胃癌缩小手术适应证为 T1 肿瘤,未见明显淋巴结转移者(cT1N0)。其中保留幽门胃切除术适应证为胃中部肿瘤,下缘距幽门环 4cm 以上;近端胃切除术的适应证为胃上部的肿瘤。

(二)操作规范

早期胃癌缩小手术需确保肉眼 2cm 以上的切缘距离。此外,行保留幽门胃切除术时还必须保留至少 2cm 的胃窦以便保证幽门上下的血供;胃上部肿瘤必须保留 1/2 以上的胃以保证残胃容量,减少术后胃食管反流症状。边缘不明显的肿瘤,估计切缘太近时,可术前内镜活检时同时标记肿瘤边缘,为术中决定切除范围提供参考。

按照第 3 版日本《胃癌处理规约》,早期胃癌的淋巴结清扫范围可以遵循以下原则:D1 清扫仅适用于无法进行 EMR、ESD 的 T1a 肿瘤及直径 1.5cm 以下的分化型 T1b、cN0 的肿瘤,除上述情况外,其他任何 T1cN0 的肿瘤需行 D1 + 淋巴结清扫。术中判断肿瘤浸润深度有时相当困难,观察病灶局部浆膜反应和触诊病灶常有助于判断:黏膜内癌一般无浆膜反应,肿瘤浸润黏膜下层或伴有溃疡(瘢痕)时术中才可触及。全胃切除术以及远端胃切除术的 D1 和 D1+淋巴结清扫范围前文已经作出了具体描述。对于近端胃切除术淋巴结清扫范围规定如下(图 5-9),D1:No. 1、2、3a、4sa、4sb、7;D1 +:D1 + No. 8a、9、11p,对于食管浸润癌,D1+需追加 No. 110 组淋巴结。研究发现对于符合保留幽门胃切除术指征的胃中下部癌患者,No. 5 组淋巴结转移率极低,仅为 0.6%,因此保留 No. 5 组淋巴结并不影响整体预后,故术中不清扫 5 组淋巴结(图 5-10),规定淋巴结清扫范围 D1:No. 1、3、4sb、4d、6、7;D1 +:D1 +No. 8a、9。

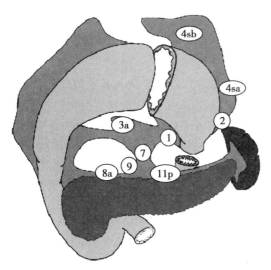

图 5-9　近端胃切除术淋巴结清扫范围

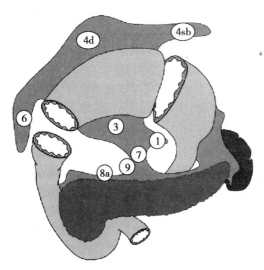

图 5-10　保留幽门胃切除术淋巴结清扫范围

(三) 保留幽门胃切除术疗效评价

保留幽门胃切除术中应尽力保留迷走神经肝支和腹腔支。保留幽门能够减缓胃排空,防止胆汁反流,保留迷走神经前支(肝支)及后支(腹腔支)可减少术后胆石症的发生,减少腹泻次数以及促进术后体重减轻的早期恢复等,从而改善患者的生活质量。保留幽门胃切除术治疗早期胃癌安全、优效,手术死亡率极低,5 年生存率高达 96%,术后胃瘫是其最主要的并发症。

(孙益红)

参考文献

1. Japanese Gastric Cancer Association. Japanese classification of gastric carcinoma:3rd English edition. Gastric Cancer,2011,14:101-112.

2. Japanese gastric cancer association. Japanese gastric cancer treatment guidelines 2010 (ver. 3). Gastric Cancer, 2011,14:113-123.

3. Cuschieri A,Weeden S,Fielding J,et al. Patient survival after D1 and D2 resections for gastric cancer:long-term results of the MRC randomized surgical trial. Surgical Co-operative Group. Br J Cancer,1999,79:1522-1530.

4. Bonenkamp JJ,Hermans J,Sasako M,et al. Extended lymph-node dissection for gastric cancer. The New England journal of medicine,1999,340:908-914.

5. Hartgrink HH,van de Velde CJ,Putter H,et al. Extended lymph node dissection for gastric cancer:who may benefit? Final results of the randomized Dutch gastric cancer group trial. Journal of clinical oncology:official journal of the American Society of Clinical Oncology, 2004, 22:2069-2077.

6. Songun I,Putter H,Kranenbarg EM,et al. Surgical treatment of gastric cancer:15-year follow-up results of the randomised nationwide Dutch D1D2 trial. Lancet Oncol,2010,11:439-449.

7. Bozzetti F,Marubini E,Bonfanti G,et al. Total versus sub-total gastrectomy:surgical morbidity and mortality rates in a multicenter Italian randomized trial. The Italian Gastrointestinal Tumor Study Group. Ann Surg,1997,226:613-620.

8. McCulloch P,Niita ME,Kazi H,et al. Gastrectomy with extended lymphadenectomy for primary treatment of gastric cancer. Br J Surg,2005,92:5-13.

9. Csendes A,BP,Rojas J,Braghetto I,et al. A prospective randomized study comparing D2 total gastrectomy versus D2 total gastrectomy plus splenectomy in 187 patients with gastric carcinoma. Surgery,2002,131:401-407.

10. Sasako M,Sano T,Yamamoto S,et al. D2 lymphadenectomy alone or with para-aortic nodal dissection for gastric cancer. The New England journal of medicine,2008,359:453-462.

11. Kim JH, Park SS, Kim J, et al. Surgical outcomes for gastric cancer in the upper third of the stomach. World J Surg, 2006, 30: 1870-1876.

12. Katai H, Sano T, Fukagawa T, et al. Prospective study of proximal gastrectomy for early gastric cancer in the upper third of the stomach. Br J Surg, 2003, 90: 850-853.

13. Yu W, Choi GS, Chung HY. Randomized clinical trial of splenectomy versus splenic preservation in patients with proximal gastric cancer. Br J Surg, 2006, 93: 559-563.

14. Gotoda T, Yanagisawa A, Sasako M, et al. Incidence of lymph node metastasis from early gastric cancer: estimation with a large number of cases at two large centers. Gastric cancer, 2000, 3: 219-225.

第三节　胃癌微创外科治疗的现状与进展

外科手术是胃癌获得根治的唯一途径。传统的胃癌手术创伤大，术后恢复慢，并发症多，如何达到胃癌根治性切除并尽量减少手术创伤始终是胃癌外科治疗追求的目标。自 1987 年法国 Mouret 首次成功地将腹腔镜技术应用于胆囊切除术以来，以腹腔镜技术为主的微创外科，由于创伤小、恢复快、并发症少已逐渐成为最重要的临床发展方向。微创外科的概念已被引入外科手术的各个领域，并不断获得深入的研究、探索和发展。随着内镜、腹腔镜及达芬奇机器人等微创外科技术在胃癌手术中的应用，胃癌的微创外科治疗也逐步得到开展，并取得了较大进展。20 世纪 80 年代末日本率先开展了内镜下黏膜切除术治疗早期胃癌，后来又发展出了内镜黏膜下剥离术治疗早期胃癌，均取得了满意的疗效。1994 年，日本 Kitano 首次报道了早期胃癌的腹腔镜胃癌根治术。1997 年 Goh 等开展了腹腔镜胃癌 D2 根治术治疗进展期胃癌，证实了技术上的安全性、可行性，并取得了良好的临床效果。2002 年，达芬奇机器人作为一种新型智能化操控平台，由 Hashizume 等首次报道用于胃癌根治术，近年来在临床上逐渐得到开展，近期疗效满意。

胃癌微创治疗的种类日益增多，几乎涵盖了胃癌的各种术式，技术也逐渐成熟并取得了较好的临床疗效，是目前胃癌外科治疗的主要发展方向和研究热点。

一、胃癌的内镜治疗

内镜手术是目前治疗早期胃癌的最主要术式，包括内镜下黏膜切除术（endoscopic mucosal resec-tion, EMR）和内镜黏膜下剥离术（endoscopic submucosal dissection, ESD）两种，既能有效治疗早期胃癌（early gastric cancer, EGC），又具有并发症少、创伤小、费用低等特点，不但治疗效果与外科手术相似，而且能使大部分患者免除传统手术治疗的风险及手术对生活质量带来的严重影响。

（一）胃癌内镜治疗的适应证

EMR 是内镜最早应用于早期胃癌治疗的手段，主要适于直径<2cm 的肠型隆起型黏膜内癌（Ⅰ型）或直径<1cm 的无溃疡平坦或凹陷型黏膜内癌（Ⅱa 或Ⅱb 型），而对于病变直径>2cm 或Ⅰc 型、Ⅲ型则不适合行 EMR。当病变侵及黏膜下层、有淋巴管或血管侵及、或为不完全切除的低分化腺癌，EMR 治疗后需再次行根治性手术；对于不完全切除的胃黏膜内癌，且病理类型为高分化腺癌时，可再次行 EMR，以达到完全切除。

ESD 扩大了早期胃癌内镜下切除的适应证。目前，日本采用 ESD 治疗早期胃癌的扩大适应证为：①肿瘤直径≤2cm，无合并溃疡的未分化型黏膜内癌；②不论病灶大小，未合并溃疡的分化型黏膜内癌；③肿瘤直径≤3cm，合并溃疡的分化型黏膜内癌；④肿瘤直径≤3cm，未合并溃疡的分化型 SM_1 黏膜下癌。对于年老体弱、有手术禁忌证或怀疑淋巴结转移的黏膜下癌拒绝手术者也可视为 ESD 的相对适应证。

内镜下治疗 EGC 的适应证非常严格，因此术前对肿瘤的评估要求较高。增强 CT 或 MRI 对判断胃周淋巴结的转移情况较为可靠，而超声内镜检查对确定肿瘤侵犯的层次非常有帮助。

（二）内镜下治疗胃癌的疗效评价

在严格选择适应证的情况下，内镜手术治疗 EGC 与开腹手术的 5 年存活率无统计学差异，均达 90% 以上。Oda 等对日本 714 例早期胃癌内镜手术的回顾性分析表明，3 年无病生存率和 3 年总体生存率分别为 94.4% 和 99.2%。但应引起重视的是，Oka 发现只有对于直径<5mm 的病灶，EMR 和 ESD 的 5 年局部复发率无统计学差异，而对于直径>1cm 的病灶，ESD 的 5 年局部复发率显著低于 EMR。Park 等人进行的荟萃分析结果显示，在 3806 例 EGC 患者中（ESD 1734 例，EMR 2072 例），ESD 组的根治性切除率为 79.5%，显著优于 EMR 组（59%），且 ESD 组局部复发率仅为 0.82%，也显著低于 EMR 组（5.03%）。这是因为 EMR 存在切除不完全或一次性完全切除率低，增加了病灶残留和复发的风险，文献报道 EMR 的局部复发率为 1.6%~

6.6%，而 ESD 是在 EMR 的基础上一次性完整切除包括黏膜全层、黏膜肌层及大部黏膜下层，不仅可明显降低肿瘤的残留与复发率，而且适用于直径>2cm 或溃疡型 EGC、经 EMR 治疗后再次复发的患者。Ono 报告日本国立癌中心 ESD 治疗早期胃癌 945 例共 1033 个病灶，整块切除率 98%，术中及术后出血率 13%，穿孔率 4%，随访 3~51 个月无局部复发。Michida 等报道了 624 例行 ESD 治疗 EGC 的患者，完整切除率为 94%，穿孔率为 6%，出血率为 5%，中位随访时间 36 个月，局部复发率仅为 1.3%。Isomoto 等于 2012 年回顾性分析了 2001 年 1 月至 2007 年 12 月接受 ESD 治疗 EGC 的 589 例患者，术中出血率为 1.8%，穿孔率为 4.5%，无手术死亡病例，5 年复发转移率仅为 2.9%，带瘤存活率达 100%。因此，在日本内镜已被作为治疗 EGC 的标准术式。

（三）胃癌内镜治疗的主要并发症

内镜治疗 EGC 的常见并发症主要有胃出血、胃穿孔和胃溃疡形成等。胃出血是最常见的并发症之一，由于胃体前、后壁的血管密度较高，出血常见于此。研究证实，术前常规使用质子泵抑制剂提高胃内 pH，并将患者收缩压控制在 150mmHg 以下，可显著降低出血发生率。对于术中较小的出血，可应用电凝、氩气刀、止血夹以及热活检钳处理，如遇到难以控制的大出血则需急诊手术，首选腹腔镜探查，双镜联合治疗。术后出血多发生在 2 周内，少量出血可再次行胃镜检查并在胃镜下采取止血夹或电凝止血，但勿过度凝固以免导致迟发性穿孔。胃穿孔是最严重的并发症，发生率约为 4%。对于小的穿孔，通常可以尝试内镜下金属夹夹闭缝合，而对于大的穿孔则可在内镜下行荷包缝合或采用"吸引-夹闭-缝合"的方法，即适当吸出胃内气体缩小穿孔，再用多个金属夹夹闭穿孔。如果内镜下治疗困难或内镜治疗失败，患者出现严重的腹膜炎体征时则需及时进行外科手术干预，首选腹腔镜探查胃穿孔修补术，创伤小、恢复快。

二、腹腔镜胃癌手术

1994 年 Ohashi 报道腹腔镜胃腔内黏膜切除术用于治疗无淋巴结转移的早期胃癌患者，同年 Ohgami 等也报道腹腔镜胃楔形切除术治疗 EGC，均取得了较好的临床疗效，但由于这两种手术方式均不对胃周淋巴结进行清扫，其应用范围比较局限。1994 年日本 Kitano 等人首次报道腹腔镜胃癌根治术治疗早期胃癌，由于其相对于传统的胃癌根治术具有明显的微创优势，因而在国内外逐步得到了开展。

腹腔镜胃癌根治术用于早期胃癌治疗的临床报道较多，取得了与开腹手术相当的近远期疗效，促使其手术指征从早期胃癌扩大到了进展期胃癌。1997 年 Goh 等人首次将腹腔镜胃癌 D2 根治术用于治疗进展期胃癌，取得了良好的近期疗效，证实了技术上的安全性和可行性。由于腹腔镜胃癌 D2 根治术用于治疗进展期胃癌手术难度较大，国内外开展单位及报道例数均较少，近年来随着腹腔镜技术和器械的进步，报道逐渐增多，取得了较大的进展，是目前临床探索研究的热点问题。

（一）腹腔镜胃癌手术适应证

腹腔镜胃癌根治术最初主要应用于早期胃癌患者。随着腹腔镜胃癌 D2 根治术在技术上的不断成熟，腹腔镜技术在进展期胃癌中的应用已逐步得到了认可。腹腔镜进展期胃癌手术是目前临床研究的重点与热点，其手术适应证目前国内外尚未统一。虽然目前日本经验丰富的腹腔镜外科医师仍将其适应证局限于肿瘤浸润深度在 T2 以内的患者，但近几年来国内外越来越多的临床病例报道显示，肿瘤浸润深度超过 T2 的进展期胃癌患者采用腹腔镜胃癌 D2 根治术在肿瘤完整切除、肿瘤周围足够正常组织切除及淋巴结清扫数量上与开腹手术无显著差异，能达到胃癌的根治性切除，近远期疗效满意。腹腔镜胃癌 D2 根治术能达到进展期胃癌根治的效果，而且不增加手术并发症率及死亡率。因此我们认为对于已具备成熟腹腔镜胃癌手术经验的医生，腹腔镜技术在进展期胃癌中的适应证不仅限于胃癌浸润深度在 T2 以内，T3 及部分 T4 的进展期胃癌也可采用腹腔镜手术完成。对于部分 T4 期进展期胃癌，腹腔镜手术还可联合胰体尾、脾脏、横结肠等切除达到对胃癌的根治。对于手术探查中发现进展期胃癌不能切除，或出现了腹膜种植或远处转移而无法进行根治性手术切除，但患者一般情况尚可的情况，可在腹腔镜下行姑息性手术。对于有大面积浆膜层受侵，或肿瘤直径大于 10cm，或淋巴结转移灶融合并包绕重要血管和（或）肿瘤周围组织广泛浸润的胃癌患者，行腹腔镜手术有较大难度，其实这种情况行开腹手术难度也同样较大。

（二）腹腔镜胃癌手术的主要方法

1. 腹腔镜胃癌局部切除术　主要包括腹腔镜胃腔内黏膜切除术（intra-gastric mucosal resection，IGMR）、腹腔镜胃楔形切除术（laparoscopic wedge

resection，LWR）两种术式。其适应证为：①术前诊断为胃黏膜癌，难以行 EMR、ESD；②隆起型，直径<2.5cm；③凹陷型，直径 1.5cm，无溃疡。IGMR 适于除胃前壁外任何位置的胃癌，而 LWR 适于除胃后壁外任何位置的胃癌。日本全国内镜手术调查显示，腹腔镜下胃局部切除术术中及术后并发症发生率分别为 2.9% 和 5%，最常见的并发症有胃排空障碍（1.9%）及出血（1.8%），总的手术中转率为1.3%。Kitano 回顾性研究了 1428 例经 LWR 和260 例经 IGMR 治疗的 EGC 患者，结果显示短期疗效良好。Ohgami 等报道了 111 例经 LWR 治疗的EGC 患者，平均随访 36 个月，仅 2 例复发（1.8%）。然而 LWR 及 IGMR 与内镜下黏膜切除术（EMR 及ESD）相同，均为局部切除病灶，并不清扫胃周淋巴结，术后均有胃癌残留及复发的风险，因此对于 IGMR 及 LWR 应严格掌握适应证。

2. **腹腔镜胃癌根治术** 腹腔镜胃癌根治术根据腹腔镜技术可分为：①完全腹腔镜下胃癌根治术：胃的切除、淋巴结清扫以及消化道重建均在腹腔镜下完成，技术要求较高，手术时间相对长；②腹腔镜辅助下胃癌根治术：胃的游离及淋巴结清扫在腹腔镜下完成，胃的切除和胃肠道吻合通过腹壁小切口辅助完成，是目前应用最多的手术方式；③手助腹腔镜胃癌根治术：在腹腔镜手术操作过程中，通过腹壁小切口将手伸入腹腔进行辅助操作完成手术。

腹腔镜胃癌根治术根据切除胃的范围可分为：①腹腔镜根治性远端胃大部切除术；②腹腔镜根治性近端胃大部切除术；③腹腔镜根治性全胃切除术；④腹腔镜胃切除合并邻近脏器切除术。

腹腔镜胃癌根治术按胃周淋巴结清扫范围分主要有：①腹腔镜胃 D1 淋巴结清扫术，清除胃周第1 站淋巴结；②腹腔镜胃 D1+α 和 D1+β 淋巴结清扫术，即清除第 1 站+第 7 组和清除第 1 站+第 7、8a、9 组淋巴结；③腹腔镜胃 D2 根治术，清除胃周第 2 站淋巴结。

（三）腹腔镜胃癌手术的临床疗效

近年来，腹腔镜胃癌根治术在国内外取得了较大进展，尤其在日本、韩国和中国，腹腔镜胃癌根治术治疗早期胃癌的微创性、安全性和根治性已经得到了证实。随着手术量积累和技术进步，腹腔镜进展期胃癌手术正在世界各地逐步开展。相对于开腹手术，腹腔镜胃癌根治术术中出血少，术后疼痛轻、恢复快，住院时间短，并发症发生率低，微创优点明显，近期疗效好。Lee 等报道 294 例早期胃癌

患者行腹腔镜根治性远端胃大部切除术，与同期664 例开腹胃癌根治对比，腹腔镜组术后平均住院时间 8.0 天，术后并发症发生率为 6.8%，而开腹手术平均住院时间为 10.5 天，术后并发症发生率为 11.3%。Kunisaki 等报道 314 例胃癌患者行腹腔镜胃癌根治术，与同期 309 例开腹胃癌根治术对比，腹腔镜组术中平均失血量为 142.7ml，术后平均肛门排气时间为 1.7 天，术后平均住院时间为 12天，而开腹手术术中平均失血量为 287.7ml，术后平均肛门排气时间为 2.9 天，术后平均住院时间为12.5 天。我科 726 例行腹腔镜胃癌根治术患者的临床资料显示，平均手术时间为 179 分钟，术中平均出血量为 87ml，术后平均肛门排气时间为 2.9天，术后平均进流质饮食时间为 3.1 天，术后平均住院时间为 7.9 天，手术并发症发生率为 6.2%。至于腹腔镜胃癌根治术对胃癌的根治效果，研究结果显示腹腔镜手术在胃癌的完整切除、切除范围及胃周淋巴结清扫的数量上与开腹手术无显著差异，能达对胃癌的根治性切除。Scatizzi 等报道进展期胃癌患者行腹腔镜胃癌根治术，术中平均清扫淋巴结 31 枚，标本平均长度 17.6cm，与同期开腹胃癌根治术比较均无显著差异，两组残端均无癌残留。黄昌明等研究腹腔镜与开腹胃癌根治术的淋巴结清扫数目，结果显示腹腔镜组平均清扫淋巴结 29 枚，与开腹手术组 28 枚相当，且第 7、8 组淋巴结清扫数目较开腹手术组明显增多，其余各组淋巴结清扫数目均相当。我科腹腔镜胃癌根治术患者术中平均清扫淋巴结数目为 33 枚，手术切除标本近切缘为 6.3cm，远切缘为 5.6cm。上述结果显示腹腔镜胃癌根治术能达到与开腹手术相当的根治效果，且术后微创优点明显，近期疗效良好。

腹腔镜胃癌根治术后胃癌患者的远期疗效一直备受关注。临床研究随访结果显示，腹腔镜胃癌根治术能达到与开腹手术相当的远期疗效。日本Kitano 等进行了一项包含 1294 例腹腔镜早期胃手术的临床多中心回顾性研究，中位随访时间 36个月，有 6 例患者复发，复发率仅为 0.5%。韩国Song 等回顾性研究了 1998～2005 年 1417 例胃癌患者行腹腔镜胃癌根治术的远期疗效，结果显示1186 例早期胃癌患者中有 19 例复发，复发率为1.6%，231 例进展期胃癌患者中有 31 例复发，复发率为 13.4%。复发的类型血行转移 17 例，腹腔种植转移 11 例，局部复发 10 例，远处淋巴结转移 2例，混合复发转移 10 例。Pak 等报道一单中心共714 例腹腔镜胃癌手术远期疗效的临床回顾性研

究,中位随访时间46.2个月,共26例复发,其中7例腹腔种植转移,6例局部复发,5例血行转移,4例远处淋巴结转移,4例混合复发,5年总生存率为Ⅰ期96.4%,Ⅱ期83.1%,Ⅲ期50.2%。Park等报道一多中心包含1485例腹腔镜胃癌手术远期疗效的临床回顾性研究,中位随访时间55.4个月,5年总的生存率为Ⅰb期90.5%,Ⅱa期86.4%,Ⅱb期78.3%,Ⅲa期52.8%,Ⅲb期52.9%,Ⅲc期37.5%。Hamabe等回顾性研究167例行胃癌D2根治术的进展期胃癌患者,其中腹腔镜手术66例,开腹手术101例,5年无病生存率腹腔镜组89.6%,开腹组75.8%,无显著差异。我们进行的726例腹腔镜胃癌手术的随访结果显示,中位随访时间48.3个月,5年总生存率为58.4%,其中早期胃癌5年生存率为96.2%,进展期为54.4%。

上述大宗病例的回顾性研究结果显示,对于早期胃癌应用腹腔镜手术治疗效果非常满意,因此已被日本胃癌治疗规范纳入Ⅰ期胃癌的标准治疗方案,同时NCCN指南也推荐对早期胃癌患者行腹腔镜手术治疗。对于进展期胃癌,腹腔镜根治术的远期疗效也是满意的,但仍需进一步进行大宗病例的多中心临床前瞻性随机对照研究来证实。

(四)腹腔镜胃癌手术的并发症

腹腔镜胃癌手术的并发症主要包括腔镜技术及气腹相关并发症和胃癌手术相关并发症两大类。前者主要有trocar穿刺所致的腹腔脏器或血管损伤、皮下气肿、空气栓塞及trocar穿刺孔种植转移等,后者主要有吻合口出血、腹腔内出血、吻合口瘘、十二指肠残端瘘及切口感染等。关于腹腔镜胃癌根治术的手术并发症发生率及手术死亡率文献报道不一。对于腹腔镜胃癌根治术操作技能熟练的学者来说,手术并发症发生率及手术死亡率总体低于开腹手术。韩国的Kim等报道的一项多中心包含1485例腹腔镜胃癌根治术的回顾性研究结果显示,腹腔胃癌根治术的总手术并发症发生率及死亡率分别为14%和0.6%,其中切口感染发生率4.2%,吻合口出血发生率1.3%,腹腔脓肿或积液发生率1.3%,吻合口瘘发生率1.3%,腹腔内出血发生率为1.3%。Kunisaki报道的一项单中心腹腔镜与开腹胃癌根治术研究的结果显示,两组手术术后并发症发生率无显著差异,腹腔镜组为13.2%(14/106),开腹组为15.1%(16/106),主要并发症有吻合口瘘、切口感染、胰瘘等。随着腹腔镜操作技术及腹腔镜器械使用的不断熟练,手术并发症的发生率逐渐下降,Kim等将140例腹腔镜胃癌手术

分为2组,早期手术组和后期手术组各70例,共有26例发生了手术并发症,分别为皮下气肿3例,十二指肠残端瘘1例,腹腔内出血3例,腹腔脓肿1例,消化道出血5例,吻合口狭窄1例,肠梗阻1例,胃排空延迟2例,倾倒综合征3例,切口感染、液化5例,另有1例因肝脏衰竭术后死亡,后70例手术并发症发生率为11.4%,显著低于前70例24.3%。我科早期321例腹腔镜胃癌根治术手术并发症的发生率为8.1%,随着病例数的不断增多,手术操作不断熟练,之后的726例手术并发症发生率已降至6.2%。要降低腹腔镜胃癌根治术手术并发症的发生率,需有熟练的开腹胃癌根治术经验、熟练的腹腔镜操作技术以及能熟练使用各种腹腔镜器械和胃肠吻合器,同时应严格把握手术适应证,认真作好术前评估,对不宜在腔镜下完成手术的病例应及早转开腹,切不可片面追求微创而违背手术原则。

三、双镜联合胃癌微创治疗

对于EGC还可进行双镜联合手术治疗。EMR和ESD均可联合腹腔镜进行。双镜联合治疗早期胃癌时,可先通过胃镜对肿瘤进行定位,同时建立气腹,试行腹腔镜监控下EMR/ESD,若内镜治疗后胃壁菲薄、穿孔或出血,可在腹腔镜下行胃壁修补及缝扎止血,若肿瘤在内镜下无法切除、不能达到根治目的或切缘阳性,则由内镜定位后由外科医生在腹腔镜下行胃腔内黏膜切除术、胃楔形切除术或胃癌根治术。对于直径<2cm、分化良好但有潜在淋巴结转移风险的病例,也可施行ESD+腹腔镜淋巴结清扫术。在胃镜下向病灶周围注入示踪剂至黏膜下,腹腔镜下获取最先积聚示踪剂的淋巴结作为前哨淋巴结进行快速活组织检查,以确定淋巴结有无转移,如无转移行ESD,有转移即行腹腔镜辅助胃癌根治术。Tonouchi等为6例EGC患者行EMR术后腹腔镜前哨淋巴结显影并行腹腔镜辅助远端胃癌根治术,6例患者共检出20枚前哨淋巴结,85枚非前哨淋巴结,术后患者均无复发。Abe等为5例EGC患者施行ESD+腹腔镜淋巴结清扫术,ESD切除后残端无癌组织残留,术后平均淋巴结清扫15枚,术后随访无复发。2011年,同一研究小组对21例有潜在淋巴结转移风险的患者实施ESD+腹腔镜辅助淋巴结清扫术,2例患者术后病理提示有淋巴结转移,在中位随访61个月后,所有患者均未发现肿瘤复发,从而得出对于有淋巴结转移风险的早期胃癌患者及对长期生活质量要求较高

的患者可以实施上述手术方式的结论。这些研究结果表明,EMR 或 ESD 加腹腔镜下淋巴结清扫术治疗部分早期胃癌患者能达到对胃癌的根治性切除,且术后创伤小。

四、达芬奇机器人辅助胃癌根治术

达芬奇机器人手术系统的问世及应用开辟了微创外科的新时代,现已在泌尿、肝胆、心血管外科以及妇科等领域得到较广泛应用。在胃癌外科治疗领域,2002 年 Hashizume 等首次报道达芬奇机器人手术辅助胃癌根治手术,但此后由于该手术难度大、技术要求高和手术设备昂贵等因素,国内外开展单位较少。我科于 2010 年 3 月开始开展达芬奇机器人胃癌根治术,至今已成功实施 156 例,近期疗效满意。

(一) 达芬奇机器人胃癌根治手术适应证

达芬奇机器人胃癌根治手术作为一种新型手术方式,手术适应证的选择是国内外学者关注的焦点,只有正确选择合适病例,才能取得良好的临床疗效。目前由于达芬奇机器人手术系统行胃癌根治手术的相关病例报道少,有关手术适应证的选择尚无统一标准,目前参考腹腔镜胃癌手术适应证,认为适合行内镜下黏膜切除术(EMR)或内镜黏膜下剥离术(ESD)治疗的早期胃癌患者以及肿瘤侵犯周围器官(T4)的患者以及既往有上腹部手术史的患者不适宜行机器人胃癌根治术。由于达芬奇机器人手术系统仍属于一种更智能化、精细化的腹腔镜手术系统,我们认为其手术适应证应与传统腹腔镜胃癌根治手术适应证相似,即选择肿瘤分期局限于 T3 期以内者。因此,患者术前必须常规进行腹部 CT 增强扫描和(或)超声内镜检查,对肿瘤部位和分期做出尽可能准确的判断。

(二) 达芬奇机器人胃癌根治手术的技术特点

达芬奇机器人手术系统采用主从式操作系统,整套设备由医生控制台、成像系统和床旁手术器械臂系统三部分组成。医生可以通过控制台远程控制 3 个机器人仿真手腕器械,并通过腹腔镜对接端口来实施腹腔镜微创手术。与传统的腹腔镜手术不同,达芬奇机器人手术系统具有手颤抖消除、动作比例设定和动作指标化功能,从而显著提高了手术操作的稳定性、精确性和安全性。手术 trocar 布局和手术入路与传统腹腔镜手术基本相同,但由于机械臂体积较大,为了保证术中机械臂较大的活动度,各戳孔间距离尽可能大,至少间隔 8cm。在分区进行淋巴结清扫时,机器人手术系统将术野放大

为 10～15 倍的高清晰三维立体图像,可以更好地显示细小的解剖结构,而且使用更精细灵活和稳定的器械,使常规腹腔镜手术难度较大的胃周血管脉络化操作变得简单方便,因而在实施较复杂的胃癌根治手术方面具有独特的技术优势。对于有丰富经验的胃癌 D2 手术的术者来说,掌握达芬奇机器人辅助胃癌根治术的学习曲线应比腹腔镜胃癌根治术短。淋巴结清扫时既可参照传统的腹腔镜胃癌根治手术淋巴结清扫路径(即自下而上、由左及右、先大弯后小弯进行操作,最后断十二指肠和食管),亦可自下而上先断十二指肠,再由右及左进行操作,特别是对于肥胖或肿瘤位于胃窦或幽门管且体积较大者,先离断十二指肠后更容易清扫第 12a、5 组淋巴结。另外,由于达芬奇机器人手术器械具备 7 个自由度的仿真手腕,极大地提高了操作的灵活性,使常规腹腔镜手术难度较大的缝合操作变得简单方便,显著降低了全腹腔镜下消化道重建的难度。

由于达芬奇机器人手术将现场的直接操作转变为遥控模拟操作,目前尚存在一些局限。术者在远离患者的操控台完全依赖视觉引导进行手术操作,致使手术操作缺乏真实感,且由于放大的术野过于局限,缺乏整体观。目前达芬奇机器人系统尚无力反馈功能,术者无法感知器械操作的真实力度,操作时用力过度很容易导致组织损伤或出现机械故障。

(三) 达芬奇机器人辅助胃癌根治术疗效评价

达芬奇机器人胃癌根治手术作为一种新型手术方式,近年来仅在国内外少量单位进行了开展,取得了良好的临床疗效。Pugliese 等为 17 例胃癌患者行达芬奇机器人胃癌 D2 根治术,其中早期胃癌 8 例,进展期胃癌 9 例,行根治性远端胃切除术 16 例,全胃切除术 1 例,术中出血量平均(87 ± 55)ml,平均清扫淋巴结(25.5 ± 4)枚,切缘平均(6.4 ± 0.6)cm,平均住院(10 ± 1.2)天。Song 等报道了 100 例 EGC 患者进行达芬奇机器人辅助胃癌根治术,其中 33 例行全胃切除术,67 例行部分胃切除术,同时联合 D1+β 或 D2 淋巴结清扫,手术时间分别为 231 分钟和 150 分钟,平均淋巴结清扫数为 36.7 枚,术后平均 4.2 天开始进食,7.8 天出院。Anderson 等报道 10 例 EGC 患者行达芬奇机器人胃癌 D2 根治术,其中 9 例实施根治性远端大部切除术,1 例实施根治性近端胃大部切除术。Kim 等报道 16 例胃癌患者行机器人胃癌根治术。Patriti 等报道 13 例胃癌患者行机器人胃癌根治术,其中 6

例患者为Ⅰ期,6例患者为Ⅱ期,1例患者为Ⅲ期,术后恢复好,近期治疗效果较好。2010年3月我科在国内率先开展了达芬奇机器人胃癌根治术,目前已成功实施156例,也取得了满意的近期疗效。Buchs等对近些年的机器人辅助胃癌切除术进行汇总分析发现,机器人辅助手术安全、可行、中转开腹率约为2.5%,术后并发症发生率为14.6%,死亡率1.5%,均较传统开腹手术低。

五、展望

微创手术是胃癌外科的发展趋势。胃癌的各种微创外科手术有赖于严谨、准确的术前临床病理分期。随着外科医师对胃癌分子生物学行为及临床病理学认识的加深,以及临床先进影像学检查和手术器械的使用,胃癌的外科治疗方式不断发生变化。内镜、腹腔镜及达芬奇机器人等各种微创治疗技术已逐渐被广大医师和胃癌患者所接受。目前内镜治疗已成为EGC的标准术式,具有创伤小、恢复快、并发症少等特点,有条件的单位应继续加大开展力度。腹腔镜胃癌手术发展迅速,虽然近几年国内开展单位和例数均明显增多,但手术尚待规范,需要建立专业的腹腔镜胃癌手术培训基地,培养腹腔镜胃癌手术团队并积极开展相关临床研究,特别是大力开展腹腔镜进展期胃癌手术的临床前瞻性随机对照研究及相关基础研究,从而提高我国腹腔镜胃癌手术的整体水平。随着技术不断成熟和各种设备器械的更新与发展,腹腔镜胃癌手术在胃癌的外科治疗中发挥了更重要的作用,有望成为未来胃癌治疗的标准术式。达芬奇机器人手术系统凭借其智能化、人性化的操控台,高清晰三维立体图像系统和更加稳定、灵活的操作系统确实为手术者提供了诸多便利,且手术创伤更小、并发症更少、患者恢复更快,因此,达芬奇机器人手术将会是未来胃癌微创外科治疗的主要方向,具有良好的应用前景。

（余佩武）

参 考 文 献

1. Ohgami M, Kumai K, Otani Y, et al. Laparoscopic wedge resection of the stomach for early gastric cancer using a lesion-lifting method. Dig Surg, 1994, 11:64-67.

2. Goh P, Khan A Z, Jimmy B Y, et al. Early experience with laparoscopic radical gastrectomy for advanced gastric cancer. Surgical Laparoscopy Endoscopy & Percutaneous Techniques, 2001, 11:83-87.

3. 孙曦,王向东,卢忠生,等. 消化内镜技术用于消化道早癌诊断治疗价值研究. 中国实用内科杂志, 2013, 33(3):207-209.

4. Tanaka M, Ono H, Hasuike N, et al. Endoscopic submucosal dissection of early gastric cancer. Digestion, 2008, 77(1):23-28.

5. Horiki N, Omata F, Uemura M, et al. Risk of local recurrence of early gastric cancer treated with piecemeal endoscopic mucosal resection during a 10-year follow-up period. Surg Endosc, 2012, 26(1):72-78.

6. Park Y M, Cho E, Kang H Y, et al. The effectiveness and safety of endoscopic submucosal dissection compared with endoscopic mucosal resection for early gastric cancer. Surg Endosc, 2011, 25(8):2666-2677.

7. 姚礼庆,钟芸诗,时强. 早期胃癌行内镜下黏膜下剥离术指征及评价. 中国实用外科杂志, 2011, 31(8):656-659.

8. Horiki N, Omata F, Uemura M, et al. Risk of local recurrence of early gastric cancer treated with piecemeal endoscopic mucosal resection during a 10-year follow-up period. Surg Endosc, 2012, 26(1):72-78.

9. Otsuka K, Murakami M, Aoki T, et al. Minimally invasive treatment of stomach cancer. The Cancer Journal, 2005, 11(1):18-25.

10. Lai J F, Kim S, Kim K, et al. Prediction of recurrence of early gastric cancer after curative resection. Ann Surg Oncol, 2009, 16(7):1896-1902.

11. Kitano S, Yasuda K, Shiraishi N. Laparoscopic surgical resection for early gastric cancer. European Journal of Gastroenterology & Hepatology, 2006, 18(8):855-861.

12. Liakakos T, Patapis P, Misiakos E, et al. Expectations and challenges of laparoscopic total gastrectomy. Surg Endosc, 2009, 23:1927-1929.

13. Sato H, Shimada M, Kurita N, et al. Comparison of long-term prognosis of laparoscopy-assisted gastrectomy and conventional open gastrectomy with special reference to D2 lymph node dissection. Surg Endosc, 2012, 26(8):2240-2246.

14. 余佩武,钱锋,郝迎学,等. 腹腔镜胃癌根治术726例的疗效分析. 中华消化外科杂志, 2011, 10(1):44-47.

15. Lee J H, Yom C K, Han H S. Comparison of long-term outcomes of laparoscopy-assisted and open distal gastrectomy for early gastric cancer. Surg Endosc, 2009, 23(8):1759-1763.

16. Jiang X, Hiki N, Nunobe S, et al. Long-term outcome and survival with laparoscopy-assisted pylorus-preserving gastrectomy for early gastric cancer. Surg Endosc, 2011, 25(4):1182-1186.

17. Okabe H, Obama K, Tanaka E, et al. Intracorporeal esophagojejunal anastomosis after laparoscopic total gas-

trectomy for patients with gastric cancer. Surg Endosc, 2009,23:2167-2171.

18. Joo-Ho Lee, Cha-Kyong Yom, Ho-Seong Han. Comparison of long-term outcomes of laparoscopy-assisted and open distal gastrectomy for early gastric cancer. Surg Endosc,2009,23:1759-1763.

19. Ohtani H,Tamamori Y,NoguchiA K,et al. Meta-analysis of randomized controlled trials that compared laparoscopy-assisted and open distal gastrectomy for early gastric cancer. Gastrointest Surg,2010,14:958-964.

20. Kitano S,Shiraish N,Uyama I,et al. A multicenter study on oncologic outcome of laparoscopic gastrectomy for early cancer in Japan. Annals of Surgery,2007,245(1):68-72.

21. Yoshikawa T,Cho H,Rino Y,et al . A prospective feasibility and safety study of laparoscopy-assisted distal gastrectomy for clinical stage I gastric cancer initiated by surgeons with much experience of open gastrectomy and laparoscopic surgery. Gastric Cancer,2013,16(2):126-132.

22. Lee SE,Kim Y W,Lee J H,et al . Developing an Institutional Protocol Guideline for Laparoscopy-Assisted Distal Gastrectomy. Ann Surg Oncol,2009,16(8):2231-2236.

23. Saikawa Y,Otani Y,Kitagawa Y,et al. Interim Results of Sentinel Node Biopsy during Laparoscopic Gastrectomy:Possible Role in Function-Preserving Surgery for Early Cancer. World J Surg,2006,30:1962-1968.

24. Jiang Xiaohua, Hiki N, Nunobe S, et al. Long-term outcome and survival with laparoscopy-assisted pylorus-preserving gastrectomy for early gastric cancer. Surg Endosc,2011,25:1182-1186.

25. Lee S E,Lee J H,Ryu K W,et al. Sentinel node mapping and skip metastases in patients with early gastric cancer. Ann Surg Oncol,2009,16(3):603-608.

26. Pugliese R,Maggioni D,Sansonna F,et al. Total and subtotal laparoscopic gastrectomy for adenocarcinoma. Surg Endosc,2007,21:21-27.

27. 余佩武,王自强,钱锋,等.腹腔镜辅助胃癌根治术105例.中华外科杂志,2006,44:1303-1306.

28. Pak K H,Hyung W J,Son T,et al. Long-term oncologic outcomes of 714 consecutive laparoscopic gastrectomies for gastric cancer:results from the 7-year experience of a single institute. Surg Endosc,2012,26(1):130-136.

29. Park DJ,Han S U,Hyung W J,et al. Long-term outcomes after laparoscopy-assisted gastrectomy for advanced gastric cancer:a large-scale multicenter retrospective study. Surg Endosc,2012,26(6):1548-1553.

30. Hamabe A, Omori T, Tanaka K, et al. Comparison of long-term results between laparoscopy-assisted gastrectomy and open gastrectomy with D2 lymph node dissection for advanced gastric cancer. Surg Endosc,2012,26(6):1702-1709.

31. 吴东波,王存川.进展期胃癌完全腹腔镜与开腹 D2 根治手术的对比研究.中国普通外科杂志,2008,17(12):1180-1183.

32. 廖刚,王子卫,赵林,等.腹腔镜辅助下进展期胃癌根治术安全性及近期疗效分析.重庆医学,2010,39(5):536-537.

33. Kunisaki C,Makino H,Kosaka T,et al. Surgical outcomes of laparoscopy-assisted gastrectomy versus open gastrectomy for gastric cancer:a case-control study. Surg Endosc,2012,26(3):804-810.

34. 黄昌明,林建贤,郑朝辉,等.腹腔镜辅助胃癌根治术淋巴结清扫效果的临床对照研究.中华外科杂志,2011,49(3):200-203.

35. 王德臣,袁炯,傅卫,等.腹腔镜胃癌根治术 3 年随访报告.中国普通外科杂志,2010,19(10):1053-1056.

36. Shuang Jianbo, Qi Shengbin, Zheng Jianyong, et al. A Case-Control Study of Laparoscopy-Assisted and Open Distal Gastrectomy for Advanced Gastric Cancer. J Gastrointest Surg,2011,15:57-62.

37. Scatizzi Marco,Kröning KC,Lenzi E,et al. Laparoscopic versus open distal gastrectomy for locally advanced gastric cancer:a case-control study. Updates Surg, 2011,63:17-23.

38. Kojima K,Yamada H,Inokuchi M,et al. Current status and evaluation of laparoscopic surgery for gastric cancer. Digestive Endoscopy,2008,20:1-5.

39. Song J,Lee H J,Seok G,et al. Recurrence Following Laparoscopy-Assisted Gastrectomy for Gastric Cancer:A Multicenter Retrospective Analysis of 1,417 Patients. Ann Surg Oncol,2010,17:1777-1786.

40. Yongliang Zhao,Peiwu Yu,Yingxue Hao,et al. Comparison of outcomes for laparoscopically assisted and open radical distal gastrectomy with lymphadenectomy for advanced gastric cancer. Surg Endosc, 2011, 25: 2960-2966.

41. Cho B C,Jeung H C,Choi H J,et al. Prognostic impact of resection margin involvement after extended (D2/D3) gastrectomy for advanced gastric cancer:a 15-year experience at a single institute. J Surg Oncol,2007;95(6):461-468.

42. Song J,Kang W H,Oh S J,et al. Role of robotic gastrectomy using daVinci system compared with laparoscopic gastrectomy:initial experience of 20 consecutive cases. Surg Endosc,2009,23(6):1204-1211.

43. Patriti A,Ceccarelli G,Bellochi R,et al. Robot-assisted laparoscopic total and partial gastric resection with D2 lymph node dissection for adenocarcinoma. Surg Endosc,2008,22(12):2753-2760.

44. 余佩武,钱锋,曾冬竹,等.达芬奇机器人手术系统胃癌根治术五例报告.中华外科杂志,2010,48(20):114-115.

45. 余佩武,唐波,曾冬竹,等.达芬奇机器人胃癌根治术41例.中华胃肠外科杂志,2012,15(2):121-124.

46. Hashizume M,Shimada M,Tomikawa M,et al. Early experiences of endoscopic procedures in general surgery assisted by a computer-enhanced surgical system. Surg Endosc,2002,16(8):1187-1191.

47. Song J,Oh S J,Kang W H,et al. Robot-assisted gastrectomy with lymph node dissection for gastric cancer:lessons learned from an initial 100 consecutive procedures. Ann Surg,2009,249(6):927-932.

48. Anderson C,Hellan M,Kernstine K,et al. Robotic surgery for gastrointestinal malignancies. IntJ Med Robot,2007,3(4):297-300.

49. Kim M C,Heo G U,Jung G J. Robotic gastrectomy for gastric cancer:surgical techniques and clinical merits. Surg Endosc,2010,24(3):610-615.

50. Buchs NC,Bucher P,Pugin F,et al. Robot-assisted gastrectomy for cancer. Minerva Gastroenterol Dietol,2011;57(1):33-42.

51. Tokunaga M,Hiki N,Fukunaga T,et al. Quality control and educational value of laparoscopy-assisted gastrectomy in a high-volume center. Surg Endosc,2008,22(6):1430-1434.

52. 中华医学会外科学分会腹腔镜与内镜外科学组.腹腔镜胃癌手术操作指南(2007版).中华消化外科杂志,2007,6(6):476-480.

53. 兰远志,余佩武,钱锋.腹腔镜胃癌根治术团队中助手的配合与体会.中华胃肠外科杂志,2012,15(2):185-186.

第四节　胃肠道间质瘤概念的起源、诊断标准与外科治疗

一、概述

胃肠间质瘤(gastrointestinal stromal tumor,GIST)是胃肠道最常见的间叶组织来源的肿瘤,约占胃肠道间叶肿瘤(gastrointestinal mesenchymal tumor,GIMT)的80%。19世纪80年代之前对其起源和分化缺乏充分的认识,因其在组织学上与平滑肌瘤相似,GIST常被诊断为平滑肌瘤或平滑肌肉瘤。20世纪90年代晚期,有关GIST病因、病理和治疗方面的研究取得了突破性进展,原癌基因 c-Kit 的病理性激活是GIST发病的核心因素,约95%的GIST呈 c-Kit 蛋白产物CD117特异性高表达。

GIST因其形态学和免疫表型上与Cajal间质细胞(interstitial cell of Cajal,ICC)非常相似,被认为是起源于Cajal细胞或与ICC具有共同的干细胞起源。Cajal细胞位于肠壁肌层的神经丛附近,是调节胃肠动力的起搏细胞。外科和分子靶向治疗是GIST主要治疗手段,酪氨酸激酶抑制剂(KIT)伊马替尼(imatinib)(格列卫 Glivec,STI 571)临床疗效良好。

二、背景及历史回顾

1960年法国 Martin 报道了6例胃肌壁间特殊形态的肌样肿瘤,首次关注胃平滑肌肿瘤形态的变异。1962年 Stout 等对不同国家病理科送来的69例发生于胃的所谓"奇异的平滑肌瘤"细胞进行了形态学描述:呈圆形或多边形,胞质微嗜伊红,无肌原纤维,核周往往有透亮的区域,该区无糖原、黏液、脂肪染色反应,并将其命名为"平滑肌母细胞瘤(leiomyoblastoma)"及"恶性平滑肌母细胞瘤(malignant leiomyoblastoma)"。1969年WHO分类将这些具有上皮样特征的肿瘤更名为上皮样平滑肌(肉)瘤(epithelioid leiomyoma and leiomyosarcoma)。

现代免疫组织化学技术、电镜技术等在病理学研究中的应用揭示了曾经被称为平滑肌瘤(肉瘤)或平滑肌母细胞瘤的肿瘤缺少肌源性分化的表型,原诊断术语已不能涵盖此类肿瘤。1983年 Mazur 和 Clark 回顾研究了28例原诊断为胃平滑肌瘤和平滑肌肉瘤的组织标本,应用免疫组化S-100染色和电镜观察的方法对其进行研究,结果发现7例S-100局灶阳性,1例弥漫阳性,对照组2例食管平滑肌瘤和10例子宫肌瘤均为阴性,电镜观察12例肿瘤组织中仅2例S-100阴性病例胞质有肌纤维,1例S-100弥漫阳性病例有类似施万瘤超微结构,其余9例均无平滑肌和神经细胞特征,故认为除少数病例具有典型的平滑肌免疫表型和超微结构特征外,大部分肿瘤缺乏明确的肌源性或神经分化特征,其形态及超微结构近似于未分化的幼稚间充质细胞,从而首次提出"stromal tumors"这一命名方式,来命名分化不明确的肿瘤,即胃肠间质瘤(GIST)。由于在GIST命名初期缺乏特异的诊断标志物,单纯依靠肌源性和神经源性标记物无法准确地将GIST和其他GIMT分别开来,形态学上的相似性以及GIST超微结构分化方向的多样性使得GIST的范围相对模糊,早期将起源于胃肠道间质组织的非上皮性、非淋巴造血组织及非一般血管脂肪组织的间叶性肿瘤统称为GIST,概念上与GIMT相混淆,形成所谓"广义的GIST"。1994年 Monihanh 和

Miettinen 发现 GIST 中绝大多数可表达 CD34 抗原（造血干细胞、血管平滑肌细胞、肌成纤维细胞中常见抗原）。最初研究者期望证明 CD34 是 GIST 和其他胃肠道梭形细胞肿瘤（如神经鞘瘤和平滑肌瘤）区别的关键特征，并较早提出了诊断 GIST 必须排除真正的平滑肌瘤和神经鞘瘤，即"狭义 GIST"的观点。进一步研究揭示仅有 50% ~ 60% 的 GIST CD34 抗原阳性，而部分平滑肌细胞和神经鞘细胞也表达 CD34，因此 CD34 抗原作为 GIST 分化的标志物也不够理想。

直到 1998 年 GIST 研究才取得突破性进展。Kindblom 等推测这些肿瘤细胞在遗传学上起源于胃肠道的卡哈尔间质细胞（interstitial cells of Cajal，ICC），它是介于肠内神经末梢和平滑肌细胞之间的一种网状结构，可产生一种慢波电活动，是胃肠道起搏细胞发挥作用的关键，ICC 的成熟、发育及存活均需要依赖正常的 KIT 功能，而 GIST 也表达 c-Kit 基因蛋白产物 CD117（KIT），与此同时 Hirota 等研究发现 GIST 中存在 c-Kit 基因获能性突变（gain-of function mutation），而真正的平滑肌肿瘤和神经鞘瘤无 c-Kit 基因突变和蛋白质表达。他还评估了 58 名胃肠道间叶细胞肿瘤患者的 KIT 表达，49 位真性 GIST 中，46 位（94%）表达 KIT，40 位（82%）表达 CD34，38 位（78%）两者均表达，在胃肠道壁细胞中也能够表达这些标志物的细胞只有 ICC。依据以上研究推测 GIST 起源于 ICC。他们的研究首次发现 GIST 独特的遗传学和免疫表型的特点，从此 GIST 的研究进入正确的轨道。

2003 年 Heinrich 和 Hirota 先后发现在未测出 c-Kit 突变的 GIST 病例中 35% ~ 62% 存在 PDGFRα 基因突变，且 c-Kit 和 PDGFRα 基因突变不会同时出现，这是 GIST 病因及发病机制上的又一进展。基于 GIST 中 c-Kit 基因及 PDGFRα 基因的研究，GIST 在分子水平被分为三型：c-Kit 突变型（80%）、PDGFRα 突变型（5% ~ 7%）及 c-Kit/PDGFRα 野生型（10% ~ 15%）。目前对于 GIST 的定义，认为其是胃肠道最常见的间叶源性肿瘤，在生物学行为上可从良性至恶性，免疫组化检测通常表达 CD117，显示卡哈尔细胞（Cajal cell）分化，绝大多数病例含有 c-Kit 或 PDGFRα 活化突变。

三、流行病学

（一）性别和发病年龄

GIST 发病男性略高于女性，国外报道男女之比为 1:1 ~ 1.2:1，国内报道为 1:1 ~ 2:1，北京市多中心 GIST 住院患者回顾性调查结果显示男女之比为 1.24:1。国外文献报道患者年龄范围为 6 天 ~ 93 岁，好发年龄为 40 ~ 80 岁，中位年龄 55 ~ 65 岁，高峰年龄 60 岁；国内文献报道年龄范围 12 ~ 89 岁，中位年龄 53 ~ 65 岁；北京市 GIST 住院患者年龄范围 6 ~ 89 岁，中位年龄 57 岁。GIST 极少见于儿童，很多既往被诊断为儿童消化道平滑肌肿瘤的实际是炎性肌成纤维细胞肿瘤。GIST 绝大多数为散发，也有少数存在 c-Kit 或 PDGFRα 突变的家系，还有 GIST 并发神经纤维瘤病（von Recklinghausen disease）以及胃 GIST 伴发神经节细胞瘤、肺软骨瘤的报道（Carney's triad）。

（二）发病率

随着对于 GIST 认识的加深、患者健康查体意识的提高以及内镜、影像、介入、腹腔镜技术的更新，GIST 检出率逐年升高，目前从全世界范围来看 GIST 年发病率在 10 ~ 20/100 万，相当于 20 年前数据的 5 ~ 10 倍。美国 NCI（National Cancer Institute）监测、流行病学及死亡资料（SEER）项目 1995 年的数据显示，美国每年新增病例为 500 ~ 600 例，2005 年 NCI 的一项回顾性调查将这一数据调整为 3000 ~ 5000 例。2005 ~ 2009 年，美国、冰岛、荷兰、瑞典、挪威、西班牙、意大利、英国、加拿大、捷克斯洛伐克研究者先后报道 GIST 年发病率约 6.8/100 万、11/100 万、12.7/100 万、14.5/100 万、19/100 万、6.5/100 万、14.2/100 万、13.2/100 万、8.5/100 万、5.2/100 万。国人的 GIST 流行病学资料较少，2007 ~ 2008 年，台湾、香港研究者先后报道年发病率约 13.7/100 万、18.2/100 万，大陆地区尚无充足数据。

（三）发病部位

GIST 可发生于消化道的任何部位，最常见的原发部位是胃（60%）和小肠（30%），其次为结直肠（5% ~ 10%）和食管（5%），还可以发生于网膜、系膜和后腹膜等胃肠外部位（5%），罕见的情况下还可表现为手臂或腹壁等部位软组织肿瘤的转移瘤。发生在胃肠道外的 GIST 又被称为胃肠外间质瘤（extra-gastrointestinal stromal tumors，EGIST），近年研究显示真正的原位 EGIST 极少见（<1%），大部分其实只是附壁 GIST（mural GIST）过度壁外生长，最终与肠道肌层完全脱离，播种到胃肠道以外的部位的结果。北京市的 GIST 数据统计显示好发部位依次是胃（50.4%）、小肠（30.3%）、结直肠（10.6%），食管及胃肠道外较少见，67.9% 肿瘤局限，23.7% 肿瘤侵及邻近器官或组织，4% 发生远处

转移,1.8%多原发,占同期收治的胃肠道肿瘤患者总数之比为胃2.9%,小肠29.9%,结直肠0.5%,占胃肠道上述部位肿瘤的总比例为2.2%。

四、诊断学

(一)临床诊断

GIST发病率较低,由于起源于黏膜下间叶组织,通过内镜等检查常常不能明确诊断,而过度钳取黏膜下组织可能引起出血或消化道穿孔,因此通常是术后病理给出最终诊断。GIST临床表现各异,肿瘤较小时无症状,瘤体较大时挤压邻近脏器可产生腹部不适、疼痛、饱胀、腹围增加等,最常见的表现为腹部肿块、腹痛和消化道出血三大症状。总体70%有症状,20%无症状,10%尸检时发现。瘤体小于2cm的GIST往往缺少临床症状,常在腹部手术探查过程中、胃镜检查或消化道造影时发现,无明显症状的直肠GIST可在前列腺和妇科检查时偶然发现。Nilsson B等报道69%因症状就诊的患者瘤体平均6cm,临床偶然发现的瘤体平均2cm,故认为因非GIST开腹手术时仔细探查可能会提高GIST早期检出率。北京市调查结果GIST多以消化道出血(29.3%)、腹痛(29.2%)和腹部包块(25.1%)为首发症状,上述症状均缺少特异性,根据肿瘤发生部位的不同可引起不同症状,如食管GIST典型症状包括吞咽困难或出现与食管

相连的纵隔肿瘤,较大的肛门直肠GIST可引起疼痛、便血或梗阻等症状,十二指肠乳头附近的GIST还可以引起梗阻性黄疸,小肠GIST可出现肠梗阻等表现,还有部分GIST患者以消瘦、发热、反酸、胃灼热等为首发症状,就诊消化内科检查可发现。

内镜检查,包括纤维内镜、胶囊内镜等是目前术前发现、诊断、评估GIST最常用且有效的手段之一。通过纤维胃镜、结肠镜、小肠镜可以直观地发现GIST,早期病变表现为球形或半球形隆起,黏膜正常,基底较宽,进展期病变可见到局部充血,黏膜表面多个细小颗粒状突起,部分病例可出现糜烂、溃疡或出血,但内镜由于其局限性对于胃肠壁内病灶和壁外压迫区分能力有限,研究显示其敏感度约为87%,但特异度明显不足,只有29%。近年来为了弥补这一不足,超声内镜技术(endoscopic ultrasound,EUS)应用越来越普遍,其最大的优势是可以通过超声进一步明确诊断,若发现低回声黏膜下肿物来源于固有肌层,往往提示其为GIST(图5-11/文末彩图5-11)。然而由于设备因素的制约,目前超声内镜技术仅应用于食管、胃、直肠等部位,且单独应用EUS诊断GIST的准确性还不够,研究显示单纯应用EUS技术诊断GIST,术后病理确认其准确度约为70%左右,因此联合放射学检查对于早期诊断GIST病灶是必要的。

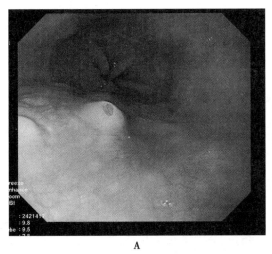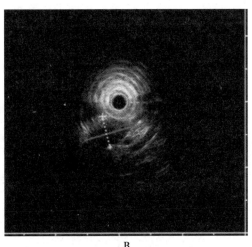

图5-11 GIST的内镜表现和超声内镜表现
A. 内镜;B. 超声内镜

随着高薄层螺旋CT和多种序列MRI的应用,CT和MRI检查在诊断评估GIST中的作用也越来越重要,特别是CT检查对于小肠GIST以及MRI检查对于肝脏转移GIST和直肠GIST。CT和MRI具有较高的定位准确性,可以较清晰地显示肿瘤是否侵犯周围组织器官。原发GIST典型的CT表现是边界清楚、中等密度的占位,富含血管,与胃或小肠关系密切,肿物邻近部位胃肠道壁无明显增厚(图

5-12），部分 GIST 瘤体内出血、坏死，影像可表现为混杂密度。有研究显示增强 CT 对于直径超过 2cm 的 GIST 病灶敏感度高达 87.5%，但是对于直径小于 2cm 的病灶敏感度只有 38.1%。[18] FDG-PET（fluorodeoxyglucose-positron emission tomography）诊断 GIST 敏感性极高，但特异性较差，而且检查费用较高，目前主要应用于监测肿瘤对治疗的反应。

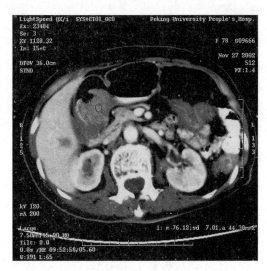

图 5-12　CT 增强扫描示胃窦可见一向腔内生长的肿物，有增强，顶部有脐样凹陷，边界清

因穿刺可引起肿瘤破裂，并可能导致出血和肿瘤播散，对可切除的 GIST 很少采用经皮穿刺活检，尽管病理活检对于评价 GIST 恶性潜能至关重要。单纯依靠穿刺组织标本，尤其是细针穿刺的标本，难以获得可靠的病理结果，因此目前指南均指出对于可切除的 GIST 病灶不推荐应用活检术。穿刺只有在结果可能改变治疗方式的情况下，如与淋巴瘤鉴别、对不能切除的 GIST 拟行姑息治疗或新辅助治疗时才被采用。

（二）病理诊断

GIST 大体病理检查可见肿物位于胃肠道的黏膜下层、肌层或浆膜层，肿瘤大小差异显著，体积较大的 GIST 可见到假性包膜，伴有局部坏死或出血。组织学检查可见细胞丰富，缺乏间质，胞质呈纤维状嗜伊红，胞核内可见纤细的染色质和模糊的核仁。细胞呈梭形（70%）、上皮样（20%）或混合型（图 5-13/文末彩图 5-13），少数上皮样 GIST 内可见多形细胞，梭形细胞排列成交错的束状、栅栏状或漩涡状，呈嗜碱性，核密度高，核周空泡形成是其普遍特征；上皮样细胞由多边形细胞组成，排列成巢，胞质丰富，胞核呈圆形，局灶性胞核多形性较常见。当 GIST 表现出明显的细胞异型性、核不典型增生、梭状细胞和上皮样细胞混合存在、核分裂象超过 5 个/50HP、黏膜侵犯、局灶性坏死等提示恶性程度较高。

GIST 特征性的、最具诊断意义的免疫组织化学表现是 KIT（CD117）免疫染色阳性（95%），KIT 过表达常与 c-Kit 基因突变有关。正确的诊断很大程度上依赖于病理医师对于 KIT 抗体和免疫组化染色技术的掌握，腹部正常细胞中 KIT 阳性的有胃肠道的肥大细胞（黏膜下层）和 Cajal 细胞（分布于肠肌丛周围和固有肌层），这些正常细胞可以作为免疫染色的正常对照，正常的纤维细胞和平滑肌细胞均是 KIT 阴性的。2004 年后，DOG1 作为特异性标记物在 GIST 免疫组织化学检测中起到了越来越重要的作用，94%～96% 的 GIST 免疫组化检测 DOG1 阳性，与 KIT 检测结果具有很高的一致性，对

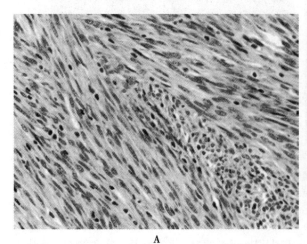

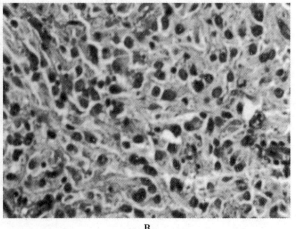

A　　　　　　　　　　　　　　　B

图 5-13　GIST 的主要的形态学特征：梭形细胞和上皮样细胞

A. 梭形细胞；B. 上皮样细胞

于 KIT 阴性、*PDGFRα* 突变的 GIST 表达率依然良好。60%~70% 的 GIST 免疫组化检测 CD34 阳性,特别是胃 GIST,但 CD34 在小肠 GIST 中可为阴性。目前临床病理检查中常推荐联合采用上述

3 项标记物。另外几种用作为 GIST 鉴别诊断的标志物有 SMA(smooth-muscle actin,30%~40% 阳性)和 PS100(约 5% 阳性)(图 5-14/文末彩图 5-14,表 5-4)。

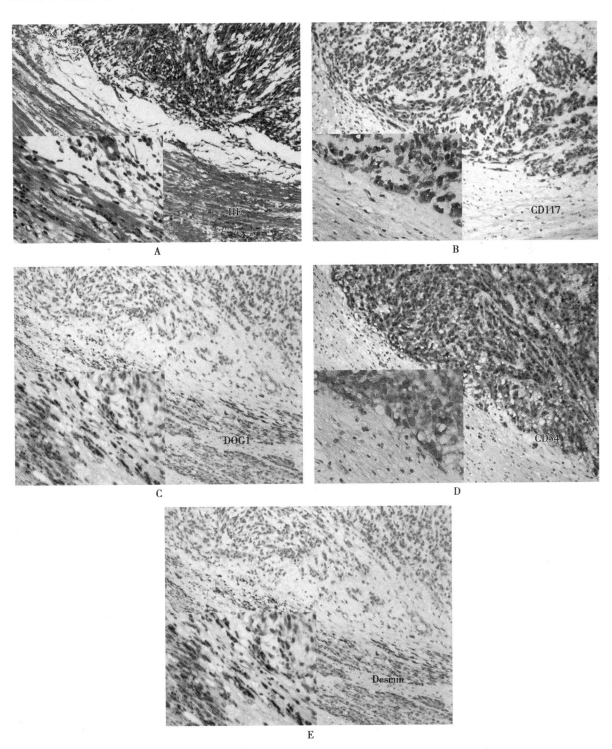

图 5-14 GIST 和瘤旁间质组织染色对比

A. GIST 的 HE 染色。右上为肿瘤组织(EnVision 法,×100),左下为瘤旁平滑肌组织(EnVision 法,×400);
B. GIST CD117 弥漫强阳性;C. GIST DOG1 弥漫强阳性;D. GIST CD34 弥漫强阳性;E. GIST Desmin 阴性,瘤旁平滑肌阳性

GIST 的诊断主要依靠典型的临床病理特点以及免疫组织化学结果,部分病例还要借助于电镜和基因突变检测。对于组织学形态符合典型 GIST、CD117 和 DOG1 弥漫阳性的病例,可做出 GIST 的诊断。对于组织学形态符合典型 GIST,但是 CD117 和 (或)DOG1 均为阴性的病例,在排除其他类型肿瘤(如平滑肌肿瘤、神经鞘瘤和纤维瘤病等)后,可做出 GIST 诊断,但建议进一步行 c-Kit 基因和(或)PDGFRα 基因的检测,如有 c-Kit 基因或 PDGFRα 突变可明确诊断为 GIST,如无也可做出野生型 GIST 的诊断。

表 5-4 免疫组织化学鉴别诊断

肿瘤	CD117	DOG1	CD34	SMA	Desmin	S100
GIST	+ (>95%)	+ (>95%)	+ (~60%)	+ (~30%)	罕见	+ (5%)
平滑肌瘤	-	-	+ (~10%)	+	+	罕见
施万瘤	-	-	+	-	-	+

(三)恶性程度的评估

对于 GIST 恶性程度的判定标准目前尚不统一,目前多数学者认为 GIST 是一种具有潜在恶性的肿瘤,提出用恶性危险程度分级来代替以往良恶性的分类方法。2001 年在由 NIH/NCI 召集发起的研讨会上,原发 GIST 预后的共识指南中强调,肿瘤大小和核分裂象计数(每 50 个高倍视野)作为原发性 GIST 危险分级和评价预后的指标。该共识指南将肿瘤分为 4 组:极低危组、低危组、中危组和高危组,危险性越高,其恶性潜能和复发危险越高。各危险组的预计中位生存是:极低危组和低危组>16 年,中危组 14.2 年,高危组 3.4 年。低危组、中危组的复发率和病死率均低,高危组患者的临床转归明显差。该结论在多个回顾性研究中得到证实。

近年来的大样本回顾性研究除了进一步证实上述结论,也发现仅仅依赖上述两项指标来预测 GIST 患者预后是不充分的。2008 年 Joensuu 对 NIH 危险度分级系统进行了修订,在新的危险度分级中将原发肿瘤部位(非原发于胃的 GIST 较原发胃的 GIST 预后差)和肿瘤破裂也作为预后的基本评估指标(表 5-5)。

表 5-5 原发 GIST 切除术后危险度分级标准

危险度分级	肿瘤大小 (cm)	核分裂象数 (/50HP)	肿瘤原发部位
极低	<2	≤	任何部位
低	>2,≤5	≤5	任何部位
中等	≤2	>5	非胃原发
	>2,≤5	>5	胃
	>5,≤10	≤5	胃
高	任何	任何	肿瘤破裂
	>10	任何	任何部位
	任何	>10	任何部位
	>5	>5	任何部位
	>2,≤5	>5	非胃原发
	>5,≤10	≤5	非胃原发

五、GIST 的治疗

手术切除是 GIST 最主要也是唯一根治性的治疗手段,外科治疗与分子靶向治疗相结合是 GIST 治疗模式新的方向。

(一)原发局限 GIST 的治疗

完全并整块切除是原发 GIST 外科治疗中最基本的原则,保证肿瘤完整、切缘阴性是降低术后复发率的重要环节,强调无瘤操作是避免肿瘤播散的保证,常规不行淋巴结清扫,扩大切除范围或联合脏器切除应根据具体情况而定。

1. **完全切除是 GIST 外科治疗的关键** 对原发局限的肿瘤,外科切除是唯一治愈机会。外科手术切除主要分为完全性和不完全性切除,完全性切除指局部切除(肿瘤剔除或距肿瘤边缘一定距离切除)、肿瘤及所在器官切除和扩大切除术(同时作淋巴结清扫或联合脏器切除),不完全切除指姑息性切除(尚有少许肿瘤残留)。完全切除术后 5 年存活率约为 50%,然而对不能手术切除或转移的GIST 患者,在发现伊马替尼以前,中位生存期仅为9~12 个月。多数研究结果均显示切除完全与否与患者的预后关系密切。DeMatte 等回顾了 200 例GIST 患者,完全切除者 80 例,术后 5 年生存率为54%,中位生存时间 66 个月,不完全切除者术后中位生存期仅 22 个月。Pierie JP 等报道 69 例 GIST,行完整根治性切除手术者术后 5 年生存率为 42%,姑息性切除者仅为 9%,差异显著。

即使在伊马替尼时代,完整切除仍是影响预后的最主要因素。约85%的原发 GIST 患者可接受完整切除,镜下切缘阴性的 GIST 患者预后良好。2004 年 ESMO 共识指出了 GIST 外科手术的目的是切除所有病灶并获得阴性切缘,而同年的 NCCN 指南建议外科切除的目的是切除所有大体可见病灶,2007 年重新修订的 NCCN 指南重新确定外科手术目的应包括获得阴性切缘。70%~95% 的大体完整切除术后患者可达到镜下切缘阴性,切缘阳性(R1)的患者中相当一部分为假阳性,由标本皱缩

引起,NCCN 指南指出对于这部分术后病理显示 R1的患者无证据表明需要再切除,建议临床医生依据手术当时的情况来判断,若患者身体条件允许可行再次切除。对于没有浆膜受侵仅行瘤内切除的病例,应该考虑再次切除。

2. **合理的手术范围是影响疗效的重要因素** 手术的范围和术式选择应取决于肿瘤所在的部位、大小等因素,术前影像学等资料所测量的瘤体大小虽与实际情况可能存在一定出入,但仍可为术前判断肿瘤大致状况、生长方式、是否侵犯周围脏器提供指导。术中探查意义重大,一方面可以明确肿瘤大小、生长特点、有无侵及邻近器官及转移和其他恶性征象,综合评估肿瘤的恶性危险程度,指导术式选择。一般情况下胃 GIST 楔形切除既能保证切缘无瘤,也能最大限度地减少并发症,扩大切除并不能使患者受益,对于肿瘤巨大不能楔形切除或累及幽门、胃食管连接部时,可行胃部分或全胃切除术。食管、十二指肠、结肠和直肠 GIST 亦应争取行楔形切除,如技术上不可行时可行肠(管)段切除,或必要时行胰十二指肠切除术、经腹会阴联合切除手术等(图 5-15/文末彩图 5-15)。大网膜或肠系膜GIST 累及邻近器官时应该考虑整块切除可见病灶和粘连的组织,务必注意防止粘连松解过程中肿瘤破裂。S. Bonvalot 等回顾了 56 例 GIST 患者,中位随访期为 42 个月,复发中位时间为 26 个月,采取器官全切或部分切除治疗术后的远处转移发生率均为50% 左右,而部分切除可以保存脏器功能。其他研究也表明联合多脏器切除和局部切除的术后局部复发率相似,而多脏器切除的总生存率反而降低。肿

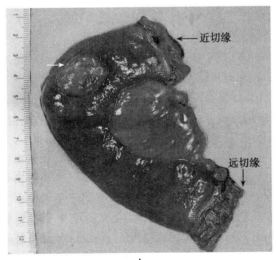
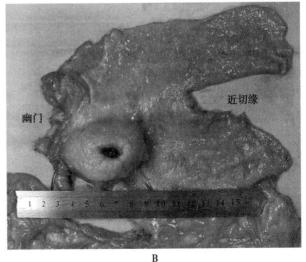

图 5-15 胃和小肠 GIST 的切除标本

A. 胃 GIST,向腔内生长,中央有一溃疡形成的脐样凹陷;B. 小肠 GIST,外生性,呈结节状或球形上皮样细胞

瘤破裂极易造成腹腔播散,预后非常差,所以应小心操作,避免术中肿瘤破裂而增加复发的机会。

3. 无瘤原则是降低 GIST 术后复发的重要环节 GIST 瘤体脆、血供丰富,容易破裂和出血,操作时应细心,注意保证假包膜的完整,假包膜破裂不但可能导致出血,还会增加肿瘤腹腔散播的机会,严重影响预后。仔细探查确认是否有腹膜、肝脏转移,慎重选择器官全切或联合脏器切除。肿瘤剜除术因肿瘤残留及破裂等原因,不适合用于 GIST 的治疗,即使为了保护重要脏器也不宜采用,接受剜除术的 GIST 患者预后不佳。

4. 不常规进行周围淋巴结清扫 目前的研究结果显示,GIST 转移方式与腺癌具有明显不同,以腹腔种植和血行转移为主,淋巴结转移的发生率很低,小于 10%,即使远处转移或局部进展期的患者,出现孤立的淋巴结转移者也低于 5%,清扫淋巴结的根治性手术在生存率和复发率方面并不具有优势,因此为了减少不必要的手术并发症,不主张常规进行周围淋巴结清扫,如果有区域淋巴结受侵表现再行清扫。

5. 合理选用腹腔镜微创治疗 多数 GIST 瘤体局限,边界清楚,膨胀性生长,很少累及淋巴结,为腹腔镜手术切除提供了基础。2004 年以前出于谨慎的考虑并不推荐腹腔镜或手助腹腔镜切除 GIST,然而随后的回顾性研究发现,对平均直径 4cm(1.0 ~ 8.5cm)的 GIST 经腹腔镜切除,其效果和复发率与开腹组相似,甚至优于开腹组。2004 年之后 NCCN 指南开始推荐腹腔镜应用于直径小于 2cm 的 GIST 切除,最新的 NCCN 指南推荐直径小于 5cm 的肿瘤可接受腹腔镜切除,大于 5cm 的肿瘤可经手助腹腔镜切除。腹腔镜手术安全性良好,与开腹手术相比手术并发症发生率低,住院时间短,无病生存期长,局部复发率无明显差异。

腹腔镜手术应由腔镜经验丰富的医师操作,严格按照无破裂和非接触原则操作,推荐使用网兜避免切口种植。由于手术技术原因,腹腔镜手术常用于胃前壁、空肠及回肠肿瘤切除,对于其他部位的腹腔镜切除目前循证证据尚少,应谨慎对待。

6. 伊马替尼靶向治疗 对于理论上手术可切除的 GIST 病灶,如存在以下问题时可考虑进行术前伊马替尼治疗:术前估计难以达到 R0 切除;肿瘤体积巨大(大于 10cm),术中易出血、破裂,可能造成医源性播散;特殊部位的肿瘤(如胃食管连接处、十二指肠、低位直肠等),手术易损害重要脏器功能;肿瘤可切除但围术期手术风险较大,术后致残

率、死亡率高;需行多脏器联合切除者。术前治疗的主要意义在于减小肿瘤体积、降低临床分期、缩小手术范围、降低手术风险、增加根治性切除机会、对于特殊部位肿瘤有利于重要脏器功能的保留、获得伊马替尼治疗效果资料为术后治疗的选择提供依据。部分原发可切除 GIST 即使接受完整切除术后也需要进行伊马替尼治疗,以减少术后复发转移。目前的最新 NCCN 指南推荐风险度分级中危的患者,应至少给予伊马替尼辅助治疗 1 年,高危患者辅助治疗时间至少 3 年。

(二) 复发和转移 GIST 的治疗

GIST 转移常发生在腹膜腔内,最常见于肝脏、腹膜、大网膜,多为血行转移和直接播散,淋巴结转移极少见,远处转移少见。由于 GIST 症状多不典型,20% ~ 30% 的患者在初次诊断时已经有转移,经过根治性切除的原发可切除 GIST 患者也有 40% ~ 80% 出现局部复发、腹腔内种植或肝转移。

1. 靶向药物治疗应作为首选 胃肠间质瘤与 *c-Kit* 及 *PDGFRα* 基因突变有关,2002 年酪氨酸抑制剂伊马替尼被美国食品药物管理局(FDA)批准为 GIST 治疗用药,彻底改变了复发转移 GIST 的治疗,大量的前瞻性研究显示,伊马替尼改善了 GIST 复发及转移患者的预后。在伊马替尼出现前,复发转移 GIST 患者单纯接受手术切除治疗,预后极差,中位生存期约 19 个月,只有不到 30% 的患者可行手术完整切除,且绝大多数术后很快复发。而使用伊马替尼后,75% 的复发转移 GIST 患者可达到稳定状态,甚至约 50% 的患者可达到临床缓解。伊马替尼等靶向治疗应当用于复发转移 GIST 治疗的所有环节,包括术前治疗、术后治疗以及姑息治疗,这一观点已达成共识。伊马替尼对转移复发 GIST 术前治疗的安全性和有效性已得到证实,伊马替尼治疗并不增加手术并发症及术后死亡率,只有不超过 5% 的患者可能在治疗阶段出现疾病进展。

对于潜在可切除的复发转移 GIST 患者的处理目前尚存在争议,部分学者建议如手术技术上可行应行手术切除。由于 GIST 术后原位复发率很低,多为肝脏转移或腹膜播散,病灶多发,使再次手术难度提高、不完整切除概率提高,既往大量研究均证实单纯手术切除如非完整切除,不仅无益于患者生存率提高,且大大增加了肿瘤破裂播散的风险,因此笔者认为对于此类患者仍应首选伊马替尼治疗。

2. 合理选择伊马替尼术前应用时间 对于潜在可切除的复发转移 GIST 患者,理论上讲接受伊马替尼术前治疗的时间应尽量长,以便达到最大缓

解效果,但部分患者可出现继发耐药,对于这部分患者在出现耐药前手术可获得更长的无进展生存时间(PFS),故推荐伊马替尼治疗 6～12 个月后考虑手术。[18] FDG-PET 有助于早期评估伊马替尼的疗效,避免对其耐药的患者延误手术时机,一旦证实疾病局部进展应立即停止药物治疗进行手术干预。临床上常采用 CT 或 MRI 作为疗效监测,肿瘤不再缩小时即认为伊马替尼已达到最大疗效,此时可考虑手术。

对于无法切除的复发转移 GIST 患者,目前的观点倾向于长期连续接受伊马替尼治疗。法国肉瘤协作组(French Sarcoma Group)进行的大样本多中心前瞻随机对照研究显示,接受伊马替尼治疗有效的患者,1 年后中断治疗和继续治疗的患者相比,以停止治疗时间为起点,两组 PFS 分别为 6 个月和 29 个月,随后进行的更大样本数据显示,两组 1 年 PFS 分别为 29.7% 和 92%。研究亦发现中断治疗的患者恢复伊马替尼治疗后,两组总生存率并没有显著差异。基于上述研究结果,笔者认为如患者可耐受,应当连续长期进行伊马替尼治疗,即使对于经伊马替尼治疗已完全缓解的患者也不例外。

3. **伊马替尼耐药患者的个体化处理**　超过一半以上的 GIST 患者在接受伊马替尼治疗期间会出现耐药,接受治疗 6 个月始终无反应为原发耐药,接受治疗起始有效随后疾病再次进展、或肿瘤无明显增长 6 个月后出现疾病进展为继发耐药。原发耐药常见于 *c-Kit* 外显子 9 突变、*PDGFRα* 外显子 18(D842V)突变或野生型 GIST 患者,继发耐药常见于治疗前 *c-Kit* 外显子 11 突变的 GIST 患者。将伊马替尼耐药患者的用药量增加至 800mg/d 可使部分患者受益,考虑到耐受性问题,推荐我国 GIST 患者药量增为 600mg/d,也有研究建议从伊马替尼(400mg/d)转为舒尼替尼(37.5mg/d),需要注意的是部分伊马替尼耐药的患者使用舒尼替尼也无效。

除上述原因造成耐药,患者血药浓度水平保持不佳也是重要原因。造成患者伊马替尼血药浓度小于最小有效浓度(C_{min} <1100ng/ml)的原因主要包括:患者依从性下降;药物副作用导致间断停药;存在影响血药浓度的其他因素,如大面积胃肠切除术、药物相互作用等。因此在患者用药期间应加强与患者沟通,增加随访次数,及时提供用药方案指导,对症治疗药物副作用,重视心理疏导,可减少患者耐药发生。

4. **手术时机的选择**　越来越多的研究发现伊马替尼治疗真正意义上的病理完全缓解(pCR)比率不超过 5%,且超过 60% 的患者最终会出现伊马替尼耐药导致疾病进展,手术切除仍然是根治的唯一途径。经伊马替尼治疗的转移复发 GIST 患者,R0/R1 切除率可达 50% 以上,特别是经伊马替尼治疗稳定状态者 R0/R1 切除率可高达 80% 以上。基于上述结果,NCCN 及 ESMO 指南均推荐对于稳定状态患者,如病灶可切除,可选择合适时机行肿物完整切除即细胞减灭术;局部进展患者可一期切除进展的病灶,若患者情况允许也可将非进展肿瘤病灶一次性切除;广泛进展型一般不行手术切除。近年来的回顾性研究显示局部进展复发转移病灶行手术切除(甚至多次切除)联合靶向药物治疗可以延长总生存期,Turley 等通过回顾性研究首次报道手术联合伊马替尼治疗 GIST 肝转移的效果优于单纯伊马替尼或单纯手术治疗。

5. **伊马替尼疗效评价**　目前实体肿瘤药物治疗疗效影像评价标准最常用的是 RECIST(Response Evaluation Criteria in Solid Tumors)标准,以肿瘤长径缩小 30% 以上作为治疗有效的指标。然而 GIST 对伊马替尼治疗有效的表现形式多样,可出现坏死、出血、囊变及黏液变,但肿瘤体积可无缩小甚至增大,因此目前多推荐采用改良 Choi 疗效评估标准(表 5-6)来评估 GIST 的药物治疗疗效。改良 Choi 疗效评估标准除了评估肿瘤长径变化,还增加了肿瘤密度(Hu)变化情况,有研究显示对于转移复发 GIST 接受伊马替尼治疗的患者使用 Choi 标准较 RECIST 标准更敏感且特异性更强。

表 5-6　GIST 靶向治疗 Choi 疗效评价标准

疗效	定　义
CR	全部病灶消失,无新发病灶
PR	CT 测量肿瘤长径缩小≥10% 和(或)肿瘤密度(Hu)减小≥15%;无新发病灶;无不可测病灶的明显进展
SD	不符合 CR、PR 或 PD 标准;无肿瘤进展引起的症状恶化
PD	肿瘤长径增大≥10% 且密度变化不符合 PR 标准;出现新发病灶;新的瘤内结节或已有瘤内结节体积增大

6. 术后伊马替尼治疗应尽快恢复并保证其连续性 有研究表明长期接受伊马替尼治疗的 GIST 患者,若中断治疗,肿瘤往往呈加速生长或复发,因此对于进展期患者如耐受良好,接受伊马替尼治疗时间应尽量长。对于采用伊马替尼联合手术治疗的患者,手术当天停药,术后如患者可耐受口服食物应立即恢复伊马替尼治疗。中高危原发可切除 GIST 患者术后应用伊马替尼可改善预后已有大量随机对照研究结果支持,复发转移 GIST 患者即使手术完整切除仍应长期口服伊马替尼。The Scandinavian/German SSG ⅩⅧ/AIO trial 研究 GIST 术后患者(包括腹腔或肝脏转移行完整切除患者)接受长时间(36 个月)与短时间(12 个月)伊马替尼辅助治疗对预后的影响,其结果显示转移 GIST 患者完整切除术后接受伊马替尼治疗仍可获得显著收益,患者疾病稳定期(SD)、无进展生存时间(PFS)及总生存期(OS)都明显优于对照组。2007 年 French Sarcoma Group 一项关于复发转移 GIST 患者应用伊马替尼治疗的Ⅲ期临床试验结果显示,58 名患者应用伊马替尼治疗随访超过 1 年稳定状态,随后随机分为连续用药组(32 例)和停止用药组(26 例),随访 2 年发现连续用药组 8 人出现疾病进展,停止用药组 26 人,并且这 26 人中 24 人再次用药仍有效,两组总生存率、伊马替尼耐药率、生活质量评分无明显差异。

六、预后及随访

GIST 患者预后受多因素影响,主要与危险度分级指标(肿瘤大小、核分裂象数、肿瘤原发部位、肿瘤破裂)密切相关。局限可切除患者 5 年生存率超过 60%,复发转移患者预后较差,5 年生存率仅 10% 左右。

对于 GIST 这种高复发疾病,随访尤其重要。局限可切除 GIST 术后最常见的复发转移部位是腹膜和肝脏,故推荐行增强 CT 或 MRI 作为常规随访项目,中高危患者建议每 3 个月复查一次,持续 3 年,然后每 6 个月一次,直至 5 年;低危患者应每 6 个月复查,持续 5 年。5% ~7% 的患者可能出现肺部和骨骼转移,故应至少每年行一次胸部 X 线检查,若出现相关症状推荐进行骨扫描检查。因转移复发、不可切除需术前行伊马替尼治疗的患者应于治疗开始前行影像学检查留作基线,开始治疗后至少每 3 个月复查,评估效果。在治疗初期(前 3 个月)为增加疗效评估敏感度可行 PET 检查,对于耐药、药物不良反应较重和依从性差的患者应监测血药浓度以指导治疗。

(王 杉)

参 考 文 献

1. Sarlomo-Rikala M, Kovatich AJ, Barusevicius A, et al. CD117: A sensitive marker for gastrointestinal stromal tumors that is more specific than CD34. Mod Pathol, 1998,11(8):728-734.
2. Hirota S, Isozaki K, Moriyama Y, et al. Gain-of-function mutations of c-Kit in human gastrointestinal stromal tumors. Science, 1998, 279(5350):577-580.
3. Kindblom LG, Remotti HE, Meis-Kindblom JM, et al. Gastrointestinal pacemaker cell tumor (GIPACT): Gastrointestinal stromal tumors show phenotypic characteristics of the interstitial cells of Cajal. Am J Pathol, 1998, 152(5):1259-1269.
4. Nishida T, Hirota S. Biological and clinical review of stromal tumors in the gastrointestinal tract. Histol Histopathol, 2000,15(4):1293-1301.
5. Demetri GD, von Mehren M, Fletcher CD, et al. Efficacy and safety of imatinib mesylate in advanced gastrointestinal stromal tumors. N Engl J Med, 2002, 347(7):472-480.
6. STOUT AP. Bizarre smooth muscle tumors of the stomach. Cancer, 1962, 15:400-409.
7. Herrera GA, Pinto de Moraes H, Grizzle WE, et al. Malignant small bowed neoplasm of enteric plexus derivation (plexosarcoma). Light and electron microscopic study confirming the prigin of the neoplasm. Dig Dis Sci, 1984, 29(3):275-294.
8. Wakler P, Dvorak AM. Gastrointestinal autonomic nerve (GAN) tumor. Ultrastructural evidence for anewly recognized entity. Arch Pathol Lab Med, 1986, 110(4):309-310.
9. 北京医学会普外科专业委员会. 北京市 23 所医院 2000 年至 2004 年胃肠道间质瘤临床诊治情况的调查和回顾性分析. 中华外科杂志,2007,45:47-49.
10. Miettinen M, Lasota J. Gastrointestinal stromal tumors-Definition, clinical, histological, immunohistochemi-cal, and molecular geneticf eatures and differential diagnosis. Virchows Arch, 2001, 438(1):1-12.
11. Markku Miettinen, Mourad Majidi, Jerzy Lasota. Pathology and diagnostic riteria of gastrointestinal stromal tumors (GISTs). European Journal of Cancer, 2002, 38(Suppl 5):S39-S51.
12. Nishida T, Hirota S, Taniguchi M, et al. Familial gastrointestinal stromal tumours with germline mutation of the KIT gene. Nat Genet, 1998, 19(4):323-324.
13. Hirota S, Ohashi A, Nishida T, et al. Gain-of-function

mutations of platelet-derived growth factor receptor alpha gene in gastrointestinal stromal tumors. Gastroenterology,2003,125(3):660-667.

14. Chompret A,Kannengiesser C,Barrois M,et al. PDGFRA germline mutation in a family with multiple cases of gastrointestinal stromal tumor. Gastroenterology, 2004, 126 (1):318-321.

15. Tran T, Davila JA, El-Serag HB. The epidemiology of malignant gastrointestinal stromal tumors:an analysis of 1,458 cases from 1992 to 2000. Am J Gastroenterol, 2005,100(1):162-168.

16. Nishida T, Hirota S. Biological and clinical review of stromal tumors in the gastrointestinal tract. Histol Histopathol,2000,15:1293-1301.

17. Emory TS,Sobin LH,Lukes L,et al. Prognosis of gastrointestinal smooth-muscle(stromal)tumors:dependence on anatomic site. Am J Surg Pathol,1999,23:82-87.

18. DeMatteo RP,Lewis JJ,Leung D,et al. Two hundred gastrointestinal stromal tumors:recurrence patterns and prognostic factors for survival. Ann Surg,2000,231:51-58.

19. Reith JD,Goldblum JR,Lyles RH,et al. Extragastrointestinal(soft tissue)stromal tumors. An analysis of 48 cases with emphasis on histological predictors of outcome. Mod Pathol,2000,13:577-585.

20. Crosby JA,Catton CN,Davis A,et al. Malignant gastrointestinal stromal tumors of the small intestine:a review of 50 cases from a prospective database. Ann Surg Oncol, 2001,8:50-59.

21. Gold JS,DeMatteo RP. Combined surgical and molecular therapy:the gastrointestinal stromal tumor model. Ann Surg,2006,244(2):176-184.

22. Goh BK,Chow PK,Kesavan SM,et al. A single-institution experience with eight CD117-positive primary extragastrointestinal stromal tumors:critical appraisal and a comparison with their gastrointestinal counterparts. J Gastrointest Surg,2009,13(6):1094-1098.

23. Agaimy A,Wunsch PH. Gastrointestinal stromal tumours: a regular origin in the muscularis propria,but an extremely diverse gross presentation. A review of 200 cases to critically re-evaluate the concept of so-called extragastrointestinal stromal tumours. Langenbecks Arch Surg, 2006,391(4):322-329.

24. Miettinen M,Sarlomo-Rikala M,Sobin LH,et al. Esophageal stromal tumors:a clinicopathologic, immunohistochemical,and molecular genetic study of 17 cases and comparison with esophageal leiomyomas and leiomyosarcomas. Am J Surg Pathol,2000,24(2):211-222.

25. Miettinen M,Furlong M,Sarlomo-Rikala M,et al. Gastrointestinal stromal tumors, intramural leiomyomas, and leiomyosarcomas in the rectum and anus:a clinicopathologic,immunohistochemical,and molecular genetic study of 144 cases. Am J Surg Pathol, 2001, 25(9):1121-1133.

26. Badalamenti G,Rodolico V,Fulfaro F,et al. Gastrointestinal stromal tumors(GISTs):focus on histopathological diagnosis and biomolecular features. Ann Oncol,2007,6 (Suppl 6):136-140.

27. Dematteo RP, Maki RG, Antonescu C, et al. Targeted molecular therapy for cancer:the application of STI571 to gastrointestinal stromal tumor. Curr Probl Surg,2003, 40(3):144-193.

28. Stroobants S,Goeminne J,Seegers M,et al. 18FDG-Positron emission tomography for the early prediction of response in advanced soft tissue sarcoma treated with imatinib mesylate(Glivec). Eur J Cancer,2003,39(14): 2012-2020.

29. Fusaroli P, Caletti G. Endoscopic ultrasonography:current clinical role. Eur J Gastroenterol Hepatol,2005,17 (3):293-301.

30. Willmore-Payne C, Layfield LJ, Holden JA. c-Kit mutation analysis for diagnosis of gastrointestinal stromal tumors in fine needle aspiration specimens. Cancer, 2005,105(3):165-170.

31. Heinrich MC, Corless CL, Fletcher JA, et al. PDGFRA activating mutations in gastrointestinal stromal tumors. Science,2003,299(5607):708-710.

32. 贺慧颖,方伟岗,吴秉铨,等. 165 例胃肠道间质瘤中 c-Kit 和 PDGFRA 基因突变的检测和临床诊断意义. 中华病理学杂志,2006,35(5):262-266.

33. Blay P, Astudillo A, Buesa JM, et al. Protein kinase C theta is highly expressed in gastrointestinal stromal tumors but not in other mesenchymal neoplasias. Clin Cancer Res,2004,10(12 Pt 1):4089-4095.

34. West RB,Corless CL,Chen X,et al. The novel marker, DOG1,is expressed ubiquitously in gastrointestinal stromal tumors irrespective of KIT or PDGFRA mutation status. Am J Pathol,2004,165(1):107-113.

35. Roberts PJ, Elsenberg B. Clinical presentation of gastrointestinal stromal tumors and treatment of operable disease. Eur J Cancer,2002,38(Suppl 5):S37-S38.

36. George D,Demetri MD,Margaret von Meherm MD,et al. Efficacy and safety of Imatinib Mesylate in advanced gastrointestinal stromal tumors. N Engl J Med,2002,347 (7):472-480.

37. DeMatteo RP, Ballman KV, Antonescu CR, et al. Adjuvant imatinib mesylate after resection of localised,primary gastrointestinal stromal tumour:a randomised,double-blind, placebo-controlled trial. Lancet, 2009, 373 (9669):1097-1104.

38. Pierie JP, Choudry U, Muzlknnsky A, et al. The effect of surgery and grade on outcome of gastrointestinal stromal tumors. Arch Surg, 2001, 136(4): 383-389.

39. Blay JY, Bonvalot S, Casali P, et al. Consensus meeting for the management of gastrointestinal stromal tumors. Annals of Oncology, 2005, 16(4): 566-578.

40. Singer S, Rubin BP, Lux ML, et al. Prognostic value of KIT mutation type, mitotic activity, and histologic subtype in gastrointestinal stromal tumors. J Clin Oncol, 2002, 20(18): 3898-3905.

41. Langer C, Gunawan B, Schuler P, et al. Prognostic factors influencing surgical management and outcome of gastrointestinal stromal tumours. Br J Surg, 2003, 90(3): 332-339.

42. Heinrich MC, Corless CL, Duensing A, et al. PDGFRA activating mutations in gastrointestinal stromal tumors. Science, 2003, 299(5607): 708-710.

43. Tran T, Davila JA, El-Serag HB. The epidemiology of malignant gastrointestinal stromal tumors: an analysis of 1,458 cases from 1992 to 2000. Am J Gastroenterol, 2005, 100(1): 162-168.

44. Bechtold RE, Chen MY, Stanton CA, et al. Cystic changes in hepatic and peritoneal metastases from gastrointestinal stromal tumors treated with Gleevec. Abdom Imaging, 2003, 28(6): 808-814.

45. Nilsson B, Bumming P, Meis-Kindblom JM, et al. Gastrointestinal stromal tumors: the incidence, prevalence, clinical course, and prognostication in the preimatinib mesylate era—a population-based study in western Sweden. Cancer, 2005, 103(4): 821-829.

46. Rubio J, Marcos-Gragera R, Ortiz MR, et al. Population-based incidence and survival of gastrointestinal stromal tumours (GIST) in Girona, Spain. Eur J Cancer, 2007, 43(1): 144-148.

47. Chan KH, Chan CW, Chow WH, et al. Gastrointestinal stromal tumors in a cohort of Chinese patients in Hong Kong. World J Gastroenterol, 2006, 12(14): 2223-2228.

48. Bumming P, Andersson J, Meis-Kindblom JM, et al. Neoadjuvant, adjuvant and palliative treatment of gastrointestinal stromal tumors (GIST) with imatinib: a center-based study of 17 patients. Br J Gancer, 2003, 89(3): 460-464.

49. Raut CP, Posner M, Desai J, et al. Surgical management of advanced gastrointestinal stromal tumors after treatment with targeted systemic therapy using kinase inhibitors. J Clin Oncol, 2006, 24(15): 2325-2331.

50. Benjamin R, Choitt, Macapinlac H, et al. We should desist using RECIST, at least in GIST. J Clin Oncol, 2007, 25(13): 1760-1764

51. Raut C, Posner M, Desai J, et al. Surgical management of advanced gastrointestinal stromal tumors after treatment with targeted systemic therapy using kinase inhibitors. J Clin Oncol, 2006, 24(15): 2325-2331.

52. Le Cesne A, Van Glabbeke M, Verweij J, et al. Is a stable disease according to RECIST criteria a real stable disease in GIST patients treated with imatinib mesylate (IM) included in the intergroup EORTC/ISG/AGITG trial? J Clin Oncol, 2006, 24(suppl 1): 522s.

53. Eisenberg BL, Harris J, Blanke CD, et al. Phase Ⅱ trial of neoadjuvant/adjuvant imatinib mesylate (IM) for advanced primary and metastatic/recurrent operable gastrointestinal stromal tumor (GIST): early results of RTOG 0132/ACRIN 6665. J Surg Oncol, 2009, 99(1): 42-47.

54. Tse GH, Wong EHC, O'Dwyer PJ. Resection of focally progressive gastrointestinal stromal tumours resistant to imatinib therapy. The Surgeon, 2012, 10(6): 309-313.

55. Mazzeo F, Duck L, Joosens E, et al. Nonadherence to imatinib treatment in patients with gastrointestinal stromal tumors: the ADAGIO study. Anticancer Res, 2011, 31(4): 1407-1409.

56. Turley RS, Peng PD, Reddy SK, et al. Hepatic resection for metastatic gastrointestinal stromal tumors in the tyrosine kinase inhibitor era. Cancer, 2012, 118(14): 3571-3578.

57. Benjamin RS, Choi H, Macapinlac HA, et al. We should desist using RECIST, at least in GIST. J Clin Oncol, 2007, 25(13): 1760-1764.

58. Fletcher CD, Berman JJ, Corless C, et al. Diagnosis of gastrointestinal stromal tumors: a consensus approach. Hum Pathol, 2002, 33(5): 459-465.

59. Blay JY, Adenis A, Ray-Coquard I, et al. Is there a role for discontinuing imatinib in patients with advanced gastrointestinal stromal tumour? Curr Opin Oncol, 2009, 21(4): 360-366.

60. Blay JY, Le Cesne A, Ray-Coquard I, et al. Prospective multicentric randomized phase Ⅲ study of imatinib in patients with advanced gastrointestinal stromal tumors comparing interruption versus continuation of treatment beyond 1 year: the French Sarcoma Group. J Clin Oncol, 2007, 25(9): 1107-1113.

61. Choi H. Response evaluation of gastrointestinal stromal tumora. Oneologist, 2008(Suppl 2), 13: 4-7.

第五节　急性消化道出血诊治的沿革和展望

急性消化道出血病因复杂，除了胃肠本身的疾病，也可以是其他器官的疾病（如肝胆系统疾患）、全身系统疾病的局部表现、患者服用药物（如阿司匹林、抗血小板药物等）的副作用等。急性消化道出血是临床十分常见的急症，尽管近年来增加了许多新的诊断方法，但急性消化道出血的病死率仍在10%左右。因此，如何及时诊断患者的出血部位和病因，始终是临床上棘手的疾病之一。

急性消化道出血患者主要表现为呕血、便血或黑便。外科医师在接诊患者时，不仅应迅速评估患者的一般情况和失血量，还应了解患者的既往病史和药物应用情况。确定消化道出血前，应排除口腔、鼻咽部出血所咽下的血液，注意区分咯血，并识别由于服用铁剂、铋剂、等以及进食富含动物血食物所致的黑便。

一、失血量的估计

失血量的估计对患者诊疗方案的制订极为重要。一般每日出血量在 5ml 以上，大便外观不变，但隐血试验即为阳性，50～100ml 以上出现黑便。以呕血、便血量作为估计失血量的资料往往不太精确，因为呕血与便血常分别混有胃内容与粪便，且部分血液尚贮留在胃肠道内尚未排出体外。因此应根据血容量减少导致周围循环的改变作出判断。

1. 一般情况　若失血量少于 400ml（即血容量轻度减少），组织液及脾贮血可补偿，循环血量在 1 小时内即得改善，故可自觉无症状。当出现头晕、心慌、冷汗、乏力、口干等症状时，表示急性失血在 400ml 以上；如果有晕厥、四肢冰凉、尿少、烦躁不安，表示出血量大，失血至少在 1200ml 以上；若出血仍然继续，除晕厥外，尚有气短、无尿，此时急性失血已达 2000ml 以上。

2. 脉搏　脉搏改变是失血程度的重要指标。急性消化道出血时血容量锐减，最初的机体代偿功能是心率加快，小血管反射性痉挛，使肝、脾、皮肤血窦内的储血进入循环，增加回心血量，调整体内有效循环量，以保证心、肾、脑等重要器官的供血。一旦由于失血量过大，机体代偿功能不足以维持有效血容量时，就可能进入休克状态。所以当大量出血时，脉搏快而弱（或脉细弱），脉搏每分钟增至100～120 次以上，失血估计为 800～1600ml；脉搏细微甚至扪不清时，失血已达 1600ml 以上。有些患者出血后，在平卧时脉搏、血压都可接近正常，但让患者坐或半卧位时，脉搏会马上增快，出现头晕、冷汗，表示失血量大。

3. 血压　血压的变化同脉搏一样，是估计失血量的可靠指标。当急性失血 800ml 以上时（占总血量的 20%），收缩压可正常或稍升高，脉压缩小。尽管此时血压尚正常，但已进入休克早期，应密切观察血压的动态改变。急性失血 800～1600ml 时（占总血量的 20%～40%），收缩压可降 9.33～10.67kPa（70～80mmHg），脉压小；急性失血 1600ml 以上时（占总血量的 40%），收缩压可降至 6.67～9.33kPa（50～70mmHg），更严重的出血血压可降至零。

有时一些有严重消化道出血的患者，胃肠道内的血液尚未排出体外，仅表现为休克，此时应注意排除心源性休克（急性心肌梗死）、感染性或过敏性休克，以及非消化道的内出血（宫外孕或主动脉瘤破裂）。若发现肠鸣音活跃，肛检有血便，则提示为消化道出血。

4. 血常规　血红蛋白测定、红细胞计数、红细胞压积可以帮助估计失血的程度，但在急性失血的初期，由于血浓缩及血液重新分布等代偿机制，上述数值可以暂时无变化。一般需组织液渗入血管内补充血容量，即 3～4 小时后才会出现血红蛋白下降，平均在出血后 32 小时，血红蛋白可被稀释到最大程度。如果患者出血前无贫血，血红蛋白在短时间内下降至 70g/L 以下，表示出血量大，在 1200ml 以上。大出血后 2～5 小时，白细胞计数可增高，但通常不超过 $15×10^9$/L。然而在肝硬化、脾功能亢进时，白细胞计数可以不增加。

5. 尿素氮　上消化道大出血后数小时，血尿素氮增高，1～2 天达高峰，3～4 天内降至正常。如再次出血，尿素氮可再次增高。尿素氮增高是由于大量血液进入小肠，含氮产物被吸收。血容量减少还可导致肾血流量及肾小球滤过率下降，不仅尿素氮增高，肌酐亦可同时增高。如果肌酐在 133μmol/L 以下而尿素氮>14.28mmol/L，则提示上消化道出血在 1000ml 以上。

二、出血部位的判断

通常以 Treitz 韧带为界将消化道分为上下两部分。上消化道出血系指 Treitz 韧带以上的消化道，包括食管、胃、十二指肠、胃空肠吻合术后的空肠以及胰胆等部位病变引起的出血；下消化道出血是指 Treitz 韧带以下部位的出血。与上消化道出血相比，下消化道出血的发病年龄偏大，便血为其主要出血方式，大多数为自限性，不影响患者的血容量，但也有约15%的患者有严重的进行性便血，出现血流动力学的改变。

消化道出血是常见的临床急诊，其主要临床表现为呕血、黑便或两者均有，出血量大时也可表现为便血。成人每日消化道出血 5～10ml 时粪便隐血试验阳性，出血量在 50ml 以上时可出现黑便。大便的颜色主要决定于出血量及其在肠道停留的时间，其次取决于出血部位的高低，上消化道出血时血红蛋白中的铁与肠道内硫化物结合成硫化铁，大便呈柏油样。呕血常发生在幽门以上部位的出血，但当十二指肠部位出血较多反流入胃时也可引起呕血。胃内血容量达到 250～300ml 时即可发生呕血。呕血的性状主要取决于出血量及其在胃内滞留的时间，出血量少、血液在胃内存留时间长者，由于胃酸的作用，呕吐物呈咖啡渣样或棕黑色，出血量大时可呈暗红色或鲜红色。黑便可以无呕血，但呕血常同时存在黑便。

上消化道出血量大时，肠蠕动增快，可以仅表现为暗红色甚至鲜红色便血，有时会误诊为下消化道出血。少数上消化道出血早期无呕血及黑便，仅表现为软弱、乏力、苍白、心悸、脉搏细数、出冷汗、晕厥及休克等急性周围循环衰竭的表现，须经相当一段时间才排出暗红色或柏油样便，因此在排除感染、过敏、心源性等休克后，要考虑有内出血的可能，包括实质脏器及消化道出血。消化道出血后应常规放置鼻胃管，检查抽吸的胃内容物大多可以明确出血部位在上消化道或下消化道。

三、上消化道出血

（一）急性非曲张静脉性上消化道出血（acute nonvariceal upper gastrointestinal bleeding, ANVUGIB）

急性非曲张静脉性上消化道出血最常见的病因是消化性溃疡，占 30%～50%，余为恶性肿瘤、食管贲门黏膜撕裂（Mallory-Weiss tear）、糜烂性胃炎、血管发育不良（angiodysplasia）、血管畸形（vascular malformations）、Dieulafoy 病变以及胆道出血等。熟知这些病因及其特定的临床表现至为重要，以便在急性出血实施复苏治疗期间能迅速重点采集病史和进行必要的检查。鉴别诊断时，不应仅局限于消化道疾病，还须注意有无可能存在于其他部位的病灶。

1. 病因和部位诊断

（1）内镜检查：内镜检查不仅是病因，更是定位诊断最关键的检查方法，现主张应在出血后 12～24 小时内尽早完成。行急诊内镜检查前，首先要评估病情，给予必要的复苏治疗，而且应在严密监护下进行，有时须行全麻气管插管以免误吸。操作时应尽可能冲洗清除胃内积血，使视野清晰，有利于发现出血灶并即时实施内镜治疗以控制出血。

（2）血管造影：若内镜检查阴性，则宜行选择性胃左动脉、脾动脉、胃十二指肠动脉及其分支胰十二指肠上动脉造影。病灶的出血速率 >0.5ml/min 时即可见造影剂外溢，对出血部位可作大致定位。对由血管畸形、血管瘤等血管病变及肿瘤所致的出血此项检查可以明确病因。

（3）放射性核素 ^{99m}Tc 标记红细胞扫描：当内镜检查未发现病变时，可应用核素标记患者的红细胞后，静脉注入患者体内作腹部扫描。当活动性出血的速度 ≥0.1ml/min 时，核素可以显示出血的部位。被标记的红细胞不会被肝和脾清除，故可以监视患者消化道出血 24～36 小时。

2. 预后判断 对于急性消化道出血的死亡危险多采用 Rockall 评分系统（表 5-7）。5 分及以上为高危人群，死亡率可达 50%；中危 3～4 分，死亡率可达 30%；低危 0～2 分。

表 5-7 Rockall 评分

评分	0	1	2	3
年龄	<60 岁	60～79 岁	>80 岁	
休克	无[1]	心动过速[2]	低血压[3]	
伴发病	无		心力衰竭、缺血性心脏病和其他重要伴发病	肝衰竭、肾衰竭和癌肿播散
内镜诊断	无病变，Mallory-Weiss 综合征	溃疡和其他病变	上消化道恶性疾病	
内镜下出血征象	无或有黑斑		上消化道血液潴留、黏附血凝块、血管显露或喷血	

注：1. 收缩压 >100mmHg，心率 <100 次/分；2. 收缩压 >100mmHg，心率 >100 次/分；3. 收缩压 <100mmHg，心率 >100 次/分

对于急性上消化道出血时是否需要手术或内镜干预，目前多推荐 Blatchford 评分系统分级（表5-8）。当 Blatchford 评分为 0 时，患者不需要入院行输血、内镜或手术治疗；<6 分为低危；≥6 分为中高危，应积极干预，包括内镜及手术等治疗方式。

表5-8　Blatchford 评分

项　　目		检查结果	评分
收缩压（mmHg）		100~109	1
		90~99	2
		<90	3
血尿素氮（mmol/L）		6.5~7.9	2
		8.0~9.9	3
		10.0~24.9	4
		≥25	6
血红蛋白（g/L）	男	120~129	1
		100~119	3
		<100	6
	女	100~119	1
		<100	6
其他表现		脉搏≥100 次/分	1
		黑便	1
		晕厥	2
		肝脏疾病	2
		心力衰竭	2

3. **内镜干预时机和方式**　对于大多数急性上消化道出血，都应在 24 小时内行内镜治疗。对血流动力学稳定、无严重多病共存的低危患者（Blatchford 评分为 0 者），早期胃镜检查并不能减少出血和死亡率，但可以明显缩短住院时间和减少住院费用；对于大出血、病情不稳定的患者则应先给予积极的液体复苏治疗，待病情稳定后再实施相关检查；对于同时合并严重其他器官疾病的患者，在患者生命体征稳定后方可实施内镜下干预。最近的研究发现，高危患者（Blatchford 评分 ≥12）12 小时后行胃镜检查的术后死亡率为 44%，而早期胃镜检查患者术后死亡率为 0%，具有明显差异。

4. **特殊病因引起急性非曲张静脉性上消化道出血的诊治原则**

（1）出血性消化性溃疡（bleeding peptic ulcer）：消化性溃疡是急性非曲张静脉性上消化道出血最常见的病因，出血多数能自行停止，但反复持续出血是导致老年患者病死率上升的主要原因之一。因此，溃疡再出血率与患者预后有关，非常重要。

1）内镜检查对溃疡再出血率的判断：Forrest 对出血性消化性溃疡基底的内镜下迹象共分 5 级，不同分级对应不同的再出血率（表5-9）。

表5-9　Forrest 分级

Forrest 分级	溃疡病变	再出血风险
F I a	基底有喷射样出血	55%
F I b	溃疡基底有活动性渗血	55%
F II a	基底显露血管	43%
F II b	基底黏附凝血块	22%
F II c	黑色基底	10%
F III	基底洁净	5%

80% 的消化性溃疡出血会自行停止，发生再出血或持续出血的患者病死率较高，所以应当对易于发生再出血和持续出血的患者进行内镜下治疗。常用的内镜止血方法包括药物局部注射、热凝止血和机械止血 3 种。药物注射可选用 1：10 000 肾上腺素盐水或高渗钠-肾上腺素溶液（HSE），其优点为方法简便易行；热凝止血包括高频电凝、氩离子凝固术（APC）、热探头及微波等方法，止血效果可靠，但需要一定的设备与技术；机械止血主要采用各种止血夹，尤其适用于活动性出血，但对某些部位的病灶难以操作。目前禁止单独注射肾上腺素，因为证据表明使用热凝止血效果明显好于单独注射肾上腺素，如要使用药物，则需联合一种热凝或机械止血方法，这样可以提高热凝或机械止血的效果。

2）介入放射治疗：若经内镜治疗不能控制出血，可行选择性胃左动脉、脾动脉、胃十二指肠动脉及其分支胰十二指肠上动脉造影，经溃疡出血部位的供血动脉注入血管加压素如垂体后叶素（伴有心肌缺血性疾病者禁忌）及凝血酶等止血剂，或使用吸收性明胶海绵行血管栓塞治疗以控制出血。须注意的是胰十二指肠上动脉源于胃十二指肠动脉，其两条终末支分别为胰十二指肠前上和后上动脉，胰十二指肠下动脉则为肠系膜上动脉的分支，其两条终末支分别为胰十二指肠前下和后下动脉，胰十二指肠上、下动脉共 4 条终末支分别对应吻合构成前、后两个纵形动脉弓，其分支各自呈节段性地进入十二指肠内侧缘。由于这些分支间无侧支吻合，故对十二指肠球后或降部溃疡出血行血管栓塞治疗时，不可阻断前、后两纵形动脉弓，以免并发十二指肠缺血性坏死。对急性大量出血的病危患者，尤其是老年人或有伴发病者，宜先行内镜和（或）介入放射治疗以控制出血，再积极地充分做好术前准备，以使患者能耐受择期施行确定性手术。

3）手术治疗：内镜和（或）介入放射治疗无效仍持续出血时须急诊手术。手术目的首先是直接结扎血管控制出血，再行降酸手术。对胃溃疡而言，因溃疡可能恶变且再出血率高，故须行包括溃疡在内的胃部分或次全切除。幽门螺杆菌（Hp）感染是消化性溃疡的独立致病因素之一，对 Hp 感染者术后应行抗 Hp 感染治疗，以降低溃疡复发率和再出血率。

A. 出血性十二指肠溃疡的手术治疗：十二指肠溃疡多位于十二指肠球部后壁，其后即为胃十二指肠动脉，因此球部后壁溃疡常并发大出血。手术应切开球部前壁，暴露后壁溃疡出血部位，选用不吸收缝线缝扎止血。若出血仍未控制，可再沿溃疡周界予以缝扎，或分别在十二指肠球部上下方分别结扎胃十二指肠动脉。若术中病情已趋稳定，应加作降酸手术，首选的术式是迷走神经干切断加幽门成形术，此术式的特点是省时、易行、疗效好，也可选作超选择性迷走神经切断术，但此术式费时、操作不易，不适用于老年、危重患者，现已很少采用。通常对出血性十二指肠溃疡无须行胃切除术。

B. 出血性胃溃疡的手术治疗：术式应选取胃大部切除。传统认为 Billroth Ⅱ式和 Roux-en-Y 吻合后，吻合口溃疡发生率高，故多采用 Billroth Ⅰ式吻合。随着质子泵抑制剂的问世和广泛应用，Billroth Ⅱ式和 Roux-en-Y 吻合重新被广泛应用，具体选择根据溃疡的解剖位置而定。需要强调的是溃疡和癌肿应注意加以鉴别，排除溃疡恶变后方可按良性溃疡手术。

若胃后壁巨大胼胝性溃疡穿透到达毗邻脏器，或与重要组织血管粘连甚为紧密时，可沿溃疡边缘切开胃壁，将溃疡止血后旷置。愈合的溃疡基底为纤维组织，无须强行剥离，以免损伤毗邻的胰腺并发术后胰瘘，或损伤重要血管而致术中大出血。

对年老伴有心、肺、肾或糖尿病者，迷走神经干切断、幽门成形加楔形切除溃疡是患者能较好耐受的一种术式。

（2）恶性肿瘤：若为胃十二指肠恶性肿瘤出血，不做内镜或介入放射治疗，应积极做好术前准备后手术治疗，术式的选择和切除范围应根据恶性肿瘤不同的病理组织类型和分期而定。

（3）急性胃黏膜病变（acute gastric mucosal lesions）：急性胃黏膜病变又称应激性溃疡（stress ulceration）或急性糜烂性胃炎（acute erosive gastritis），是因严重创伤、感染或休克所致的急性胃黏膜病变，黏膜呈多发浅表性糜烂和溃疡并发出血，病变常见于近端胃体和胃底部。急性胃黏膜病变有几种特殊类型：库欣（Cushing）溃疡，见于颅内损伤患者；柯林（Curling）溃疡，见于严重烧伤患者；以及非甾体抗炎药物（NSAIDs）所致的急性胃黏膜病变。急性胃黏膜病变的治疗原则应以非手术治疗为主。

1）非手术治疗：早期经静脉应用抑酸剂如 PPI 或 H_2 受体拮抗剂，效果较好。若上述药物治疗无效，可经内镜喷洒止血剂或在溃疡出血灶周围注射 1% 乙氧硬化醇。若仍未能控制出血，则行选择性腹腔动脉造影，用吸收性明胶海绵栓塞出血部位的供血动脉。

2）手术治疗：急性胃黏膜病变很少采取手术治疗，仅在所有非手术治疗均无效，仍持续出血并威胁生命时才考虑手术治疗。可供选择的术式有：①迷走神经干切断、幽门成形加出血部位缝扎术：此术式合理、创伤小、手术死亡率低，应为首选术式，但由于急性胃黏膜病变多系弥漫性出血，故实际可采用此术式的机会不多。②迷走神经干切断、幽门成形加包括出血部位的胃部分切除术：此术式止血效果较确切，但手术创伤较大，手术死亡率较高。③胃周围血管离断术：此术式仅保留胃短血管，离断胃左、右血管和胃网膜左、右血管，使胃血流量显著减少但又不影响胃的血供，适用于病情危重而不能耐受较大手术的患者。此术式创伤小，但止血效果不十分确切。

（4）贲门黏膜撕裂综合征（Mallory-Weiss tear）：本病因剧烈呕吐或干呕致使剧烈的胃内压力集中冲击贲门，造成横跨贲门上下的黏膜呈纵形撕裂而引起出血。内镜检查可见贲门及胃小弯侧的黏膜裂伤，长 15~20mm，宽 2~3mm。90% 的出血会自行停止，若内镜检查时创面仍有出血可在内镜下电凝或注射硬化剂，再辅以 PPI 等抑酸剂治疗。若内镜治疗无效，可行手术治疗，胃切开缝合裂伤黏膜。

（5）Dieulafoy 病：本病少见，也有命名为恒径动脉（caliber persistent artery），即胃周围动脉进入胃壁浆膜和肌层后缺乏逐渐变细的过程，而以较粗的小动脉直抵黏膜下后再折返入肌层，使较粗的小动脉呈锐角状突起，80% 的病变位于胃小弯以及胃后壁距贲门 6cm 范围内。由于病变部位较粗的小动脉突起，使其表面覆盖的黏膜长期受压形成黏膜溃疡和缺损，血管裸露，长期在胃内消化液的侵蚀下可能发生破裂而引起急性动脉性大出血。内镜检查是最可靠的诊断方法，镜下可见无凹陷的溃疡，在点状黏膜缺损处可见动脉出血点。虽然内镜下电凝或注射硬化剂有很好的止血效果，但再出血率高，故一旦确诊应手术治疗，在内镜治疗的同时注射印度墨水（India ink）作定位标记。手术时胃壁切口长度要能满足对病变好发部位的暴露和探查，探查时要轻柔地摊平黏膜皱襞仔细检视，病变深处有酷似红色小息肉样的突起，若有黏附的凝血块，拭去后即可见小动脉出血。手术方式仅需楔形切除包括病灶在内的胃壁。虽然内镜检查是本病最可靠的诊断方法，但检出率<30%，故上消化道动

脉性大出血经多种检查未发现病灶时，应考虑本病的可能性。

（6）其他：如系肝、胰、胆道疾病所致的急性非曲张静脉性上消化道出血，应治疗引起出血的原发疾病，具体的治疗方案应按不同的病因而异。

（二）门静脉高压症食管胃底曲张静脉出血（esophagogastrofundic variceal bleeding）

在急性上消化道出血中，肝硬化门静脉高压症引起食管、胃底曲张静脉出血是仅次于消化性溃疡的第二大类病因。肝硬化患者约50%有胃底食管静脉曲张，静脉曲张的出现与肝病严重程度有关（表5-10）。Child A 患者有 40% 发生静脉曲张而 Child C 患者静脉曲张发生率却高达 85%。原发性胆汁性肝硬化患者在疾病早期，甚至在肝硬化发生之前即可发生静脉曲张和静脉曲张出血。

表 5-10 肝硬化严重程度的 Child-Pugh 分级

积分	1	2	3
肝性脑病	无	1~2 级（或有诱因）	3~4 级（慢性）
腹水	无	小/中量（利尿有效）	张力性（利尿抵抗）
胆红素（mg/dl）	<2	2~3	>3
白蛋白（g/L）	>35	28~35	<28
凝血酶原时间（延长秒）	<4	4~6	>6
或 INR	<1.7	1.7~2.3	>2.3

注：Child A：5~6 分；Child B：7~9 分；Child C：10~15 分

据统计，食管胃底曲张静脉约60%会并发出血，首次出血病死率高达30%~50%。在首次出血后1年、2年内再出血率分别为60%~70%和80%~90%。急性出血期的治疗目的是迅速控制出血和预防早期再出血，以及减少因出血所致的肝肾功能损害和肝性脑病等并发症。内镜不仅仅是最佳的诊断方式，而且由于内镜和介入放射治疗技术的发展，大大提高了对食管、胃底曲张静脉出血的急诊止血效果。

1. 急诊处理 门静脉高压症食管、胃底曲张静脉大出血导致低血容量性休克时，应立即采用双气囊三腔导管压迫止血，迅速评估失血量予以复苏补液等抗休克治疗。在复苏纠正低血容量期间应同时给予药物治疗。药物治疗包括：

（1）减少门脉血流药物：内脏血管收缩药（血管加压素及其类似物，生长抑素及其类似物）和静脉扩张药（硝酸酯类）。血管收缩药通过收缩内脏

血管来降低门脉血流量；静脉扩张药的作用理论上是通过降低肝内和（或）门体侧支循环阻力，但是硝酸酯类是通过低血压效应达到减少门脉血流的效果。两者联用在降低门脉压方面有协同效应。血管加压类药物常用垂体后叶素，其作用是通过收缩内脏小动脉以减少门静脉血流量，从而降低门脉压力，有效剂量为 0.4U/min 静脉滴注。因其作用是非选择性的，故禁用于伴有心肌缺血性疾病的患者。生长抑素类药物常用生长抑素类似物奥曲肽（somatostatin），常用剂量为 50μg 静脉推注，再 50μg/h 静脉滴注。该药也是通过降低内脏血流量以降低门静脉和曲张静脉的压力，但其作用仅限于内脏血管而不引起冠状动脉的收缩，对控制食管、胃底曲张静脉出血的效果优于血管加压素。急性出血期间禁用非 β 受体阻滞剂，因其能降低血压和掩盖出血导致的生理性心率增快。

（2）H₂受体拮抗剂或质子泵抑制剂：H₂受体

拮抗剂和质子泵抑制剂能提高胃内 pH,促进血小板聚集和纤维蛋白凝块的形成,避免血凝块过早溶解,有利于止血和预防再出血。

(3) 抗感染药物:活动性出血时常存在胃黏膜和食管黏膜炎性水肿,预防性使用抗生素有助于止血,并可减少早期再出血及预防感染。荟萃分析表明,抗生素可通过减少再出血及感染提高存活率,因此肝硬化静脉曲张破裂出血者应短期应用抗生素。可使用喹诺酮类抗生素,对喹诺酮类耐药者也可使用头孢类抗生素。

经急诊处理待血流动力学及生命体征稳定后,应及早行内镜检查,危重患者须全麻气管插管以防胃内容物和血液误吸。内镜应检视曲张静脉的管径、条数、分布部位、有无曲张静脉的红色征(出血的危险征象)以及是否伴有门静脉高压性胃病(portal hypertensive gastropathy)的出血。后者在内镜下的特征性表现为胃黏膜红斑,外周附以白色或黄色网状样物质,呈红白相间的网状结构,类似蛇皮样改变,红斑区可见出血点,呈弥漫性分布。

2. 内镜治疗

(1) 食管曲张静脉结扎(esophageal varices ligation,EVL)或食管曲张静脉套扎(esophageal varices band ligation,EVBL):在内镜的镜端预置内含小橡胶圈的连环套扎器,内镜下选择有红色征的曲张静脉,在其下方利用负压装置抽吸曲张静脉后将小橡胶圈推出勒紧其基底部,被套扎隆起的曲张静脉色泽逐渐变紫并缺血坏死脱落。现今由于套扎器的改进,一次可连续套扎 5~8 个点,多个套扎点应不在同一个水平面,以免治疗后因瘢痕明显而并发食管狭窄。内镜下行 EVS 或 EVBL 已是食管曲张静脉出血时最主要的治疗方法之一。

(2) 食管曲张静脉硬化剂治疗(esophageal varices sclerotherapy,EVS):EVS 是急诊止血的有效手段,常用的硬化剂是 1% 乙氧硬化醇、无水酒精或 5% 鱼肝油酸钠(sodium morrhuate)。在内镜下将硬化剂注入曲张静脉后迅速形成血栓,血管内皮细胞受损,继发炎性坏死,最终形成纤维瘢痕,曲张静脉消失。为减少硬化剂注射并发食管溃疡、穿孔,可采用曲张静脉旁和静脉内注射相结合的方法,须注意不宜在同一平面多点注射或在同一点过量注射,以免出现食管狭窄。通常在硬化剂注射治疗后的禁食期予静脉滴注(进食后可改为口服)PPI 以减少胃酸分泌,避免因胃液反流侵蚀硬化剂注射部位

引起继发性出血。若急性出血时初次 EVS 无效,则48 小时内可再重复二次 EVS。即使经 EVS 治疗有效,再次出血率仍高达 70%。

(3) 曲张静脉组织黏合剂治疗:食管曲张静脉常伴有胃底曲张静脉,对胃底曲张静脉出血而言,内镜下行套扎或硬化剂注射的治疗效果欠佳、风险大且不易操作。近 10 余年国内外报道内镜下注射组织黏合剂行胃底或食管曲张静脉栓塞治疗安全有效。组织黏合剂注射治疗的适应证主要是孤立或局限的胃底曲张静脉出血,如伴有食管曲张静脉应在胃底曲张静脉行组织黏合剂治疗后 2 周再行 EVS 或 EVBL 治疗。在行组织黏合剂治疗后同样应辅以 PPI 治疗。

若经上述内镜治疗后再次出血,应先以双气囊三腔管压迫,再考虑介入放射治疗或手术治疗。

3. 介入放射治疗

(1) 经皮经肝曲张静脉栓塞(percutaneous transhepatic varices embolism,PTVE):经皮经肝穿刺门静脉造影时,将导管插入胃冠状曲张静脉和胃短曲张静脉,注入吸收性明胶海绵和(或)不锈钢圈行血管栓塞。若选用液体栓塞剂,应控制适当的剂量和推注速度,以免发生逆流进入自发性开放的胃-肾或脾-肾分流通路。通常 PTVE 出血控制率可达 70%~90%,但短期内再出血率高,而且创伤较大,不作为首选的治疗方法。若行 EVS、EVBL 未能控制出血,则 PTVE 是可供选择的一种治疗方法。

(2) 经颈静脉肝内门体分流(transjugular intrahepatic portosystemic shunt,TIPS):1982 年 Colapinto 报道首例 TIPS,国内临床应用始于 1992 年。TIPS 主要适用于经内镜和栓塞治疗后仍持续出血者及病情危重不能耐受手术者,可明显降低门静脉主干的压力。伴有心、肺、肝、肾衰竭、凝血机制障碍、肝静脉和(或)门静脉解剖结构异常者,应视为 TIPS 的禁忌证。在行 TIPS 时可同时栓塞胃冠状静脉和胃短静脉,以减轻门静脉对肝脏灌注量的减少并维持分流道的血流速度,对预防近期再出血和 TIPS 术后分流道狭窄以及避免因分流导致肝脏损害可能是有益的。影响疗效的主要因素是术后分流道狭窄或闭塞,主要发生在术后 6~12 个月。

4. 手术治疗 手术方法有两类,即门体静脉分流术(分流术)和门奇静脉断流术(断流术)。肝硬化时门静脉压力提高是机体的一种代偿反应,是维持门静脉血流向肝灌注的重要保证。系统性门

体静脉分流术明显减少门静脉对肝的灌注,不仅可能会进一步损害肝功能,而且还可能导致肝性脑病。断流术中的贲门周围血管离断术是针对胃肠区的高血流状态,彻底离断贲门及其上方 5～8cm 的食管周围血管,尤其是胃冠状静脉的高位食管支和异位高位食管支以及胃后及膈下等静脉支,多能即刻止血,而又不影响肠系膜静脉压力和门静脉对肝的灌注,手术操作简便安全,而且近、远期疗效均较满意。

我国门静脉高压主要病因是肝炎后肝硬化,患者手术耐受性差,故对于食管、胃底曲张静脉出血,应先经内镜或介入治疗控制出血,待病情稳定后结合肝功能 Child 分级再择期行确定性手术。内镜或介入治疗无效仍持续出血者须急诊手术,术式应选贲门周围血管离断术,因为这类患者肝功能多已属 Child C 级,如施行急诊分流术则手术死亡率超过 50%。

5. 术后再出血　术后再出血多因门奇断流不彻底或有新的门奇侧支循环建立,或由于分流术后吻合口狭窄、血栓形成等因素导致未能有效降低门静脉压力所致。现今发现门静脉高压性胃病也是术后再出血的原因之一。门静脉高压时胃静脉回流障碍,影响胃黏膜微循环,使黏膜血流量减少,黏膜缺血、缺氧、弥漫性水肿并糜烂,称为门静脉高压性胃病,出血多为弥漫性渗血,可暂予 PPI 及能降低门静脉压力的 β 受体阻滞剂等药物治疗。少数门静脉高压性胃病也可并发急性大出血,治疗关键在于有效降低门静脉及曲张静脉的压力,故有时也须急诊手术。

对术后再出血的术式选择:断流术后再出血者施行分流术,分流术后再出血者宜选用断流术。应强调对术后再出血的手术指征及采用何种术式均应结合患者对手术的耐受程度及肝功能 Child 分级等具体病情慎重考虑后再作抉择。

四、急性下消化道出血

急性下消化道出血(acute lower gastrointestinal bleeding)指屈氏韧带以下消化道的急性出血,95%～97% 是结、直肠出血,小肠出血仅占 3%～5%。急性下消化道出血主要表现为便血或血样便,若出血量少而在结肠内滞留时间较久(超过 20 小时)也可形成黑便。在严重的消化道出血中,源于下消化道的出血仅占 15%,远少于上消化道出血。急性下消化道出血多可自行停止,较少伴有低血容量性休克。

(一) 病因概况

急性下消化道出血的病因繁多,诸如结肠憩室病(diverticulosis)、血管发育不良(angiodysplasia)、血管畸形(vascular malformations)、良恶性肿瘤、息肉、肛直肠疾病、炎性肠病如克罗恩病(Crohn disease)和溃疡性结肠炎、梅克尔憩室(Meckel deverticulum)、内痔、肠系膜血管缺血性病变、缺血性结肠炎、少见的结肠 Dieulafoy 病变和常染色体显性遗传性疾病如家族性腺瘤性息肉病(familial adenomatous polyposis)、黑斑息肉综合征(Peutz-Jegher syndrome)等。结肠憩室病和血管发育不良的发病率随着年龄增长而上升,在西方国家中,结肠憩室病是急性下消化道出血最常见的病因,占 40%～55%,但在我国较少见。

(二) 病因和定位诊断

急性下消化道出血的诊断较困难,原因在于成人的小肠和结直肠的总长度约 8m,结直肠腔内有稠厚的肠内容物和滞留的粪块,约 42% 的患者有多处出血灶,且内镜检查时出血多已自行停止。

1. 症状与体征的鉴别　下消化道出血的病因多有其特征性的临床表现,根据排便习惯和性状的改变,是否伴有发热、腹痛、消瘦,有无服用非甾体抗炎药物史以及家族史,再结合查体有无腹块、腹部压痛、肌紧张以及有些遗传性疾病特有的体征等综合分析,可为病因的初步诊断提供重要的信息。

2. 内镜检查　内镜检查是下消化道出血最重要的诊断方法。

(1) 结肠镜:下消化道出血 90% 以上是源于结直肠病变,故应首选结肠镜检查。现多主张早期行急诊结肠镜检查,即在出血后 12 小时内完成。实践证明,早期实施结肠镜检查不仅能提高病因诊断率,且能精确定位出血灶立即进行内镜下治疗。在急诊结肠镜检查前可选用聚乙二醇(polyethylene glycol)灌洗液口服或经鼻胃管灌注行肠道准备,可提高内镜检查的成功率和安全性。如经结肠镜检查未发现病变,应仔细观察回肠末端,如见血性肠液或血液流出则提示为小肠出血,应进一步行小肠镜检查。

(2) 小肠镜检查:小肠镜在 1969 年应用于临床,历经 30 余年,现已有很大的发展。早期应用的探针型小肠镜(sonde enteroscopy)理论上可观察全部小肠,但耗时长、患者痛苦且无活检和行内镜治疗的功能,现已弃用。目前临床上应用的是推进型小肠镜(push enteroscopy),可推进观察到屈氏韧带以下80~120cm处肠管,并可进行活检和内镜治疗,操作时间较短,患者痛苦也较少。2001年,Yamamoto等首先将日本富士公司生产的双气囊小肠镜(double balloon enteroscopy)系统应用于临床,该镜由高分辨率电子内镜和外套管组成,内镜顶端和外套管远端均安置乳胶气囊,由压力控制泵系统对其进行注气和放气,内镜有效的工作长度是200cm。操作开始时两个气囊均处于放气状态,当外套管推进到十二指肠时向外套管气囊注气以固定于肠腔壁,随即将内镜尽可能向前推进和检视远端肠管,此时再向内镜气囊注气,将内镜镜端固定于肠腔壁,同时将外套管气囊放气后向前推进到内镜镜端的气囊固定处,再将外套管气囊重新注气予以固定。此时双气囊均已注气固定于肠腔壁,再在X线透视下同时回拉内镜和外套管,使充气的双气囊近端被拉回的肠管皱缩呈折叠状,由此每次可检视回拉40cm肠段,之后再将内镜顶端气囊放气,继续推向肠管远端。实际操作原理即利用双气囊交替反复注气和放气,使工作长度为200cm的内镜有可能完成全小肠的检查。进镜方法可经口,也可采用双侧进镜法,即将双气囊小肠镜经口再经肛门进入,从上、下两个方向会合以完成全小肠的检查。此外,也可在术中与手术医师合作经口、肛门、或从肠切口进镜行术中全小肠检查。2004年Yamamoto报道应用双气囊小肠镜诊治123例共178例次小肠疾病的经验,其中66例为消化道出血,出血灶检出率76%,12例在镜下电凝止血获得成功。在178例次双气囊小肠镜检查中,有2例(1.1%)并发多处穿孔,1例为小肠淋巴瘤,另1例为小肠克罗恩病。2007年戈之铮等报道51例小肠疾病应用双气囊小肠镜检查,其中15例为不明原因消化道出血,检出率60%(9/15),确诊率53.3%(8/15)。

3. 血管造影 若内镜检查阴性,则行选择性肠系膜上动脉和(或)肠系膜下动脉造影,可对下消化道出血病灶作大致的定位,一般报道在出血期的检出率约40%。肠管供血动脉的解剖关系是:空肠、回肠、升结肠和横结肠右侧2/3的血供源于肠系膜上动脉所属的分支,横结肠左侧1/3及以下的结、直肠血供源于肠系膜下动脉所属的分支,直肠中下段的部分血供是源于髂内动脉的前支。因此,

正确选择造影动脉和在出血期进行检查是提高检出率的关键。典型出血时的动脉造影显像主要为动脉相期造影剂外溢。

4. 放射性核素显像

(1) 消化道出血显像:20世纪70年代即应用于诊断消化道出血,其敏感度高,出血速率0.05~0.1ml/min即可显像,但特异性差,只能大致定位,还有一些不确定因素如肠蠕动等可影响显像结果,因此仅作为小肠镜检查和选择性动脉造影前的一项筛选方法,以提高前两者对出血灶的检出率。临床常用^{99m}Tc标记自身红细胞(体内或体外标记)显像法,于静脉注射标记物后即刻及5分钟、15分钟、30分钟、1小时、2小时进行全腹连续显像。在静脉注射2小时后胃肠道壁基本不显像,若有出血灶,^{99m}Tc标记的红细胞即逸出进入胃肠道,在出血部位形成放射性浓聚。此后每4~6小时监察一次,可连续监察24~36小时。此方法适用于检查急性大出血或慢性少量出血,尤其适用于检查间歇性出血的患者。

(2) 梅克尔憩室核素显像:梅克尔憩室是一种先天性胃黏膜异位症。因为异位的胃黏膜也具有正常胃黏膜的结构和功能,故经静脉注射过锝酸盐(^{99m}TcO^{-4})后异位胃黏膜中的壁细胞(近年认为系黏蛋白上皮细胞)将摄取并在10~15分钟内形成放射性浓聚,使梅克尔憩室显像,这是较可靠的一种诊断方法。但应注意梅克尔憩室显像并非为出血源,尚需动态严密监察病情的发展和作进一步检查方能确诊。

(三) 治疗原则

如有低血容量休克表现者,应给予复苏治疗,待血流动力学及生命体征稳定后,进一步采取以下治疗措施,同时必须注意不可遗漏对可能的多处出血灶的治疗。

1. 内镜治疗 与上消化道出血的内镜治疗方法相同,可采用电灼、热探头或注射硬化剂等治疗,其止血率和再出血率因不同病因而异,如血管发育不良出血的止血率达80%,但再出血率达15%。内镜治疗时应注意避免穿孔等并发症。

2. 介入放射治疗 可经导管注入血管加压素如垂体后叶素(伴有心肌缺血性疾病者禁忌)及凝血酶等止血剂,其止血率与再出血率也因不同病因而异。用吸收性明胶海绵行血管栓塞治疗也能取得一定的止血效果,但须注意栓塞部位不可阻断肠

管边缘动脉弓的侧支循环,避免并发肠管缺血性坏死。介入治疗的即刻止血率约60%,但常于数天后再次出血,因此介入放射治疗适用于不能耐受手术的患者,或作为急性大出血须行确定性手术前的一种暂时止血的术前准备。

3. 手术治疗　若内镜和(或)介入放射治疗无效,出血无法控制须行急诊手术时,术前必须要获得正确的病因和定位诊断,不可施行盲目性肠切除手术,必要时应行术中小肠镜检查,以进一步明确病因及定位诊断后再确定术式和切除范围。

下消化道出血的病因和定位诊断较困难,以小肠出血为甚。虽然内镜或介入放射治疗有较好的即刻止血效果,但有一定的再出血率,在再出血后更会增加诊治的难度,因此一旦出血的病因和定位诊断已明确,有手术指征而无手术禁忌者,原则上应以手术治疗作为第一选择,术式的选择因不同病因而异。若为恶性肿瘤出血,不作内镜或介入放射治疗,应积极做好术前准备后手术治疗,术式的选择和切除范围应根据恶性肿瘤不同的病理组织类型和分期而定。

五、急性不明原因消化道出血

急性不明原因消化道出血(acute obscure gastrointestinal bleeding)是指经常规胃镜和结肠镜检查未能明确病因而持续或反复发作的急性消化道出血。所谓不明原因消化道出血主要是小肠出血,但急性小肠出血仅占急性消化道出血的2%~5%,其次是过去曾经作常规内镜检查而被漏诊的消化道出血。

成人小肠长达6~7m,迂曲重叠,小肠造影确诊率低,此外小肠游离及频繁的蠕动致使小肠镜通过困难,虽然近年来由于双气囊小肠镜和胶囊内镜的问世使小肠疾病(包括小肠出血)的诊断和治疗有了突破性的进展,但还有不少有待解决的问题。

(一) 病因概况

急性不明原因的消化道出血主要为小肠出血,其中最常见的病因是血管发育不良,其他病因包括Dieulafoy病变、糜烂、溃疡、克罗恩病、小肠静脉曲张、肿瘤、NSAID药物引起的溃疡、放射性肠炎、小肠憩室病、小肠息肉、主动脉肠瘘、梅克尔憩室等。难以诊断或易被漏诊的病因还有西瓜胃(watermelon stomach),也叫胃窦部黏膜血管扩张症(gastric antral vascular ectasia)、Cameron糜烂(即食管裂孔疝导致的糜烂)、门静脉高压性胃病、先天性动静脉畸形、Osler-Weber-Rendu综合征(遗传性毛细血管扩张症)以及因肝、胆道、胰腺疾病所致的急性出血等。在上述病因中,患者的年龄是鉴别诊断的重要因素。30~50岁肿瘤较常见,<25岁者多为梅克尔憩室,老年患者则多为血管发育不良。熟知上列病因及其临床表现将有助于病因和定位诊断。

(二) 诊断方法的评价

1. 内镜检查　在急性不明原因消化道出血期间最关键的诊断方法仍然是内镜检查,包括再次常规内镜(胃镜、结肠镜)和小肠镜检查。现今由于双气囊小肠镜的问世,使有可能进行全小肠检查。

2. 胶囊内镜(capsule endoscopy)　是一种新型的一次性使用的无线内镜。1992年以色列Gavriel Iddan首先提出研制胶囊内镜的设想,1994年9月英国胃肠病专家Paul Swain也宣布了胶囊内镜的概念。2000年Iddan和Swain首先将以色列Given影像有限公司生产的Given图像诊断系统应用于临床,该系统由M2A胶囊内镜、数据记录仪及RAPID工作站三部分组成,并附设有定位系统。胶囊内镜由微型彩色照相机、电池、光源、影像捕获系统及集成电路发送器等组成,长26mm,直径11mm,重量<4g,外壳极其光滑,方便吞咽,并可防止被肠内容物黏附,以保证获取清晰的图像。患者吞下的胶囊内镜随肠蠕动平滑地通过肠管直至排出体外,期间胶囊内镜连续每秒获取2帧图像共8小时,并由黏附于患者体表的传感器将图像数据存于相连的数据记录仪中,数据记录仪佩戴于患者腰间,检查期间患者可自由活动。检查结束后,取下数据记录仪置于RAPID工作站上进行处理和观看获取的图像,并根据定位系统所显示胶囊内镜在小肠内运行的轨迹作大致的定位诊断。胶囊内镜检查在出血期间或对非单发病灶的诊断较可靠,其最大的优势是一种无创的全小肠检查方法,检查时患者无痛苦、易接受。2002年萧树东、戈之铮在国内率先引进胶囊内镜诊断新技术,并报道对不明原因消化道出血的总检出率达81%,与国外报道相仿。

3. 选择性血管造影　参阅"急性下消化道出血"的相关内容。

4. 放射性核素显像　参阅"急性下消化道出血"的相关内容。

5. 其他影像学检查　对急性不明原因消化道出血或反复有小肠出血者,可在急性出血的间歇期行以下影像学方面的检查。

（1）小肠双对比造影：即经鼻将导管插入屈氏韧带以下行小肠灌肠气、钡剂或甲基纤维素、钡剂双对比造影，此造影检查仅对占位性病变或黏膜结构有改变者有较高的诊断率，但无法识别小肠血管发育不良等血管性病变。

（2）螺旋CT和MRI：适用于检查伴有肠道狭窄或梗阻等临床表现的患者，对识别肠壁厚度、肠内或肠外占位性病变或憩室有一定的诊断价值。

（三）序贯检查的考虑

1. 再次常规内镜检查　对急性不明原因消化道出血的序贯检查流程众说不一，但其中有共识的是首先评估失血量，给予必需的复苏治疗，在出血后6～12小时内尽早再次完成上消化道内镜检查，以及在出血后12～24小时内再次完成结肠镜检查。如发现被以前常规内镜检查所漏诊的病变，当即给予相应的内镜和（或）介入放射治疗或作好术前准备施行确定性手术。如未发现出血灶，则须进一步观察回肠末端，若有血性肠液或血液流出，则可判定为小肠出血，并根据出血的速度和血液色泽大致判断出血灶位于小肠的部位。如在回肠末端未见血液流出，则可在随访期间再进一步检查。

再次常规内镜检查是诊断急性不明原因消化道出血的关键步骤。因此对再次内镜检查的医师要求是必须对急性不明原因消化道出血的病因及其特定的临床表现有充分的认识，并须具有娴熟的内镜操作技术和正确识别图像的水平。

2. 放射核素显像和选择性动脉造影　若再次常规内镜检查阴性，则可行放射核素显像和选择性动脉造影，前者显像敏感性高，而选择性动脉造影则特异性强，在急性不明原因消化道出血的病因和定位诊断中，两者可有互补作用。前者可动态监察并具有辅助定位作用，而选择性肠系膜上动脉和（或）肠系膜下动脉造影则对肠道出血的定位较精确，并可对出血部位行介入治疗。

3. 胶囊内镜和小肠镜检查　若再次常规内镜检查阴性，也可直接行胶囊内镜检查。对疑有空肠近端出血者，可进一步作推进式小肠镜检查；对疑有回盲部出血者须用双气囊小肠镜检查。若胶囊内镜检查阴性，也不能完全排除小肠出血的可能，只能表明出血可能已自行停止或可能被漏诊，因此仍需行双气囊小肠镜检查。总之，胶囊内镜对检出的病变只能作大致的定位，如欲精确定位尚需有赖于小肠镜的检查。

4. 术中小肠镜检查　上述各项检查均阴性，仍未能明确病因和定位诊断而继续出血有指征需急诊手术者，可剖腹探查行术中小肠镜检查。进镜方法首选经口或肛门，也可经肠切口进镜，手术医师和内镜医师应互相配合，动作要轻柔，以免损伤黏膜而影响检查结果的精确性。如结合透光照射的方法逐段检查肠管可提高出血灶的检出率达50%～100%。术中小肠镜检查是对急性不明原因消化道出血所有检查手段均告失败的最后一项检查，必须要全面分析和判断后方可慎而为之。

（四）治疗原则

虽然急性不明原因消化道出血主要为小肠出血，但出血灶也可散在地发生在上消化道和下消化道的结直肠部位，因此治疗原则可参阅"急性消化道出血"前述有关治疗的部分。"急性不明原因消化道出血"的命名并不确切，它只是病因及定位诊断较为困难的一类疾病的归纳，因此要尽可能在术前获得明确的病因和定位诊断，即使剖腹探查，也必须在术中行小肠镜检查，以明确病因及定位诊断后再予确定术式和切除范围，切忌施行盲目性胃或肠管切除术，否则术后再次出血必将更增加诊断和治疗上的难度。

六、展望

自胶囊内镜和双气囊小肠镜成功地应用于临床后，急性下消化道出血和不明原因消化道出血的诊断及治疗均有了突破性的进展。胶囊内镜检查安全、简便又无痛苦，多能顺利完成全小肠检查，但也存在一些缺陷和不足之处，如获取图像的随机性、不能控制胶囊内镜在小肠内的运行、视野的局限性、电池工作时间仅8小时以及对所获取图像的识别和判断并非绝对精确。这些因素均可影响诊断的可靠性，尤其对小肠血管性疾病的图像判断和最终确诊率均较差，此外胶囊内镜定位诊断的确切性尚不能满足手术治疗对病灶须精确定位的要求。双气囊小肠镜可以弥补这些缺陷和不足，但检查费时，患者也有一定的痛苦，虽然理论上可完成全小肠检查，但实际操作时即使采用经口再经肛门双侧进镜法，也未必能如愿完成全小肠检查，还有可能并发穿孔。

选择性动脉造影也常用于急性下消化道出血和急性不明原因消化道出血的病因和定位诊断，但出血灶检出率并不高,有关报道也不尽一致,在出血期间的检出率约40%,而且即使发现出血灶也只能是大致定位,故有时为了获得较确切的定位还须行术中选择性动脉造影。血管栓塞治疗的即刻止血率约60%,但多数患者于3~4天后再出血,这可能与血管栓塞部位离出血灶较远有关,若相距较近,止血效果可能较好,但有并发肠管缺血坏死之虞。采用自身凝血块作血管栓塞材料较为安全,但止血效果较差。以上这些令人困惑的问题,希望今后随着科技发展和经验的积累将会逐步得到解决。

(秦新裕)

第六章 结直肠及肛门外科疾病

第一节 低位直肠癌保肛手术的可行性及引发的思考

直肠癌是消化道常见的恶性肿瘤,近年来其发病率有增加的趋势。中低位直肠癌约占全部直肠癌的70%左右,高位直肠癌的治疗效果与结肠癌相近,而中低位直肠癌由于解剖位置及部分腹膜覆盖或无覆盖的解剖特点,造成外科手术的难度较大,局部复发率高,疗效不尽如人意。低位直肠癌是直肠癌中最好发、最难治、疗效最差的一类,随着人们经济条件的改善和生活质量的提高,直肠癌患者在要求外科医生彻底切除肿瘤,清扫区域转移淋巴结的同时;也要求尽可能保留肛门括约肌功能、性功能和排尿功能。自1908年Miles手术用于临床以来,一直以其可靠的根治性而成为中低位直肠癌治疗的"金标准术式",但近年来随着人们对直肠癌的生物学特性及病理、解剖学上的深入研究、术前新辅助放化疗的实施以及吻合器和腹腔镜在临床的广泛应用,从理论和实践两个方面证实了中、低位直肠癌保肛手术的合理性和可行性,其疗效得到结直肠外科和肿瘤外科医生的认可,使低位直肠癌保肛手术由40%左右增加到70%左右。目前,中低位直肠癌保肛手术已经不是手术技巧的问题,而是如何掌握保肛原则的问题。

直肠位置的划分目前尚无确切的统一标准,常用有两种分类:①以腹膜返折为界分为上、下段直肠;②将直肠分为三等份,分别为上、中和下段直肠。对于中高位直肠癌,保肛手术易于完成;而对于低位直肠癌,是否可以保肛以及如何保肛尚需根据肿瘤的生物学特性、术前的临床影像学评估、术中的探查情况以及患者的胖瘦程度、盆腔的宽窄和患者术前肛门括约肌的功能等因素而定。

一、低位直肠癌保肛手术的可行性

(一) 直肠癌发生的病理生理认识的改变和肿瘤远端的安全切缘

经典的中低位直肠癌根治术——Miles手术,

要求切除肿瘤下缘5.0cm的肠管,按照这一原则,低位直肠癌没有行保肛手术的可能性。而随着对直肠癌肠管远端浸润距离和淋巴引流途径做了广泛和深入的研究,结果发现:①直肠癌淋巴引流以向上为主,也有侧方引流,只有位于肛管附近的肿瘤才会出现向下的淋巴引流;②直肠位于弧形骶凹上,充分游离后可有约3cm的延伸,术前判断的肿瘤部位常常发生变异,单纯依据术前检查判断肿瘤下缘与肛门的距离就决定术式的做法不够恰当;③大部分直肠癌远端浸润范围不超过2.0cm,仅有2%超过此范围。也就是说肿瘤远端切除2.0cm肠管98%的患者即达到切缘无癌残留,而无须切除5.0cm的肠管。这些发现向Miles手术原则提出了挑战,同时也为低位直肠癌保肛术式提供了理论依据,这也是近年来临床上接受Miles手术的患者比例下降,而保肛手术增加的一个主要原因。而且大量临床资料表明,低位直肠癌保肛手术与Miles手术相比,两者在局部复发率和生存率方面无明显差异,而前者可以明显提高患者术后的生活质量。

(二) 直肠肛管解剖学认识的深入

1. **直肠系膜概念建立和全直肠系膜切除(TME)技术的应用** 1982年由英国学者Heald等首次提出了全直肠系膜切除在低位直肠癌根治术的应用,结合直肠癌远端浸润长度的病理学研究,该技术可明显减低局部复发率和提高保肛率。直肠系膜在解剖学上并不存在,是指盆筋膜脏层所包裹的直肠后方及两侧的脂肪及其结缔组织、血管和淋巴组织。由于骨盆的特殊形状,只在直肠的上1/3形成膜状结构,而在中下1/3是从直肠的后方和两侧包裹直肠,形成半圈厚1.5~2.0cm的结缔组织,外科临床称之为直肠系膜。直肠系膜后方与骶前间隙有明显的分界,侧方由于侧韧带与盆腔侧壁相连而无明显的分界,上起自第三骶椎前方,下达盆膈。所以外科提出的直肠系膜切除是指从第三骶椎前方,沿骶前间隙至盆膈,包括盆筋膜脏层所包裹的直肠后方及两侧连系直肠的全部疏松结缔组织。直肠癌TME原则的理论基础是建立在盆腔脏层和壁层筋膜之间有一个外科平面,这个平面为直肠癌及其系膜的完整切除设定了切除范围,而且直肠癌浸润通常局限于此范围内。在无淋巴结转移的直肠癌中,直肠系膜内常常隐藏着癌细胞巢,但在直肠系膜内向肿瘤远端的播散一般不超过4.0cm,这说明直肠癌局部病变均在系膜范围内。因而TME的手术原则是合理的,能够切除直肠癌及其局部浸润病灶。

TME的手术适应证和原则:TME适用于拟切除的直肠中下段T1～T3肿瘤。TME的手术原则为:①直视下在骶前间隙中锐性分离;②保持盆筋膜脏层的完整无损;③肿瘤远端直肠系膜的切除不少于5.0cm,肿瘤远端肠管的切除至少为2cm。只有这样才能达到全直肠系膜切除。由于TME不同于传统手术仅仅注重切缘距离肿瘤下缘的长度,同时还强调直肠系膜的完整切除,注重保护盆腔自主神经丛。从而使低位直肠癌根治术后的局部复发率大大降低,提高了生存率,保护了患者的排尿和性功能,降低了骶前大出血的概率。TME同时也明显提高了低位直肠癌的保肛成功率,这也是当前国内外以保肛手术替代Miles手术成为低位直肠癌首选术式的原因和基础。

2. 排便反射的部位和支配肛门括约肌神经分布的问题 正常的排便功能依靠健全的括约肌功能和完整的感觉反射功能,两者缺一不可,否则即使保留了肛门也失去了意义。既往认为直肠下段是排便反射的主要发生部位,是排便功能中的重要环节,至少保留5cm与肛管相连的直肠,才能保证正常的排便功能。直肠全部切除后即使保留括约肌,仍可出现大便失禁。但是近年来通过临床实践证明,在齿状线上方如保留1cm的直肠,术后排便功能可基本保持正常。还有研究表明,有关排便反射的感受器不在直肠黏膜层及肠壁内,而是位于肠壁外的肛提肌上。因此全直肠切除术后吻合口位于齿状线处,经过一段时间的适应和训练也可以维持正常的排便功能。对支配排便反射神经分布的研究进展,使低位直肠癌可以全部切除直肠而仍然可以保留其排便功能,从而为低位保肛手术提供了又一理论依据。

(三)新辅助放化疗的实施

直肠癌的治疗模式目前正向着以手术为主的综合治疗方向发展,保留肛门是低位直肠癌患者综合治疗成功的目标之一。新辅助治疗(neoadjuvant therapy)作为直肠癌综合治疗的一部分已受到广泛的重视和认可。低位直肠无浆膜,肿瘤一旦侵犯肌层易向直肠周围浸润;此外,肿瘤术后残留病变可因手术刺激而加速增殖,新辅助治疗可使上述的局部浸润及病变增殖得到抑制,使肿瘤细胞活力降低,在手术中不易播散,从而减少术后发生残留的概率。手术前,肿瘤细胞的血供好,对放、化疗的敏感性高,而术后由于病灶部位血供的改变以及周围组织的瘢痕形成,使术后放化疗在残留病灶处可能达不到有效的敏感度和充分的血药浓度。新辅助治疗作为对肿瘤细胞的首次打击,在肿瘤的综合治疗中可起到事半功倍的作用。手术前放疗可增加切除率及根治率,与术后疗效比较可减少放射性肠炎等并发症的发生。直肠癌的新辅助放化疗不仅可以缩小肿瘤、降低临床分期、提高远期存活率,主要作用是可以提高低位直肠癌的保肛率。因此对局部进展期的中低位直肠癌进行新辅助放化疗已写入2005年版美国NCCN(national comprehensive cancer network)指南。

对于低位直肠癌,术前的放疗使直肠癌肿的体积缩小,降低肿瘤的病理分期,这就提高了低位前切除手术或结肠-肛管吻合术的成功率,从而使相当部分的患者避免接受经腹会阴的直肠癌联合切除术(Miles术)。欧洲肿瘤EORTC22921试验将1011例低位直肠癌患者分为放化疗与单纯放疗组,其结果显示放化疗比单纯放疗组的肿瘤体积更小,肿瘤和淋巴结转移病理分期更低。意大利Osti等对140例Ⅱ、Ⅲ期直肠癌病例新辅助放化疗后pCR(肿瘤完全消退)达24.3%,肿瘤降期率56.5%。郁宝铭等报道60例T3、T4期低位直肠癌联合应用新辅助放化疗与TME技术,结果显示71.7%的病例降期,PCR的比率为28.33%,保肛率可达96.7%。加拿大Chan等的研究结果显示128例直肠癌新辅助治疗后肿瘤降期率为66%,肿瘤降期患者术后长期生存率较好。德国一个研究机构的结果发现,术前评估需接受APR手术的患者,经过新辅助治疗之后保肛手术成功率为39%;另外一组结果表明新辅助治疗可以将放化疗之前31%的预期保肛率提高至治疗之后的50%,而对照组的保肛率为33%。

研究表明新辅助放疗与手术间隔时间对肿瘤的降期有明显影响,短期的放疗(1周)可以降低术后局部复发率,但对于手术保肛率没有明显的优势。增加放疗强度、延长放疗时间和手术的间隔可以达到肿瘤降期的目的,并且提高手术保肛率。资料显示总剂量39Gy的放疗分13次完成,如果2周之内手术,放疗有效率为53.1%,病理降期率

10.3%，保肛率68%，手术在放疗结束后6～8周之内进行，放疗有效率为71.7%，病理降期率26%，保肛率76%，两组在局部复发和短期存活率方面没有区别，笔者所在医院多采用在放疗结束后6周行手术治疗。间隔时间过短难以达到肿瘤缩小、降期的目的，同时盆腔因充血水肿可导致手术操作困难；间隔时间过长可能导致肿瘤再度增殖或远处转移，延误手术时机。

目前在中低位直肠癌的手术治疗中，肿瘤远端2cm的安全切缘已经成为共识。由于术前放疗还可以使癌肿周边的癌细胞失活，因此对于肿瘤的安全切缘，有人认为可以缩短至1cm，是否可以实施尚存争议，还需要临床大宗病例对照研究。由上可以看出，术前放疗和化疗的联合使用可以缩小肿瘤体积、降低肿瘤分期、甚至可以达到更短的安全切缘，这样就极大程度地提高了中低位直肠癌的保肛手术成功率。

新辅助治疗的目的在于缩小肿瘤、降低临床分期、提高保肛手术成功率，降低局部复发率和提高远期存活率。以下情况不适宜采用新辅助治疗：①距肛缘10cm以上的高位直肠癌；②不伴有淋巴转移、深部浸润的T1期肿瘤；③已证实有远处脏器转移或广泛腹膜转移者。

直肠癌属于消化道腺癌，对于放疗和化疗的敏感性不是很高。从诊断明确开始新辅助治疗至实施手术约需要3个月的时间，对于那些对放化疗不敏感的患者而言，术前新辅助治疗不但不能使其受益，反而有延误病情之虞。目前所实施的新辅助治疗带有一定的盲目性，还没有切实可行的方法来判断哪些患者对放疗或某一化疗方案具有较高的敏感性。另外，对于早期直肠癌患者，新辅助治疗是否存在过度治疗的问题，目前还没有定论。现在的临床试验多数以临床T3、T4期的患者为对象，筛选和疗效判断手段以临床方法为主如患者的临床症状、直肠指检、腔内B超、直肠MRI等，一些生物学指标还没有正式用于临床。对于经新辅助治疗后病理完全缓解的患者，是否仍需实施手术治疗，目前还存在争议。新辅助治疗之后的临床完全缓解并不能等于病理完全缓解，而且原发病灶的缓解并不能表示第Ⅱ、Ⅲ站淋巴结没有转移，因此手术清除区域淋巴结仍属必要，而且只有在完成局部病灶切除和区域淋巴结清扫之后，才能对疾病的分期和术后辅助治疗有一个全面的了解和评判。

（四）吻合器应用和腹腔镜的广泛开展

直肠位于狭小的盆腔内，解剖结构复杂，空间有限，手术操作比较困难，有时无法进行手工缝合，这也是既往较多低位直肠癌患者接受 Miles 手术的原因之一。吻合器的出现和临床应用，尤其是双吻合器使得低位直肠癌的手术操作方便易行，从而极大地提高了保肛率。应用吻合器具有以下优点：①缩短手术时间，加快手术速度；②提高保肛率，改善患者术后的生活质量；③减少手工缝合时可能造成的盆腔污染；④解决了肠管口径不一致所造成的吻合困难。随着腹腔镜技术的发展，通过腹腔镜可以游离肿瘤，完整切除直肠系膜和清扫区域淋巴结，从而完成低位直肠癌的切除。腹腔镜 TME 作为微创新技术具有以下优势：①出血少、创伤小、恢复快；②盆筋膜脏、壁两层之间疏松结缔组织间隙的判断和入路的选择更为准确；③腹腔镜可抵达狭窄的小骨盆并放大局部视野，对盆腔自主神经丛的识别和保护作用更确切；④腹腔镜下超声止血刀可达狭窄的小骨盆各部，能以锐器解剖和极少的出血，沿盆筋膜间隙更完整地切除含脏层盆筋膜的直肠系膜。

（五）低位直肠癌保肛手术方式的演变

随着手术技巧的提高和手术器械的完善，低位直肠癌保肛手术成功率逐渐提高。在追求根治的前提下兼顾保留肛门括约肌的功能将成为治疗的原则，从而成为替代 Miles 术治疗低位直肠癌的主流术式。

以下几种情况则不宜采用保肛手术：①距离齿状线<3cm，浸润溃疡型肿块，低分化或黏液腺癌，占据肠周径>1/2；②肿瘤已经形成环行固定者；③盆腔狭小，肿瘤下缘不能分离至正常肠管达到根治性要求者；④原肛门控便功能较差者。低位直肠癌保肛手术的基本原则：①保证肿瘤的根治性。保肛手术后不增加局部复发率，长期生存率无变化；②术后肛门排便和控便功能良好。要求具备健全的括约肌功能和完整的感觉反射功能，否则即使保留了肛门也失去了提高生活质量的目的。合理选择保肛手术不能凭医生和（或）患者的个人主观愿望而定，必须重视客观条件及每个患者的具体情况。低位直肠癌的保肛手术包括直肠前切除、直肠拖出术、结肠肛管吻合术、结肠贮袋肛管吻合术、经腹肛门内括约肌切除术和局部切除术。

1. **经腹直肠前切除术（Dixon 手术）** 这是适宜保肛手术病例的首选术式，该术式保留了部分下段直肠和完整的肛管、肛门内外括约肌及其神经支配和肛提肌，是目前各种直肠癌根治术中保留肛门后控便功能最为满意的手术，广泛应用于距离肛缘

5cm 以上的直肠癌,明显地提高了低位直肠癌切除后的保肛成功率。根据直肠肿瘤的部位可分为高位和低位前切除;根据吻合口的位置,又可以分为低位和超低位吻合。低位吻合是指吻合口位于腹膜返折和肛提肌平面之间,超低位吻合是指吻合口位于肛提肌平面。Zaheers 等将距肿瘤远端 2cm 施行的 LAR 与 APR 进行比较,发现 LAR 局部复发率和 5 年生存率可以和 APR 相比较,且 LAR 较 APR 术后并发症少。但这类手术一般都在深部盆腔进行操作,手工缝合难度较大,双吻合器的问世,使得深部操作较为容易。国内外资料显示,利用双吻合器行 LAR 后经过长期随访,其吻合口瘘发生率、局部复发率以及生存率均与 APR 相当,故双吻合器技术是目前直肠癌保肛手术中较为先进的一种方法。对于低位和超低位前切除,术后 30% ~60% 的患者会出现程度不同的排便功能障碍,吻合口距离肛缘越近,其发生率越高,程度越严重,表现为腹泻、便频、排便失禁等不适,称之为"前切除综合征",这些症状与"新直肠容量"功能有关。为了改善直肠超低位吻合后的排便功能,通过采用结肠贮袋成形术能够增加重建结肠的容量,明显改变早期肛门直肠排便功能。以 J 形结肠贮袋临床应用较多,关于贮袋的长度尚存争议,但一般以 5 ~6cm 较为合适,术后短期内(多数为 1 年)具有较好的贮便和控便功能,而且贮袋本身的并发症也较少。

2. 经腹直肠癌切除、经肛门吻合术(Parks 手术) 该术式于 1982 年由英国医生 Parks 倡导。于肛提肌上约 0.5cm 处将直肠环形切断,在齿状线上 1cm 横行切开黏膜并环形切除,将近端结肠经肛管拉至肛缘,使结肠断端与肛管黏膜对合,然后进行吻合。吻合口水平在肛缘上约 0.5cm。该手术经腹经肛门直肠癌切除后,结肠全层与残留直肠黏膜及黏膜下层端端吻合是经肛门完成的,故不受盆腔狭窄等因素的影响;另一方面,该手术在直视下进行,安全可靠,不需做预防性结肠造口,术后肛门自主排便功能恢复较快,2 ~4 天后排便功能达到优良,亦无吻合口狭窄。

3. Bacon 手术 剥去肛管黏膜将上端结肠自肛门拉出,使结肠浆膜面与肛管粗糙面紧贴,结肠中央置橡皮管绑住残端,2 周后粘着愈合,剪去肛外多余结肠。此法优点是切除较彻底,能保持较高的根治性,但因肛管上部及肛提肌均被切除,术后排便功能多不佳,其实相当于会阴部的结肠造口,还不如在腹部的人工造口好护理,现阶段多数学者不用此法。有学者对 Bacon 术式做了改良,在齿状线远侧 1 ~2mm 处作一环形切口,经肛管皮肤和黏膜下肌层的近端边缘,深达内括约肌,向上剥离直到肛提肌平面以上,然后,由内向外环形切断肛提肌以上的直肠,再将其拉出,术后 10 ~ 14 天切除拉出的肠管。本术式比 Bacon 有明显改进,保留了肛提肌及其下方组织,避免了肛门神经损伤,术后肛门功能较满意。

4. 直肠癌局部切除 直肠黏膜层不存在淋巴管,因此当直肠癌局限于黏膜或未超过黏膜肌层时,就无淋巴结转移的危险。当癌侵及黏膜下时,其淋巴结转移的发生率小于 3%。研究表明当直肠癌局限于黏膜及黏膜下层时,选择性局部切除以后,其复发率和 5 年生存率与传统的 APR 结果相似。2007 年美国 NCCN 肿瘤临床实践指南推荐的直肠癌局部切除的标准包括:①肿瘤小于肠管周径的 30% ;②肿瘤直径小于 3cm ;③切缘满意(大于 3mm) ;④肿瘤距离肛缘<8cm ;⑤肿瘤未固定,可推动;⑥T1 或 T2 期肿瘤;⑦破碎的腺瘤合并癌或不确定的病理学诊断;⑧无血管淋巴管、周围神经侵犯;⑨中高分化腺癌;⑩术前影像学检查未发现淋巴结肿大。直肠癌局部切除的途径及主要并发症:①经肛门途径,其主要并发症为尿潴留、尿路感染、粪便嵌塞、会阴部及坐骨直肠间隙感染和迟发性出血;②经骶骨途径,其主要并发症是粪漏的形成;③经括约肌途径,大便失禁的危险性较大,所以适应证较窄。局部切除应采用全肠壁切除,保证切缘足够,没有残留,术后应严格病检。切除的标本经病理检查为黏膜内癌,即认为达到完全根治。若已侵及黏膜下层并有以下情况之一者,应再追加根治术:①低分化腺癌;②断端有癌浸润;③脉管侵袭阳性。随着综合治疗的完善,局部切除有不断扩大的趋势。与根治组相比较,回顾性研究发现局部切除组的局部复发率升高,而 5 年生存率有所降低,因此在选择局部切除时应当非常慎重,而且术后必须密切随访。

5. 内括约肌切除术(intersphincteric resection,ISR) ISR 的技术是基于对解剖的深刻认识,内括约肌末端低于齿状线 1 ~2cm,切除内括约肌或上 1/3 ~1/2 内括约肌可使得远切缘在固定标本上延长 1.5 ~ 1.9cm,活体标本延长 2.2cm,因此对距肛缘<5cm 的直肠癌(肿瘤下缘距齿状线<2cm),切除部分或全部内括约肌可以达到根治性要求。对于肿瘤侵及齿状线或超过齿状线者应行全内括约肌切除,远切线在齿状线与肌间沟之间。目前认为 ISR 的手术适应证包括:①肿瘤距离肛缘 5cm 以

内；②肿瘤未侵及肛门外括约肌；③肿瘤分化相对好，恶性度低；④患者肛门盆腔暴露好，若暴露不好，可行腹腔镜手术。不适宜行 ISR 的标准：侵犯外括约肌；已有排便功能障碍。T4 期肿瘤要视具体情况而定，若 T4 期肿瘤侵犯阴道后壁，而仅需切除部分阴道后壁即可达到根治要求则可行 ISR。肿瘤侵犯肛管上端也非 ISR 禁忌，如果侵犯表浅且未侵犯外括约肌，也可行 ISR。

2005 年法国学者 Rullier 提出采用内括约肌切除（intersphincteric resection，ISR）"对所有的直肠癌患者行保肛手术"的论断。他对 92 例低位直肠癌患者施行了 ISR：结果局部复发率仅为 2%，5 年生存率高达 81%。因此他认为行 APR 还是 ISR，完全取决于外括约肌是否受累，而与肿瘤距肛缘的距离无关，对传统的 2cm 法则提出了挑战。ISR 自开展以来，文献报道治疗效果满意：Kohler 报道一组患者，局部复发率为 10%，5 年生存率为 79%，而 Braun 的一组患者，局部复发率 11%，5 年生存率为 62%。

ISR 是超低位直肠癌保肛的极端形式，因此术前评估对保证 ISR 的根治效果至关重要。术前 MRI 不仅可以判断直肠癌分期，而且可以预测外括约肌是否受累，分期的准确率高达 88%~100%，但对 T2、T3 期的鉴别较为困难，肿瘤周围的纤维化反应容易使得 T2 期误划分为 T3 期。MRI 对判断外括约肌受累的敏感性是 100%，特异性是 98%。术前病理活检要求肿瘤为高-中分化，主要是因为低分化癌恶性程度高，扩散范围广，行 ISR 5 年生存率仅 33%。总之，经过适当的术前选择，在超低位直肠癌根治术应用 ISR/TME 技术，既彻底达到了肿瘤根治效果，又保留了肛门的主要功能，提高了患者的生活质量。目前国内外应用 ISR 手术的例数还不够多，对其远期疗效的评价尚需大规模的前瞻性对照研究。

6. 直肠癌根治的微创手术 直肠癌的微创手术包括经肛内镜下切除、经内镜切除和腹腔镜直肠癌切除术。经肛内镜下切除是近年来发展起来的一种切除直肠癌的微创治疗方式，适用于 T1N0M0 的患者。通过这种手术可以完成直肠壁的全层切除，但是由于手术技术设备要求高，价格昂贵，在我国仅限于几家大医院开展此类手术。经内镜切除直肠癌是经内镜大肠肿瘤切除术，可以切除全大肠的平坦型病变。且切除方法有标准法、分片黏膜切除法和透明帽辅助法，一般可切除 3~5cm 大小的病变。直肠癌的腹腔镜治疗从临床实践到基础研究都出现比较强劲的发展势头，多中心的前瞻性临床研究表明，开腹 TME 与腹腔镜技术下的 TME 相比，两组手术在保肛率、肿瘤切除率、手术并发症等近期临床指标的差异无显著性。而且由于腹腔镜的放大作用，手术视野更清晰，不易损伤周围组织，腹腔镜下的微创手术可以达到甚至超过开腹手术的肿瘤清扫和切除要求范围，因此腹腔镜直肠癌切除术是一种安全有效的手术方式，只要规范操作完全可以达到治疗目的。

二、低位直肠癌保肛术尚需注意的问题

随着远端切缘为 2cm 原则被广泛地接受和吻合器、腹腔镜技术的发展和应用，使得许多低位直肠癌患者可以完成保肛手术，但是仍然有 30% 左右的患者不能完成保肛手术，以下几个方面的因素限制了保肛手术的成功完成。①性别：因为男性骨盆相对于女性骨盆来说较为狭窄，可用于手术操作的空间更加有限，手术操作的难度更大，所以男性低位直肠癌患者行 APR 的可能性更大一些。②体重身高指数（body mass index，BMI）：肥胖同样也会影响保肛手术的成功完成。Meyerhardt JA 等报道 BMI 的增加将导致行 APR 的概率增加，体重正常的患者仅有 37.2% 未能保留肛门，而肥胖患者则有 46.7% 未能保留肛门。③外科医生的手术技术：不同的外科医生，由于他们的手术熟练程度和处理问题的观念不同而对保肛成功率有着明显的影响。经验丰富的医生和专科医生的保肛成功率较高。④患者局部组织的功能状态：局部组织的功能状态不佳往往会导致切除中低位直肠癌后发生吻合口瘘，从而影响保肛手术的成功完成。主要包括吻合口部位的张力、血运以及术前是否放疗等因素。⑤患者全身状态：当低位直肠癌患者出现肠梗阻、肠穿孔、腹膜炎、全身感染时，往往吻合不能一期完成，即便是完成了吻合，术后吻合口瘘的发生率也较高，从而导致保肛手术失败。所以，患者全身状态不佳也会影响低位直肠癌保肛手术的成功。总之，低位直肠癌的保肛手术应该因人而异，实施个体化的治疗方案，没有一个完全统一的标准。

低位直肠癌保肛术后尚存在一些问题，需要我们在以后的工作中预防、改进和进一步研究。①术后吻合口瘘：中低位直肠癌保肛手术后的一个主要问题是直肠或肛管吻合口瘘，文献报道 LAR 术后吻合口瘘的发生率为 3%~21% 不等。采用哪些方法和（或）技术进一步降低吻合口瘘的发生率，增加

保肛成功率也是我们今后努力的方向之一。②术后肛门括约肌功能：中低位直肠癌行 TME 保肛手术后，吻合采用端端吻合的患者肠道功能紊乱，排便次数多，虽然应用了结肠 J 形贮袋直肠或肛管吻合，术后排便功能有所改善，但仍然不够满意。如何能够进一步改进手术方法，术后促进排便神经反射功能恢复以及应用生物反馈的方法改善括约肌功能，尽早恢复或接近正常的排便功能以减少患者的痛苦，提高患者的生活质量。③自主神经损伤：低位直肠癌患者在手术后会出现性功能障碍和排尿功能障碍，主要是因为在手术中切除或误伤了下腹神经和盆内脏神经，在男性患者中术后阳痿的发生率高达 40%。TME 术主张锐性解剖直肠，从而保留了自主神经主干，使男性患者术后阳痿的发病率明显下降，但仍有一些患者术后最大尿流率下降，阴茎勃起功能指数下降。术中如何准确定位神经及其分支，选择性的切除或保留，最大限度的保留排尿和性功能；以及术后采用神经康复锻炼以促进功能的恢复。

三、肠造口在预防吻合口瘘的作用

肠造口并不能降低低位直肠癌行低前切除吻合口瘘的发生率。但一旦发生吻合口瘘，有肠造口的患者不会出现严重的并发症。故低位吻合或超低位吻合时建议行肠造口，以策安全，且可大大减少医疗纠纷所致的无限烦恼。尤其是对于新辅助放化疗的低位直肠癌，更应同时行结肠或回肠造口，以减少吻合口瘘而引起的严重并发症。因为新辅助放化疗后残端直肠的愈合能力将受到影响。笔者多选择回肠造口，二次手术关闭肠造口时将容易得多。

低位直肠癌的保肛手术已经为越来越多的外科医生所采用，有效地保留了肛门的括约肌功能，提高了患者的生活质量。那些着眼于解剖、病理生理研究的手术方式改变可以明显提高低位直肠癌的保肛率，而针对手术方式的改进往往效果不一，难以产生显著的疗效差异。

（王磊　汪建平）

第二节　全系膜切除在直肠癌根治术中的价值与远期疗效评价

直肠癌的发病率逐年上升，迄今，外科手术仍然是直肠癌的最主要治疗方法。如何提高手术质量、减少局部复发、延长生存时间、改善生活质量是结直肠专科医生不懈的追求目标和永恒的专业主题。近年，随着全直肠系膜切除（total mesorectal excision，TME）理念的普及，临床研究与应用基础研究的深入，各类以 TME 为准则的开放与微创术式不断兴起。大宗病例研究资料也显示，TME 在降低局部复发率、提高 5 年生存率、增加保肛率，以及改善患者生活质量等方面正起着划时代的推动作用。

一、全直肠系膜切除术（TME）

直肠癌术后局部复发是结直肠外科面临的严峻问题，癌细胞残留是其根本原因。1982 年，英国的 RJ Heald 经过研究发现，直肠周围存在完整的系膜，由盆筋膜脏层包绕直肠周围的脂肪、血管、淋巴和神经组织形成，直肠癌向周围的直接浸润很少超出这一范围。他提出，手术应以锐性解剖沿着盆筋膜脏层和壁层之间的自然间隙将直肠系膜完整地切除，从而有效地去除直肠癌术后局部复发的根源。TME 的概念由此诞生。随后的临床实践中，不同学者从不同侧面强调了 TME 手术入路和直肠系膜切除的重要性，尽管提法不同，甚至某些观点还存在争议，但其共性是主流，即：对传统经典术式提出挑战，强调直视下沿盆筋膜脏壁两层之间的解剖间隙锐性分离；保护自主神经；完整切除系膜，在切除癌肿的同时一并切除隐含在系膜内的微小癌灶，达到根治目的。

二、腹腔镜全直肠系膜切除术（LT-ME）

腹腔镜 TME 是微创技术与现代直肠癌治疗理念相结合的产物，始于 20 世纪末。1998 年，美国克利夫兰的 Jerby BL 在 11 例尸体上进行了腹腔镜 TME 手术实验，可算是腹腔镜 TME 的先锋。随后，不断有腹腔镜直肠癌手术的临床报告，但多为腹膜返折以上直肠癌的 STME（selective TME）高位前切除术或中低位直肠癌腹腔镜辅助下的 TME 经腹会阴联合切除术。原因在于，中低位直肠癌位于腹膜返折以下，狭窄的骨盆内视野及操作受限，距肛缘 5~8cm 的直肠肿瘤手术一度被认为是腹腔镜操作的盲区，而 5cm 以下视为禁区。因此，在 2001 年前，国内外鲜有在腹腔镜下完成直肠癌低位、超低位 TME 前切除的报道。以后腹腔镜 TME 相关的临床实践和基础研究都展现出强劲的发展势头，前瞻性研究结果表明，相比开腹手术腹腔镜 TME 具有诸多优势：①腹腔镜手术腹部切口小、手术时间短、术中出血少、术后疼痛轻、肠道功能恢复快、切口感染的发生率低，住院时间短；②对腹腔脏器的干扰，牵拉少，利于肠道功能恢复，术后早期活动和心肺功能的恢复；③腹腔镜手术视野放大，操作更精准，出血量明显减少，盆腔自主神经的保护更加确切。而在术后肠梗阻、出血及吻合口瘘的发生率与开放手术没有明显差异。

近10年来，代表微创外科手术水平的腹腔镜结直肠肿瘤切除术有了长足发展。目前，腹腔镜直肠癌TME虽然已在国内一些医院常规开展，但尚未取代开腹手术而成为标准手术方案。究其原因，腹腔镜TME需要手术者同时具备娴熟的腹腔镜操作技术和丰富的结直肠外科经验。我国的结直肠外科医生多缺乏腹腔镜操作技术，掌握这一技术需要一定的学习曲线；而结直肠外科又是专业性很强的亚专业学科，其他专业的腹腔镜医师难以直接进入这一领域。同时，医疗从业者和患者掌握和接受这一新技术尚存在着认识、理解和实践上的差异，对这一技术的可行性、肿瘤学安全性尚有疑虑。所以，这一技术的推广还需要专业结直肠外科医师的不懈努力。

三、TME 应遵循的原则

1. TME 技术要求在盆筋膜脏、壁两层之间无血管平面精细地锐性分离、直肠肿瘤的根治性切除、下腹神经及盆腔自主神经的保护。手术的基本原则主要包括 3 点：①直视下骶前间隙的锐性分离；②包括肠管及肿瘤在内的全部直肠深筋膜完整无破损的整块切除；③足够的肿瘤远端直肠系膜切除距离。

2. 离心原则 所谓离心原则，就是指手术操作过程，应以肿瘤为中心，避免首先接触，由远至近、由外围渐及中心，最后处理肿瘤。包括：①探查的离心原则：即探查顺序由远离肿瘤的结肠上区（肝胃脾等器官）至结肠下区，并由外围行至中心，最后观察癌肿部位，避免触及挤压肿瘤。②操作的离心原则：解剖并离断肠系膜下血管、阻断静脉回流、结扎肠管及系膜在前；而切除肠段及其系膜、解剖间隙的整体游离尤其是肿瘤所在肠段的解剖离断在后。

临床上最常见的错误是，术者仅注重对肠系膜下动、静脉的离断，而忽略了对系膜及肠管的结扎处理。由于系膜边缘静脉回心血流仍然存在，肿瘤细胞可沿边缘静脉回流入肝，为术后肝转移留下隐

患。同时，由于未结扎肠管，肠腔内的脱落肿瘤细胞可顺肠内容物扩散至吻合口近端肠管，留下吻合口局部复发的隐患。目前，已有作者把其归为手术操作引起的医源性种植与转移复发，应予以高度重视。

3. 无瘤操作技术

（1）廓清过程的无瘤技术：在清扫淋巴结时，应由远及近，应充分利用盆筋膜脏层的包裹作用，在脏、壁两层之间的疏松结缔组织间隙内解剖游离，原位整块切除肿瘤、肠管及系膜组织。病理学研究发现，直肠系膜内有多量癌灶分布，这些癌灶和微转移灶大量分布于直肠系膜的周边区域，一旦手术层面偏移、系膜切除不足，残留的系膜内肿瘤病灶就可能成为日后局部复发的根源。因此，目前提倡对直肠癌手术切除标本及系膜环周切缘（circumferential resection margin，CRM）进行详细的肿瘤病理学评价，以此评估手术质量和指导后续治疗，并通过反馈来协助外科医生技术的提高。

（2）切口与戳孔的无瘤措施：切口与戳孔种植一直是腹腔镜技术是否适合于结直肠癌手术的争议点之一。要有效控制切口与戳孔的癌种植率，需要做到：①保证戳口与套管的密闭，拔除套管前应尽量排尽腹腔内气体，防止在拔除过程中腹腔内压将含有癌细胞的组织带向戳孔；②标本移出腹腔前，以消毒塑料袋保护切口，从套内牵引出病变肠管并将其包裹，防止将癌肿组织强行通过无保护措施的腹壁切口；③常规用灭菌蒸馏水、氟尿嘧啶等冲洗腹腔、戳口与切口，尤其适用于浆膜面受累的直肠癌病例。

（3）吻合过程的无瘤技术：包括近、远端预吻合处肠管的无瘤技术两个层面。在肿瘤近端，应尽早结扎肠管，不仅可以通过牵拉协助解剖，同时避免了因牵拉等操作使脱落的肿瘤细胞顺肠内液体扩散至预吻合处肠管；而在远端，应在肠钳夹闭或棉带结扎肿瘤远侧肠管的前提下，对远端预吻合肠管行断离前的经肛充分冲洗，清除预吻合部肠段内含有脱落肿瘤细胞的肠内容物，避免吻合口肿瘤种植。

四、TME 的常见问题

1. 系膜环周切缘阳性率与直肠系膜外周区破坏后环周阳性 系膜环周切缘阳性率，与直肠系膜外周区破坏后环周阳性，包含了两层不同的含义与不同因果：①直肠癌 TME 的理论是建立在直肠系膜的解剖学基础之上，即盆筋膜脏层和壁层之间存

在一个疏松结缔组织间隙，直肠周围直接浸润和淋巴结转移大都局限在盆脏筋膜包绕的范围之内，这一间隙是直肠癌外科切除的理想平面。基于此，Quirke 等提出了 TME 环周切缘的概念，旨在强调直肠系膜环周区域的诊断及其阳性病检率的意义。②TME 的核心是要保证直肠系膜切除的完整性，其目的在于将直肠癌肿及其系膜内的转移灶和微转移灶全部切除，这也是 TME 能够提高患者术后生存率的关键所在。盆腔腹膜返折以上的直肠前方及部分侧面有腹膜覆盖，以下的直肠则无腹膜覆盖，而由腹膜下筋膜延续的脏层盆筋膜取代。所以，保证盆脏筋膜的完整性是 TME 最重要的环节，一旦盆脏筋膜破坏或侧韧带断裂偏内，都可能导致系膜环周切缘阳性，留下隐含肿瘤的组织，导致日后复发。著名的 TME 病理学家 Quirke 非常强调这一环节，并提议对 TME 手术标本的系膜完整性进行严格检查，包括：目测盆筋膜脏层是否破坏、直肠上动脉灌注亚甲蓝观察直肠系膜是否存在局部区域蓝染等措施，结果用于指导制订患者的后续治疗方案，并协助外科医生提高手术技巧。

2. 直肠 TME 侧方、前方离断存在的问题 其实，直肠系膜四周并非如封套状，在直肠周围和盆壁之间的盆筋膜脏层和壁层之间的结缔组织间隙差异很大：①后方较为疏松，盆筋膜脏层和壁层在后中线融合而成直肠骶骨筋膜（rectosacral fascia），并在尾侧增厚连于肛管括约肌侧方形成肛尾韧带。该间隙容易发现，由于不含重要血管，可用锐解剖。②侧方因有直肠中动静脉及其分支、盆自主神经（pelvic autonomic nerve，PAN）小分支进出，所以较为固定，构成所谓的"侧韧带"，断离时要注意太靠内会留下直肠系膜组织，留下复发隐患，紧贴盆壁又可能伤及盆丛神经及盆壁血管。经验是沿 TME 盆筋膜脏、壁二层之间的疏松结缔组织间隙自然潜行向下解剖断离。③前方是腹膜返折以下直肠前壁与阴道后壁/精囊腺、前列腺之间的结缔组织膜，即 Denonvilliers 筋膜。该筋膜由 Douglas 窝处腹膜融合而成，具有一定厚度，富含纤维，并向下一直延续至会阴体，行程中前有来自阴道后壁/精囊腺及前列腺被膜的纤维结缔组织与之融合，后有来自直肠前壁肌层延伸的纤维结缔组织与之融合，共同达到会阴体。Denonvilliers 筋膜与男性精囊腺、前列腺以及女性阴道后壁之间的间隙称为前列腺后腔（retroprostatic space）；与直肠之间也有间隙，称为直肠前腔（prerectal space）。然而这些间隙由于位于小骨盆内且富含纤维束，致使该区域手术的显露及

操作稍有不慎即可伤及后方的直肠前壁和前方的阴道后壁/前列腺和精囊腺。

Denonvilliers 筋膜应该属于直肠周围系膜组织的一部分，应予以切除。手术时，应沿阴道后壁/前列腺、精囊腺分离，将该间隙的疏松结缔组织予以清除。遗留 Denonvilliers 筋膜同样存在遗留隐含肿瘤细胞的危险，尤其是当肿瘤位于前壁且浸穿全层的情况下。

3. 后方存在的问题——远端系膜及肠壁切除不足 临床上，2/3 以上的直肠癌保肛手术，由于肿瘤下缘距齿状线尚有较长距离，所实施的手术不是 TME，而是 STME。STME 要求肿瘤远端肠壁的切除不低于 1.5~2cm，远端系膜的切除不低于 5cm。这意味着对于大多数直肠癌保肛手术，肿瘤远端系膜的切除要大于肠壁的切除距离。然而临床上对这一问题认识普遍不足，加之低位直肠癌盆腔操作难度大，不少手术者往往只顾及肿瘤远端肠壁的切除长度，并在同一平面上断离直肠及其系膜，留下远端较多的直肠系膜。研究表明，低位直肠癌远端系膜内的肿瘤扩散可达 3.5cm，所以手术切除应超过该范围。肿瘤远端直肠系膜残留同样是局部复发的隐患，尤其在近端系膜淋巴管阻塞、肿瘤发生逆向扩散的情况下。

4. 防范过度治疗/切除 属外科伦理学范畴。临床最常见的过度治疗/切除是肿瘤远端直肠的过度切除与不必要的侧方清扫，常发生在术者对其认识不足的不自知情况下，却让患者付出了控便功能、排尿功能及性功能遭受不同程度影响的代价。

（1）肿瘤远端直肠的过度切除：由于涉及保肛与改道术式的选择，肿瘤远端直肠的播散规律一直是结直肠专科的核心课题之一，合理的远端肠管切除距离也一再修正。近年来，随着对 TME 概念的认识、手术器械的改良和外科技术的进步，对中低位直肠癌来说，在大部或全部直肠系膜切除及肿瘤远端肠管切缘阴性的条件下，应尽可能保留患者肛门，这已成为越来越多结直肠外科医生的共识。为了改善全部或大部直肠及其系膜切除后患者的储便功能，一方面结直肠外科医师为消化道重建设计了种种储袋，期望减少大便次数、改善控便功能；而另一方面，我们痛心地看到，临床上肿瘤远端直肠的过度切除屡屡发生。这种过度切除并非操作者担心远端肿瘤细胞的残留，而是一种因重视不够的不自知无约束行为。事实上，大量研究结果提示直肠癌远端肠壁内逆向播散距离很少超过 2cm；NCCN 指南也连年提出在保证切缘阴性的条件下，

1.5cm 的肿瘤远端直肠切除距离可以接受；这已为中低位直肠癌最大限度地保留肿瘤远端直肠提供了强有力的支撑。所以，凡中低位直肠癌肿瘤远端肠管切除大于 2～4cm 者，应被视为是以牺牲患者术后储便功能、排便反射及内括约肌功能为代价的过度切除。

（2）侧方清扫的过度实施：低位直肠癌的侧方淋巴结清扫(LLND)及其伴随的排尿及性功能障碍是结直肠外科的另一个前沿课题，关系着患者的术后生存时间与生活质量。如何判断这一术式的施术指征、如何评价这一扩大清扫的得失，学术界尚没有一致认可的结论。至今，LLND 仍未纳入 NCCN 指南，其原因是其效果存在争议或未经临床验证。对此问题，国际大宗回顾性分析认为，侧方淋巴清扫不能提高患者预后；最新的 meta 分析结果显示，接受侧方清扫的病例在 5 年生存率、无病生存率、局部复发率、远处转移率方面与单纯接受 TME 手术的病例无显著性差异，而排尿和性功能并发症却增加。所以，要加强对 NCCN 指南的理解，防范无依据的侧方清扫术；而目前在我国，仍有医生对术前无任何侧方转移证据的患者常规实施侧方清扫，这无疑带给患者术后功能障碍和并发症的增多。

五、TME 远期疗效与历史使命

1. TME 与 NCCN 指南　迄今，TME 理念提出并应用于临床已逾 30 年，直肠癌术后局部复发率显著降低、五年生存率明显提高、保肛率增加，患者的生活质量大大改善。多个国外单中心大样本研究（如美国纽约 Memorial Sloan-Kettering Cancer Center 和法国波尔多 Saint André Hospital），以及国际多中心临床研究（如美国 NCCTG、德国 SGCRC 和荷兰 DCRCG）等的试验结果均支持这一结论。统计数据显示，TME 使直肠癌术后总体局部复发率由 20.8% 降至 5.9%，单发局部复发率由 11.3% 降至 1.7%。而 5 年和 7 年无瘤存活率分别由 60.4% 和 58.5% 提高至 65.3% 和 65.3%。同时，积累的相关基础研究结果也提示：TME 把直肠及其系膜作为一个完整的解剖单位，整块切除了直肠癌原发灶及所有的局域播散，最大化了手术标本切缘阴性可能，是 TME 可获得根治性切除、降低局部复发率的关键所在。基于此，自 2005 年起，美国国立综合癌症网（national comprehensive cancer network，NCCN）治疗指南已将 TME 作为直肠癌的基本手术方式予以推荐。

2. TME 与侧方淋巴清扫——结直肠外科尚未完成的历史使命　目前，TME 术式相关的争议主要集中于低位直肠癌的侧方淋巴清扫（lateral lymph node dissection，LLND）问题，即中低位直肠癌是否应该在 TME 手术范围以外加行侧方清扫。尽管循证医学研究表明侧方清扫并无显著疗效优势，然而我们应当看到，外科临床的现状和特点限制了随机对照研究（RCT）的开展，循证结直肠外科证据有限、举步维艰。一些循证评价信息量虽大，但多系非随机对照研究，且纳入对象时间跨度大、地域不同、操作者异质性明显。所以，现有资料尚不能客观评价侧方清扫的价值，部分研究结论"无显著差异"的结果实质是缺乏充分证据说明 LLND 实施与否的优劣。因此，目前 NCCN 指南仍为施行 LLND 留下了伏笔，即"尽可能把清扫范围外的可疑转移淋巴结切除或活检"，却也同时强调"如果无临床可疑转移的淋巴结，不推荐扩大的淋巴结清扫术"。这为 LLND 手术操作规范、统一纳入标准、随机对照、多中心临床试验的实施留下了空间。

综上，TME 运用于临床实践已 30 年，积累的研究资料均显示它显著提高了直肠癌的外科治疗效果，相关的基础研究有力支撑，术式不断演进，手术禁区/盲区得以突破，造福了大量患者。虽然目前 TME 已成为直肠癌根治术的金标准，但其实践仍有一个循序渐进的过程，要做到在 TME 手术的各个环节符合要求，确非易事，应多从盆腔解剖、手术操作、技术难点来探讨 TME 的手术技巧与手术效果、手术并发症的关系，探讨 TME 手术相关的深层次问题，不断提高直肠癌 TME 的手术疗效。

（王存　周总光）

第三节　结直肠癌急性梗阻治疗方法及探讨

结直肠癌是最常见的恶性肿瘤之一。在我国，结直肠癌的发生已经上升至第三到第四位。目前，以手术为主的综合治疗仍然是结直肠癌治疗的主要方法。治疗效果不满意。进展期的结直肠癌由于肿瘤的膨胀性生长，会导致急、慢性肠梗阻。在临床上常常需要外科手术干预。特别是急性肠梗阻，会带来一系列的病理生理学改变，对出现急性肠梗阻的患者，由于病情较急，处理原则与常规的结直肠癌有显著区别，对外科医师，充分认识结直肠癌病理生理变化，积极处理急性梗阻及其可能发生的并发症，是十分重要的。

一、发病率

随着我国改革开放和经济的快速发展，医学的进步使得我国目前大多数医院的诊断水平有了不同程度的提高。许多临床医师能够应用各种检查手段，及时地发现结直肠癌。结肠癌造成急性梗阻往往是肿瘤进展期的表现，由于患者对梗阻的耐受性有显著差异，所以患者的症状也各有不同。文献报道结直肠癌患者中有 8%～23% 临床表现为不全或完全的肠梗阻，在结肠梗阻患者中约有 50% 是由癌瘤引起的。梗阻性结直肠癌患者的 5 年生存率小于 20%，明显低于一般的结直肠癌患者。结直肠癌并发肠梗阻是常见的外科急腹症之一，文献报道大约 10% 的结肠癌患者表现为急性肠梗阻症状。

二、结肠癌梗阻的病因

（一）机械性肠梗阻

1. 肠腔内占位　原发肿瘤增殖引起膨胀性生长导致肠腔阻塞，由于肿瘤呈环形狭窄，肿瘤破溃造成局部组织炎症水肿可致原有狭窄加重。肠管的梗阻引起近端肠管扩张，引起一系列的临床症状。

2. 肠腔外占位　肿瘤转移致系膜、网膜或淋巴结可以压迫受累肠管造成肠腔狭窄梗阻，少数直肠癌系膜淋巴结肿大导致结肠系膜挛缩，肠管呈团折叠等会压迫肠腔会导致梗阻。对乙状结肠癌，常常会侵犯膀胱，特别是乙状结肠比较长的患者，侵犯膀胱的肠管会发生肠管的折叠，导致急性肠梗阻。

3. 回盲部肿瘤引起的肠套叠　盲肠的肿瘤由于靠近回盲部，肿瘤膨胀性生长后引发回肠向结肠套叠，表现为梗阻性包块。

（二）其他原因引起的梗阻

结直肠癌急性穿孔导致弥漫性腹膜炎激发麻痹性肠梗阻。对于一些老年人常常梗阻穿孔患者反应并不明显，临床上却以肠梗阻为主要表现。另外，非肿瘤因素如营养不良、药物因素、医源性因素如钡灌肠、局部放疗等因素可在原发病基础上诱发和加重梗阻。

三、结肠癌梗阻的病理生理

（一）结肠癌急性梗阻引发的相关病理生理改变

1. 结肠癌梗阻的起病特点　结肠癌性梗阻常常为急性梗阻，但临床上看到的梗阻往往是介于急性梗阻和慢性梗阻之间。因为大多数结直肠癌发生在老年人，老年人对梗阻的耐受性比较迟钝，缓慢的腹胀并未引起注意，出现梗阻可能是渐进性的。病理生理改变和区别于普通外科意义上的急性肠梗阻。但由于老年人梗阻一旦形成完全性肠梗阻，相应的水电解质失调、低蛋白血症、贫血等均逐渐显现。

2. 结肠梗阻的局部改变　结肠发生梗阻后，由于回盲瓣的单向关闭作用。是一种"闭襻式"梗阻。肠腔内粪便随时间推移逐渐变得稠厚，结肠的逆蠕动逐渐频繁有力，肠腔内压力不断增高，细菌负荷量增大，毒性增强，并可以影响到肠管正常的胶原代谢。肠壁水肿和肠管静脉回流障碍互为因果导致病情逐渐变化。一旦发生结肠完全急性梗阻，可导致结肠高度膨胀，造成肠壁肌层分离，影响肠壁血液循环，导致肠壁坏死穿孔，出现严重的感染性腹膜炎。

3. 结肠梗阻的全身改变　急性梗阻后肠壁的通透性明显增加，细菌和毒素可以透过肠壁引起腹腔内感染，并经腹膜吸收引起感染中毒性休克。另外结肠梗阻也会对患者的全身情况产生影响，梗阻的患者，肠管压力增高，肠液外渗，大量肠液丢失引发血容量急剧减少，造成包括酸碱平衡失调、电解质紊乱、呼吸循环功能障碍等一系列并发症。

（二）肿瘤本身的病理生理改变

肿瘤患者，特别是合并急性梗阻的患者，往往提示患者处于肿瘤进展期，通常合并贫血、低蛋白血症，部分患者出现肝、肺转移，一系列的脏器受累导致该脏器的功能丧失，引发相应的脏器功能衰竭。加之老年人大多有合并的并发病，如糖尿病、高血压、心脑血管等疾病，因此会加重患者的病情，严重患者会出现死亡。

四、结肠急性梗阻的病理学

（一）结肠梗阻的发生部位

结肠的任何部位都会发生结肠癌，发生癌的部位就可以发生梗阻。因此结肠急性梗阻的发生情况与肿瘤发生的部位是一致的。结肠癌肠梗阻的发生与肿瘤部位病理类型存在关联，好发部位依次为左半结肠、乙状结肠、直肠、右半结肠。右半结肠胚胎起源于中肠，肠腔较大，而左半结肠胚胎起源于后肠，肠腔较窄（结肠内径从回盲部至乙状结肠逐渐变窄）；因此，左侧结肠的梗阻更加多见。另外肠内容物从近端移动至远端，水分逐渐被重吸收，因此左半结肠内容物更加黏稠，多为固态或半固态,易于堵塞肠腔造成完全性肠梗阻。

（二）结肠梗阻的病理类型

1. 肿块型结肠癌

2. 右半结肠癌 多表现为肿块型和溃疡型,而左半结肠常为浸润型硬癌,更易引起肠腔狭窄,并且是老年性肠梗阻最常见的原因。文献报道,大肠癌性梗阻70%位于左半结肠,右半结肠梗阻仅占大肠癌性梗阻的20%～30%（图6-1/文末彩图6-1）。

3. 肿瘤呈缩窄性生长,形成缩窄环 部分患者的肠梗阻,肿块并不大,但肿瘤呈环形生长形成缩窄环,使肠腔完全梗阻。此类患者的肿瘤并不大,因此梗阻的原因往往不容易及早得以诊断。对既往有过手术史的患者,容易被误诊为粘连性肠梗阻（图6-2/文末彩图6-2）。

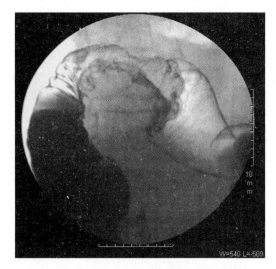

图6-1 肿块性结肠癌

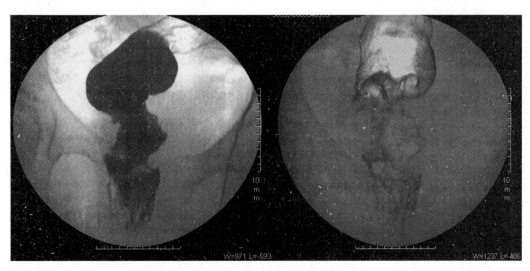

图6-2 缩窄性结肠癌

4. 肠套叠 有些患者由于梗阻的部位多位于回盲部,可以出现肠套叠,导致肠管完全梗阻（图6-

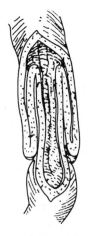

图6-3 肠套叠导致的肠梗阻

3）。肠套叠也可发生在结肠结肠套叠。这些梗阻的包块都较明显,在影像学上有特异性表现,表现为"靶环征"。发生套叠的肠梗阻,临床大多是完全性肠梗阻。表现为包块较大,原因是套叠的肠管较单纯的肿瘤更容易摸到。

五、临床表现

（一）病史

结肠梗阻大多发生于老年人,特别是一些高龄的患者出现梗阻时并无症状,起病较缓慢,加之老年人往往合并习惯性便秘。因此在发生急性肠梗阻之前,患者会有一个较长的慢性腹胀的病史。有些患者出现便血也常常用痔疮来解释而并未引起重视。当肠管完全梗阻后,病情发生突然的变化,临床上肠梗阻的表现逐渐显现。患者的病情急转直下,迅速恶化。

（二）症状

1. 腹痛腹胀　腹痛腹胀是发生急性结肠梗阻的最初症状。患者多自觉腹部胀痛,急性腹胀与肿瘤的部位密切相关。由于左侧结肠发生梗阻较为多见,所以腹胀为低位肠梗阻的常见症状——梗阻部位以上的肠管扩张显著。由于梗阻在结肠,回盲瓣又关闭,此时腹胀主要在腹部的周围。表现为腹部周围胀与脐周小肠梗阻有明显区别。腹痛常常为阵发性的。由于梗阻的肠管无法把肠内容物推向肠管远端,近端肠管的蠕动就加强,使患者的腹胀为阵发性加重的表现。

2. 恶心呕吐　由于梗阻发生在结肠,呕吐往往在梗阻的后期才发生,呕吐物也大多是不能消化的食物,低位肠梗阻可以有粪样呕吐,有明显的恶臭味。

3. 肛门停止排气排便　完全性肠梗阻的患者,停止排气排便。由于老年人习惯性便秘的现象比较普遍,对停止排气排便的记忆往往较模糊,对临床急性肠梗阻的判断带来困难。要求外科医师应该认真了解病史,仔细记录患者的发病和起病情况。

4. 梗阻后期出现腹膜炎表现　梗阻后期患者体温升高,腹胀更加明显,肠管扩张后肠壁增厚,渗出增加,如病情继续进展,患者腹痛可转为持续性腹痛阵发加重的肠缺血绞窄表现,甚至出现肠穿孔、感染性腹膜炎、感染性休克等严重并发症表现。

六、诊断

具有典型的肠梗阻症状的患者在除外既往的手术外伤史引起的粘连性肠梗阻以及嵌顿性疝以后,均应该首先考虑肠道肿瘤所致梗阻。结肠癌并发急性肠梗阻以老年患者居多,其症状体征往往并不典型,应根据患者病情的缓急合理安排由简入繁的辅助检查。

（一）内镜检查

可以获得直观的影像信息还可以获得组织学诊断证据,有其他检查手段不可比拟的优越性。但应当指出,结肠急性梗阻的患者急诊做结肠镜检应该特别慎重。由于肠镜需要在肠内打气,会使扩张的肠管扩张加重,有发生肠穿孔的危险。故此时的结肠镜检查需要特别注意,操作必须轻柔。尽量减少向肠腔内打气。急性梗阻的结肠癌患者,找到梗阻部位,临床诊断为结肠癌的患者,由于同时存在肠梗阻,肠壁增厚水肿,做病理活检应该慎重。结

肠镜通常可以发现梗阻的部位,对完全梗阻的患者,肠腔显著狭窄,肠镜无法通过(图6-4/文末彩图6-4)。

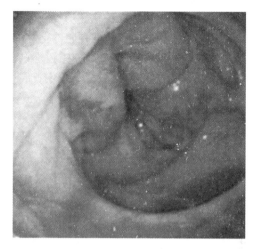

图6-4　结肠镜发现肠腔显著狭窄,无法通过

（二）影像学检查

1. 腹部平片及钡灌肠　腹部站立位平片及钡灌肠的确诊率分别为97%和94%。可以发现阶梯状液平面对诊断十分重要。结肠癌导致的肠梗阻与其他原因的梗阻有所不同,部分患者可以发现腹部的肿块影。梗阻的近端肠管呈现结肠特有的影像学表现,可以发现结肠袋(图6-5)。但钡灌肠检查有可能使不完全梗阻转变为完全梗阻,在急性结肠梗阻时有导致肠穿孔的危险,应当结合临床慎重选择。老年人本身肠道功能就比较差,蠕动比较慢,钡剂在肠道内易结成钡块加重梗阻。此时的钡

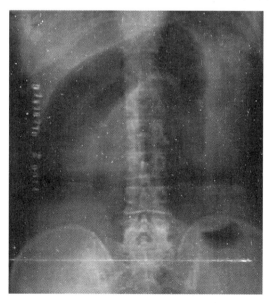

图6-5　立位腹平片可见明显扩张的结肠

灌肠应该特别注意。如果必要,可选用水溶性造影剂做造影检查。发生肠梗阻后,应该定期及时地复查腹部站立位平片。通过观察肠管气液平面的宽度来判断肠梗阻的发展情况。

2. 腹部CT 有条件的医院,应该及时地给患者做CT检查。CT判断结肠急性梗阻的征象是:发现结肠肠管扩张狭窄的移行段,即梗阻近端结肠扩张明显,远端肠管空虚萎陷。肠管周围及腹腔内出现较多渗液时多提示肠绞窄的可能(图6-6)。另外CT可以了解腹腔其他脏器的情况,如其他脏器的远处转移等,为制订治疗方案提供可靠依据。此外对发生肠套叠的患者,CT可以看到典型的"靶征"。

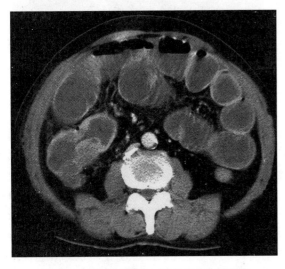

图6-6 CT提示梗阻近端结肠扩张明显,
远端肠管空虚萎陷

3. B超 B超检查具有经济、快速等优点,有经验的B超诊断医师对于结肠癌急性梗阻患者进行检查,完全可以提供近似腹部CT一样诊断价值的报告。典型的超声诊断可以发现肠管扩张,并及时发现结肠的肿瘤,同时发现存在的肝转移。B超也可以发现肿大的肠系膜淋巴结。发现急性较窄性肠梗阻形成的腹腔大量渗液对判断肠梗阻的发生发展有十分重要的意义。

七、治疗

(一) 一般治疗

对发生急性肠梗阻的患者,及时的治疗非常重要。一般应该首先采用禁食、胃肠减压,并抓紧时间对患者进行评估;及时发现存在的水和电解质失调、低蛋白血症等。

(二) 药物治疗

根据欧洲姑息治疗协会(European Association for Palliative Care,EAPC)理事会发布的终末期癌症患者肠梗阻的临床治疗指南认为,在肠梗阻发生后,由于产生了膨胀—分泌—运动过程的改变,可以导致多种临床症状表现,而这些症状有逐渐加重的趋势(图6-7)。

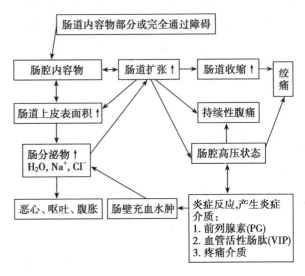

图6-7 引起胃肠道症状的肠道膨胀-分泌-运动过程

因此对于结肠癌伴肠梗阻患者,合理的药物治疗有助于缓解患者的恶心、呕吐、腹胀、腹痛等症状。临床推荐用药主要分三类:

1. 抗分泌药物 抗分泌药物主要有抗胆碱药(丁溴东莨菪碱)和生长抑素类似物(奥曲肽、施他宁等)。随机临床对照研究表明,生长抑素减少胃肠道分泌的疗效显著优于丁溴东莨菪碱,其降低患者恶心呕吐及腹胀的作用也明显优于丁溴东莨菪碱。

2. 止吐药物 胃肠外给予甲氧氯普胺(胃复安)是以功能性梗阻为主的患者的药物选择,不推荐用于完全的机械性梗阻患者。

3. 镇痛药物 遵循WHO指南使用镇痛药物可以使多数患者的疼痛完全缓解。

(三) 自膨胀金属支架(self-expanding metallic stents,SEMS)的应用

1991年,Dohmoto M等人第一次报道了SEMS。并将其作为术前准备的一项重要措施。通常SEMS可以在影像学手段的帮助下放置,能够在48小时内使肠腔的梗阻得到缓解,从而减少结肠内容物、减缓肠管的缺血,为进一步手术治疗创造更佳的条件(图6-8和图6-9)。Saida Y等人成功地将SEMS作为术前准备手段应用于88%的结直肠癌梗阻患者。SEMS的放置对于患者全身状况影响不大,可

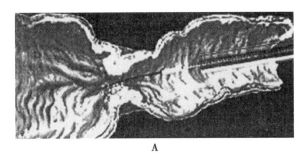

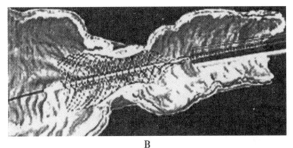

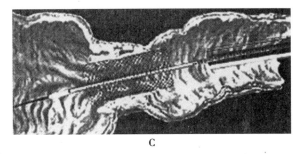

图 6-8 自膨胀金属支架应用于结肠癌肠梗阻的治疗

作为一种姑息治疗手段单独应用于高风险的梗阻性结直肠癌患者,提高生存质量。对于存在转移的病例也可将 SEMS 作为一种治疗选择,但目前这一观点并没有得到广泛认同,因为 SEMS 治疗后肠道功能恢复的情况还没有准确的数据分析结果。

SEMS 的应用也受到一定的限制,当肠道造影剂无法通过梗阻部位时,导丝很难穿过梗阻部位则无法准确置入支架。另外,SEMS 不适用于横结肠曲肿瘤梗阻的治疗。R. Bhardwaj 和 M. C. Parker 回顾了 598 例接受 SEMS 治疗的梗阻性结直肠癌的病例,结果表明造成 SEMS 放置失败(47 例)的技术原因包括无法通过肿瘤部位(86%)、支架错位(9%)和穿孔(5%),其中后两条是造成 SEMS 致死的主要原因。另外的并发症还包括迟发穿孔(0.4%)、支架移位(10%)、出血(5%)、疼痛(5%)及再梗阻(10%)。

有报道对于结肠癌急性梗阻的病例术前在纤维结肠镜的辅助和 X 线指引下置入前端有气囊(用于固定)和多个侧孔(用于减压)的肛肠减压导管(图 6-10)。置管时,经结肠恶性梗阻狭窄处将导丝置入梗阻近端扩张的结肠内,循导丝以扩张器撑开狭窄部位,再循导丝将肠梗阻导管的前端置入梗阻近端结肠内,此时打开前气囊、固定导管,导管末端接负压吸引,或经导管行结肠灌洗。通过此方法可以有效缓解肠梗阻症状,减少梗阻相关并发症的风险,改变患者的一般状况,力求将"急诊手术"变为"限期手术"。目前还没有相关报道肛肠减压导管对于患者长期生存的影响。其并发症同 SEMS 类似,包括肠穿孔、出血及腹膜炎等。另外在成功置管后,对于患者症状、体征、水电解质和酸碱平衡的监测也很重要,部分患者置管后病情仍可能进一步进展,此时应及时选择其他治疗(图 6-11)。

（四）手术治疗

结肠癌发生急性梗阻自行缓解的可能性不高,并且患者多数为老年人,肿瘤多为晚期,长期的慢性消耗可造成严重的水电解质和酸碱平衡失调,一

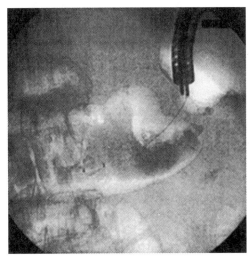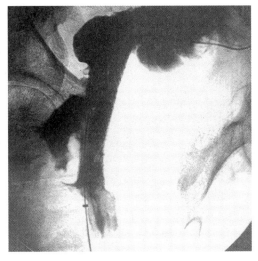

图 6-9 自膨胀金属支架应用于结肠癌肠梗阻的治疗

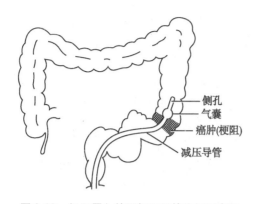

图6-10 经肛置入的肠梗阻导管作用示意图

且出现急性完全性梗阻很容易出现肠穿孔、感染中

毒性休克,因此对于结肠癌急性梗阻患者的手术治疗应采取比较积极的态度。

1. 手术适应证 一般主张对于结肠癌伴梗阻患者在常规进行胃肠减压、补液、应用药物等治疗过程中遇下列情况者应采用手术治疗:患者阵发性腹痛发作频繁,或已转为持续性胀痛者;经 24 ~ 48 小时保守治疗无好转,或出现腹膜刺激症状、体温升高、心率增快、血压下降者;直肠指检染血或有血便者。肠梗阻诊断明确,尽管可能已是肿瘤晚期,但是为了缓解梗阻可能带来的即刻可能发生的危及生命的严重情况,及时采取外科手术是必需的。总之只要全身情况允许,临床上梗阻诊断明确就应

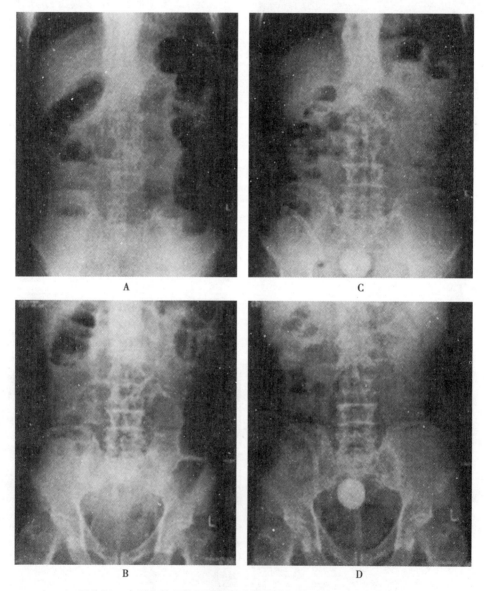

图6-11 直肠癌并急性肠梗阻患者置管减压前后的立、卧位腹平片

置管前的立位(A)、卧位(B)腹平片可见全结肠扩张;置管后 2 天的立位(C)、卧位(D)腹平片示结肠未见明显扩张,盆腔内圆形高密度影为导管前端气囊;其内为泛影葡胺溶液

该及时地采取外科手术的方法解除梗阻。

2. 术前常规准备　结肠癌急性梗阻的患者多数身体情况很差,可能合并其他呼吸循环系统疾病,手术风险大,死亡率高,因此围术期的适当准备和治疗尤为重要。常规的胃肠减压,抗生素以及其他药物的应用应当果断及时,并且积极有效地纠正水电解质酸碱平衡失调、贫血、低蛋白等。术前对于其他伴随并发症的评估及实施相应措施也不容忽视。但是对于结肠癌急性梗阻患者而言,常规的清洁洗肠,口服抗生素显然并不适用。术前充分地和患者及其家属进行有效地沟通,认真讲解可能发生的各种临床情况也是外科医师不容忽略的重要问题。外科医师应该充分地认识结肠癌性梗阻手术可能发生的各种紧急情况,术前做好充分的准备。

(1) 治疗策略:对于结肠癌急性梗阻的手术治疗策略首先应着眼于患者整体状况的评估,要做到全面、谨慎以及个体化。通过术前及时的询问病史、体格检查和其他辅助检查手段,多学科联合制订个体化的围术期治疗计划并选择相应的手术方式。术前的评估内容应该涉及患者肿瘤的诊断、分期、伴随疾病对于手术耐受的影响以及患者的预期生存时间等,应珍惜肿瘤第一次治疗时机。特别指出一点的是,结肠癌梗阻的老年患者较多,急诊手术的相关危险因素主要与疾病分期、手术方式和伴随疾病相关,而年龄不是绝对因素。

(2) 治疗原则

1) Ⅰ期治愈:一般适用于一般情况好,无明显远处转移,原发肿瘤能够根治性切除,无明显一期肠吻合不利因素的患者,行一期肿瘤切除肠吻合术。通常包括右半结肠切除术、一期回盲部切除术、左半结肠切除术、结肠乙状结肠切除术、结肠次全切除术、回肠乙状结肠或回肠直肠吻合术等。

2) Ⅱ期治愈:对于一般情况尚好,原发肿瘤尚能够根治,但存在一期肠吻合不利因素的患者,应力争在一期手术中切除肿瘤,二期手术恢复肠道连续性。包括:①一期暂时性近端造瘘,二期切除肿瘤,三期关闭结肠造口或二期根治性切除肿瘤与关闭结肠造口同时进行;②一期切除肿瘤,一期对端吻合,近端结肠造口减压,二期关闭造口;③Hartmann手术:一期根治肿瘤,远端封闭,近端肠造口,二期远端肠管对端吻合术。

3) 减少肿瘤负荷:对于原发肿瘤尚能切除,但因存在远处转移无法根治时,应力争切除原发病灶,酌情行肠吻合或肠造口术,可以明显改善患者术后生活质量,有利于术后的辅助治疗。

4) 缓解症状:对于肿瘤晚期患者,确无条件切除原发肿瘤的患者,应酌情行分流术(结肠侧侧吻合)或肠造口术,如患者一般状态差,可行肠外置术,力求以最简单、安全的术式达到减症的目的。

(3) 术式的选择

1) 右半结肠癌合并梗阻:目前报道的右半结肠癌合并急性肠梗阻的病例较少。对于右半结肠癌所致的急性肠梗阻的治疗目前观点比较统一,可行一期切除吻合术,吻合口瘘较少见。

2) 左半结肠癌合并梗阻:对于左半结肠癌合并急性肠梗阻的手术方式的选择至今仍有争议:传统的处理方法是分期手术,即首先行转流性横结肠造口,二期切除肿瘤并行结肠吻合,三期再行结肠造口还纳。但该术大大减少了患者根治性手术切除肿瘤的机会,且患者需经受多次手术痛苦,住院时间长,费用高。目前通常采用的是一期肿瘤切除,双腔结肠造口,二期手术再予吻合或者一期切除肿瘤并同时进行肠吻合术,但是无肠道准备的梗阻性左半结肠癌一期肿瘤切除吻合术受到部分学者的反对,因其吻合口瘘的发生率非常高,文献报道各种原因所致的低位结肠梗阻施行一期切除吻合术后吻合口瘘及腹腔感染的发生率为 5% ~ 22%,病死率高达 25%~40%。原因是梗阻后结肠内含有较多粪便和细菌,如果肠腔内的物理准备不足,由于粪性物的存在使吻合口产生局部炎症,最终导致吻合破裂、破漏。且左半结肠内粪便稠厚,逆蠕动频繁有力,因此吻合张力大,也是导致吻合失败的原因之一。因此,许多医师在治疗时选择二期手术再予吻合的方法。但是采取两期手术的方式也会出现多种手术并发症,如造口并发症、肠粘连、腹腔切口感染等。另外,二次手术对患者是一个较重的侵袭,而且增加了第二次手术分离粘连的难度,也会相应增加患者的痛苦及经济负担。

3) 术中结肠灌洗术:针对上述问题,有学者提出了术中结肠灌洗(intraoperative irrigation of colon)也称台上肠道准备(preparation on table)的方法,对于没有做肠道准备的左半结肠急性梗阻患者,在手术中采用的肠道灌洗方法,清除肠道内的各种积存物。达到左半结肠一期切除吻合的目的。Dudley 和 Radeliffe 等于 1980 年首次提出在梗阻性左半结肠癌根治术中采用顺行性结肠灌洗法结合一期切除吻合术,Koruth 采用该方法治疗 61 例梗阻性左半结肠癌患者,手术病死率为 8%,吻合口瘘的发生率为 7%,切口感染率只有 3%。该方法明显降低了梗阻性左半结肠癌一期手术吻合口瘘的发生率。具体操作步骤如下:①在肿瘤远端结肠拟切断处置两把肠钳,然后切断结肠(图6-12)。②在肿瘤近端结肠拟切断处切开结肠壁套入直径3cm的螺纹管并结扎。管的另一端接手术台下的污物桶。③找到阑尾,分离阑尾系膜,切除阑尾,利用阑尾残端或造口,用金属探条扩大阑尾腔,选择合适规格的导尿管置入肠腔深至升结肠,并向导尿管气囊内注入5~10ml生理盐水以固定导尿管。再行荷包缝合结扎固定导尿管。如果阑尾已切除,可以在回盲部肠壁上作荷包缝合,切开盲肠壁插管。将导尿管接预制的大容量吊瓶后用37℃温盐水3000ml持续快速滴注灌洗(图6-13)。④手术者可以用双手从回盲部至远端结肠轻揉挤捏结肠内粪块,洗净粪便直到流出的灌洗液变清无粪渣、肠管内无积粪为止。灌洗完毕后,切除肿瘤再行结肠结肠或结肠直肠一期吻合术(图6-14)。

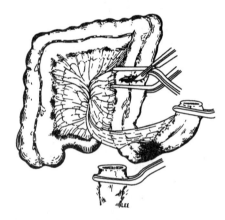

图6-12 切开肿瘤近侧结肠以利放入灌洗管

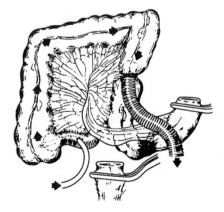

图6-13 阑尾置管结肠灌洗

有研究结果显示,经术中结肠灌洗后,结肠癌肠梗阻患者近端肠道内容物及肠黏膜的细菌数明显低于行正常肠道准备的无肠梗阻者,且超过正常

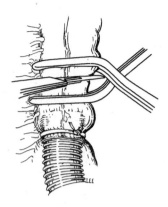

图6-14 切除肿瘤一期吻合

肠道准备的清洁程度,达到一期切除吻合的安全水平。由此可见,术中结肠灌洗不但能快速完成肠道准备,而且还能达到甚至超过正常肠道准备的清洁程度。因此,它是一种快速、安全、高效的术中肠道清洁方法。

但是也有部分学者认为,术中结肠灌洗也存在不少问题:延长了手术时间,增加术中风险;灌洗带走大量热量,容易造成术中的低体温状态,降低对麻醉的耐受程度;造成手术野感染率增加;并可能导致水电解质失衡。A. Patriti等人报道了单纯行左半结肠切除治疗20例梗阻性左半结肠癌,结果表明缺少术中结肠灌洗并未使术后吻合口瘘发生率及死亡率上升。

4)次全/全结肠切除,回肠乙状结肠吻合治疗左半结肠癌急性梗阻:为了避免分期手术可能延误肿瘤切除,一期切除肿瘤并行肠吻合术术后吻合口瘘发生率及术后死亡率较高的问题,1970年Huges等首次报道应用次全/全结肠切除,回肠乙状结肠吻合术治疗17例左半结肠癌急性梗阻患者,手术死亡率为0。虽然此种手术方式并未被广泛认可,但随后的文献报道认为由于回肠末段血运丰富,因此在急诊情况下对左半结肠癌急性梗阻行结肠次全切除,回肠乙状结肠吻合,可以很好地避免由于梗阻结肠肠腔扩张充满粪便、肠壁菲薄、血运较差造成的结肠结肠吻合后吻合口瘘发生率高的问题。因此该术式可以完全切除梗阻近端结肠,有效的缓解梗阻并安全的进行一期肠吻合,避免多次手术带来的并发症,并且次全结肠切除可以减少异时性多原发结肠癌的发生概率。

(五)其他治疗方法

例如激光再通肠腔法、鼻肠管减压法、光动力治疗、肿瘤局部注射、激光、冷冻治疗等。上述方法因为其特有的并发症及治疗效果的不确定性使得其应用受到限制。

八、预后

急性梗阻性结肠癌患者的预后明显差于一般结肠癌患者,这一方面是由于急性梗阻性结肠癌有较高的手术死亡率,另一方面认为急性梗阻性结肠癌多已经侵犯肠壁全层,加之近端肠管的强烈逆蠕动和可能造成的肠穿孔均可造成肿瘤细胞扩散转移加速。大规模回顾性研究表明,在排除围术期死亡病例后,普通结直肠癌患者5年生存率为60%,而合并梗阻的患者仅为20%~30%。

结肠癌合并急性梗阻患者病情复杂,病情进展迅速,因此处置切忌拖沓,应采取积极态度。在进行包括胃肠减压、补液和相关药物治疗的同时密切观察病情,一旦发现病情恶化,应在进行必要的准备工作后,立即采用手术治疗。而手术成功的关键在于合理地选择手术方式、正确的手术操作及必要的围术期处理。

(顾 晋)

参 考 文 献

1. 吴阶平,裘法祖. 黄家驷外科学. 北京:人民卫生出版社,1988.
2. 顾晋. 直肠肛门部恶性肿瘤. 北京:北京大学医学出版社,2006.
3. 郑树. 结直肠肿瘤基础研究与临床实践. 北京:人民卫生出版社,2006.
4. Buechter KJ, Boustany C, Caillouette R, et al. Surgical management of the acutely obstructed colon. A review of 127 cases. Am J Surg,1988,156(3 Pt 1):163-168. Review.
5. Carla R, Robert T, Mary B, et al. Clinical-practice recommendations for the management of bowel obstruction in patients with end-stage cancer. Support Care Cancer,2001,9:223-233.
6. Dohmoto M. New method——endoscopic implantation of rectal stent in palliative treatment of malignant stenosis. Endoscopia Digestiva,1991,3:1507-1512.
7. R. Bhardwaj, M. C. Parker. Palliative therapy of colorectal carcinoma:stent or surgery? Colorectal Disease,2003,5:518-521.
8. 姚宏伟,傅卫,袁炯,等. 经肛肠梗阻导管治疗急性左半结肠恶性梗阻性疾病的临床研究. 中国微创外科杂志,2006,6(12):941-943.
9. 孙淑明,吴利标,陈淑贞,等. 术中结肠灌洗在治疗左半结肠癌性梗阻时肠道细菌学的研究. 中华胃肠外科杂志,2004,7(4):292-294.
10. Irvin T, Goligher J. Aetiology of disruption of intestinal anastomoses. Br J Surg,1973,60:461-464.
11. Dudley H, Radcliff AG, McGeehan D. Intraoperativeirrigation of colon to permit primary anastomosis. Br J Surg,1980,67:80-81.
12. Radcliffe AG, Dudley HA. Intraoperative antegrade irrigation of the large intestine. Surg Gynecol Obstet,1983,156(6):721-723.
13. Koruth NM, Krukowski ZH, Youngson GG, et al. Intraoperative colonic irrigation in the management of left-sided large bowel emergencies. Br J Surg,1985,72(9):708-711.
14. 孙淑明,吴利标,陈淑贞,等. 术中结肠灌洗在治疗左半结肠癌性梗阻时肠道细菌学的研究. 中华胃肠外科杂志,2004,7(4):292-294.
15. Patriti A, Contine A, Carbone E, et al. Donini One-stage resection without colonic lavage in emergency surgery of the left colon . Colorectal Disease,2005,7(4),332-338.
16. Hughes ES. Subtotal colectomy for carcinoma of the colon. J R Soc Med,1970,63:41-42.

第四节　结直肠癌肝转移的综合治疗进展

一、概述

我国目前结直肠癌发病呈快速增长的趋势,在沿海大中城市已成为消化道最常见的新发恶性肿瘤。有15%~25%结直肠癌患者在确诊时即合并肝转移,另有15%~25%的患者将在结直肠癌原发灶根治术后发生肝转移,其中绝大多数患者(80%~90%)的肝转移灶无法获得根治性切除。未经治疗的结直肠癌肝转移的中位生存期仅6.9个月,是结直肠癌患者最主要的死亡原因。

结合国内外临床实践和欧美的诊疗指南,中华医学会外科分会胃肠外科学组和结直肠肛门疾病外科学组、中国抗癌协会大肠癌专业委员会编制的《中国结直肠癌肝转移诊断和综合治疗指南2013版》建议所有结直肠癌肝转移的患者均应进入多学科团队治疗(multidisciplinary team,MDT)模式,对患者进行全面评估,针对不同的治疗目标,给予患者最合理的检查和最恰当的综合治疗方案。所有结直肠癌肝转移患者被分为下列4组:

(1)组0患者:其肝转移灶完全可以R0切除,这类患者的治疗目的是使其获得治愈。应该围绕手术治疗进行相应的新辅助和(或)辅助治疗,以降低手术后复发的风险。

(2) 组1患者:其肝转移灶无法切除,但经过一定的综合治疗有望转为可以 R0 切除,且全身情况能够接受转移灶的切除手术和高强度的治疗。这类患者的治疗目的主要是最大限度地缩小瘤体或增加残肝体积,应采用最积极的综合治疗。

(3) 组2患者:其肝转移灶可能始终无法切除,同时有快速进展(或有快速进展的风险)和(或)伴有相关症状,但全身情况允许接受较高强度的治疗。这类患者的治疗目的是尽快缩小瘤体或至少控制疾病进展,应该采用较为积极的联合治疗。

(4) 组3患者:其肝转移可能始终无法切除,并无症状或快速进展风险,或伴有严重合并疾病无法进行高强度的治疗。其治疗目的是阻止疾病的进一步进展,应予维持治疗,制订低强度、低毒性的治疗方案。

二、结直肠癌肝转移的外科治疗

从20世纪90年代开始,手术切除肝转移灶逐渐被应用于治疗结直肠癌肝转移患者。国外多项研究显示结直肠癌肝转移患者行肝转移灶切除的术后5年生存率可以达到30%~55%,明显优于未行手术切除的患者。复旦大学附属中山医院总结了2000~2010年收治的1613例结直肠癌肝转移患者,其中530例肝转移灶行手术切除患者的中位生存期和5年生存率达到49.8个月和47%,显著优于采用其他治疗的患者。

近些年来,各种治疗策略的不断进步明显改善了结直肠癌肝转移患者的生存。美国一项对安德森癌症中心和梅奥诊所收治的2470名转移性肠癌患者的回顾性分析中发现中位生存期从1990~1997年的14.2个月增至2004~2006年的29.3个月,5年生存率也从早期的9.1%升至2001~2003的19.2%。复旦大学附属中山医院的总结也发现2005~2010年收治的所有结直肠癌肝转移患者的中位生存期和5年生存率达27.7个月和31%,较2000~2004年收治的患者有显著提高。这主要归功于肝转移灶手术切除的增加和化疗药物的进展。国际结直肠癌肝转移多中心登记 LiverMetSurvey 网站总结截止到2012年12月来自67个国家261个医疗中心19 120名患者,结果显示18 115位行肝转移灶切除的患者,5年和10年生存率可达到42%和26%,远高于未能手术切除的1005位患者

8%的5年生存率。

因此,目前手术完全切除肝转移灶仍是能治愈结直肠癌肝转移的最佳方法,故符合条件的患者均应在适当的时候接受手术治疗。部分最初肝转移灶无法切除的患者经治疗后转化为可切除病灶时,也应适时进行手术治疗。

三、结直肠癌肝转移灶手术指征的扩大

虽然手术是结直肠癌肝转移患者获得治愈机会的最佳方法,但是临床上仅有15%~25%的患者适合手术治疗。因此,提高手术切除率将直接影响到结直肠癌肝转移患者的预后。目前主要通过扩大外科手术适应证和通过转化性治疗来提高手术患者的比例。

传统的结直肠癌肝转移灶手术指征包括肝转移灶数目<4个、肝转移灶最大直径<5cm、肝切除量<50%、除肝脏外无其他部位的转移等。而初诊时真正具有上述手术条件的患者仅占10%~25%,大多数患者由于肝转移灶数目过多或病灶太大等无法接受手术治疗。

随着解剖、手术、麻醉技术的发展,肝转移灶的大小、数目、部位以及分布等不再是判断是否适宜手术的决定因素。以往一些相对或绝对手术禁忌证,如切缘不足1cm、肝门淋巴结转移、可手术切除肝外转移病灶(比如肺、腹腔等)等,不再是手术绝对禁忌证,可考虑行同步或分阶段切除。对于肝转移合并可切除的肺转移患者,手术治疗切除肝肺转移灶仍是首选,多项研究报告患者术后5年生存率可超过30%。de Haas 等研究1028名行肝转移灶手术切除的患者,根据手术适应证扩大前后分为两组。结果发现虽然手术适应证扩大后,患者年龄增大,合并其他疾病的比例升高,肝转移灶累及程度加重,但是术后90天内死亡率无明显增加(1.4% vs. 1.1%,P=0.53),术后90天内发生并发症的比例无统计学差异(34% vs. 31%,P=0.16)。生存方面,手术适应证扩大前患者的术后5年总体生存率和无进展生存率分别为47%和16%,而扩大适应证后为58%和15%,扩大适应证后手术并发症发生率和死亡率无显著差异,结直肠癌肝转移灶手术适应证扩大后既安全可行,又能获得与扩大前相同的生存率,因此完全切实可行。

《中国结直肠癌肝转移诊断和综合治疗指南》提出关于结直肠癌肝转移灶的手术指征,将传统的基于肝转移灶特征(比如大小、数目和分布等)的标

准,改进到基于肝转移灶甚至肝外转移是否能获得
R0切除,即肉眼和显微镜下均无肿瘤残余,且术后

有足够的残肝功能,从而扩大了手术适应证,增加
了患者获得治愈的机会(表6-1)。

表6-1 不同结直肠癌肝转移灶手术指征的比较

传统手术指征	中国版指南中的手术指征
1. 异时性肝转移 2. 肝转移灶要求 (1)累及单叶 (2)肝转移灶<4个 (3)肝转移灶最大直径<5cm (4)切缘>1cm 3. 不伴有其他远处转移或腹腔和肝门部淋巴结转移	1. 结直肠癌原发灶能够(同时性肝转移)或已经根治性切除(异时性肝转移) 2. 肝转移灶要求 (1)肝脏残留容积≥30%(异时性肝转移) 　　≥50%(同时性肝转移同步切除原发灶和肝转移灶) (2)累及肝叶:无限制 (3)肝转移灶个数:无限制 (4)转移灶最大直径:无限制 (5)R0切除(肉眼和显微镜均无肿瘤残留) 3. 无不可切除的肝外转移灶

四、微创手术

腹腔镜肝脏手术近年来逐步兴起,并被应用于
治疗结直肠癌肝转移患者。由于肝脏与结直肠解
剖位置关系,尤其在直肠癌肝转移患者,腹腔镜手
术的优势明显,可避免患者腹部两个巨大切口,减
少创伤和应激反应,显著缩短由于腹部巨大切口而
造成的住院时间延长。Nguyen等回顾性分析109
例接受腹腔镜手术的结直肠癌肝转移患者,乙状结
肠/直肠占51%、右半结肠占25%、左半结肠占
13%,其中11%的患者接受了同时性肝转移灶和结
直肠原发灶切除。肝转移灶手术包括节段切除
(34%)、左肝外叶切除(27%)、右半肝切除
(28%)、左半肝切除(9%)、扩大右半肝切除
(0.9%)和尾状叶切除(0.9%)。切缘阴性率
94.4%,无围术期死亡,并发症发生率12%,平均住
院4天,较常规手术的6天明显缩短。术后1、3和
5年总生存为88%、69%和50%,1、3和5年无疾
病生存率为65%、43%和43%。但是,目前仍缺乏
有关腹腔镜手术与传统开腹手术比较的前瞻性随
机对照研究。

机器人手术近年来逐步兴起,国外关于机器人
肝转移灶手术已有报道,但多为个案。Giulianotti
报道了一例患者接受腹腔镜左半结肠切除和机器
人右半肝切除,结肠手术耗时120分钟,右半肝手
术耗时330分钟,术后无严重并发症发生,术后随
访26个月,患者无复发转移。复旦大学附属中山
医院也报道一例腹腔镜肝转移灶切除联合达芬奇
机器人辅助直肠癌根治术,以及一例胸腔镜右肺部

分切除联合达芬奇机器人辅助乙状结肠癌根治术,
术后均无并发症,恢复顺利。

五、同时性结直肠癌肝转移患者同步或分阶段切除肠道原发灶和肝转移灶的比较

对于可切除的同时性结直肠癌肝转移患者的
最佳治疗方案究竟是同期切除结直肠癌原发灶和
肝转移灶,还是分阶段手术,目前临床上仍存在争
议。一篇包括14个研究共2204例同时性肝转移
患者的综述发现,同期切除肝转移灶的患者比分期
切除的患者住院天数明显缩短,术后并发症发生率
明显降低,而且术后1年、3年和5年的生存率无明
显差异。同期手术可以避免二次手术打击,防止肝
转移灶因原发灶切除后迅速生长,并且降低医疗费
用,可在有选择的患者中实施。复旦大学附属中山
医院的数据也显示同期切除和分期切除,在围术期
死亡和并发症率以及长期生存方面,均无明显差
异,而同期手术的患者医疗总费用可降低近1/4。

但也有研究不赞同上述观点,一项包括7个对
照研究共1390例患者的综述发现,同期手术的围
术期死亡率高于分期手术(2.4% vs.1.1%,$P=0.01$),但两组手术并发症发生率无明显差异
(33.9% vs.29.8%,$P=0.64$)。法国的de Haas等
回顾分析228例患者,发现同期手术组和分期手术
组死亡率无差异,但同期手术组伴有更低的累计并
发症发生率(11% vs.25.4%,$P=0.015$)。虽然两组
的3年总体生存率无差异,但同期手术组3年无进展
存活率较低(8% vs.26.1%,$P=0.005$)。同期手术

组患者 3 年内有更高的复发率（85% vs. 63.6%，P = 0.002），且同期手术被认为是术后复发的独立预测因子。因此，他们认为同期手术对患者无进展生存有负面影响。

因此，《中国结直肠癌肝转移诊断和综合治疗指南》建议可在部分有选择的同时性结直肠癌肝转移患者中实施同步切除肠道原发灶和肝转移灶。

六、转化性治疗的进展

近年在结直肠癌诊疗领域最大的进展是用各种细胞毒药物和（或）靶向药物等使不可切除的肝转移病灶缩小，转换为可切除，从而又使 10% ~ 20% 的患者转化为能进行手术切除，从而获得治愈可能。中国版《结直肠癌肝转移诊疗指南》所提到的组 1 患者转移灶最初无法切除，但经过一定的治疗后有望转化为 R0 切除，其治疗目的是获得最佳反应率，即获得可切除的概率，而不是获得最大反应率。

关于转化性治疗方案线数和疗程的选择，国际多中心 LiverMetSurvey 数据显示 6730 例转化成功的术前接受一线化疗患者的 5 年生存率达到 42%，而 969 例接受二线化疗、218 例接受三线化疗和 75 例接受三线以上化疗的分别为 36%、26% 和 15%（P<0.0001），表明术前化疗的线数对肝转移灶切除术后的生存有明显的影响，一线化疗转化成功预后越好。另外，3445 例术前接受 1 ~ 6 个疗程化疗患者的 5 年生存率达到 44%，而另 2095 例术前接受 7 ~ 12 个疗程化疗、397 例术前接受 13 ~ 18 个疗程化疗、161 例术前接受 19 ~ 24 个疗程化疗和 102 例术前接受>24 个疗程化疗的 5 年生存率分别为 41%、37%、31% 和 22%（P<0.0001），表明术前化疗疗程的长短，对肝转移灶切除术后的生存也有影响。因此，转化治疗应选择一线高效化疗方案，并尽量缩短疗程。

转化性治疗使用的药物主要包括两大类，第一类是细胞毒药物，包括 5-氟尿嘧啶、伊立替康、奥沙利铂等，以此为基础的 FOLFOX 和 FOLFIRI 等化疗方案。第二类是靶向药物，主要是西妥昔单抗、帕尼单抗和贝伐珠单抗等。Tournigand 等将 1997 ~ 1999 年期间 226 位不可切除的结直肠癌肝转移患者随机分入 FOLFIRI 组和 FOLFOX6 组，两组的反应率为 56% 和 54%，转化为手术切除的比例分别为 9% 和 22%。Tournigand 等还将 2000 ~ 2002 年期间 623 位不可切除的结直肠癌肝转移患者随机分入 FOLFOX4 组和间断 FOLFOX7 组，两组的反应

率分别为 58.5% 和 59.2%，转化为手术切除的比例分别为 17.7% 和 15.2%。随后出现三药联合化疗方案（FOLFOXIRI），一项包括 244 位患者的随机对照研究显示，FOLFOXIRI 组患者的反应率（66% vs. 41%，P = 0.0002）和转化性 R0 切除率（15% vs. 6%，P = 0.033）均较 FOLFIRI 组患者明显升高，无进展生存（9.8 vs. 6.9 个月，P = 0.0006）和总体生存（22.6 vs. 16.7 个月，P = 0.032）也明显改善，但其化疗毒性明显增加，仅适合于年轻身体状况好的极少部分患者。

近些年，随着靶向药物的上市，化疗联合靶向药物也用于转化性化疗。一项系统综述表明伊立替康、氟尿嘧啶和亚叶酸钙（IFL）联合贝伐珠单抗，较 IFL 联合安慰剂，明显改善肿瘤反应率（44.8% vs. 34.8%）。另外，氟尿嘧啶/叶酸（5-FU/FA）联合贝伐珠单抗，显示也可改善肿瘤反应率，从而改善生存。前瞻性 NO. 16966 研究将 1401 位患者随机分入 FOLFOX4 或 XELOX 化疗联合贝伐珠单抗或安慰剂组，虽然化疗加用贝伐珠单抗组的无进展生存明显优于单纯化疗组（9.4 月 vs. 8.0 个月，P = 0.023），但是总体生存无明显差别（21.3 个月 vs. 19.9 月，P = 0.077），且两组患者的有效率（38% vs. 38%）和 R0 切除率（4.9% vs. 6.3%）都没有明显差异。一项包括 4 项随机对照研究共 484 例 KRAS 野生型的最初不可切的转移性结直肠癌患者的荟萃分析显示，与单纯化疗相比，联合西妥昔单抗或帕尼单抗可显著增加总体反应率（RR 1.67，P = 0.0001），R0 切除率从 11% 增加至 18%（RR 1.59，P = 0.04），无进展生存也显著延长（RR 0.68，P = 0.002），而总体生存无明显改善（P = 0.42）。2013 年 6 月，复旦大学附属中山医院纳入 138 例最初不可切的转移性结直肠癌患者，以肝转移灶转化性切除率为主要目标的随机研究，显示以 mFOLFOX6/FOLFIRI 化疗加用西妥昔单抗，与单纯 mFOLFOX6/FOLFIRI 化疗相比，可显著提高患者的 R0 切除率（25.7% vs. 7.4%，P<0.01），且明显改善患者的肿瘤反应率、总体生存和无进展生存。进一步根据是否早期肿瘤退缩（即化疗或靶向治疗 8 周时肿瘤缩小 20% 以上），将患者分组分析结果显示与单纯化疗相比，联合靶向治疗可增加患者获得早期肿瘤退缩的机会，而且有早期肿瘤退缩患者的生存明显优于没有早期肿瘤退缩的患者。最新一篇关于化疗加西妥昔单抗用于转化性治疗的荟萃分析，共纳入 4 项仅有肝转移的结直肠癌患者随机对照研究，结果发现加用西妥昔单抗组的 R0 切除率在其中 3 项研究中明显升高（CRYSTAL 研

究,5.6% vs.13.2%；OPUS 研究,4.3% vs.16.0%；NCT01564810 研究,7.4% vs.25.7%),但在剩余的一项研究中无明显差别(COIN 研究,13.2% vs.14.9%)。

此外,化疗与手术之间的时机选择是患者获得最佳疗效的关键因素,术前化疗时间越长且方案越多,术后患者生存率越低,而且临床完全缓解并不能最终转化为病理完全缓解,肿瘤有在初始缓解后进一步进展的风险,还增加术中发现遗漏病灶的困难,还增加肝毒性及手术并发症。因此,要求肿瘤内科和外科专家密切合作来决定最佳治疗的时间窗,即一旦肝转移灶转化为可切除就应该手术切除。

因此,对于初始不能切除的转移性结直肠癌患者,如果肿瘤在化疗后有望转化为可切除,且能承受高强度化疗,则优先给予强化治疗,然后再考虑手术。一线治疗应为三药方案,可以是两药化疗联合靶向药物,也可以是三药化疗(但需谨慎运用)。化疗方案选择时,转化性治疗以退缩肿瘤为目标,KRAS 野生型的患者首选西妥昔单抗联合 FOLFOX/FOLFIRI(氟尿嘧啶持续给药),而 KRAS 突变型的患者考虑贝伐单抗联合两药化疗或者三药方案化疗,一旦转移灶转化为可切除,就应该积极手术切除。

七、可切除的结直肠癌肝转移患者术后辅助化疗和术前新辅助化疗

对于最初可切除的结直肠癌肝转移患者而言,无论是术后辅助化疗或者是围术期化疗,与单纯手术相比,有可能改善患者的生存。欧洲一项多中心随机试验,将 364 位伴有 1～4 个最初可切除肝转移灶的结直肠癌患者随机分到手术联合围术期化疗组和单纯手术组,结果显示围术期化疗可使接受手术患者的 3 年无进展生存率增加 9.2%(33.2% vs.42.4%,$P = 0.025$),且可逆性术后并发症发生也增加(16% vs.25%,$P = 0.04$),因此认为围术期使用 FOLFOX4 方案化疗联合手术可改善可切除患者的无进展生存情况。为了确定具体哪类患者可以从围术期化疗从获益,研究者对上述 EORTC 40983 试验进一步研究发现,在 CEA 浓度升高(>5ng/ml)的患者中,围术期化疗可将 3 年无进展生存率从 20% 提高到 35%,且在身体状态评分为 0 或体重指数小于 30 的患者中,围术期化疗也均可明显提高患者生存,但是肝转移灶的数目并不影响围术期化疗的效果。然而,关于是否实施术前新辅助化疗,目前仍存在争议。

术前新辅助化疗可以提高肝转移灶完整切除率,缩小肝切除术的范围,改善患者术后恢复,治疗微转移灶,提供化疗方案敏感性测试,识别进展期疾病,节省无效治疗,延长无进展生存等。一项包括 23 个研究共 3278 名患者的系统综述表明,患者实施术前新辅助化疗后客观放射学缓解率为 64%,其中完全缓解率 4%,部分缓解率 52%,而病理方面完全和部分缓解率分别为 9% 和 36%,总共有 41% 的患者在新辅助化疗期间疾病稳定或有进展,而所有患者的无病和总体中位生存时间分别为 21个月和 46 个月,因此认为在可切除转移的患者中,对新辅助疗的客观缓解可改善无病生存。因此,欧洲 ESMO 一个包括 21 位肝外科和肿瘤科专家提出的专家共识中提出在大多数结直肠癌肝转移患者中,无论肝转移灶最初能否切除,都应先实施化疗。

但是,也有研究不支持在可切除的患者中实施术前新辅助化疗。Adam 等分析来自 LiverMetSurvey 国际注册中心的 1471 例异时性单个可切除肝转移患者,显示术前新辅助化疗组患者术后并发症发生率明显升高(37.2% vs.24%,$P = 0.006$)。单因素分析显示,术前新辅助化疗不影响患者的总体生存(5 年生存率两组均为 60%)和无瘤生存。进一步根据肝转移是否小于 5cm 将患者分为两组,术前新辅助化疗在每组中均不影响总体生存和无瘤生存情况。因此认为该类患者并不能从术前新辅助化疗中获得生存收益。此外,术前新辅助化疗会造成肝脏损伤,多项研究表明伊立替康和脂肪性肝炎,奥沙利铂和窦状隙扩张相关,从而增加患者肝切除术后发生并发症的机会。有一部分患者在接受新辅助治疗后,肝转移灶在影像学上消失,但这种完全临床反应并不意味着完全病理反应,这类患者仍需手术切除,而术中无法精确定位,从而导致患者错失了手术切除的最佳时间,因此对这类患者应密切监测,在转移灶消失前接受手术。

总之,在可切除肝转移患者中实施术前新辅助化疗,并存上述的优点和缺点,是否实施还有待进一步临床随机试验研究,新辅助治疗原则上疗程不超过 6 个周期,一般建议 2～3 个月内完成并进行手术。

八、原发灶无症状合并肝转移灶不可切除的患者,肠道原发灶是否需要切除

对于肝转移灶不可切除的患者,如果结直肠癌

原发灶伴有出血、梗阻或穿孔等症状,则应选择切除原发灶或放置支架治疗缓解梗阻,再予以后续的全身治疗。如果结直肠癌原发灶没有任何症状,究竟是直接化疗还是手术先切除原发灶再予以全身综合治疗转移灶,目前仍存在较大争议。美国斯隆-凯特琳癌症中心的 Poultsides 等前瞻性研究 233 位原发灶不可切除的结直肠癌同时性转移患者,接受奥沙利铂或依立替康为基础的化疗作为一线治疗,结果只有 16 例患者(7%)因原发肿瘤梗阻或者穿孔需要行急诊手术,10 例患者(4%)因原发肿瘤相关的症状需要支架或者放疗等非手术干预,最终有 47 例实施择期原发灶和转移灶根治性切除手术,8 例在置放肝动脉灌注泵前行先行切除原发灶,患者总体的中位生存期为 18 个月。因此,作者认为对于原发灶既无梗阻也无出血的转移性结直肠癌患者最合适的治疗方式是化疗,无须切除原发病灶。Damjanov 等回顾性的综述也认为随着化疗药物和靶向药物的联合使用将可以很好地控制肠道原发病灶,不会因为原发灶出现症状而需要手术切除。

但是,也有相当多的研究支持先行手术切除肠道原发灶。Aslam 等报道了一组 920 例Ⅳ期结直肠癌患者的 10 年随访研究,原发灶切除组患者中位总体生存期 14.5 个月,明显高于原发灶未切除患者的 5.83 个月($P<0.005$),多因素分析也显示原发灶接受手术切除是影响总体生存的独立预测因素,而高龄、原发灶固定和伴有淋巴结转移也是预后不佳的因素。一项包括 8 个回顾性研究共 1062 名患者的荟萃分析表明对于原发灶无症状或轻度症状肝转移灶不可切除的结直肠癌转移患者,切除原发灶可以延长患者生存 6.0 个月($P<0.001$),而单纯化疗患者有 7.3 倍的可能性发生源于原发灶的并发症($P=0.008$)。另有多项荟萃分析也显示患者可以从原发灶手术中获得生存收益。但是,上述研究均为回顾性分析,且两组患者的选择方面可能存在偏倚,一般身体状态和肿瘤情况较好的患者接受手术,所以对上述结果的解释要慎重,仍需要前瞻性、随机对照研究评估原发灶手术的价值。

因此,结直肠癌原发灶无出血、梗阻或穿孔时,可选择先行切除结直肠癌原发灶,继而进一步全身治疗,也可选择先行全身治疗,时间为 2~3 个月,然后视具体情况决定是否手术切除结直肠癌原发灶。

九、非手术治疗手段的优劣

对于肝转移灶不可切除的患者,需要经过 MDT

讨论,采用全身化疗、肝动脉灌注化疗、肝转移灶消融毁损术等方法改善患者预后。但是,究竟哪种治疗手段首选,目前临床上尚无定论。Mocellin 等汇总了 10 个比较肝动脉灌注氟嘧啶和全身化疗在不可切除的结直肠癌肝转移患者中疗效的随机对照试验,结果发现单独使用肝动脉灌注化疗有更高的肿瘤反应率(42.9% vs. 18.4%, $P<0.0001$),但是在中位生存面无明显优势(15.9 个月 vs. 12.4 个月,$P=0.24$),因此他们认为目前临床数据不支持在该类患者中单独使用氟嘧啶进行肝动脉灌注化疗。Kulaylat 等认为肝动脉灌注化疗合并/不合并全身化疗,与全身化疗相比,在不可切除的转移性结直肠癌患者中伴有更高的肿瘤反应率,且肝转移灶无进展时间延长,但是在总体生存方面有无优势也没有明确定论。复旦大学附属中山医院总结 2000~2010 年收治的结直肠癌肝转移患者的生存,发现肝动脉介入化疗联合全身化疗的患者总体生存明显优于单纯使用肝动脉介入化疗的患者(中位生存期:22.8 个月 vs. 19.0 个月,$P<0.01$),但还需要进一步前瞻性临床随机对照试验来验证。

综上所述,结直肠癌肝转移是一个可以通过外科和积极的综合治疗使部分患者能获得治愈的疾病,临床工作中应在 MDT 团队的指导下积极治疗。

(许剑民 秦新裕)

参 考 文 献

1. Xu J, Qin X, Wang J, et al. Chinese guidelines for the diagnosis and comprehensive treatment of hepatic metastasis of colorectal cancer. J Cancer Res Clin Oncol, 2011, 137: 1379-1396.
2. 中华医学会外科分会胃肠外科学组,中华医学会外科分会结直肠肛门疾病外科学组,中国抗癌协会大肠癌专业委员会. 结直肠癌肝转移诊断和综合治疗指南. V. 2013.
3. Kopetz S, Chang GJ, Overman MJ, et al. Improved survival in metastatic colorectal cancer is associated with adoption of hepatic resection and improved chemotherapy. J Clin Oncol, 2009, 27: 3677-3683.
4. Dexiang Z, Li R, Ye W, et al. Outcome of patients with colorectal liver metastasis: analysis of 1,613 consecutive cases. Ann Surg Oncol, 2012, 9: 2860-2868.
5. de Haas RJ, Wicherts DA, Andreani P, et al. Impact of expanding criteria for resectability of colorectal metastases on short-and long-term outcomes after hepatic resection. Ann Surg, 2011, 253: 1069-1079.
6. Nguyen KT, Laurent A, Dagher I, et al. Minimally invasive

liver resection for metastatic colorectal cancer: a multi-institutional, international report of safety, feasibility, and early outcomes. Ann Surg, 2009, 250: 842-848.

7. Giulianotti PC, Giacomoni A, Coratti A, et al. Minimally invasive sequential treatment of synchronous colorectal liver metastases by laparoscopic colectomy and robotic right hepatectomy. Int J Colorectal Dis, 2010, 25: 1507-1511.

8. de Haas RJ, Adam R, Wicherts DA, et al. Comparison of simultaneous or delayed liver surgery for limited synchronous colorectal metastases. Br J Surg, 2010, 97: 1279-1289.

9. Chen J, Li Q, Wang C, et al. Simultaneous vs. staged resection for synchronous colorectal liver metastases: a meta analysis. Int J Colorectal Dis, 2011, 26: 191-199.

10. Poston G, Adam R, Vauthey JN. Downstaging or downsizing: time for a new staging system in advanced colorectal cancer? J Clin Oncol, 2006, 24: 2702-2706.

11. Tournigand C, André T, Achille E, et al. FOLFIRI followed by FOLFOX6 or the reverse sequence in advanced colorectal cancer: a randomized GERCOR study. J Clin Oncol, 2004, 22: 229-237.

12. Tournigand C, Cervantes A, Figer A, et al. OPTIMOX1: a randomized study of FOLFOX4 or FOLFOX7 with oxaliplatin in a stop-and-Go fashion in advanced colorectal cancer—a GERCOR study. J Clin Oncol, 2006, 24: 394-400.

13. Falcone A, Ricci S, Brunetti I, et al. Phase III trial of infusional fluorouracil, leucovorin, oxaliplatin, and irinotecan(FOLFOXIRI) compared with infusional fluorouracil, leucovorin, and irinotecan (FOLFIRI) as first-line treatment for metastatic colorectalcancer: the Gruppo Oncologico Nord Ovest. J Clin Oncol, 2007, 25: 1670-1676.

14. Tappenden P, Jones R, Paisley S, et al. Systematic review and economic evaluation of bevacizumab and cetuximab for the treatment of metastatic colorectal cancer. Health Technol Assess, 2007, 11: 1-128.

15. Saltz LB, Clarke S, Díaz-Rubio E, et al. Bevacizumab in combination with oxaliplatin-based chemotherapy as first-line therapy in metastatic colorectal cancer: a randomized phase III study. J Clin Oncol, 2008, 26: 2013-2019.

16. Petrelli F, Barni S, Anti-EGFR agents for liver metastases. Resectability and outcome with anti-EGFR agents in patients with KRAS wild-type colorectal liver-limited metastases: a meta-analysis. Int J Colorectal Dis, 2012, 27: 997-1004.

17. Ye LC, Liu TS, Ren L, et al. Randomized Controlled Trial of Cetuximab Plus Chemotherapy for Patients With KRAS Wild-Type Unresectable Colorectal Liver-Limited Metastases. J Clin Oncol, 2013, 31: 1931-1938.

18. Adam R, Haller DG, Poston G, et al. Toward optimized front-line therapeutic strategies in patients with metastatic colorectal cancer—an expert review from the International Congress on Anti-Cancer Treatment (ICACT) 2009. Ann Oncol, 2010, 21: 1579-1584.

19. Nordlinger B, Sorbye H, Glimelius B, et al. Perioperative chemotherapy with FOLFOX4 and surgery versus surgery alone for resectable liver metastases from colorectal cancer (EORTC Intergroup trial 40983): a randomised controlled trial. Lancet, 2008, 371: 1007-1016.

20. Sorbye H, Mauer M, Gruenberger T, et al. Predictive Factors for the Benefit of Perioperative FOLFOX for Resectable Liver Metastasis in Colorectal Cancer Patients (EORTC Intergroup Trial 40983). Ann Surg, 2012, 255: 534-539.

21. Chua TC, Saxena A, Liauw W, et al. Systematic review of randomized and nonrandomized trials of the clinical response and outcomes of neoadjuvant systemic chemotherapy for resectable colorectal liver metastases. Ann Surg Oncol, 2010, 17: 492-501.

22. Nordlinger B, Van Cutsem E, Gruenberger T, et al. Combination of surgery and chemotherapy and the role of targeted agents in the treatment of patients with colorectal liver metastases: recommendations from an expert panel. Ann Oncol, 2009, 20: 985-992.

23. Adam R, Bhangui P, Poston G, et al. Is perioperative chemotherapy useful for solitary, metachronous, colorectal liver metastases? Ann Surg, 2010, 252: 774-787.

24. Poultsides GA, Servais EL, Saltz LB, et al. Outcome of primary tumor in patients with synchronous stage IV colorectal cancer receiving combination chemotherapy without surgery as initial treatment. J Clin Oncol, 2009, 27: 3379-3384.

25. Damjanov N, Weiss J, Haller DG. Resection of the primary colorectal cancer is not necessary in nonobstructed patients with metastatic disease. Oncologist, 2009, 14: 963-969.

26. Aslam MI, Kelkar A, Sharpe D, et al. Ten years experience of managing the primary tumours in patients with stage IV colorectal cancers. Int J Surg, 2010, 8: 305-313.

27. Stillwell AP, Buettner PG, Ho YH. Meta-analysis of survival of patients with stage IV colorectal cancer managed with surgical resection versus chemotherapy alone. World J Surg, 2010, 34: 797-807.

28. Anwar S, Peter MB, Dent J, et al. Palliative excisional surgery for primary colorectal cancer in patients with incurable metastatic disease. Is there a survival benefit? A systematic review. Colorectal Dis, 2012, 14: 920-930.

29. Mocellin S, Pasquali S, Nitti D. Fluoropyrimidine-HAI

(hepatic arterial infusion) versus systemic chemotherapy (SCT) for unresectable liver metastases from colorectal cancer. Cochrane Database Syst Rev, 2009, (3): CD007823.

30. Kulaylat MN, Gibbs JF. Regional treatment of colorectal liver metastasis. J Surg Oncol, 2010, 101:693-698.

第五节　克罗恩病外科治疗的价值与困惑

一、概述

克罗恩病（Crohn's disease, CD），与溃疡性结肠炎（ulcerative colitis, UC）通称为炎症性肠病（inflammatory bowel disease, IBD），是一种可累及全消化道的非特异性炎症，目前尚无法治愈。CD 在我国乃至全世界范围内的发病率尚不清楚，但大多认为，西方发达国家较发展中国家发病率高，且近几十年发病率与患病率在世界范围内一直呈上升趋势。CD 诊断需要结合临床症状、体征、各项临床检查，如结肠镜、钡灌肠，病理学结果是确诊的一个重要依据。因其无特异性的临床症状，故术前误诊率较高，多数情况下易误诊为急性阑尾炎、肠结核、回盲部肿瘤等。随着诊疗水平逐步地提高及对该病的推广认识，术前误诊率已有所下降。

欧洲 ECCO 组织每年均会对炎症性肠病（IBD）的诊治指南进行修订，而我国中华医学会消化病分会炎症性肠病学组借鉴了西方发达国家的诊治指南，逐渐形成了在这一领域的共识意见，其中外科在 IBD 的治疗过程中所充当的角色也逐渐显露。克罗恩病规范性诊治的推广已经迫在眉睫。由于病因未明，目前尚无针对性强的药物或手术治疗方法。所有治疗只能是针对症状行控制性治疗，诱导缓解期，延长缓解期，并减轻活动期的症状。有人提出 CD 治疗必须遵守分级、分期、分段的原则。分级治疗指确定疾病严重度，按轻、中、重不同程度采用不同治疗方案；分期治疗指活动期以控制症状为主要目标，缓解期则预防症状的复发；分段治疗指根据病变部位侵及的范围选择不同治疗方案。自 1988 年 Infliximab 被批准用于 CD 的治疗，无论在诱导缓解期、缩短住院时间还是降低手术率方面都发挥其独特的疗效。Infliximab 给患者带来了福音与希望，在一定程度上改变了国内对 CD 的治疗策略。然而，约 70% 患者在有生之年仍难以避免手术治疗。据国内多中心研究表明，CD 患者总手术率为 64.8%，起病后 5 年累计手术率为 52.0%。术后复发、并发症多及术后再次手术等问题使得很多外科医师的抉择进退两难。CD 术后复发率达 50% 以上，病程中有可能复发而需多次手术，所以其手术指征较 UC 相对严格。外科治疗在克罗恩病中究竟扮演什么角色，国内外在外科治疗 CD 的许多问题上仍存在争议。

CD 具有三大临床特征：大多数患者在某时需手术治疗、永远有再次手术的可能、始发病变的类型不同时患者的预后和复发也不同。与 UC 不同，CD 手术治疗无须追求根治性切除，而仅需处理引起明显症状的病变肠段。多个数据证明 CD 病变切除的程度、淋巴结清扫的程度不会影响疾病的复发，扩大切除术非但没有必要，对患者还有害，"肠段保留（bowel-sparing）"的理念已经深入人心，并同时避免了扩大切除术引起的短肠综合征及由此产生的肠衰竭。因此，主流意见倾向于手术切除时要求保留尽可能多的肉眼所见正常肠段。随着各种先进仪器设备的使用，包括吻合器、吻合环、切割闭合器等，不但缩短了手术时间，而且降低了手术难度，CD 手术技术也随之日趋成熟。

CD 手术指征：外科治疗适用于内科治疗无效或伴有严重并发症的 CD 患者，后者包括：①炎性包块，包括炎症向肠外浸润形成肠间瘘或局限性脓肿；②肠瘘，包括内瘘如肠间瘘、肠膀胱瘘、肠阴道瘘、肠子宫瘘、肠输尿管瘘等，及肠皮瘘；③肠梗阻，多为小肠慢性梗阻，但也可急性发作；④游离穿孔，一般为小肠穿孔；⑤消化道出血；⑥癌变，长期病程肠管狭窄部位可发生癌变。CD 引起的脓肿可行脓肿清除加肠段切除吻合术，而非 CD 性脓肿则以引流造口或短路为主。与其他情况引起的肠外瘘不同，CD 肠外瘘自愈的可能性较小，且瘘口部位的病变肠段不易控制。毋庸置疑，梗阻、大出血及癌变的处理，都以切除病变肠段为主。

二、外科治疗价值与困惑的评估

（一）手术时机的选择

什么时候采取手术治疗能在风险最少的情况下患者获得最大受益？纵观发现 CD 70 多年以来，CD 手术一般都在出现相应的并发症需要外科干预，或内科治疗无效、病情继续发展。有学者提出早期是否行手术干预，即预防性手术。多年来 CD 的内科维持治疗依赖 5-氨基水杨酸（5-ASA）及糖皮质激素。近年随诊治水平的提高及新生药物不断涌现，特别是 Infliximab 应用于临床后，CD 已逐渐过渡为内科疾病。外科干预主要用于 CD 的并发症,但并发症的出现一般是疾病进展、病变活动的表现。有部分报道,早期手术能暂时减缓疾病的进展,减少并发症的发生。况且即使术后仍有部分人复发,至少复发前免受一段更为艰难的生活,因此早期手术仍有值得商榷之处。

然而,大多数学者认为,早期预防性手术是不必要的,因为 CD 不能得到根治,切除病变肠段后残余肠段均有可能再发,术后复发率及术后再手术率高。对 CD 而言,外科治疗的目的是解决并发症给患者带来的症状。如果手术治疗需要符合风险最少、获益最大的原则,早期预防性手术是不可取的,它从根本上违背了"肠段保留"理念。即使因并发症行手术治疗,术中发现未引起症状的病变肠段也应对此有所保留。对于并发症的相关症状通常在病后一段时间发生,且患者的总体情况处于较差的状态。在机体处于炎症反应、营养不良的状态下,手术创伤的打击将增加手术并发症的发生。另外,CD 是慢性肠道疾病,常伴有较长时间的营养消化吸收障碍,有并发症时其营养情况更是下降。因此多数患者伴有营养不良,围术期给予营养支持实为必要,除有肠梗阻外,宜给予肠内营养。肠内营养不但能改善患者的营养状态,也可缓解急性发作症状,延长疾病的缓解期,营养情况的改善有利于患者术后康复。因此除伴有大出血外,其他并发症并不需要作急诊手术,可经一段时间的内科治疗、充足的术前准备后再施行手术。即使是穿孔,多数也是先有炎性肿块脓腔形成继而穿孔、形成瘘,很少有急性穿孔形成弥漫性腹膜炎者。在有感染、形成脓肿的情况下宜先行引流控制感染,再行确定性手术。有研究结果显示,曾接受过小肠短路手术或旷置肠襻的 CD 患者其癌变率和癌变死亡率均明显增加。早期手术不能避免并发症的发生,而且至少不能减少其癌变的机会。

(二)手术方式的选择

CD 为人们认识以来其手术方式经历了"广泛肠切除术"、为转流病变肠段而实施的"短路及旷置手术"以及"切除病变肠段后端端吻合术"三个阶段,20 世纪 80 年代尚有学者提倡行"狭窄肠段成形术"新术式。"广泛肠切除术"因引起致命的短肠综合征、肠衰竭而被摒弃。"短路及旷置手术"能使肠内容物完全分流,被旷置肠段的病变能得到静止。但如果旷置肠段广泛时仍不可避免地发生短肠综合征,且被旷置肠段其癌变的概率会增加。"病变肠段切除"要求"彻底切除肉眼所见病变肠管的基础上把切除长度限制到最短"。CD 的病理

改变有其特殊性,病变虽可累及肠管的各个部位,但大多呈现跳跃状改变,病变与病变之间有正常的肠组织,这为局限性切除创造了条件。由于 CD 病变在肉眼观察正常肠管的黏膜下层、肌层可能仍有病变,传统认为切除端应离肉眼观察到的病变边缘 10cm。但研究显示 2cm 的近侧切缘其术后复发率与 12cm 者无明显差异,目前大多主张距病变肠段 2~4cm 的切除范围即可,这样可进一步减少短肠综合征发生的机会。因术中冷冻可靠性差,无助于判断,亦无必要。

对于病变累及结、直肠的病例,尚可选择节段性结肠切除、全结肠切除或结直肠切除,并视病变情况决定是否行一期吻合恢复肠道连续性或是仅作结肠造口、回肠造口术。虽然造口并不被大多数外科医师及患者接受,合适性造口有时却是最佳的选择。在这样的原则指导下,手术者将会对少切或不切病变肠管是否会影响吻合口的愈合、残留病变是否会发生复发或癌变产生疑问。学者们认为,直接吻合具有活动性黏膜溃疡的肠段显然增加吻合口瘘的机会,且 CD 的复发多位于吻合口近端,因此不主张吻合具有活动性黏膜溃疡的肠段,吻合一般选用肉眼正常的肠段。大多数肠腔吻合通常采用的是端端吻合,除非出现血运或吻合后肠管张力等问题行端侧吻合。端端吻合的标准是吻合口够宽,避免肠腔狭窄,且需要血运好,肠管蠕动功能好。但也有研究显示回结肠切除术后端端吻合与端侧吻合术后复发率无明显差异,而吻合器吻合术后复发率较手工端端吻合明显降低,其需要后继的研究进一步证实。

旁路手术在 20 世纪 60 年代一度盛行。对营养情况较差不能耐受长时间手术或病变广泛、腹腔广泛粘连者,旁路手术可迅速解除梗阻、减少创伤、促进早日恢复。但由于肠内容物常常得不到完全分流、其短期复发率及长期癌变风险高,现已很少应用。主要适用于十二指肠 CD,行胃空肠吻合避免十二指肠瘘的发生。

"狭窄肠段成形术"是在当病变肠管出现多发的、短的狭窄,且病变广泛或以前曾行手术切除现又需保留肠道功能而施行的术式。特别是随着"肠段保留"观念的提出,狭窄成形术吸引了不少外科医师。狭窄成形术不仅明显改善梗阻症状,且可以尽量保留更多的肠段,减少不必要的黏膜面积的丢失,避免因广泛肠切除而导致短肠综合征。狭窄成形术,与其他保留肠管术式一样,最大的缺点是病变组织长期留在原位有继发恶性的可能。癌变的

问题下面具体讨论,可能与 CD 本身潜在的病理状态有关。由于结肠狭窄较小肠狭窄发生癌的机会大,故认为结肠 CD 不宜行狭窄成形术。不管怎样,它为可疑发生短肠综合征或已经发生短肠综合征而又需要手术解除梗阻的患者带来了希望,是一种值得推荐的术式。

腹腔脓肿或炎症性包块在 CD 比较常见,常提示病情复杂和严重,内科治疗常不理想,往往需手术治疗。腹腔脓肿容易穿破,因 CD 为慢性肠道炎症性疾病,腹腔粘连严重,很少引起急性弥漫性腹膜炎。一旦发生则需急诊手术切除肠管或造口。脓肿穿破大多形成肠外瘘或内瘘。CD 脓肿与非 CD 脓肿处理上不同,CD 脓肿单靠引流不能完全愈合。对于脓腔,先予清创引流,争取一期切除病变肠管。若术中判断腹腔污染严重,肠切除后可不予一期吻合,作近段回肠造口。肠瘘发生与上述处理原则相同。合并肠外瘘时,行病变肠段一期切除吻合,腹壁瘘管切除扩创或搔刮腹壁瘘管,原则上不放置或尽量短时间放置引流物。内瘘发生时,多数观点认为,无症状者可以不手术,有症状者在受累器官或组织并无 CD 病变情况下可行原发病灶切除、瘘管修补术,不必连同受累器官、组织切除。

回肠储袋肛管吻合术(ileal pouch anal anastomosis,IPAA)是治疗溃疡性结肠炎的推荐术式,在 CD 的应用存在争议。有时由于鉴别溃疡性结肠炎和克罗恩病困难,部分患者行 IPAA 后才确诊为克罗恩病。对于这类尚未能明确诊断或不能明确诊断的克罗恩病患者行 IPAA,其并发症及失败率会明显上升。但这部分患者焦虑程度降低,术后有较满意的贮袋功能,生活质量提高。结肠 CD 由于小肠与肛周可能同时具有潜在的病变危险,加上 IPAA 本身的失败率可高达 50%,因此不推荐行 IPAA 术式。但也有部分学者认为对于广泛的结肠 CD,只要小肠与肛周没有受累,而患者又可以接受其并发症可能升高及一期吻合可能失败,行 IPAA 替代全结肠直肠切除加回肠末段造口是可行有效的。

(三)术后复发及再手术

手术是针对并发症而施行,不是从根本治愈其原发病,因此 CD 肠管病变切除后,残余肠管仍有病变复发的可能。复发的定义至今尚无统一标准。若根据内镜复查结果评定复发,1 年复发率为 73%～93%,3 年复发率达 85%～100%。若根据临床症状需要再次行手术切除者,初次手术后 5、10、15 年的复发率分别为 15%～45%、26%～65% 和 33%～82%。最近国内一个 CD 多中心研究发现初次手术后 2 年累积复发率为 18%,3 年累积复发率为 21.0%。术后复发通常发生在吻合口附近或回肠造口附近。CD 术后复发是外科医师应关注的一个问题。在术前即应告知患者,术后应维持治疗以延缓复发。虽然内、外科医师都很重视预防 CD 复发的问题,但 CD 的复发却一如既往地发生。克罗恩病的复发与病变范围、侵袭性强度有关,据文献报道,术后 15 年的复发率约达 60%,其中回结肠型病变复发率最高,其次为小肠型病变,而局限于结肠的病变复发率最低。发作年龄小、病程短、出血、穿孔、吸烟等并发症均是复发的高危因素。近来,Hofer 等对术后复发患者进行多因素分析发现,肠外表现也是 CD 术后早期复发的一个重要影响因素。

术后复发并不代表着患者一定需要接受再次手术。术后复发的患者大多通过内科药物治疗病情可以得到缓解。然而,因为影响术后复发的因素常常影响手术治疗方式的选择,术后复发其再次手术的机会很高。国内 CD 多中心临床研究发现再手术率为 33.9%,穿孔型初次手术适应证可以作为 CD 患者术后复发再手术的独立预测因素,也可能提示行多次手术的风险大。穿孔型 CD 患者再次手术风险为非穿孔型患者的近 3 倍,同时发现回结肠 CD 患者再手术的风险为回肠型的 3 倍以上,考虑可能由于回结肠型 CD 容易发生穿孔所致。5 年再手术率为 25%～30%,20 年再手术率为 45%～50%,多数患者最终需要再手术,约 25% 需要第二次再手术。术后复发为肠段保留理念提供最有力的根据,术后再手术或多次手术则为患者缓解症状,解除并发症对生命的威胁提供最终有效的保障。

(四)癌变

长久以来一直认为 CD 有致癌倾向,但癌变率远较 UC 为低。学者最近发现 CD 与 UC 具有类似的癌变倾向,随着时间推移而癌变的危险性相应增加。炎症性肠道疾病发作后 8 年内很少发生癌变,现炎症性肠道疾病已经被认为癌前病变。在美国,结直肠癌已成为慢性炎症性肠病患者最严重的并发症,CD 患者大肠癌变率接近 1%。胃肠道肿瘤是引起 CD 相关性死亡的最主要原因之一。据报道,长期患小肠 CD 的患者发生小肠癌的危险性增高。它可发生于病变连续的肠道,也可发生于旁路手术后的旷置肠襻,这又进一步提高了我们对手术切除肠襻吻合风险的警觉。再者,结肠 CD 患者有发生结直肠癌的危险性。若病变范围和病程相同,其发生结直肠癌的危险性与溃疡性结肠炎相似。2008年,上海瑞金医院对513例炎症性肠病患者进行分析显示,UC癌变率为1.65%(4/242),另有4例癌前病变,271例CD患者中未发现癌变。IBD癌变具有多种高危因素,包括发病年龄、病程、病变范围、炎症程度、合并原发性硬化性胆管炎等。

异型增生是结肠上皮的一种致瘤性转化,以细胞不典型增生、异常分化及结构异常为特征。在炎症性肠病中,异型增生分为不确定、低度、高度异型增生及黏膜内癌。通常异型增生发生在前,之后往往不表现为局部的息肉,而直接伴随着结直肠癌的发生。CD的癌变不只局限于炎症明显部位,可呈多中心性、异时性和并发肠外癌变,因而术后定期监测胃肠肿瘤四项、电子结肠镜、CT等是必要的。结肠镜检查在早期发现结直肠癌上功不可没,对于炎症性肠病患者我们主张定期行结肠镜检查。CD中推测与癌变相关的危险因素有直系亲属肿瘤史及病变部位。据大宗病例统计,CD癌变平均年龄为47岁,较一般人群提前15年,其中小肠CD癌变70%发生在回肠,结肠CD癌变则以右半结肠常见。长期存在的肛门直肠部病变也是癌变的好发部位,应加强随访检查。

有学者提出一种预防结直肠炎症性肠病癌变行而有效的方法,就是在发现病变8~10年后施行全结直肠切除术。肠切除术是否能预防癌变的发生?这涉及手术指征的选择。我们知道,CD可侵及全消化道,且可表现为连续性病变。因此预防性肠切除术根本行不通,更甚者可能引起一直困扰我们的严重手术并发症——短肠综合征及相关的肠衰竭。但在处理其他并发症行剖腹手术,应全面探查肠管,了解病变范围及可能遗漏的已发肿瘤。

(五)特殊部位的CD

回盲部CD有一特殊的疾病表现形式——"阑尾炎",有报道CD术前诊断为"阑尾炎"的发生率为9.4%,甚至术中无法判断CD而行单纯阑尾切除术、术后伤口不愈合、肠瘘者并不鲜见。"阑尾炎"的误诊跟CD好发于回肠末段关系密切。因可疑急性阑尾炎行剖腹探查术发现回肠末段有CD表现时是否行阑尾切除,在学者之间有争论。传统观点认为只要CD病变未侵及盲肠部时行单纯性阑尾切除术,是可行也是应该的,这样既减少患者以后出现右下腹痛时再次发生诊断困难的问题,阑尾切除后也不至于发生瘘,且病变的回肠可被旷置。然而,现在认为只要症状持续已有一段时间,而炎症

的肠管呈典型的CD表现,或伴有肠系膜脂肪包裹,则可同时行局部回肠切除术。当然,阑尾CD也可表现为阑尾炎,术中需注意相邻的回肠、盲肠是否有病变。单纯性阑尾CD通常术中都难以判断,因此风险更大。

CD侵及胃十二指肠者临床上较少见,占CD的2%~3%,可合并梗阻、穿孔、瘘和出血。该类患者有其解剖学特点,因此手术也有其特殊性。CD患者本身愈合能力差,胃大部切除或十二指肠切除吻合发生十二指肠残端瘘机会大。普遍推荐胃部病变可行胃部分切除或加迷走神经切断术,十二指肠病变则首选短路手术(胃空肠或十二指肠空肠吻合术),但单纯外科短路手术效果并不满意,常规附加迷走神经切断术。

肛周病变是CD的另一特点。临床上可发现偏心性肛裂、排便不节制、复杂肛瘘、脓肿或僵硬而狭窄的肛管等。早期外科医生因担心手术会导致局部伤口的长期不愈和括约肌损伤,不太愿意对CD肛门表现或肛周CD行手术治疗。直至80年代后期,学者们开始提倡较为保守的外科治疗,明确脓肿形成是外科指征,及强调保护括约肌功能。无症状的肛周病变仅需要内科药物治疗,只有出现症状才需要外科干预。外科治疗重点在于缓解症状和引流脓性分泌物,即使外科治疗也必须积极配合药物治疗。一般肛周脓肿仅需简单切开引流。多数疼痛性肛裂的原因为存在括约肌间脓肿,当合并脓肿时行内括约肌切断引流术可促进症状缓解。处理比较困难的是复杂性肛瘘和直肠阴道瘘。CD患者临床上发现肛瘘,可先行简单的瘘管切开术或挂线引流,注意不要损伤肛门括约肌功能。直肠阴道瘘如果侵及括约肌可行直肠黏膜瓣前徙术。

整体上控制病变的活动性及肛周病变的引流通畅,是治疗CD合并肛周病变的两大原则。近年来,随着CD多学科治疗模式的引入,肛周病变充分引流后加用生物制剂,术后肛周磁共振检查的随访,已经成为最佳的治疗模式。粪流改道是治疗复杂性肛瘘和直肠阴道瘘最后的措施。

(六)腹腔镜手术

自1986年Erick Muhe首次应用腹腔镜手术以来,腹腔镜手术无论在国内还是在国外均迅速蓬勃地发展。Aleali M评价微创手术正在戏剧性的改变胃肠外科的几乎所有领域时,炎症性肠病包括CD的治疗同样也受益于此。腹腔镜手术用于CD的治疗始于20世纪90年代。与开放性手术相比,腹腔镜手术具有伤口美观、住院时间短、术后疼痛轻、肠

道功能恢复早等优点。但 CD 炎症粘连、相关的并发症显著延长手术时间及增加中转开腹率。随着手术经验的积累，腹腔镜手术治疗 CD 的优越性也将逐渐得到体现，再者 CD 为良性病变，因此这种术式备受推崇。

很多专科医师一开始对 CD 患者不大愿意行腹腔镜手术，认为 CD 存在免疫抑制及本身特殊的病理特点，如肠系膜短厚、粘连、组织脆性高。一方面手术难度相应地升高，另一方面术后并发症也随之升高。然而，近年来 Bergamaschi 等对 92 例 CD 分别行腹腔镜下和开放性回结肠切除术，发现腹腔镜手术组术后 5 年小肠梗阻发生率（11.1%）较开放性手术（35.4%）低，两者在复发率上没有差异（分别为 27.7% 和 29.1%）。从上述研究看，腹腔镜手术发生并发症或复发并不比开放性手术多见。腹腔镜手术再次手术时发现腹壁与肠管粘连很少，且再次手术时间缩短，血液丢失少，伤口美观。即使费用高、可能冒着中转开腹的危险，很多患者都愿意选择腹腔镜手术。CD 患者通常需要多次手术，第 1 次手术后在 10~15 年内有 40%~50% 需要再次手术。有报道，复发 CD 腹腔镜手术在发生肠瘘、中转开腹率及术后并发症方面与开放性手术并无差异。因此，在患者第 1 次手术时只要病情允许就选择腹腔镜路径，这对患者有长期的益处。

从手术切口小且美观，CD 属良性疾病，术后粘连轻有利于再次手术看，腹腔镜 CD 手术具有良好的前景。国外很多研究中心已对所有手术治疗的 CD 患者在没有明确禁忌证，如急性梗阻及冷冻腹腔等情况下均采用腹腔镜手术进腹。然对于以往有过腹部手术、腹腔多处粘连者，较大炎症包块，脓肿或瘘管形成者，应谨慎从之。选择腹腔镜手术治疗 CD 时应同时将 CD 组织脆性高、肠系膜短厚包裹肠管等特殊组织表现纳入权衡的范畴。

（七）大便情况及造口

CD 部分患者表现为腹泻，少数表现为排便困难、排脓血样便。肛管直肠手术保功能包括排便功能及性功能。我们发现行直肠肛管手术的患者术后会表现为大便次数增多，大多为暂时性的，但有些则为永久性的。部分患者甚至会出现肛门失禁，这与肛管括约肌损伤有关。关于大便控制情况，普遍认为当大便未成形或呈液体时出现大便失禁可能与切除肠管并重建、肛管括约肌受损有关；若大便成形或呈固体状者则可疑与感觉神经受害、肛管括约肌功能差及盆腔肌肉松弛有关；若大便失禁仅是急诊情况发现，那么大多与直肠病变有关，因为

一旦炎症控制、病变肠段切除后可以避免。就此，如果直肠肛管严重受损，或保留手术后不能很好地控制大便，一味追求保留肛门直肠是不可取的。

CD 最常见的手术方式是肠切除术，其手术的目的是尽可能保留多的肠管及避免造口。但造口却不是 CD 的绝对禁忌证。有时肠道严重的炎症并不适合急诊手术切除，这时采用暂时性造口将肠内容物由体内引流到造口袋是必要的。因此，CD 手术还涉及合适性造口的问题。所谓合适性造口，指的是在情况不容乐观的时候不要一味追求保留肛门或减少患者精神上的痛苦，而从患者全身情况出发，适当选择永久性造口或暂时性造口。合适性的提出，主要是因为克罗恩病的外科治疗不是治愈性的，而是为了解决并发症引起的症状。一期回肠造瘘、二期吻合由于疾病继续破坏剩余的结直肠或其剩余部分病变持续活动，导致二期吻合延迟甚至不能恢复其肠道的连续性。有学者提出，严重肛周合并症，如排便不节制、肛管狭窄、复发严重脓肿和瘘在局部处理失败后最终需行直肠切除术，这可能导致永久造口。永久性造口后的残余肠段也可以再发，而暂时性造口因为炎症持续性进展、复发或再发，大多都不能行关瘘手术而变为永久性造口。我们肯定即使复发风险再高，也较永久性造口好。然而，一旦直肠肛管病变严重、水肿，吻合炎症肠段出现吻合口瘘的机会大，则不应绝对禁忌造口。吻合口瘘在营养状况相对差的 CD 患者出现时，其危险性较病变复发更大。造口适应证为：肠道严重炎症水肿、严重脓毒血症及严重肛周 CD 或并发症。

（八）性功能

CD 好发于年轻人，因此生活质量的保证是至关重要的。尽管炎症性肠病患者出现性功能障碍者少见，但一旦出现则比较棘手。据文献报道，炎症性肠病患者可以出现性欲减退、性交困难或性无能。因出于尴尬患者未能向医生反映或医生不能将其与该疾病联系起来，其确切发生率并未得到统计。CD 疾病本身可以引起性功能障碍。性欲减退很多由于全身性衰弱和营养性损耗所致，有肛周病变、大便失禁或存在造口的患者通常因为恐惧而逃避性接触。性交困难通常与肛周病变或回肠段病变与子宫、后穹隆的毗邻关系有关。CD 皮肤表现可能影响生殖器，如阴道念珠菌感染，最终导致性交困难。有限的研究提示炎症性肠病中性功能障碍在内科治疗后如服用柳氮磺胺吡啶，更容易出现。

直肠癌手术保功能术式已经备受青睐，包括性

功能、排便功能的保护。克罗恩病手术是否影响患者的性功能？部分患者在手术之前已经出现性交困难。有文献报道当病变肠段切除引起全身情况好转的同时，术后性功能的改善更为明显。180例行全结肠切除、肛管回肠储袋吻合术患者，23%患者表示性欲有所改善。然而，性功能障碍是炎症性肠病众所周知的手术并发症之一。正常的性功能依赖于完整无损的副交感神经及交感神经，它们都是在直肠切除过程中容易损伤的。阴茎的勃起需要副交感神经及交感神经同时参与。另外，交感神经控制精液从精囊腺中射出。如果神经损伤，可引起勃起不完全、射精障碍或逆行性射精，或性无能。男性患者出现性无能及射精障碍可以通过阴茎填充术、穴内注射药物等处理得到缓解。因直肠切除引起的性交困难多数是可以避免的。直肠阴道隔的分离保证阴道后壁的完整。选择回肠造口的女性患者，可能因为阴道水平成角导致性交困难，可用大网膜填塞阴道与骶骨之间的间隙。对患者的精神鼓励是必需的，而且当患者全身情况改善后性功能也随之得到改善。

（九）切口选择及术后切口愈合

CD患者常需要接受多次手术治疗，因此切口的选择很重要。一般不选择旁正中切口或斜切口，以免影响日后造口的部位。切口一般选择接近压痛明显或肿物突出的部位，低位横切口是常见的探查切口。国内经常选用正中切口，有利于探查。外科医师对多次手术者经常选择从同一个切口入腹，其最大的危险是切口下肠管与腹壁的粘连，开腹时容易损伤切口下肠管。有经验的外科医师在进腹之前用手指感觉腹膜的厚度以此判断腹膜下有无肠管，并选择薄弱的部位进腹，进腹后用手指逐步分离腹壁下的粘连。但奇怪的是，再次手术虽然选择原切口，CD患者却很少发生切口疝。

CD是慢性肠道疾病，肠道炎症通常伴有长时间的消化吸收障碍，特别出现并发症时营养状况更差。因此，多数患者伴有营养不良。由于有并发症的CD患者大多有长期服用糖皮质激素史，加上CD患者本身伤口愈合能力差，因此手术后组织愈合不良与伤口感染并不鲜见。另外，因误诊"阑尾炎"行阑尾切除术的CD患者伤口愈合不良或出现肠瘘者时有耳闻。预防伤口愈合不良的唯一有效方法是改善患者营养状态，当然术后激素的应用应该慎重。

（十）激素应用与手术

内科药物标准治疗一般选用氨基水杨酸制剂，然而对氨基水杨酸制剂治疗反应不佳的轻、中型患者，或重型活动型患者及急性暴发型患者，通常选用糖皮质激素治疗。手术指征针对并发症或内科治疗无效者，必然在手术前患者有使用糖皮质激素的药物史，有些则长期持续服用。这些因素将导致围术期可能因此而出现不良的作用，如手术后易有组织愈合不良与感染的发生，更重要的是术前停药后、术后的应激会出现肾上腺激素不足的症状。部分专家建议为了预防上述并发症，术前需要逐渐减少肾上腺皮质激素的用量，术后应根据患者的情况适量补充。综上所述，术后激素的应用只是为了避免肾上腺激素不足的出现，关于激素应用还存在另一个问题：术后应用糖皮质激素是否能持续维持缓解期、减少复发及再手术的机会？结果却不尽然。临床试验证实服用常规剂量糖皮质激素维持治疗仅对部分患者是有效的，且只是延长临床缓解期，不能持续维持缓解期。长期、小剂量维持治疗用药产生的不良反应发生率却不容忽视。关于激素术后应用是否能减少复发及再手术的机会，国内外目前尚无直接、相关的研究，但从临床缓解期上看，情况却不容乐观。

（兰 平）

参 考 文 献

1. Wang Y, Ouyang Q, APDW 2004 Chinese IBD working group. Ulcerative colitis in China: Retrospective analysis of 3100 hospitalized patients. J Gastroenterol Hepatol, 2007, 22: 1450-1455.

2. APDW2004 Chinese IBD Working Group. Retrospective analysis of 515 cases of Crohn's diseasehospitalization in China: Nationwide study from 1990 to 2003. J Gastroenterol Hepatol, 2006, 21: 1009-1015.

3. Dignass A, Asssche GV, Lindsay JO, et al. The second European evidence-based consensus on the diagnosis and management of Crohn's disease: current management. Journal of Crohn's and Colitis, 2010, 4: 28-62.

4. Danese S, Colombel J-F, Reinisch W & Rutgeerts PJ. Review article: infliximab for Crohn's disease treatment-shifting therapeutic strategies after 10 years of clinical experience. Aliment Pharmacol Ther, 2011, 33: 857-869.

5. 汪建平, 黄美雄, 尹路, 等. 克罗恩病手术及术后复发再手术的危险因素. 中华胃肠外科杂志, 2007, 10(3): 208-211.

6. Bemell O, Lapidus A, Hellers G. Risk factors for surgery and recurrence in 907 patients with primary ileocaecai Crohn's disease. Br J Surg, 2000, 87(12), 1697-1701.

7. Sachar DB, Lemmer E, Ibrahim C, et al. Recurrence patterns after first resection for stricturing or penetrating Crohn's disease. Inflamm Bowel Dis, 2009, 15: 1071-1075.

8. Peyrin-Biroulet L, Deltenre P, Ardizzone S, et al. Azathioprine and 6-mercaptopurine for the prevention of postoperative recurrence in Crohn's disease; a meta-analysis. Am J Gastroenterol, 2009, 104 (8): 2089-2096.

9. Regueiro M, Schraut W, Baidoo L, et al. Infliximab prevents Crohn's disease recurrence after ileal resection. Gastroenterology, 2009, 136: 441-450.

10. Sandborn WJ, Fazio VW, Feagan BG, et al. AGA technical review on perianal Crohn's disease. Gastroenterology, 2003, 125: 1508-1530.

11. Itzkowitz, SH, Harpaz N. Diagnosis and management of dysplasia in patients with inflammatory bowel diseases. Gastroenterology, 2004, 126(6): 1634-1648.

12. Vagefi PA, Longo WE. Colorectal cancer in patients with inflammatory bowel disease. Clin Colorectal Cancer, 2005, 4(5): 313-319.

13. 赵玉洁, 袁耀宗. 炎症性肠病与结直肠癌关系的临床初步探讨. 中华消化杂志, 2008, 28(12): 827-830.

第六节 痔的发病机制与治疗现状

痔可能是人类最古老而又最常见的疾病。所以有人说"痔是人类直立行走的代价"。民间所说的"十人九痔",虽然并不准确,但确实反映了痔的多见。据估计,50 岁以上人群中至少 50% 的个体曾有过痔的症状。Johanson 与 Sonnenberg 报告美国痔的发病率为 4.4%。英国学者报告痔的发生率是 13.3%。国内 1977 年 155 个单位调查 57 927 人,痔的发生率约为 51%。上述数据因调查方法不同、对痔的诊断标准不同,不完全可靠,但痔的多发确是不争的事实。另一个方面,痔同时还是我们了解最少、重视最不够的疾病,也是存在诸多争议和未知数的疾病。

目前认为,肛垫发生病变、移位并产生相应的临床症状后就成为痔,更确切地说,肛垫下移并且合并出血、脱垂、疼痛、嵌顿等症状时,才能称为痔。中华医学会外科学分会结直肠外科学组对痔的定义为痔是肛垫病理性肥大、移位及肛周皮下血管丛血流淤滞形成的局部团块,这一定义是其后关于痔诊治指南和诊治路径等一系列文件的基础。有些学者还将其称为痔病或症状性痔。

传统上,痔(痔病)主要依据部位分为三类,即内痔(位于齿状线上方,直肠下端)、外痔(位于齿状线下方,含血栓性外痔)、混合痔(由彼此交通的内外痔共同组成)。也有争议认为,内痔和外痔发生机制不同,外痔实际上属于肛门皮下肿,最终形成齿状线以远或肛门外的皮赘。

一、痔的发病机制及研究进展

痔的病因比较复杂,通常认为可能与痔发生有关的因素包括遗传因素、解剖因素,以及职业、营养、排便困难、心理因素、衰老、内分泌紊乱、饮食、药物、妊娠、便秘等。

目前认为,痔的发生机制主要有以下四个方面:

(一)肛垫下移学说

肛垫(anal cushion)是位于直肠末端肛管上端的由平滑肌、结缔组织和血管丛构成高度特化的纤维血管衬垫,表面直肠黏膜和肛管移行上皮(ATZ)所覆盖。

肛垫最早由 Stelzner(1963 年)在研究肛管解剖时发现,他发现肛管黏膜下为海绵状血管组织,并有丰富的动静脉吻合,称为直肠海绵体。这个结构由血管、平滑肌(Treitz 肌)、弹性纤维和结缔组织构成。1975 年,Thompson 在他的硕士论文研究中发现肛门黏膜并非均匀的增厚,而为"Y"形沟缝的包块所围绕,无一例外地分为右前、右后及左侧三部分,他称为"肛管血管垫",简称为"肛垫"。肛垫由扩张的血管、Treitz 肌、弹性纤维和结缔组织构成,与 Stetzner 所称的直肠海绵体相同。Treitz 肌形成网络状结构缠绕痔静脉丛,构成一个支持性框架,将肛垫固定于内括约肌之上,其主要功能是防止肛垫滑脱至肛门外。Treitz 肌厚 1~3mm,随年龄的增长而渐增厚,20 岁以后即趋稳定。年轻人的 Treitz 肌纤维排列细密,相互平行增长,结构精细,弹性纤维较多。如果 Treitz 肌断裂,支持组织松弛,肛垫即可出现回缩障碍,从原来固定于内括约肌的位置下移。肛垫下移又加重了肛垫内血管循环的异常,加上血管的脆性增加,一旦受到机械性损伤,极易发生出血等症状。

另外,肛垫对维持肛门的节制功能是不可缺少的,它能保证肛门的严密闭合,维持肛门自制,使肛门避免失禁。肛垫内血管在充盈状态下,可构成 15%~20% 的肛管静息压,说明肛垫在肛门节制中的重要作用。当排便时,肛垫内的肌肉纤维组织收缩,充盈的血液明显减少,体积缩小,阻力下降,有助于粪便的排出。排便后,肛垫又恢复血液充盈,重新闭合肛管,可以认为肛垫对肛门功能起到微调作用,柔软而又有弹性的肌肉纤维组织的支撑功能,以及对肛垫的悬吊和保持其位置的稳定,完善了肛管的功能。

Thompson 提出,肛垫下移是痔的病理学机制,形成今天被广泛接受的肛垫下移学说。一般推测,当腹内压增高、慢性便秘等持续性肛管静息压增高时,肛垫纤维支持结构变性、退化,甚至断裂,导致肛垫移位,脱出肛门外形成痔。导致肛垫下移的常见因素还有排便习惯不良、腹泻及括约肌动力失常等,均可增大下推肛垫的垂直压力,使 Treitz 肌过度伸展、断裂,导致肛垫下移。

对痔组织的病理学及其机制的研究,证实了痔患者下移的肛垫存在明显的病变,包括:

1. **痔组织的支持固定组织发生了显著病变** ①Treitz 肌是肛垫的重要组成部分和支持结构,它是结缔组织和平滑肌纤维的网状复合体。正常肛垫组织中肌纤维排列连续、有序,层次清楚,内括约肌和黏膜间肌纤维呈网状交织分布。而痔组织中的 Treitz 肌排列疏松,出现扭曲、断裂,排列十分紊乱。②痔组织弹性纤维的退行性变化:正常人肛垫组织的弹性纤维分布密集、排列有序,痔组织的弹力纤维出现明显的破碎、融合、变性和断裂等形态学改变,组织内弹力纤维含量明显减少,密度也比较低。

2. **痔组织内的血管发生了病变** 表现为:①窦样血管破坏:痔组织血管壁结构不良,管壁厚薄不均,平滑肌不连续,部分管壁破坏,呈玻璃样变性、硬化、平滑肌缺失、出血等;②厚壁的窦样血管明显增加,血管的弹力板断裂或不连续。

这些观察支持痔发生的肛垫下移学说,这些病变就是肛垫下移学说的病理学基础。

肛垫固定支持结构破坏的机制是什么? Hass 提出是由于年龄的改变而发生的,仅仅是一种年龄的标记。另外也有人提出排便过度用力会导致 Treitz 肌破坏,也是肛垫破坏的机制之一。有研究发现,痔肛垫纤维肌性组织破坏相关的金属基质蛋白酶(MMP)家族在痔病组织中的表达,发现包括 MMP3、9 的 MMP 家族的多种酶明显增高。该酶的底物正是肛垫的固定支持结构的基本组成成分,在炎症、创伤、缺氧等因素作用下可以激活,将会消化肛垫中的各种纤维性成分,导致肛垫固定支持结构的破坏。这是目前了解的与痔发生相关的唯一一组内源性破坏酶,是肛垫的重要破坏机制之一。

肛垫下移的理论为痔病的发生提供了一个符合目前认识的理论,也成为进一步研究痔病机制的基础。肛垫理论的另外一个意义是对临床选择合理的治疗方式具有重要的指导作用。既往对痔的过度的破坏性治疗(包括导致肛垫发生坏死性变化的药物腐蚀性治疗、过度的手术切除治疗甚至所谓"根治"痔病的论点)需要进行反思和限制,转而提倡能尽量保留正常肛垫及其功能的治疗方法,包括药物治疗、套扎疗法和有限的手术治疗等。

(二)肛垫循环障碍

肛垫下有丰富的动静脉吻合网,使肛垫静脉丛的静脉血动脉化。正常情况下,肛垫内动静脉吻合管的开放和闭合是交替进行的,每分钟可开放 8~12 次。由于吻合管能自由开放,对肛垫区的湿度与血量调节有重大作用,是良好的血量调节器。

临床观察提示痔组织存在循环障碍,如血流淤滞。研究显示痔组织中血栓形成比较多见,动脉和窦样血管中都能找到血栓形成,新鲜或陈旧性血栓都不少见,很多血管内存在机化后再通现象。在这些血栓周围,可以观察到一些组织缺血缺氧的表现,如组织的变性甚至坏死,同时痔组织确实呈现缺血性改变(如缺氧诱导因子-1 的表达显著增高、新生血管生成明显出现和增加等)。从病理生理上讲,动静脉吻合管平滑肌的收缩与舒张主要由局部产生血管调节因子(如一氧化氮、组胺等)来调节,当肛垫受到某种不良因素刺激时,起初血管调节因素的失调,导致毛细血管前括约肌痉挛、动静脉吻合管开放数量增加,致使肛垫局部组织缺血缺氧,继而肛垫组织因缺氧刺激,出现血液淤滞,组织水肿,血栓形成等,严重者可发展成为局部性坏死、糜烂、出血。从分子水平上,也支持痔患者存在肛垫血液循环调节的异常。痔组织中 NO-cGMP 途径存在显著的调节失衡现象,结构型的一氧化氮合酶和神经型的一氧化氮合酶在痔组织和黏膜神经节中均存在,是肛垫血液循环的重要调节因子。诱生型一氧化氮合酶在痔组织中的表达明显增加,其调节的关键酶也存在异常,这些结果提示,痔组织本身的血液循环调节失调或过度,是痔发生和反复发作的重要因素。

(三)静脉曲张学说

静脉曲张理论曾是过去最普遍接受的痔的发病机制,这一理论实际上融合了局部静脉高压(Morgani)、静脉壁薄弱(Quenu)、痔的血管供应和动静脉压差(Miles,Parks)等假说。该学说认为,直肠末端和肛管移行上皮下的静脉属于门静脉系统,静脉管壁薄弱,缺乏静脉瓣,位置浅在,都使该处的静脉容易发生曲张淤血。另外,很多外因,如便秘、妊娠、长期腹压增高等可以妨碍静脉回流,导致或加重该处的静脉曲张。但国内外研究在痔组织中并没有发现显著的静脉曲张。因此,总的来讲该理论目前已经被肛垫理论替代。但如何认识血管(包括静脉)在痔发生中的作用的问题仍然值得进一步研究。

另外,值得指出的是,既往认为门静脉高压症患者痔的发生率增高是不正确的。在临床上,门静脉高压症患者无肝硬化者痔的发生率没有显著区别,门静脉高压症患者的直肠静脉丛的扩张应该视为直肠静脉扩张而不是痔。

(四)其他

有学者认为盆底动力学紊乱也是痔发生的一个因素,临床和基础研究的一些结果支持痔患者存在盆底动力紊乱的问题,如痔病患者肛管压力较正常人和痔切除手术后的患者明显升高,免疫组化染色显示痔患者外括约肌Ⅰ、Ⅱ型纤维有不同程度的肥大和数量增加。这些变化将压迫穿越其间的静脉,影响血液回流,加重肛垫充血肥大,反过来又引起括约肌反射性收缩增强,肛压升高,促使肛垫更加肥大。

Quenu 和 Nesselrod 等曾提出肛管慢性感染可以破坏血管壁,造成血管扩张而发生痔。虽然病理学研究显示,痔组织内并没有显著的新旧炎症的证据,但临床医师的观察支持肛管慢性感染与痔的反复发作密切相关。但感染可以造成肛垫组织破坏性因素激活(如 MMP 激活),也可以导致 NO-cGMP 系统的激活,可能是导致痔反复发作的一个重要因素。

其他还有一些可能与痔发生相关的因素,如组织学检查发现痔组织表面存在明显的黏膜损害。正常肛垫组织和痔组织的黏膜均覆以复层柱状上皮,富含杯状细胞的黏膜腺位列其下,固有层可见间质结缔组织,偶见微血管及淋巴管、淋巴滤泡等结构。正常情况下黏膜厚实连续,生长旺盛,表层柱状上皮完整。而痔组织黏膜层较薄,柱状上皮常脱落,可见黏膜破坏,糜烂甚至溃疡;部分杯状细胞萎缩,腺体生长欠佳。这种黏膜的损害可能是痔易于在外因作用下反复发作的重要因素。

另外,肛垫上皮内的感觉神经末梢极为丰富,其神经分布形式不同于皮肤,这些神经是肛门反射中重要的感受装置,并对直肠内容物的性质有精细的辨别能力。肛垫区的 ATZ 上皮(直肠肛管移行上皮)有高度特化的感觉神经终组织带,有多种化学性和机械性受体,有精细的辨别觉,非常敏感,可诱发排便的感觉。在肛垫表面的黏膜层或移行上皮遭到破坏后,可使致病因素可以直接作用于这些神经感受器,这也可能是痔形成后易于在各种不良因素作用下反复发作的一个重要原因。

如何正确地理解痔的发生机制?第一,应该认识到痔的发生既有内因(如血管的解剖生理因素)的原因,也有外因作用(如局部损伤、炎症),是内外因共同作用的结果。第二,痔是反复发作后出现的疾病,不是一次发作或作用就能诱发出来的。第三,外源性因素可以引起破坏性机制的激活,引起肛垫组织的进行性破坏和退化,导致肛垫下移和临床症状,并因反复发作而形成痔。

二、痔的诊断和治疗现状

(一)痔的诊断和治疗原则

1. **痔的诊断** 痔的诊断本身并不难,需要注意的是痔的鉴别诊断,很多疾病与痔有相似的表现,最主要的是要与直肠癌鉴别。临床医师一定要高度警惕,避免把直肠出血的原因归结为痔而忽略可能存在的直肠癌。还有一些疾病和症状,如肛门和直肠的溃疡(便后疼痛或出血)、肛周脓肿和肛瘘(大便或便后排脓液)、肛管的尖锐湿疣(肛管潮湿)、早期的直肠脱垂(肛周潮湿、黏液)等,常与痔混淆。个别人可能有精神症状而表现为肛门不适或疼痛。

准确地对痔进行分度是一个重要的问题,国际上一般使用的是痔的四度分类法,将痔分为四度。Ⅰ度:便时带血、滴血或喷射状出血,无内痔脱出,便后出血可自行停止。Ⅱ度:便时带血、滴血或喷射状出血,伴内痔脱出,便后可自行回纳。Ⅲ度:便时带血、滴血,伴内痔脱出或久站、咳嗽、劳累、负重时内痔脱出,需用手回纳。Ⅳ度:内痔脱出,不能回纳,内痔可伴发绞窄、嵌顿。虽然也有医师如 Sohn 主张按照症状将痔分为五类,即出血性痔、血栓性痔、内痔、外痔、急性痔病来治疗,但总的看来,痔四度分期法基本能够反映痔的状态和指导临床治疗。

2. **痔的治疗原则**

(1)"不要治疗没有肛门症状的体征":临床医师必须明确,临床检查中所谓的痔的表现程度和其临床症状存在明显的不一致。因此,一定要注意"不要治疗没有肛门症状的体征"。

(2)治疗痔的目的是消除或减轻其主要症状,不能追求所谓的根治。

由于痔是一种自限性很高的疾病,一般在发生痔脱出前,通过选择恰当的方法,采取非手术和微创的方法得到缓解。另外,要注意向患者进行健康教育,改变导致痔的不良习惯(如长时间蹲厕)和痔的治疗一样重要。

目前,建议参考的痔的治疗指南包括中华医学会结直肠肛门外科学组制订的《痔诊治指南》、中华医学会结直肠肛门学组和中华中医学会肛肠学会、中西医结合学会共同制订的《痔诊治指南(2006,珠海)》、法国《痔病临床治疗指南》、美国《痔的治疗指南》等。

3. **认识目前痔治疗的偏差,提倡微创的治疗方法** 这些偏差包括:①目前国内手术治疗的比率偏高,一般国外接受痔手术的患者的比例在10%左右,国内调查的手术治疗比例约为36%;②要进一步纠正过度治疗,包括过度采用较昂贵方法的倾向;③要提倡微创手术理念,在痔的治疗中不过度地增加套扎的痔数目、不扩大吻合器痔上黏膜环切术(procedure for prolapse and hemorrhoids, PPH)手术适应证、不过度扩大手术切除的范围。

(二)痔的治疗方法

1. **药物治疗** 再次强调,痔是一种自限性很高的疾病,改变不良的生活习惯、温水坐浴、食用纤维含量高的蔬菜和进行提肛锻炼都对痔的发作具有治疗作用。

根据痔的发生机制,具有止血、消除炎症、治疗局部黏膜损害、改善局部循环的各类药物都具有一定的疗效。目前使用的针对痔的药物也主要是基于上述作用的。

痔的局部用药中,保护直肠肛管黏膜类的药物是一个治疗策略,如使用复方角菜酸酯栓类的局部用药。这些药物可以在直肠肛管的潮湿环境下形成有弹性的黏液胶体状凝胶而被覆受损的痔黏膜表面,有效地将粪便与痔黏膜隔离开,为已有病理改变的黏膜提供一个减轻粪便机械性刺激和化学性刺激的良好的康复环境,并使其内有效成分发挥作用(如促进收敛、减轻充血等作用),从而达到消除或减轻症状的治疗目的。

针对改善痔静脉血管张力的口服药物,目前,常见的可辅助治疗痔的口服药物有:复方银杏叶萃取物胶囊、草木犀流浸液、爱脉朗、强力脉痔灵等。这些药物可用于内痔发作(疼痛、脱垂、出血)的短期治疗,但不应长期应用(法国治疗指南推荐,B级)。上述药物可配合其他药物使用,但数种静脉增强剂合用无明显优越性。

很多中药栓剂具有止血、抗炎的作用,含有局部麻醉药的栓剂对缓解痔病急性发作的症状有效,有些药物(如栓剂)含有类固醇激素,可能对于缓解内痔或血栓性外痔引起的疼痛有效,但不宜长期使用。内痔或外痔患者如果伴有肠道功能紊乱,如腹泻或便秘,应予以治疗。在痔发作期不宜应用肠道泻剂。虽然一些医师习惯于将口服药物和局部用药联合使用,但其优点尚无定论。

2. **痔的器械治疗方法**

(1)**胶圈套扎疗法**:最早由Blaisdell报告和Barron(1963年)改进,目前常用的办法是通过负压吸引或牵拉的套扎装置将痔组织牵起并在根部用胶圈套扎,引起痔组织坏死脱落和组织固定。

胶圈套扎适用于伴有出血和脱垂的内痔,即Ⅱ、Ⅲ度内痔,不需要麻醉和住院治疗。胶圈套扎不适于外痔皮垂和肥大的肛乳头的治疗。在胶圈套扎具体施行方法上,有些学者建议套扎2~3处的内痔,有些学者则提倡套扎1处内痔。总的来看,两种方法的效果近似,套扎1处和多处内痔组织都同样有效,只是后者的并发症和不适感较多。

胶圈套扎最常见的不适是直肠充盈感和不适,出血、剧烈疼痛、胶圈滑脱、也有一定的外痔血栓发生率,严重的盆腔感染也有报告,但很罕见。

胶圈套扎的潜在缺陷是未能获得病理标本。但一项20年超过2万例痔切除术标本的调查,发现6例癌,只有1例癌变(0.000 046%)是在显微镜下发现的。临床经验显示,只要在术前和术中注意检查,漏诊肿瘤性病变的可能性极小。

目前,对胶圈套扎疗法的重视程度远远不够,这种疗法并发症率低、长期疗效较好、非常方便,套扎一处病变患者的直肠充盈感和不适较轻,故应该作为最常用的非手术治疗手段之一。Coreman认为它能够使将近80%的患者免去外科痔切除手术。

(2)**硬化剂注射疗法**:这种方法最早由Mitchell(1871年)提出,目的是达到局部组织硬化和粘连。其早期配方常导致腐蚀性破坏,目前使用的配方多比较安全,包括苯酚(石炭酸)植物油、鱼肝油酸钠和中药提取物植物油注射。

硬化剂注射疗法的最佳适应证为出血性的非脱出性内痔。体积较大或脱出性痔可以通过注射疗法缓解。有明显炎症、表面溃疡坏死和血栓性内痔为注射的禁忌证。

现代英文文献中关于硬化剂注射疗效的报告很少,国内文献较多,总的来看短期疗效较好,一般认为对体积不大的出血性内痔效果最好。Coreman认为长期效果不如别的方法,因此他推荐,硬化剂注射治疗应限于出血的痔和不能耐受胶圈套扎疗法的患者，如果症状不能改善则应改用其他方法。

(3) 多普勒超声引导下痔动脉末端结扎术：多普勒超声引导下的痔动脉末端结扎术在1995年出现，通过术中使用一种带超声探头的特殊直肠镜对痔动脉进行定位，然后进行缝合结扎。目前国内也引进和开展了此项治疗。

多普勒超声引导下痔动脉末端结扎术被认为可能是痔切除术的一种替代方法，其主要优点是手术干扰小、术后疼痛较常规痔切除术轻，但短期痔缩小和消退的效果、远期痔的治疗效果均有待进一步观察。从理论上讲，本方法还不一定是理想的痔手术，因为结扎的都是所谓的末端动脉（都是位于黏膜下），减少了血液供应，可能没有从痔的发生机制上解决根本问题，另外结扎后会加重痔组织缺氧，其长期效果还待观察。

(4) 其他：红外线凝固疗法属于光凝固疗法、双极透热疗法、Ultroid疗法和铜离子电疗法则通过电流来产生相应的治疗作用，都可以导致痔组织的萎缩，并产生局部组织的粘连。

从这些方法的初步报告看，主要适于 I、II 期痔，或辅助用于更严重痔的治疗，可以减少痔的出血、脱出，减轻临床症状，但这些疗法的循证医学资料还不充分，目前使用也不广泛，需要更多的资料进行评价。

3. 手术治疗方法 外科手术治疗痔的历史久远，式式较多，各种演化的不典型手术方式也很繁复，但无论采取什么术式，一定要注意两点：一是应严格掌握手术适应证，手术应尽量保护肛垫和肛门功能，避免并发症；二是要提倡微创的理念，在痔的治疗中不过度地增加套扎的痔数目、不扩大 PPH 手术适应证、不过度扩大手术切除的范围。目前国内外采用较多的是 Milligan-Morgan 手术及 Parks 手术。

(1) 痔外剥内扎术：最早由 Miles 在1919年提出，曾由 Milligan 和 Morgan 等改进，一般统称为 Milligan-Morgan 手术（或开放式外剥内扎术），是经典的三痔核切除术。此后，再经过改进，可对创面进行部分缝合或全部缝合，分别形成创面半开放式 (Parks) 手术、创面闭合式 (Ferguson) 手术，是目前临床上最为常用的手术方式。外剥内扎术的要点是在痔下极皮肤与黏膜交界处做尖端向外的 V 字形切口，沿内括约肌表面向上剥离到痔块的根部，局部缝合结扎，切除痔组织。该手术一次最多只能切除3个痔块，在切除的3个母痔创面之间需要保

留一定的黏膜桥，否则手术后容易引起肛门狭窄，术后复发率可达10%左右。另外，术后常伴有肛门部明显水肿，疼痛明显并且时间长；创面愈合慢，一般需要3~4周时间；如果切除的组织过多，术后可伴有一定程度的肛门失禁或肛管狭窄。

近年，很多临床医生利用先进的技术进行痔切除术，包括使用 LigaSure (Valleylab)、Harmonic (Ethicon Endo-Surgery) 刀的痔切除术。前者可以通过双极能量和压力封闭直径达7mm的血管，可节约手术时间，减少出血、减轻疼痛和尿潴留。使用 Harmonic 刀的痔切除术总的疼痛评分和患者的满意程度评分相对好，但其他指标如住院天数、疼痛评分、伤口愈合、恢复工作和术后并发症等方面与传统手术组没有显著改善。

(2) PPH：1997年，Pescatori 报道经肛门采用常规吻合器进行直肠黏膜切除术用于治疗直肠黏膜脱垂。1988年，意大利学者 Long 采用特殊设计的吻合切除装置治疗痔的脱垂。Longo 认为，通过环形切除直肠下端2~3cm黏膜和黏膜下组织，可使下移的直肠黏膜复位，从而恢复直肠下端的正常解剖结构。

我国外科学会结直肠肛门外科学组曾组织国内专家讨论将其命名为"吻合器痔上黏膜环切钉合术" (procedure for prolapse and hemorrhoids, PPH)，不完全反映英文的意义，也与原文不对应，国外专家讨论建议使用"直肠黏膜固定术"一词，但也不完全妥当。我国在2002年和2004年制定和修订了相应的操作规范，提出在痔的治疗上，PPH 适应证主要是环状脱垂的 III、IV 度内痔。特别值得提出的是，该方法对较大的脱出性内痔的治疗可起到立竿见影的效果。在实践中，各地对此适应证的掌握不尽相同，如将其用于 II 度内痔和嵌顿性痔的处理，但原则上不应扩大该治疗的适应证，另外本方法不适于外痔的切除。

大量临床研究认为 PPH 术出血少、住院时间短、术后疼痛轻、失禁发生率低、恢复工作和正常活动快。但 PPH 有其特有的问题，如 PPH 常见的一些并发症（术后大便急迫感、肛门疼痛、吻合线处出血而需要早期再手术等），也偶有手术后失禁和严重的盆腔感染。失禁多是由于吻合器型号不当直接损伤括约肌，或在击发吻合器时位置不当而无意中切除了括约肌。国内对该手术也积累了很多经验，包括将单荷包改做双荷包、对混合痔在 PPH 基础上附加外痔切除等。从近年报告的长期效果看，PPH 手术后复发率稍高于传统手术患者，因此强调

正确的手术操作和切除已经发生病变的痔组织是必要的。另外费用问题也需要进一步分析,PPH治疗本身的费用较高。

总的看,PPH是一种治疗痔的微创方法,适于环状脱垂的Ⅲ、Ⅳ度内痔,特别是对较大的脱出性内痔的治疗可起到立竿见影的效果。但在选择患者时,一定要严格遵守该手术的适应证,这样才能保证PPH手术取得好的结果。

(3)血栓性外痔切开术(或切除术):是一项简单而有效的治疗措施,可在门诊局部麻醉下进行。其适应证为伴有疼痛的血栓性外痔,单个或数量有限,并且不伴明显水肿。如果没有疼痛,出于防止皮赘形成的目的也可进行血栓切除术,因为皮赘的存在不仅增加复发的风险,而且不利于局部清洁。这里要注意的是,血栓性内痔不宜行切除手术,因为存在明显的术后出血和感染风险。单纯的血栓性外痔切开术后创面小、疼痛轻、48小时左右愈合,但可出现早期水肿复发,并在以后形成皮赘。

(4)痔环切术:最早由Whitehead于1882年报道,主要适用于环形脱出的内痔或环形混合痔,后经多位学者进行改良,目前多称Whitehead法,或称为Saresola-Klose法,可以缝合切口或者部分缝合切口。

痔环切术是在齿线上方沿内括约肌表面向上分离,环形切除宽2~3cm的直肠下端黏膜、黏膜下组织及全部痔组织,将直肠黏膜与肛管黏膜皮肤缝合。其优点是痔块完全被切除,术后复发率低,但缺点是手术时间长,术中出血多,术后10%~13%的患者伴有比较严重的并发症,如肛管狭窄、黏膜外翻、肛管感觉丧失导致的感觉性大便失禁等。因此,传统的Whitehead环切术已经很少。

(5)针对肛门内括约肌的手术方式:本手术(包括扩肛疗法)是对肛门内括约肌及被某些学者认为是痔病原因的内括约肌高张力状态采用的。但目前没有大宗的循证医学证据能够证明这种方法的优越性,建议应该谨慎,除非有明确的内括约肌高张力状态。

(6)复杂痔病患者的处理:如妊娠妇女、产后早期、痔病合并肛裂或者肛周会阴脓肿、炎性肠病以及免疫缺陷等。

1)妊娠和产后早期痔病:妊娠过程中出现的痔出血或脱垂建议采取非刺激的药物治疗,禁忌硬化剂注射,血栓性外痔可行血栓切开或切除术。

产后早期的痔病以血栓形成为主,主要继发于产伤,在药物治疗下通常于数日内缓解,为器械治疗的禁忌证。除非血栓性外痔伴有疼痛、血栓数量单一或者有限、不伴有明显水肿,否则不应进行血栓切开或切除术。

2)痔病合并肛裂:伴发肛裂的痔病禁忌器械治疗,因为会诱发齿状线上方的炎症反应和纤维化挛缩,加重肛裂的症状。如果血栓性外痔伴有疼痛,可行血栓切开或切除术。

3)痔病合并肛周会阴部化脓性感染:此时禁忌痔的器械治疗,应首先考虑脓肿治疗。

4)痔病合并炎性肠病:伴有进展期出血性结直肠炎、活动期或非活动性克罗恩病的痔患者,无论临床症状如何均是器械治疗的禁忌证。如果是血栓性外痔,可行血栓切开或切除术。

5)痔病合并免疫缺陷:免疫缺陷状态(艾滋病、骨髓抑制等)容易导致治疗后的感染,手术后伤口愈合也很慢,因此禁忌硬化剂注射和胶圈圈套扎,谨慎选择手术。对没有凝血功能异常的血栓性外痔,可行血栓切开或切除术。

(王振军)

参考文献

1. 喻德洪,杨新庆,黄莛庭. 重新认识提高痔的诊治水平. 中华外科杂志,2000,38(12):890-891.
2. 汪建平. 痔. 外科学,第6版. 北京:人民卫生出版社,2004.
3. Thomson WHF. The nature of hemorrhoids. Br J Surg, 1975,62:542-552.
4. Hass TA, Fox TA. The pathogenesis of hemorrhoids. Dis Colon Rectum,1984,27:442-450.
5. Loder PB, Kamm MA, Nicholls RJ, et al. Haemorrhoids: pathology, pathophysiology and aetiology. Br J Surg,1994, 81:946-954.
6. 王振军,汤秀英,王东,等. 内痔的病理学形态改变特征及其意义. 中华外科杂志,2006,44(3):177-180.
7. 韩炜,王振军,赵博,等. 痔组织弹性纤维退变和血管生成的机制及其意义. 中华胃肠外科杂志,2005,8:56-58.
8. Rowsell M, Bello M, Hemingway DM. Circumferential mucosectomy(stapled haemorrhoidectomy)versus conventional haemorrhoidectomy: randomized controlled trial. Lancet,2000,355:779-781.
9. 张东铭. 痔病. 北京:人民卫生出版社,2004.
10. Longo A. Treatment of hemorrhoids disease by reduction of mucosa and hemorrhoidal prolapse with a circular suturing device: a new procedure. Proceedings of the 6th world congress of endoscopic surgery. Italy: Rome,1998: 777-784.

11. 姚礼庆,唐竞,孙益红,等.经吻合器治疗重度痔的临床应用价值.中国实用外科杂志,2001,21(5):288-289.

12. 中华医学会外科学分会肛肠学组.痔诊治暂行标准.中华外科杂志,2003,41:699.

13. 杨新庆.吻合器痔上黏膜钉合术学术研讨会纪要.中华外科杂志,2002,40:795-796.

14. 傅传刚,张卫,王汉涛,等.吻合器环形痔切除术.中国实用外科杂志,2001,21:653-655.

15. 杨晓东,潘凯,王东.吻合器痔上黏膜环形切除术与外剥内扎术的对比研究.中华胃肠外科杂志,2004,7:386-388.

16. 汪建平,黄美近.吻合器痔上黏膜环形切除术在中国开展的概况.中华胃肠外科杂志,2004,7:258-259.

17. 王振军.关于两种不同方法的吻合器痔上黏膜钉合术手术方式的探讨.中华外科杂志,2006,45(1):67-68.

18. 黄莛庭.痔发病机制引发的思考.中华外科杂志,2006,44(15):1019-1021.

19. 杨新庆,王振军.修订痔诊治暂行标准会议纪要.中华外科杂志,2003,41:698-699.

20. 王振军,赵博,韩炜,等.复方角菜酸酯栓对直肠黏膜急性损伤的治疗作用及其机制研究.中华胃肠外科杂志,2005,8(3):245-248.

第七章　肝脏疾病

第一节　肝脏的应用解剖与认识的演变

肝脏是人体内最大的实质性脏器,也是最大的消化腺。古代人把它当做一个神圣的器官,认为其是生命之源。外文中称肝脏为 liver,而此字来源于 life,亦即生命的意思。很长时间以来,肝脏一直被视为外科的禁区。随着对肝脏解剖的逐渐认识,使得在肝脏上做手术成为可能。随着肝脏外科的不断发展,到目前为止,肝切除术乃至肝移植术已经成为常规手术,在肝脏外科领域,已没有绝对的禁区。

一、历史回顾

公元前几乎没有有关肝脏外科的历史记载,对肝脏的解剖知之甚少。盖仑从猿和猪的解剖得知肝脏分五叶,富含血管和血液。维萨里在《人体的结构》一书中提出肝脏右大左小,共五叶,并描绘了脐静脉、门静脉及胆道系统结构。1654 年格利森在《肝脏解剖》一书中,首次揭示了肝内解剖结构,同时描述了肝由纤维组织包裹,后人称为格利森鞘(Glisson capsule)。早期多以镰状韧带为界,将肝脏划分为左、右两叶。1898 年 Cantlie 通过对肝脏灌注标本的研究,证实了左、右半肝之间存在一主裂,起自胆囊床向后上方至下腔静脉右侧,又称 Cantlie 线。进入 20 世纪,对于肝脏解剖的认识取得了突破的进步。1951 年 Hjortsjö 首次建立了肝脏管道铸型标本和胆道造影的方法,提出肝动脉和肝胆管呈节段性分布,并将右半肝分为前后两段,左半肝分为内外两段。1955 年 Couinaud 经过大量的尸体解剖的研究,根据肝内血管分布规律,提出肝脏的功能性分段应该以门静脉作为划分肝脏分段的依据,并将肝脏分为 8 段。1989 年,Couinaud 对肝脏解剖进一步研究,发表了肝脏 9 段的报告。

对肝脏解剖结构的认识促进了肝脏手术的发展,而随着手术技术的提高和各种新术式的开展,进一步丰富了对肝脏解剖的认识。在早期,肝脏外科只限于一些简单的处置,如肝脓肿引流、肝外伤止血缝合等。1716 年,Berta 实行了人类第一例肝切除术,切除了一名外伤患者的部分肝脏。至 19 世纪末期,通过动物实验研究,已经确立肝脏实质切除是可行的,切除 3/4 的肝脏后动物仍可存活,且余肝可通过再生达到其原来的体积。Carl Langenbuch(1888)首先实行了肝左叶切除,被认为是第一位有目的地实行肝切除术的外科医生。Goldsmith 和 Woodburne(1957)正式提出了规则性肝叶切除术(regular hepatic lobectomy)的概念。至 20 世纪 60 年代,肝脏外科已有较大发展,不但能实行简单的局部肝切除术,而且能够实行复杂的肝右三叶切除术、肝尾状叶切除术,甚至肝移植术(Starzl,1963 年)。

我国的肝脏外科起步较晚,在 20 世纪 50 年代之前,这一领域仍接近于空白。1956 年,在裘法祖教授的指点下,当时刚刚成为主治医生的吴孟超开始主攻肝脏外科,主要研究肝脏解剖和规则性肝切除术,使我国肝脏外科从无到有并快速发展,是名副其实的中国肝脏外科之父。为了研究肝脏的解剖结构,吴孟超把乒乓球剪碎了放入丙酮,等其溶解后,把这种溶液注射到肝脏血管中定型。然后,他用盐酸腐蚀肝表面组织,再用刻刀一点点镂空,美丽的肝脏血管构架就像珊瑚一样,呈现在面前。2 年中,经过对 200 多例肝脏腐蚀标本的解剖观察,1960 年吴孟超首次提出了肝脏的“五叶四段”解剖理论,直到目前仍有很大的指导意义。在熟悉肝脏解剖的基础上,1960 吴孟超成功地进行了我国首例肝癌切除手术常温下间歇肝门阻断,1963 年他再次成功地施行了世界上第一例完整的中肝叶切除手术。

二、肝脏的应用解剖

(一)概述

肝脏呈楔形,有前、后、左、右四个缘和脏、膈两面。肝脏借助于其周围的韧带固定于右上腹。左、右两侧各有冠状韧带和三角韧带,前方有镰状韧带和肝圆韧带(图7-1)。另外还有肝肾韧带和肝结肠韧带。肝脏手术时,为了充分暴露手术区域,常需切断肝周的韧带,使肝脏能充分游离。必要时还可以切断肝脏与下腔静脉之间的结缔组织和肝短静脉,使肝脏只有主要的肝静脉与下腔静脉相连,从而便于切除肝脏后部如尾状叶的肿瘤。行肝切除术后,应将肝脏重新固定,避免余肝移位和扭转影响肝静脉回流,甚至引起肝静脉阻塞综合征。

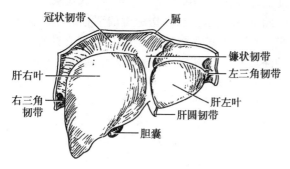

图 7-1　肝脏的大体解剖

　　肝脏与上腹部脏器关系密切,右侧毗邻右肾上腺、右肾、结肠肝曲、十二指肠、幽门等;左侧毗邻胃小弯、贲门部、脾脏等。在小网膜囊内,肝尾状叶与胃小弯后壁、胰腺上缘相邻。因此在进行肝脏手术时,要注意保护周围脏器,避免医源性损伤。如下腔静脉右侧的肝裸区右上方与右侧肾上腺紧邻,当游离肝裸区时,应注意避免损伤右侧肾上腺及其血管。

(二)肝内管道系统

　　肝脏由肝实质和错综复杂的管道系统组成,共同完成肝脏功能。肝内包括两个不同的管道系统,一个是格利森系统(Glisson system),另一个是肝静脉系统。前者包括门静脉系统、肝动脉系统和肝胆管系统,三者被包于同一结缔组织鞘内,称 Glisson 鞘,经第一肝门进入肝实质内。

1. 门静脉系统

　　(1)门静脉组成:门静脉由肠系膜上静脉和脾静脉汇合而成,与胰头后方斜向右上方,在网膜孔前方上升至肝门,分成门静脉左、右干入肝。门静脉位于肝十二指肠韧带内,其右前方有胆总管,左前方有肝动脉。门静脉主干抵达肝门横沟处分为左右两支者占82%,分成三支者占18%。后者是由于缺乏门静脉主干,而右前叶门静脉直接从门静脉主干分出,另有少部分人右前叶门静脉从左门静脉主干分出(图7-2)。

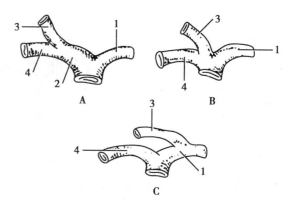

图 7-2　门静脉主干的分支类型

A. 分左、右门静脉;B. 分左、右门静脉和右前叶门静脉;C. 分左、右门静脉但右前叶门静脉起始于左门静脉横部;1. 左门静脉;2. 右门静脉;3. 右前叶门静脉;4. 右后叶门静脉

　　(2)门静脉左干:门静脉左干自门静脉主干分出后,沿肝门横沟走向左侧,至左纵沟处进入肝实质。一般可分为横部、角部、矢状部和囊部,供应整个左半肝和尾状叶左段(图7-3)。

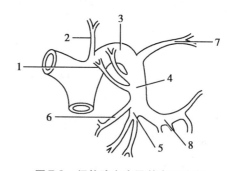

图 7-3　门静脉左支及其主要分支

1. 门静脉左支横部;2. 尾状叶支;3. 角部;4. 矢状部;5. 囊部;6. 左内叶支;7. 左内叶上段支;8. 左外叶下段支

　　1)横部:横部位于肝门横沟内,长2～4cm,横部近端发出数个分支至尾状叶左段,称尾状叶左段支。约半数尾状叶左段支较大,分布于整个尾状叶,此时门静脉干分出的尾状叶支则很小,仅分布于尾状突。另有少数特殊类型,横部远端发出1～3支至左内叶脏面,称左内叶门静脉支,右前叶门静脉亦可起始于横部。

　　2)角部:横部达左纵沟后,弯向上方转为矢状部,相交处即为角部,角度一般为90°～130°。角部凸面发出1支较大的分支,分布于左外叶上段,称为左外叶上段支,有时尚有1～2支小的分支,走行于左外叶上段的后上缘。称左后上缘支。在少数情况下,角部凹侧发出1～2支小分支,供应左内叶的脏面。

3）矢状部：矢状部长 1~2cm，浅埋于静脉韧带内。矢状部内侧发出 2~4 支较大的分支分布于左内叶，称左内叶门静脉。此外，矢状部外侧位于上段支及下段支之间发出 1 支大小不等的门静脉称中间支，此支也可紧靠上段支或下段支的根部发出，分布于左外叶上段或下段的一部分区域。

4）囊部：囊部是矢状部末端的膨大部分，与肝圆韧带相连，内有闭锁的脐静脉，囊部外侧发出 1 支较粗大的分支，分布于左外叶下段，称为左外叶下段支。

（3）门静脉右干：门静脉右干自门静脉主干发出后，走向肝门横沟右侧，沿肝门右切迹进入肝脏实质并分布于整个右半肝。门静脉右干长 1~3cm，有时右前叶门静脉支直接由主干或左干横部发出，此时则无门静脉右干。门静脉右干近端发出 1~3 支小分支，分布于尾状叶右段，称尾状叶右段支。无门静脉右干时，尾状叶右段的血管则来自右后叶门静脉。门静脉右干的前上缘发出 1 个较大分支，分布于右前叶区域，称右前叶门静脉。此分支又可分为两组，分别分布于右前叶的后上与前下区域。右前门静脉的起始点有三种类型，一是与右后叶门静脉同一起始点（74%）；二是直接从门静脉主干发出（18%），此时无门静脉右干；三是起始于门静脉左干的横部（8%）。因此，在行左半肝切除时，应注意上述变异，避免损伤该处门静脉支。从门静脉右干或直接从门静脉主干发出一个较大分支，分布于右后叶，称为右后叶门静脉。其又可分为右后叶上段支和下段支，分别分布于右后叶上段和下段区域。部分标本中尚可见中间支。此外，有 96% 的人群有胆囊旁门静脉支，它发自门静脉右干或右前叶和右后叶门静脉，分布于胆囊窝右侧缘区域。关于左、右门静脉之间在肝内到底有无吻合支，尚有不同意见。如 Elias 和 Petty 以及 Gans 等认为肝内左、右门静脉之间无吻合支存在。国内不少研究认为左右门静脉之间有吻合支存在。在临床手术操作时可见到，做半肝切除结扎肝门部位所属门静脉后，很多病例的肝脏表面不出现明显分界线，由此可见肝内左、右门静脉之间存在吻合支。

2. 肝动脉系统 正常情况下，肝动脉来源于腹腔动脉，称为肝总动脉，沿胰腺上缘向右行走，随即转向前上方，先后分出胃右动脉和胃十二指肠动脉后，称为肝固有动脉。肝固有动脉位于胆总管左侧，门静脉前方，在其未进入肝门前，分为左、右肝动脉。

（1）肝左动脉：肝左动脉从肝固有动脉分出后，沿着门静脉左支横部及左肝管浅面走行，其叶、段分支大部分在肝外分出。一般先分出 1 支左尾状叶动脉，再分出左内叶动脉和左外叶动脉，后者又分成左外叶上、下段支，分布于相应的肝叶和肝段。此外，左内叶动脉可以起源于左外叶动脉的下段支或肝右动脉，甚至肝固有动脉。

（2）肝右动脉：肝右动脉从肝固有动脉分出以后，首先分出 1 支胆囊动脉，然后走行于肝门右切迹内分出右尾状叶动脉、右前叶动脉和右后叶动脉，后者又分为上下两段支，分布于相应的肝叶和肝段。此外，右前叶动脉也可起始于右后叶动脉的上段支或肝固有动脉。

（3）肝动脉的变异：以上对肝动脉行径及分支的描述，属于一般常见类型（约占 55%）。但肝动脉及其分支常有变异，因此在肝脏及其他上腹部脏器的手术中，应警惕变异的肝动脉。

肝固有动脉除了分为肝左、右动脉外，有时尚可分出肝中动脉，该动脉亦可起源于肝左动脉或肝右动脉，少数起源于腹腔动脉，胃十二指肠动脉及胃右动脉。除了不典型的肝动脉分支外，肝动脉在肝门区的重要变异是迷走肝动脉或异位起始的肝动脉。迷走肝动脉是指起源于腹腔动脉以外的肝动脉，如来源于肠系膜上动脉或胃左动脉。如果肝脏没有其他动脉供应时，此种异位起始的肝动脉称为代替动脉；如在常见类型的肝左、右动脉以外，还有其他的异位起始的动脉，即称为副肝动脉。国内研究资料显示，迷走肝右动脉占 12%~14%；副肝右动脉占 4%~9%；迷走肝左动脉占 10%~14%；副肝左动脉占 18%~25%。迷走肝右动脉主要来自肠系膜上动脉，而迷走肝左动脉主要来自胃左动脉。在少数情况下，迷走肝动脉和副肝动脉尚可起始于胃右动脉、胃十二指肠动脉、腹主动脉、脾动脉和肝右动脉等。因此，在胃贲门部及食管下端手术时，应注意胃左动脉有无分支到肝，以免损伤迷走肝左动脉。起始于肠系膜上动脉的迷走肝右动脉，都是经过胰头及门静脉之后或胆总管之后，向上入肝十二指肠韧带内，所以在胰头手术及门脉分流术中，应避免损伤变异的动脉。

3. 肝静脉系统 肝静脉是肝脏血液的流出道，包括左、中、右三支主要肝静脉。另有一些直接开口于下腔静脉的小静脉，包括引流尾状叶的静脉，总称为肝短静脉系统或肝背动脉系统。肝静脉系统的形态结构和分支分布较 Glisson 系统简单，变异情况也不如肝动脉复杂。三只主肝静脉于肝后上缘(即第二肝门处)直接注入下腔静脉(图7-4)。肝左、中、右静脉汇入下腔静脉的情况不完全相同,三只静脉分别汇入下腔静脉者占56.3%;肝左静脉与肝中静脉合干后进入下腔静脉者占40.6%;而同时有4个开口于下腔静脉者占3.1%,其中一个开口是左后上缘静脉。

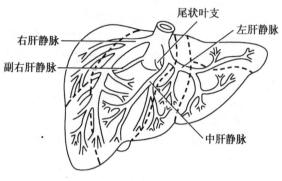

图7-4 肝静脉在肝内的属支

(1)肝左静脉:肝左静脉的近侧部分位于左叶间裂内,引流肝左外叶的全部和左内叶的一部分血液。沿途接纳3~4支小静脉,包括左叶间静脉、左段间静脉和左后上缘静脉等属支。

(2)肝中静脉:肝中静脉走在正中裂内,常分为两个较大的属支,分别接受左内叶和右前叶的静脉回流。左支组通常有上、下两支,有时还有中支;右支组通常分为上、中、下三支。肝中静脉可单独汇入下腔静脉,也可与肝左静脉合干后汇入下腔静脉。合干与下腔静脉距离较短,因此在行扩大肝右叶切除术时必须十分小心,避免因过度切除损伤肝左静脉,造成严重后果。

(3)肝右静脉:肝右静脉位于右叶间裂内,一般有上后支、下后支、前支和右上缘支,主要收集右后叶的静脉回流,也收集右前叶上部的部分静脉回流。肝右静脉的位置较深,其肝外的行程短,故为肝外科手术时的难点和危险部位。其断端的处理不能应用一般的血管结扎法,应该用无创性血管钳部分钳夹下腔静脉壁后,以血管针线缝合。

(4)肝后静脉系统:肝后静脉系统又称肝背静脉系统,是指除了三支主要肝静脉之外,肝后段下腔静脉还接受来自肝裸区的数目不恒定的静脉分支,主要引流肝尾状叶和肝右后叶的一部分,其中较重要的是肝尾状叶静脉和肝右后下静脉。肝右后下静脉,又称为右下肝静脉、副肝右静脉和右外侧肝静脉,在肝右前下角和胆囊窝右侧缘之间的肝下缘起始,引流右后叶下段静脉血,汇入下腔静脉肝后段右侧壁。肝脏手术时,即使切断右主肝静

脉,肝右后下静脉及肝右后下区仍能被保留下来,对术后肝功能恢复有重要意义。在布-加综合征时,肝右后下静脉是肝右叶引流的重要静脉。因此,在预置肝下方下腔静脉阻断带时,要仔细分离下腔静脉,在接近肝下缘时应高度警惕肝右后下静脉。做右半肝切除时,必须将其结扎切断,否则易撕破而引起难以控制的大出血。

4. 肝内胆管系统 胆道系统起于肝内毛细胆管,止于乏特壶腹,可分为肝内和肝外两部分。其中肝内部分包括左肝管、右肝管、左内叶、左外叶、右前叶、右后叶肝管和段肝管。也可分别称为第一级分支、第二级分支和第三级分支。左、右肝管在肝门横沟内汇合成肝总管,左、右肝管的汇合点一般比肝动脉及门静脉的分叉点为高。将Glisson被膜打开,肝组织向上拉开,一般可以暴露出来,但有时其分叉点深埋于肝门内,难于显露。除左、右肝管外,所有直接注入肝总管或胆总管的肝叶肝管又称副肝管。副肝管多起自肝右叶,手术时注意辨认避免损伤。

(1)左肝管:左肝管主要引流左半肝的胆汁,由左外叶和左内叶肝管汇合而成。它位于肝门横沟左侧,左门静脉横部的深面,在与右肝管汇合前还接受1~2支来自尾状叶的小肝管。

(2)右肝管:右肝管由右前叶和右后叶肝管汇合而成,并接受来自尾状叶右段的肝管。右肝管较左肝管短,且变异较多。

(3)尾状叶肝管:尾状叶位于肝门横沟的后面,其尾状突的肝管汇入右肝管,但亦有少数汇入右后叶肝管或右前叶肝管。尾状叶的左、右段肝管分别开口于左、右肝管者占70%。主要汇入左肝管者占16.7%,还有13.3%主要汇入右肝管。

此外,有时可发现细小的迷走肝管。它们不是在肝门区,而是在肝脏其他部位的肝外肝管,如下腔静脉周围和肝脏韧带在肝上附着处的结缔组织内。综上所述,肝内胆管的解剖变异很多,因此在手术中要仔细辨认,小心分离,辨认有困难时,可采用术中胆管造影,从而最大限度地防止胆瘘及远期胆道狭窄等并发症。

(三)肝门区的解剖

1. 第一肝门 肝动脉、门静脉、胆管、神经及淋巴管经肝脏面的横沟出入肝实质,此处称为第一肝门,也可简称为肝门。但临床上通常所指的肝门范围较广,它包括其两端的两个矢状位的纵沟,右面为右切迹,左面为左矢状裂,其前部为脐静脉窝,后部为静脉韧带窝。因此肝门外观上为一H形沟,

前缘为肝方叶,后缘为尾状叶和尾状突。肝门是肝内血管分支和肝管汇合的起始部位,也是手术中处理管道系统的重要部位,因此,熟悉其解剖对肝脏手术意义重大。

门静脉、肝动脉、胆管及神经和淋巴管均走行于肝十二指肠韧带内,又称肝蒂。肝脏手术时,压迫网膜孔水平的肝蒂可达到暂时控制肝脏出血的目的,此方法亦称为 Pringle 手法。第一肝门处血管与肝管的关系复杂,通常的位置关系是:肝动脉居左,胆总管居右,门静脉在两者的后方。此三者的汇合点由高到低为:肝管,门静脉,肝动脉(图7-5)。

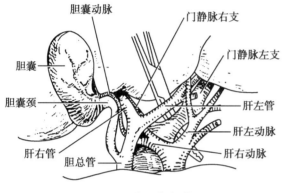

图7-5 肝门区解剖关系

肝方叶的厚度对暴露肝门有一定影响,当仰卧位施行手术时,须将肝方叶的下缘向头端牵开,方能暴露肝门的"开口"。如果暴露有困难,可部分切开肝脏甚至切除肝方叶。在行左半肝或右半肝切除时,可预先分离并阻断相应的门静脉支和肝动脉支,以达到减少术中出血和保护健侧肝功能的目的,同时也符合微创的原则。

2. 第二肝门 第二肝门是三支主肝静脉汇入肝上下腔静脉的地方。从后面观,第二肝门与第一肝门距离很近,尾状叶的尾状突将下腔静脉与门静脉隔开。在多数情况下,肝右静脉单独汇入下腔静脉,肝中静脉多与肝左静脉汇合后,再汇入下腔静脉。因此,在行肝左外叶或左半肝切除时,应避免将肝中静脉与肝左静脉一并结扎,从而影响肝静脉回流。

3. 第三肝门 第三肝门是指肝短静脉汇入肝后下腔静脉的部位。肝短静脉分别开口于肝后下腔静脉前壁的两侧,左侧主要接受尾状叶、肝短血管的血液,右侧则主要接受来自右后叶及尾状突的数支肝短静脉。其中包括肝右后下静脉,手术时应注意避免撕裂。

(四)肝脏的分叶与分段

过去人们常以镰状韧带为界,将肝脏分为左、右两叶。这种肝脏的分叶法,与肝内血管分布并不相符,因而不能适应肝脏外科的需要。目前,多根据门静脉系统的分布来进行肝脏分叶和分段,研究表明,肝脏内存在明显的裂隙,从而形成各叶、段间的分界线。肝脏有三个主裂:两个段间裂和一个背裂。正中裂在肝脏面以胆囊窝和腔静脉窝为界,将肝脏分成左、右两半。左叶间裂在膈面以镰状韧带附着线为界,将左半肝分成左外叶和左内叶。右叶间裂起自肝的右下缘,相当于胆囊切迹与肝外缘的外、中 1/3 交界处,斜向右后上方至肝右静脉入下腔静脉处,它将右半肝分成右后叶和右前叶。左段间裂将左外叶分为上、下两段,右段间裂将右后叶分成上、下两段。背裂位于肝脏后上缘中部,尾状叶前方,将尾状叶和其他肝叶隔开,尾状叶被正中裂分为左、右两段。根据上述情况,可将肝脏分成五叶六段(图7-6)。但根据临床实际情况及尾状叶血液供应情况来看,尾状叶似无分段的必要,因此,五叶四段较为实用。

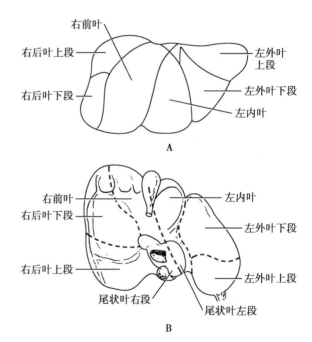

图7-6 肝脏的分叶及分段
A. 前面观;B. 后面观

此人们对于肝脏解剖认识的重要转折在于纠正了以往对于利用镰状韧带划分左右半肝的错误观点。1954 年,Couinoud 依据门静脉在肝内的走行提出了其肝脏的解剖观点。肝脏由左、右两部分(半肝)组成,这个观点实际在 1888 年 Rex 提出正中裂的概念后就已形成。门静脉再发出二级分支将左右半肝各分成 2 个"区(sector)"。Couinoud 最初的主要工作为将肝"区(sector)"细划分为更下一级的单位肝"段(segment)"。在右半肝,2个不同的肝区各又被分为2个肝段,即上段与下段,共为4个肝段。在左半肝,肝中区被镰状韧带和肝圆韧带分为2个肝段,而外侧区没有进一步划分,为独立的一段。因此,肝脏总共包括肝右叶的4段,肝左叶的3段,另加上1个独立的肝段,共8段(图7-7)。该独立肝段为肝脏中后部一小部分位于门静脉分叉与腔静脉之间的区域,该段拥有独立的门腔静脉走行,被称为Couinoud 1段,也叫后肝(posterior liver)或中央区(central sector)。1994年,Couinoud又添加了一个第9段的概念,为肝右叶侧后方靠近下腔静脉右侧的部分。而事实上,第9段属于第1段的概念,Couinoud最初定义该段的时候显然忽略了这一点。因此,当Couinoud后来意识到这一重复以后取消了对第9段这个概念的使用。由于Couinaud肝脏分段在肝表面缺乏明确的解剖标志,因此进行规则肝切除有一定困难。目前,可以应用术中B超检测以确定肝切除范围,也有人采用B超引导下穿刺门静脉支注射染料(亚甲蓝或靛胭脂),并依据肝染色范围来指导肝的切除范围。

1982年,Henri Bismuth依据Couinoud的肝脏解剖观点发表了《外科解剖与肝脏外科解剖》,文中介绍了一些Couinoud解剖观点可能存在的变异情况,并作出了一些修改。首先是对空间位置的修正,Couinoud是一名解剖学家,他研究的对象是尸体肝脏,意味着他是将肝脏放到试验台上进行解剖,并且当他构建灌注模型的时候,肝脏实际为类似于扁平的形状。Couinoud将肝右叶的2个肝区命名为前内侧区(anteromedial sector)和后外侧区(posterolateral sector),而实际上,在患者体内,前内侧区完全在后内测区的正前方,这2个肝区实际上是前区(anterior sector)和后区(posterior sector)(图7-8)。

针对Couinoud肝脏解剖的第二个修改更为重要。在左半肝,Couinoud将其分为2个肝区:其中一个是外侧区(lateral),唯一一个与众不同的肝区,另一个是中间区(medial),门静脉左支与肝圆韧带延续的部分将其分为2个肝段。这实际上与Couinoud提取的划分原则不一致。因为通常我们将有门静脉分支走行的区域称为肝段,而在该区域,脐静脉自门静脉左支分出后经过,产生了Couinoud对于该区的划分,实际上,如果我们仅将脐静脉看作门静脉分支,这部分只是1个肝段。即左中间区为1个肝段,而原有的第3段和第4段应被称作半肝段。仅由第2段组成的左外侧区应与实际上包含1个肝段的左内侧区整合为1个肝区,即肝左叶为1个肝区,2个肝段,这与Couinoud的划分原则相一致。而为了不改变Couinoud对于肝脏的8段分法,我们保留了第3段与第4段的分法,但须明确,这两个肝段实际上为半肝段。

对Couinoud肝脏分段的总结:
(1) 2个半肝(左半肝和右半肝);
(2) 3个肝区(右前区,右后区和左区);
(3) 7个肝段

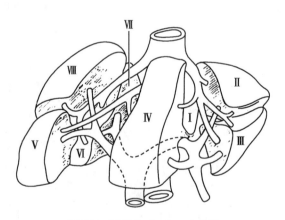

图7-7　肝脏的Couinaud分段

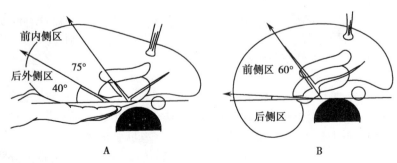

图7-8　正中裂的方向
A. Couinoud描述的在活体外扁平肝脏中正中裂的方向;B. 活体内正中裂的方向

1）6 个肝段（每个肝区分为 2 个肝段）

a. 右后区：第 6 肝段和第 7 肝段

b. 右前区：第 5 肝段和第 8 肝段

c. 左区：第 3 半肝段和第 4 半肝段（构成一个肝段）和第 2 肝段

2）加上第 1 肝段。

（五）尾状叶的解剖

尾状叶位置深在，毗邻各个肝门及腹主动脉等重要管道，游离及显露极为困难，因此一直以来尾状叶切除是肝脏手术的禁区。随着对尾状叶解剖的不断认识，尾状叶切除术已在世界各地广泛开展。根据 Couinaud 的分段标准可确定尾状叶的边界范围：左界为脐静脉韧带沟，前界是肝横裂的后缘，后界环绕下腔静脉，右界与肝右叶没有明确分界，下界是肝脏脏面，上界是三支肝静脉。按照 Kumon 分布标准，尾状叶从左至右可分为三部分：Spiegle 叶，腔静脉旁部和尾状突。Spiegle 叶是尾状叶的左侧部，位于脐静脉韧带左侧，是突入网膜囊内的乳突状半游离结构，是尾状叶的主体部分，多数有相对固定的蒂。腔静脉旁部是尾状叶的中间部分，位于脐静脉韧带的右侧，肝后下腔静脉前方，其后下侧以门静脉后干为界与尾状突相连，上方是肝中静脉、肝左静脉形成的弧状面，右后侧与右后叶无明显分界。尾状突部是尾状叶的右侧部分，也可以认为是尾状叶在门静脉右后干后方向右下突出的部分，与肝右后叶融合，无明确分界。尾状叶静脉直接汇入下腔静脉，属肝短静脉系统，数目不等，可有 3～10 支。Spiegle 叶的门静脉支主要来自门静脉左支；腔静脉旁部门静脉支主要来自门静脉分叉部和门静脉干；尾状突门静脉支主要来自门静脉右支。尾状叶动脉左右各 1 支者最常见，约占 68%，共有 3 支者约占 32%；右侧尾状叶动脉多来自右后叶动脉，左侧尾状叶动脉来自肝左动脉或肝中动脉。尾状叶胆管变异较多，最常见者为左、右各 1 支，其中右侧尾状叶胆管多与右后段肝管汇合。其次为尾状突、尾状叶右部和左部各有 1 支胆管，尾状突胆管与右后段胆管汇合。

全尾状叶切除是 20 世纪 90 年代肝脏外科技术发展的结果。早期由于技术上的原因，尾状叶切除一般是连同肝左叶或肝右叶切除。尾状叶切除的关键步骤是切断尾状叶静脉。左尾状叶发生肿瘤时，因左尾状叶静脉一般较粗大并紧贴下腔静脉，故较难处理，可在游离肝右叶后，从右侧依次切断肝短静脉。尾状叶上极前方是肝中静脉进入下腔静脉处，此处血管壁薄，如发生破裂，可导致大量出血和空气栓塞。但是，在尾状叶上极与肝中静脉之间有一解剖间隙，内充填有疏松组织，可于此处进行分离。因此可以看出，尽管单独尾状叶切除术较为复杂和危险，但在熟知该区域解剖的前提下，手术仍是安全可行的。

三、展望

随着对肝脏解剖结构认识的不断深化，复杂的肝切除术及肝移植手术已不仅局限于少数医疗机构。针对肝脏特殊的解剖结构所设计的切割器械如超声刀、水刀、氩气刀、Ligasure 系统的应用，以及在精通解剖后设计的一些手术技巧如绕肝提拉技术（liver hanging maneuver）的实施，使得肝脏的手术不再像以往那样"祖国山河一片红"，而像是解剖在临床上的演绎，成为艺术的杰作。而伴随着肝脏手术水平的提高，人们对肝脏解剖的认识，必将日臻完善。在不远的将来，人们甚至有可能在电脑虚拟的肝脏上进行解剖和手术操作，从而帮助我们选择最佳的手术入路和最合理的操作技术。随着微创时代的到来，肝脏外科必将迎来崭新的明天！

（刘连新）

参 考 文 献

1. Rex H. Beitrage zur Morphologie der Saugerleber. Morphol Jahrb, 1888, 14:517-617.
2. Couinaud C. Surgical approach to the dorsal section of the liver. Chirurgie, 1993-1994, 119:485-488.
3. Bismuth H. Surgical anatomy and anatomical surgery of the liver. World JSurg, 1982, 6:5-9.

第二节　肝细胞癌诊断与治疗的历史回顾与展望

肝细胞癌（简称肝癌）是最常见的恶性肿瘤之一。世界卫生组织（WHO）发布的全球癌症状况的数据表明，2007 年癌症死亡人数达 790 万，其中肝癌为 65.3 万人。全球新发肝癌病例中约 53% 发生于我国大陆。无论在城市还是在农村，肝癌都是我国第二位的肿瘤死亡原因。虽然在过去的一个世纪，肝癌的研究无论在流行病学、病因、发病机制、诊断与治疗等方面都取得了长足的进步，但相对于其他恶性肿瘤而言，肝癌的预后依然很差，仍需要临床各学科共同努力，不断探索，以提高治疗效果。

一、历史回顾

早在两千多年前，希腊的著名医家 Galen 和我国著名医书《内经》都曾对肝癌进行了描述。但真正具有现代科学基础的原发性肝癌的定义则仅有百余年的历史。1888 年 Hanot 和 Gilbert 对肝癌做了病理分类的描述。1910 年 Eggel 将肝癌分为巨块型、结节型和弥漫型;1911 年 Yamagiwa 根据肿瘤细胞的起源将肝癌分为肝细胞癌和胆管细胞癌,此病理分型一直沿用至今。自此后,人们开始真正地认识肝癌。在肝癌治疗方面,1888 年 Langenbech 实施了第一例有计划的、成功的肝脏实体肿瘤切除;而 Lucke 则于 1891 年第一个报道了肝脏恶性肿瘤切除。但在其后半个世纪里,肝癌的诊断和治疗几乎没有什么进展。到 20 世纪 50 年代,肝癌的诊断与治疗才终于迎来了飞速发展的时期。

20 世纪 50 年代初,首先是肝脏酶学检查、A 超、核素显像、肝穿刺活检相继出现,使肝癌的术前诊断成为可能。特别是 1953 年,Seldinger 经股动脉穿刺行肝动脉造影取得成功,此技术因其对肝癌诊断和治疗的巨大作用而沿用至今。到 20 世纪 60 年代,Tatarinov(1964 年)最先发现肝癌患者血中可测得甲胎蛋白(α-fetoprotein,AFP)。此后甲胎蛋白就作为至今最好的实体肿瘤标志物出现在肝癌研究的舞台上,并对肝癌的诊断和治疗产生深刻的影响。20 世纪 70 年代肝癌研究最大的进展就是将甲胎蛋白应用于肝癌的普查,使肝癌的早期诊断成为可能,并开辟了肝癌研究的新领域——亚临床肝癌(小肝癌)研究。20 世纪 80 年代,医学影像学取得突飞猛进的发展,超声显像、彩色超声、电子计算机体层摄影(computed tomography,CT)、磁共振成像(magnetic resonance imaging,MRI)及单光子发射计算机体层摄影(single photon emission computed tomography,SPECT)问世,使肝脏的早期诊断和定位诊断有了极大进步,甚至可以发现 1cm 左右的肝癌。部分影像学检查不仅有定位作用,还可以进行定性诊断。20 世纪 90 年代以后,肝癌诊断方面主要是向两个方向发展,一方面发展能更早或能发现更小肿瘤的检查方法;另一方面就是为配合对肝癌复发转移的研究和治疗,发展能早期诊断肝癌复发转移的检查方法。在这期间,除了在影像学和检查仪器方面的研究进展外,主要就是利用分子生物学和基因方面的研究技术,进行了大量的实验方面研究,但是还没有任何适用于临床的突破性进展。

原发性肝癌治疗上的进展建立在对肝脏解剖、生理研究,肝癌诊断和各种治疗技术发展的基础之上。其中,外科手术治疗在肝癌治疗中占有最重要的地位。1951 年瑞士的 Hjortsj 用灌注腐蚀标本研究肝内管道系统的解剖,为肝脏外科的兴起奠定了基础。1953 年,Haeley 和 Schroy 提出以门静脉结构为基础的肝脏分段,Couinaud 以数字标识并使之在临床上得到普遍的应用(Couinaud 分段法)。于是从 20 世纪 50 年代开始,规则性肝部分切除术就成为世界各地外科专家们治疗肝癌最主要的方法。在这一时期肝癌的外科手术治疗有两个特点,一是采用规则性的肝部分切除术,二是大部分病例都是大肝癌(>5cm)。到 20 世纪 70 年代,随着甲胎蛋白等肿瘤标志物在临床上逐渐得到广泛的应用,以及影像学技术的发展,肝癌的早期诊断成为可能,发现了许多无症状的肝癌(亚临床肝癌)和小肝癌(<5cm),肝癌手术治疗也进入肝癌规则性肝部分切除阶段(20 世纪 70~80 年代)。小肝癌规则性肝部分切除术使肝癌患者的生存率达到了新的高度,但是肝癌生长部位的随机性和肝癌患者常伴有慢性肝炎、肝硬化等特点,也使手术后的患者常面临肝脏代偿功能不足、术后并发症多、死亡率高等情况。对此,我国外科专家于 20 世纪 70 年代就开始进行肝癌非规则性肝部分切除术的探索,切除范围仅包括肿瘤与其周围肝组织,与肝段、肝叶分布并不一致,兼顾了肿瘤的切除率和术后的安全性。自 20 世纪 80 年代后期,此种手术已成为我国最主要的肝癌手术方式,并逐渐得到了国际社会的认可。肝移植是肝癌外科治疗中另外一个重要的方法。自 1963 年 Starzl 开展了世界上第一例肝移植,肝移植就作为肝癌治疗的一个重要方法受到世界各地外科专家的重视,但是由于其较高的死亡率和早期复发率,使肝移植在肝癌治疗中的地位一直备受争议。

肝癌除手术治疗外,其他的治疗方法主要有药物治疗、放射治疗及局部治疗。肝癌的药物治疗于 20 世纪 50 年代起步,其治疗的进展一方面取决于新药物的出现,另一方面就在于给药途径的改进。虽然化疗药物的毒性及肝癌多药耐药的问题影响着药物治疗的效果,但是对于大多数不能切除的肝癌,药物治疗仍占有重要的地位。放疗曾是不能切除肝癌首选的治疗方法,此种情况一直持续到 20 世纪 70 年代局部治疗出现以后。自 1956 年 Ariel 利用外放射治疗肝癌以来,肝癌的放疗经历了全肝放射、局部放射、全肝移动条放射、局部超分割放射、适形放射等变迁。肝癌的局部治疗是近年肝癌非手术治疗的最重要的进展。1953 年 Seldinger 开始经皮股动脉穿刺行动脉造影,到 20 世纪 70 年代被用于肝动脉栓塞(transcatheter hepatic arterial embolization,TAE)以治疗肝癌,后来结合肝动脉注射化学药物,称为经肝动脉化疗栓塞(transcatheter hepatic arterial chemoembolization,TACE),自其出现后,就取代放疗成为不可切除肝癌的首选治疗方法。其他局部治疗还包括 B 超引导下的经皮瘤内乙醇注射(percutaneous ethanol injection,PEI)、经皮微波治疗、射频治疗、冷冻治疗、高功率聚焦超声(HIFU)治疗等,这些治疗方法均是 20 世纪 80 年代后期及 90 年代发展起来的,在临床上均取得了良好的效果。

二、现状

(一)诊断

诊断和治疗技术的发展及临床应用的要求,使当前肝癌的诊断由单一追求治疗前的早期诊断逐步扩大到对治疗后复发转移的早期诊断上。在过去的一个世纪,诊断方面的进展主要表现在肝癌肿瘤标志物的研究和影像学方面的研究进展上。

1. 肿瘤标志物 肿瘤标志物在肝癌临床诊断中占有十分重要的地位,其中甲胎蛋白的出现可以说是从根本上改变了肝癌诊断与治疗的格局。在其带动下,医学专家们在寻找新的肿瘤标志物上倾注了极大的热情,并发现了一批可能有助于肝癌早期诊断的肿瘤标志物,但是随着临床验证的深入,具有较大临床意义的并不多。

(1)甲胎蛋白(AFP)和甲胎蛋白异质体(AFP-L3):甲胎蛋白是迄今为止最为重要的肿瘤标志物,其发现使肝癌的诊断取得突破性的进展。对于部分良性肝脏疾病引起的 AFP 升高,联合检测甲胎蛋白异质体可以帮助鉴别;在早期诊断方面,AFP 的升高可以在症状出现前 6 ~ 12 个月出现,通过对其普查,可以对亚临床肝癌进行诊断,有利于患者的早期治疗;AFP 还可以用于判断手术或其他治疗方法的彻底性,对于 AFP 升高的患者,治疗后AFP 能否降至正常是判断治疗是否彻底的重要指标,也是临床判断根治性与姑息性治疗的客观标准;在肝癌的复发转移监测中,AFP 也可以在复发转移临床症状出现前 6 ~ 12 个月作出诊断,对于复发转移进一步治疗具有重要的意义。近年来,研究还发现血液中 AFPmRNA 的升高有助于诊断肝癌的血液转移可能。

(2)异常凝血酶原:异常凝血酶原是另一个有用的肝癌标志物,在肝硬化、慢性肝炎中多小于300μg/L,而在肝癌中则多大于 300μg/L。对于 AFP 阴性的肝癌患者,联合检测异常凝血酶原有助

于诊断,但因其浓度与肿瘤大小关系密切,故其早期诊断作用有限。

(3)α-L-岩藻糖苷酶(AFU):AFU 在肝癌中的活性高于肝硬化,其阳性率达 70% ~ 80%,对 AFP 阴性肝癌和小肝癌有一定的诊断作用。

(4)γ-谷氨酰转肽酶同工酶 II:γ-谷氨酰转肽酶同工酶 II 在原发性肝癌的诊断上有较高的价值,其诊断特异性高,可达 97.1%,对于 AFP 阴性的肝癌有一定的诊断意义。

另外,近年来发现的许多有潜在意义的肝癌诊断的标志物包括:肿瘤特异性生长因子(TSGF)、肝癌相关基因(HTA)、波形蛋白、高尔基糖蛋白 GP73、蛋白水解酶体、磷脂酰肌醇蛋白聚糖-3(GPC3)、肝细胞生长因子(HGF)、热休克蛋白 27(HSP27)、转化生长因子 β₁(TGF-β₁)、骨桥蛋白(OPN)、人胎盘型谷胱甘肽 S 转移酶(GST-II)、DR-70TM 等。

2. 影像学诊断 影像学诊断是肝癌诊断的一个必不可少的部分。医学影像学的进步是过去半个世纪医学最重要的进步之一,新的影像诊断仪器及诊断技术层出不穷,使肝癌的诊断步入了新的时期。主要的影像诊断方法有超声、CT、MRI、选择性血管造影、放射性核素显像等。

(1)超声显像:超声是目前公认的普查和随访定位诊断的首选方法。多普勒超声不仅可以显示肿瘤的部位,还可以明确肿瘤的血供情况,对肝癌有一定的"定性"诊断作用。对于大于 2cm 的肝癌,超声诊断的准确率可在 99% 以上。相对于其他影像学检查,超声具有无创、重复性好、价格低廉等优点。近年来发展起来的增强超声造影(contrast enhanced ultrasound,CEUS),明显提高了对肝脏肿瘤新生血管和血流灌注特点的检测能力,为早期诊断小肝癌提供了一种新的途径。此外超声的作用也不仅仅是诊断,还发展到治疗领域,超声引导下的肝癌局部消融治疗已在国内外得到广泛应用。

(2)电子计算机断层扫描(CT):当前技术的发展,使 CT 的分辨率越来越高,从成像质量来说,可以说是所有影像学检查中最佳者。近年来出现的螺旋多排 CT 对于肝癌不仅可以显示病灶的部位、大小,甚至还可以对肝癌作出定性诊断,对于 1cm 左右的肿瘤都可以清楚地显示。正是由于其在肝癌诊断和早期诊断中的作用,使 CT 基本上成为肝癌首选的影像学检查。而碘化油 CT(肝动脉注射碘化油后 7 ~ 14 天再 CT 检查),可以发现0.5cm 大小的肝癌。

（3）磁共振成像（MRI）：随着快速成像技术和造影剂的发展，MRI 在肝癌诊断和鉴别诊断中的作用几乎赶上 CT。MRI 的优点主要在于可以任意断面检查，软组织对比良好、无电离辐射，对于小肝癌的诊断有较大的价值。

（4）选择性血管造影：选择性血管造影可查出 1cm 左右的肝癌，结合碘化油注射和 CT 可以检出 0.5cm 的肝癌。但是由于其属侵入性检查，近年的应用有逐渐减少的趋势。目前常在超声和 CT 未能定位的情况下应用。对于肝癌和肝癌破裂出血不仅有诊断作用，还可以进行治疗。

（5）放射性核素显像：传统的放射性核素显像分辨率较差，对小肝癌的诊断落后于其他影像学检查。近年来由于单光子发射计算机体层摄影（SPECT）和正电子发射体层摄影（PET）的出现，使其在肝癌诊断中的作用又受到重视。特别是 PET，作为一种功能性影像检查，在肝脏肿瘤诊断上有着独特和重要的位置。虽然目前应用的示踪剂^{18}F-FDG 诊断肝癌的阳性检出率仅为 50% ~ 60%，但随着对新示踪剂的不断开发，相信其在肝脏肿瘤的诊断方面将发挥更大的作用。

（二）治疗

在过去的一个世纪，医学物理学、影像学、麻醉学、免疫学、分子生物学的不断发展及外科技术的日臻成熟，肝癌治疗取得了长足的进步，发展出外科手术、药物治疗、放射治疗及局部治疗等多种治疗方法，且不同的方法可以联合或序贯应用。现在，无论在国外还是国内，肝癌的治疗均由过去的单一治疗模式转变为以外科手术为主的综合治疗模式，治疗的对象也扩大到复发转移的肝癌患者。

1. 手术治疗　到目前为止，手术切除肿瘤仍是公认的治疗肝癌的首选方法。国内上海和武汉等几个大的肝癌治疗和研究中心的大宗病例统计结果显示，肝癌外科切除疗效远好于其他治疗方法。经过一个世纪的发展，当前手术治疗具有以下特点：

（1）强调肝癌的早期切除：无论在国外还是国内，小肝癌是手术治疗最主要的适应证，其治疗效果亦是所有肝癌人群和所有治疗方法中最佳者。世界范围内，小于 5cm 的肝癌其 5 年生存率基本都达到 50% 左右，国内吴孟超一组病例达到 79.8%，小于 3cm 的肝癌 5 年生存率甚至达到 88%。

（2）肝脏手术无禁区：任何部位的肝癌均可手术切除。1987 年至今，武汉同济医院已施行 1 ~ 8 段的肝段或联合肝段切除逾万例，手术死亡率亦降

至极低水平（<1%）。随着对肝脏分段解剖的精确认识，术前影像学对肿瘤的准确定位或术中 B 超引导，术中肝门阻断时限观念的改变更以及外科手术技巧的日臻娴熟，肝脏手术已无禁区。过去认为是手术禁区的尾状叶肿瘤和肝中叶肿瘤切除均可安全施行，甚至包括有报道切除巨大的尾状叶肿瘤（>10cm）21 例，均获成功。

（3）肝癌的非规则性切除：以非规则性肝部分切除代替规则性肝部分切除，是合并肝硬化的小肝癌提高切除率、降低手术死亡率和提高生存率的关键。上海汤钊猷等提供的资料表明，小肝癌非规则性肝部分切除的切除率达 92.4%，手术死亡率仅 1.7%，5 年生存率为 63.8%。与其 10 年生存率比较，小肝癌非规则性肝部分切除组为 51.5%，而规则性肝部分切除组仅 39.6%。这些数据都表明，以非规则性肝部分切除代替规则性肝部分切除术是合理的，目前这一点亦得到西方国家的认可。

（4）原发性肝癌的二期切除：虽然肝癌诊断和手术技巧的进步使肝癌切除率明显增加，但就全部肝癌患者而言，其切除率不足 10%。而其他各项治疗方法（放疗、药疗、局部治疗等）虽可延长患者的生存期，但获得根治者仍很少。随着肝癌综合治疗和局部治疗的进步，加上肿瘤外科生物学概念的更新，使不能切除肝癌缩小后再切除成为可能。这方面，国内汤钊猷等做了一系列的研究工作，采用多种方法（TACE、肝动脉结扎、肝动脉栓塞、局部治疗等）缩小肿瘤后二期切除，获得了与小肝癌根治性切除相媲美的疗效。其数据显示，手术证实不能切除肝癌的缩小后切除（n=108），其 5 年生存率与小肝癌切除（n=963）相比，分别为 64.7% 和 65.1%。TACE 治疗缩小后切除（n=85），其 5 年生存率亦达 49.8%。不可切除肿瘤"缩小后再切除"为许多不能切除肝癌病例提供了新的治疗方法，极大地改善了预后，在肝癌的治疗中具有重要的意义。

（5）肝癌复发的再手术：肝癌切除后 5 年复发率可达 72.3%，小肝癌的 5 年复发率亦有 34.5%，其中 2 年内复发者占全部复发总数的 3/4。对于肝癌术后复发转移的病例，以往多采取消极的态度。近年来，对肝癌复发转移基础的研究及复发转移早期诊断水平的提高，为复发转移病例的再手术治疗奠定了理论和临床基础。文献报道，小肝癌术后复发转移再手术 5 年生存率和 TACE 相比，达到 65.1% ~ 92% 对 13% ~ 22.5%。再手术治疗相比于其他治疗方法具有最好的疗效，有可能使患者获得再一次根治的希望。

（6）复杂情况下的肝癌切除术：巨大肝癌（>10cm）、肝癌合并门静脉癌栓、肝癌合并胆道癌栓、肝癌合并下腔静脉癌栓等，均是肿瘤进入中晚期的标志，亦是以往手术治疗的禁忌证。近年来，我国的外科专家在手术治疗这部分患者方面做了大量的探索。武汉同济医院自20世纪80年代末期以来，开展巨大肝癌肝切除1000余例，证实了巨大肝癌肝切除的安全性和有效性；对于合并门静脉、胆道、下腔静脉癌栓的病例，各地均有肝癌切除同时行门静脉、胆道和下腔静脉取栓后长期存活的报道。此外，我国肝癌患者绝大部分都有肝硬化背景特点，许多都有门脉高压、脾功能亢进的表现。研究表明，对这部分病例，在切除肝癌的同时行脾切除术，可以促进T细胞亚群和Th细胞恢复平衡，白细胞和血小板计数恢复正常，术后并发症无明显增加，而术后5年无瘤生存率明显提高，并可能降低门脉高压出血的危险。

（7）不能切除肝癌的手术治疗：在手术探查的肝癌病例中，有相当的比例是无法手术切除的。对于这一部分病例，早期多采用术中肝动脉结扎、术中经肝动脉、门静脉化疗和经肝动脉栓塞化疗等，后来又发展了术中冷冻、微波、射频治疗及无水乙醇瘤内注射等方法。这些非切除的姑息性外科治疗将外科手术与其他治疗方法相结合，为肝癌的治疗提供了新的途径，并逐渐显出其在肝癌治疗中的作用。非切除的姑息性手术治疗适合那些肿瘤巨大、无法切除的病例，或是由于肝功能差、切除肿瘤后残肝难以代偿的病例。特别是对于那些肝硬化严重，肝脏代偿功能不足，但肿瘤本身并不大的患者，术中采用合适的局部治疗（微波、射频、冷冻、无水乙醇注射等），甚至可以达到根治的效果。对于那些肿瘤巨大、无法切除的病例，也可作为巨大肿瘤缩小的办法，为以后二期切除创造条件。

（8）腹腔镜在肝癌治疗中的应用：微创是当今外科学发展的方向。腹腔镜手术具有局部创伤小、全身反应轻、术后恢复快等优势。自从1991年美国妇产科Reich教授最先报道腹腔镜下肝良性肿瘤切除术以来，腹腔镜技术在肝脏疾病中的应用日渐广泛。腹腔镜下复杂肝癌切除手术的报道也越来越多。腹腔镜肝切除术可以在全腹腔镜下完成，也可以是手助腹腔镜下完成和以腹腔镜辅助下完成。现在还可在机器人手术系统下进行肝切除，其具有三维立体图像、手术视野放大倍数高、成像清晰等优点。但是由于其价格昂贵，性价比不高，目前难以普及。为进一步促进和规范腹腔镜在肝脏外科的应用，中华医学会外科学分会肝脏学组2013年制订了《腹腔镜肝切除专家共识与手术操作指南》，以供广大的学习者参考。

（9）肝移植在肝癌治疗中的作用：肝移植在肝癌治疗中的地位一直备受争议，但在世界范围内，特别是在我国，肝癌仍是肝移植最主要的适应证。理论上，肝移植不仅切除了肝癌病灶，还切除了肝癌发生的"土壤"——肝硬化，应是最有效的治疗肝癌的手段。目前，国际上较为常用的肝癌肝移植选择标准仍是Milan标准和UCSF标准，其5年无瘤存活率分别达93.8%和88.5%，符合Milan标准的10年总体生存率甚至超过70%。虽然一直以来都存在扩大Milan标准的呼声，但在供肝严重短缺的情况下，扩大标准并不能为大多数等待肝移植的患者带来好处。在肝移植治疗肝癌的问题上，小肝癌（≤5cm的肝癌）的治疗策略虽仍有争议，但已达成共识的是：对于伴有严重肝硬化肝功能Child-Pugh C级的小肝癌，肝移植是唯一的也是最理想的治疗选择。肝癌患者在等待肝移植时，当预计供肝等待时间>6个月，应考虑应用各种过渡性治疗措施，如PEI、RFA及TACE等，以控制肿瘤生长。

2. 药物治疗　就抗肿瘤药物而言，肝癌对化疗的敏感性较差，加之常伴有肝硬化和慢性肝炎背景，患者对化疗的耐受性较差。迄今尚无统一成熟的化疗方案。近年来，肝癌的化疗无论在药理作用的基础研究、新药的临床试验、治疗途径的合理选择及综合治疗等方面均有新的进展，为以后肝癌的药物治疗带来新的希望。当前药物治疗肝癌主要通过两个途径：一是通过介入或手术方法，经肝动脉、门静脉给药可称为局部化疗；第二种途径就是通过口服或外周静脉途径给药，也就是传统的、全身性的、系统性的化疗。

（1）局部化疗：这是通过介入或手术方法，经肝动脉、门静脉给药。如经肝动脉、门静脉置管化疗或经肝动脉栓塞化疗（TACE）等，其中TACE已成为不可切除肝癌首选的治疗方法。这类化疗方法可以使化疗药物在第一时间到达肝肿瘤，并在肿瘤局部形成药物的高浓度，又降低了全身不良反应、提高了患者对药物的耐受性，成为当今临床上最常用和最有效的化疗方法。这些化疗方法常用的药物主要有氟尿嘧啶、顺铂、阿霉素、丝裂霉素等。这种药物治疗方法和传统的全身性、系统性化疗不同，是当今肝癌各种治疗方法相互联合形成的综合治疗，临床上常由外科医师、放射科医师实施，故常被当作外科治疗或局部治疗的一种。

（2）系统化疗：这主要通过口服或静脉给药，是传统意义上的药物治疗。影响肝癌系统性化疗疗效的因素主要有两点，一是肝癌存在着原发性耐药；二是绝大多数的肝癌发生在已存在肝脏疾病的基础上，肝功能已有损害。

系统性化疗最常用的药物是阿霉素，有随机对照临床试验表明，在 60 例晚期肝癌患者中，应用阿霉素和安慰剂相比，其生存期明显延长（10.6 周 vs. 7.5 周）。但阿霉素组有 25% 致死性的不良反应，而且其生存时间仅仅延长几周。米托蒽醌是目前被美国药品食品管理局（FDA）唯一批准的用以肝癌全身性治疗的药物。研究报道以米托蒽醌和多柔比星为基础的联合化疗方案对肝癌的缓解率达 10%~25%，疗效部分得到病理证实。其他抗肿瘤药物如蒽环类、氟尿嘧啶类、铂类、喜树碱类、吉西他滨、紫杉醇等都被用于肝癌的化疗研究，但这些研究大多处于实验室及临床试验阶段，而且缺乏多中心的随机对照临床试验证实其疗效。

总之，肝癌的化疗虽不及手术及其他局部治疗等能达到肿瘤消除及控制的立即效果，但除极少数早期小肝癌手术切除或肝移植可获得根治性效果外，任何手术或局部治疗均难以控制肿瘤的全身播散和复发。因此在积极进行局部杀伤性治疗的同时，要警惕肿瘤转移复发的潜在危险。化疗仍可作为肝癌综合治疗的一种方法，但需进一步探索肝癌的多药耐药机制，寻找有效且副作用小的化疗药物。

（3）分子靶向治疗：分子靶向治疗是针对肿瘤的特异性分子靶点设计的抗肿瘤治疗，具有特异性强、疗效确切、对正常组织损伤较小等优点。2007年 6 月，第 43 届美国临床肿瘤学会（ASCO）年会发表了一项多中心随机安慰剂对照 III 期临床研究（SHARP 研究），研究显示：相对于安慰剂组，多种激酶的抑制剂索拉非尼可以显著延长晚期肝癌患者生存时间达 44%（46 周对 34 周），其通过抑制肿瘤细胞增殖和新血管生成，起到双重抗肿瘤的作用。索拉非尼也成为 FDA 批准的第一个可以延长晚期肝癌患者生存期的全身性治疗药物，也已作为晚期肝癌一线治疗的首选药物，写入国内外各种版本的肝癌治疗指南。

3. 放射治疗 肝癌具有一定的放射敏感性，肝脏也具有一定的放射耐受性。放疗曾作为不可切除肝癌首选的治疗方法，近年来随着局部治疗的兴起，其地位被 TACE 和 PEI 所取代。肝癌的放疗包括外照射治疗和内照射治疗。近年来，由于放射治疗和计算机及其他治疗方式的相互结合，放射治疗在肝癌治疗中又有了新的进展。

（1）外放射：传统的肝癌外放射治疗主要是全肝放射，由于其疗效差、并发症多而渐被弃用。近年来，在肝脏外放射治疗上最主要的进展就是三维适形放疗（3DCRT）的出现。三维适形放疗主要是将放疗技术与计算机相结合，通过用 CT、MRI 诊断定位，应用三维立体计划和特制模块、多叶光栅等特殊技术，使高剂量辐射在空间分布上与肿瘤的大小和形状的外轮廓相适应，让肿瘤接受致死性剂量照射，同时最大限度地减少周围正常组织的照射剂量。这一新技术的临床应用，对手术不能切除、采用常规放疗效果不佳的中晚期肝癌，不仅可提高疗效，减少放射损伤，还可大大缩短放疗时间。3DCRT 技术提高了肝癌的放射剂量，使肿瘤的局部控制改善，从而使生存率有明显提高，已有临床报告的中位生存期在 7~17 个月，3 年生存率 15%~33%，这个疗效已经大大超过预期的生存率。

立体定向适形放射治疗系统是新近发展的放射治疗新技术。其基本构造由三大部分组成：①立体定向系统；②三维治疗计划系统；③直线加速器及准直器系统。若照射野的形状与病变的投影形状一致，且每个照射野内诸点的输出剂量率能按要求的方式进行调整（束流调节），这样的三维适形放疗被称为三维调强放疗（IMRI），是目前世界上正在开发的最高技术档次的外照射技术。现在临床上的颅脑 X 刀、γ 刀、头体部光子刀都是利用当今世界最先进的放疗技术之一——立体定向适形放疗技术而产生的。

最近，由于同步加速器的小型化，加上电脑技术的进步，使 1954 年即已用于临床的"质子放疗"有了推广的可能。质子放疗的设施昂贵，投入高达几千万美元，但质子放疗适合大肿瘤，有利保护正常组织，疗效更好。常规放疗的最高剂量通常在表面，而质子放疗其最高剂量在肿瘤的内部，从而有助于加大肿瘤的剂量，对正常组织的损伤可明显降低。

（2）放射性核素内照射疗法：一般系指用某种放射性核素来治疗肝癌的一种方法。早在 20 世纪 50 年代，就已经有肝癌内放射治疗的报道。内放射多将含 β 射线的放射性核素标志物输注到肿瘤内部。由于 β 射线在组织内射程短，吸收剂量随距离的增大而迅速降低。因此，内照射疗法可使肿瘤组织获得较大吸收剂量，正常肝组织则较少，从而避免引起放射性肝炎等副作用。

内放射治疗一般通过经肝动脉、门静脉、组织间质等途径进行。常用放射性核素制剂有^{131}I-碘化油、^{90}锶-玻璃微球等。有报道使用锶玻璃微球治疗17例肝癌的平均生存期为19.5个月。随机分组试验认为，^{131}I标记碘化油比单纯用碘化油的TACE效果好，3年生存率分别为14%和3%。近年，利用抗原-抗体反应，将一定量的放射性核素标上抗铁蛋白抗体、抗癌胚抗原抗体或抗甲胎蛋白抗体等，即所谓的放射性核素导向治疗，也称为放射免疫治疗。

随着微创治疗技术的提高，放射性核素粒子组织间植入治疗恶性肿瘤已逐渐在临床推广应用。近年来有学者将^{125}I放射性粒子用于肝癌的治疗，取得了良好的疗效。

除了上述放射方法进展外，近年来许多研究还着眼于放疗与其他治疗方法的结合、放射保护剂及放射增敏剂的研究，并取得了一定的成果。

4. **局部非手术治疗** 肝癌的局部治疗主要包括TACE、PEI、经皮微波治疗、经皮射频治疗、经皮氩氦刀冷冻治疗、经皮高功率聚焦超声治疗等。广义的局部治疗还包括非切除的姑息性手术治疗（见前）等，此处主要介绍非手术途径的局部治疗。肝癌的局部治疗主要是在20世纪70年代以后发展起来的，已取代放射治疗成为不可切除肝癌首选的治疗方法。

（1）经导管肝动脉化疗栓塞（TACE）：TACE是当前多数不能切除肝癌的首选疗法。目前其适应证主要是不能切除的肝癌（如肿瘤巨大、多结节、累及左右肝或较大的肝门部肿瘤）、非晚期肝癌（无明显黄疸、腹水或远处转移）而肝功能尚好者（Child A级或部分B级）。有门静脉主干癌栓者要慎重，但并非绝对禁忌。对肝癌破裂出血而估计手术无法切除者，TACE不失为合适的治疗方法。如严格掌握指征，多数患者经TACE后症状缓解，原AFP异常者多可下降。少部分患者肿瘤缩小还可获得二期手术切除的机会。其5年生存率为7%～10%。文献中报道TACE的并发症有：急性肝功能衰竭（2.1%），肝癌结节破裂（1.5%），肝脓肿（1.1%）。

（2）经皮瘤内无水乙醇注射（PEI）：过去认为PEI只适于小的肝癌（<3cm），近年认为PEI对较大的肝癌也有效。其治疗主要针对肝硬化比较严重或患者因其他原因不能耐受手术者。PEI的5年生存率：单个小于5cm，Child A级者47%，Child B级者29%，Child C级者为0；多结节者Child A级为36%。对于大肝癌，其4年生存率，单结节5～8.5cm者44%，多结节者18%，晚期肝癌伴门脉癌栓或Child C级肝硬化者为0。文献报道PEI可引起针道种植（4/348）。

（3）经皮微波治疗：经皮微波治疗是近年来局部治疗的热点之一，具有热效率高、操作相对简单、安全可靠、凝固性坏死范围稳定、疗效好等特点。特别适合于手术后复发、病灶小且多发及病灶近肝门部的肿瘤患者，也适合手术切除有困难、肝功能条件较差、年老体弱的患者和PEI、TACE要多次治疗的患者。相对于PEI来说，其5年生存率为78%对35%。同射频消融相比，其治疗成本低，更适合基层医院使用。

（4）经皮射频治疗：射频技术应用于手术无法切除的肝癌及转移性肝癌。Rossi于1995年报道了经皮毁损治疗小肝癌取得成功，1996年又报道治疗肝脏肿瘤50例，其中原发肝癌39例（41个肿瘤），平均直径2.2cm，转移肿瘤11例（13个肿瘤），术后平均生存时间44个月，1年生存率为94%，2年生存率为86%，3年生存率为68%，5年生存率为40%，与手术切除效果相仿，提示射频治疗对小肝癌可起到替代手术的作用。Cutely等于1999年报道射频治疗无法手术切除肿瘤者123例，共169个肿瘤（直径0.5～12cm，平均3.4cm），治疗后行影像学检查显示所有治疗的病灶坏死，术后平均随访时间为15个月，169个治疗病灶中有3个（1.8%）于原处复发，34名患者（27.6%）于其他部位出现转移灶，显示出射频治疗对没有手术切除指征的患者治疗的安全性及有效性。射频治疗相对于其他治疗手段并发症较少，主要为肝脓肿、术后出血、灼伤、肝功能衰竭等。

（5）经皮氩氦刀冷冻治疗：氩氦刀技术是低温冷冻技术的一种，通过使插入肿瘤的冷冻探针温度迅速下降到-140℃然后复温来破坏肿瘤组织。经皮冷冻治疗的适应证与射频和微波相同。应用时，根据肿瘤体积大小选用不同型号冷冻探针，通常使用的探针直径为2mm、3mm、5mm、8mm，可分别产生最大直径范围为2～3cm、5～6cm、7～8cm、9～10cm的冷冻消融靶区。冷冻完成后，应经穿刺道填入止血物行局部压迫止血。氩氦刀冷冻还具其独特的优点，即被其冻死的肿瘤细胞可以刺激宿主免疫系统产生细胞免疫和体液免疫反应，提高抗肿瘤的能力。现有文献资料表明，单独行经皮氩氦刀冷冻治疗或与其他治疗方法联合应用治疗肝癌，是一种安全、有效、微创的方法。

（6）经皮高功率聚焦超声治疗（HIFU）：HIFU治疗肝癌属于一种全新的无创治疗方式，但属于热治疗的范畴，通过聚焦超声将能量聚集后透过皮肤、组织会聚于一点而对瘤体进行高温烧灼，使肿瘤细胞在高温高热下发生凝固性坏死。与其他物理微创治疗肿瘤的方法比较，HIFU具有无创性的特点，不需要手术暴露或穿刺介导。同时HIFU能进行实时治疗，根据治疗过程中超声图像的改变调整治疗剂量和治疗角度。但此法不适合大肝癌的治疗，在临床上应用范围并不广。

三、展望

过去的一个世纪是肝癌诊治水平迅速发展的一个世纪。许多新技术、新仪器的应用使肝癌诊治的格局发生了彻底的改变。诊断上已发展至对亚临床肝癌的早期诊断，对治疗后复发转移的监测和早期诊断。治疗上更是使肝癌由"不治之症"，变成"部分可根治之症"，即使出现复发转移，也有可能获得二次根治的机会。但是，我们仍然应该看到，相对于其他肿瘤来说，肝癌的预后还很差。诊断肝癌的患者中不到10%能获得根治切除的机会，而根治切除的病例中有绝大多数都会在短期内出现复发和转移。这表明摆在我们面前的任务仍然是十分艰巨的，需要我们在诊断和治疗方面寻找新的突破口。

1. **加强对肝癌基础方面的研究** 回顾历史，肝癌病因、诊断与治疗的进步，几乎无一不与基础研究的进步相关。如要进一步提高肝癌的治疗效果，就必须加强基础理论研究，从根本上防止癌肿的发生和阻断肿瘤转移的途径。肝癌癌基因和抑癌基因的研究、肝癌转移基因和转移抑制基因的研究，最终会阐明肝癌发生、发展、复发、转移的机制。某些细胞因子如血管内皮生长因子、白细胞介素、肿瘤坏死因子等研究，可能对肿瘤的诊断和治疗提供新的途径。各种因素对肝脏细胞分化、增殖的影响将可能揭示环境、理化或生物因素在肝癌发生、发展中的作用。对机体免疫状态的研究可能揭示肝癌细胞免疫逃逸的机制，也需要引起我们的重视。基础研究一旦有突破性进展，将会引起肝癌诊治方面质的飞跃。

2. **寻找新的肿瘤标志物** 不仅要寻找和肝癌早期诊断有关的肿瘤标志物，还应该寻找和肝癌预后、肝癌复发转移有关的肿瘤标志物。

3. **发展新的影像学检查仪器和技术** 新的影像学仪器和技术不仅能更早的发现肝癌，还能更早的发现肝癌的复发。不仅能发现更小的占位，还可以对占位进行定性鉴别。不仅有诊断作用，还能在治疗上对采取的治疗方法做出指导。

4. **各种诊断方法的综合运用** 在新的肿瘤标志物和新影像学技术、仪器未出现前，如何利用现有的诊断方法进行联合检查，以最终提高对肝癌诊断的灵敏性和特异性。

5. **探索新的治疗方法** 新的药物治疗，特别是针对肿瘤发生、发展、复发、转移的生物制剂，将是以后药物治疗的主要研究方向。未来放射治疗的发展方向是进一步综合利用放射治疗的先进设备和技术，在肿瘤治疗上实现高精度、高剂量、高疗效和低损伤（三高一低）的现代放疗。如何解决局部治疗的不完全性，也是下一步需要研究的课题。

6. **各种治疗方法的综合应用和序贯使用** 提高对肝癌的综合疗效，并有可能产生新的治疗方法。

7. **微创技术在肝癌中的应用** 微创是当今外科发展的方向，对外科手术产生了革命性的影响。目前的问题是如何合理地选择各种微创技术的适应证；发展适合肝脏的微创器械；深入研究肝脏微创所产生的病理生理效应；如何最大限度发挥其治疗作用，且最大限度降低并发症发生率。

8. **循证医学在肝癌诊治中的应用** 肝癌的预后差、诊治方法多样，许多方面还有争议，需要我们利用循证医学证据去寻找对患者最有利的诊治方式。

（陈孝平）

第三节 肝癌肝移植的适应证与疗效评价

原发性肝癌是最常见的恶性肿瘤之一。我国的发病率约为欧美国家的10倍，每年新增病例约34.4万，占全球新增病例的55%。肝癌早期诊断率低，预后差，死亡率居我国癌症死亡率的第二位。许多患者伴有肝硬化，手术切除率低，复发率高。随着肿瘤生物学的进展和肝移植疗效的提高，肝移植已经成为治疗肝癌的有效方法。理论上说，肝移植去除全部病肝、治愈了肝硬化，尤其适用于肝硬化失代偿期的小肝癌。近年来，肝癌肝移植在我国蓬勃发展，据中国肝移植注册网（CLTR）统计，到2011年12月，肝癌肝移植占登记肝移植总数的42.5%。肝癌肝移植在欧美国家的比例也有升高趋势，根据美国器官移植受者科学登记系统（SRTR）

2011年度报道,恶性肿瘤占当年肝移植总数的比例从2001年的4.2%上升到了20.9%。但不加选择地开展肝癌肝移植,也带来了手术风险大、术后肿瘤复发率高的问题。

一、肝癌肝移植的历史与现状

自1963年美国Starzl教授施行首例肝癌肝移植以来,肝移植治疗原发性肝癌已有50年的历史,但围绕着肝癌是否适宜采用肝移植治疗这一问题仍有较多争议。肝移植发展的早期阶段,肝癌患者占肝移植手术的1/3,美国最早的6例肝移植受体中有5例为原发性肝癌。理论上讲,肝移植与肝切除手术相比有以下几点优势:①肝癌患者往往肝脏储备功能不良或已处于失代偿状态,肝部分切除术常常不能彻底有效地切除肿瘤;②肝癌有多中心生长的特性,切除全部病变肝脏更有助于彻底地清除肿瘤和减少复发;③80%的肝癌合并肝硬化,而肝硬化被认为是肿瘤复发的一个危险因素,因而从这个意义上说肝移植可以更有效地阻止肿瘤转移;④肿瘤切除无助于肝硬化的治疗,只有肝移植能够切除肿瘤,同时也治愈了肝硬化;⑤相比其他终末期肝病患者,肝癌患者的全身情况相对好,移植后手术并发症少,可获得良好的近期疗效。但肝移植并不能清除患者肝脏以外可能残存的肿瘤细胞,并且免疫抑制剂能加速肿瘤生长。在肝癌肝移植开展的早期,由于选择肝癌肝移植的受者多是晚期肝癌,90%的患者在移植术后2年内出现肝癌复发,患者的5年存活率低于30%~40%,不到良性终末期肝硬化患者的一半,疗效令人失望。在供肝来源较紧张的情况下,将有限的供肝移植给疗效不佳的肝癌患者,其合理性受到质疑。因此,肝癌一度被认为是肝移植的禁忌证或相对禁忌证。欧美等国家肝癌所占肝移植受体比例曾下降至3%~8%。

伴随着肿瘤生物学行为研究的不断深化,人们逐渐认识到可能导致肝癌复发的危险因素,这些因素包括:肿瘤直径>5cm、数量>3个、多叶病变、大血管侵犯、病理证实的微血管浸润、周围淋巴结转移、肿瘤无包膜、肿瘤分化程度低等。小肝癌、意外癌(术中或术后病理发现)的肝移植效果和良性肝病肝移植相同。制定合理的肝癌肝移植入选标准,选择合并肝硬化且未出现血管侵犯和肝外转移的小肝癌,排除已有转移或术后短期内转移的患者,使移植术后的肿瘤复发率大大降低。同时,移植手术技术的进步和围术期管理的完善使合并肝硬化的肝癌受者围术期的死亡率已降至10%以下,与肝部分切除术的2%~15%相近。因此,在严格掌握适应证的前提下,结合围术期辅助治疗,肝癌肝移植后的长期无瘤生存率高于肝部分切除术,且长期存活的肝移植患者生活质量优于肝部分切除术患者,原发性肝癌仍然是肝移植的适应证之一。

肝移植是肝硬化基础上小肝癌(≤5cm)的最佳治疗方法,术后5年生存率为75%,其疗效优于肝切除。对肝功能良好的肝硬化肝癌患者,是选择肝移植还是选择肝切除尚无统一意见,欧美国家倾向于首选肝移植。Adam等回顾性分析了198例肝硬化基础上小肝癌接受肝切除或肝移植疗效的差异,肝移植组有更多的患者肝功能Child B或C级,肿瘤数目更多,但肝移植组的肿瘤复发率明显低于肝切除组,分别为10%和62%,肝移植组的无瘤生存率和累积生存率明显高于肝切除组,分别为72%、75%和20%、52%,即使纳入那些因肿瘤进展而最终没有实施肝移植的患者,总体预后也较肝切除组为好。另外,肝切除后肝癌复发患者符合肝移植条件的比率仅为25%,大多数患者丧失了肝移植的机会。符合肝移植条件直接接受肝移植治疗的肝癌患者(一期肝移植),5年生存率显著高于肝切除后复发再行肝移植的患者(二期肝移植,也被称为补救性肝移植),因此,对于肝功能Child A级的小肝癌患者,即使肿瘤可以切除的也应当接受肝移植治疗。但随着相关的研究增多,有人提出相反的研究结论,认为二期肝移植的手术并发症发生率虽高于一期肝移植,但患者的生存率并没有降低,最近的meta分析也支持这个结论。最近的一项前瞻性研究比较了肝移植或肝切除治疗肝硬化基础上单发小肝癌(≤5cm)的长期预后,如果肿瘤直径≤2cm,肝移植和肝切除的5年和10年生存率没有差别,分别为55%、50%和62%、50%。对于肿瘤直径≤2cm的单发小肝癌,肝切除后复发行二期肝移植,移植术后的肿瘤复发率为0,但>2cm的肿瘤肝切除术后复发,即使符合移植条件实施了二期肝移植,移植术后肿瘤复发率也高达40%。说明二期肝移植的疗效与肝切除术前的肿瘤大小有关。就目前而言,此类患者究竟该如何抉择治疗方案,尚缺乏足够的前瞻性随机对照研究结论作为指导,在临床工作中应结合患者的治疗意愿、经济状况、治疗依从性以及供肝等待时间等多方面的情况做出选择。我国肝癌患者众多,供肝短缺问题严重,对于可切除的肝癌先实施肝切除,在出现肝癌复发或肝衰竭时再行二期肝移植不失为一种合理的选择。根据我国CLTR 2011年度报告,二期肝移植和有症状肝癌一期肝移植受者术后 5 年累积生存率分别为 47.5% 和 46.9%，无瘤生存率分别为 40.4% 和 42.2%，两者无差异。

受体选择的转变使肝癌肝移植的疗效发生了巨大的变化。美国 1987～1991 年、1992～1996 年和 1997～2001 年肝癌肝移植的 5 年生存率由 25% 上升到 46% 和 61%，欧美大部分移植中心又开始接受肝癌受体。根据我国 CLTR 2011 年度报告，我国肝癌肝移植术后 1 年、3 年、5 年的肝癌复发率分别为 19.3%、29.5% 和 33.7%，受者 1 年、3 年、5 年的累积生存率分别为 76.8%、57.0%、49.8%。

二、肝癌肝移植的适应证

在准确判断肝癌肝移植预后的标准出现以前，各个移植中心根据现有的临床资料，总结了各自的肝癌肝移植适应证标准，目的在于在有限供体的前提下，选择合适的肝癌患者，使治疗效果达到或接近良性肝病肝移植的预后，即预期 5 年生存率达70%。目前，得到国际上广泛认同和应用最广泛的是 Milan 标准。

（一）Milan 标准

即单个肿瘤直径不超过 5cm，或病灶不超过 3 个，最大直径不超过 3cm，无血管及淋巴结侵犯，无肝外转移灶。Mazzaferro 报道符合这一标准的患者术后 5 年生存率超过 70%。迄今为止，Milan 标准仍是最为广泛接受的肝癌肝移植适应证标准，符合 Milan 标准的肝癌肝移植术后无瘤生存率明显高于肝切除，可获得与良性肝病肝移植同样满意的术后生存率和生活质量。但其对于肿瘤大小的限制过于严格，按照这一标准，大量患者都不能接受肝移植，失去治疗的机会。另外，即使是符合 Milan 标准的肝癌，肝移植术后仍有 8%～15% 的复发率。因此，Milan 标准在临床应用和判断预后方面仍有局限。

（二）Pittsburgh 标准

2000 年美国肝脏肿瘤研究组（American Liver Tumor Study Group）提出改良 TNM 分期，也称为 Pittsburgh 标准，根据血管侵犯、肝叶分布、肿瘤大小、淋巴结受累及远处转移情况将肝癌分为 Ⅰ、Ⅱ、ⅢA、ⅢB、ⅣA、ⅣB 共 6 期，Ⅰ～ⅢB 符合肝移植标准，而 ⅣA 和 ⅣB 则被排除在肝移植之外。Pittsburgh 标准结合了肿瘤 TNM 分期，但分期中涉及肝组织活检结果，临床实用性不高。

（三）UCSF 标准

美国加州大学旧金山分校（UCSF）Yao 等认为适当放宽 Milan 标准也不影响预后，他们提出的 UCSF 标准为：肿瘤无大血管侵犯，单个肿瘤直径不超过 6.5cm 或肿瘤数目不超过 3 个，最大直径不超过 4.5cm，总的肿瘤直径不超过 8cm。据统计符合此标准的患者肝移植术后 1 年及 5 年生存率分别为 90% 和 75.2%，而超出此标准的 1 年生存率只有 50%。Yao 等后来对 70 例肝癌肝移植患者按 Milan 标准、UCSF 标准以及 Pittsburgh 标准统计患者的生存率，发现超出 Milan 标准但符合 UCSF 标准的患者术后 2 年生存率仍高达 86%，不符合 UCSF 标准提示肿瘤分化程度低和微血管侵犯，符合 UCSF 标准和 Pittsburgh 标准的患者术后生存率相似。

（四）Up-to-Seven 标准

2009 年，Milan 标准的提出者 Mazzaferro 根据来自欧美国家 36 个移植中心的 1556 例肝癌肝移植患者资料，又提出 Up-to-Seven 标准，或称为新 Milan 标准，即肿瘤数目及最大肿瘤直径（cm）之和不超过 7，符合这一标准的肝癌患者 5 年生存率为 71.2%，与符合 Milan 标准的肝癌肝移植患者 5 年生存率（73.3%）基本接近。

（五）我国的标准

与欧美国家不同，我国的肝癌患者大多数合并肝炎肝硬化，有必要建立适合我国国情的适应证标准。但目前我国尚没有建立统一的入选标准，对受者的选择主要根据肿瘤因素和肝功能状况、经济社会因素以及供肝资源等综合考虑。随着肝移植的发展，我国已有多个移植中心在总结各自肝癌肝移植临床资料的基础上提出了自己的标准，包括杭州标准、上海复旦标准、华西标准和三亚共识等，对无大血管侵犯、淋巴结转移及肝外转移的要求已形成共识，但是对肿瘤大小和数目的要求有所不同。分析中山大学肝脏移植中心的资料认为：对于无血管侵犯、肿瘤直径不超过 5cm、合并肝硬化的小肝癌进行肝移植的疗效较好；部分直径>5cm 的大肝癌、手术无法切除者，如无明显血管侵犯（如门静脉主干或肝静脉癌栓等）和无肝外转移，在有供肝来源的情况下接受肝移植，辅以围术期治疗，仍可取得较好的姑息疗效，但对已经有明显的大血管侵犯或有肝外转移的病例则不宜行肝移植治疗。樊嘉教授等在分析了 2001 年至 2007 年 1078 例肝癌肝移植病例的基础上，提出了"上海复旦标准"，即单发肿瘤直径≤9cm，或多发肿瘤≤3 个且最大肿瘤直径≤5cm、全部肿瘤直径总和≤9cm，无大血管（包括门静脉主干及大分支、肝静脉、下腔静脉）侵犯、淋巴结转移及肝外转移。符合这一标准的肝癌肝移植病例,术后 5 年生存率及无瘤生存率分别达到 62.0% 及 54.6%,超出 Milan 标准但符合上海复旦标准的患者与符合 Milan 标准的患者有同样满意的术后生存率及无瘤生存率。2008 年,郑树森教授提出了"杭州标准",即肿瘤直径 ≤8cm,或肿瘤直径 >8cm 且术前血清甲胎蛋白(AFP)水平 ≤400ng/ml 及肿瘤组织学分级为高、中分化。符合 Milan 标准和超出 Milan 标准但符合杭州标准的患者预后没有明显差异。杭州标准针对我国肝癌患者多有乙型肝炎这一特殊的生物学特征,增加 AFP 和肿瘤组织学分级作为选择肝癌肝移植的依据之一,不仅扩大了适应证,更重要的是将肿瘤生物学特性引入肝移植受者的选择,这是杭州标准在国际上受到重视的重要原因。

（六）活体供肝肝移植（living-donor liver transplantation,LDLT）

活体供肝肝移植治疗原发性肝癌的受体选择还存在较大争议。活体肝移植缩短了等待肝移植的时间,供肝的质量优于尸体供肝,另外,从社会伦理角度讲,活体供肝非社会公共资源,活体肝移植手术为供受者双方的意愿。因此,有学者认为可适当扩大活体肝移植治疗原发性肝癌的指征,如韩国的 Asan 标准(最大肿瘤直径 ≤5cm,肿瘤数目 ≤6 个,无大血管侵犯)。但另一方面,肝再生过程促进了肿瘤的生长。活体肝移植,尤其是小肝移植物时,可能会促进肿瘤复发。活体肝移植需要考虑的一个重要问题是供者接受手术的风险和术后长期的生活质量。在扩大肝癌肝移植适应证但移植疗效有可能降低的情况下,供者却承受着肝切除的手术风险,为这类肝癌患者实施活体肝移植,伦理上会受到质疑。因此,为提高活体肝移植的疗效,提高社会公众对活体肝移植的信心,需要严格筛选肝癌患者。多数学者认为,应该在和尸体肝移植治疗肝癌疗效相近的情况下,选择合适的肝癌受者接受活体肝移植。

三、肝癌肝移植的手术方式

选择合理的术式对于确保移植手术的顺利进行和疗效极为重要,目前采用的成人肝移植术式主要为标准原位肝移植、背驮式肝移植(piggyback liver transplantation)及各种改良背驮式肝移植。由于背驮式肝移植常常切除病肝不够彻底,特别是位于尾状叶、靠近第二肝门或下腔静脉的肝癌,因而不适宜于所有肝癌受者。改良背驮式肝移植(附加腔静脉成形)需要切除肝后段下腔静脉的前壁,适用

于大多数的原发性肝癌,效果良好。体外静脉转流可以减少无肝期内脏及下肢淤血和血流动力学紊乱,有利于肾功能的保护并明显减少术中出血及输血,使术者操作从容,对提高手术成功率具有重要作用。但体外静脉转流有一定的并发症,如肝素化导致的凝血功能障碍,插管导致的血管、神经损伤、空气栓塞等。因而选择术式以及是否进行静脉转流应充分考虑患者的心肺情况、肾功能状态、肿瘤部位、门静脉高压程度、有无上腹部手术病史和设备技术条件等因素,综合分析,权衡利弊后再做决定。

即使符合 Milan 标准的患者,如果等待移植时间超过 12 个月,患者的移植等待退出率超过 25%。解决这一问题的有效办法是扩大供肝来源、缩短患者等待时间,包括利用边缘供肝、劈离式肝移植、LDLT、心脏死亡供体(DCD)肝移植、多米诺肝移植等,最常用的是 LDLT。LDLT 的供肝主要由亲属提供,不存在等待供肝的问题,降低了患者因供肝等待期间肿瘤进展、肝外转移、血管侵犯等失去移植机会的比例。但如前所述,LDLT 治疗原发性肝癌的适应证尚未达成统一意见,LDLT 是否会增加肝移植术后肝癌复发的风险仍有较大争议。对于符合 Milan 标准的肝癌,有研究认为活体肝移植的疗效与尸体肝移植比较无差异,但对于超出 Milan 标准的肝癌,活体肝移植的疗效低于尸体肝移植,5 年累积生存率分别为 42% 和 74%。最近的一项 meta 分析认为,LDLT 降低了术后无瘤生存率,但不影响累积生存率,但纳入的 12 项研究中,大多数为非随机对照的回顾性分析。另外,活体肝移植技术日趋成熟,手术效果已接近于尸体肝移植。2011 年中国肝癌肝移植年度科学报告显示,我国活体肝移植治疗肝癌总例数为 416 例,其疗效好于尸体肝移植,5 年无瘤生存率和累积生存率分别为 61.8% 和 67.8%,而尸体肝移植分别为 44.1% 和 49.0%,这可能与肝癌肝移植受者的选择以及供肝的质量等多种因素有关。我国肝移植数量快速增加,在供肝来源相对不足的情况下,LDLT 为肝癌患者接受肝移植提供了一个机会。但术后肝癌复发增加了 LDLT 所涉及伦理问题的复杂性,因此,需严格筛选肝癌患者接受活体肝移植。

DCD 供肝是拓展供肝来源的重要途径,近年来在我国发展迅速。DCD 供肝属于边缘性供肝的一种,热缺血时间普遍较长,术后原发性移植肝无功能、肝功能恢复延迟以及缺血性胆管炎等并发症的发生率增加。但最近的一项纳入 13 篇单中心文

献、619 例 DCD 肝移植的荟萃分析结果显示,DCD 的疗效并不低于脑死亡器官捐献肝移植,3 年生存率分别为 81.5% 和 78.9%。目前国内外学者对 DCD 供肝是否会影响肝癌复发的研究不多。一项来自加拿大的研究认为,DCD 供肝肝移植增加了肝癌复发的风险,且供肝热缺血时间>15 分钟和冷缺血时间>380 分钟的患者预后更差。但在供肝严重匮乏的现状下,为缩短等待手术时间,减少因肿瘤进展而失去移植机会,利用 DCD 供肝治疗合适的肝癌患者是值得研究的方向之一。

四、肝癌肝移植的围术期处理

和其他方法一样,肝癌肝移植面临的最主要问题仍然是肿瘤复发。在围术期采取措施,抑制肿瘤的复发转移,是肝癌肝移植的研究热点之一。肝癌复发的主要途径有:血源性扩散、淋巴源性扩散和肿瘤细胞种植。Yamanaka 等认为,移植术后肝癌复发与肝癌细胞早期经门静脉播散有关,手术中病肝切除前期和切肝期肿瘤细胞脱落入门静脉的发生率分别为 71% 和 57%,若肿瘤无包膜或在手术前已侵犯肝内血管则肿瘤细胞发生脱落的概率会更高。其次,手术中由于直接挤压引起肿瘤细胞腹腔种植或各种机械性因素导致肝癌细胞经淋巴道播散亦会引起肝癌复发,因此有效的围术期处理可能降低术后的复发率。其目的在于:①等待供肝期间,控制肿瘤生长;②治疗术前微小转移灶;③杀灭手术操作时可能逸出的癌细胞;④预防移植术后复发。常用方法有:术前的经肝动脉栓塞化疗(TACE)、射频消融(RFA)和无水酒精注射(PEI),术前、术中和术后的辅助治疗,免疫抑制药物的调整等。

(一)等待供肝期间的辅助治疗

等待期间辅助治疗的目的在于控制肿瘤生长,避免或减少患者在等待移植期间因肿瘤进展而失去肝移植的机会。常用的方法包括 TACE、RFA 和 PEI 等。TACE 具有局部化疗药物浓度高、全身副作用小、可使对侧肝发生代偿性增生等优点,比全身化疗和无栓塞的动脉内化疗更为有效。但 TACE 对肝外微转移灶无作用,也不能用于肝功能严重受损(Child C 级)和门静脉栓塞患者。RFA 可通过高温杀灭肿瘤细胞,使肿瘤周围血管凝固,阻断肿瘤血供。80% ~ 90% 直径 ≤5cm 的肝癌病灶在接受 RFA 治疗后达到完全坏死。PEI 是在 B 超或 CT 引导下用无水乙醇对病灶进行多点注射,损伤较小,对于直径<3cm 的肝癌疗效确切,但对直径>3cm 的肝癌疗效不佳。

目前对术前辅助治疗的必要性和有效性有不同的观点,对部分患者可能有较好疗效。但国内外对术前辅助治疗的患者选择、治疗手段的选择以及疗效评价的标准等都没有建立统一的指南和实施流程。对于符合 Milan 标准的肝癌,如短期内行肝移植,术前辅助治疗并没有提高患者生存率,因此价值不大。但如果预计等待移植时间超过 6 个月,术前辅助治疗可以延缓肿瘤进展。2010 年在瑞士苏黎世召开的肝癌肝移植国际共识会议上,参会专家认为等待移植期间的辅助治疗是有一定价值的,且认为各种局部治疗各有特色。对于美国联合器官共享网络(UNOS)T1 期(≤2cm)肝癌,无须辅助治疗;如为 T2 期(单发肿瘤直径 2 ~ 5cm;或多发肿瘤,每个肿瘤直径≤3cm)且等待时间可能超过 6 个月,专家建议对这些患者给予过渡性治疗,以预防等待期间因肿瘤进展而失去肝移植的机会。而对于进展期肿瘤则不推荐给予局部治疗,因为这些患者无论术前给予何种治疗,移植的效果都不佳。

目前尚无证据表明 TACE 还是消融哪种治疗更具有优势,但消融治疗可取得更高的完全坏死率。对于≤3cm 的小肝癌可选择射频消融,对于尾状叶的肿瘤可行腹腔镜下射频消融术;对于>3cm 或多发肿瘤,联合 TACE 和射频消融对延缓肿瘤进展可能更有效。一项来自德国的研究表明,消融、TACE 等局部治疗后肝癌坏死率≥50% 者,移植后 5 年生存率高达 96%,而肿瘤坏死率<50% 者仅为 21%。TACE 有损伤肝动脉内膜、诱发术后肝动脉血栓形成的可能,但 TACE 是否增加肝移植术后肝动脉血栓形成的发生率目前有不同的研究结果,这可能与 TACE 技术操作、肝移植术前和术中肝动脉评估以及血管吻合技术等因素有关。

(二)肝移植术后的辅助治疗

1. 辅助化疗 全身性辅助化疗的目的在于消灭手术遗留在肝脏以外的亚临床肿瘤细胞,以控制移植术后肝癌复发。尽管肝癌细胞的高度异质性使其对化疗药物不敏感,但由于手术已去除了整个病肝,肿瘤负荷过高导致对化疗药物耐药的因素已不复存在,为辅助性化疗的采用提供了机会。肝癌患者接受全身盲目单药化疗的有效率为 0 ~ 17%,联合化疗的有效率也仅为 0 ~ 28.5%。有研究报道传统的肝癌化疗药物有顺铂、丝裂霉素、阿霉素、氟尿嘧啶等的肿瘤敏感性皆低于 15%,而新型化疗药物如紫杉醇(泰素)、吉西他滨(健择)、伊立替康(开普拓)也不到 50%。同时全身化疗毒副作用较大,接受化疗的患者受益较少。由于还没有证据支持常规辅助化疗能降低肝移植术后肝癌复发,多数学者认为,预防性化疗的价值不大。通过体外肿瘤药敏试验(tumor chemosensitivity assay,TCA)甄选肝癌细胞相对敏感的化疗药物是克服耐药、提高疗效的途径之一。中山大学肝脏移植中心观察 21 例肝癌肝移植术后个体化化疗的临床有效率达 76.2%,个体化化疗的患者术后 6、12、18 和 24 个月的累积无瘤生存率分别是 90%、80%、80% 和 60%,高于未作化疗组的 67.3%、51.9%、40.0% 和 37.8%,提示个体化化疗有助于延迟肿瘤复发。目前,也有应用单克隆抗体靶向药物利卡汀(licartin)以及索拉非尼预防肝移植术后肝癌复发的临床试验,其价值仍需进一步观察。

2. **免疫抑制药物的调整** 肝移植术后免疫抑制剂的长期应用使机体的免疫力下降,对肿瘤的监视和抑制作用减弱,是肝癌复发的最主要原因之一。甚至有研究认为复发不是取决于是否符合 Milan 标准而是抗排斥药物的用量。为了减少术后肿瘤复发,临床上在预防排斥反应的同时,逐步减少免疫抑制剂特别是激素的用量,以达到抗排斥与减少复发的平衡。肝移植术后早期减少钙调磷酸酶抑制剂(CNI)暴露能显著降低肝癌复发。一组总结 219 例符合 Milan 标准的肝癌肝移植患者资料显示,不管肝移植术 1 个月以后的血药浓度如何,第 1 个月内高 CNI 血药浓度(平均他克莫司谷浓度 >10ng/ml 或环孢素 A 谷浓度 >300ng/ml)是肝癌复发的独立危险因子,5 年复发率从 14.7% 升高到 27.7%。对于如何撤用激素,以及撤用激素的安全性已有大量报道。总体来说,肝癌肝移植术后撤用激素后并不会增加排斥反应的发生率,但停用激素的时机应根据患者的移植肝功能、肿瘤分级和全身情况综合考虑而定。另外,已有移植中心尝试应用无激素的免疫抑制方案,研究结果提示这种无激素的免疫抑制方案并没有增加急性排斥反应的风险。需要指出的是,虽然对于早期撤除激素、延迟和降低 CNI 药物暴露已基本达成共识,但到目前为止,仍没有明确的证据支持何种免疫抑制方案对减少肝癌复发更有利。

3. **西罗莫司在肝癌肝移植中的应用** 西罗莫司(sirolimus)是一种新型免疫抑制剂,与 FK506 结构相似,均属大环内酯类抗生素。与 FK506 相比,西罗莫司免疫抑制效应稍低,目前尚未作为一线免疫抑制剂,无肾毒性和神经毒性,同时具有抗肿瘤特性。西罗莫司通过抗血管生成、促进抑制细胞周期进展蛋白的表达来减慢肿瘤的生长,通过上调 E-钙黏蛋白的表达,减少肿瘤细胞的转移。尽管西罗莫司是否增加急性排斥反应发生率、增加肝移植患者死亡率和移植物失功的风险有不同的研究结果,但西罗莫司具有抗肿瘤作用,在肝癌肝移植中的地位已受到重视,也为肝移植免疫抑制药物的研发开启了新的研究方向。回顾性研究结果发现,以西罗莫司为基础的免疫抑制方案可降低肝癌复发的风险。最近的一项 meta 分析表明,以西罗莫司为基础的免疫抑制方案不仅可以降低肝癌复发率、提高无瘤生存率和累积生存率,而且能降低与肝癌复发相关的死亡率。笔者所在中心的研究结果也显示西罗莫司能延长复发患者的带瘤生存时间。但还没有前瞻性研究支持这个结论。一项有 13 个国家、45 个移植中心参与的前瞻性 RCT 研究西罗莫司是否降低肝移植术后肝癌复发,结果将在 2014 年揭晓(NCT00355862)。作为一种免疫抑制药物,同时又具有抑制肿瘤生长的可能性,西罗莫司理所当然地成为肝癌肝移植的研究热点。如能将其成功应用于肝癌肝移植术后,有望解决免疫抑制治疗与肿瘤复发之间的矛盾。西罗莫司的衍生物依维莫司(everolimus)已被美国 FDA 批准用于肝移植术后免疫抑制治疗,主要用于肝癌复发或新发肿瘤以及肾功能不全的患者,肝癌肝移植患者是否受益目前尚不清楚。

五、肝移植术后肝癌复发的处理

大部分肝癌的复发在肝脏移植后 1~2 年内发生。其中 1/3 在 6 个月内发现,60% 在 1 年内发现,84% 发生在 2 年之内。肝移植术后短期内即发生肿瘤复发者比远期复发者的预后更差,这可能与肿瘤的生物学特性有关。复发的治疗措施包括手术切除、再次肝移植、栓塞化疗、化疗、射频治疗等,但移植术后的复发往往为多部位或多器官转移,治疗方案的选择非常困难,往往预后不良,复发后的中位生存时间仅 9 个月。近年来,随着 TACE 和 RFA 等局部治疗以及分子靶向治疗的进展,部分复发患者给予综合治疗后仍能获得较好的生活质量并延长了存活时间。因此,对于复发的患者仍应给予积极治疗,应根据复发的部位和患者的具体情况选择不同的治疗方案。

(一)手术治疗

小部分患者的肿瘤复发灶孤立,可考虑采取手术切除治疗。在一组 57 例的术后复发患者中,转移病灶(肝、肺、肾上腺、胸壁等部位)接受手术切除的患者移植后 5 年生存率仍有 47%,明显好于没有接受手术切除者。但在手术切除复发肿瘤之前,须仔细排除有无其他部位的转移病灶,局限于肝脏的肿瘤复发,如果为多个,难以手术切除,可考虑行再次肝移植术,但再次肝移植术后肝癌复发的风险仍很高。另外,由于供肝短缺,这类患者实施再次肝移植的疗效和伦理也受到质疑。

(二) 非手术治疗

TACE、PEI 和 RFA 可用于移植术后肝内肿瘤复发,但其合理性不能简单地从非移植病例的报道推断。PEI 和 RFA 可以用于移植术后肝内单个或数量较少且不适应切除术的复发病灶。由于移植术后肝动脉缺乏侧支循环,栓塞肝动脉主干的TACE 有一定的危险性,超选择性 TACE 相对安全。虽然这些方法在临床上普遍应用,但没有证据能够改善患者的预后。西罗莫司对延长肝移植术后肝癌复发患者的带瘤生存时间有一定价值。分子靶向治疗是近年来治疗肝癌的重要进展。已有多篇报道索拉非尼能不同程度地延长肝移植术后肿瘤复发患者的生存时间,对仅能采取支持治疗的晚期患者仍有可能获益。也有报道认为,联合西罗莫司和索拉非尼治疗肝移植术后肝癌复发也是安全有效的方法。

肝癌复发后进行全身化疗的有效率很低,在化疗的同时要考虑与免疫抑制剂合用引起的并发症。在没有有效治疗手段的情况下,可调整免疫抑制药物用量,采用多种姑息性治疗措施,改善患者生活质量,延长生存期。

(陈规划)

参 考 文 献

1. Adam R, Bhangui P, Vibert E, et al. Resection or transplantation for early hepatocellular carcinoma in a cirrhotic liver:does size define the best oncological strategy? Ann Surg,2012,256(6):883-891.

2. Adam R, Azoulay D, Castaing D, et al. Liver resection as a bridge to transplantation for hepatocellular carcinoma on cirrhosis:a reasonable strategy? Ann Surg, 2003, 238 (4):508-518;discussion 18-19.

3. Roayaie S, Schwartz JD, Sung MW, et al. Recurrence of hepatocellular carcinoma after liver transplant:patterns and prognosis. Liver Transpl,2004,10(4):534-540.

4. Sapisochin G, Castells L, Dopazo C, et al. Single HCC in cirrhotic patients:liver resection or liver transplantation? Long-term outcome according to an intention-to-treat basis. Ann Surg Oncol,2013,20(4):1194-1202.

5. Yoo HY, Patt CH, Geschwind JF, et al. The outcome of liver transplantation in patients with hepatocellular carcinoma in the United States between 1988 and 2001:5-year survival has improved significantly with time. J Clin Oncol,2003,21(23):4329-4335.

6. Mazzaferro V, Regalia E, Doci R, et al. Liver transplantation for the treatment of small hepatocellular carcinomas in patients with cirrhosis. N Engl J Med,1996,334(11):693-699.

7. Marsh JW, Dvorchik I, Bonham CA, et al. Is the pathologic TNM staging system for patients with hepatoma predictive of outcome? Cancer,2000,88(3):538-543.

8. Yao FY, Ferrell L, Bass NM, et al. Liver transplantation for hepatocellular carcinoma:expansion of the tumor size limits does not adversely impact survival. Hepatology, 2001,33(6):1394-1403.

9. Mazzaferro V, Llovet JM, Miceli R, et al. Predicting survival after liver transplantation in patients with hepatocellular carcinoma beyond the Milan criteria:a retrospective, exploratory analysis. Lancet Oncol,2009,10(1):35-43.

10. Lee SG, Hwang S, Moon DB, et al. Expanded indication criteria of living donor liver transplantation for hepatocellular carcinoma at one large-volume center. Liver Transpl,2008,14(7):935-945.

11. Kulik LM, Fisher RA, Rodrigo DR, et al. Outcomes of living and deceased donor liver transplant recipients with hepatocellular carcinoma:results of the A2ALL cohort. Am J Transplant,2012,12(11):2997-3007.

12. Bhangui P, Vibert E, Majno P, et al. Intention-to-treat analysis of liver transplantation for hepatocellular carcinoma:living versus deceased donor transplantation. Hepatology,2011;53(5):1570-1579.

13. Grant RC, Sandhu L, Dixon PR, et al. Living vs. deceased donor liver transplantation for hepatocellular carcinoma:a systematic review and meta-analysis. Clin Transplant,2013,27(1):140-147.

14. 程颖,张毅杰,李小庆,等. 心脏死亡供者供肝移植效果的荟萃分析. 中华器官移植杂志,2011,32(12):719-722.

15. Croome KP, Wall W, Chandok N, et al. Inferior survival in liver transplant recipients with hepatocellular carcinoma receiving donation after cardiac death liver allografts. Liver Transpl,2013,19(11):1214-1223.

16. Yamanaka N, Okamoto E, Fujihara S, et al. Do the tumor cells of hepatocellular carcinomas dislodge into the portal venous stream during hepatic resection? Cancer,1992,70(9):2263-2267.

17. Clavien PA, Lesurtel M, Bossuyt PM, et al. Recommendations for liver transplantation for hepatocellular carcinoma:an international consensus conference report. Lancet Oncol,2012,13(1):e11-22.

18. A K, U W, E M, et al. Extended postinterventional tumor necrosis-implication for outcome in liver transplant patients with advanced HCC. PLoS One, 2013, 8（1）: e53960.

19. Jia N, Liou I, Halldorson J, et al. Phase I adjuvant trial of sorafenib in patients with hepatocellular carcinoma after orthotopic liver transplantation. Anticancer Res, 2013, 33（6）:2797-2800.

20. Rodríguez-Perálvarez M, Tsochatzis E, Naveas MC, et al. Reduced Exposure to Calcineurin Inhibitors Early After Liver Transplantation Prevents Recurrence of Hepatocellular Carcinoma. J Hepatol, 2013, 59（6）:1193-1199.

21. Takada Y, Kaido T, Asonuma K, et al. Randomized, multicenter trial comparing tacrolimus plus mycophenolate mofetil to tacrolimus plus steroids in hepatitis C virus-positive recipients of living donor liver transplantation. Liver Transpl, 2013, 19（8）:896-906.

22. Maggs JR, Suddle AR, Aluvihare V, et al. Systematic review: the role of liver transplantation in the management of hepatocellular carcinoma. Aliment Pharmacol Ther, 2012, 35（10）:1113-1134.

23. Guba M, von Breitenbuch P, Steinbauer M, et al. Rapamycin inhibits primary and metastatic tumor growth by antiangiogenesis: involvement of vascular endothelial growth factor. Nat Med, 2002, 8（2）:128-135.

24. Menon KV, Hakeem AR, Heaton ND. Meta-analysis: recurrence and survival following the use of sirolimus in liver transplantation for hepatocellular carcinoma. Aliment Pharmacol Ther, 2013, 37（4）:411-419.

25. 安玉玲, 张婷婷, 蔡常洁. 西罗莫司用于治疗肝癌肝移植术后肿瘤复发患者的疗效分析. 器官移植, 2011, 2（2）:73-76.

26. Schnitzbauer AA, Zuelke C, Graeb C, et al. A prospective randomised, open-labeled, trial comparing sirolimus-containing versus mTOR-inhibitor-free immunosuppression in patients undergoing liver transplantation for hepatocellular carcinoma. BMC Cancer, 2010, 10:190.

27. Waghray A, Balci B, El-Gazzaz G, et al. Safety and efficacy of sorafenib for the treatment of recurrent hepatocellular carcinoma after liver transplantation. Clin Transplant, 2013, 27（4）:555-561.

28. Sposito C, Mariani L, Germini A, et al. Comparative efficacy of sorafenib versus best supportive care in recurrent hepatocellular carcinoma after liver transplantation: A case-control study. J Hepatol, 2013, 59（1）:59-66.

29. Gomez-Martin C, Bustamante J, Castroagudin JF, et al. Efficacy and safety of sorafenib in combination with mammalian target of rapamycin inhibitors for recurrent hepatocellular carcinoma after liver transplantation. Liver Transpl, 2012, 18（1）:45-52.

第四节 肝移植发展的历史、现状思考与对策

一、肝移植的历史沿革

器官移植自古以来即是人类梦寐以求的愿望，并业已取得了举世瞩目的成就。相比肾脏移植等其他移植技术而言，肝移植开始较晚，难度更大。但其发展迅速，疗效肯定，被誉为器官移植这个皇冠上"最璀璨的明珠"。

追溯肝移植的历史，要从20世纪开始。20世纪50年代即提出了对于肝移植的理论设想。1955年的医学文献中，Welch首次报道了狗的同种异位肝移植，提出了肝移植的概念。但是当时肝移植的手术技术不够完善，同时也缺乏免疫抑制剂以治疗排斥反应，故而很难在临床上推广应用。

进入20世纪60年代，对于排斥反应和免疫抑制剂的研究得到了长足发展，美国医生Starzl首先提出了以硫唑嘌呤和类固醇二联免疫抑制剂预防和治疗排斥反应。在肾移植成功的基础上，Starzl于1963年在美国匹兹堡大学为一位患有先天性胆道闭锁的3岁男孩进行全球首例人体肝移植，被学界誉为肝移植的先驱。但因无法控制受体的术中出血，手术未获成功。在总结经验后，Starzl又在同年为另外2位患儿行肝移植手术。虽然手术本身获得成功，但限于当时的技术条件，这2例受体最终均死于术后严重并发症。此后，又有一些美国和法国的医生进行了尝试。同样由于技术手段的限制，受体存活时间均未超过1个月。

为了使肝移植成为有临床意义的技术，Starzl团队进行了大量动物实验，在已有经验的基础上摸索和完善了手术技术。1967年7月23日，他又为一位1岁半的肝癌患者做了肝移植手术，这一次获得了成功，患者平安度过术后的危险期，并顺利康复出院，他成为历史上第一位成功接受肝移植的人。这位患儿活了400余天，最后因肿瘤复发去世。20世纪60年代末，由于抗淋巴细胞球蛋白的临床应用，部分肝移植患者获得了超过一年的存活率。之后经过很长一段时间的探索，直到20世纪70年代，肝移植才逐渐得到了认可和推广。直到1979年，全球共行170例肝移植，其中30例存活10年以上，23例存活13～23年以上。虽然诸多移植中心都有长期存活的案例，但是这一时期的手术死亡率仍然高达50%。

1979年，环孢素A在英国问世；1989年，他克莫司在日本问世。对于免疫抑制剂的研究和应用，极大地提高了移植物的存活率，被誉为移植界的重大突破。进入20世纪80年代，肝移植的主要适应证由肝癌转向各种终末期肝硬化，肝移植也在不断获得新的进展和成就。1983年，美国国家健康研究所正式发布文告，认为肝移植是终末期肝脏疾病的一个治疗方法，应予推广，这更加速了肝移植的发展。至此，肝移植的发展在全球范围内逐渐达到高峰。随着移植例数的不断增加，新移植中心的不断建立，手术成功率和受体生存率也得到大幅提高，如Starzl报告的1年生存率，1965～1980年为32.9%，到20世纪90年代已达到80%以上，个别中心的报告可高达90%以上。同时，长期存活率在这几十年的时间里，也获得长足进步。据Starzl报告，受体5年生存率从1965～1980年的20%，上升到1980～1986年的62.8%，20世纪90年代后报告的6年生存率达70%。

国内肝移植的发展起步较晚。直至1977年，上海第二医科大学林箎言团队与武汉同济医科大学夏穗生团队相继开展了人原位肝移植术，并获得初步成功，正式揭开了我国临床肝移植的序幕。自此，肝移植逐渐在我国开展起来，但其发展一直处于低潮。自1993年浙江大学郑树森团队和中山医科大学黄洁夫团队同时掀起国内肝移植的第二次高潮之后，肝移植事业获得了突飞猛进的发展。接受肝移植患者术后生活质量得到极大改善，可以正常生活、工作。2011年，浙江大学附属第一医院移植中心的部分受者代表中国在世界第18届移植者运动会上共获得8金1银1铜的优异成绩。

据中国肝移植注册（China Liver Transplant Registry，CLTR）的数据，截止2013年7月底，中国大陆总计完成肝移植24 756例，受体1年累积生存率78.6%，3年生存率66.7%，5年生存率62.4%；儿童活体肝移植受体1年累积生存率90.2%，3年生存率88.8%，5年生存率81.4%。另据浙江大学附属第一医院数据，该中心良性肝病行肝移植术后，1年存活率超过90%，5年存活率超过80%。

经过50多年的发展，肝移植已经成为治疗各种终末期肝病的唯一有效方法。但目前同时也面临很多问题，如排斥反应、原病复发、术后血管和胆管并发症、供肝缺乏等；由此，与之相对应的技术创新与革新也就应运而生。

二、肝移植术式革新

手术学的发展，包括术式的增多，供肝的切取、灌洗、保存和植入等技术逐渐熟练和改进。同时，新的肝移植术式也逐渐增加，除了经典的原位肝移植、背驮式肝移植及其改良术式、活体部分肝移植，近年来新出现的劈离式肝移植以及自体肝移植等也取得了长足的进展。随着手术队伍经验的积累、现代显微外科技术及先进手术设备的广泛应用，术中出血量大大减少，与手术技术相关的早期血管、胆道并发症的发生率和死亡率已明显下降，住院期间与手术相关的死亡率已下降至2%～5%。

1. 经典肝移植术式革新

（1）背驮式肝移植（piggyback liver transplantation，PLT）：1989年Tzakis等首次报告PLT，其特点是切除受者病肝时，保留受者的肝后下腔静脉，肝右静脉端结扎，保留肝中、肝左静脉共干，植入新肝也将肝右静脉残端结扎，同样保留了肝中、肝左静脉共干。然后将上述供肝与受者的肝中、肝左静脉共干作端端吻合。如发现共干的口径太小，可将残端作适当整形，予以扩大，也可保留肝右静脉，作适当整形术，与肝中静脉腔连通，形成三根静脉共干，相互端端吻合。但在做上述经典吻合时，如果供肝体积较小，或静脉共干较长，植入受者肝床容积过大，可使移植肝移位、摆动而致吻合口扭曲，引起整个静脉回流不畅通甚至阻塞，即发生所谓急性布-加综合征（acute budd-chiari syndrome），危及受体生命。改良PLT是在切除病肝时，采用受体肝左、肝中静脉共干或肝左、肝中和肝右静脉共干，并将腔静脉前壁向下剪开扩大成三角形开口。同时，沿供肝的肝上下腔静脉开口向下，将后壁剪开扩大成三角形，行供肝与受体的两个下腔静脉三角形开口的侧侧吻合，待血流开放后再行关闭供肝的肝下下腔静脉开口。此术式的主要优点在于，下腔静脉的开口均为侧侧吻合，手术时无须体外静脉转流，减少了手术中血流动力学的紊乱，并减少了下腔静脉吻合后的狭窄与扭曲。改良PLT除保留常规PLT的所有优点并克服其缺点以外，还有下述优点：①无须对受体肝静脉进行成形，简化了手术操作，进一步缩短了手术时间；②可避免供体腔静脉与受体肝静脉行端端吻合时可能产生的扭曲，保证了肝脏血液回流的通畅，明显减少了各种术后并发症的发生。

（2）减体积肝移植（reduced-size liver transplantation，RLT）：1984年，为了开拓小儿肝移植供肝来源，Bismuth和Broelsch为一患有Byler病的10岁儿童施行RLT。一般采用方法：在结扎切断门静脉、右肝管后，沿镰状韧带分离肝实质至下腔静脉右缘,切断肝右静脉,将下腔静脉全长保留于左侧减体积供肝,供肝植入方法与全肝移植基本相似。随后,欧洲和美国的数家移植中心均开展此项技术,同时对经典技术进行了改进,如为解决供受体血管口径不一致的问题而对供肝肝后下腔静脉做一下整形,或根本不带肝后下腔静脉。尤其在Tazkis提出PLT的手术方法后,左外侧段移植肝通常不带下腔静脉,而用肝左静脉和受者的肝静脉或下腔静脉吻合。Broelsch和Strong于1988年开展了尸体部分肝移植术后,即将来自成人供体肝脏的左外侧叶(不带肝后下腔静脉全长)移植给受者,从而为随后活体肝移植的出现奠定了基础。从广义上来讲,劈离式肝移植和活体肝移植都属于RLT的技术延伸。

(3)劈离式肝移植(split liver transplantation,SLT):SLT是将完整的尸体供肝分割成2个或2个以上的解剖功能单位分别移植给不同受者,达到"一肝两受"或"一肝多受"的效果。这一肝移植术式由德国医生Pichlmayr首创于20世纪80年代末。至20世纪90年代末,技术业已成熟的SLT已从最初主要应用于儿童肝移植逐渐成为欧洲和澳洲肝移植的常规术式,并扩展成双成人受者的肝移植。2001年以来,SLT在国内多家移植中心如浙江大学附属第一医院、上海瑞金医院等逐渐开展。SLT不仅是拓展供肝池和缓解供肝短缺的重要方法之一,而且能缩短受者等待时间以获得更满意的移植效果。面临当前供肝短缺而活体供肝受限的残酷现实,国内外移植界对于这一增加供肝数量的有效方法备加关注。随着供肝劈离技术和部分肝移植技术的改进,SLT术后并发症大大减少,受者及移植物存活率已可与全肝移植相媲美。欧洲SLT登记处统计100例劈离式肝移植的10年移植物和受者存活率显示:择期儿童受者为80%和88.9%,择期成人受者为72.2%和80%,急诊成年受者为55.6%和67.6%;技术并发症包括肝动脉血栓形成11.5%,门静脉血栓形成4%,胆道并发症18.7%。

2. **活体肝移植**(living-donor liver transplantation,LDLT) LDLT的发展在很大程度上缓解了供肝匮乏的矛盾。在我国,作为终末期肝病发病率的高发地区,乙型病毒性肝炎感染、慢性肝病甚至肝癌患者众多,同时器官捐献法律尚未建立,肝脏供需矛盾尤为突出。由此,LDLT的诞生在很大程度上解决了供肝匮乏的问题。1988年,巴西医生Raia等首先开展了活体部分肝移植术,但最初的两例并未获得成功。1989年,澳大利亚Strong医生等首先成功地将一位母亲的左外叶肝脏移植给其儿子,从而开创了LDLT的崭新篇章。1992年,Mori等率先提倡使用手术显微镜,使直径在2mm左右的动脉重建吻合的通畅率达到99%,从而很大程度上提高了LDLT的成功率,也成为肝移植历史上具有里程碑意义的一笔。自此,LDLT在全球范围内广泛开展。1995年1月,中国大陆首例小儿LDLT获得了成功。1996年,日本学者和香港大学玛丽医院分别完成了成人活体右半肝移植。2001年,浙江大学附属第一医院郑树森院士施行了国内首例成人扩大右半肝LDLT。截止2013年7月,该中心累计完成LDLT 176例。据CLTR的数据,截止2013年7月底,国内总计完成LDLT 1791例。成人LDLT受体累积1年生存率为86%,3年生存率为72.7%。

双供体LDLT:即当单供体无法满足受体需要时,两个供体分别提供一部分肝脏给受体,可明显减少供者的肝脏切除量,可最大限度地保障供者的安全,并且减少术后"小肝综合征"的发生,但是术前评估要求较高,手术难度较大。2001年,韩国Lee等人设计了主要以左肝为供体的双供肝手术方案,来减少供体的风险。但该方案对供体资源的需求量以及手术技术的复杂性远高于其他肝移植术式。虽然这种技术的开展扩大了LDLT的适应证,但对供体的风险仍是值得讨论的。

3. **多器官联合移植**

(1)肝肾联合移植:肝肾联合移植是在多器官联合移植中除胰肾联合移植、心肺联合移植之外实施数量最多的。虽然临床肝移植的成功开展至今已有50多年的历史,但肝肾联合移植的实施尚不到20年。世界首例肝肾联合移植是在1983年12月28日在奥地利Innsbruck大学开展。此前,终末期肝病患者若同时伴有肾功能不全,一直被认为是肝移植的禁忌证。自该例成功以后,各大移植中心也相继开展了此项技术。据美国器官共享网(United Network for Organ Sharing,UNOS)资料,截至2013年7月,美国共开展超过5204例肝肾联合移植,并呈逐年增加的趋势。据浙江大学附属第一医院肝移植中心报道,已行肝肾联合移植27例,受者总体1年、3年和5年生存率达到73.7%、59.5%和59.5%。该中心1999年3月为一例乙型肝炎肝硬化合并尿毒症患者实施了肝肾联合移植,患者至今存活良好,为国内肝肾联合移植存活纪录保持者。目前普遍认为,建立针对合并肾衰竭的终末期肝病患者的合理移植方案显得尤为重要。一般认为,肝肾联合移植的适应证包括:①遗传性疾病同时累及肝肾两个脏器,如先天性多囊肝和先天性多囊肾;②遗传性代谢性疾病伴有肾脏损害,包括原发性高草酸盐尿症 I 型、卵磷脂-胆固醇转酰酶缺乏症、糖原累积症 I 型等;③不同的病因同时累及肝肾两个脏器,最常见的情况为终末性肾病需要长期血透的患者同时伴有进行性的慢性肝脏疾病,如乙型或丙型病毒性肝炎等;④肝肾综合征:肝肾综合征患者是否适合进行肝肾联合移植移植存在争议。随着近年研究的进一步深入,对肝肾综合征的病因、病理、预后等也有了更深入的认识。据统计,肝肾综合征已占美国肝肾联合移植的 38% 左右。

(2)肝肠联合移植:短肠综合征造成小肠功能衰竭的治疗,以往首先想到的是全肠外营养(total parenteral nutrition,TPN),但临床实践证明,除少数患者外,绝大多数小肠功能衰竭患者,不能耐受长期 TPN,而逐渐发生淤胆,导致肝功能受损,严重者可以并发肝功能不全,甚至肝功能衰竭。Grant 于 1998 年施行全球首例肝肠联合移植成功,2 个月后完全停用 TPN,口服正常饮食,因此,他提出 TPN 引起中度肝功能受损,是单独小肠移植的适应证,而已伴发不可逆的肝功能损害或高凝状态,是肝肠联合移植的适应证。据 UNOS 资料,截至 2013 年 7 月,美国共开展超过 455 例肝肠联合移植。1 年小肠存活率和患者存活率在单独小肠移植分别为 56% 和 69%,在肝肠联合移植为 63% 与 66%,有功能存活者中 77% 已可停用 TPN。

4. 自体肝移植 离体和半离体肝切除后余肝自体移植技术最早在 1988 年由德国汉诺威医学院 Pichlmayer 教授报道,然后包括欧洲和日本在内的许多中心相继有少量个案报道。2005 年,新疆医科大学附属第一人民医院成功完成我国首例离体肝切除、自体肝脏移植术。之后,国内陆续出现该术式的相关报道。该技术主要分为 3 个步骤:①夹闭出入肝大血管但不切断,同时对肝脏开始冷灌注;②仅切断肝上下腔静脉;③翻转肝脏,全部或部分将肝脏移出体外修整。离体及半离体肝切除自体肝移植术主要适用于复杂良性或者恶性,原发或者继发肝胆肿瘤,包括位于肝静脉与下腔静脉汇合处肿瘤、肝后下腔静脉本身、其周围及侵犯肝后下腔

静脉的肿瘤,距门静脉近或者侵犯门静脉的肝胆肿瘤,Bismuth Ⅳ 型肝门胆管癌等肿瘤。该术式的优点是自体移植,不存在排斥反应,避免术后应用免疫抑制剂,但手术难度及风险较大。

5. 原位辅助性肝移植(auxiliary liver transplantation,ALT) ALT 是指切除部分病肝,并在病肝切除部位植入减体积的健康肝脏。它又称为辅助性部分原位肝移植。随着减体积性肝移植、劈离式肝移植和活体部分肝移植技术的发展,人们重新开始了对 ALT 的研究。1985 年,Bismuth 等首先报道了切除部分原肝,然后将部分供肝植入原肝切除的部位的 ALT 技术。第 1 例成功的 ALT 由 Gubernatis 等在 1989 年 11 月完成,患者为 33 岁的妇女,表现为溶血、转氨酶升高、血小板降低及深度昏迷,术后患者肝功能完全恢复。原位辅助性肝移植克服了异位辅助性肝移植腹腔空间不足、门静脉血流竞争和肝静脉血流受阻的缺点。同时,它还具有一个明显的优点:当原肝肝细胞再生,肝功能恢复后,可以将移植肝切除;如果原肝肝细胞没有再生,肝功能不能恢复时,则可以将原肝切除。

此外,多米诺肝移植、干细胞移植、异种肝移植等方面近年来也取得了一定的进展。2003 年,成功敲除了猪的 α1,3-gal 基因,展现了临床异种移植的希望。且基因克隆工程和组织工程技术的研究正在飞速发展,有望为临床拓展肝源、缓解供肝短缺提供帮助。

三、器官保存技术的进步

1. UW 液(the University of Wisconsin solution) UW 液的应用,不但提高了供肝的保存质量,还大大延长了其保存时间。1988 年,美国 Wisconsin 大学研制了一种新的保存液——UW 液,可使人肝脏的保存最高时限提到 30 小时,且质量明显改善。研究表明,在 UW 液中加入钙离子拮抗剂维拉帕米或在肝复流前用含抗氧自由基成分的 Carolina 冲洗液灌洗,再用 UW 液保存供肝,可有效抑制白细胞黏附,增加胆汁分泌和改善微循环。目前在供肝保存方面,UW 液应用十分广泛,是器官保存液的金标准。但 UW 液也存在一些不足,比如保存失当可能会导致移植肝无功能甚至其他更严重的后果,因此仍需小心使用。

2. HTK 液和 Celsior 液 HTK 液最初作为一种心脏保存液应用于临床,其特点是黏滞度低,以

组氨酸作为缓冲对,含有色氨酸和 α-酮戊二酸作为低温保存中细胞能量底物的补充。它的组分简单有效,与 UW 液复杂的成分和高黏滞度形成鲜明对比。HTK 液在欧洲作为尸体供肝器官保存液,以及在日本和我国香港特别行政区作为活体肝移植保存液,使用已有多年。Celsior 液是高钠、低钾、低黏滞度细胞外液型保存液,最初也为心脏保存设计。据相关研究表明,虽然 UW 液仍然是器官保存的金标准,但在肝移植中使用 HTK 液和 Celsior 液的有限经验表明,作为替代保存方法的 HTK 液和 Celsior 液也是安全有效的,而且在使用中人们也逐渐认识到 UW 液的某些缺点。在现有的保存液基础上添加一些具有保护作用的因子,或者使用机器灌注保存有助于改进器官保存效果。

四、免疫抑制剂的应用

肝移植术后应用免疫抑制剂是减少术后排斥反应的关键因素。

1. 常用的免疫抑制剂

(1) 钙调磷酸酶抑制剂(calcineurin inhibitor, CNI):抑制钙调磷酸酶活性的药物目前主要有两种:环孢素 A(cyclosporin A,CsA)和他克莫司(tacrolimus,FK506)。CsA 通过与细胞内结合蛋白 cyclophylin 结合,FK506 通过与 FKBP 结合抑制钙调磷酸酶活性;细胞内结合蛋白的不同与这两种药物的不同副作用可能有关。20 世纪 80 年代 CsA 的应用是肝移植中的一个突破,Starzl 等应用 CsA 和激素的联合方案,成功延长了受体 2 倍的生存时间。CsA 是从真菌中提取的中性亲脂的环十一肽,其副作用主要为肾毒性。另一常见的副作用为神经毒性,发生率为 50%,包括头痛、震颤、癫痫发作和昏迷。肝毒性也较常见,表现为轻-重度的肝酶异常,难以与其他原因如排斥、感染、肝炎再发导致的肝功能不全区别。1989 年 FK506 首次应用于临床肝移植,作用强度是 CsA 的 10 ~ 100 倍。FK506 具有肝营养作用,并不依赖胆汁吸收。其机制、代谢途径和副作用与 CsA 都很相似。大约 20% 的患者由于胰腺 β 细胞和外周胰岛素受体受影响而发生糖尿病,淋巴细胞增生性疾病的发生率也较高。但总胆固醇、低密度脂蛋白和甘油三酯水平明显比应用 CsA 低。自 20 世纪 90 年代开始,以 CsA 或 FK506 为主的三联用药是目前我国经典的免疫抑制用药方案。但是,全身免疫抑制剂的应用又带来了一系列相关的副作用。如何进一步开发新一代的免疫抑制剂,在有效抑制免疫排斥的同时,将机体全身免疫功能的抑制控制在较安全范围,减少药物相关不良反应是肝移植今后的研究方向之一。

(2) 霉酚酸酯(mycophenolate mofetil,MMF):MMF 脱酯化后形成具有免疫抑制活性的代谢产物霉酚酸(mycophenolic acid,MPA)。MPA 通过非竞争性、可逆性地抑制次黄嘌呤核苷酸脱氢酶(IMPDH),阻断鸟嘌呤核苷酸的从头合成途径,使鸟嘌呤核苷酸耗竭,进而阻断 DNA 和 RNA 的合成。由于 T 和 B 淋巴细胞高度依赖于从头合成途径进行生物合成鸟嘌呤核苷酸,因而 MPA 可选择性地作用于 T 和 B 淋巴细胞,比硫唑嘌呤更安全。在维持治疗中,它的类固醇激素用量以及与钙调磷酸酶抑制剂联合应用的副作用需要进一步研究。研究显示 MMF 治疗急性排斥和慢性排斥有效。最主要的副作用是胃肠道反应,3% 的患者发生中性粒细胞减少症而需要减量。MMF 可能有致畸作用,孕妇禁用。

(3) 激素:传统的免疫抑制方案中激素的毒副作用大,并可导致儿童的发育障碍。因此,激素的减量甚至停用已逐渐成为器官移植临床医生的共识。1989 年,Maxgarit 等首先报道了 18 例儿童肝移植患者逐渐停用激素,而仅使用环孢素 A 和硫唑嘌呤进行免疫抑制治疗,其中 73% 的患者成功地停用了激素,但有 2 例发展成了慢性排斥反应,1 例死亡。1991 年美国匹兹堡大学的 Fung 等报道了将环孢素 A 转换为 FK506 后,可以成功地停用激素,同时并不增加排斥反应的发生率和移植肝的功能丧失。又据相关文献报道,对 54 例中晚期原发性肝癌患者施行了肝移植,术后根据 3 个月内是否撤离激素分为激素撤离组(28 例)和激素维持组(26 例),比较两组间排斥反应发生率、半年及 1 年的肿瘤复发率等。结果提示:激素撤离组和激素维持组排斥反应发生率、半年肿瘤复发率、1 年存活率相比,差异无统计学意义;激素维持组 1 年肿瘤复发率明显高于激素撤离组,差异有统计学意义($P < 0.05$)。术后半年,两组胆固醇总量、中餐前血糖水平相比,差异均有统计学意义($P<0.05$)。由此可见,肝癌患者肝移植术后 3 个月内撤离激素是安全的,并不增加排斥反应的发生率,也不需要增加其他免疫抑制剂的用量,而且可明显降低肿瘤复发率,提高患者的长期存活率。

（4）西罗莫司（sirolimus）：最初发现于 19 世纪 70 年代初，但未应用于临床。直到 20 世纪 90 年代后期，西罗莫司开始应用于临床。西罗莫司是一种既有免疫抑制作用，同时又具有通过 mTOR 途径抑制细胞增殖的新型免疫抑制剂。研究表明，西罗莫司可以明显抑制肿瘤生长速度，但其对于免疫抑制下的肿瘤复发作用不明显。因此，对于移植术后发生肿瘤复发者，使用西罗莫司可延长带瘤生存时间。而西罗莫司使用的时机、方案以及剂量调整对肿瘤复发及荷瘤生存期的影响仍有待进一步研究。

2. **免疫抑制剂的撤除** 20 世纪 90 年代以来的多项研究显示并非所有的肝移植都需要长期应用免疫抑制剂。国外相关研究显示，19% 的受体可以完全撤除免疫抑制剂。嵌合现象与能否撤除免疫抑制药物无关。Tisone 等成功撤除了 23.4% HCV-DNA 阳性受体的免疫移植药物，术后一周的低 CsA 浓度和无激素方案是能撤除免疫抑制剂的独立预测因素。在活体肝移植的研究中也发现 38.1% 的受体在中位时间 23.5 个月中完全撤除了 FK506 为主的免疫抑制剂。然而，这些研究也显示撤除免疫抑制剂的过程中有引起急性排斥反应的风险，因此目前大多数的中心仍选择免疫抑制剂终身应用。

3. **免疫耐受** 同时近年来有关免疫耐受的研究使抗排斥出现了全新的进展。肝脏作为"免疫特惠器官"，具有与众不同的移植免疫特性。早期研究发现，肝移植术后的排斥反应明显较其他器官移植轻，且容易逆转，由于排斥反应致肝功能完全失代偿发生率低，术后移植物抗宿主病的发生也较为罕见。更多学者认为术后减少免疫抑制剂的应用，甚至完全撤销免疫抑制剂仍可诱导免疫耐受的形成，使得受体稳定生存。现今，许多移植中心和实验室都致力于对肝脏的天然免疫特性的研究，对其形成机制提出了多种假说，大致有如下几种。

（1）微嵌合现象：1969 年，嵌合现象被首次提出。为移植术后供受体间双向免疫作用的结果，移植物抗宿主和宿主抗移植物的共同作用，使得移植肝的免疫状态趋于平衡，有利于移植物的长期存活，一旦这一平衡被打破，排斥反应也就随即发生。Buhler 等对长期存活的肝移植患者研究发现，当供肝植入受体后，其肝细胞和主要血管内皮保留了供体特性，而整个巨噬细胞系统则被受体细胞取代。

（2）T 细胞在诱导肝移植耐受中的作用：T 细胞按其功能分为辅助性 T 细胞（Th）、抑制性 T 细胞（Ts）、杀伤性 T 细胞（CTL）等亚群，Th 与 Ts 属于调节性 T 细胞，CTL 是重要的效应 T 细胞。调节性 T 细胞是维系排斥与耐受这一平衡关系的主要因素。排斥与耐受的平衡取决于效应 T 细胞与调节 T 细胞之间的平衡。研究表明，肝移植术后，移植肝被受体接受，主要是因为细胞凋亡使得移植物浸润的 T 细胞被迅速清除。效应 T 细胞的凋亡基于两种途径：①效应 T 细胞可以识别由移植肝的肝窦内皮细胞（LSEC）、肝细胞及其致耐受 DC 亚群所表达的同种抗原，启动被动性 T 细胞死亡（PCD）途径；②当移植物发生组织损伤和炎症反应时，初始性 T 细胞被完全激活，则启动主动诱导 T 细胞凋亡（AICD）途径。以上两种途径都可以迅速清除效应 T 细胞，使得移植肝脏稳定存活。

（3）各类抗原提呈细胞（APC）在诱导免疫耐受中的作用：肝脏中，树突状细胞（DC）作为最主要的 APC，在诱导肝移植免疫耐受中起重要作用。研究发现，DC 诱导肝移植免疫耐受的主要机制是：①克隆清除效应 T 细胞；②诱导调节 T 细胞的产生；③诱导 T 细胞无能，产生免疫偏移。经 IL-10 处理的 DC 可诱发效应 T 细胞反应能力下降，IL-10 是通过阻碍 DC 的成熟，从而诱导移植耐受的形成。在辅助性 T 细胞（Th）中，Th1 主要与排斥反应有关，Th2、Th3 主要与免疫耐受有关；而 DC 利于诱导 Th1 向 Th2 转化。Th2 分泌的 IL-10 又可以阻碍 DC 的成熟，而未成熟的 DC 又可分泌 IL-10。这种循环所造成的 Th1/Th2 向 Th3 的免疫偏移，对诱导肝移植免疫耐受具有极其重要的意义。此外，肝脏所特有的 Kupfer 细胞（KC）、肝血窦内皮细胞（LSEC）及肝细胞，也可作为 APC 发挥特定功效。

此外，有学者认为，肝脏的天然免疫特性的形成机制可能与其特有的解剖、生理学特点以及可溶性 MHC-Ⅰ类抗原等有关。

五、肝移植手术适应证的变迁

肝移植的手术适应证正逐渐改变和扩大，从早期的终末期肝癌为主，到目前的各种先天性、代谢性肝病、良性终末期肝病、暴发性肝衰竭以及早期肝脏恶性肿瘤等为主。西方的成人肝移植最常见的适应证是慢性丙型肝炎后肝硬化和酒精性肝硬化，而在亚洲，乙型肝炎后肝硬化则是最常见的成人肝移植适应证,先天性胆道闭锁和先天性代谢性疾病则是儿童肝移植的主要适应证。总体来说,肝移植的适应证即各种原因引起的终末期肝病,且预期生存时间小于1年者。目前适应证的研究热点主要是以下几类。

1. 急性肝功能衰竭(acute liver failure,ALF) 美国肝病联合会(AASLD)2005年发布的意见书《急性肝衰竭的处理》将ALF定义为:预先不存在肝硬化的患者,出现凝血异常(通常INR>1.5),不同程度的意识改变(肝性脑病),疾病持续时间少于26周。ALF发病急、病情重、进展快、死亡率高,常常需行急诊肝移植。在UNOS的器官等待者分级中,暴发性肝衰竭(包括原发性暴发性肝衰竭、原发性移植肝无功能、移植肝动脉栓塞、急性失代偿的Wilson病)伴预期存活时间<7天者,被列为最高级,需行急诊肝移植。

2002年,UNOS的供肝分配系统引入了终末期肝病模型(Model of end stage liver disease,MELD)。其最初的计算公式为:MELD评分=9.6×ln(血清肌酐 mg/dl)+3.8×ln(胆红素 mg/dl)+11.2×ln(INR)+6.4(病因:胆汁淤积性和酒精性肝硬化为0,其他原因为1)。MELD评分的分值范围为6~40分(>40分者记为40分),结果取整数。对于所有终末期肝病患者,在经过严格评估排除禁忌证后,都应计算MELD评分并排序,分值高者优先得到供肝。近年来,UNOS对MELD评分做了许多改进,有效地评价了移植前患者等待供肝期间的死亡率及预测受体移植术后的死亡率,是预测短期生存的可靠方法。

2. 慢性乙型肝炎 研究表明,乙肝肝硬化失代偿患者用非移植方法治疗,1、5、10年生存率仅为35%、14%、8%,而施行肝移植后其生存率提高为95%、85%、75%。肝移植成为乙肝肝硬化失代偿的首选治疗方法正越来越成为广大肝病学者的共识。最大问题是肝移植后短期内乙肝复发,目前认为,肝移植术后乙肝的复发与以下因素有关:①术前HBV病毒复制状态:多数学者认为术前HBV-DNA阳性患者术后乙肝复发率高;②抗病毒治疗;③免疫抑制治疗:HBV基因组中存在糖皮质激素反应元件,可与糖皮质激素受体结合,增强HBV基因转录水平,加速移植肝再感染的进程;④是否同时合并丙、丁型肝炎病毒感染。另外,供肝或血液制品来源、质量及组织配型差异对乙肝再感染也有重

要影响。防治措施:最初是应用人乙肝免疫球蛋白(HBIG),但需长期注射,价格昂贵。后来改用拉米夫定,它是一种胞嘧啶双脱氧核苷类似物,除对HBV-DNA的反转录有竞争性抑制作用外,还具有链终止作用,用药后早期HBV-DNA的滴度可下降至原来的1/100。但长期应用后可引起HBV基因突变,使病毒耐药,肝炎复发。目前公认的预防和治疗肝移植后HBV再感染的方法是高效价HBIG联合拉米夫定。HBIG注射是一种被动免疫方法,它含有针对HBV的多抗,可以结合、中和HBV,限制HBV扩散,其疗效受HBV-DNA水平影响,对低水平复制者效果较好。因此,理论上讲HBIG与拉米夫定联合使用,拉米夫定抑制HBV-DNA复制,使病毒处于低水平的复制状态,HBIG结合、中和HBV,限制HBV扩散,两者联合应用比单一治疗更为有效。2008年,浙江大学附属第一医院率先提出小剂量乙肝免疫球蛋白联合拉米夫定预防乙肝复发方案,可有效降低肝移植后乙肝复发率,并在多个国际移植中心获得应用推广。相比国外的治疗方案,采用该方法每年可为患者省下十余万元。

六、肝移植围术期监护的不断完善

目前,我国肝移植围术期病死率已降至5%以下,个别大的移植中心良性疾病受者术后1年生存率已超过90%。然而,与国际标准相比,我国在肝移植围术期处理方面尚存在若干薄弱之处,一些难点问题还有待解决、一些关键技术缺乏规范化,这也必将制约我国肝移植水平的进一步提高,因此加强肝移植的围术期处理势在必行。

1. 人工肝系统与并发症防治 由于供体器官缺乏,等待肝移植的患者绝大多数在等待过程中因为肝功能衰竭而死亡或丧失最佳移植时机。如何在移植术前稳定肝功能,缓解肝功能衰竭,为移植患者争取宝贵的等待时间和提供尽可能理想的术前准备,是进一步提高手术成功率和受体存活率的重要手段。浙江大学李兰娟院士团队创造性地发展了李氏人工肝系统(Li-artificial liver system,Li-ALS),是发挥这种桥梁作用最有效的过渡性方法。Li-ALS可以有效清除有毒代谢产物和内毒素,减低胆红素血症,改善肝功能,同时清除细胞因子,调节氨基酸代谢,稳定内环境,为缓解病情进展起积极作用。有关肝移植围术期治疗的经验表明,Li-ALS

在移植术前应用可延长受体的等待供肝时间并增加对手术的耐受性,术后应用有助于受体度过肝功能恢复不佳和排斥反应期。

2. 肾功能不全与并发症防治 围术期肾功能不全[血清肌酐(sCr)>132.6μmol/L(1.5mg/dl)或肌酐清除率CCr<80ml/min]关系到手术成功和患者存活,并直接影响免疫抑制方案的选择,在一些大的移植中心愈来愈引起关注。研究表明,术后急性肾功能不全的发生率为39%~56%,有接近1/4的受体系中度到重度的肾衰竭,需肾替代治疗者的病死率升高近10倍。众多因素影响移植受体的肾脏功能,比如终末期肝病、有肾毒性的抗排斥药物和抗感染药物的应用、脓毒症等感染并发症、移植术中的血流动力学改变、术后移植肝功能不良,同时急性肾损伤(AKI)作为移植后较为严重的并发症一直是肝移植界比较棘手的问题。2008年,胱抑素C被引入肝移植领域,并确立了肝移植术后急性肾功能损伤标准,同时提出以肌酐>88.4μmol/L(1.0mg/dl)、胱抑素C>1.57mg/L作为AKI的诊断标准,此标准大幅度提高AKI诊断灵敏度和准确度。

七、血管和胆管并发症

血管和胆管并发症严重影响了受体术后长期生存率。随着外科技术的成熟、血管吻合技术的创新,包括显微外科技术应用、肝动脉解剖变异整形、动脉内膜保护、供受体动脉口径精确匹配、保留动脉的合适长度以防止扭曲等,使得血管并发症大大减少。但是胆道并发症仍是肝移植的致命弱点,被比为其"阿喀琉斯之踵"。肝移植术后的胆道并发症包括胆道吻合口狭窄、胆瘘、胆道广泛缺血性坏死、胆泥胆石形成等。据报道,肝移植术后胆道并发症的发生率为10%~35%,其死亡率为15%~32%。胆道并发症的危险因素包括胆道缺血时间、胆道重建技术、肝动脉血流动力学、急性排斥反应、巨细胞病毒感染等。胆道与血管并发症的正确诊断和及时处理,是保证移植肝和受者长期存活的关键。

八、供肝来源的拓展

随着肝移植效果的不断提高,肝移植适应证的不断发展,供肝来源日趋紧张。如何拓展供肝来源是国内外移植学者共同关心的问题。除了轻中度脂肪肝、老年性供肝等边缘性供肝越来越得到有效的利用,劈离式肝移植、活体肝移植等技术也为缓解供肝不足的问题做出了很大的贡献。

心脏死亡器官捐献(donation after cardiac death,DCD)始于美国,1995年Pittsburgh和Madison的医疗团队首先报道了DCD移植案例。2010年初,原卫生部召开了中国DCD工作指南研讨会。随后,全国人体器官捐献试点工作正式进行,浙江、广东等11个省市成为首批试点地区,开展试点工作。截至2013年初,通过人体器官捐献试点工作渠道,国内共实现DCD 659例(其中广东、浙江和湖南居前三位),捐献大器官1804个。

DCD肝移植历经发展,国际上见诸报道的受体1年存活率从74%到92%不等,并不亚于脑死亡捐献肝移植(donation after brain death,DBD);DCD的移植物1年存活率从61%到87%不等,略低于DBD。相对于DBD而言,DCD肝移植并不增加原发性无功能的发生率(0~12%)或肝动脉血栓的发生率(0~9%);但DCD肝移植的胆道并发症(包括胆道狭窄、胆汁瘤)发生率,明显高于DBD。以缺血性胆道改变为例,发生率达9%~50%不等,导致移植物失功、再次移植等一系列问题。

心脏死亡器官捐献,是一项系统化工程,涉及医学、伦理学、法学等诸多学科。此项工程在国内刚刚起步,发展过程中尚有一些欠完善之处。进一步的开拓,需要有国家立法和财政等政策保障,建立专门的器官获取组织,构建有效运行机制,地方组织跟进,宣传器官捐献知识,使临床移植医生以及广大群众能够逐渐地接受心脏死亡器官捐献,并造福更多的移植受者。

另据报道,英国纽卡斯尔大学研究人员已成功地从婴儿脐带血干细胞培育除了人类肝脏组织,造出一个硬币大小的"迷你肝"。虽然迷你肝尚不能用于临床移植,但是相信在不久的将来,可以培育出合适的肝脏以供移植之需。

总之,肝移植在50余年的发展中已经取得了相当大的成就,对于人类健康事业的贡献与日俱增。近年来,肝移植的临床与基础研究相结合,必将在不久的将来掀起肝移植领域的又一个高潮!相信在老中青三代移植工作者的共同努力下,肝移植一定会给终末期肝病患者带来更大的福音!

(郑树森　徐骁　屠振华)

参 考 文 献

1. Tzakis A, Todo S, Starzl TE. Orthotopic liver transplantation with preservation of the inferior vena cava. Ann Surg, 1989, 210:649.

2. Bismuth H, Houssin D. Reduced-size orthotopic liver graft in hepatic transplantation in children. Surgery, 1984, 95(3):367-370.

3. Strong R, Ong TH, Pillay P, et al. A new method of segmental orthotopic liver transplantation in children. Surgery, 1988, 104(1):104-107.

4. Lee SG, Hwang S, Park KM, et al. Seventeen adult-to-adult living donor liver transplantations using dual grafts EJ3. Transplant Proc, 2001, 33(7-8):3461.

5. Wu J, Xu X, Liang T, et al. Long-term outcome of combined liver-kidney transplantation: a single-center experience in China. Hepatogastroenterology, 2008, 55(82-83):334-337.

6. Mazzaferro V, Regalia E, Doci R, et al. Liver transplantation for the treatment of small hepatocellular carcinomas in patients with cirrhosis. N Engl J Med, 1996, 334:693-699.

7. Chen J, Xu X, Ling Q, et al. Role of Pittsburgh Modified TNM Criteria in prognosis prediction of liver transplantation for hepatocellular carcinoma. Chin Med J, 2007, 120(24):2200-2203.

8. Xu X, Zheng SS, Liang TB, et al. Orthotopic liver transplantation for patients with hepatocellular carcinoma complicated by portal vein tumor thrombi. Hepatobiliary Pancreat Dis Int, 2004, 3(3):341-344.

9. Zheng SS, Xu X, Wu J, et al. Liver Transplantation for Hepatocellular Carcinoma: Hangzhou Experiences. Transplantation, 2008, 85:1726-1732.

10. Busuttil RW. Liver transplantation for hepatocellular carcinoma: the Hangzhou experience. Hepatobiliary Pancreat Dis Int, 2008, 7(3):235-236.

11. Fan ST. Selection of HCC patients for liver transplantation: the Milan criteria Hangzhou criteria and beyond. Hepatobiliary Pancreat Dis Int, 2008, 7(3):233-234.

12. Ling Q, Xu X, Li JJ, et al. Alternative definition of acute kidney injury following liver transplantation: based on serum creatinine and cystatin C levels. Transplant Proc, 2007, 39(10):3257-3260.

13. Casavilla A, Ramirez C, Shapiro R, et al. Experience with liver and kidney allografts from nonheart-beating donors. Transplantation, 1995, 59:197-203.

14. Grewal HP, Willingham DL, Nguyen J, et al. Liver transplantation using controlled donation after cardiac death donors: an analysis of a large single-center experience. Liver Transpl, 2009, 15:1028-1035.

15. Skaro AI, Jay CL, Baker TB, et al. The impact of ischemic cholangiopathy in liver transplantation using donors after cardiac death: the untold story. Surgery, 2009, 146:543-553.

16. de Vera ME, Lopez-Solis R, Dvorchik I, et al. Liver transplantation using donation after cardiac death donors: long-term follow-up from a single center. Am J Transplant, 2009, 9:773-781.

第五节 转移性肝癌 （非结直肠癌来源）

转移性肝癌（metastatic hepatic cancer）又称继发性肝癌（secondary hepatic cancer），指身体其他部位的肿瘤转移到肝，并且在肝内继续生长、发展，其组织学特征与原发肿瘤相同。除淋巴结外，肝脏是最易发生转移癌的器官。转移性肝癌发生率高于原发性肝癌，西方国家高达 20∶1 以上，我国为 2∶1 ~ 4∶1。

在非结直肠癌来源的转移性肝癌中，包括神经内分泌癌（neuroendocrine carcinoma，NEC）肝转移和非神经内分泌癌肝转移。发生肝转移的神经内分泌癌大多起源于胃肠道或胰腺，因此也被称为胃肠胰（gastroenteropancreatic，GEP）肿瘤，又可以分为类癌和非类癌。神经内分泌癌肝转移具有如下特点：①与其他胃肠道肿瘤相比，神经内分泌癌的自然病程较长；②在发生肝外转移之前，肝内转移病灶可以稳定较长时间；③临床出现内分泌疾病的症状的严重程度与肝内转移灶的大小相关；④虽然发生了肝转移，但原发的神经内分泌癌多可切除；⑤肝脏较少发生纤维化或硬化。因为上述原因，肝切除和肝移植越来越多的应用于神经内分泌癌肝转移的治疗。

除结直肠癌、神经内分泌癌肝转移外，其他来源的原发肿瘤包括：①肉瘤：胃肠道间质瘤和平滑肌肉瘤是最常见的组织类型。②乳腺癌：在 4% ~ 5% 乳腺癌患者，肝转移是扩散的唯一表现。③黑色素瘤：黑色素瘤行根治性切除术后，复发率高达 1/3，且全身各处器官均可能受累。Ⅳ期黑色素瘤患者 10% ~ 20% 伴有肝转移。④胃癌与胰腺癌。⑤肾癌：约 10% 肾癌患者发生肝脏转移且预后极差，仅有不到 10% 的患者生存期超过 1 年。⑥生殖系统肿瘤：大多数生殖系统肿瘤对化疗有效，影响预后的因素包括:原发肿瘤为单纯性胚胎瘤、肝脏转移灶直径>3cm、化疗后仍有残余病灶存在。⑦其他肿瘤:包括肺癌及原发灶不明的肿瘤。

一、转移途径和机制

肿瘤转移到肝的途径有:①经门静脉转移:为主要转移途径。消化道及盆腔部位的恶性肿瘤多经此途径转移至肝,占转移性肝癌的35%~50%,其中胃肠道恶性肿瘤转移者最为常见,约60%的胃肠道恶性肿瘤可发生肝脏转移。②经肝动脉转移:肺癌、乳腺癌、肾癌、恶性黑色素瘤、鼻咽癌等可经此途径转移到肝。③经淋巴转移:胆囊癌可沿胆囊窝淋巴管扩展至肝内,也可通过肝门淋巴结经淋巴管逆行转移到肝。④直接蔓延:如胃癌、胆囊癌等可直接蔓延侵犯肝。

对于结直肠肿瘤及原发于胃肠道的恶性肿瘤,肝脏作为静脉回流的第一个滤过场所,容易发生转移。Willis研究发现,48%门静脉系统肿瘤的患者会出现肝脏转移,19%有肺转移。而非门静脉系统的恶性肿瘤,40%出现肺转移,肝转移为31%。在过去几年间,越来越多的研究明确了肿瘤细胞和基质环境之间的联系,从而提示组织特异性转移的成因。大量的生长因子、细胞因子、信号通路和新的基因的发现,为器官特异性的转移提供了解释。肿瘤细胞需要靠一些特殊的黏附分子实现肝脏的有效种植,包括:PDGFR、KAI1/CD82、PRL-3、IGFI/Ⅱ等。另一方面,肝脏易于发生肿瘤转移,也与肝脏门静脉内丰富的营养物质及低氧合状态有关。在低氧状态下,肿瘤细胞的生长会被抑制,肿瘤细胞进行无氧糖酵解,基因的稳定性降低,恶性程度更高的细胞会被筛选出来。在无氧糖酵解过程中,糖酵解的中间产物可以进入其他的生物合成途径,从而产生核酸和氨基酸,这些生物大分子的形成又为细胞的复制提供原材料。此外,低氧状态下,HIF表达增加,诱导糖酵解,促进新生血管的形成。

二、病理表现

大多数转移性肝癌位于肝包膜下,质地较硬,灰白色或者黄灰色,膨胀性生长,呈球形或半球形。当血供不能满足生长需要时,转移灶中央会发生变性坏死,之后出现纤维化和收缩,使结节的表面形成凹陷。较大的结节中央有时可发生液化或形成囊肿,一旦感染则形成脓肿。转移灶内很少发生钙化。转移结节大小不一,有时可以很小,只能在显微镜下才能看到。但有时也可占据整个肝叶,此时肝脏会明显增大。

转移性肝癌的病理学特征与原发肿瘤相似,胃腺癌或结肠腺癌的转移性肝癌,其组织中可显示腺癌结构;眼部黑色素瘤的瘤组织,可因含有黑色素而呈棕色或黑色。但有时因肿瘤细胞分化太差而不能鉴别其原发肿瘤的特征。血行转移的继发性肝癌,原发癌可以很小而难以发现,但肝脏转移癌的生长却很快,且侵及整个肝脏。与原发性肝细胞癌不同的是,转移性肝癌很少合并肝硬化。

不同起源的神经内分泌癌具有相似的组织病理学特征。组织学上,最典型的神经内分泌癌分化良好,罕见非典型增生和有丝分裂,嗜铬蛋白A、神经元特异性烯醇酶和突触素染色阳性,从而明确神经内分泌细胞的起源。形态学上,神经内分泌癌可单发或多发,呈实质性或囊性。不能按肿瘤的大小判断其良恶性,但对胃肠胰肿瘤,体积越大恶变的可能性越大。任何胃肠胰起源的神经内分泌癌均可发生肉眼可观察到的浸润或者镜下浸润,因此只有病理证实后才能最终明确其恶性肿瘤的诊断。

三、临床表现

根据转移性肝癌与原发肿瘤间的不同时间关系,本病可分为:①早发型:先发现肝内转移灶,临床上未发现原发癌。②同步型:原发癌与肝转移同时被发现。③迟发型:原发癌术后数月或数年,发现肝转移灶。转移性肝癌结节较小时,一般无临床症状。转移灶长大后,患者可出现上腹疼痛或肝区不适,随着病情的发展,患者可出现乏力、食欲缺乏、消瘦、发热等。体检时可在上腹部触及肿大的肝脏,或者质地较硬、有触痛的转移癌结节。晚期患者可出现贫血、黄疸、腹水和恶病质。如果转移灶具有神经内分泌功能,则可出现因激素产生过多而引起的内分泌疾病。胃肠道类癌可以产生多种蛋白质和肽类激素,最常见的是血清素,常常引起典型的类癌综合征。

四、诊断

根据上述临床表现,结合以下几点多可以做出诊断:①有原发癌病史或具有肝区肿瘤临床表现者;②无明显其他肝功能异常而出现ALP、GGT阳性;③影像学检查提示肝内散在的实质性占位病变;④腹腔镜或肝穿刺活检证实;⑤原发病术中发现有肝转移。在临床上有时可遇到原发灶不明的转移性肝癌,此时要依靠病理检查做出诊断。

1. **实验室检查** 通常转移性肝癌血 AFP 不高,但极少数来源于胃、食管、胰腺及卵巢等原发肿瘤的转移性肝癌可测得血 AFP 升高。出现临床症状的转移性肝癌往往伴有 ALP、GGT 升高。而癌胚抗原(CEA)升高有助于转移性肝癌的诊断。来自其他神经内分泌的肿瘤,会有相应的一些血生化的改变,如恶性胰岛细胞瘤转移到肝脏,会引起低血糖。

2. **辅助检查** 不同的影像技术各有优缺点,联合影像检查可以起到互补的作用,从而提高诊断的准确性。影像技术的主要用途是检出肝内转移灶,确定转移灶的大小、范围,有无肝外转移灶,对肿瘤进行分期,评估切除的可能性。

(1)胸片:对怀疑有肝转移的患者,应常规拍胸片,以除外肺部转移。

(2)超声:超声显像上肝脏转移瘤多呈现强回声。超声可以准确发现直径>2cm 的转移瘤,而且相对于 CT 和 MRI 更加经济、方便、安全。但据统计,由于肠气或呼吸的影响,有 5% ~50% 的病灶难以检出。

(3)CT:CT 是肝脏转移瘤的优先考虑的影像学检查手段,因为它可以确认转移瘤的数目,即使肿瘤的位置比较深。肝转移瘤在 CT 上多表现为混合不匀等密度或低密度,典型的呈现"牛眼"征。对于直径<1cm 的转移瘤,平扫 CT 有时难以发现,使用增强 CT,可以提高检测灵敏度。

(4)MRI:MRI 与 CT 类似,对于诊断肝转移瘤有较高的灵敏度。肝转移癌常显示信号强度均匀、边界清、多发,少数有"靶"征或"亮环"征。

(5)放射性核素:正电子发射断层扫描(positron emission tomography,PET)对诊断有一定价值。由于绝大多数恶性肿瘤细胞内葡萄糖-6-磷酸酶浓度低,导致氟脱氧葡萄糖(FDG)在细胞内积聚,高于正常细胞,而形成对比显像。绝大多数恶性肿瘤摄取 FDG 增加。病变与正常肝本底之比>2,标准摄取值(standard uptake value,SUV)>3.5。绝大多数良性病变摄取 FDG 降低,病变与正常肝本底比<2,SUV<3.5。PET 有助于发现有无其他病灶。

(6)血管造影:根据选择性肝血管造影的检测,可检出病灶直径的低限约为 1cm,超声显像约为 2cm。因此,早期肝转移多呈阴性,待增至一定大小始出现阳性结果。已有临床表现者,各项定位诊断方法的阳性率可达 70% ~90%。选择性腹腔或肝动脉造影多显示为少血管型肿瘤。

3. **组织学检查** 在 B 超引导下肝脏组织活检或细针针吸活检对可疑病灶行组织学检查,但此法有针道播散风险。转移灶组织学常仅能判断恶性程度或细胞类型,难于确定原发部位。一些病例原发病灶为高分化,而转移瘤则为低分化或未分化,若无影像引导穿刺活检,有 25% 的漏诊。

五、鉴别诊断

转移性肝癌主要应与下列疾病鉴别:

1. **原发性肝癌** ①常有肝病背景,乙肝或丙肝标志物阳性;②常伴有肝硬化;③血 AFP 常明显升高;④B 超常显示肝内低回声病灶,实质不均质光团,部分伴有晕圈;⑤彩超常提示有丰富的血流信号;⑥增强 CT 扫描:动脉期常显示高密度病灶,但静脉期密度低于周围正常肝脏组织,呈现"快进快出"的特点。

2. **肝海绵状血管瘤** ①肿瘤发展慢,病程长,临床表现较轻;②乙肝或丙肝标志物常阴性;③CEA、AFP 均阴性;④B 超提示有网状结构;⑤彩超检查并不显示丰富的彩色血流,少见动脉频谱;⑥CT 增强扫描可见造影剂填充,周边向中心蔓延,延迟相仍为高密度,呈现"快进慢出"的特点;⑦肝血池扫描阳性。

3. **肝脓肿** ①常有肝外(尤其胆道)感染病史;②常伴有寒战、高热;③常有肝区疼痛,体检可出现肝区叩击痛;④查血白细胞总数及中性粒细胞比值常增高;⑤B 超可表现低回声占位,有时可见液平;⑥CT 可见低密度占位,注射造影剂后无增强现象;⑦必要时行肝穿刺检查,有时可抽得脓液。

六、治疗

1. **手术治疗**

(1)肝切除:对于转移性肝癌,如果转移灶可以切除,均应考虑手术切除。有肺转移的患者与单纯肝转移相比预后差,但如有切除适应证,即便有肝肺同时转移也可行手术治疗。如果有骨或脑或腹膜种植转移时,或肝脏的转移灶累及肝门部时,则不考虑手术治疗。即使肝内有多个转移灶也并非手术切除的绝对禁忌证。尚无确切的证据表明转移瘤数目超过多少个时会明显降低切除术后的生存率,因此,Makuuchi 等认为只要肝储备功能足够,应尽量切除肝转移瘤。曾有切除 10 个肝转移灶,术后存活超过 5 年病例报道。肝切除时,要尽量减少非肿瘤部分的切除量,保证术后的残肝体积不少于全肝体积的 40%,因为切除大量正常的肝组织,术后发生肝功能不全或各种并发症的风险增加。必要时,可先行右肝门静脉栓塞术,待右肝萎缩、左肝代偿性肥大之后再行肝切除术。

神经内分泌癌肝转移的主要治疗目标是减少荷瘤组织(减瘤术),一方面是因为神经内分泌转移癌大多为低度恶性肿瘤,通常无痛且生长缓慢,化疗和放疗的疗效相对差。另一方面,由肿瘤表达和分泌的生物活性肽所产生的症状与肿瘤的大小直接相关。非功能性的神经内分泌癌肝转移的患者可因疼痛或活动时体力下降而影响生活质量。目前认为,若原发肿瘤可以切除,且肝转移瘤的 90% 以上可被切除或消融,那么神经内分泌癌肝转移首选肝切除术。有研究表明,随着减瘤性肝切除术的安全进行,4 年总体生存率可达到 75%。

Weitz 及其助手(2004)进行了一项研究,纳入从 1981 年 4 月到 2002 年 2 月 141 例非结直肠癌、非神经内分泌癌肝转移实施肝切除的病例。在 141 例患者中,3 年的实际无瘤生存率为 30%(中位时间 17 个月),3 年的带瘤生存率为 57%(中位时间 42 个月)。原发生殖系统的肿瘤实施 R0 切除疗效最佳,3 年实际带瘤生存率为 78%。而原发非生殖系统肿瘤患者中,R0 切除后的生存率受原发肿瘤出现肝转移的间隔时间长短的影响。间隔时间 ≤24 个月的患者 3 年实际生存率为 36%,但 3 年后有 95% 的患者复发。间隔时间 >24 个月的患者 3 年的实际生存率为 72%,3 年无复发率为 30%,其中 14 个患者生存时间 >5 年。

(2)肝移植:与肝切除相似,肝移植适用于神经内分泌癌的原发病灶已切除,且无肝外转移者。但肝移植术后,患者需长期服用免疫抑制剂,有导致原发肿瘤复发的可能。有报道 25 例肝移植,术后中位生存期 10 个月。11 例结直肠癌肝转移,5 例存活 90 天以上,4 例肿瘤复发;3 例乳腺癌 9~40 个月均复发,2 例平滑肌肉瘤,1 例肝移植后 3 年存活良好;2 例神经内分泌瘤,1 例存活 2 年;另有 1 例肾上腺样瘤,1 例胰腺癌,5 例不明原发肿瘤行肝移植。另有报道 3 例神经内分泌肿瘤行肝移植后

分别存活 34 个月、36 个月、10 个月无复发。肝移植治疗转移性肝癌的效果有待进一步研究证实。

2. 非手术治疗

(1)消融治疗:消融治疗是指在影像技术引导下进行的局部直接杀灭肿瘤的一类治疗手段,目前以射频消融(radiofrequency ablation,RFA)和微波消融(microwave coagulation therapy,MCT)及无水酒精注射(percutaneous ethanol injection,PEI)应用最多。消融可经皮肤入路,也可在腹腔镜手术或开腹手术中应用。影像引导手段主要包括超声和 CT。在超声引导下经皮消融的方法,具有微创、安全、简便、易于反复施行、成本费用相对低廉等显著优点,临床依从性较高。

HIFU 是一种体外适形治疗肿瘤的新技术,疗效确切。它是将高强度体外超声能源聚焦于靶组织,从而引起靶组织的凝固性坏死。与其他的能量聚焦治疗相比较,HIFU 在治疗过程中,超声能量的传递对途经的组织无明显的累积性损伤作用,而且可以重复操作。但是 HIFU 也存在一些问题,例如:HIFU 聚焦区域较小,通常需要反复多次进行;超声有一定的精度,通过超声探测肿瘤存在盲区,有时也会漏诊;肋骨可能遮挡照射路径,有时需要切除肋骨,创伤较大;肝脏随呼吸运动发生位移,使超声定位有一定的误差。

(2)介入治疗:经导管的动脉化疗栓塞(transcatheter arterial chemoembolism,TACE)和经导管的动脉放疗栓塞(TARE)。TACE 是一种区域性的治疗,其治疗原理来源于肝脏的双重血供特征,无论是正常肝实质还是肝细胞癌均接受门静脉和肝动脉的双重血流供应,但是两者之间又存在差异,通常情况下,门静脉供应正常肝脏的大部分,而肝动脉的血供则相对少。而对于肝细胞癌而言,则肝动脉实际成为肿瘤的唯一血供(占 90%~100%)。正是这一改变使得区域性治疗(包括 TAE、TACE、TARE)成为可能,通过肝动脉治疗肿瘤,使肿瘤因为缺乏血供而形成坏死,而非肿瘤的肝组织则很少受影响。TARE 可以选择性地将放射性的核素运送到肝肿瘤中,同位素可以在肝肿瘤部位停留足够的时间并且释放预定的放射剂量,将对正常肝组织的放射损伤降到最低。

(3)立体定向放射治疗(stereotactic body radiation therapy,SBRT):立体定向放射治疗是一种非侵入性的治疗方式。它是将大剂量射线准确地聚

焦于靶点,一次性、致死性地毁损病灶,靶组织与周围组织所接受的照射剂量反差大,对周围组织损伤轻,照射时间短,照射后患者反应轻,也就是说是利用病变组织和正常组织所接受放射剂量的不同达到治疗目的。立体定向放射治疗和普通放疗可以结合使用,互相补充,提高疗效。

3. **全身治疗** 全身化疗对某些来源的转移瘤有效。如应用氟尿嘧啶治疗胃癌、胰腺癌肝转移,可以提高生存率。许多化疗药物治疗眼葡萄膜黑色素瘤癌肝转移可延长生存期 2 ~ 5.2 个月,但无资料显示是对肝内转移灶的作用。有报道,IL-2 治疗恶性黑色素瘤肝转移也有一定疗效。

七、小结

手术切除是治愈转移性肝癌的唯一方法。如不能切除,则姑息治疗只限于改善生活质量和延长生存期。各种治疗方法的联合应用有希望提高疗效,仍期待开发更多的新药和新的疗法。总之,转移性肝癌需联合外科、内科、肿瘤科医师共同拟定治疗方案,全面评估病情以制订最佳治疗方案,并严密监测预后。

(涂振霄　张志伟　陈孝平)

第八章 胆道疾病

第一节 胆石病研究的过去、现在与未来

胆石病是一种常见病。公元前 1500 年的古埃及木乃伊胆囊内约 30 枚胆石，以及我国马王堆出土的西汉女尸（公元前 206 年）胆囊结石可能是最古老的胆石。15 世纪末，佛罗伦萨的 Benivenius 医生描述一名长期患有肝区疼痛的女性，尸解发现肝脏下方小囊内有形状颜色不一的细小结石，并推测为其死亡原因。可见胆石病是我国乃至世界范围的历史悠久的疾病。

古代曾采用糊剂、汤剂、膏药与草药"溶解"胆石，以及临床使用橄榄油和乙醚溶石，都告失败。1972 年起，美国 Mayo 医学中心相继报道口服鹅脱氧胆酸成功溶解患者的胆石，辛酸甘油单酯和甲基叔丁基醚两种药物的灌注溶石，从而产生全球轰轰烈烈的口服溶石、灌注溶石的研究高潮，以及 1986 年德国 Sauerbruch 等采用体外碎石结合口服溶石的临床治疗。1981 年，美国的多中心大样本（916 人）随机对照研究结果不乐观，两年的溶石率仅 13%，虽然此后研究并临床应用的熊去氧胆酸副作用较鹅脱氧胆酸明显减少，但溶石治疗作用并未提高。其他非手术治疗效果也不理想。整个非手术治疗胆石病的研究持续 20～30 年后，热情逐渐消退。

胆石病的手术治疗可追溯到 1743 年 Petit 的胆囊造瘘术。受 19 世纪麻醉、抗菌等外科领域技术进步的推动，1882 年 7 月 15 日德国 Langenbuch 施行第一例胆囊切除术，奠定了手术治疗胆石病的基础，从此手术成为胆石病治疗的主体，延续至今。1987 年法国的 Mouret 施行第一例腹腔镜胆囊切除术，部分取代了 Langenbuch 传统开腹手术，成为当前胆石病治疗的金标准。然而，胆石病的防治研究一直未停止，其较高的发病率，手术治疗的创伤性，及其未知的对机体生理干扰的担忧，成为不断推动胆石病研究的动力，希望能通过非手术方法来治疗胆石病，更希望预防胆石病的发生，解决人类对胆石病的困扰。

一、早期研究的朦胧

尽管在 19 世纪 Langenbuch 奠定了胆囊切除根治胆石病的指导思想和实践，但是人类对胆石病的认识在 20 世纪仍处于朦胧阶段。Aschoff（1909 年）提出胆道病理学，最先提出胆石分类，以胆流不畅解释临床症状，并以代谢因素作为胆囊结石的病因机制。关于胆固醇的化学研究，是在更早的年代从胆囊结石的研究开始。Fourcroy（1789 年）从尸体解剖的胆囊结石中提取一种晶形物，Chevreul（1815 年）用氯化钾溶液煮沸不见溶解，称为难溶物，名 cholesterine，希腊字 steros 表示坚硬的意思（翻译为固），后得知为醇，Windaus（1932 年）才确定其分子结构，现在称其为胆固醇即来自此。

国内受西方医学的影响，先期以为胆管结石都是从胆囊而来，或者认为原发性胆管结石是胆囊切除后才发生。20 世纪 50 年代中期，国内文献开始提出不同于西方含义的原发性胆管结石。广东梁伯强（1937 年）报道华支睾吸虫可致胆管结石。香港 Digby（1930 年）认为结石含胆红素。候宝璋（1954 年）报道肝内结石源于细菌感染。Maki（1957 年）报道胆管结石核心有蛔虫卵。王训颖（1963 年）解剖各地搜集的胆石，发现结石核心中含蛔虫尸体及虫卵，达 84% 的阳性率。杨嘉良（1942 年冬）在急性胆囊炎手术时发现胆总管内蛔虫。冉瑞图、黄志强和杨振华分别较早报道胆道蛔虫病。1946 年，杨、鲁最早报道了 19 例胆道蛔虫病。1957 年，王训颖、刘福龄、唐之曦等报道 402 例胆道蛔虫病，可能是最多的病例。至 1968 年的 Small 三角和 1966 年的 Maki 学说问世，此后的胆固醇结石和胆色素结石探索步入当代的胆石病研究。

二、胆石病的流行病学与危险因素

胆石分为胆固醇结石和胆色素结石两大类，其在发病机制、临床表现、治疗和预后等方面都有各

自特点。胆固醇结石主要位于胆囊,经胆囊管移行,可形成继发性胆管结石,其形成与脂类代谢紊乱有关。胆色素结石包括原发性肝胆管结石和原发性胆总管结石,发病机制涉及胆道蛔虫病和胆道感染等因素。国际上,尤其是欧美国家,多数是胆囊胆固醇结石,胆色素结石集中在东南亚地区,尤其我国南部和西南地区。国内胆石病类型从20世纪80年代后出现了较大变化(见后述)。由于世界胆石病类型分布的特点,胆固醇结石发病机制的研究进展较深入,胆石病危险因素的研究大多是关于胆固醇结石。

胆石病的流行病学研究有助于了解胆石病的发病现状和探索发病机制,是制订胆石病防治策略的基础。

(一)部分国家和地区的胆石病发病率

表8-1为国际上部分国家和地区较大样本胆石病人群发病率的调查研究,显示胆石病的发病率在不同时段、不同地区存在差异,以欧美国家发病率为高。世界上最高发病率的是美国女性印第安人,达64.1%。美国胆石病发病率在白种人男性为8.6%,女性为16.6%,墨西哥裔美国人中,男性为8.9%,女性为26.7%。欧洲的发病率为11%~20%。亚洲的发病率较低,为4%~15%,非洲苏丹的发病率低至5.2%。

表8-1 部分国家和地区的胆石病发病率

国家或地区	年龄(岁)	研究时间	人数	发病率(%)		
				男性	女性	总体
北美						
美国印第安人	>47	1993~1995	3296	29.5	64.1	
美国,Texas	15~74	1993	1004	8	20.2	17.9
西班牙裔美国人	20~74	1982~1984	2320	5.4	19.1	13.3
墨西哥裔美国人	20~74	1988.9~1994.9	4174	8.9	26.7	
第3次美国健康营养调查	20~74	1988.9~1994.9	13 374	7.9	16.6	
非西班牙裔美国人	20~74	1988.9~1994.9	5257	8.6	16.6	
美国黑人	20~74	1988.9~1994.9	4212	5.3	13.9	
南美						
智利 Malpuche 印第安人	20~50	1997	182	12.6	49.4	35.2
西班牙裔智利人	20~>50	1997	1584	13.1	36.7	27.5
阿根廷	>20	1999	1173	15.5	23.8	20.5
秘鲁 Lima	>15	1997.1~1997.8	1534	16.1	10.7	14.3
欧洲						
挪威 Bergen	20~70	1983	1371	17.7	21.2	21.9
丹麦 Copenhagen	30~60	1982.10	3608	1.8~12.9	4.8~22.4	8.8
意大利10个地区	30~69	1984.12~1987.4	29 739	2.3~19.4	7.4~31.6	13.8
意大利 Castellana	30~69	1992.5~1993.6	2461	6.5	12.9	9.2
德国 Schwedt	20~70	1986~1987	3226	0~36.2	0~63.6	19.7
英国 Bristol	25~69	1987.10~1989.3	1896	6.9	8.0	7.5
法国 Vidauban	>30	1994.1~1994.3	1754	9.6	17.7	13.9
亚洲						
克什米尔	15~65	1987	1104	3.1	9.6	6.1
日本冲绳	0~75	1984.5~1984.12	2584	2.4	4	3.2
泰国 Chiang Mai	20~70	1991	6146	2.5	3.7	3.1
非洲						
突尼斯	>19	1988~1990	1123	1	5.4	4.0
苏丹 Khartoum	22~70	1990	252	5.6	5.1	5.2

（二）国内胆石类型的转变及一些地区的胆石病发病率

国内胆石病在相当长的时期内以胆色素结石为主。为探索中国人胆结石的特点，了解我国胆石病的实际类型和分布，中华医学会胆道外科学组于20世纪后期组织了两次全国胆石病住院患者的调查。第一次胆石病临床调查自1983年7月1日至1985年6月30日，全国26个省市自治区146所医院总计11 342例手术胆石病例。为期2年的结果显示，胆石病患者占普通外科住院总数的10.05%，据此认为胆石病是一种常见病。胆石类型中，胆囊结石占52.8%，胆囊和胆总管结石占11.0%，而原发性肝内外胆管结石为36.2%，低于20世纪60年代的50%。胆囊结石与胆管结石之比为1.5∶1，较20世纪70年代的0.9∶1有了显著增加，北京、上海和天津的比值更是达到了3.4∶1、3.2∶1和4.5∶1。这项研究说明我国的胆石类型已经从20世纪80年代开始，从胆管结石转向胆囊结石，而且这一转变首先从大城市开始。第二次调查自1992年1月至12月，共7个省市33所医院总计3911例胆石手术病例。相隔十年后的胆石病收治率增加到11.53%。胆石病的类型进一步向胆囊结石转变。胆囊与胆管结石之比上升至7.36∶1，胆固醇结石

与胆色素结石之比从1.4∶1上升至3.4∶1。约80%的结石分布于胆囊内，以胆固醇结石为主，以胆色素结石为主的胆管结石仅占10%。第二次调查结论有7点：①收治率增加，有随年龄增加趋势，女性与男性之比增加（从2∶1增至2.57∶1）；②胆囊结石与胆管结石之比增加（从1.5∶1增至7.36∶1）；③胆固醇与胆色素结石之比增加（从1.4∶1增至3.4∶1）；④结石类型与部位相关；⑤影响结石部位与类型的因素是年龄、性别、职业及饮食成分；⑥胆道蛔虫感染及胆道感染下降，与胆石部位及类型的改变相关；⑦胆石病死亡占普外较大比例（5.33%），与胆石伴发胆囊癌以及胆管结石并发症相关。除第5点以及第7点部分强调要重视胆管结石的诊治外，其余都表示胆囊结石病例增加的特点。

表8-2显示我国一些地区和民族的胆石病发病率，这些资料主要是胆囊结石的发病率，包括赵元全的四川地区两份大样本资料。除了浙江和新疆两份研究是21世纪，其余都是20世纪，总体发病率低于10%。新疆和内蒙古地区的胆石病发病率明显高于国内其他地区，即使新疆的汉族发病率也达14.7%，可能与该地区肉类饮食比例高有关（表8-2）。总体发病率的跨度为2.2%～21.9%，差异与地区、时间、样本量变异等有关。

表8-2 我国一些地区和民族的胆石病发病率调查结果[4]

地区	年龄（岁）	研究时间	人数	发病率（%）		
				男性	女性	总体
天津[8]		1986～1987	28 319	7.7	8.8	8.2
上海[9]	成年人	1987	10 589	3.7	5.6	4.4
	20～87	2000.4～2000.8	3415	5.1	8.6	6.5
浙江舟山	21～80	2007.7～12	12 386	4.3	4.6	4.3
云南曲靖市	>18	1999.10	12 872	5.6	10.9	8.5
四川						
城市	14～67	1983.1～1988.6	5856	2.5	5.2	3.5
农村	7～84		3024	1.6	2.6	2.2
四川	18～84	1980.1～1988.6	24 941	2.4	5.2	3.7
		1997.4～1999.10	24 941	4.9	7.5	6.1
新疆克拉玛依						
汉族			6244			14.7
维吾尔族			625			21.9
蒙古族		2003.11	188			9.0
哈萨克族			322			19.6
回族			140			17.9
其他			79			19.0
内蒙古呼和浩特	60～89	1999.12	1582	18.1	46.6	21.5

（三）上海地区的胆石病发病率

在中华医学会外科学分会胆道外科学组的组织和领导下，按照全国胆石病第三次调查的设计，对上海地区的胆石病患病率进行预初流行病学研究。首先设计研究的样本量。根据国内患病率在10%以下的估计，按照7.5%的患病率结合失访率等样本含量公式，计算得到抽样人数为5426人。从上海市人口统计局获得2010年人口数据，按每10岁年龄段分别设计男性女性各年龄段的调查人数，最后实施研究。

于2010年8月至2011年3月，采用B超检查的方法，对上海市的两个区常住居民进行调查，年龄20～79岁。5426人的分析结果为，男性胆囊结石患病率为10.52%，女性为11.00%，合计胆囊结石患病率为10.76%（表8-3）。此外，调查对象中有160例的胆囊切除，其中男性胆囊切除占1.98%，女性占3.93%，合计为2.95%。将胆囊结石与胆囊切除两组合并，男性12.50%，女性14.93%，合计13.71%。该数字远高于亚洲和非洲国家胆石发病率（见表8-1），接近欧美国家，同时也高于以往调查的汉族胆石发病率（见表8-2）。这个结果表示两方面意义，其一是目前的胆石病发病率较以往有很大增长，上海地区的20世纪80年代和21世纪初分别为4.4%和6.5%，目前已增加1倍以上；其二是上海地区的胆石病发病率目前已接近欧美国家。在本次调查中，仅发现胆管结石6例（属于继发性），患病率0.11%；发现肝内胆管结石9例，患病率0.17%。

表8-3 上海市区胆囊结石病患病率

年龄（岁）	男性			女性			总体		
	人数	患病数	患病率（%）	人数	患病数	患病率（%）	人数	患病数	患病率（%）
20～29	546	7	1.28	540	11	2.04	1086	18	1.66
30～39	355	5	1.41	351	9	2.56	706	14	1.98
40～49	491	59	12.02	459	50	10.89	950	109	11.47
50～59	736	111	15.08	728	97	13.32	1464	208	14.21
60～69	354	61	17.23	323	67	20.74	677	128	18.91
70～79	245	44	17.96	298	63	21.14	543	107	19.71
合计	2727	287	10.52	2699	297	11.00	5426	584	10.76

（四）胆石病发生的危险因素

认识胆石病的危险因素可以向人们启示预防胆石病的途径和重点。胆石病的危险因素多指胆固醇结石，在20世纪主要见于欧美国家，因而在英语单词中，将胆石病与"F"相连。开始认为其危险因素具有"3F"特征，即fat（肥胖）、female（女性）和forty（40岁），以后又增加family（家族史）、fertile（多生育），成为"5F"。两个F涉及女性激素，表示女性高发。通常分析胆石发病的危险因素从年龄、性别、种族、遗传、地理、饮食、活动、肥胖和体重快速降低等因素展开。

胆石病的危险因素从疾病总体而言，包括环境因素和遗传因素。环境因素主要表现在饮食方面。高能量食物，即高碳水化合物、高脂肪、高蛋白、低食物纤维的食物导致肥胖等代谢综合征疾病，明显地成为发生胆石病的危险因素。我国从20世纪80年代开始的胆石病类型转变以及发病率的升高与生活水平提高、高能量食物的摄入有很大关系（见后述胆固醇结石病与代谢综合征），饮食结构的改变起很大作用。环境因素还包括感染因素，胆色素结石的胆道蛔虫病和胆道华支睾吸虫感染，胆囊结石也涉及螺杆菌、伤寒杆菌等感染因素（见后文感染、炎症与免疫的作用，及胆红素钙沉淀-溶解平衡学说、胆道寄生虫病的作用）。

胆石病的遗传性从20世纪早期就受到关注。5F的family（家族史）就是表示遗传。2002年费健等报道胆石病93个家系共563人的研究，发病304人，患病率54.0%。2005年秦俭等报道135个家系的患病率为53.2%。一个4代大家系113人，发病33人，患病率29.2%，Ⅱ代与Ⅲ代患病率为52%，一级亲属遗传度为86.38%±46.46%。研究显示：①双亲之一或两者均为胆石病的家系占74.2%，表示父母双方均对子代的发病产生影响；②同胞患病率达58.0%，即超过一半同胞发病，双生子都发病；③有多个同胞发病而亲代无胆石病，估计是由于环境因素，而外显不全所致。这些特点表示胆石病为多基因遗传病,常染色体显性遗传。发病多在 35 岁以后,表示为延迟遗传。此外,胆石病还存在部分母系遗传特征,母亲患病的子女多数有胆石病,母亲传递胆石病的作用显著大于父亲,女性子女的后代有较高的发病率,而男性子女的后代不发病。通过 96 个胆石病家系线粒体 DNA 的分析,显示线粒体 DNA B4b1 单体型亚群是胆囊结石病的易感因素。Nakeeb 等对美国 358 个胆石病家系 1038 人的症状性胆石病危险因素关联研究显示,女性相对危险度(relative risk,RR)8.8,肥胖(体重指数>30)的 RR 为 3.7,50 岁以上的 RR 为 2.5,家族史(一级亲属有胆囊切除术史)的 RR 为 2.2。其症状性胆石病的基因遗传度为 29%,年龄和性别变量可解释 9.3% 的表型变异。43 141 对瑞典双胎资料研究发现,同卵双生子发生胆囊结石的一致性为 15% ~ 29%,异卵双生子为 10% ~ 15%,遗传因素占胆囊结石发病的 25%。线粒体 DNA 研究、家系研究和双生子研究都支持胆石病的遗传因素。随着 20 世纪末分子生物学的发展和对人类基因组的研究,胆石病的相关基因研究在动物模型和胆石患者都得到了长足的发展,在胆固醇结石和胆色素结石都取得一定结果(见后文全基因扫描和重点相关基因)。

三、胆囊胆固醇结石的发病机制

1968 年 Admirand 和 Small 研究建立的 Small 三角成为探索胆石病发病机制的里程碑,核心思想是胆汁胆固醇的含量超过胆汁酸和磷脂的溶解能力,成为胆固醇过饱和胆汁,由此奠定了研究胆囊胆固醇结石形成的基础。此后 Holzbach 等发现,人体胆汁虽然呈胆固醇过饱和,但并未全部成石,随后进行了一系列的胆汁成核实验,并电镜观察了胆汁胆固醇单体从聚焦成单个小囊泡,聚集融合,成为多囊泡,不断增大,最后形成胆固醇结晶的全过程。由于胆固醇结石主要在胆囊内形成,对胆囊功能的研究贯穿于整个机制研究。胆汁胆固醇、磷脂、胆汁酸是主要的脂类成分,是从肝细胞分泌形成,且是影响胆固醇溶解的主要因素,因此,胆汁脂类分泌也成为胆石研究的重要组成。胆汁脂类分泌、胆汁成核以及胆囊功能构成了胆石发病机制的主要研究方向。

(一)肠肝轴胆固醇代谢异常

肠肝轴胆固醇代谢异常与胆石病的关系受到关注。肝脏是形成胆汁的器官,胆囊储存胆汁并形成胆石病灶的解剖部位,小肠吸收胆汁中胆固醇与胆汁酸。整个肠肝轴对胆固醇、胆汁酸的代谢过程

及发生胆囊结石非常重要。在 Small 三角的基础上,通过对肝脏胆固醇的合成与分解以及肝脏磷脂和胆汁酸代谢的研究,有了较成熟的认识,这些代谢环节相对稳定,对胆石病的影响较少,从而使 21 世纪开始的研究集中到胆汁胆固醇的转运分泌,以及小肠对胆固醇吸收的环节。

通过肝脏胆固醇代谢相关基因研究显示,胆石病患者胆小管侧膜的胆固醇转运蛋白——三磷酸腺苷结合盒(ATP binding cassette,ABC)G5/G8 和高密度脂蛋白受体——B1 型清道夫受体(scavenger receptor B type 1,SRB1)的基因与蛋白表达增加,表示胆固醇在肝细胞的摄取与转出是导致胆汁胆固醇分泌增加的主要环节。此外,胆石患者小肠细胞顶端膜上尼曼匹克 C1 样蛋白 1(Niemann Pick C1 like 1 protein,NPC1L1)基因和乙酰辅酶 A:胆固醇转乙酰酶 2(acyl coenzyme A:cholesterol acyltransferase 2,ACAT2)基因表达增加,NPC1L1 负责小肠胆固醇的摄取,ACAT2 负责小肠细胞内胆固醇的酯化,两者都与胆固醇在小肠细胞内的转运有关。以上显示,胆石患者肠肝轴胆固醇的代谢变化涉及胆固醇在细胞内的转运。近期,Portincasa 等概括胆石形成的 5 个关键环节:①LITH 基因和遗传缺陷;②肝脏胆固醇高分泌,持续胆汁胆固醇非生理性过饱和;③小肠胆固醇吸收增加;④胆固醇相转变加速,即成核;⑤胆囊病理性改变,包括胆囊动力紊乱形成持续胆汁淤滞,胆囊免疫性炎症,胆囊黏蛋白分泌增加和胆囊腔内黏蛋白胶积聚。

(二)胆囊功能异常

胆囊收缩功能异常是胆石形成的条件之一。胆囊舒张与收缩功能的紊乱,使胆固醇过饱和胆汁不易排出,提供胆固醇结晶形成及胆石生长的环境,成为促进胆石病发生的因素。胆囊舒张收缩功能减弱的相关因素有:①胆固醇沉淀在胆囊平滑肌,影响胆囊收缩素(cholecystokinin,CCK)受体的信号传递;②胆囊 CCK 受体数减少,对 CCK 反应减弱;③胆囊炎症和纤维组织增生。餐后胆囊再充盈(即胆囊舒张)受纤维细胞生长因子 19 及 G 蛋白偶联胆汁酸受体的调节,可能在胆石病发生中起一定作用。

正常胆囊黏膜摄取胆汁水分以及胆固醇和胆汁酸等成分。肝脏每天分泌 800 ~ 1000ml 胆汁,而胆囊容积仅 20 ~ 30ml,因此胆囊浓缩功能极其重要。胆囊黏膜摄取水分由水通道蛋白(aquaporin,Aqp)完成。小鼠胆石模型显示,成石胆囊浓缩功能减退与 Aqp1 和 Aqp8 蛋白表达降低相关。胆囊

黏膜吸收胆固醇,在一定程度上调节胆汁胆固醇饱和度。胆石患者胆囊的胆固醇摄取蛋白以及代谢相关蛋白的表达可能异常,直接参与了成石,如三磷酸腺苷结合盒(ATP binding cassette,ABC)G5/G8蛋白、尼曼匹克 C1 样蛋白 1(Niemann Pick C1 like 1,NPC1L1)、ABCA1、ABCG1 等。

此外,胆石患者胆囊黏膜常伴有胆固醇沉积。胆囊黏膜细胞摄取和酯化胆固醇增加,转运排出能力降低,使胆固醇酯被巨噬细胞吞噬积聚,沉积于黏膜下。胆固醇沉积常表现为弥漫性或息肉样。胆囊胆固醇沉积可能与 NPC1L1 表达增加及乙酰胆固醇乙酰基转移酶活性增加有关。部分胆囊息肉样胆固醇沉积(胆固醇结晶息肉)有可能是早期结石。胆固醇沉积与胆石病的具体关系尚不清楚,有待深入研究。

(三)胆固醇成核异常

胆固醇单水结晶形成即胆汁的成核过程,是胆固醇结石形成的初始阶段。它需要两个条件:胆汁胆固醇的过饱和与胆汁中成核因子的活性异常。研究表明,胆固醇结石患者和对照组胆汁中都存在抗成核活性和促成核活性的两种蛋白,所不同的是胆石病患者促成核活性大于抗成核活性,从而导致成核过程迅速发生。促成核的蛋白主要有黏蛋白、转铁蛋白、IgA、IgG、IgM 中与刀豆球蛋白结合者、氨肽酶 N 和 33.5kD 的泡蛋白,还有钙离子和游离脂肪酸等成核物质。抗成核蛋白较少,代表性的是载脂蛋白 A1 和 A2,以及 74kD 分泌型 IgA、15kD 和 16kD 的蛋白等。近期,成核研究关注骨桥蛋白,它是 1979 年研究恶性肿瘤转化时所发现,为非胶原性、磷酸化的骨基质糖蛋白。上海华山医院的体外研究发现,骨桥蛋白延长成核时间,抑制钙离子的促成核作用;在豚鼠胆石模型的成石开始时,其在胆囊和肝脏表达增加,胆汁和血液的浓度也增加,在成石后期,其表达和浓度都降低。骨桥蛋白的抗成核作用可能与整联蛋白 av 和钙相关。日本 Osaka 的 Kinki 大学医学院研究组采用免疫组化的方法显示,从胆囊上皮或胆囊巨噬细胞来源的骨桥蛋白,可能作为胆囊色素石基质的蛋白,也成为胆固醇结石的核心蛋白质。总之,除钙离子以外的成核蛋白质对于胆石形成的成核,起到促成核与抗成核作用,以及参与形成胆石的核心与胆固醇沉积的支架。

(四)胆囊结石病全基因扫描的研究

全基因扫描是分子生物学研究的重要方法,而引入胆石病的研究。首先是美国 Carey 和 Paigen 小组自 1995 年起,采用该方法从近交系小鼠胆石模型进行系列研究,发现了胆石病相关的 6 类候选基因,称为 lith 基因,其中 45 个基因已知染色体定位和其功能,从动物实验表示胆石病是个多基因疾病。6 类 lith 基因分别是:①肝脏脂类调节酶的 5 个基因;②肝脏脂蛋白受体及相关蛋白质 11 个基因;③肝脏和小肠的细胞内脂类转运器 9 个基因;④肝脏和小肠的细胞膜上脂类转运器 8 个基因;⑤调节肝脏脂类的转录因子 5 个基因;⑥黏蛋白、胆囊收缩素及其受体的 7 个基因。

受动物实验研究的启示,全基因扫描方法进入胆石病的临床研究。上海瑞金医院和人类基因组南方研究中心协作组以及美国 Puppala 等相继于 2006 年做了研究报道。中国的研究是 12 个胆石病家系共 95 人,将致病基因定位于 3 号(D3S1266)、4 号(D4S406)、9 号(D9S1682)和 11 号(D11S902)染色体。美国的研究是对 39 个低收入墨西哥裔美国人家系,合计 715 人的样本,将胆囊病基因主要定位于 1 号染色体(1p)(D1S1597,D1S407 和 D1S255 附近),以及其他染色体的定位(2p,3q,4p,8p,9p,10p 和 16q)。两份研究都表示胆石病的多基因特点,关于染色体定位差异的原因在于人群的不同以及样本的差异。

(五)胆固醇结石病的重点相关基因异常——ABCG5/G8 致石基因位点的研究

2007 年 *Nature Genetics* 和 2008 年 *Journal Lipid Research* 相继发表了有关 ABCG5/G8 致石基因的研究。Buch 等(2007 年)报道德国 Kiel 等 6 个城市和智利的协作研究,对 280 个胆石患者(360 人对照)行 > 50 万个单核苷酸多态性(single nucleotide polymorphisms,SNP)关联扫描,得到了 235 个最有疾病相关意义的 SNP。然后对具有相同 SNP 的另外 1105 人进行随访,对照 873 人,得出了 ABCG8 在 A-1791411 位点 SNP 的验证,该位点相当于 rs11887534(D19H)的编码变异。进一步在另外 728 个德国人、167 个智利人得到了重复。D19H 携带者在整个德国人群中的比值比为 2.2。在胆固醇结石患者的相关性更强,比值比 3.3,该结果表示 His19(即 D19H)与较多胆固醇转入胆汁相关。

Jiang 等(2008 年)报道上海瑞金医院与瑞典 Karolinska 研究院的合作研究,发现胆石病患者肝脏脂质代谢异常的特点表现为 3 个与胆固醇转运相关的蛋白质表达升高:ABCG5/G8、肝脏 X 受体 α 与肝脏 SRB1。SRB1 负责将胆固醇从血液转入肝脏,ABCG5/G8 将胆固醇从肝细胞转运入胆汁,肝脏 X 受体 α 调节 ABCG5/G8 的转运。这 3 个转运蛋白的表达升高,使得胆石病患者通过胆固醇从血液转运入胆汁,产生胆固醇过饱和胆汁,成为胆石病发生的起源。该 3 个转运蛋白的功能显示出肝细胞胆固醇转运的轮廓,其中起主要作用的可能是 ABCG5/G8,后者也成为研究关注的重点。

在 ABCG5/G8 涉及胆固醇结石病易感性的基础上,von Kampen 等在 2013 年 Hepatology 进一步报道了 5 个国家关于 ABCG5/G8 致石基因定位的联合研究,识别胆固醇结石病的遗传和功能方面致病变异。作者研究遗传图谱的患者样本来自德国(病例 2808 人,对照 2089 人)、智利(病例 680 人,对照 442 人)、丹麦(病例 366 人,对照 766 人)、印度(病例 247 人,对照 224 人)和中国(病例 280 人,对照 244 人)。使用新的 DNA 序列分析技术(pyrosequencing)分析 22 例肝脏互补 DNA 的等位基因失衡,用转染 HEK293 细胞分析 ^3H 胆固醇的输出,蛋白质表达和等位基因结构定位。通过对德国和智利样本的精细定位,得出 ~250kB 的疾病相关间隔。肝脏 ABCG5/G8 等位基因失衡或剪接的缺失限制了编码 SNP 的搜索。从突变检测和基因型分型得到两个疾病相关的变异:ABCG5-R50C 和 ABCG8-D19H 的高成对连锁不平衡。对含有候选基因变异的等位基因结构 ^3H 胆固醇输出分析,证明胆固醇转运活性增加仅出现在 ABCG8-D19H 的变异而不是在 ABCG5-R50C,在德国、智利和中国患者样本的巢式 logistic 回归模型中也分别显示 ABCG8-D19H 的作用较高。这份研究提供了胆汁胆固醇高分泌作为胆固醇结石形成机制的分子基础,因而在有关胆石病的病理生理知识方面,勾画了从基因后到基因前的分子联系。

(六) 胆固醇结石病与代谢综合征

Reaven 等在 1988 年提出代谢综合征的定义,是指胰岛素的抵抗,对胰岛素治疗的不敏感,存在于非胰岛素依赖的 2 型糖尿病,由于胰岛素受体的缺乏,使胰岛素需要量极大增加。作者将高血压、高血糖、高胰岛素血症、高血脂等联系在一起,并以动物实验来注明。2008 年,Biddinger 等系统明确地将胆固醇结石病作为代谢综合征的范畴,并以小鼠模型作了机制阐明。敲除小鼠肝脏胰岛素受体基因后,结合 3 个月的致石饲料,最后几乎全部成石。研究认为其中有两个发病机制:①去除对肝脏转录因子的抑制后,表现出对胰岛素抵抗的肝脏病理改变:即胆小管侧膜的胆汁胆固醇转运蛋白 abcg5/g8 表达增加,导致胆汁胆固醇的分泌增加,

直接促成胆固醇结石的形成(见前文致石基因 ABCG5/G8);②胰岛素抵抗也降低了胆汁酸合成酶的表达,尤其是 CYP7B1,构成了成石性的胆汁酸组分。Mendez-Sanchez 等进行了 65 例胆石患者和 180 例对照的横断面研究,结果发现,胆石病患者合并代谢综合征的比例约为对照组的 2 倍,表示胆石病像心血管病和糖尿病一样,与代谢综合征明显相关。Csai 等进行了 29 847 名美国男性的队列研究,得出腹部脂肪和症状性胆石病的明显相关性,同时认为,作为腹部脂肪的测量,腰围和腰围与臀围比能独立于体重指数,预测形成胆石病的危险性。上海瑞金医院在预测胆石病高危人群的研究变量中,血清胰岛素含量、高血压以及血胆固醇含量通过数学方式进入模拟的预测方程(见胆石病的预防研究)。

(七) 感染、炎症与免疫的作用

虽然在 20 世纪 60 年代,Rains 用电镜观察胆固醇结石和胆色素结石都发现了细菌,但从 Small 三角学说起,通常认为胆固醇结石的胆汁环境是无菌的,这些结石的病因与细菌无关。1978 年 Goodhart 等从 12 例胆石患者的结石、胆汁和胆囊黏膜检测到丙酸杆菌,还以为是细菌污染,未引起重视。直到 1995 年,德国 Swidsinski 等采用巢式 PCR 技术检测出胆固醇结石中的细菌 DNA,使人们重新考虑细菌是否参与胆固醇结石的形成。上海瑞金医院也对胆固醇结石病进行了系列巢式 PCR 和测序分析的研究,证实了胆石患者的胆汁、胆石和胆囊黏膜存在细菌 DNA。所发现的细菌除了痤疮丙酸杆菌、螺杆菌与弯曲杆菌外,还有假单胞菌、微球菌、葡萄球菌、类杆菌、克雷伯菌、芽孢杆菌、棒状杆菌、不动杆菌、布鲁菌、微杆菌等。卢云等从胆固醇结石中检测厌氧菌。此外,Kawai 还在 21 例纯胆固醇结石中 12 例检测出细菌 DNA,且全部为革兰阳性球菌。

近期,对细菌感染与免疫因素参与胆石病发病进行了研究。Maurer 等从小鼠模型中发现,感染胆螺杆菌、肝螺杆菌以及鼠螺杆菌能明显促进胆囊结石的形成,但幽门螺杆菌无致石作用。Maurer 的另一个小鼠实验显示 T 细胞是小鼠胆固醇结石形成的关键。胆固醇结晶以 T 细胞依赖的方式促进促炎细胞因子的表达。胆固醇结石的发病机制不仅是胆石形成导致获得性免疫和炎症反应,而且获得性免疫和炎症是胆石发病机制中的关键因素。Crawford 等研究墨西哥 103 例胆石患者,其伤寒杆菌携带率为 5%,并从小鼠模型证实伤寒杆菌的致

石作用。上述研究表明,当前胆固醇结石发病机制不仅是胆汁脂质和胆囊细胞的关系,免疫与脂质成分和胆囊黏膜的相互作用可能更为重要。这个全新的概念将可能影响和改变胆石病的诊断、治疗与预防。

四、胆色素结石的发病机制

胆色素结石以胆红素钙为主要成分,胆固醇含量低于胆红素含量,胆红素占 18% ~ 80%。与胆固醇结石不同,胆色素结石分布于肝内外胆管,胆囊占少部分。按临床特点,胆色素结石分为两类:黑色素结石与棕色素结石。黑色素结石的胆汁为无菌,几乎无胆道感染,结石细小坚硬,色黑如煤渣,多见于胆囊。棕色素结石多有胆道感染病史,胆汁细菌培养阳性,结石松软,形状多样或呈泥沙样,外表和剖面见棕黄色,多见于肝内外胆管,且常常无胆囊结石,故称为原发性胆管结石或原发性肝内胆管结石。两类色素结石的临床特点不同,形成机制也不同,黑色素结石与胆道感染无关,代谢因素为主,而棕色素结石形成的原因是胆道感染。对胆色素结石形成机制的认识基于日本 Maki 与国内周孝思等的研究。

(一) β-葡萄糖醛酸苷酶与胆红素钙沉淀

Maki 于 20 世纪 60 年代提出 β-葡萄糖醛酸苷酶学说。实验证明,大肠埃希菌的 β-葡萄糖醛酸苷酶使结合胆红素水解为葡萄糖醛酸和游离胆红素,后者的羧基与钙离子结合,生成中性或酸性胆红素钙而沉淀。由于感染胆汁中的糖蛋白含量增高,糖蛋白将胆红素钙沉淀物凝集,从而形成胆色素结石。β-葡萄糖醛酸苷酶学说作为胆色素结石形成的经典理论,沿用至今,但以后又得到了进一步的发展。

(二) 胆红素的特性

胆红素是四吡咯化合物,带有两个丙酸基,该分子特性与结石的形成以及结石的溶解有很大关系。两个羧基都游离的称为游离胆红素,或未结合胆红素,1 个羧基与钙结合的为酸性胆红素钙,2 个羧基都与钙结合的为中性胆红素钙。4 个吡咯环的氮各自与氢形成亚氨基。胆红素的 2 个羧基和 4 个亚氨基都能与钙、镁、铁等多种金属离子配位。一个金属离子同时与亚氨基的氮原子和羧基的氧原子配位,则形成有金属离子参与的环状化合物,即难溶解的螯合物。这是胆红素具有形成螯合物的分子基础,成为胆色素结石的重要病理机制。

曾经认为棕色素结石中是中性或酸性胆红素钙,而黑色素结石中是游离胆红素钙。周孝思等用红外光谱和凝胶电泳研究二甲基甲酰胺-氯化锂等溶剂实验证实,无论棕色还是黑色结石,仅少部分是酸性或中性胆红素钙,大部分是胆红素与金属离子形成的高分子螯合物,占胆石干重的 50%。因此,胆石螯合物是胆色素结石的重要理化特性。

(三) 胆红素钙沉淀-溶解平衡学说

周孝思等提出"胆红素钙沉淀-溶解平衡学说"(简称平衡学说),是对 β-葡萄糖醛酸苷酶学说的进步,用以解释胆色素结石中 β-葡萄糖醛酸苷酶学说不能解释的许多现象。平衡学说中关于胆色素结石形成机制的现象贯穿于胆红素钙溶解的动态平衡、胆汁成分的影响以及病理的影响。

1. 胆红素钙沉淀与溶解的动态平衡——条件溶度积常数　中性、酸性以及游离胆红素与钙形成螯合物都存在条件溶度积常数,且是一个动态平衡。当沉淀与溶解过程达到平衡时,游离胆红素的负离子浓度与钙离子浓度的乘积(离子浓度积)即为条件溶度积常数。当离子浓度积超过后者时,便出现胆红素钙的沉淀,低于后者时出现胆红素钙的溶解,直至新的平衡。胆红素钙溶解的条件溶度积常数随 pH、离子、胆汁酸、自由基等反应条件的变化而不同,缺乏一个通用的常数;并且游离胆红素可进入胆汁中胆汁酸微胶粒的疏水中心,或与胆汁酸的表面极性相结合,使得游离胆红素浓度大于其离子浓度。这两个特性使得难以用条件溶度积常数来衡量胆汁是否为胆红素钙过饱和。

2. 胆汁成分的影响　胆汁成分中影响胆红素钙沉淀与溶解平衡的因素有 6 个:①游离胆红素负离子浓度与钙离子浓度;②β-葡萄糖醛酸苷酶活性;③胆汁 pH;④胆汁酸;⑤糖蛋白;⑥自由基。离子浓度增加,酶活性增强,pH 升高时都使平衡朝向沉淀,起促进成石作用;糖蛋白和自由基也使平衡向沉淀方向,这 5 个因素都成为胆色素结石的病理因素。相反,胆汁酸通过降低游离胆红素离子和钙离子浓度使平衡向溶解方向,是唯一起保护作用的因素。

3. 病理因素的影响　胆管狭窄导致胆道梗阻是胆色素结石形成的重要病理基础。北京大学第三医院进行了一系列胆管狭窄的动物实验。结果显示,胆红素-二磷酸尿苷葡萄糖醛酸基转移酶(uridine diphosphate glucuronosyl transferase, UGT)活性下降导致游离胆红素增加,钙离子和总钙浓度升高,胆汁酸合成限速酶活性升高的幅度较低,糖蛋白和自由基却相应增加,成为胆管狭窄产生胆色素结石的病理机制。

胆道感染涉及一系列病理变化,包括β-葡萄糖醛酸苷酶活性,钙、自由基与糖蛋白的增加,以及感染细菌产生使胆汁磷脂与胆汁酸水解的酶。肝硬化和胆道寄生虫的作用见后述。

囊性纤维化、Gilbert 综合征与胆石之间存在联系。Gilbert 综合征患者的胆色素结石发病率增加。UGT1A1 的通用启动子突变,可能为胆色素结石形成的危险因子。最近对胆固醇结石和胆色素结石的大样本队列研究,通过针对胆红素定位的基因组分析,显示编码结合胆红素的 UGT1A1 基因和编码肝细胞膜基底侧的多种外源性和内源性化合物转运器的 SLO1B1 基因变异,导致了血清胆红素增加、胆石胆红素增加以及形成胆石的危险性。Gilbert 综合征的 UGT1A1 等位基因增加,遗传性和外源性胆红素增高成为囊性纤维化患者的致石因素,是三者之间关系的基础。

(四) 胆道寄生虫病的作用

胆道寄生虫,包括胆道蛔虫病和胆道华支睾吸虫病等,与胆色素结石发病的关系,在我国 20 世纪就有认识(见"早期研究的朦胧")。

胆道蛔虫病是蛔虫从十二指肠乳头进入胆总管、肝内胆管和胆囊所引起。蛔虫残体如不排出胆道,可成为核心而形成胆石。蛔虫进入胆道后,常带入细菌和虫卵,也是造成胆石的原因。残体和虫卵形成胆石的机制主要是异物的作用,带入细菌的作用可能涉及 β-葡萄糖醛酸苷酶。所形成的胆石多为胆色素结石,主要位于胆总管,继而可在肝内胆管和胆囊内。王训颖曾报道 141 例胆道蛔虫病中,14 例合并胆石,占 9.93%,其中死蛔虫与胆石并存 8 例,活蛔虫与胆石并存 6 例。分析 84 例胆石标本,73 例为胆总管结石,其中 51 例胆石核心见蛔虫残体,占 69.9%。1973 年报道 413 例胆石的解剖,见以蛔虫为核心的占 70.7% ~ 84.0%。可见胆道蛔虫病对胆色素结石的作用。1989 年许鉴清报道 139 例胆道蛔虫患者,经 B 超排除胆石,经 8 ~ 34 个月的随访,117 例胆总管蛔虫中 11 例形成胆石;9 例左肝管蛔虫中 4 例并发胆石;2 例右肝管蛔虫中,1 例并发肝脓肿,1 例部分胆总管结石。国内胆石病类型的转变,胆囊结石的增多,原发性胆管结石的降低,不能否定与胆道蛔虫病的减少有一定的关系,从另一方面证明了胆色素结石与胆道蛔虫病的关系。

同胆道蛔虫病一样,胆道华支睾吸虫也是原发性胆总管结石和原发性肝内胆管结石的发病原因。

英国曾报道胆石核心见华支睾吸虫残体,我国香港特别行政区报道华支睾吸虫引起的小胆管性肝炎中 50% 合并胆管结石。广州市第一人民医院的 101 例原发性胆管结石中,华支睾吸虫感染占 13.6%。1964 年的 16 例胆石核心中 1 例见华支睾吸虫的虫卵。华支睾吸虫与胆色素结石的关系,与蛔虫一样,包括虫体、虫卵以及所产生的大肠埃希菌、厌氧性链球菌等感染,脱落的上皮细胞,分泌的黏液以及糖蛋白等成为结石的基质或核心。

近期广东番禺地区报道胆道华支睾吸虫病成为胆囊胆色素结石形成的病因。他们检测 179 例胆囊结石患者不同标本的虫卵,其虫卵阳性率分别为粪便 30.7%、胆汁 44.7% 和胆囊结石 69.8%,不但说明华支睾吸虫是该地区常见感染的寄生虫,而且表示胆囊结石与华支睾吸虫的关系,成为胆道华支睾吸虫病的一种表现。进一步采用扫描电镜、实时荧光 PCR 以及显微镜检测的方法,在 183 例胆囊结石患者中发现华支睾吸虫卵 122 例,其中胆色素结石、胆固醇结石和混合结石分别有 97 例(79.5%)、4 例(3.3%)和 21 例(17.2%),说明华支睾吸虫感染与胆囊胆色素结石的相关性。华支睾吸虫导致结石形成的机制可能同蛔虫一样,是以虫卵作为异物,起结石的核心作用。

(五) 黑色素结石的形成

黑色素结石是一类比较特殊的胆石。大多发生于胆囊,与胆道感染无关,是与棕色素结石主要的区别。由于细菌性和组织源性 β-葡萄糖醛酸苷酶活性均不高,因此 β-葡萄糖醛酸苷酶学说不支持其发生机制。临床多见于溶血性贫血(如镰状细胞贫血、遗传性球形红细胞增多症、Gilbert 综合征等)、肝硬化和慢性酒精中毒患者。胆汁中胆固醇往往不高,其胆汁酸浓度降低可能是重要原因。肝硬化时胆汁的胆红素钙增加,胆汁酸减少,是胆色素结石尤其胆囊黑色素结石形成的病理基础。

五、胆石病的预防研究

数百年来的胆石病研究,尤其是胆石发病机制研究,其目标和希望就是预防胆石病。傅培彬在 20 世纪 80 年代就高瞻远瞩地指出,胆石病不是单纯依靠手术能解决的问题,出路在预防。此后不久,胆石病的预防就得到国际同行的关注。1985 年第一届国际胆石病会议明确了胆石病的三级预防概念:一级预防针对有成石危险,但尚未成石的高危人群;二级预防是防止无症状胆石病患者出现临床症状和并发症,也就是防止胆石病从无症状期发展到症状期和并发症期;三级预防着重在胆石病非手术治疗后的复发。20世纪末在以色列召开的第三届国际胆石病会议,再次将胆石病预防作为会议的重点。

上海瑞金医院在张圣道的指导带领下,从胆石分类、胆汁研究、动物模型和成石机制研究,最后发展到胆汁成分预测和胆石病危险人群预测,作为胆石病预防的基础工作。1991年在上海市区建立首个预测基地,开展胆石病高危人群的预测研究。采用年龄、体重指数、血清生化和胆囊收缩功能指标,建立了预测胆石病高危人群的Logistic回归模型,随访2年后的验证,预测的准确性达到71%,初步证实了预测的可行性。1998年进行第2次预测研究,新增近郊和郊区2个基地,18例新发胆石的预测符合率为66.7%,可能的易感基因 $ApoB^{+/-}$ 和血脂ApoB,ApoE未能纳入预测模型。2001年第3次的预测研究工作,新发胆石29例,预测符合率79%。今后需要将胆石病高危人群预测工作与预防相结合,检验预防的可行性。

六、胆石病研究的展望

经过百年发展,21世纪的医学较20世纪有了崭新的面目,基因医学、微创医学、机器人外科等一系列新事物进入医学领域。互联网以及现代科学的发展,网络信息的瞬时传递,国际会议的频繁召开,使当今的国内与国际成为一个整体。胆石病发生机制的认识,已经从20世纪末的低谷进入了平稳发展阶段。

胆石病的发病机制不但阐明了两类结石形成过程的比较清晰与完整的轮廓,而且从众多相关的发病基因聚焦到胆固醇结石和胆色素结石的两个主要基因。胆固醇结石聚焦到 *ABCG8 D19H* 基因位点,胆色素结石聚焦到 *UGT1A1* 基因。胆固醇结石的发病涉及感染、炎症与免疫的研究,将胆固醇结石与胆色素结石的发病在某种程度上联系为一个整体。胆石发病机制的研究结果为胆石病预防提供了翔实的基础。

提供胆石病预防的第2个基础是胆石病发病的遗传因素和环境因素。对胆石病家系的认识形成了胆石病预防的重点人群。日本从20世纪70年代,中国从20世纪的80年代出现的胆石病类型转变为胆石病预防提供了重要信息。一方面,原发性胆管结石与原发性肝内胆管结石的发病率下降明显与胆道寄生虫感染的降低有关,已经客观地施行了胆色素结石的预防,成为胆石病预防的显著进

步。从伤寒杆菌、螺杆菌等微生物的干预可能成为胆石病预防的一个环节。另一方面,胆囊胆固醇结石的大幅度增加,接近欧美国家的发病率水平,以及胆石病与代谢综合征的关系,强有力地说明了环境因素中高能量饮食类型的作用。因此,有效地降低高能量饮食,将是预防胆石病的重要环节。

目前,国内正在开展保留胆囊、胆囊结石清除术的临床研究。从预防胆石复发的角度来说,在掌握治疗指征——正常胆囊舒张收缩功能——的基础上,不单纯是保留胆囊治疗胆石病的关键,而且可以成为胆石病预防实施的很好途径。结石清除术后的预防相当于胆石病的三级预防,并且将胆石病的三级预防从非手术治疗的复发预防,扩展到非手术和手术治疗的复发预防。三级预防与一级预防具有明显的相关性。

胆石病预防还可以从胆固醇代谢环节。最近报道的他汀类药物抑制胆固醇合成酶,FXR激动剂预防胆石,反义寡聚核苷药物降低小肠胆固醇吸收,抑制胆固醇酯化酶预防胆石,都可以成为胆石病预防的启示。

展望21世纪的胆石病研究,经过国内外基础和临床同道们的不懈努力,机制和防治将有新的突破。

(韩天权 蒋兆彦)

参 考 文 献

1. 张圣道,韩天权.胆石病研究——百年来的困惑.外科杂志,1997,2(4):187-189.
2. Admirand WH, Small DM. The physiochemical basis of cholesterol gallstone formation in man. Clin Invest, 1968, 47(5):1043-1052.
3. Maki T. Pathogenesis of calcium bilirubinate gallstone: role of E coli, beta-glucuronidase and coagulation by inorganic ions, polyelectrolytes and agitation. Ann Surg, 1966, 164(1):90-100.
4. 张中文,蒋兆彦,韩天权,等.胆石病的流行病学和危险因素.外科理论与实践,2011,16(4):408-412.
5. 顾倬云,黄志强.中国人胆结石的特点——全国11 342份胆结石手术病例临床调查.中华外科杂志,1987,25(6):321-329.
6. 石景森,刘绍浩.从胆石症构成变迁看治疗中的问题.西安医科大学学报,1989,10(3):245-249.
7. 中华外科学会胆道外科学组.我国胆石病十年来的变迁.中华外科杂志,1995,33(11):652-658.
8. 黄耀权,张宪文,廖贻彤,等.天津自然人群胆石发病率普查与胆石病易患因素的研究.天津医药,1991,19

（1）：20-24.

9. 施维锦，姜广杰，谢敏，等. 上海地区"健康人"胆石发生率的调查报告. 中华消化杂志，1989，9（2）：105.

10. Shi JS，Ma JY，Zhu LH，et al. Studies on gallstone in China. World J Gastroenterol，2001，7（5）：593-596.

11. 韩天权，张圣道. 胆石病流行病学研究的现状和发展. 胃肠病学，2003，8（3）：166-168.

12. Stinton LM，Myers RP，Shaffer EA. Epidemiology of gallstones. Gastroenterol Clin North Am，2010，39（2）：157-169.

13. 费健，韩天权，蒋兆彦，等. 胆囊结石病家系遗传特征的初步研究. 肝胆胰外科杂志，2002，14（1）：4-6.

14. 秦俭，韩天权，费健，等. 家族性胆囊结石病人发病因素研究. 中华医学杂志，2005，85（28）：1966-1969.

15. 秦俭，韩天权，蔡杏兴，等. 一个大型胆囊结石病家系的遗传特征及流行病学分析. 中华流行病学杂志，2005，26（6）：448-450.

16. 张宇，牛振民，韩天权，等. 胆囊结石病人线粒体高变区测序结果分析. 中华肝胆外科杂志，2005，11（9）：580-582.

17. Nakeeb A，Comuzzie AG，Martin L，et al. Gallstones：genetics versus environment. Ann Surg，2002，235（6）：842-849.

18. Katsika D，Grjibovski A，Einarsson C，et al. Genetic and environmental influences on symptomatic gallstone disease：a Swedish study of 43，141 twin pairs. Hepatology，2005，41（5）：1138-1143.

19. Portincasa P，Wang DQ. Intestinal absorption，hepatic synthesis，and biliary secretion of cholesterol：where are we for cholesterol gallstone formation？Hepatology，2012，55（5）：1313-1316.

20. Jiang ZY，Parini P，Eggertsen G，et al. Increased expression of LXR alpha，ABCG5，ABCG8 and SRBI in the liver from normolipidemic nonobese Chinese gallstone patients. J Lipid Res，2008，49（2）：464-472.

21. Parini P，Jiang ZY，Einarsson C，et al. ACAT2 and human hepatic cholesterol metabolism：Identification of important gender-related differences in normolipidemic，non-obese Chinese patients. Atherosclerosis，2009，207（1）：266-271.

22. 蒋兆彦，韩天权，张圣道. 从胆囊功能认识切胆和保胆取石手术. 外科理论与实践，2011，16（4）：348-351.

23. 雷铭，徐子平，蔡劬，等. 正常人血浆成纤维细胞生长因子19与胆囊容积变化的关系. 外科理论与实践，2011，16（4）：365-369.

24. Holan KR，Holzbach RT，Hermann RE，et al. Nucleation time：a key factor in the pathogenesis of cholesterol gallstone disease. Gastroenterology，1979，77（4 Pt 1）：611-617.

25. 赵小团，张圣道，张臣烈，等. 胆固醇结石病人和正常人胆囊胆汁蛋白的抗/促成核活性的研究. 中华医学杂志，1989，69（12）：671-673.

26. 赵小团，张圣道，傅培彬. 转铁蛋白对胆汁胆固醇成核过程的影响. 中华消化杂志，1991，11（2）：93-95.

27. Yang L，Chen JH，Cai D，et al. Osteopontin and integrin are involved in cholesterol gallstone formation. Med Sci Monit，2012，18（1）：BR16-23.

28. Yang L，Chen JH，Cai D，et al. Osteopontin plays an anti-nucleation role in cholesterol gallstone formation. Hepatol Res，2011，41（5）：437-445.

29. Imano M，Satou T，Itoh T，et al. An immunohistochemical study of osteopontin in pigment gallstone formation. Am Surg，2010，76（1）：91-95.

30. Ichikawa H，Imano M，Takeyama Y，et al. Involvement of osteopontin as a core protein in cholesterol gallstone formation. J Hepatobiliary Pancreat Surg，2009，16（2）：197-203.

31. Khanuja B，Cheah YC，Hunt M，et al. Lith1，a major gene affecting cholesterol gallstone formation among inbred strains of mice. Proc Natl Acad Sci U S A，1995，92（17）：7729-7733.

32. Lammert F，Carey MC，Paigen B. Chromosomal organization of candidate genes involved in cholesterol gallstone formation：a murine gallstone map. Gastroenterology，2001，120（1）：221-238.

33. 秦俭，韩天权，袁文涛，等. 胆囊结石病致病基因的定位研究. 中华外科杂志，2006，44（2）：485-487.

34. Puppala S，Dodd GD，Fowler S，et al. A genomewide search finds major susceptibility loci for gallbladder disease on chromosome 1 in Mexican Americans. Am J Hum Genet，2006，78（3）：377-392.

35. Buch S，Schafmayer C，Völzke H，et al. A genome-wide association scan identifies the hepatic cholesterol transporter ABCG8 as a susceptibility factor for human gallstone disease. Nat Genet，2007，39（8）：995-999.

36. von Kampen O，Buch S，Nothnagel M，et al. Genetic and functional identification of the likely causative variant for cholesterol gallstone disease at the ABCG5/8 lithogenic locus. Hepatology，2013，57（6）：2407-2417.

37. Reaven GM. Banting lecture 1988. Role of insulin resistance in human disease. Diabetes，1988，37（12）：1595-1607.

38. Biddinger SB，Haas JT，Yu BB，et al. Hepatic insulin resistance directly promotes formation of cholesterol gallstones. Nat Med，2008，14（7）：778-782.

39. Méndez-Sánchez N，Chavez-Tapia NC，Motola-Kuba D，et al. Metabolic syndrome as a risk factor for gallstone disease. World J Gastroenterol，2005，11（11）：1653-1657.

40. Tsai CJ，Leitzmann MF，Willett WC，et al. Prospective study of abdominal adiposity and gallstone disease in US

men. Am J Clin Nutr,2004,80(1):38-44.

41. Goodhart GL, Levison ME, Trotman BW, et al. Pigment vs cholesterol cholelithiasis: bacteriology of gallbladder stone, bile, and tissue correlated with biliary lipid analysis. Am J Dig Dis,1978,23(10):877-882.

42. Swidsinski A, Ludwig W, Pahlig H, et al. Molecular genetic evidence of bacterial colonization of cholesterol gallstones. Gastroenterology,1995,108(3):860-864.

43. 田志杰,韩天权,姜志宏,等.胆囊结石病胆道系统细菌 DNA 的研究.中华外科杂志,2004,42(15):956-957.

44. 卢云,石景森,卓键生.胆固醇结石中厌氧菌的检测分析.临床检验杂志,1999,17(3):167.

45. Kawai M, Iwahashi M, Uchiyama K, et al. Gram-positive cocci are associated with the formation of completely pure cholesterol stones. Am J Gastroenterol, 2002, 97(1):83-88.

46. Maurer KJ, Ihrig MM, Rogers AB, et al. Identification of cholelithogenic enterohepatic helicobacter species and their role in murine cholesterol gallstone formation. Gastroenterology,2005,28(4):1023-1033.

47. Maurer KJ, Rao VP, Ge Z, et al. T-cell function is critical for murine cholesterol gallstone formation. Gastroenterology,2007,133(4):1304-1315.

48. Maurer KJ, Carey MC, Fox JG. Roles of infection, inflammation, and the immune system in cholesterol gallstone formation. Gastroenterology,2009,136(2):425-440.

49. Crawford RW, Rosales-Reyes R, Ramírez-Aguilar Mde L, et al. Gallstones play a significant role in Salmonella spp. gallbladder colonization and carriage. Proc Natl Acad Sci U S A,2010,107(9):4353-4358.

50. 吴瑾光,周孝思,林锦湖,等.胆色素类结石的组成、结构与形成机制的研究.北京大学学报:自然科学版,1980,(1):34-43.

51. 黄志强,杨可桢,孟宪钧,等.胆汁 β-葡萄糖醛酸酶活性的意义.中华外科杂志,1982,20(1):49-52.

52. 周孝思,张挽华,邓绍庆.胆色素结石成因的研究进展.普外临床,1986,1(6):438-443.

53. 周孝思.胆色素结石发病机制的平衡学说.外科理论与实践,1999,4(1):7-9.

54. Van Erpecum KJ. Pathogenesis of cholesterol and pigment gallstones: an update. Clin Res Hepatol Gastroenterol,2011,35(4):281-287.

55. Buch S, Schafmayer C, Völzke H, et al. Loci from a genome-wide analysis of bilirubin levels are associated with gallstone risk and composition. Gastroenterology, 2010, 139(6):1942-1951.

56. Teoh TB. A study of gall-stones and included worms in recurrent pyogenic cholangitis. J Path Bact, 1963, 86:123.

57. 王训颖,唐之曦.胆道蛔虫病与胆石的关系.中华外科杂志,1957,5:708.

58. 石景森,刘绍浩,田和平,等.胆石核心与蛔虫卵的关系.西安医科大学学报,1988,9(2):172-173.

59. Qiao T, Ma RH, Luo XB, et al. Cholecystolithiasis is associated with Clonorchis sinensis infection. PLoS One, 2012,7(8):e42471.

60. 傅培彬.目前我国胆道疾病的研究方向.中华消化杂志,1982,2(1):1-2.

61. Grundy SM, Kalser SC. Highlights of the meeting on prevention of gallstones. Hepatology,1987,7(5):946-951.

62. 韩天权,蒋兆彦,张圣道.胆结石成因研究进展(附第三届国际胆石病学术会议介绍).中国实用外科杂志,2001,21(2):123-125.

63. 张圣道,韩天权.执着追求胆石病的预防.外科理论与实践,2005,10(4):299-300.

64. 韩天权,张圣道,陈胜,等.用 Logistic 回归模型前瞻预测胆固醇结石易患人群.中华消化杂志,1995,15(6):313-316.

65. 韩天权,蒋兆彦,陈胜,等.胆固醇结石病高危人群预测的进一步研究.中华医学杂志,2001,81(16):1010-1011.

66. 蒋兆彦,韩天权,陈胜,等.胆囊结石病高危人群预测结果的随访研究和预测准确性评判.消化外科,2002,1(6):400-403.

67. Stender S, Frikke-Schmidt R, Nordestgaard BG, et al. Extreme bilirubin levels as a causal risk factor for symptomatic gallstone disease. JAMA Intern Med, 2013, 173(13):1222-1228.

68. 蒋兆彦,韩天权,张圣道.从胆石成因研究谈胆石病预防的新策略.中华肝胆外科杂志,2011,17(9):697-700.

第二节　胆道损伤的预防和处理

外伤或医疗相关操作破坏了胆道系统的完整性和通畅性即造成胆道损伤(bile duct injury)。

胆道损伤如能早期发现并进行恰当的处理,远期效果较好。但是如果未能及时发现或处理不恰当则会导致胆汁性腹膜炎、损伤性胆道狭窄、反复发作胆管炎、继发性胆汁性肝硬化和门脉高压,甚至危及患者生命。有些病例虽经多次手术和(或)内镜治疗仍不能彻底治愈,不仅严重影响患者的生存质量,增加患者的经济负担,也常常造成医患纠纷和引发医疗诉讼。重视医源性胆道损伤的预防和处理是腹部外科临床实践中无法回避的永恒话题。

一、胆道损伤的原因

胆道损伤的原因包括外伤性和医源性损伤,前者多为刀刺伤、腹部钝性伤、枪弹伤。超过80%的肝外胆道损伤发生于胆囊,损伤可表现为挫伤、裂伤或撕脱伤,严重的撕脱伤胆囊甚至完全游离于周围结构(创伤性胆囊切除)。锐性的腹部穿透伤如枪击伤或刀刺伤是外伤性胆管损伤最主要的致伤因素。钝性肝外胆管损伤则主要源于交通事故造成剧烈的剪切力作用,因此好发于肝外胆道相对固定的部位如胆总管胰腺段或肝管汇合部。胆道系统在腹部位置较深,故由外伤引起的损伤概率非常小,Sawaya等统计肝外胆道损伤在外伤患者中的发病率约为0.1%。

医源性损伤是胆管损伤的主要原因。大多数医源性胆管损伤源于胆囊切除术或胆道手术时所引起。20世纪90年代以前开腹胆囊切除(OC)术为医源性胆道损伤的主要原因。20世纪90年代以后,随着腹腔镜胆囊切除(LC)逐渐取代传统开腹胆囊切除,LC引起的胆道损伤亦逐渐成为胆道损伤的主要原因之一。解剖上,胆道系统与上腹部诸多脏器或组织相毗邻,诸如胃、十二指肠、胰腺、肝脏、肝动脉、门静脉、下腔静脉、结肠肝曲以及腹膜后组织等。因此,在这些脏器或部位施行手术或操作时,偶也可造成医源性胆道损伤。此外,行肝动脉化疗栓塞治疗肝癌后胆管缺血性坏死、肝脏肿瘤消融术后邻近胆管的凝固性坏死等也已经引起临床重视。根据对国内1995年1月至2000年1月来自165个医疗单位2566例医源性胆管损伤的调查显示。开腹胆囊切除术后损伤胆管最为多见,共1933例(占75%)。腹腔镜胆囊切除术(LC)后胆管损伤共310例(占12%),居第2位。胆囊切除+胆管探查术中损伤胆管165例(占6%)。胃切除术胆管损伤66例(2.5%)。其他原因所致的损伤占4.5%。

(一)胆囊切除术

胆囊切除术曾被描述为"危险的病理、危险的解剖、危险的手术",是造成胆管损伤最常见的医源性因素。国外研究显示,开腹胆囊切除手术导致的胆道损伤发生率为0.2%~0.3%,而腹腔镜胆囊切除手术导致的胆道损伤发生率为0.5%~0.85%。1993年我国开展LC初期28所医院的3986例LC,肝外胆管损伤发生率为0.32%,1998年我国18个省、市、自治区187所医院105 188例LC,肝外胆管损伤发生率为0.19%。但由于LC在更多医院的普及和"黑箱操作训练"的逐渐淡化,胆管损伤确切的发生率仍不清楚。

胆囊及胆管存在复杂多变的解剖结构变异、胆囊疾病造成的病理性结构改变均与胆管损伤有一定关系,但是手术中的错误判断和不当操作仍是最主要的原因。胆囊切除导致胆道损伤的主要因素如下(表8-4):

表8-4 腹腔镜胆囊切除胆道损伤的常见原因

胆管误认为胆囊管
胆总管误认为胆囊管
异位右叶段肝管误认为胆囊管
技术原因
未能清晰地分离胆囊管
胆囊解剖平面错误进入肝床
分离或止血时不慎重的电灼
胆囊管的过度牵拉使胆总管成角
止血时钛夹的不慎重应用

1. 医师的培训和经验不足　早期有关LC中胆道损伤的报道显示,医生的培训和经验为其中一个重要的因素,当有超过20例的经验后,胆道损伤的发生率下降,即所谓的"训练曲线"。但是,住院医生的初期手术都是在经验丰富的医生直接指导下进行的,研究也显示20世纪90年代中期与初期相比,发病率并未下降。因此,不足以证明医师经验的积累是防止胆道损伤的主要因素。手术医师的态度也是造成胆管损伤的因素之一。回顾性研究显示50%左右的致损伤手术最初被外科医师评价为"容易的手术"。

2. 对胆道的解剖变异缺乏认识　胆道解剖变异可达40%,且变异类型很多。最常导致胆道损伤的类型是胆囊管与肝总管的汇入呈平行型或螺旋型,其他还有如胆囊管汇入肝右胆管、分裂型肝右胆管等较复杂变异。流行病学调查和来自转诊中心的资料显示,10%~20%的胆管损伤可能与胆道变异有关。

3. 局部的病理因素

(1)胆囊病变:诸如Mirrizi综合征、急性胆囊炎、慢性萎缩性胆囊炎等胆囊病变可造成胆囊三角区解剖结构改变和解剖层次模糊,从而增加胆囊切除术胆管损伤的风险。

(2)合并胰腺炎、胆管炎和阻塞性黄疸的患者,发病率升高。

(3)以前手术引起的粘连。

(4)肝硬化引起的肝脏较难牵引和凝血障碍、

出血多,导致术野模糊。

4. 技术因素

(1) 不适当的胆囊解剖游离技术:距离胆囊较远处游离和解剖胆囊,可导致胆总管损伤;如太深入胆囊床分离胆囊,可导致该处的 Luschka 管损伤。

(2) 解剖 Calot 三角时,未能遵循精细视野法(critical view of safety),未清楚显示胆囊管、肝总管及胆总管三者的关系即施行钳夹或结扎。

(3) 胆囊牵引不正确:过分向右侧牵引胆囊,就会将肝总管、胆总管和胆囊管拉成 Y 形,很容易使胆总管被看成胆囊管的延续而钳夹切断。

(4) 出血时盲目的钳夹和电灼止血。

(5) 电灼的不适当应用:①电灼时间太长的直接损伤,或损伤供应胆道血管致胆道狭窄的间接损伤;②电灼绝缘不良致漏电造成灼伤;③残余热量留在器械上的接触灼伤。

5. 没有进行术中胆道造影 术中胆道造影(intraoperative cholangiography, IOC)可作为手术解剖的路标以显示肝内外胆管树结构和变异的胆管,从而预防胆囊切除术中胆管损伤的发生。一组对超过 150 万例 LC 的病例调查提示,未进行 IOC 可使胆管损伤的可能提高 1.5~7 倍,以此估计常规 IOC 可以避免 1/3 的胆管损伤。但基于成本效益性分析(cost-benefit analysis),常规 IOC 的价值仍有待确定。

(二) 胆道探查引流术

胆道探查引流手术时如果操作不当,可导致胰腺和十二指肠背部远段胆总管的损伤。损伤多发生胆总管远段向右外侧弯曲处,该处胆管壁薄,加之十二指肠壁内段因 Oddi 括约肌包绕形成前方阻力,如行胆总管探查时以暴力强行通过硬质探条可致胆总管末端的穿透伤;胆管损伤的同时可合并胰腺和(或)十二指肠损伤,因早期难以发现,易继发腹膜后广泛的坏死感染,严重的脓毒血症等造成患者死亡。探查术后如选用 T 管直径过粗、胆管壁缝合时张力较高,可致局部胆管撕脱、坏死等,早期可导致胆瘘,拔除 T 管后则易形成胆管狭窄。

(三) 肝切除术

任何涉及肝门区的肝切除术均有可能造成主要胆管损伤。损伤可发生于因肝门处管道未预先解剖分离,术者在匆忙和视野不清的情况下误伤预留肝脏的胆管。肝胆管的异常汇合也是造成肝切除术损伤胆管的重要因素,常见于异位汇入左肝管横部的右后叶肝管或右前叶肝管损伤。肝切除术胆管损伤多涉及高位肝管,因同时伴有局部或大块

肝实质缺失,常造成复杂的诊治局面。

(四) 胃大部切除术

胃大部切除术中损伤胆管的原因包括:①溃疡周围明显炎性水肿或过多的瘢痕致密、挛缩,十二指肠球部严重变形,解剖关系发生变化,胆总管移位或其末段与幽门部距离缩短;②十二指肠球后壁的穿透性溃疡,瘢痕波及胆管;③十二指肠球后的低位溃疡。此时行胃大部切除术企图强行剥离、切除溃疡,很容易损伤胆总管或(和)胰管,甚至完全离断壶腹部。

(五) 内镜逆行胰胆管造影(ERCP)

内镜下逆行胰胆管造影、Oddi 括约肌切开、胆道扩张、放置支架均为有创检查及治疗,可因导丝穿破造成胆管穿孔、胆管狭窄时强行插管或球囊扩张、清除较大的结石时使用取石网篮暴力取石造成胆管撕裂、括约肌切开不当造成胆胰肠结合部损伤等,发生率约为 0.6%。

二、临床表现

未能术中及时诊断的胆管损伤术后早期可因胆道梗阻或胆瘘出现一些非特异性的临床症状,这些临床症状多在术后 2~3 天即可出现。如胆管损伤未能得到及时恰当的处理,胆瘘被包裹形成胆汁瘤或弥散至腹腔形成胆汁性腹水,继发感染后可形成弥漫性腹膜炎、腹腔脓肿等。损伤处胆管瘢痕修复形成损伤性胆管狭窄及梗阻性黄疸。病情持续进展至后期,则多因长期的胆道梗阻、反复发作的胆管炎继发肝胆管结石、肝脓肿、肝脏萎缩增生综合征或是胆汁性肝硬化及门静脉高压症。不同病期的临床表现大致可归纳为:

1. 术后胆瘘 胆汁经引流管或皮肤切口持续流出体外。

2. 胆汁流入腹腔形成胆汁性腹水或腹膜炎 可引起患者如腹痛腹胀、畏寒发热、持续的恶心呕吐等征象,如继发感染,可造成脓毒血症及休克。

3. 梗阻性黄疸 发生于胆管狭窄或胆总管或肝总管被钳闭、横断者。多在术后 2~3 天开始巩膜及全身皮肤黄染,并逐渐加重,如完全梗阻,可出现大便陶土色、小便浓茶色、全身皮肤瘙痒等症状。实验室检查可显示进展性的肝功能异常、血清总胆红素和碱性磷酸酶等胆系酶谱升高。

4. 反复发作的胆管感染 多为胆管被不完全结扎或缝扎导致胆管狭窄,胆道梗阻所致。患者术后反复发生上腹部疼痛、寒战高热、黄疸等,经治疗后炎症消退,腹痛减轻,体温下降,黄疸逐渐消退。

5. 反复发作胆管炎、黄疸,无有效治疗可引起胆汁性肝硬化、门静脉高压症、脾大脾功能亢进以及食管、胃底静脉曲张及上消化道大出血,这是胆管损伤时间较久,没有及时处理所造成的后果,为胆管损伤的晚期表现。

三、胆管损伤的诊断

胆管损伤的术中诊断主要依赖术中发现手术野存在胆汁、异常的解剖或是胆道造影存在异常影像特征。常规胆道造影能增加胆管损伤的术中诊断率,但胆道造影的结果必须能被手术医师正确的解释。术中胆道造影能早期诊断和降低胆道损伤的程度。术中发现胆管损伤者,行 IOC 组为 81%,而未行 IOC 组只有 45%,提示 IOC 有利于早期发现、早期修复。

外伤性胆管损伤和医源性胆管损伤的术后诊断则依赖于病史,临床表现和各种辅助检查的结果。病史是非常重要的临床资料,对于既往的腹部或胆道手术病史,需要详细了解手术的部位和方法,尤其需要获得当时手术的记录,对诊断很有帮助。辅助检查不仅要明确胆管损伤的诊断,而且应全面检查胆道结构的完整性,明确损伤的部位和程度,以指导确定性治疗方法的选择。B 超、CT、MRI、PTC、ERCP、MRCP 均为可供选择的方法,各有其优缺点,应根据设备条件和患者个体的情况灵活选择。

对怀疑胆道损伤的患者,B 超和 CT 扫描均可显示腹腔内积液(脓肿或胆汁瘤),胆管有无扩张,可有助于判断损伤的水平。增强 CT 和 MRI 扫描尚可显示一些继发性的肝脏病变如肝脓肿、肝叶萎缩增生综合征、胆汁性肝硬化和门静脉高压等。对于胆总管下端损伤,CT/MRI 可显示腹膜后积液、积气、组织坏死等征象。对于合并血管损伤如右肝动脉损伤,CT/MRI 可显示血管闭塞和血流信号缺失等征象,从而有利于做出完整的诊断。

ERCP 的优势在于:①图像直观,清晰;对以胆瘘为主要特征的胆管损伤,ERCP 可通过造影剂的外溢提供诊断胆管破裂的直接证据;②可直接观察壶腹乳头部病变,对下段胆管病变诊断率高;③可直接取活检病理检查以协助鉴别诊断;④对部分胆管瘘或胆管不完全横断的患者在诊断的同时可进行支架治疗。但对于孤立性胆管损伤、完全结扎和横断伤的患者,ERCP 不能显示损伤部位近端的胆管及胆管损伤的范围。

PTC 可较清楚的显示梗阻近端胆管,确定胆管损伤平面;具有 ERCP 图像直观、清晰的优点;并可同时行 PTCD,作为辅助治疗的有效措施。缺点是有创性检查,有发生胆瘘、胆道感染、出血等并发症的可能,尤其是对新鲜胆管损伤,PTC 穿刺常常难以成功。

MRCP 是一种无创性检查,对胆管损伤的诊断具有多重优点:①可全程显示胆管树的解剖结构改变,明确胆管损伤部位和程度;②不受外科手术后解剖结构改变的影响;③无胆道感染、急性胰腺炎等并发症;④三维重建后的图像可多角度、多轴位观察,更立体直观地显示病变。目前 MRCP 已成为多数医疗中心诊断胆管损伤的首选和必要技术。

联合应用各种影像学手段,确定损伤及狭窄段胆管的位置和狭窄长度、程度,全面了解整个胆道系统以及合并伤、损伤后继发性病变,获得全面、可靠的影像学资料,才能制订合理的处理方案,此点对胆道损伤患者的治疗至关重要。

四、胆管损伤的分型

各种胆道损伤的分型都取决于胆道损伤的部位、损伤性质、损伤程度和有无合并肝血管损伤。迄今为止,国际上有关胆管损伤的分型系统已达 10 余种,这些分型系统各有优缺点,其中最常用的有 Bismuth 分型(图 8-1)和 Strasberg 分型(图 8-2)。Bismuth 分型系统建立于开腹胆囊切除时代,以胆道狭窄的部位为基础将胆管损伤分为 5 类。Strasberg 分型系统则是在 Bismuth 分型的基础上结合了常见的腹腔镜胆囊切除所引起的胆道损伤。2008 年中华医学会外科学分会胆道外科学组曾提出一种新的胆管损伤分型系统,并在 2013 年做出修订。该分型系统同时结合了胆管损伤的部位、损伤程度、损伤后的病理特征等因素,是迄今为止唯一能够囊括所有胆管损伤的解剖病理分型系统。该系统将胆管损伤分为 3 型 4 类:

Ⅰ型损伤(胰十二指肠区胆管损伤):根据胆管损伤部位以及是否合并胰腺和(或)十二指肠损伤可分为 3 个亚型。Ⅰ1 型,远段胆管单纯损伤;Ⅰ2 型,远段胆管损伤合并胰腺和(或)十二指肠损伤;Ⅰ3 型,胆胰肠结合部损伤。

Ⅱ型损伤(肝外胆管损伤):指位于肝脏和胰十二指肠之间的肝外胆管损伤。依据损伤的解剖平面将Ⅱ型损伤分为 4 个亚型。Ⅱ1 型,汇合部以下至十二指肠上缘的肝外胆管损伤;Ⅱ2 型,左右肝管汇合部损伤;Ⅱ3 型,左和(或)右肝管一级肝管损伤;Ⅱ4 型,二级肝管损伤。

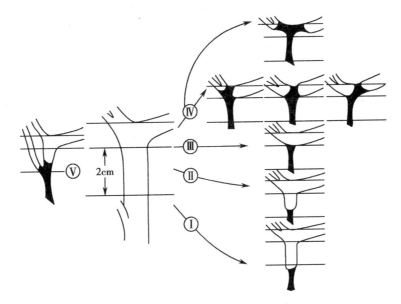

图 8-1 Bismuth 的胆道损伤分型

I. 低位肝外胆管狭窄——狭窄部位距离汇合处>2cm；Ⅱ. 近端肝总管狭窄——狭窄部位距离汇合处<2cm；Ⅲ. 肝门狭窄——肝管汇合处完整；Ⅳ. 肝管汇合处破坏——左、右肝管分离；Ⅴ. 涉及异位右侧段肝内胆管，无或合并肝总管狭窄

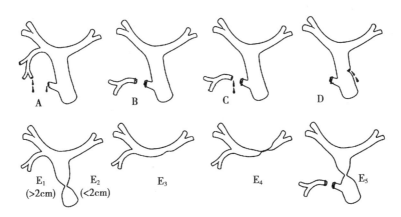

图 8-2 胆道损伤的 Strasberg 分型

A. 胆囊床和胆囊管残株小胆漏；B. 右后支胆管闭塞；C. 右后支胆管胆漏；D. 无合并组织缺损的肝外胆管漏；E_1. 肝外胆管横断伤肝门以下狭窄段超过2cm；E_2. 肝外胆管横断伤肝门以下狭窄段小于2cm；E_3. 肝门汇合部胆管狭窄；E_4. 肝门部胆管狭窄并左右肝管分离；E_5. 肝门部和右后支胆管狭窄

Ⅲ型损伤（肝内胆管损伤）：指三级和三级以上肝管的损伤，包括在肝实质外异位汇入肝外胆管的副肝管和变异的三级肝管损伤以及来源于胆囊床的迷走肝管损伤。

依据胆道损伤的病变特征将其分为 4 类。a 类：非破裂伤（胆道管壁保持完整的损伤，包括胆管挫伤以及因缝扎、钛夹夹闭或其他原因造成的原发性损伤性胆管狭窄）；b 类：裂伤；c 类：组织缺损；d 类：瘢痕性狭窄（指胆管损伤后因管壁纤维化而形成的继发性胆管狭窄）。

五、胆管损伤的治疗原则

由于胆道损伤时胆管系统的完整性和通畅性受到破坏，只有及时矫正所出现的具体病变、恢复胆管系统的完整性和通畅性，才能阻断后续发生的病理改变。因此，治疗胆道损伤时应遵循"及时发现、尽早处理"的原则。

（一）胆管损伤的术中处理

对术中发现的胆道损伤，无论其复杂程度如何，均应由有经验的肝胆外科专科医生即时处理。

因为此时局部解剖比较清晰、周围炎症反应较轻、组织条件良好，重建后的愈合过程相对简单，后期狭窄率较低。手术方式的选择应根据损伤的部位，组织的缺损情况而定。如果不能获得专科医师的支持，则应避免实施确定性的损伤修复，在放置腹腔引流管后，将患者及时转诊至专科医疗中心。

（二）胆管损伤的术后早期处理

2/3 的胆管损伤是在损伤手术后确诊，因而胆管损伤的术后处理非常重要。初始手术至确诊胆道损伤常有一定间隔时间，此时受伤胆道往往已有炎症反应，周围组织亦有不同程度的污染或感染，大多存在充血水肿，手术难度加大，影响组织愈合，且影响预后的因素也更加复杂，导致术后再狭窄、再手术的比例增高。因此，对损伤超过 48 小时尤其合并胆瘘的患者，不应考虑立即行修复手术。但越来越多的证据表明，对于损伤后及时转诊、损伤局部无明显炎症的患者，早期修复能获得与延迟修复相当的手术成功率。早期修复也被认为能降低围术期并发症发生率、缩短住院时间、减少住院费用。至于"早期"的期限，也不能再像既往一样，限定于伤后 48 小时，而应根据患者是否具备早期修复的条件而定，甚至长达 2 周也可行修复手术。

（三）胆管损伤的术后延期处理

如果损伤后确诊时，患者伴有胆汁性腹膜炎、脓毒血症或生命体征不稳定，或者因化学性损伤、电灼性损伤、合并血管损伤等复杂情况导致损伤范围早期不明确时，修复手术则宜推迟到病情稳定、胆管周围炎症消退、损伤范围明确后进行。延迟修复的最佳时间早期多建议为损伤后 3 个月，但来自多个大型专科中心的经验性报道显示，通过恰当的围术期治疗，确定性手术修复的时机可提前到炎症控制后 6 周左右。

六、手术方式

胆管损伤确定性手术方法包括胆肠吻合术（胆管空肠 Roux-en-Y 吻合、胆管十二指肠吻合、肝门肠吻合等）、胆管修补术、胆管对端吻合术、替代组织修复术、胆管结扎术、肝切除术和肝移植。临床医师应根据胆管损伤的类型、胆道梗阻的时间、既往胆道修复手术史、肝脏功能的损害程度、患者的全身状况选择合理的治疗策略。

（一）Ⅰ型胆管损伤

Ⅰ型胆管损伤主要涉及胰腺段胆管和胆胰肠汇合部。损伤后术中和术后早期发现的Ⅰ型损伤可一期进行损伤的修复或重建。单纯胆管损伤可

作 Kocher 切口，经胰头后径路将十二指肠及胰头向左翻起后在直视下修补破口，同时在胆总管内放置 T 管引流。难以成功缝合修补的重度破损可选择胆总管横断和近端胆管空肠吻合术。合并十二指肠损伤者应同时修补肠壁破损。

未能及时诊断和治疗的胰十二指肠区胆管损伤常合并严重的腹膜后感染。一期手术应按照损伤控制性原则实施胆汁、胰液和肠液的分流以及损伤周围和腹膜后的充分引流。二期选择近端胆管空肠吻合术和胃空肠吻合术恢复胆肠连续性和胃肠连续性。

（二）Ⅱ型胆管损伤

Ⅱ1 型和Ⅱ2 型胆管损伤涉及胆管汇合部及肝总管和胆总管的损伤，必须修复或重建。术中或术后早期发现的轻度裂伤，可作单纯缝合。合并组织缺损但能完成近、远端无张力对合的胆管横断伤也可考虑胆管对端吻合术。组织缺损大、损伤严重而无法修补的胆管损伤宜选择胆管空肠吻合术。

Ⅱ3 型胆管损伤涉及一级肝管损伤，原则上应修复或重建。术中或术后早期发现的轻度裂伤，可作单纯缝合。合并组织缺损但能完成近、远端无张力对合的胆管横断伤也可考虑胆管对端吻合术。组织缺损大、损伤严重而无法修补的胆管损伤宜选择胆管空肠吻合术。难以重建的一级肝管损伤如继发肝脓肿或弥漫性肝胆管结石如未受累区域的肝脏功能代偿充分，可考虑将病变胆管和受累区段的肝脏一并切除。

Ⅱ4 型胆管损伤涉及二级肝管的损伤，原则上不考虑修复重建。术中发现者，如未受累区域的肝脏功能代偿充分可考虑直接结扎；术后发现者，对于无症状孤立性二级肝管损伤性狭窄可密切随访观察，对于合并胆汁瘘、胆管炎、肝脓肿等可行区域性肝切除术；如未受累区域的肝脏功能代偿不全则应行肝管空肠吻合术重建胆肠连续性。

（三）Ⅲ型胆管损伤

术中发现的Ⅲ型胆管损伤可以直接结扎或缝扎，术后发现者如合并胆汁漏首选通过内镜放置支架或经皮穿刺引流。如引起局限性胆管狭窄但患者无明显症状可密切随访观察。

七、围术期的处理

对于复杂类型和伴有并发症的胆管损伤，围术期应先予简约有效的方法控制局部损伤和继发性病理损害并恢复患者全身生理稳态，为安全有效地实施旨在重建解剖结构的确定性手术创造条件。

对于合并胆汁瘤的患者可采用 B 超或 CT 引导下经皮穿刺置管引流处理腹腔内的胆汁性积液,合并弥漫性胆汁性腹膜炎者则应及时剖腹清创和引流。在腹腔引流的同时,可通过 PTBD、ERBD 或胆道支架置入进行胆道减压引流、控制胆瘘。对于因胆道梗阻和胆道感染造成重度肝功能损害的胆管损伤患者,围术期应通过 PI'BD 或 ERBD 进行胆道减压引流。在损伤控制性处理的同时,应给予积极的支持治疗,包括营养支持、抗生素、纠正水电解质紊乱。围术期处理要点包括:

1. 全面了解既往病情发展过程及治疗情况,尤其是对于既往接受过多次胆道重建的病例,应通过查看原始记录对每次手术的细节充分了解,包括手术治疗的真实情况、具体术式、胆管及吻合口口径、吻合使用何种性质及规格缝线、是否放置支撑引流管及导管规格、放置部位、放置时间、术后恢复过程、有无并发症等。

2. 合理安排影像学检查,正确解读影像结果,全面系统评估胆道树的情况。如有无胆道系统解剖结构变异、损伤和吻合口的部位、有无狭窄、狭窄的程度和长度等均需全面了解,否则可能导致漏诊、漏治等不良后果。

3. 依据影像学检查结果判定胆管损伤的分型,并根据分型施治的原则制订切实可行的手术方案,同时应对各种术中意外情况做好充分准备,避免探查性手术和以临时解决胆道引流为主要目标的"应急"手术。

4. 全面了解各主要器官系统功能情况,尤其是对肝脏功能的评估,对损伤后各种继发病症的评估。通过恰当的围术期治疗恢复患者的水、电解质代谢及血清白蛋白水平、凝血功能,改善患者的营养状况,控制胆道和腹腔感染。

八、医源性胆管损伤的预防

医源性胆管损伤,预防重于治疗。要针对可能发生的各种因素,把预防措施落实在发生之前。

（一）胆囊切除术时胆管损伤的预防

1. 基本准则　①严格专科医师培训体系及手术准入制度,只有经过正规腹腔镜技术培训和考核合格的医生才能获准实施 LC;②重视胆囊切除术的危险性,警惕胆管损伤的潜在可能性,严格遵循防止胆管损伤的手术操作规程;③正视腹腔镜技术和术者技能的局限性,当病变复杂程度超出术者腹腔镜技能时应选择开腹手术或中转开腹手术。

2. 预防技术性错误　①避免过度牵拉胆囊导致胆管解剖变形;②合理使用电外科器械,以冷分离为主解剖胆囊三角;③保持手术野清晰,避免盲目的电凝或钳夹止血;④沿正确的解剖层面剥离胆囊,避免分离肝床过深;⑤增粗水肿的胆囊管应以丝线结扎代替钛夹夹闭。

3. 预防解剖认知性错误　①术者应熟知肝外胆道系统的正常结构、解剖变异特点与病理改变特征;②利用 Hartmann 袋或前哨淋巴结等解剖标识来辨认胆囊管和胆囊动脉;③以 Rouviere 沟及其延长线为参照,在其平面以上安全地解剖胆囊三角;④术中应反复确认肝外胆管结构和当前的解剖分离位置;⑤解剖结构辨认不清时应通过术中胆道造影或术中 B 超检查正确辨认胆管结构;⑥暴露不充分的小切口胆囊切除术应予避免。

（二）胆道探查术时胆管损伤的预防

预防胆道探查术时胆管损伤应重视金属器械盲目探查远段胆管的危险性。①摒弃用胆道探条等金属器械探查胆管下端有无狭窄,代之以用胆道镜和胆道造影等可靠诊断方法。②进行远段胆管取石等操作时,应随着胆管远段走行的生理弧度向下轻柔试探,缓慢推进,必要时作 Kocher 切口游离十二指肠胰头后以手法引导。遇有阻力时,应该改用胆道镜直视下处理,切忌用金属器械向胆管远段粗暴推进。③遇结石嵌顿壶腹部时,切忌企图用探条深推将其顶出,而应选择胆道镜联合液电或钬激光等碎石术。④胆道探查后应选择与胆管内径匹配的 T 管。纤细胆管的切口应选用无损伤针线细致缝合,忌用大针大线粗糙缝合。缝合胆管切口时应边距、针距适当,既要避免针距过大造成胆瘘,也需防止缝合过密造成胆管缺血。

（三）肝切除时胆管损伤的预防

精准的肝切除术是预防胆管损伤的关键。术前通过精确的解剖影像学检查明确肝内外胆管有无变异,评估拟切除病变组织与预留肝脏胆管和血管间的解剖关系,并依此制订完善的手术计划。术中通过自然解剖学标志和实时超声检查精确定位预留肝脏的主要胆管和血管,在恰当的层面离断拟切除的肝实质及其胆管和血管。预先解剖处理拟切除肝脏的肝蒂以及分离降低肝门板均有助于预防胆管损伤的发生。

（董家鸿）

参 考 文 献

1. Sawaya DE Jr, Johnson LW, Sittig K, et al. Iatrogenic and

noniatrogenic extrahepatic biliary tract injury: a multi-institutional review. Am Surg,2001,67(5):473-477.

2. 黄晓强,黄志强. 医源性胆管损伤的处理. 中国实用外科杂志,2001,21(7):413-414.

3. Roslyn JJ,Binns GS,Hughes EF,et al. Open cholecystectomy. A contemporary analysis of 42 474 patients. Ann Surg,1993,218(2):129-137.

4. Strasberg SM,Hertl M,Soper NJ. An analysis of the problem of biliary injury during laparoscopic cholecystectomy. J Am Coll Surg,1995,180(1):101-125.

5. Deziel DJ,Millikan KW,Economou SG,et al. Complications of laparoscopic cholecystectomy: a national survey of 4 292 hospitals and an analysis 77 604 cases. Am J Surg,1993,165(1):9-14.

6. MacFadyen BV Jr,Vecchio R,Ricardo AE,et al. Bile duct injury after laparoscopic cholecystectomy. The United States experience. Surg Endosc,1998,12(4):315-321.

7. 刘永雄,纪文斌,冯玉泉,等. 电视腹腔镜胆囊切除术(国内资料汇集). 中华外科杂志,1993,31(7):390-392.

8. 刘国礼. 中国腹腔镜外科进展. 世界华人消化杂志,1999,7(3):263-264.

9. A prospective analysis of 1 518 laparoscopiccholecystectomies. The Southern Surgeons Club. N Engl J Med,1991,324(16):1073-1078.

10. Fletcher DR,Hobbs MS,Tan P,et al. Complications of cholecystectomy: risks of the laparoscopic approach and protective effects of operative cholangiography: a population-based study. AnnSurg,1999,229(4):449-457.

11. Nuzzo G,Giuliante F,Giovannini I,et al. Bile duct injury during laparoscopic cholecystectomy: results of an Italian national survey on 56 591 cholecystectomies. Arch Surg,2005,140(10):986-992.

12. Adamsen S,Hansen OH,Funch-Jensen P,et al. Bile duct injury during laparoscopic cholecystecotmy: a prospective nationwide series. J Am Coll Surg,1997,184(6):571-578.

13. Flum DR,Dellinger EP,Cheadle A,et al. Intraoperative cholangiography and risk of common bile duct injury during cholecystectomy. JAMA,2003,289(13):1639-1644.

14. 王坚. 胆胰肠结合部损伤延迟发现的处理. 中华消化外科杂志,2009,8(3):179-180.

15. Matthews JB,Gertsch P,Baer HU,et al. Biliary stricture following hepatic resection. HPB Surgery,1991,3(3):181-190.

16. Boonstra EA,de Boer MT,Sieders E. Risk factors for central bile duct injury complicating partial liver resection. Br J Surg,2012,99(2):256-262.

17. Florence MG,Hart MJ,White TT. Ampullary disconnec-
tion during the course of biliary and duodenal surgery. Am J Surg,1981,142(1):100-105.

18. Fatima J,Baron TH,Topazian MD,et al. Pancreaticobiliary and duodenal perforations after periampullary endoscopic procedures: diagnosis and management. Arch Surg,2007,142(5):448-454.

19. Archer SB,Brown DW,Smith CD,et al. Bile duct injury during laparoscopic cholecystectomy: results of a national survey. Ann Surg,2001,234(4):549-558.

20. 中华医学会外科学分会胆道外科学组. 胆管损伤的预防与治疗指南(2008 版). 中华消化外科杂志,2008,7(4):260-266.

21. 中华医学会外科学分会胆道外科学组. 胆管损伤的诊断与治疗指南(2012 版). 中华消化外科杂志,2013,12(2):81-95.

22. Thomson BN,Parks RW,Madhavan KK,et al. Early specialist repair of biliary injury. Br J Surg,2006,93(2):216-220.

23. Mercado MA. Early versus late repair of bile duct injuries. Surg Endosc,2006,20(11):1644-1647.

24. Biffl WL,Moore EE,Offner PJ,et al. Routine intraoperative laparascopic ultrosonograph with selective chalangiogarphy redeces bile duct complications during laparoscopic cholecystectomy. J Am Coll Surg,2001,193(3):272-280.

25. 王树生,王钦尧,曹亦军,等. 胆总管远端穿通伤(肝外胆管医源性损伤的特殊类型). 中华肝胆外科杂志,2005,11(3):164-166.

第三节 先天性胆管囊肿治疗方式的演变和疗效评价

一、疾病概念

先天性胆管囊肿(congenital biliary duct cyst)又称先天性胆管囊状扩张症,是小儿常见的一种先天性胆道疾病,也是以胆管囊状扩张为主体的一系列肝胆胰系统的病理改变的总称。这些病理改变包括:①肝内/肝外胆管囊状扩张;②胆胰管末端合流异常;③胆管末端狭窄;④胆管组织病理改变,上皮缺失、炎症、纤维组织增生、黏膜增生、癌变等;⑤肝脏的组织学改变从正常到硬化不等,肝脏功能也可从正常到失代偿。该病多发于日本及中亚地区,女性多见,女:男约4:1,发病年龄多在 10 岁以前,即常见于婴幼儿。

二、病因及发病机制

先天性胆管囊状扩张症的病因及发病机制至

今未能完全明确,相关学说较多,如胆胰管末端合流异常学说、胆管先天性发育异常学说、胆管壁神经节细胞缺乏学说以及遗传学说等。目前比较公认的是胆胰管末端合流异常学说,支持该学说的依据有:①大部分Ⅰ型和Ⅳ型先天性胆管囊状扩张症均伴有胆胰管末端合流异常;②患者胆汁内淀粉酶含量明显增高;③胰管和胆管囊肿之间存在压力梯度;④囊肿壁黏膜呈慢性炎症改变。该理论认为胆、胰管十二指肠壁外汇合,具有过长的共同通道,胰液易反流入胆道,可导致胆管内压力增高。另一方面,受胆汁激活的胰液反复刺激胆道黏膜可破坏胆管壁,引起近端胆管壁黏膜脱落、细胞浸润及弹力纤维消失,管壁薄弱,进而形成囊状扩张。然而,无论何种学说,均难以完整阐明临床所见的形态、位置各异的囊状扩张胆管原因。因此,有关先天性胆总管囊状扩张症成因的研究可能更有待深入的胚胎学及临床病理学的研究。

三、临床分型

(一) Todani 分型

1723 年 Vater 等首次报道了 1 例胆总管囊状扩张病变。Alonso-Lej 等根据胆总管囊状扩张病变的形态特点将其分为三型。1977 年 Todani 等改良了 Alonso-lej 分型,将先天性胆管囊状扩张症分为五型,Ⅰ型:肝外胆管囊状扩张,即先天性胆总管囊肿,Ⅰ型又可分为:Ⅰa 囊性扩张,Ⅰb 节段性扩张,Ⅰc 肝外胆管弥漫型扩张;Ⅱ型:肝外胆管憩室;Ⅲ型:胆管末端囊状扩张;Ⅳ型:Ⅳa 肝内外胆管多发性囊状扩张,Ⅳb 肝外胆管多发性囊状扩张;Ⅴ型:肝内胆管多发性囊状扩张,即 Caroli 病。该分型为此病的临床诊断提供了相应的解剖学依据,是当前广为应用的分型方法,对外科手术方法的选择具有一定指导意义。

基于该分型方法的外科治疗策略为Ⅰ型:囊肿全切除,肝管-空肠 Roux-en-Y 吻合术;Ⅱ型:憩室切除术;Ⅲ型:Oddi 括约肌切开或经十二指肠囊肿切除、胆胰管末端成形术;Ⅳa 型根据肝内病变范围可行肝叶切除、肝外囊状扩张胆管切除、肝胆管-空肠 Roux-en-Y 吻合术,或行肝内胆管切开整形、肝外囊状扩张胆管切除、肝胆管-空肠 Roux-en-Y 吻合术;Ⅳb:肝外囊状扩张胆管全切除、肝管-空肠 Roux-en-Y 吻合术;Ⅴ型:肝内胆管切开整形、肝胆管-空肠 Roux-en-Y 吻合术,或原位肝移植术。

(二) Todani 分型存在问题

Todani 分型虽在临床上应用广泛,但该分型方法未能区分复杂而不同的肝内胆管囊状病变的病理类型,对肝外胆管囊状扩张病变的分型显得繁复而易于混淆,有一定的局限性,影响对治疗的指导作用。近年来发现,不同部位的肝内外胆管囊状扩张病变,并非同一类疾病。1991 年,Guntz 等根据肝内囊状扩张病变的部位及形态特征,将肝内胆管囊状扩张病变分为 3 种类型:Ⅰ型:周围胆管葡萄样扩张;Ⅱ型:肝内大胆管的弥漫型扩张;Ⅲ型:大胆管的囊状扩张病变。并认为 Caroli 病对应Ⅰ型周围胆管囊状扩张病变。在此之前,所有肝内胆管扩张患者均被认为是 Caroli 病,尽管因为临床表现的差异,有时将其区分为 Caroli 病的Ⅰ型和Ⅱ型,但是并没有认识到其病变胆管树受累部位和合并肝脏病变的区别。Visser 等认为 Todani Ⅰ型中的亚型及Ⅳb 型,虽然囊状扩张病变形态上不同,但其临床病理特征及手术处理方法类似,应视为同一类型病变的几种表现形式,没有必要分为不同的类型和亚型,这种人为的区分夸大了病变的差异。近年来多项研究结果表明:Todani 分型的Ⅱ型病变其实质为胆总管憩室,这种特殊部位的憩室与胆管的囊状扩张病变有较大不同,不是一类疾病。而Ⅳa 型和Ⅳb 型发病率及临床处理差异甚大,应为两种不同的类型。

(三) 一种新的胆管囊状扩张症临床分型方法

针对以往先天性胆管囊状扩张症临床分型方法存在的问题和局限性,最近解放军总医院董家鸿教授根据胆管囊状扩张病变累及胆管树的区位及范围,结合其临床病理特征、发病因素及适用的手术方式提出了一种新的临床分型方法,克服了 Todani 分型的弊端,对合理选择治疗方法和准确判断疾病预后具有明确的指导意义。董氏分型将胆管囊状扩张症分为 5 个类型和 9 个亚型(图 8-3)。

1. **A 型**　周围肝管型肝内胆管囊状扩张(Caroli 病和 Guntz Ⅰ型),为局限于肝脏周围肝管的多发性囊状扩张病变,表现为肝脏周围肝管的葡萄样扩张,部分囊状病变肝管可持续增大为巨型囊状扩张病变,该型病变常伴有先天性肝纤维化,可并发门静脉高压症。A1 型:囊状病变局限分布于部分肝脏区段。A2 型:囊状病变弥漫分布于全肝。

2. **B 型**　中央肝管型肝内胆管囊状扩张(Guntz Ⅱ型和Ⅲ型),为局限于肝内胆管树主干肝管的囊状扩张病变,囊状病变累及左右肝管或段肝管,可为单发局部肝管病变,也可见多发囊状扩张,肝脏周边区域的肝管正常。B1 型:单侧中央肝管囊状扩张。B2 型:囊状病变同时累及双侧肝叶主

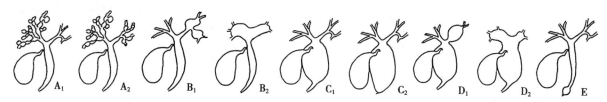

图 8-3 胆管囊状扩张症分型

A₁ 型:周围肝管型肝内胆管囊状扩张(囊状病变局限分布于部分肝脏区段);A₂ 型:周围肝管型肝内胆管囊状扩张(囊状病变弥漫分布于全肝)。B₁ 型:中央肝管型肝内胆管囊状扩张(单侧中央肝管囊状扩张);B₂ 型:中央肝管型肝内胆管囊状扩张(囊状病变同时累及双侧肝叶主肝管及左右肝管汇合部)。C₁ 型:肝外胆管型胆管囊状扩张(囊状病变未累及胰腺段胆管);C₂ 型:肝外胆管型胆管囊状扩张(囊状病变累及胰腺段胆管)。D₁ 型:肝内外胆管型胆管囊状扩张(囊状病变累及单叶中央肝管和肝外胆管);D₂ 型:肝内外胆管型胆管囊状扩张(囊状病变累及双叶中央肝管和肝外胆管)。E 型:壶腹胆管型胆管囊状扩张

肝管及左右肝管汇合部。

3. C 型 肝外胆管型胆管囊状扩张(Todani Ⅰ型、Ⅱ型、Ⅳb 型),为囊状扩张病变位于左右肝管汇合部远端,仅累及胆总管或肝总管。囊状扩张胆管可呈现球形、梭形、柱形、节段型等不同的形态。C1 型:囊状病变未累及胰腺段胆管。C2 型:囊状病变累及胰腺段胆管。

4. D 型 肝内外胆管型胆管囊状扩张(Todani Ⅳa 型),为囊状病变同时累及中央肝管和肝外胆管。D1 型:囊状病变累及单叶中央肝管和肝外胆管。D2 型:囊状病变累及双叶中央肝管和肝外胆管。

5. E 型 壶腹胆管型胆管囊状扩张(Todani Ⅲ型),为局限于胆总管壶腹部的囊状扩张(胆总管末端囊状扩张)。

四、临床表现

典型症状是腹痛、黄疸和腹部肿块三联征。但并非所有患者在其病史中或就诊时均具有三个主要症状,临床上往往只出现一个或两个,同时具备三联征者只占 20% ~30%。

1. 腹痛 90% 患者有不同程度的腹痛,一般为右上腹或上腹中部隐痛、牵拉痛或轻微胀痛,继发梗阻感染时可伴有发热、剧烈绞痛。

2. 黄疸 约 50% 病例有黄疸,黄疸的程度与胆道梗阻的程度及肝脏损害有直接关系。黄疸可反复隐现,常为儿童就诊的主要症状,可于出生后数周即出现,也可延续至数月或数年。

3. 腹部肿块 位于右上腹肋缘下,上界为肝边缘所覆盖,巨大者可超越腹中线,肿物表面平滑,呈球状囊性感,小的胆总管囊肿由于位置深,不易扪到。在感染、疼痛、黄疸发作时,肿物增大,好转后又可缩小。以右上腹肿物就诊者约占 70%。

以上症状多为间歇性发作,由于胆总管远端出口不通畅,内容物滞留,出现胆道感染使症状发作,经过治疗后,内容物顺利引流症状减轻或消失,有的患者发作频繁,有些可几个月发作一次。除以上症状外,发作时可伴有恶心呕吐,黄疸时可出现白陶土样大便、尿色加深。个别患者特别是婴幼儿发生囊肿穿孔时,即引起急性胆汁性腹膜炎症状,高热、腹胀甚至发生休克。

五、影像诊断

(一) B 超

具有简便、经济、无创、费用低、可动态观察等优势,可作为筛查方法。B 超可发现肝下方界限清楚的低回声区,确定囊肿的大小,胆管远端的狭窄程度,并可了解肝内胆管扩张的程度和范围及是否合并胆管内结石等,诊断正确率可达 94%。

(二) CT

密度分辨率高,可清楚显示肝内外胆管有无扩张及扩张的部位、程度及形态等,有较高的定位及定性价值。多排螺旋 CT(MDCT)合并三维结构重建技术能够显示肝内外胆管树及胰胆管系统的精细解剖结构和空间几何关系,对术式选择有重要指导意义。

(三) MRCP

不仅能够清晰显示胰胆管系统,囊肿的大小、形态及范围,以及有无肝内胆管扩张及其扩张的程度,准确诊断先天性胆管囊状扩张症,而且它同时能够准确地显示胆总管囊性扩张是否存在远端胆管狭窄。无须造影剂,无辐射,对人体无创,不受操作者技术影响,检查术后无任何不良反应。MRCP 图像可完全满足诊断先天性胆管囊状扩张症要求,

诊断价值高于其他影像学检查。同时,磁共振常规MR序列的影像又可以了解胆总管周围组织的情况。

(四) ERCP 及 PTC

优点是能够清晰地显示全程胆管、胰管,显示各型囊肿位置、大小和形态,可直观、多体位、多角度进行观察,空间分辨率高,对选择治疗方案有决定性作用;而且对胆胰管共同管长度的测量也较其他检查方法准确,可为寻找病因提供重要线索。但属有创性检查,有一定痛苦及风险,需要注射造影剂,且接受 X 线,检查结果受患者个体差异的影响较大,如小儿不能配合者,年老体弱不能耐受者,十二指肠乳头变异(如先天性乳头形态、位置变异及后天消化道改道手术)较大而插管失败无法造影者等,同时也可能导致一些并发症如急性胰腺炎、消化道穿孔、出血、胆瘘和继发胆道感染等,已逐步被 MRCP取代。故不推荐 ERCP 和 PTC 作为先天性胆管囊状扩张症的常规检查手段,可作为其他检查的补充。

(五) 其他影像学检查

如胃肠道钡餐造影仍有一定价值,静脉法胆管造影等逐步被淘汰。

六、并发症

(一) 胆汁淤滞及肝脏损害

由于胆道梗阻,胆汁滞留致囊肿逐渐增大,肝内呈淤胆状态,慢性梗阻迁延日久可引起胆汁性肝硬化及胆源性门静脉高压症,严重损害肝功能。

(二) 胆道感染

由于排胆汁不畅,局部抵抗力降低,易发生细菌感染,轻度感染者为低热、右上腹不适、食欲缺乏。重度感染时可引起化脓性胆道炎症,甚至败血症、中毒性休克、多发性肝脓肿等。反复发作胆管炎常使胆管壁肿胀、肥厚、纤维化,使远端胆管更狭窄,甚至闭塞。

(三) 结石形成

因胆汁淤滞、胆道感染及胆管狭窄,胆汁成分可发生变化,有利于胆色素结石的形成。成人胆管囊肿病例的囊腔内,半数以上患者伴有胆石。

(四) 胰腺炎

胰胆管接合部异常,局部狭窄以及结石、蛋白栓等造成梗阻,可使高压的胆管内胆汁逆流入胰管,损害胰小管及腺泡,胰液渗入胰实质而引起胰组织自溶,并发胰腺炎。

(五) 囊肿穿孔或破裂

囊肿逐渐增大,囊内压力逐渐增加,在囊壁的薄弱处,易因腹压突然增加或上腹部的外伤而发生穿孔,引起急性胆汁性腹膜炎。Friend、Gosutitz 等都有过报道,发生率为 1.8%。

(六) 癌变

胰液反流和发作性胆管炎,使囊壁反复产生溃疡和修复,最终癌变。癌变的另一种解释是:由于胆汁内某种正常排泄物不能及时排出,代谢后衍化为致癌物质所致。有文献报道先天性胆总管囊性扩张症患者总的癌变发生率高达 16.2%,且癌变率年随龄段分布升高而升高,由 20 岁年龄段的 2.3%升高到 80 岁年龄段的 75.0%。对于分型方面,Ⅰ型和Ⅳ型先天性胆管囊状扩张症癌变发生率较高,而Ⅱ型和Ⅲ型癌变较少见。Caroli 病癌变发生率大约为 7%,是正常人群的 100 倍。癌变可发生于胆管、肝脏或胰腺,接受过囊肿内引流患者的癌变率增高,发生癌变时间明显提前。

七、外科治疗

(一) 外科治疗原则

先天性胆总管囊肿外科治疗的原则是彻底切除囊状扩张胆管,去除继发性病变,实现胆胰分流,消除胆汁淤滞、胆道感染和防止癌变。由于残留囊状扩张病变可能导致复发性胆管炎、继发性胆管结石、胆管癌变等并发症,当前强调囊状扩张病变的根治性切除。对于肝内胆管囊状扩张症的肝切除应遵循精准肝脏外科原则,病变切除的手术方式选择取决于囊状扩张病变分布的部位、范围、伴发肝脏病变及剩余肝脏功能。疗效优劣主要取决于正确的术式选择。临床上可见因手术方式选择不当致反复胆道感染、结石、胰腺炎、胆汁性肝硬化、癌变及多次手术的病例。

(二) 基于新的临床分型方法的外科施治策略

董家鸿教授提出的新的分型方法为胆管囊状扩张症的治疗选择提供了明确的指导。对于剩余肝功能允许的 A1 型患者,可通过选择病变肝段切除清除囊状扩张胆管。A2 型患者由于病变弥漫分布,肝脏移植是唯一的治愈方法。B1 型患者采用受累区段肝切除去除病变胆管;B2 型患者在病变累及二级及以下肝管时,行囊状病变肝管的节段性切除,附加胆管空肠吻合术;在病变累及三级或以上肝管时,需要行病变肝段切除或包括病变肝叶的左三叶或右三叶切除,附加胆管空肠吻合术。规则性、量体裁衣式切除受累肝脏区段及病变肝管,能够最大化保留功能性肝实质,剩余功能性肝体积不足时可保留柱状扩张胆管。在 A1 型、B1 型肝内胆管扩张症患者,由于其肝外胆管正常保留,无须行胆肠吻合术。对于 C 型病变,应作肝外胆管囊状扩张病变切除和胆管空肠吻合术。在 C2 型患者,在作肝外胆管囊状扩张病变切除时,需要辨识胆管囊状扩张病变与胰管的解剖关系,以防胰管损伤。对于胆管汇入胰管型,应完整切除至囊状扩张病变末端,而胰管汇入胆管型患者,则需保留胰管汇入点远端囊壁。对于 D 型患者,同时切除肝内外囊状扩张胆管病变,能够显著提高 D 型患者术后疗效,降低结石和(或)狭窄、再手术率。病变仅累及单侧或双侧一级或二级肝管时,可在肝门部解剖分离囊状扩张病变,与肝外胆管囊状病变一同切除,再附加高位胆管空肠 Roux-en-Y 吻合手术,无须行肝脏部分切除。当病变累及三级或三级以上肝管时,则需要切除囊状扩张病变胆管所引流的肝脏区段,才能彻底去除病变胆管。对于此型患者,若只行肝外囊状扩张胆管切除,难免造成肝内病变胆管残留,影响手术效果。在囊性病变切除后 Roux-en-Y 重建胆管引流时,应恰好在正常胆管与囊状扩张的胆管汇合部保留一小片状囊壁,以便于胆管和空肠吻合。E 型患者多采用 ERCP 或 EST 治疗,能够取得较好临床效果。

（三）先天性胆总管囊肿的外科治疗

先天性胆管囊状扩张症中约 80% 为 I 型(相当于新的分型中 C 型),即先天性胆总管囊肿。下面将重点讨论先天性胆总管囊肿手术方式演变及技术要点。

1. 手术方式　先天性胆总管囊肿的手术方式概括起来主要有囊肿外引流、内引流及囊肿切除肝管空肠吻合术。内引流术式已趋于被淘汰;外引流手术只能作为应急措施用于解除严重胆道梗阻和引流感染,为二期根治性手术的过渡手术;囊肿切除肝管空肠吻合术是目前公认的手术方式。

外引流术适用于全身状况极差而不能耐受较复杂手术或合并严重并发症而不宜行复杂手术的患者,如胆管囊肿合并感染、重症黄疸、囊肿破裂并弥漫性腹膜炎伴中毒性休克时。囊肿外引流术可作为一期手术,待全身状况改善后应及时行二次手术。该术式能迅速通畅引流降低胆道压力,有效地控制胆道感染,缓解症状,且手术操作简便快捷。

内引流术包括囊肿胃吻合术、囊肿十二指肠吻合术及囊肿空肠吻合术,这类术式在 20 世纪 80 年代以前曾经是治疗先天性胆总管囊肿最多使用的手术方法,可以部分解决胆汁引流问题,但因病变囊肿未切除,胰胆管未分流,后期并发症如复发性

胆管炎、复发结石、囊肿癌变、胆汁性肝硬化等发生率和晚期死亡率很高,故内引流手术原则上是不可取的,只在新生儿和切除特别困难时才考虑应用。此时:①胆管下端必须切断,以阻止胰液反流;②吻合口要足够大,并尽可能做在最低位;③要密切随访,注意恶变,对术后症状发作严重而又不易控制者,要及时探查重新手术行囊肿切除肝管空肠 Roux-en-Y 吻合术。

目前,囊肿切除、肝总管空肠 Roux-en-Y 吻合术已被公认为先天性胆总管囊肿首选治疗方法,其优点是切除了胆管囊肿,消除了胆胰汇合部解剖异常这一病理因素,实现了胆胰分流,解决了胰液反流和胆汁滞留,去除了囊肿癌变的病理基础,其抗反流效果良好,吻合难度不大,胆道逆行性感染的发生率低;而肝管正常黏膜与空肠吻合,可以有效地防止吻合口狭窄的发生,同时也降低了胆管结石形成的可能性。考虑到囊肿切除过程中有可能损伤门静脉及胰管,有些学者主张行囊肿次全切除术,但残留的胰腺段囊状扩张胆管有并发结石、胰腺炎及癌变之虞,因此我们认为完整切除囊性扩张胆管行肝管空肠吻合是根治先天性胆管囊肿的标准术式。

2. 技术要点

（1）囊肿切除方法:一般先切除胆囊,或先将胆囊从胆囊床上剥离,保留胆囊管与肝外胆管的连接以辅助牵引显露。根据囊肿大小及囊状扩张胆管累及肝外胆管的范围,采用两种不同的剥离切除方法。如囊肿内径不大,累及范围局限于胆总管十二指肠上段、后段以上,或虽已累及胆总管胰腺段,但囊状扩张胆管与胆胰管汇合部之间尚有一定距离,可先解剖分离囊肿远端,在囊状扩张胆管与远端正常胆管交界处横断,然后将囊肿向肝门方向翻转进行剥离切除;处理远端时宜先将囊肿切开、插入探条以助定向(见后面囊状扩张胆管远端处理)。如囊肿较大,累及肝外胆管全程或囊肿以胰腺段胆管囊状扩张为主时,可先解剖横断囊肿近端,将囊肿向远端翻转,进行剥离切除;在行胰腺段囊状扩张胆管剥离切除时最好先结扎或离断胃十二指肠动脉以减少剥离过程中出血。横断囊肿近端前也应打开囊腔,从囊内确认肝总管、胆囊管及左右肝管开口和位置,横断平面不能过高,也不能过低(见后面囊状扩张胆管近端处理)。一般沿囊壁的纤维层和周围组织之间的间隙进行解剖和剥离。Lilly 指出,若囊肿与周围组织粘连紧密,解剖有困难者,切除后壁时可仅将内膜剥脱,留下外层以防损伤其

后方的门静脉及肝动脉。葛西更主张在内外两层间先注入生理盐水，使剥脱更为方便。

（2）囊肿剥离切除困难时处理方法：多数先天性胆总管囊肿患者囊状扩张胆管的范围可从肝门部延伸至胰腺内胆总管段，甚或累及胆总管下段壶腹部，表现为全程性肝外胆管囊肿；部分病例囊肿位置较低，以胰腺段胆总管囊状扩张为主要表现，只要患者无既往胆道手术史，无反复发作胆管炎及胰腺炎，施行常规囊肿切除，沿胆管囊肿的外壁与周围组织之间间隙进行剥离，大多可实现囊状扩张胆管全切除。但部分胆总管囊肿患者术前已经合并反复的胆道感染史，症状反复发作，病史较长，囊肿本身直径又较大，则可能与周围炎症性粘连严重。另外一些囊肿病例是胆道再次或多次手术者，尤其是曾行过囊肿内引流的病例，囊肿与周围的胰腺组织及重要的大血管粘连紧密，完整切除较为困难；如强行分离，则可能损伤门静脉及胰管，导致严重后果。在此情况下，可适当改变手术方式：①沿胆管囊肿壁黏膜层与纤维结缔组织层之间间隙进行解剖分离，类似剥离疝囊，切除与周围粘连紧密部分的囊壁内层黏膜，保留外纤维层，即所谓的Lilly法切除胆总管囊肿；②分离切除囊肿远端特别困难时，可切除胆管囊肿壁的大部分，保留少许胰腺段扩张胆管，采用电灼、搔刮后以碘酒、酒精处理方法破坏其黏膜，或在缝合封闭远端胆管时往远端缝合，进一步缩小残留囊性扩张胆管的范围；③行Beger或Whipple手术彻底切除病灶。

（3）囊肿近端处理：在处理囊状扩张胆管近端时，应尽可能以正常或炎症较轻的肝管与空肠吻合，如果用炎性扩张胆管做胆肠吻合，术后有可能合并吻合口炎症及狭窄。囊肿上部完整切除，对于管径纤细的肝门部胆管，不附加肝门部胆管切开整形，容易招致早期吻合口狭窄、胆瘘及术后反复发作的胆管炎。Todani等建议将Ⅰ型囊肿上缘完整切除后，沿左右肝管轴向剪开，扩大胆管侧吻合口，以期减少胆肠吻合术后吻合口狭窄的发生率。笔者认为，更趋稳妥地做法是囊肿上缘可保留部分囊肿壁组织，并修剪成喇叭口样，再行囊肿空肠吻合，技术上易于操作，可避免术后吻合口狭窄等并发症。至于所保留的部分近端囊壁组织日后是否会发生癌变，已有文献少量病例的观察，尚未见癌变的报告，可能与该处已经和胰液逆流隔离有关。但对疑有恶变或已经恶变者，必须全部切除。

（4）囊肿远端处理：处理囊状扩张胆管远端时，既要尽可能将囊肿全切除，又要预防损伤胰管。

文献报道Ⅰ型先天性胆管囊状扩张症合并胆胰管合流异常的比例较高，胆胰管合流异常可分为三种类型：①B-P型，即胆管于十二指肠外汇入胰管型；②P-B型，为胰管汇入胆管型；③复杂型。根据术前影像学资料及术中胆道造影等确定有无胆胰管合流异常及其类型对术中判断识别胰管开口和狭小的胆管末端，指导处理胆胰管连接部和避免胰管损伤有重要参考价值。对无胆胰管合流异常及B-P型胆胰管合流异常患者，只要在囊状扩张胆管与狭窄的胆管末端交界处部结扎切除即可，损伤胰管的机会相对少。合并P-B型及复杂型胆胰管合流异常患者，囊状扩张胆管与胰管非常接近，或胰管直接汇入囊状扩张胆管，术中有损伤胰管的可能性。在切除囊肿远端时应注意其出口和胰管开口，囊肿出口多位于囊状扩张胆管的右前侧，一般以狭窄多见，甚至为针尖样细孔，识别确认困难。当胆管末端及胆胰管显露和辨别困难时，可采用以下方法处理：①在切除胰腺段扩张胆管时，应特别注意囊壁周围的每一个管道结构，可切开囊肿，从囊内仔细观察管道汇入处有无开口，必要时挤压胰腺观察有无胰液自囊内开口溢出，以确认并防止误伤胰管；②从囊肿内仔细观察有无狭小的胆管末端开口，并可通过此开口插入导管（导尿管、硅胶管或硬膜外导管等）探查能否进入肠道或胰腺，确认后方可缝扎或结扎，以免误缝十二指肠乳头及胰管；③有时胆管末端非常狭小，或表现为小隐窝，难以用肉眼辨认，此时，可选用纤维胆道镜或十二指肠镜辅助辨认；④打开十二指肠，切开乳头括约肌，找到胆管末端和胰管，然后分别于胆管和胰管内置支撑管，在支撑管引导下行胰腺段囊性扩张胆管全切除。在胆总管囊肿切除后下端胆总管断端关闭前，务必确认胆道下端的通畅。

（5）胆肠重建：胆总管囊肿HC切除后胆道重建的正确方式应是肝管空肠Roux-en-Y吻合。肝管-空肠吻合的基本原则是肝管-空肠全周黏膜对黏膜吻合，从而恢复黏膜上皮的连续性和完整性，其技术要点包括：①胆管空肠黏膜对合：空肠壁和胆管壁缝合后胆管与空肠黏膜须精确对合，以利愈合；②微创化手术处理：选择无损伤缝合针线和缝合技术，最大化减轻吻合口组织损伤；③非缺血性吻合：要求胆管壁和空肠壁血运良好，并避免缝合不良造成吻合口组织缺血；④组织无张力对合：胆管与空肠吻合口不应有牵引胆管与空肠相分离的张力，否则在张力作用下缝线切割组织必然造成吻合口组织损伤，甚至吻合口渗漏或破裂；⑤支撑管不常规放置。

八、术后常见并发症及处理

1. **胆瘘** 胆总管囊肿术后胆瘘的发生较为常见，一般为胆肠吻合口瘘，除缝合技术、吻合口张力过高等因素外，更要注意胆管断面的血供情况。预防措施为：①留作吻合的胆管周围分离不宜过多，以免管壁缺血；②确保吻合口直径足够大，以免发生胆汁排泄不畅；③吻合完成后应使其处于无张力状态以及娴熟的缝合技术是防止胆瘘发生的基本保证，缝合要严密，连续缝合时应确保缝线拉紧，缝合后用白色纱布蘸吻合口周围，检查有无胆汁渗出。处理方法：保持引流通畅，经保守治疗后多可治愈。

2. **胰瘘** 在一些胆总管囊肿囊壁与周围组织粘连致密行胰腺段扩张胆管切除时，可损伤胰腺组织、附胰管及变异的小胰管等，造成胰瘘。处理方法：保持引流通畅，必要时禁食、应用生长抑素等，多可保守治愈。少数患者可导致术后胰头部假性囊肿。

3. **胆肠吻合口狭窄、复发性胆管炎及肝内胆管结石** 胆肠吻合口狭窄的主要原因为吻合口内径太小，或局部胆管组织不健康，如局部炎症、缺血等。由于吻合口相对狭窄及肠液反流，导致胆管炎及肝内胆管结石，结石的机械摩擦和反复刺激又加剧胆管炎。部分患者可不同程度地出现胆管炎反复发作。为了防止术后胆肠吻合口狭窄及继发胆管炎和胆管结石，在术中尤其要注意以下几点：①胆肠吻合以端-侧吻合方式为佳，避免端-端的吻合方式；②在分离胆管时勿损伤胆管断端的血液供应，否则由于组织缺血，术后胆管狭窄的机会增大；③如胆管囊肿位置较高达左右肝管汇合处，左右肝管汇合部切除较多，此时应行肝门部胆管成形，扩大吻合口，尽量使吻合口达 2cm 以上，或残留部分囊肿壁，以保证吻合口足够大，并使吻合口无张力，以减少吻合口瘢痕形成；当吻合口径小于 1cm 或非完全的黏膜对黏膜吻合时，应放置内支撑管，时间不少于 3～6 个月；④精密的胆管-空肠黏膜对黏膜吻合技术已如上述。吻合口狭窄及继发胆管炎和胆管结石一旦形成，往往需要再次手术行狭窄切开、整形，胆道探查取石及胆肠再吻合术，尽量取尽结石，矫正狭窄，保持引流通畅。

4. **癌变** 主要见于残留的胰腺段囊状扩张胆管，由于囊肿末端未完全切除，胰液反流反复刺激囊壁，最终发生癌变。因此，行胆总管囊肿切除时应力争实现全切除，避免切除不彻底。确实无法实现全切除时，也应破坏残留囊壁的黏膜。一旦发现癌变，应争取行胰十二指肠切除术进行根治。

5. **胰腺炎** 由于胆管末端或胆胰管结合部残留细小结石、组织碎屑或蛋白栓等阻塞或胆管末端炎性狭窄所致。预防措施：胆总管囊肿切除后下端胆总管断端关闭前，插入导管冲洗，将细小结石、组织碎屑或蛋白栓等阻塞物冲出，确认胆道下端的通畅。治疗：按急性胰腺炎处理常规进行保守治疗，必要时行 EST。

九、先天性胆总管囊肿外科治疗观念和技术演进

先天性胆总管囊肿的治疗近年来已经有了很大的进展，目前公认的最佳手术方法为囊肿全切除、肝胆管空肠吻合术，治疗效果也大大提高，主要的进步是治疗观念的演进和手术方法的改进。观念演进包括：①对该病应早期诊断，一经确诊应早期积极治疗，无论症状出现与否，这样既可防止囊肿感染粘连，又可避免肝功能损害，也使囊肿易于全切除，否则并发症反复发作使病变范围扩大殃及囊肿以外的胆道及周围组织器官，增加手术难度；②成人胆总管囊肿与小儿胆总管囊肿在病变程度、囊肿以外的肝胆胰病变及手术难度等方面是截然不同的；③成人型胆总管囊肿在初次手术时即应高度怀疑有癌变的可能，包括囊肿与囊肿以外的胆管、胆囊及胰腺的癌变，发生机制与胆胰合流异常有关；④已经认可对成人型、常规方法剥离切除困难的胆总管囊肿采用胰十二指肠切除术进行根治切除。

手术方法的进步主要表现为腹腔镜及达芬奇手术机器人系统已成功应用于胆总管囊肿的外科治疗，并已取得优良的治疗效果，显示广阔的应用前景。

由于传统的开腹手术治疗先天性胆总管囊肿切口大、创伤较重、肠管暴露、粘连机会多、术后恢复较慢且住院时间长。1995 年，Farello 等首次报道了经腹腔镜囊肿切除、肝总管空肠 Roux-en-Y 吻合术治疗先天性胆总管囊肿。此后，腹腔镜治疗先天性胆总管囊肿手术被陆续报道。相关研究表明腹腔镜下胆总管囊肿切除，肝管空肠 Roux-en-Y 吻合术安全、可行，手术范围及远期疗效与开腹手术相当，具有创伤小、恢复快、切口美容、并发症发生率低等优点，近期疗效优于开腹手术，并有望替代开腹手术，成为 Ⅰ 型先天性胆管囊状扩张症的标准术

式。笔者所在单位自 2007 年开展腹腔镜囊肿切除、肝总管空肠 Roux-en-Y 吻合术治疗先天性胆总管囊肿,2011 年引进达芬奇手术机器人系统后又开展了机器人手术治疗胆总管囊肿,截至 2013 年 6 月,已累计完成腹腔镜手术及达芬奇机器人辅助腹腔镜手术治疗胆总管囊肿 100 余例。下面将重点介绍腹腔镜手术治疗胆总管囊肿的技术方法及相关问题。

1. 腹腔镜胆总管囊肿切除、胆肠吻合术

（1）手术适应证及禁忌证

1）适应证:①任何开腹手术的适应证;②成年人胆总管囊肿及具有一定身高、体重,腹腔有足够空间,能够置入腹腔镜手术器械,并能采用腹腔镜器械进行手术操作的小儿先天性胆总管囊肿患者;③既往曾行各种术式囊肿内引流术的再次手术;④囊肿部分切除术后症状仍持续者;⑤合并胆管结石、复发性胆管炎,胰腺炎以及既往上腹部手术史不作为绝对禁忌证。笔者认为,除部分婴幼儿患者腹腔空间过小,腹腔镜手术器械无法置入或操作者,原则上任何适合开腹手术的先天性胆总管囊肿患者均可视腹腔镜手术的适应证,应首选腹腔镜下囊肿切除,肝管空肠 Roux-en-Y 吻合术,术中确因局部病变等因素无法完成腔镜手术时再中转开腹。

2）禁忌证:①任何开腹手术的禁忌证;②不能耐受 CO_2 气腹;③婴幼儿腹腔空间过小,腔镜手术器械无法置入及操作者;④术前影像学高度怀疑已有恶性者;术中证实合并癌变,腔镜下不能实现根治切除时应及时中转开腹。

（2）术前准备及麻醉:术前留置胃管和导尿管,以减小胃和膀胱的体积,清洁洗肠,排净肠道内积粪和积气,以利于扩大手术视野及术后肠道功能恢复。采用气管插管下全身麻醉。

（3）体位及操作孔布位:仰卧分腿位,头高脚低约 20°,左侧抬高 20°～30°,以利于暴露术野。手术者站立于患者左侧,助手站于右侧,扶镜手站于患者两腿之间,将监视器放于头侧,或左、右前方各放置一台监视器。一般采用五孔法,放置 trocar 首先在脐下缘行 5mm 或 10mm 弧形切口（分别匹配 5mm 或 10mm 腹腔镜镜头）,建立 CO_2 气腹,腹压 12～14mmHg,置入 5mm 或 10mm trocar,然后分别于右上腹腋前线肋缘下,右脐旁腹直肌外缘处和左上腹剑突下,置入 3 个 5mm trocar,并于左脐旁腹直肌外缘置入 12mm trocar,右上腹的两个 5mm trocar 为助手操作孔,左上腹 5mm trocar 为术者主操作孔,12mm trocar 为术者辅操作孔及切割闭合器置入

孔。术中为了全面立体地了解术野解剖情况,可从各个 trocar 置入镜头,从不同的角度观察胆总管周围组织的相互关系。

（4）肝脏悬吊及肝门区显露:在剑突下方肝镰状韧带的左侧经腹壁穿入直针带 7 号丝线,在近肝门处缝挂肝圆韧带,然后把针从肝镰状韧带的右侧穿出腹壁,上拉缝线后,上提肝脏;解剖胆囊三角,离断胆囊动脉及胆囊管,保留胆囊与肝床的联系,从右锁骨中线肋缘下经腹壁穿入同样针线,缝挂胆囊颈部及体部,然后把针从进针点附近穿出腹壁,上提悬吊胆囊（囊肿切除,胆肠吻合后再切除胆囊）,通过悬吊肝圆韧带及胆囊,可清楚显露肝门区,非常有利于手术操作。

（5）囊肿切除:切开囊肿表面的腹膜,游离暴露囊肿前壁。可采用与开腹手术相同的操作步骤和方法。较大囊肿的切除,先切开前壁有效减压,清除囊内结石或蛋白栓,敞开囊腔可指导游离囊壁,并可帮助囊肿后壁的切除。注意前壁切开时选择在左右胆管开口以下,以免损伤左右肝管。向囊肿远端游离切除时,助手右手钳向下牵拉十二指肠,左手钳提起远侧囊肿壁,手术者右手持电凝或超声刀紧贴囊肿壁剥离,左手持分离钳辅助牵引,一直游离到囊肿远端变细与胰管汇合处,插管识别、确认后,冲洗,用血管夹夹闭或 4-0 可吸收线结扎加缝扎,离断囊肿远侧。巨大胆总管囊肿均合并远端胆管狭窄,即使在开腹手术中有时也难以找到囊肿与胰管汇合的纤细管道,可直接用超声刀离断远端狭窄的管道,本中心 100 余例腹腔镜胆总管囊肿切除,有 5 例患者术中未找到囊肿与胰管汇合的连通管道,应用此方法进行处理,没有发生胰瘘。近端囊肿壁游离切除,以与远端囊肿壁切除同样的方法进行剥离,至与正常肝总管交界处进行离断,但需保留少许囊壁组织使肝管开口呈喇叭口状以利于胆肠重建,并防止吻合口狭窄。由于囊肿壁被切开,囊肿与肝总管的交界处常容易被辨认。术中可用腹腔镜镜头或胆道镜,检查胆道系统有无结石及胆管狭窄,并进行相应处理。切除囊肿后壁和远端胰腺后囊肿是整个操作最困难的步骤,对于反复发生胆管炎症的患者,囊肿周围炎症明显,完整切除囊肿可能会导致门静脉、肝动脉和胰管损伤,可按照 Lilly 方法切除囊肿的前、外侧壁,后壁、内侧壁切除囊肿黏膜层而留下与门静脉、肝动脉和胰管毗邻的纤维外层,能有效避免此类并发症的发生。强行切除致密粘连的囊肿后壁,无论在开放手术还是腹腔镜手术,都可能导致大出血及胰管损伤。

（6）肝管空肠 Roux-en-Y 吻合：助手向头侧牵拉横结肠，首先辨认 Treitz 韧带，术者用抓钳提起距 Treitz 韧带 20cm 处空肠，助手将空肠牵拉上提，逐渐拉出远端 50cm 范围空肠。在距 Treitz 韧带 20cm 处以切割闭合器横断空肠，将近端与距远侧 40～50cm 处空肠以直线切割闭合器行侧侧吻合，闭合器置入孔手工缝合关闭。在腹腔镜监视下，把胆支空肠襻理顺后经结肠后上提至肝门。根据肝总管断端直径，于距盲端 3cm 处切开空肠系膜对侧肠壁。用 5-0 或 4-0 可吸收缝线缝合吻合肝管空肠，先单层连续缝合肝管空肠后壁，然后用同法完成前壁缝合吻合。为减轻肝门吻合口张力，可将吻合口近、远端空肠胆支襻与肝圆韧带根部和胆囊三角处组织分别缝合固定，同时缝合固定空肠胆支襻与结肠系膜裂孔，以免发生扭转或形成内疝。

（7）放置腹腔引流：彻底冲洗腹腔，尤其是盆腔，最后由右上腹戳孔置入橡皮引流管放置于肝门空肠吻合口下方固定，缝合关闭各 trocar 孔，手术结束。

2. **先天性胆总管囊肿的腔镜分型**　笔者基于所在单位 100 余例先天性胆总管囊肿的腔镜手术经验，提出了一种新的胆总管囊肿的腔镜分型方法，有助于指导腔镜手术适应证选择、评估腔镜手术的难度及中转开腹率等。

该分型方法将先天性胆总管囊肿分为以下四型：

A 型（十二指肠上型）：囊状扩张胆管位于十二指肠上缘以上，囊肿远端胆管接近正常，易识别确认，较少合并胆管结石及炎症，腔镜切除易于完成。

B 型（中间型）：囊状扩张胆管累及胰腺段，但尚未波及胆管末端，腔镜手术难度介于 A 型和 C 型之间。

C 型（全程型）：囊状扩张胆管累及肝外胆管全程，胆管末端狭小，确认及处理较为困难，合并胆管结石及炎症概率较高，腔镜切除相对困难。

D 型（胆管下段型）：囊状扩张胆管位于胆管胰腺段，累及末端，上段胆总管基本正常，腔镜处理困难。

3. **腹腔镜手术治疗先天性胆总管囊肿的优势及应用前景**　腹腔镜下胆总管囊肿切除，肝管-空肠 Roux-en-Y 吻合术有如下的优点：①腹腔镜头可以深入肝门部，手术视野在镜下显露清楚，克服了开腹手术由于肝门部位深，暴露困难的缺点；②腹腔镜提供的视野放大效果使操作更精准，可减少出血和避免对肝动脉、门静脉及胰腺的损伤，有利于

矫治肝门胆管狭窄和胆肠吻合；③手术打击小，未敞开腹腔，肠管扰动少，术后肠功能恢复快，可更早进食，平均住院时间短；④切口小，术后疼痛轻，瘢痕不显，无须另切口取标本，腹部的美学效果更佳，适应证群体多为年轻女性，市场需求广阔。相信随着腹腔镜技术的推广及手术经验的积累，腹腔镜手术将成为先天性胆总管囊肿的首选治疗方式。

4. **达芬奇机器人辅助腹腔镜下胆总管囊肿切除、胆肠吻合术**　腹腔镜手术治疗先天性胆总管囊肿具有创伤小、恢复快、并发症少、切口美容等优点，已如上述。但随着腹腔镜手术逐步拓展至复杂、疑难胆总管囊肿的外科治疗，其局限性也逐渐显现，包括：操作稳定性差，术野为二维平面成像，器械活动自由度小，手部振颤杯放大，且操作的动作幅度不稳定，很难完成比如狭窄胆管整形及缝合、吻合等精细操作。上述局限性限制了传统腹腔镜技术在复杂疑难胆总管囊肿病例的应用。达芬奇手术机器人系统引入临床，解决了传统腹腔镜技术在视野、操作器械灵活性等方面的局限性，突破了腹腔镜外科发展受限的瓶颈，将微创手术的精度和难度提升到新的高度。与普通腹腔镜手术相比，达芬奇手术机器人系统具有以下优势：①清晰准确的三维立体视野：可放大 10～15 倍，这使得术者对术野信息掌握更加清晰，操控更加准确。②智能动作：操控者手部动作可被实时转化为精确的机械动作，所有机械动作与开放手术中的动作技巧高度仿真。③动作校正和抖动过滤功能：操控者根据手术图像可随时校正操作角度，保证最大视野，使操作更加完美，此外，内部防抖动程序提供了更加精确的动作缓冲体系，使操作过程中的动作抖动被降至最低。④远程控制：操作者无须贴近患者进行操作节省空间避免术者和助手间的拥挤，以及对手术视野的阻挡。⑤适合小空间精细手术：胆总管囊肿疾病常见于幼儿及青少年，与成人相比，小儿（尤其是新生儿）体腔空间狭小，传统手术及普通操作受到限制，而机器人外科手术的应用可在小儿外科手术领域内更好地发挥优势，使得小儿外科手术向"微创精准"的目标更迈进一步。⑥减缓术者疲劳：与传统手术和腔镜手术相比，良好的三维视野和简化的配合方式，有效地减少了视野差异和手术人员配合差异，使得术者能更集中精力去应对手术器械差异、触觉差异和手眼协调差异，若辅以熟练操作，能较大程度减轻术者疲劳。达芬奇机器人辅助腹腔镜下胆总管囊肿切除，肝管空肠 Roux-en-Y 吻合术的操作程序和方法与传统腹腔镜手术相同，只是操

作孔和机械臂的布位和普通腔镜不同。从我们和国际上的早期临床实践来看，达芬奇手术机器人系统拓展了腹腔镜技术在胆总管囊肿的应用范围，完全适用于诸如累及肝外胆管全程，合并复发性胆管炎、胰腺炎，有既往手术史，囊壁周围严重粘连及需要行胆管整形的复杂、疑难胆总管囊肿切除手术。随着机器人外科的进一步规范和普及，完全可以预见以机器人手术系统为代表的微创外科技术将在21世纪得到更多发展。

（郑树国）

参 考 文 献

1. 董家鸿，郑秀海，夏红天，等. 胆管囊状扩张症：新的临床分型与治疗策略. 中华消化外科杂志，2013，12（5）：370-376.

2. 陶开山，窦科峰，李开宗，等. 成人先天性胆管囊肿术式的选择与疗效分析. 中华普通外科杂志，2000，15（12）：733-735.

3. 蔡景修. 先天性胆总管囊肿的外科治疗. 中国实用外科杂志，1995，15（10）：587-589.

4. 赵国忠，王佐正. 先天性胆总管囊肿癌变6例. 中国普通外科杂志，2000，15（10）：584.

5. 乔岐禄，孙占祺，黄延庭. 成人先天性胆管囊肿的诊断与治疗. 中华外科杂志，1997，35：610-612.

6. 李龙，张金山. 胰胆合流异常与先天性胆总管囊肿病因的关系及治疗原则. 中国实用外科杂志，2010，30（5）：26-30.

7. Alonso-Lej F，Rever WB Jr，Pessagno DJ. Congenital choledochal cyst，with a report of 2 and analysis of 94 cases. Int Abstr Surg，1959，108（1）：1-30.

8. Guntz P，Coppo B，Lorimier G，et al. Single-lobe Caroli's disease. Anatomoclinical aspects. Diagnostic and therapeutic procedure. Apropos of 3 personal cases and 101 cases in the literature. Journal de chirurgie，1991，128（4）：167-81. Epub 1991/04/01.

9. She WH，Chung HY，Lan LCL，et al. Management of choledochal cyst：30 years of experience and results in a single center. J Pediatr Surg，2009，44：2307-2311.

10. Miyano T，Yamataka A，Kato Y，et al. Hepaticoenterostomy after excision of choledochal cyst in children：a 30-year experience with 180 cases. J Pediatr Surg，1996，31：1417-1421.

11. Dabbas N，Davenport M. Congenital choledochal malformation：not just a problem for children. Ann R Coll Surg Engl，2009，91（2）：100-105.

12. Lenriot JP，Gigot JF，Ségol P，et al. Bile duct cysts in adults：a multi-institutional retrospective study. French Associations for Surgery Research. Ann Surg，1998，228（2）：159-166.

13. Yamagucbi M. Congenital choledochal cyst. Analysis of 1，433 patients in the Japanese literature. Am J Surg，1980，140（5）：653-657.

14. Mesleh M，Deziel DJ. Bile duct cysts. Surg Clin North Am，2008，88（6）：1369-1384.

15. Nagata E，Sakai K，Kinoshita H，et al. Choledochal cyst：complications of anomalous connection between the choledochus and pancreatic duct and carcinoma of the biliary tract. World J Surg，1986，10（1）：102-110.

16. Todani T，Watanabe Y，Narusue M，et al. Congenital bile duct cysts：Classification，operative procedures，and review of thirty-seven cases including cancer arising from choledochal cyst. Am J Surg，1977，134（2）：263-269.

17. Farello GA，Cerofolini A，Rebonato M，et al. Congenital choledochal cyst：video guided laparoscop ic treatment. Surg Laparosc Endosc，1995，5（5）：354-358.

18. Lee KH，Tam YH，Yeung CK，et al. Laparoscopic excision of choledochal cysts in children：an intermediate-term report. Pediatr Surg Int，2009，25（4）：355-360.

19. Woo R，Le D，Albanese CT，et al. Robot-assisted laparoscopic resection of a type Ⅰ choledochal cyst in a child. J Laparoendosc Adv Surg Tech A，2006，16：179-183.

20. Srimurthy KR，Ramesh S. Laparoscopic management of pediatric choledochal cysts in developing countries：Review of ten cases. Pediatr Surg Int，2006，22：144-149.

21. Liu DC，Rodriguez JA，Meric F，et al. Laparoscopic excision of a rare type Ⅱ choledochal cyst：Case report and review of the literature. J Pediatr Surg，2000，35：1117-1119.

22. Chowbey PK，Katrak MP，Sharma A，et al. Complete laparoscopic management of choledochal cyst：Report of two cases. J Laparoendosc Adv Surg Tech A，2002，12：217-221.

23. Lee H，Hirose S，Bratton B，et al. Initial experience with complex laparoscopic biliary surgery in children：Biliary atresia and choledochal cyst. J Pediatr Surg，2004，39：804-807.

24. Kang CM，Chi HS，Kim JY，et al. A case of robot-assisted excision of choledochal cyst，hepaticojejunostomy，and extracorporeal Roux-en-y anastomosis using the da Vinci surgical system. Surg Laparosc Endosc Percutan Tech，2007，17：538-541.

第四节　肝门部胆管癌的分型与外科治疗方法的选择

肝门部胆管癌（hilar cholangiocarcinoma，HC）或称高位胆管癌，是指发生在左肝管、右肝管、左右肝管分叉部和肝总管上段的癌。发病率男女相近,约占全身恶性肿瘤的2%,占所有肝内外胆道肿瘤的60%。HC早期临床表现隐匿,肿瘤多呈浸润性生长,常会累及神经束膜、淋巴结并侵犯邻近的血管及肝脏组织,预后不甚理想。近半个世纪以来,对于该病的认识不断深化,外科治疗方法不断发展。

一、历史回顾

1957年,美国辛辛那提大学医院Altemeier详尽报道了3例肝管硬化性癌,患者反复出现胆管炎症的表现,经姑息治疗控制胆道感染后获得了较长生存期,此现象引起众多学者的注意。Klastskin于1965年详细地描述了其收集起源于肝门分叉部的HC病例的临床特征:该肿瘤分化良好,生物学行为趋于良性和较少远处转移、发展缓慢,但最后由于胆管梗阻未能解除使患者死于化脓性胆管炎和肝功能衰竭。由于患者极少死于肿瘤的肝脏侵犯和远处转移,因而姑息性手术可以有效地缓解症状和延长生命。HC由此作为一个特殊解剖部位的特殊临床病理类型受到关注,Klastskin瘤因此得名。

过去40年,HC的切除治疗基本可以分为3个阶段。第一阶段在20世纪80年代以前,外科治疗的标准方法是姑息性胆道引流,外科切除尚处探索阶段,多为肝外胆管局部切除,手术切除率较低且预后差。国内40多家医院报告的482例高位胆管癌病例手术切除率仅10.4%,法国Bismuth报道1960~1985年178例患者的手术切除率也仅为10%。第二阶段是20世纪八九十年代,伴随对现代影像诊断学的发展和介入技术的进步,英国的Blumgart及日本的Nimura等学者尝试施行联合肝叶切除和扩大根治性切除治疗HC,手术切除率得以提高而手术死亡率持续降低。国内几家医院报道手术切除率达58.3%~77%,Mizumoto更是报道了92%的手术切除率。同时对HC的生物学行为的研究进一步深化,发现一些患者肿瘤进展迅速,早期便向胆管外浸润,侵犯邻近的脉管、结缔组织和肝脏;胆管癌亦常在胆管树内呈跳跃式转移等。第三阶段是近十几年来,重点是对手术方法和结果进行评价、重视手术方式的合理选择。原位肝移植治疗HC也进行了初步探索,治疗效果尚需进一步观察评价。

现在认为HC存在生物学特性多样性,只有少数病例如Altemeier和Klastskin所描述,生长缓慢,表现良性行为,而大多数仍然具有相当的恶性行为。肿瘤能否获得根治性切除、肿瘤切除以后的发展与预后,不但与肿瘤的临床分型(肿瘤分布范围、周围脏器受累程度等)有关,而且与肿瘤的病理组织学类型关系密切。

为了更好地评估肿瘤病变程度、选择合理的治疗方法并评价治疗结果,就必须对病期早晚不同、生物学特性多样的HC进行临床分期和病理组织学分型,以期指导外科治疗。

二、HC的分期与分型

(一)临床分期与分型

目前,HC的临床分型与分期常用的主要有三种:

1. Bismuth-Corlette分型 它是由Bismuth于1975年提出的基于肿瘤在胆管树内解剖位置的分型,于1988年作出修改并在随后的临床实践中由多位学者进一步加以明确,是目前临床最常用的分型方法:I型肿瘤位于肝总管分叉处,左右肝管之间相通;II型肿瘤占据左右肝管汇合部,两者之间无通道;III型肿瘤侵犯一侧肝内一侧二级胆管的分叉部位,即累及右前、右后肝管分叉处者为IIIa型,累及S4段胆管支与左肝管汇合部者为IIIb型;IV型肿瘤侵犯两侧二级胆管。

Bismuth-Corlette分型能很好地反映癌肿的解剖部位,为临床选择手术方式提供重要的初步参考,但由于HC的肿瘤病灶存在黏膜表面和黏膜下扩展、跳跃式转移的临床特点,根据术前影像学检查的Bismuth-Corlette分型与术中探查结果及手术后分型差异较大,常需对Bismuth-Corlette分型进行术后调整。另外此分型只考虑胆管受累单一因素,对胆道变异未作考虑,对肝动脉、门静脉是否侵犯、有无肝脏萎缩也未作考虑,不能评价肿块与周围其他结构的关系,对预测可否切除及制订治疗方案的作用存在一定局限性(图8-4)。

国内有学者在原Bismuth-Corlette分型的基础上,将源于肝内胆管向外侵犯肝门的胆管癌定为V型,即肿瘤自右肝管向肝外浸润生长者为Va,源于左肝管的为Vb,其中以Vb型较为多见。从病原学角度来讲,实为肝内型大胆管癌在深入广泛地侵入一侧肝内胆管的同时,也侵及肝门胆管分叉部和肝十二指肠韧带淋巴脂肪组织,初步的观察认为V型与外周型胆管细胞型肝癌的临床病理学特征有显著区别,手术根治率相对高、预后相对好。名古屋大学的研究也认为这种类型的肝内胆管癌可以归为HC一并进行临床处理和分析。

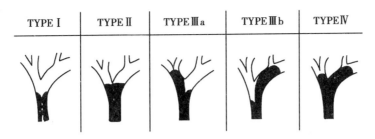

图 8-4　肝门部胆管癌 Bismuth-Corlette 分型

2. 美国癌症联合会（AJCC）分期（表 8-5）根据肿瘤、淋巴结、转移情况分期。AJCC 分级基于病理学检查，对于术前分级应用价值不大。肿瘤的浸润和转移范围往往需在手术探查与切除标本的病理学诊断后方可确定。

表 8-5　胆管癌 AJCC 分期系统（第 6 版）

Stage 0	Tis	N0	M0
Stage I	T1	N0	M0
Stage II	T2	N0	M0
Stage III	T1，T2	N1，N2	M0
Stage IV A	T3	任何	M0
Stage IV B	任何	任何	M1

Tis 原位癌
T1 肿瘤侵犯上皮下结缔组织（T1a）或纤维肌肉层（T1b）
T2 肿瘤侵犯纤维肌肉层周围结缔组织
T3 肿瘤侵犯邻近组织，如肝、胰腺、十二指肠、胃、胆囊、结肠
N1 胆囊管、胆总管周围和（或）肝门淋巴结受累
N2 胰腺周围、十二指肠旁、门静脉周围、腹腔干、肠系膜血管和（或）胰十二指肠后淋巴结转移
M0 无远处转移
M1 有远处转移

3. MSKCC T 分期（表 8-6）

表 8-6　MSKCC 改良 T 分期系统

分期	标　准
T1	肿瘤侵犯胆管汇合部±单侧 2 级胆管根部
T2	肿瘤侵犯胆管汇合部±单侧 2 级胆管根部同时肿瘤侵犯同侧门静脉±同侧肝叶萎缩
T3	肿瘤侵犯胆管汇合部±双侧 2 级胆管根部或者肿瘤侵犯单侧 2 级胆管根部与对侧门静脉或者肿瘤侵犯单侧 2 级胆管伴对侧肝叶萎缩或者肿瘤侵犯门静脉主干或双侧门静脉分支

理想的分级系统应能准确预测可切除性、反映出是否需行肝叶切除、生存期有多长等。这样有助于医生制订治疗方案，帮助患者理解治疗措施并了解治疗结果。Blumgart 等根据术前影像，综合考虑胆管分布、血管侵犯和肝叶萎缩情况提出了 T 分期系统，Jarnagin 等将 Blumgart T 分期中的 T2、T3 期合并，修改后 T 分期分为 T1、T2、T3 期，并提出门静脉受侵与否是决定能否切除肿瘤的独立预测因子，而肝叶萎缩、肝管病变范围是决定是否需要同时行肝叶切除的独立预测因子。Jarnagin 的资料显示 T 分期不仅与可切除性及切缘阴性率相关，而且还与术中是否合并肝叶、门静脉切除有关。然而 Zervos 等却持不同意见，他们的资料显示 AJCC 分期、Bismuth-Corlette 分型和 T 分期与术后生存时间均无显著相关，与切缘阴性与否无关，认为目前的分期标准并未起到预测术后生存时间的效果，也不能为判断肿瘤能否完全切除提供参考。

4. 国际胆管癌协作组分型　由于 HC 病情的多样性特点，且病变部位、范围及周围结构受累还与诸多胆道及血管变异密切相关，目前尚无一种分类或分型方法能够全面准确地予以表述。针对这一现状，国际胆管癌协作组于 2011 年提出了一种新的 HC 分期系统，可从胆管病变部位，门静脉、肝动脉受累情况，肿瘤大小、形态，预留肝脏体积、并存肝脏基础疾病，淋巴结及远处转移等方面对 HC 的可切除性、手术方式选择及预后进行较为全面准确的评估和判断（表 8-7），其中对门静脉、肝动脉的受累情况参考了胆管受累的分型。

表 8-7　国际胆管癌协作组分型

标注	描述
胆管（B）	
B1	肝总管
B2	肝管汇合部
B3R	右肝管
B3L	左肝管
B4	左、右肝管
肿瘤大小（T）	
T1	<1cm
T2	1~3cm
T3	≥3cm

续表

标注	描述
肿瘤形态（F）	
硬化型	硬化型或管周型
肿块型	肿块型或结节型
混合型	硬化型和肿块型
息肉型	息肉型或胆管腔内型
门静脉受累（PV）	
PV0	无门静脉侵犯
PV1	门静脉主干受累
PV2	门静脉分叉部受累
PV3R	门静脉右支受累
PV3L	门静脉左支受累
PV4	门静脉左、右支均受累
肝动脉受累（HA）	
HA0	无肝动脉侵犯
HA1	肝固有动脉受累
HA2	肝动脉分叉部受累
HA3R	右肝动脉受累
HA3L	左肝动脉受累
HA4	左、右肝动脉均受累
预留肝脏体积（V）	
V0	无预期肝切除
V%	预留肝脏与标准肝脏体积之比
肝脏基础疾病（D）	纤维化
	非酒精性脂肪性肝炎
	原发性硬化性胆管炎
淋巴结（N）	
N0	无淋巴结受累
N1	肝门和（或）肝动脉淋巴结受累
N2	腹主动脉旁淋巴结受累
远处转移（M）	
M0	无远处转移
M1	远处转移包括肝脏和腹膜转移

（二）病理学分型

HC 的病程和预后常与该肿瘤的大体病理类型特点有关。

1. 息肉样或乳头状癌　肿瘤表现为息肉样向管腔内突出，胆管腔可因而扩大，胆管阻塞常不完全。肿瘤的特点是一般不向胆管周围组织浸润，但在附近的黏膜表面可有多数的息肉样病变并向上、下游扩展。若能早期手术切除，预后良好。

2. 结节型癌　呈结节状向管腔内突起，瘤体一般较小，基底宽，肿瘤可直接侵犯其周围的组织及肝实质，但其程度较硬化型为轻。此类肿瘤的手术切除率较高，预后亦较好。

3. 硬化型癌　是 HC 中最常见的类型，癌细胞在胆管壁上浸润扩展，使管壁增厚并管腔狭窄。同时，硬化型癌有明显的向胆管周围组织、神经淋巴间隙、血管和肝实质浸润的趋势，故当肿瘤阻塞胆管管腔时，常已侵犯周围组织和肝组织，手术切除常需联合肝叶切除。硬化型癌与正常胆管壁的分界多较清楚，但癌组织亦可在黏膜下扩展。

乳头状癌和结节状癌易出现黏膜层的扩展，甚至超过肿瘤前缘 2cm。Ebata 等将胆管癌从病理组织学上分为侵袭性（侵犯固有层，深部扩展）和非侵袭性（仅在黏膜层，表浅扩展）两种类型，非侵袭性癌的癌旁黏膜具有相当于原位癌或重度不典型增生的特征。

（三）组织学分型

显微镜下大多数的 HC 属于腺癌。Weinbren 将胆管癌的组织学特点归纳为：①细胞中及间质中存在游离的黏液物质；②正常胆管腺泡结构与肿瘤混杂；③肿瘤细胞直接浸润肝细胞索间，或沿胆管壁及胆管周围组织浸润，侵犯血管、神经和周围淋巴间隙；④癌细胞可以在完整的胆管黏膜上皮下扩展。根据癌组织生长的形态和分化程度，分为乳头状腺癌、高分化腺癌、低分化腺癌和单纯癌、黏液癌等。

三、HC 的外科治疗现状

经过不断努力，HC 手术切除远期疗效已经取得了长足的进步。Boerma 总结 1990 年以前的文献，581 例胆管癌患者手术死亡率 13%，平均生存时间 21 个月，1、3、5 年生存率分别为 67%、22%、11%。而 Seyama 总结 2000 年以后的文献报告发现手术切除的 529 例患者的 5 年生存率可达 28% ~ 40%。目前的共识是：手术切除仍然是 HC 患者有望获得长期生存的唯一手段，故而 HC 一经诊断就应抱积极态度对患者的全身状况及肿瘤的局部进展进行评估以争取最好结果。

（一）手术治疗

1. 根治性肿瘤切除　HC 的手术根治切除方法已基本成形：①整块肝外胆道切除及肝十二指肠韧带的"骨骼化"；②联合肝实质切除需要切除尾状

叶及肝门区胆管周围 1.5cm 的肝实质,必要时可以联合大范围的肝切除;③肝门区血管如果受累应尽可能进行切除重建;④注重围术期的处理,尤其是伴有大范围肝切除时。

(1) 腹腔探查:腹腔内全面而系统探查以确定病变范围,对肿瘤分型、分期重做评估。若已有远处转移、广泛浸润或不适合复杂的根治性手术则考虑姑息胆道引流。胆管癌病例常伴有一定比例的术前无法预知的腹腔转移,所以也有作者先使用腹腔镜探查,排除转移后再行剖腹手术。

(2) 肝门区清扫:先清扫胰头后方的淋巴结,然后在胰腺上缘切断胆总管,下切缘送冷冻病理检查。若切缘阳性,患者又不适合同时行胰十二指肠切除术,则行姑息治疗。若切缘阴性,则由下至上行肝十二指肠韧带骨骼化,分离解剖出门静脉、肝动脉,分离至近端正常胆管处切断。根治性切除时淋巴结的清扫范围尚无一致意见。有学者曾报告了扩大切除术标本的系统观察研究,发现47.3%患者无淋巴结转移,35.5%有区域淋巴结转移,17.3%有主动脉旁淋巴结转移。目前多数学者的清扫范围是胰头后、肝总动脉旁及肝十二指肠韧带内的淋巴结。研究发现主动脉旁淋巴结清扫并不能提高患者的远期疗效,在新版的 AJCC 分期中,腹主动脉旁淋巴结阳性被定义为远处转移。

(3) 肝动脉的处理:HC 常累及右肝动脉,左肝动脉较少受累。尽管动脉切除的临床价值尚未得到确立,但在根治性清扫时,保留侧动脉受累予以切除时必须加以重建,否则术后会出现严重的胆道并发症。动脉重建应在显微镜下操作以保证血流通畅。

(4) 门静脉的处理:HC 累及门静脉已经不是根治术的禁忌证,门静脉切除重建的临床价值已经得到确立,并且在大的肝胆外科中心已经成为常规。Hemming 等认为门静脉切除重建可提高 R0 切除率,且与患者的病死率无关。Neuhaus 等总结 80 例 HC 患者随访资料显示:联合门静脉切除重建的患者的 5 年存活率可高达 65%。门静脉受累大多情况下可于术前的 CTA 检查中发现。术中如确定门静脉主干或门静脉左支或右支受累,常常需行节段切除再端端吻合重建。仅切除部分受累静脉壁后单纯修补往往容易造成管腔狭窄,如切除静脉过长则需间置一段自体血管加以重建。

(5) 联合肝脏区段切除:HC 存在局部浸润和胆管黏膜、黏膜下扩展,因此为了获得 R0 肿瘤切除,常需联合肝脏区段切除,尤其是 Bismuth-Corlette Ⅲ、Ⅳ 型,需要联合半肝或三区域切除术。对无法耐受大范围肝切除的患者,可以行局部肝组织切除或包括Ⅳ、Ⅴ或Ⅳ、Ⅰ段的中央区段切除。联合大范围肝切除现已经成为 HC 的标准内容,日本一些医疗中心的联合肝叶切除率为 60%~90%,相应的根治性切除率达 50%~80%,而手术死亡率降至 3% 以下,5 年生存率达 30%~50%。为了在追求根治性的同时确保手术的安全性,日本学者普遍采用术前胆道引流(BD)减黄、选择性门静脉支栓塞(PVE)等技术,在世界范围内已逐渐得到推广。

(6) 联合肝尾状叶切除:因解剖位置关系,HC 常累及尾状叶胆管或直接侵犯肝尾状叶。Nimura 对因高位胆管癌切除的尾状叶标本进行了详细的病理检查,结果证实 46 例中的 44 例(95.7%)尾状叶的胆管病理阳性,证实 HC 同时行肝尾状叶切除是必要的。Sugiura 等第一个介绍了尾状叶切除的临床效果。在他们的回顾性研究中,伴有尾状叶切除患者的 5 年生存率为 46%,而未伴有尾状叶切除患者的 5 年生存率为 12%,提示是否合并尾状叶切除是影响 HC 患者长期生存的主要相关因素之一。考虑到尾状叶极易受累,且全尾状叶切除技术上难度不大,故不少学者主张常规行全尾状叶切除以增加手术根治性,尽管此观点尚未获得普遍赞同。

(7) 胆道重建:HC 切除后,断面上可能有大小不等的多个肝内胆管开口。此时可将相邻的肝管开口对合整形成一个较大的开口,做肝肠吻合。如拼合困难,也可拼成 2~3 个开口再分别做胆肠吻合。也有作者做肝门空肠侧壁吻合,同时放置支撑引流管,以期减少胆道并发症,但此做法的疗效尚有待观察。

胆管-空肠吻合的基本原则是胆管-空肠全周黏膜对黏膜吻合,从而恢复黏膜上皮的连续性和完整性,其技术要点包括:肝管整形融合;微创化手术处理;胆管空肠黏膜对合;非缺血性吻合;组织无张力对合。

(8) 扩大半肝切除及肝胰十二指肠切除(HPD):HPD 的主要适应证为肿瘤侵犯十二指肠,肿瘤由肝门向胆管下游弥漫性生长侵犯胰头,需同时清扫十二指肠后方和胰腺上缘的淋巴结,实施

HPD 估计可以达到根治者。此种手术方式需慎重对待,往往有较高手术死亡率,术后生存时间短。Ebata 等报告 20 世纪 80 年代、90 年代及 2000 年以后行 HPD 患者的手术死亡率为 31%、18% 和 14%。Klempnauer、Bismuth 分别总结了自己的病例,认为对系膜上动脉旁淋巴结已有转移或腹主动脉旁淋巴结有转移者,HPD 不能提高患者的生存期和生存质量。因此 HPD 应严格掌握指征,谨慎应用。

2. **姑息性肿瘤切除** 对于无法根治的肿瘤一般不作手术切除。肿瘤的姑息性切除多发生于下列情况:原拟行根治性切除,然而病理显示标本边缘或胆管切端阳性(R1 切除),患者的情况又不宜行广泛的肝叶切除及联合脏器切除。姑息性肿瘤切除虽未达到根治,但获得充分胆道引流,患者常可获得较好的生存和生活质量。

3. **姑息性胆道引流** 术中发现无法根治切除者需考虑行手术引流,给予有效的缓解治疗。虽有中心倾向术后内镜下或经皮支架置入,但大部分中心还是选择手术引流,包括肝内胆管空肠吻合和胆管内置管外引流(T 管或 U 形管)。

(1)左侧肝内胆管空肠吻合术:经典的手术方法是 Longmire 术式,手术创伤较大,引流效果欠佳,不宜用于 HC 的治疗。目前常用的方法是圆韧带径路左外叶下段胆管(Ⅲ 段胆管)空肠 Roux-en-Y 吻合术。

(2)右侧肝内胆管空肠吻合术:肝门部胆管肿瘤偏向左肝管生长,或因肝右叶的体积较大,故而常需引流右侧肝内胆管系统。最常用的方法是经胆囊床底部肝实质切开显露 Ⅴ 段肝管与空肠作纵向胆肠吻合,有报道胆瘘发生率 28%,死亡率 21.4%,与 Ⅲ 段胆管胆肠吻合相比,远期胆肠引流失败机会也较大。

(3)记忆合金支架引流:剖腹经胆总管向肝内胆管置放记忆合金支架引流,取得了良好的疗效。合金支架经胆管穿过肿瘤上、下端,使梗阻的胆汁经支架流入肝管下段而进入十二指肠。此手术方法可获得较好的早期效果,患者的生活质量亦较好。缺点是易堵塞和胆管炎多发等。

(4)置管支撑胆道内外引流管:可选用 T 管或 U 形管。U 形管支撑引流 引流管一头经肝表面经腹腔引出,另一头经胆总管引出体外,U 形的中部支撑在梗阻部位。T 管支撑引流,T 管的一侧短臂置于远端胆管,另一侧短臂可通过梗阻部位置入

近端胆管。这两种引流方法,既可将胆汁引出体外,又可将胆汁经支撑管侧孔引入远端胆管。缺点有导管脱落、堵塞、胆管炎等。

(二)非手术姑息性治疗

英国肝脏研究协会(BASL)在胆管癌治疗指南中强调生活质量应作为第一目标,生存期作为第二目标。所以对于无法手术切除的 HC,其姑息疗法的目的应为减除阻黄、减轻瘙痒、止痛、控制胆管炎,改善生活质量从而延长生命。理想治疗方法应是简单、长期有效缓解症状,低并发症率、低死亡率。

HC 主要姑息治疗方法有胆道引流和辅助治疗。胆道引流方法有内镜支架放置、经皮胆道支架和手术转流;而辅助治疗包括放射治疗;化疗;光动力治疗(PDT)等。

1. **内镜支架放置** 经十二指肠镜(ERCP)胆道引流可以作为术前评估无法切除的肿瘤的治疗选择。有些中心甚至对于术中探查肿瘤无法切除的病例在术中不作任何处理而采用术后内镜下置入胆道支架引流。塑料支架技术上方便置入,价格低廉,但通畅持续时间短。生存时间估计超过 6 个月者宜采用金属支架,而生存时间估计小于 6 个月者则可采用塑料支架。此外,金属支架的开放网孔设计,使二级胆管得以从支架侧壁引流,不会造成小支胆管的梗阻。

近来,随着操作技术改进,感染并发症减少、操作安全增加且治疗效果提高。内镜引流的范围尚存争论,是引流一叶还是两叶肝脏,有报道证实引流 25% 体积肝脏组织足以改善症状,且选择性单侧引流比双侧引流置管成功率高、并发症低、生存时间类似或延长。

2. **经皮经肝穿刺胆道引流(PTBD)** 肿瘤生长导致孤立肝段感染或缺乏内镜操作专家时,可以采用 PTBD。PTBD 可以分为外引流和内引流。在超声引导下置管于梗阻胆管系统,可向体外引流梗阻近端胆管;也可向肝门梗阻部位放置胆管支架通过胆管狭窄段,向内引流梗阻胆管。PTBD 常作为内镜操作失败的补救措施,穿刺置管的创伤小;但后期的并发症率较高,如导管脱落、导管堵塞、感染、胆管炎、肝脓肿形成等。

四、HC 外科治疗选择

HC 外科治疗方式的选择应以注重手术安全实

施为前提,正确临床判断,尽量实现根治性切除。同时,合理有效的姑息治疗也有其现实意义。

1. 根治手术的选择　根治手术的目标在于阴性切缘,同时需考虑患者的耐受性。手术方式的选择首先取决于肿瘤的位置和范围。Bismuth-Corlette分型能很好地反映癌肿的解剖部位,为临床选择手术方式提供重要参考。若肿瘤位于肝总管(Bismuth Ⅰ型)、无血管侵犯,多数学者选择肝外胆管切除,同时行区域淋巴结及神经组织的清扫;对于 Bismuth Ⅱ型,为获得阴性切缘,需将邻近的尾状叶切除或部分方叶切除,Ⅱ型 HC 肿瘤切除后,肝门横沟处常可见多支二级胆管及尾状叶胆管,通常采用整形拼合,再行高位肝管空肠 Roux-en-Y 吻合;术前评估肿瘤侵犯左右肝管(Bismuth Ⅲa、Ⅲb)应考虑联合左半肝或右半肝切除;Bismuth Ⅳ型常需要联合左三区或右三区切除。确定肝切除的术式后,进一步判断预留肝脏的脉管是否受累,是否需要切除重建;同时需要评估预留肝脏体积是否足够,是否需要进行相应的术前预处理。

此外,还要根据淋巴结转移、肝内转移的范围并结合患者的全身状态以最终确定手术的方式。

2. 姑息性胆道引流方式的选择　采用手术引流还是非手术胆道引流?行姑息性切除手术患者常可获得较好的生存和生活质量。优点是获得长期通畅,但早期并发症发生率高达 66%,死亡率 7%~15%,从而使其使用受到限制。自扩张金属支架(SEMS)操作相关并发症、死亡率低,远期通畅满意。非手术姑息治疗也许可作为无法切除的 HC 治疗的首选。

非手术胆道引流采用经内镜还是经皮途径?通常在内镜置管失败后采用经皮胆道引流进行补救。

3. 异体肝移植治疗 HC　肝脏移植采用整块切除肝脏和肿瘤,能获得最佳的肝内胆管切缘,治疗 HC 有以下理论优势:①可用于常规手术无法根治切除的 HC 患者,为此类患者提供了根治性切除的机会;②可用于存在肝脏基础疾病,肝功能受损及手术耐受性差的患者;③术前无须减黄及 PVE 等预处理;④减少或避免常规手术可能导致的肿瘤种植转移。早期肝移植治疗肝门部胆管癌的预后较差,大部分医学中心的报道显示 5 年生存率 0~35%,复发率超过 50%,主要原因是肿瘤分期较晚、血管侵犯和淋巴结转移。近年来,多个中心探索新

的治疗方案以减少肝移植术后肿瘤复发,延长生存期,初步经验显示新辅助放、化疗能提高肝移植治疗 HC 的疗效,患者术后 1、3、5 年生存率分别达 90%、80% 和 71%(Level Ⅳ)。但新辅助治疗在肝移植治疗 HC 中的积极作用还有待更多研究加以论证。

五、展望

目前普遍接受的观点是,HC 一经诊断应力争根治性切除。这通常需要术前对癌肿病变范围有一较为清晰的了解,作出合理的术前分型后决定治疗方案。然而由于 HC 处于复杂的解剖位置、有着特殊的肿瘤生物学特性,导致肿瘤浸润范围的判断还有很大的不确定性,难以实现精准的外科治疗。相信随着现代影像技术的进步、功能分子影像方法的完善以及多种影像技术联合应用,术前影像信息将会更正确、更完善。结合其他术前检查、肿瘤分子标记检测,兼顾解剖学信息和生物学信息,制定出更合理的分型应用于临床,指导治疗策略的制订。

近年来 HC 根治性手术有扩大切除范围以增加手术彻底性的趋势,血管外科技术的应用业已普遍,扩大肝叶切除、HC 切除联合肝胰十二指肠切除术、原位肝移植及肝移植联合胰十二指肠切除的胆管癌超根治手术方式也屡见报道。但总体例数不多,其安全性和有效性值得研究,需通过临床多中心、大宗病例的前瞻性研究给出循证依据,正确把握手术安全性和适应证,严格规范手术操作。

(董家鸿　项灿宏)

参 考 文 献

1. Altemeier WA, Gall EA, Zinninger MM, et al. Sclerosing-carcinoma of the major intrahepatic bile ducts. American-Medical Association Archives of Surgery, 1957, 75(3): 450-460.

2. American Joint Committee on Cancer. AJCC Cancer Staging. New York: Springer-Verlag, 2005.

3. Baer HU, Rhyner M, Stain SC, et al. The effect of communication between the right and left liver on the outcome of surgical drainage for jaundice due to malignant obstruction at the hilus of the liver. HPB Surgery, 1994, 8(1): 27-31.

4. Bismuth H, Castaing D, Traynor O. Resection or palliation: priority of surgery in the treatment of hilar cancer. World J Surg, 1988, 12(1): 39-47.

5. Bismuth H, Corlette MB. Intrahepatic cholangioenteric anastomosis in carcinoma of the hilus of the liver. Surg Gynecol Obstet, 1975, 140:170-178.

6. Bismuth H, Nakache R, Diamond T. Management strategies in resection for hilar cholangiocarcinoma. Ann Surg, 1992, 215:31-38.

7. Boerma EJ. Research into the results of hilar bile duct cancer. Surgery, 1990, 108:572-580.

8. Burke EC, Jarnagin WR, Hochwald SN, et al. Hilar Cholangiocarcinoma: patterns of spread, the importance of hepatic resection for curative operation, and a presurgical clinical staging system. Ann Surg, 1998, 228:385-394.

9. Carriaga MT, Henson DE. Liver, gallbladder, extrahepatic bileducts, and pancreas. Cancer, 1995, 75 (1, Suppl): 171-190.

10. Chamberlain RS, Blumgart LH. Hilar cholangiocarcinoma: a review and commentary. Annals of Surgical Oncology, 2000, 7(1):55-66.

11. De Palma GD, Pezzullo A, Rega M, et al. Unilateral placement of metallic stents for malignant hilar obstruction: a prospective study. Gastrointestinal Endoscopy, 2003, 58(1):50-53.

12. Gazzaniga GM, Filauro M, Bagarolo C, et al. Surgery for hilar cholangiocarcinoma: an Italian experience. Journal of Hepatobiliary and Pancreatic Surgery, 2000, 7(2): 122-127.

13. Gerhards MF, den Hartog D, Rauws EA, et al. Palliative treatment in patients with unresectable hilar cholangiocarcinoma: results of endoscopic drainage in patients with type III and IV hilar cholangiocarcinoma. European Journal of Surgery, 2001, 167(4):274-280.

14. Gores GJ. Cholangiocarcinoma: Current Concepts and Insights. Hepatology, 2003, 961-969.

15. Iwatsuki S, Todo S, Marsh J W, et al. Treatment of hilar cholangiocarcinoma (Klatskin tumors) with hepatic resection or transplantation. J Am Coll Surg, 1998, 187 (4):358.

16. Jarnagin WR, Burke E, Powers C, et al. Intrahepatic biliary enteric bypass provides effective palliation in selected patients with malignant obstruction at the hepatic duct confluence. American Journal of Surgery, 1998, 175 (6):453-460.

17. Jarnagin WR, Fong Y, DeMatteo RP, et al. Staging, resectability, and outcome in 225 patients with hilar cholangiocarcinoma. Annals of Surgery, 2001, 234(4): 507-517.

18. Kawasaki S, Imamura H, Kobayashi A, et al. Results of surgical resection for patients with hilar bile duct cancer: application of extended hepatectomy after biliary drainage and hemihepatic portal vein embolization. Ann Surg, 2003, 238:84-92.

19. Kitagama Y, Nagino M, Kamiya J, et al. Lymph node metastasis from hilar cholangiocarcinoma: result of 110 patients who underwent regional and paraaortic node dissection. Ann Surg, 2001, 233(2):166-174.

20. Klatskin G. Adenocarcinoma of the hepatic duct atits bifurcation within the porta hepatis. An unusual tumor with distinctive clinical and pathological features. Am J Med, 1965, 38:241-256.

21. Kondo S, Hirano S, Ambo Y, et al. Forty consecutive resections of hilar cholangiocarcinoma with no postoperative mortality and no positive ductal margins: results of a prospective study. Ann Surg, 2004, 240(1):95-101.

22. Makuuchi M, Thai BL, Takayasu K, et al. Preoperative portal embolization to increase safety of major hepatectomy for hilar bile duct carcinoma: A preliminary report. Surgery, 1990, 107:521-527.

23. Nakeeb A, Tran KQ, Black MJ, et al. Improved survival in resected biliary malignancies. Surgery, 2002, 132: 555-564

24. Nagino M, Nimura Y, Kamiya J, et al. Segmental liver resection for hilar cholangiocarcinoma. Hepatogastroenterology, 1998, 45(19):7-13.

25. Neuhaus P, Jonas S. Surgery for hilar cholangiocarcinoma—the German experience. J Hepatobiliary Pancreat Surg, 2000, 7:142-147.

26. Prat F, Chapat O, Ducot B, et al. A randomized trial of endoscopic drainage methods for inoperable malignant strictures of the common bile duct. Gastrointestinal Endoscopy, 1998, 47(1):1-7.

27. Sakamoto E, Nimura Y, Hayakawa N, et al. The pattern of infiltration at the proximal border of hilar bile duct carcinoma: a histological analysis of 62 resected cases. Ann Surg, 1998, 227(3):405-411.

28. Singhal D, van Gulik TM, Gouma DJ. Palliative management of hilar cholangiocarcinoma. Surgical Oncology, 2005, 14(2):59-74.

29. Tsao JI, Nimura Y, Kamiya, et al. Mamagement of hilar cholangiocarcinoma. Comparison of an American and a Japanese experience. Ann Surg, 2000, 232(2):166-174.

30. 董家鸿, 项灿宏, 孟翔飞. 肝门部胆管癌外科治疗中的争议. 中华消化外科杂志, 2010, 9(3):165-167.

31. 黄志强. 当代胆道外科学. 上海: 上海科学技术文献出版社, 1998:619-637.

32. 黄志强. 肝门部胆管癌外科治疗——我们要走向何方? 肝胆外科杂志, 2003, 11:321-322.

33. 项灿宏, 向昕, 王敬, 等. 联合门静脉切除重建的肝脏左三区切除治疗进展期肝门部胆管癌. 中华消化外科杂志, 2010, 9(5):394-397.

第五节 我国胆石病发病的新趋势和肝胆管结石的规范治疗

一、我国胆石病的发病趋势和特点

(一) 患病率

胆道从 Hering 管开始至胆总管末端开口于十二指肠主乳头,形成复杂的胆道系统网络。目前已经提出对胆道系统作为人体的一个"器官"对待。在复杂的管道结构中,结石形成是胆道系统最常见的疾病。在胆道系统的任一个位置,无论肝内胆管、胆囊、肝外胆管都有结石形成的可能。世界上无论西方还是东方国家,胆石病的发生率都相当高。但是,由于地域和人类种族的不同,生活习惯的差异,不同部位的胆石病的患病率存在差异。如西方国家胆囊结石的发生率为 5.9% ~21.9%,但亚洲只有 3.1% ~10.7%,然而,肝胆管结石是我国常见的胆道疾病,在西方国家却很少见。西方国家的胆石病发生率在男性约为 7.9%,而女性约 16.6%,亚洲为 3% ~15%,而非洲人却低于 5%,不同种族如皮马印第安妇女高达 73%,美国的印第安男性和女性分别为 29.5% 和 64.1%,墨西哥的美国男性和女性又分别为 8.9% 和 26.7%。可见,胆石病除感染因素已被确定外,可能还有代谢和基因等因素的影响。

随着生活环境的改善以及工业化的进程,我国胆石病的发病情况也有明显的改变。20 世纪 50 年代,胆石、寄生虫病、胆道感染构成我国主要的胆道疾病。中华外科杂志报道的 2398 例胆石病中原发性胆管结石占胆石病的 49.3%,中华外科学会于 20 世纪 80 年代组织全国胆石病的调查,结果显示 11 342 例手术患者中 52.8% 为胆囊结石,20.1% 为原发性胆管结石,11.0% 为继发性胆管结石,16.1% 为肝内胆管结石。胆固醇结石的相对发生率比 50 年代略有升高。1989 年中华医学会第四次全国胆道外科学术会议报道的普查结果显示胆石病的总患病率为 6.6%,市区的患病率为农村的 2 倍,女性患病率为男性的 1.5 倍。1992 年全国第二次调查 3911 例手术患者胆囊结石的相对发病率上升到 79.9%,原发性胆管结石下降到 6.1%,肝内胆管结石占 4.7%。但由于调查不够广泛,因此只能反映出部分省市的发病改变,如广西在 1981 ~ 1991 年,十年中胆囊结石的相对发病率只从 12.7% 上升到 19.8%,而胆管结石也只从 55.2% 下降到 41.8%;在 1319 例肝内胆管结石的患者中,病死率为 4.85%。因此,肝内胆管结石的发病数虽有减少,但根据较大样本临床资料分析,在中国的胆管结石高发地区,肝内胆管结石仍占全部胆石病病例的 30% 左右,说明肝内胆管结石并不是一种消失中的疾病。由于肝内胆管结石较高的发病率以及治疗上的难度,且与肝脏有密切的联系,是胆道良性疾病死亡的重要原因,严重影响人类的健康,因此目前仍然是胆道外科需要努力解决的重大难题之一。

(二) 结石的成分、分类与分布

胆结石的化学成分非常复杂,包括胆固醇、胆红素钙、碳酸钙、磷酸钙、磷脂、蛋白质,以及铜、铁、锰、锌、铅、锶、钛、铬和镍等多种金属元素,且每一个患者身上的胆结石的成分也不尽相同。通过应用化学微量定量分析、红外光谱、原子发射和原子吸收光谱、电子探针,以及质子激发 X 线发射分析等各种现代科技方法,发现胆结石的成分尽管如此复杂,但研究表明有一些结石的胆固醇含量超过 60% ~70%,甚至超过 90% 的纯胆固醇结石,而另有一些结石则以胆红素钙及其衍生物为其主要成分,胆固醇含量低于 40%。于是将这两类结石分别称为胆固醇结石和胆红素结石。

1. 胆固醇结石 以胆固醇结晶为主要成分,呈圆形、椭圆形或多面体,色白或浅黄,质硬、表面多较光滑,剖面可见放射状排列的胆固醇结晶,也可杂乱无章排列。小的如沙、大者直径达数厘米,80% 位于胆囊内,也可降入胆总管为继发性胆总管结石。罕见于肝内胆管结石。

2. 胆红素结石 主要成分是胆红素与钙、铜等多种金属元素结合而成的螯合型高分子聚合物,可分为棕色胆红素结石和黑色胆红素结石:①棕色胆红素结石多呈胆管状或无定型泥沙样、长条状甚至呈铸管型,表面棕黄或黑色,质脆或软、易碎,剖面为深棕黄色,可见颗粒呈年轮状或无序状排列,含有胆汁酸及细菌。棕色胆红素结石占肝内胆管结石的 90% 以上和胆囊结石的 18.7%。②黑色胆红素结石直径在 0.5 ~ 1.0cm,表面与剖面均为黑色,质硬,由多聚体、各种钙盐和黏液糖蛋白组成,不含胆汁酸、无细菌。原发于胆囊(无感染),占胆囊结石的5%。

结石可分布于肝内外肝管及胆囊的任何位置。肝胆管结石可在肝内各处,因为肝胆管的解剖因素,最多见于左外叶,其次为右后叶。近50年来胆道不同部分结石的构成比发生了明显的变化。从前文提到的1983~1985年由中华外科学会组织的第一次全国调查和1992年第二次全国调查中对比发现,胆囊结石的构成比明显上升,原发性胆管结石的构成比明显下降。

一般而言,由于东西方的饮食习惯、生活环境的差异,胆石病的发病率也存在明显的不同。前述已经说明,西方国家的胆囊结石发病率较东方国家高,而肝胆管结石的发生率,东方国家以及贫穷地区的发病率远远高于西方国家和发达地区。我国的胆石病也有地域的差别,我国新疆、内蒙古、甘肃等西北地区的胆石病发病率较高,而且主要以胆固醇类为主,占80%以上,而辽宁、福建、广西等地区的结石则以胆色素为主,占80%以上。肝内胆管结石一般以南方、沿海、长江流域发病较高,而在北方和西北地区则较低。北方以肉、面食为主,因而结石以胆固醇类为主;而南方以稻米、蔬菜等为主,结石则以胆色素为主。贵州地区以往较偏僻,经济较落后,主要以高纤维饮食为主,且多伴有胆道蛔虫感染,结石则以胆色素为主,可见我国不同地区胆石病发病率及胆石成分和环境、饮食因素有关。但是,我国随着人民生活水平的提高,饮食结构的改变,胆囊结石的发病率有上升趋势,与胆管结石的比例从10年前的1.5∶1增至7.36∶1,其中胆固醇结石与胆色素结石的比例也由1.4∶1上升到3.4∶1。因此,随着人们生活模式的改变,我国胆石病的发生率和结构将继续发生改变。

（三）结石的形成因素及机制

胆石病的发生首先是胆石的形成,目前对胆结石的生成已经作了深入的研究,了解到其成因是多因素的、复杂的过程。基础和临床研究表明,形成胆囊结石的因素包括"5F":年龄(forty,40岁以上)、性别(female,妇女)、肥胖(fat)、家族遗传(family)、多生育(fertile)以及生活习惯(高饱和脂肪酸和高胆固醇膳食)、相关疾病(胃切除手术后、糖尿病、肝炎肝硬化)等。而形成肝胆管结石主要的因素是感染,包括寄生虫、肠道常见细菌,胆道畸形、先天性胆道疾病、各种原因导致的Oddi括约肌功能异常等。胆石病形成尚无准确单一的病因。

结石形成的机制详见本章第一节。

（四）治疗方式

胆石病的治疗需要根据结石不同的部位、不同的发病时段、不同的结石类型、不同的年龄和合并不同的并发症选择不同的治疗方法。

1. 药物治疗

（1）中药:在我国应用中药治疗胆石病已经有上千年的历史,主要应用的是排石汤(由金钱草、茵陈、郁金、木香、黄芩、黄连、大黄等组成的方剂)能使肝胆液分泌增加、胆囊收缩、Oddi括约肌舒张及抑菌等作用,还能起到由上而下的内冲洗作用,使肝胆管内结石松动而排石,因而对较小的结石有一定疗效。但中医中药对胆道感染、胆石病的治疗有一定的局限性。由于胆总管壶腹部开口小于1cm的胆道解剖特点,较大的结石很难排出胆道,所以只能行开放手术治疗。中药治疗主要用于排出胆总管结石,对肝内胆管结石效果差,对较大的胆囊结石基本无效,而且排石汤治疗胆石病复发率较高。临床上现已较少单独使用排石汤治疗,中西医结合治疗胆石病在临床上仍然是可以选择的方法。

（2）西药:治疗胆石病的药物主要是针对患者因结石引起的急性或慢性腹痛,一些药物的长期服用可以溶解胆固醇结石。消除胆石症引起的胆道感染,西药也有明显的作用。联合应用包括解痉、止痛、溶石和抗生素等药物,加上利胆排石的中药,在缓解胆石引起的急性胆道炎症方面起效快、效果显著。

2. 微创治疗技术的应用　胆道微创治疗要求能达到最佳的内环境稳定状态、最小的手术切口、最轻的全身炎症反应、最少的瘢痕愈合、更好的医疗效果、更短的医疗时间、更好的心理效应,而胆道的解剖结构特点使微创外科技术更易开展,明确微创胆道外科手术的适应证,掌握和合理使用各种内镜技术,是利用微创技术诊断和治疗胆石病的关键。其中利用胆道镜、腹腔镜、十二指肠镜治疗胆石病主要有3种途径:①经皮经肝胆管途径(如经皮肝穿刺的胆道镜技术);②经皮经腹途径(腹腔镜、腹腔镜联合胆道镜技术);③经口经十二指肠乳头途径(十二指肠镜技术)。对于不同部位的胆结石,可以选择单种镜或联合应用双镜、三镜治疗。

（1）纤维胆道镜的应用:传统方法治疗肝胆管结石术后残留结石发生率可高达30%~90%,且易引起胆管损伤、胆道出血、Oddi括约肌和十二指肠损伤等并发症。术中、术后纤维胆道镜的应用,对于提高胆石病的外科疗效具有重要的价值,可使胆管结石的残石率降至 0～2.8%。对不适宜手术患者也可经皮经肝穿刺造成窦道插入胆道镜取石。有研究认为:术中纤胆镜取石优于术后经 T 管窦道纤胆镜取石,术中胆道镜检查对肝内胆管结石手术的术式选择具有指导作用;术后经 T 管窦道纤胆镜取石是治疗肝内胆管残余结石的主要手段。但是必须强调,纤维胆道镜检查和取石仍然不能完全代替传统的手术治疗方法,只能作为一种辅助措施,提高胆石病的治疗效果。

(2) 腹腔镜的应用:1987 年法国的 Mouret 医生成功地完成第 1 例腹腔镜胆囊切除手术(laparoscopic cholecystectomy,LC),1996 年 Azagra 等报道首例腹腔镜下肝左外叶切除术获得成功,开创了腹腔镜胆道手术的先河。腹腔镜胆囊切除已经成为治疗胆囊良性疾病的首选方法,随着现代技术及设备的进步,腹腔镜胆囊切除已经可以在单孔、经人体自然腔道完成。腹腔镜下肝叶切除也被用于治疗肝胆管结石,主要用于局限的左肝和右前叶切除,有条件的也可完成结石患者的半肝切除。对于肝胆管结石但无胆管狭窄,可采用腹腔镜胆总管切开取石或联合胆道镜检查取石、T 管引流术。

(3) 十二指肠镜的应用:十二指肠镜在临床中应用较多,尤其用于术前诊断及了解结石的部位。对于肝胆管结石可通过十二指肠镜逆行胰胆管造影术(endoscopic retrograde cholangiopancreatography,ERCP)、Oddi 括约肌切开术(endoscopic sphincterotomy,EST)、内镜鼻胆管引流术(endoscopic nasobiliary drainge,ENBD)等,准确了解胆道病变并取出结石。十二指肠镜取石成功率为80%～90%,该疗法的关键是选择合理的治疗时机和适应证、避免 Oddi 括约肌的切开,如必须完成Oddi 括约肌切开时应合理掌握切口的位置和长度,顺利取出胆管内结石,减少并发症的发生。

3. **根据结石的部位采用合理的治疗方法** 自从腹腔镜和内镜的开展以来,胆石病的治疗模式发生了很大的变化。过去由开腹手术占主导地位的治疗方法已经逐渐被微创治疗方式替代。腹腔镜治疗胆囊结石已经成为金标准。

(1) 胆囊结石:对于胆囊结石的治疗,如果患者没有症状,需要采取谨慎的态度,只有胆囊功能消失的患者才积极采取手术切除胆囊。此外,无症状患者有可能引起胆囊恶性病变的如胆囊结石较大、年纪较大,或合并全身性疾病一旦急性胆囊炎发作可能引起严重的后果,才考虑胆囊切除。反复发作的胆囊炎、胆囊壁增厚或已经出现胆囊结石或炎症的严重并发症,也需要及时施行胆囊切除。腹腔镜胆囊切除是目前的首选。尽管近年已经有不少保胆取石的报道,但是没有循证医学的证据说明这种治疗方法比腹腔镜胆囊切除更安全、有更好的治疗效果,因此仍然未能成为治疗胆囊结石的主流方法,只有在一些医院选择部分有明显症状而胆囊功能良好的患者进行治疗。

(2) 肝外胆管结石:由于肝外胆管结石可能比胆囊结石带来更严重的症状和更危险的并发症,因此对肝外胆管结石仍需采取积极的治疗。根据结石不同的原因和来源,或在治疗胆囊结石的同时施行手术,或同时治疗肝内胆管结石。单纯的肝外胆管结石仍然趋向应用腹腔镜或内镜治疗。

(3) 肝内胆管结石:由于肝内胆管结石的复杂性,仍然主要应用手术治疗,微创技术治疗肝胆管结石有一定的适应证及局限性。治疗肝内胆管结石的原则是"取尽结石、解除梗阻、去除病灶、通畅引流、防治复发",此原则的核心是去除病灶,尤其是采用肝切除的治疗。1957 年黄志强等首先提出用肝叶切除术有计划地治疗肝内胆管结石,肝叶切除术治疗肝内胆管结石已逐渐被广泛接受,从近几年的几次全国调查中可看出肝切除术使用比率逐步增高的情况。因为肝内胆管结石的当前趋向是症状趋于轻型化、范围趋于局限化、病程趋于早期化,因此准确的部位诊断是施行规则性肝段、联合肝段、肝叶切除的基础。

4. **综合治疗** 胆石病是多种原因、胆道多部位发生的疾病,在疾病的不同阶段需要选择不同的方法,如胆石引起的急性胆道炎症期,需要药物治疗为主,胆囊合并胆总管结石,需要联合双镜治疗,复杂的肝内结石,需要手术及术中或术后的胆道镜、术后的内镜治疗,以及适当的服用中药、西药的利胆排石治疗等综合的手段。才能提高胆石病的治疗效果。

(五) 对胆石病发展新趋势的认识与预防

如前文所提及,可以看出我国胆石病发病的一些新趋势:患病率、结石的分布和治疗方式均有着明显的改变,主要是由于对病因新的认识,生活环境的改变,新设备和技术的出现导致了对胆石病诊断和治疗上的改变。

1. 改善卫生条件 随着社会经济的发展、人民生活水平的提高以及卫生条件的改善,胆道细菌感染和胆道寄生虫感染的发病率随之下降,使得胆管结石的相对发生率有所降低。而胆道细菌感染和胆道寄生虫感染是原来肝内胆管结石的病因之一,全国胆石病临床调查的结果也提示:肝内胆管结石的发生率与胆道寄生虫(蛔虫)的感染率一致并随其升降而波动,说明胆道蛔虫既有阻塞胆管引起胆汁淤滞,又有继发细菌感染和降解结合胆红素的双重致石作用。这似乎可以说明 1992 年第二次全国调查时发现原发性胆管结石相对发病率与之前对比持续下降。因此,缩小城乡差别、改善卫生环境,以减少寄生虫感染的人群比例,对预防胆石病有非常重要的意义。

2. 合理的饮食结构 20 世纪 70 年代末以来,人民生活水平提高,食物中蛋白质和脂肪含量增加,这可能致使胆囊胆固醇结石的发病率升高。肝内胆固醇结石的出现及发生率不断增加可能提示随着饮食习惯的改变引起人体代谢调节等诸多方面的变化后使老疾病出现新表现。如果为避免胆囊结石的发生,强调减肥而片面减少蛋白质和脂肪食物,勉强改变饮食结构,可能也难以防止胆囊结石的发生,国内已有学者报道了减肥与胆结石的关系。肝内结石更常发生于不太发达的国家和地区如东南亚各国,而欧美国家、我国西北部饮食中肉食比例较高的地区病例很少。合理的饮食结构可能更有利于防止胆石病的发生,如果需要改变,也只能逐渐地、缓慢地进行改变。延长早餐和晚餐的时间、急剧的减肥,可能都有利于胆囊结石的形成。

3. 降低心理压力 随着医学模式由"生物医学"向"生物-心理-社会医学"模式的转变,人们开始重视社会心理因素在人类疾病发生发展中所起的重要作用。当今社会生活节奏加快、工作压力增加大大加剧了心理、精神疾病的发生,而这是否导致了胆石病的发生及发展值得研究和探讨。可以肯定的是,当心理压力增加时,可导致自主神经紊乱,甚至可能影响消化系统功能。治疗观念上也正在更新,20 世纪 70 年代以来逐渐萌生的是外科治疗上的整体观念,把恢复患者的生理状态、社会活动、精神面貌作为外科治疗的重要内容,微创的概念和微创外科的浪潮随着高新技术的介入而逐步升温,都为胆石病的治疗注入新的动力。

4. 遗传因素 生命科学在 20 世纪末有了巨大的发展,这些发展影响和辐射到胆石研究领域,使当今的胆石发病机制研究深入到遗传物质和蛋白质分子水平,已经从遗传学候选基因等方面展示其研究前景,流行病学研究证实,胆石病具有遗传性。2000 年调查上海地区 93 个汉族家系的总发病率为 54% ,是正常人群(20 世纪 80 年代,132 010 人的资料)5.6% 发病率的近 10 倍。研究胆石病的易感基因及其表达就是从内部因素探索胆固醇结石发病的成因。小鼠胆石模型研究初步明确 Lith1 基因的可能定位和功能。因此在将来可以寄希望于基因治疗来干预胆石病的发生发展。流行病学调查研究显示,胆石病发病有常染色体显性遗传和延迟遗传的特点,因此提出胆石病有"5F"的特征。

由于胆石病是我国常见的胆道疾病,因此必须引起我国外科工作者的足够重视。许多肝胆管结石患者在经过多次手术后,胆石仍然不断复发,伴随着胆道感染、胆汁性肝硬化等并发症,预后极其恶劣。同时由于种种原因导致我国糖尿病、冠心病等慢性全身性疾病发病率持续增高,引起胆石病的合并、并存病明显增加,这给诊断和治疗提出了新的难题。胆囊结石患病率增加也可能是因为 B 超的广泛应用发现了更多的患者以及腹腔镜胆囊切除术的普及导致各医院收治更多的胆囊结石患者。尽管发展了许多种先进设备和手术方式技巧,但仍然阻止不了疾病的进展。因此应当从循证医学的角度出发,重视病因学的研究,结合我国胆石病发病的特点和新趋势,建立新型的医疗防治体系。傅培彬教授在 1981 年就指出胆石病的最终出路是预防。胆石病的研究可能包括四个阶段:首先是要认识胆石,其次要研究胆石病的发病机制,在此基础上要研究胆石病的预测,最后落实到胆石病的预防。1987 年于美国召开第一届国际胆石病预防会议,会上明确提出胆石病三级预防的概念;1993 年 Hofmann 强调胆石病的初级预防和二级预防;1999 年在以色列举行的第三届胆石病会议再次将胆石预防作为会议的重点。遗传因素和环境因素对两类结石应当都起作用,改变一个因素都可以阻止其发病。遗传因素较难改变,环境因素则应当成为预防胆石措施的主要环节。一方面是要大力宣传合理饮食的重要性,促进人们接受合理饮食的自觉性,另一方面,还有待于改变机体内脂类代谢的治疗。更重要的是,寄希望于基因治疗来改变体内脂类代谢。治疗肝内胆管结石的根本出路在于如何防止结石的形成,以及如何逆转成石环境。但现阶段治疗结石最为有效的方法仍是外科手术,但是采取哪种手术方式取得最佳的治疗效果是临床研究的热点。因此,目前治疗上应采取综合多种手段的治疗方法,在不断改进设备和手术方式的同时,规范胆石病的治疗显得尤为重要。

二、肝胆管结石的规范化治疗

肝胆管结石也称原发性肝内胆管结石(primary intrahepatic stone)是我国的常见病之一,其病情复杂,常伴有不同程度的肝内胆管系统和肝细胞的损伤,导致各种严重的并发症,治疗困难、复发率高。反复发作的患者可引起继发性的肝实质萎缩、纤维化,晚期可引起门静脉高压、肝脏功能衰竭。长期的肝胆管结石造成慢性炎症也是导致肝内胆管癌的重要原因。主要的治疗方法仍然是手术治疗,但其容易结石残留和复发,常常经过多次手术及术后的辅助治疗才能治愈。目前对肝胆管结石的治疗原则是"取尽结石、解除梗阻、去除病灶、通畅引流、防治复发",但是具体的治疗方法在不同的医疗单位有各自的经验,尚没有科学的统一。因此,对肝胆管结石的治疗需要借鉴最新的临床研究成果和各地的诊治经验,制订规范化的治疗方案。

（一）肝胆管结石的概念和定义

肝胆管结石病是指位于肝管汇合部以上的肝内胆管结石,不包括原发于胆囊的、排出至肝总管然后上移至肝内胆管系统的结石,也不包括继发于损伤性胆管狭窄、胆管囊肿、胆管解剖变异等其他胆道疾病所致胆汁淤滞和胆道炎症后形成的肝胆管结石。但肝胆管结石可以合并胆管囊性扩张、炎症性胆管狭窄和解剖变异。

（二）病因和基本病理改变

1. 肝胆管结石病的病因　目前还没有完全明确,结石的形成与胆道慢性炎症、细菌感染、胆道蛔虫、胆汁淤滞、营养不良、Oddi 括约肌功能异常、内分泌改变等因素有关。胆管内慢性炎症是导致结石形成的重要因素,胆汁淤滞是形成结石的必要条件。胆流淤滞合并胆道慢性炎症最容易形成肝内胆管结石。肝左外叶、右后叶由于解剖上的原因,容易引起胆流缓慢,故肝胆管结石最多见原发部位是左外叶和右后叶。

2. 肝胆管结石病的基本病理变化　胆道梗阻、胆道感染、肝细胞损伤和肝实质破坏是肝胆管结石的基本病理改变。受累区域的肝胆管扩张、胆管呈环形和节段性狭窄,管壁增厚、胆管壁及周围纤维组织增生并慢性炎症细胞浸润,汇管区大量炎症细胞浸润和纤维细胞增生,伴有肝实质损害,严重者形成肝段或肝叶的纤维化萎缩和功能丧失。胆管不完全或完全性梗阻可引发胆管细菌性炎症,炎症令胆管内压力增高可造成胆源性脓毒症、肝脓肿、胆道出血,如边缘胆管破溃或脓肿穿破可导致弥漫性腹膜炎、膈下脓肿,穿破粘连的膈肌可形成脓胸、胆管支气管瘘等一系列严重的并发症。2.0%～9.0%的肝胆管结石患者在病程发展过程中并发肝胆管癌。

3. 临床病理特点　肝胆管结石病的重要临床病理特点是:

（1）结石沿肝内病变胆管树呈区域性或节段性分布。

（2）结石多合并存在不同程度的肝胆管狭窄,胆管狭窄是引起结石形成和复发的重要因素。肝胆管结石合并一级分支以上肝管的狭窄时易导致受累肝段或亚肝段萎缩;合并双侧肝门部肝管狭窄的,晚期常发生胆汁性肝硬化及继发门静脉高压症。

（3）由于长期反复发作的胆道梗阻和(或)感染可导致肝胆管结石病变区域内胆管树、伴行血管及肝实质弥漫而不可逆损害,包括胆管壁结构破坏、多发性胆管狭窄和不规则胆管扩张、胆管积脓、门静脉和肝动脉小分支狭窄、肝实质纤维化和萎缩、慢性肝脓肿、继发性肝内胆管癌等毁损性病变,这类病变只有手术切除病灶才能得到有效的治疗。

（4）在肝胆管结石病的病变范围内肝组织发生萎缩,而正常肝组织增生肥大,两种情况同时出现时形成肝脏萎缩-增生性改变,即萎缩-增生复合征。这一病理特征对于正确判断肝胆管结石的病变部位和选择合理治疗方法具有重要意义。

（三）临床表现及分型

肝胆管结石病的病程长而且复杂,出现多种严重并发症,临床表现复杂多变,严重程度主要取决于肝胆管结石对肝内和肝外的胆管梗阻是否完全、合并胆道感染的严重程度、肝脏受累的范围、肝功能损害的程度以及并发症的类型等。当发生各种严重并发症时如肝脓肿、胆道出血、胆汁性肝硬化、门静脉高压症以及肝胆管癌时,则在肝胆管结石的临床表现基础上出现相应的症状和体征。外科治疗方法选择的根据是其病理特点和临床类型。

1. 根据基本临床表现可分为三大临床类型

（1）静止型：患者无明显症状或症状轻微，仅有上腹隐痛不适，常在体检时才被发现。

（2）梗阻型：表现为间歇性黄疸、肝区和胸腹部持续性疼痛不适、消化功能减退等胆道梗阻症状。双侧肝胆管结石伴有肝胆管狭窄时可呈持续性黄疸。

（3）胆管炎型：表现为反复发作的急性化脓性胆管炎。急性发作时出现上腹部阵发性绞痛或持续性胀痛、畏寒或寒战、发热、黄疸；检查可有右上腹压痛、肝区叩击痛、肝大并有触痛等，严重者可伴脓毒症表现；实验室检查外周血白细胞和中性粒细胞显著升高，血清丙氨酸氨基转移酶（ALT）、门冬氨酸氨基转移酶（AST）急剧升高，血清胆红素、碱性磷酸酶（ALP）、谷氨酰转肽酶（GGT）升高。一侧肝叶或肝段胆管结石阻塞合并急性肝胆管炎时，可无黄疸或黄疸较轻，血清胆红素处于正常水平或轻度升高，发作间歇期无症状或呈不完全梗阻表现。

尽管分为三种类型，但随着结石的移动、发展，各种类型之间是可以转换的，症状的静止和出现可以因为结石存在的部位和移动的位置、接受不同的治疗等而表现出间歇及发作的频度、持续时间的长短、症状的严重程度等不同改变。

2. 根据结石的分布分为三种解剖类型

（1）区域型（Ⅰ型）：结石沿肝内胆管局限性分布于一个或几个肝段内，常合并病变区段肝管的狭窄及受累肝段的萎缩。临床表现可为静止型、梗阻型或胆管炎型。

（2）弥漫型（Ⅱ型）：结石遍布双侧肝叶胆管内根据肝实质病变情况，又分为3种亚型：

Ⅱa型：弥漫型不伴有明显的肝实质纤维化和萎缩。

Ⅱb型：弥漫型伴有区域性肝实质纤维化和萎缩，通常合并萎缩肝段主肝管的狭窄。

Ⅱc型：弥漫型伴有肝实质广泛性纤维化而形成继发性胆汁性肝硬化和门静脉高压症，通常伴有左右肝管或汇合部以下胆管的严重狭窄。

（3）附加型（E型）：指合并肝外胆管结石。根据Oddi括约肌的功能状态，又分为3种亚型：

Ea型：Oddi括约肌正常。

Eb型：Oddi括约肌松弛。

Ec型：Oddi括约肌狭窄。

肝胆管结石是逐渐形成的，重要的特征是沿病变胆管树呈节段性分布，随着结石的增多、增大和胆汁的流通，结石可以向更近端、邻近肝段甚至对侧移动；胆管炎的频发程度，直接影响到肝实质的病理改变，Ⅰ型可逐渐发展为Ⅱ型、E型。

（四）诊断和评估

肝胆管结石的诊断主要依靠病史、临床表现、实验室和影像学检查。随着各种影像学检查手段的进步，绝大多数的肝胆管结石都能获得正确的诊断。对肝胆管结石的诊断除了肯定结石的存在以外，还需要进一步诊断结石的部位、分布范围、肝脏受损的程度、有无胆道并存疾病和并发症等。需行手术治疗的患者还应评估患者的肝脏功能受损情况、肝功能的代偿状态、全身营养状况和全身其他器官情况，才能决定施行手术的方法。

1. 病史和临床表现 肝胆管结石除了静止型外，其他均有不同程度的胆管阻塞和胆管炎发作病史。间歇发作胆管炎是此病的特征之一，根据不同的类型和结石的部位，临床表现可在间歇期的很轻微到急性期的非常严重。详细了解病史和细致检查患者是重要的诊断手段。

2. 临床诊断肝胆管结石的影像学方法由所在医疗单位的设备决定选择哪一种检查，常用的包括B超、CT、MRI、ERCP、PTC、术后胆道引流管造影、胆道镜等。单一的检查方法常不能获得全面的诊断，往往需要一种以上的影像学检查相互印证才能达到正确的诊断。因此，熟悉各种检查方法的性能和局限性，提高对影像学资料的解读和分析能力，并结合具体患者的病变状况，才能合理选择最佳的检查方法，做出正确和全面的诊断。由于肝胆管结石病变复杂，有时在手术前很难做到全面准确诊断，特别是对结石所引起的继发性病变的判断，故常需在手术中依据全面系统的探查，必要时结合术中B超、胆道镜和胆道造影等检查而核准术前诊断或重新评估。这是手术决策重要步骤。

（1）B超：一般作为首选和筛选性检查，B超能较准确诊断肝胆管结石，典型是与门静脉并行的强回声、伴有声影、近端小胆管扩张，定位也准确，但不能提供胆管树的整体影像，与其他胆管的相对位置难以直观确定，容易受肠气干扰，故仍不能作为外科手术的唯一影像依据。在决定行外科手术治疗前需要作其他影像学检查。在手术中作为进一步的判断进行术中B超检查,此时能较直接明确结石部位,引导取石和判断有无结石残留,具有重要的诊断价值。B超在引导PTC方面也有重要作用。

(2)磁共振成像(magnetic resonance imaging, MRI):为无创性胆道影像诊断方法,可准确判断肝内结石分布、胆管系统狭窄与扩张的部位和范围以及肝实质病变。MRI具有断层扫描及胆道成像(magnetic resonance cholang iopancreatography, MRCP)结合的优点,可以多方位显示肝内胆管树,对肝胆管结石的诊断有很大的价值,其无损伤性可部分代替胆道直接造影方法。最近应用的钆塞酸二钠作为特异性的对比剂,对发现肝胆管结石引起的肿瘤、Oddi括约肌功能检查都有更明显的优点。但MRI对结石图像显示不如CT和B超清晰,而对狭窄细胆管的显示不如胆管直接造影清晰准确。

(3)X线电子计算机断层扫描(computerized tomography,CT):可全面显示肝内胆管结石分布、胆管系统扩张和肝实质的病变,对肝胆管结石具有重要的诊断价值。系统地观察各层面CT照片,可获取肝内胆管系统的立体构象及肝内结石的立体分布情况,如将照片资料导入图像软件处理,可获得胆管树的三维立体多角度观察的图像。CT与B超联合应用,一般能为手术方案的制订提供可靠的依据。但CT一般难以直接显示胆道狭窄部位,也不能发现不伴有明显胆管扩张的细小结石以及密度与肝实质相似的结石。

(4)肝胆管直接影像学检查:内镜逆行胆胰管造影(endoscopic retrograde cholangiopancreatography, ERCP)、经皮肝穿刺胆管造影(percutaneous transhepatic cholangiography,PTC)、手术中或经手术后胆道引流管造影是诊断肝胆管结石的经典方法。由于是直接影像,比间接成像更能清晰显示结石在肝内外胆管的分布、胆管狭窄和扩张以及胆管的变异等。一个完整清晰的"胆管树"影像可作为制订外科手术方案的重要依据。对CT和B超易误诊的软组织密度结石、泥沙样结石以及胆总管十二指肠段和胰腺段的结石,采用上述胆道直接显像方法可获准确诊断。此外,在ERCP及PTC同时尚能对引流不畅或阻塞的肝胆管进行鼻胆管引流(endoscopic nasobiliary drainage,ENBD)或经皮肝穿刺胆道引流(percutaneous transhepatic cholangiod-rainage,PTCD)治疗。但是,胆道直接显像仅能显

示肝管内病变,而不能直接显示肝管壁及肝实质病变,需结合CT或B超检查才能全面评估病变范围和性质。ERCP只能显示阻塞部位下游的胆管,而PTC只能显示阻塞部位上游的胆管,特别是二级肝管分支不显示易被忽视而造成漏诊,需联合PTC和ERCP或作多点选择性PTC方可获得完整的胆管树图像。这些胆道直接造影方法均属侵入性诊断方法,有诱发急性胆管炎等并发症的可能性,因此应安排在临近手术之前或术中进行,而对于近期有胆管炎发作的病例,术前应避免作此类造影检查。

在当前B超、CT、MRCP等非侵入性诊断技术日臻完善的条件下,肝胆管结石的术前诊断应以联合应用B超、CT和(或)MRI为主;ERCP和(或)PTC等侵入性直接胆道显像检查已非必需,但仍对胆管发育畸形或胆管变异的患者有重要的诊断作用。

3. 肝功能的评估 除常规肝功能和凝血功能检查外,要注意结合黄疸程度、出血倾向、腹水、双下肢水肿、腹壁静脉曲张等表现,必要时行胃镜检查以明确有无食管胃底静脉曲张,以判断肝功能代偿状态以及是否合并肝硬化和门静脉高压症。对需要合并肝切除治疗肝胆管结石的患者,为遵循精准肝切除的原则,应检测肝脏储备功能,如Child改良评分(Child-Turcotte-Pugh,CTP)、靛青绿滞留率试验(indocyanine green retention rate test,ICG)以及利用图像软件计算肝脏的标准体积(standard liver volume,SLV)和切除病变肝脏后的剩余肝体积(residual liver volume,RLV),以确保手术的安全。

4. 全身状况的评估 包括重要器官功能以及营养状况的系统检查和评估,特别需要注意检查有无合并糖尿病、心血管、呼吸道及肾脏疾病等。

(五)规范化治疗

有明显临床症状的肝胆管结石需要治疗。对于症状不明显的静止型结石是否需要治疗,目前的意见尚未统一。如合并其他肝胆管病变,如囊性扩张等则应积极治疗。鉴于随病程演进和病变发展,多数静止型的患者将会出现症状且有受累肝胆管恶变的可能,因此也多主张积极手术治疗或经皮经肝胆道镜取石治疗。

肝胆管结石的治疗主要靠外科手术,原则是去除病灶,取尽结石,矫正狭窄,通畅引流,防止复发。针对肝胆管结石病复杂的肝内外胆道及肝脏病变,有多种手术和非手术治疗方法选择,应根据肝内胆

管结石数量及分布范围、肝管狭窄的部位和程度、肝脏的病理改变、肝脏功能状态及患者的全身状况,制订针对具体病例的以最合适的手术治疗为主的个体化治疗方案。

1. 非手术治疗

(1) 中药排石:肝外胆管结石患者口服中药"排石汤"确有排石作用,因此有人用来治疗肝内胆管结石。但是由于"排石汤"的作用机制的局限性导致对治疗肝内胆管结石效果不佳。以排石汤为主要成分的中成药仅能在肝胆管结石合并炎症时对症状缓解有帮助。

(2) 胆道镜取石术:胆道镜是处理术后肝内外残留结石的有效方法,与开腹手术配合。开腹手术时应为术后胆道镜检查治疗预留通道。近年来由于内镜技术和设备方面的发展,除了手术后的辅助胆道镜治疗外,亦有采用经皮胆管镜取出肝内结石和扩张肝内胆管狭窄,但因病变部位未能得到有效纠正,所以结石复发率和狭窄复发率均明显增高,且多次的器械处理,费用不低,故应用胆道镜最好是在肝切除术后作为辅助治疗措施。

2. 手术治疗 肝胆管结石的手术方法主要有4种:①胆管切开取石术;②肝部分切除术;③肝门部胆管狭窄修复重建术;④肝移植术。手术治疗方法的决定需在术前全面的检查后作出,在术前的检查资料中,应有显示整个胆管树的构象或影像,否则容易遗漏病变导致结石残留和复发。

(1) 胆管切开取石术:胆管切开取石是治疗肝胆管结石系统手术中的基本方法。单纯胆道取石引流手术多用于急症和重症病例,旨在暂时通畅胆流、控制胆道感染、改善肝功能以挽救患者生命或为二期确定性手术做准备。只有对少数结石数量较少且受累的肝管及肝脏病变轻微、取尽结石后肝内外无残留病灶、胆管无狭窄的病例,单独肝胆管切开取石有可能作为确定性手术方式,但术后需要采取积极措施预防结石复发。

通过联合切开肝门部胆管和肝胆管以及经肝实质切开肝内胆管,直视下探查结合术中胆道造影、术中B超、术中胆道镜检查可全面了解胆道结石的部位、数量、胆管狭窄梗阻及胆管下端的通畅情况。

经肝外胆管途径盲目的器械取石是肝胆管结石手术后高残留结石率的重要原因。充分切开肝门部胆管狭窄,必要时切开二级肝管可在直视下去除主要肝管的结石,如能术中应用B超检查或结合胆道镜直视下取石,能有效地清除肝胆管内结石,显著降低结石残留率。

(2) 肝部分切除术:治疗肝胆管结石的原则中,核心是去除病灶,切除病变肝段以最大限度地清除含有结石、狭窄及扩张胆管的病灶,是治疗肝内胆管结石的最有效手段。

手术适应证包括Ⅰ型及Ⅱb型肝胆管结石。对于区域型结石,切除含结石的肝段或肝叶;对于弥漫型结石,切除局限于肝段或肝叶的区域性毁损病灶。需切除的区域性毁损病变主要包括:肝叶或肝段萎缩;难以取净的多发性结石;难以纠正的肝管狭窄或囊性扩张;合并慢性肝脓肿;合并肝内胆管癌。

肝胆管结石的肝切除范围主要取决于结石分布及毁损性病变范围。肝胆管结石的病变范围是沿病变胆管树呈节段性分布的,因此其肝叶切除要求以肝段、肝叶为单位作规则性切除,以完整切除病变胆管树及所引流的肝脏区域。这是取得优良疗效的基本条件和关键。无论是针对区域型肝内胆管结石时病变肝段或弥漫型肝内胆管结石时毁损性病灶,肝脏切除范围不够,遗留病变,常是术后并发症及症状复发的根源。

对于左肝管系统的广泛结石,应选择规则性左半肝切除,不应将只切除肝左外叶而联合胆管空肠吻合术作为首选术式。如果只施行肝左外叶切除,必然遗留了左内叶肝管结石、病变肝组织和左肝管狭窄,而通过肝外胆管及肝断面上左肝管残端途径取石几乎不可能全部清除散布于左内叶第二和三级肝管内的结石,术后症状复发则难以避免。但对于只局限于左外叶且合并左肝管主干内的结石,只要左肝管没有狭窄、没有囊性扩张病变,在切除病变肝段、取净其下游肝管内结石后即可达到有效治疗目的,不一定需作左半肝切除。

针对右肝内胆管结石的规则性右肝切除常有较大的技术困难。肝右叶结石时,右肝萎缩,而左肝代偿增大,使第一肝门以及肝段或叶间裂以下腔静脉为中轴向右后上方旋转移位;肝右叶与膈肌、腹后壁、邻近组织及肝后下腔静脉之间常形成紧密粘连,给游离肝右叶特别是分离右后叶与下腔静脉之间的粘连、显露肝门区以及正确判断肝段切除平面造成困难。手术时需借助影像学诊断方法准确判断肝胆管和肝脏病变区域以及病肝切除范围,且需对肝内胆管结石和狭窄所致胆系及肝脏的复杂病变有深入的认识及较丰富的肝胆道外科手术经验。

对于分布在双侧肝叶的区域性结石伴引流肝段萎缩的病例，需特别注意有无胆管汇合的变异，在预留残肝功能体积足够的条件下，可同时作规则性双侧病变肝段切除。

（3）肝门部胆管狭窄修复重建术：处理肝门部胆管狭窄的手术方法主要有以下3类。由于肝门部胆管狭窄病变类型比较复杂，常需结合多种手术方法进行治疗。肝门部胆管狭窄修复的先决条件是不存在上游肝管狭窄或上游肝管狭窄已去除，否则可致肝门部胆管狭窄修复失败。

1）胆管狭窄成形、空肠Roux-en-Y吻合术：适用于肝内病灶已去除。在充分切开肝门部狭窄胆管并进行原位整形的基础上，将胆管切口与空肠襻以Roux-en-Y方式作端侧或侧侧吻合修复胆管缺损。但不切断肝总管的侧侧吻合由于远端胆管还存在，容易引起结石的积聚，积聚的结石可能影响吻合口的通畅。当有结石残留或复发可能时，可将空肠襻残端顺位埋置于皮下并做好标记作为术后取石的通路。但胆肠吻合术废除了Oddi括约肌对胆系的控制功能，在上游肝管狭窄未纠正和肝内结石未取净的情况下行不恰当的胆肠内引流可引发或加重胆道感染等严重并发症。目前尚无确实的证据表明各种在胆管空肠吻合口或空肠襻上附加抗反流措施能或无限延长引流肠襻能有效防止肠液向胆管的反流，因此不建议做此类附加手术。但已有报告行不切断空肠、维持肠道的解剖连续性、只作结扎阻断肠腔的改良襻式吻合能维持肠道的神经扩布，保持肠道的正向蠕动来防止反流。

2）胆管狭窄成形、游离空肠段吻合术：适用于肝内病灶已去除，尚有结石残留或有结石复发可能而胆管下端通畅的病例。充分切开肝门部胆管狭窄并进行原位整形，截取长度适当的游离空肠段，用其输出端与胆管切口进行端侧吻合，修复胆管壁的缺损，将其输入端关闭并顺位埋置于皮下，作为日后用胆道镜清除残留或复发结石的通路。尚可用胆囊代替空肠段来完成本手术。

3）胆管狭窄成形、组织补片修复术：适用于肝内病灶已去除，结石已取尽且无复发可能，而只存在肝门部胆管轻度狭窄的病例。充分切开狭窄段及其两端的胆管，切除瘢痕化的胆管组织，缝合肝

胆管瓣形成胆管的后壁，胆管前壁的缺损用带血运的肝圆韧带瓣、胆囊瓣、胃瓣、空肠瓣或其他自体组织补片修复。

4）肝移植术：适合于肝脏和胆管系统均已发生弥漫性不可逆损害和功能衰竭的Ⅱc型肝胆管结石。

（4）合并肝外病变的处理

1）肝外胆管结石：术中同时去除结石，应注意清除容易残留的胆管下端结石，经十二指肠镜Oddi括约肌切开后取石只适用于单纯肝外胆管结石；对于肝胆管结石及狭窄，Oddi括约肌切开后废弃了其功能，易发生反流性胆管炎，应视为禁忌。

2）Oddi括约肌松弛：合并肝外胆管结石和扩张者多伴有胆管下端Oddi括约肌松弛。若Oddi括约肌重度松弛、曾做Oddi括约肌成形术或胆管十二指肠吻合术，造成反流性胆管炎，可考虑胆总管横断和胆管空肠Roux-en-Y吻合术，由此可消除经胆管下端途径引起的反流性胆管炎。

3）Oddi括约肌狭窄：此种情况少见，应采用胆道镜检查排除胆管下端结石梗阻。确认为胆管下端狭窄者可行胆管空肠Roux-en-Y吻合术。

（5）术中辅助措施的应用价值：术中B超、术中胆道造影、术中胆道镜和各种物理碎石术的应用，对提高肝胆管结石的手术效果有重要作用。

1）术中B超：能清晰判断结石在肝内的分布，引导取石，明显降低残石率。同时还能确定病灶范围，显示出入肝脏的重要血管与病灶的关系，减少手术误伤和术中出血，引导精准完成肝切除手术。

2）术中胆道造影：对了解胆道系统有无变异、避免发生胆管损伤和防治胆管内结石残留有重要作用。

3）术中胆道镜：是当前治疗肝胆管结石的重要方法之一，能直接观察胆管内病理状况，辨别胆管结石、肿瘤和异物，观察胆管黏膜病变，对可疑病变可取活体组织或脱落细胞做病理检查。在镜下用取石网篮、碎石器械和气囊导管取石克服了常规器械取石的盲区，提高取石效率，降低结石残留率。应用胆道镜术中检查胆总管远端和Oddi括约肌，避免了用胆道探条盲目探查造成损伤、取石钳盲目取石容易遗漏的缺点。

4）物理碎石术：对于难以直接取出的大结石或嵌顿结石，可采用液电或激光碎石术将其击碎后取出。

（6）术后残留病变处理及复发病变的防治：肝胆管结石常常需要多次手术治疗，原因是术后残留结石的发生率高，过去高达60%～90%，虽由影像学提供术前资料，也达30%，即使术中应用胆道镜检查，仍有5%的残留结石发生。因此，对于术中结石残留的病例，可在手术后经T管窦道、胆道瘘管或胆管空肠吻合的皮下埋置盲襻用胆道镜进入胆管清除肝胆管内残余结石；对于复发结石也可通过皮下盲襻取石。经皮肝穿刺进行内镜取石，也是治疗复发结石的有效方法。术后定期复查、服用利胆排石药物，早期发现和处理复发结石能明显改善远期疗效。

术后残留或复发病变包括肝管结石和主要肝管狭窄伴明显症状而用非手术方法难以奏效者，约有37.14%仍需要再次手术处理。由于原来手术遗留的瘢痕粘连、再次手术需做更大范围处理，因此再次手术对技术上有较高的要求。胆道再次手术属于复杂和高危的手术，必须掌握好手术时机和适应证，手术方案应积极而稳妥。

为防止残留和复发病变，在制订手术方案前应有完整的胆管树的影像学且需要细致的解读，术中需要去除病灶和解除胆管狭窄，并利用各种辅助措施取净结石，确实不能取净时需预留有术后补充治疗的途径。当急性炎症期时，尽量不做彻底的手术如肝切除等，而只作解除梗阻和消除胆道感染的处理，在急性期消退后才行彻底的胆道手术。

（7）选择手术方法应遵循的原则（图8-5）。

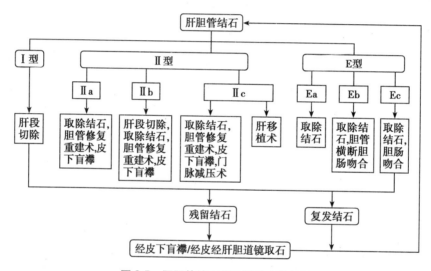

图8-5 肝胆管结石病诊断治疗流程图

1）肝胆管结石病的外科治疗应以根治性清除病灶为主要目标。

2）对于Ⅰ型肝胆管结石，应首选病变肝段规则性切除以达到治愈的目的。对于肝脏和胆道病变广泛的Ⅱa和Ⅱb型结石常需联合多种术式和辅助方法进行治疗，对于其中Ⅱb型结石充分切除区段性病灶是保证联合手术治疗效果的前提条件。对于合并胆汁性肝硬化但肝功能仍处于代偿状态的Ⅱc型结石应根据胆道病变的复杂性、肝硬化及门脉高压症严重程度等选择同期或分期胆道手术与门脉减压手术来处理合并存在的胆道、肝脏和门静脉系统病变。对于肝功能处于失代偿的Ⅱc型结石，肝移植术是唯一有效的治疗方法。

3）主要肝胆管的狭窄必须修复矫正，但胆管空肠Roux-en-Y吻合术和胆管-游离空肠段吻合术的适应证应严格掌握。对于肝内病变已经去除，其下游胆管内结石已清除，肝门部肝管无狭窄，结石无复发危险的病例，应避免采用此类术式。

4）对于结石残留或有复发可能的病例，可在术中设置连通胆道的空肠皮下盲襻，作为术后胆道镜取石的通路。

3. 肝胆管结石常见并发症的诊断及治疗

（1）重症急性胆管炎：即急性梗阻性化脓性胆管炎或胆源性脓毒症，是肝胆管结石的常见并发症和主要致死原因。诊断依据是确认肝胆管结石合并胆道感染并伴有全身脓毒症表现。初期治疗应予禁食、补液、抗生素等非手术治疗措施。经过短期的非手术治疗，若症状和体征未能缓解，呈持续脓毒症状态,原则上宜及早采用非手术引流处理,如 ENBD 或 PTCD。在无非手术引流条件或在非手术引流仍然不能缓解时,及时的手术是必要的。急症手术的主要目的是胆管引流和减压,待病情稳定后再二次手术处理肝内胆管结石。

(2)胆源性肝脓肿:是肝内胆管结石继发急性化脓性胆管炎的后期表现。脓肿发生在病变肝管引流范围内。根据病史、急性胆管炎、脓毒症症候群及上腹部疼痛等典型临床表现,结合 B 超和 CT 检查不难做出正确诊断。必要时还可作 B 超或 CT 引导下诊断性肝脓肿穿刺以获确诊。治疗措施包括全身支持治疗,选择针对多种肠源菌感染的抗生素,超声或 CT 引导下脓肿穿刺置管引流或手术切开引流。对于局限于肝叶或肝段的多发性小脓肿,非手术治疗无效时宜尽早手术切除肝内病灶。

(3)胆道出血:由于结石梗阻继发胆道化脓性感染,受累区域胆管黏膜多发性溃疡侵蚀伴行肝动脉或门静脉支可导致胆道大出血;胆源性肝脓肿也可溃入胆道及邻近的肝内血管分支而发生胆道大出血。胆道出血典型的临床表现为突然发作的胆绞痛,继之出现呕血或便血、黄疸或黄疸加深,呈周期性发作,间歇期为 5 ~ 14 天。其诊断依靠病史、典型临床表现,并结合影像学检查,并需排除其他原因的上消化道出血。B 超和 CT 有助于出血的原发病灶定性和定位诊断。对估计为动脉出血时,经皮肝动脉选择性造影是胆道出血最有价值的诊断和定位方法,首选的治疗措施是经皮选择性肝动脉栓塞术,一般可达到止血的效果。手术治疗是针对非手术治疗未能有效控制胆道出血或原发病灶及合并的急性胆道感染需要急症手术处理的病例。

(4)肝胆管癌:肝内胆管结石合并肝胆管癌是在迁延性胆管炎的基础上发生的。病变胆管上皮及管壁腺体的异型增生是胆管癌的癌前病变。患者常有长期反复发作的肝内胆管结石病史及多次胆道手术史,近期内肝胆管梗阻迅速加重,可表现为频繁发作的重症胆管炎或胆瘘。诊断依据临床表现、影像学征象、升高的 CEA 或 CA19-9 以及病理学检查。治疗应早期手术,切除含病变肝胆管的肝叶。不能切除时,可采用间质消融、选择性动脉栓塞化疗、全身化疗等姑息性疗法。

(5)胆汁性肝硬化及门静脉高压:由于胆管结石引起胆管长期梗阻和感染,造成肝实质弥漫性损害和纤维化,导致继发性胆汁性肝硬化和门静脉高压症。

典型的临床表现:①较长时间的胆道病史,表现为持续性的黄疸或频繁发作的胆管炎;②脾大、食管胃底静脉曲张;③肝功能损害、腹水、低蛋白血症、贫血。

外科治疗方案的选择:①如果胆管狭窄及肝内病变处理比较简单、门静脉高压明显而肝脏代偿功能尚好者,可在一期手术同时处理胆道病变及治疗门静脉高压,如脾切除和贲门周围血管离断和(或)各种分流手术。②如果胆道及肝脏的病变复杂、门静脉高压症明显、肝功能损害严重,则以分期手术为宜;胆管梗阻严重及肝功能损害者,特别是合并感染时,应先行胆管引流,待肝功能改善后择期进行确定性胆道手术;若门静脉高压显著,肝十二指肠韧带曲张血管妨碍胆道手术,则先做治疗门静脉高压手术,待门静脉高压缓解后择期进行确定性胆道手术。③肝内广泛性结石伴终末期肝硬化而肝功能失代偿状态时,可行肝移植手术。

(梁力建)

参 考 文 献

1. 黄志强.黄志强胆道外科学.济南:山东科学技术出版社,1998:534-537.
2. 顾倬云,黄志强.中国人胆结石的特点——全国 11 342 份胆结石手术病例临床调查.中华外科杂志,1987,25(6):321-329.
3. 董家鸿,黄志强,蔡景修,等.规则性肝段切除治疗肝内胆管结石病.中华普通外科杂志,2002,17(7):418-420.
4. 中华外科学会胆道外科学组.我国胆石病十年来的变迁.中华外科杂志,1995,33(11):652-658.
5. 邹声泉.肝胆管结石病的成因诊断和分类.中国实用外科杂志,2004,24(2):67-68.
6. 黄志强,刘永雄.肝内胆管结石的外科治疗(40 年回顾).中国实用外科杂志,1997,17(3):140-144.
7. 梁力建,郑进方.胆道外科的微创化理念.中国微创外科杂志,2007,7(2):91-92.
8. 陈积圣.肝胆管结石的微创治疗的进展.中国微创外科杂志,2007,7(2):93-94.
9. 黄志强.肝内胆管结石治疗的现状与展望.中国普外基础与临床杂志,2001,8(2):65-66.
10. 祝学光.浅谈我国胆道外科今后的发展方向.外科理论与实践,2003,8(2):89-91.
11. 祝学光.肝内胆管结石病因学研究进展.中国实用外科杂志,1998,18(2):110-112.
12. 祝学光.减肥与胆结石:胆石研究的新热点.中华实验

外科杂志,2006,23(8):903-904.

13. 中华医学会外科学分会胆道外科学组.肝胆管结石病诊断治疗指南.中华消化外科杂志.2007,6(2):156-161.

14. Chuang SC,His E,Lee KT,et al. Genetics of gallstone disease. Adv Clin Chem,2013,60:143-185.

15. Stinton LM,Myers RP,Sjaffer EA. Epidemiology of gallstone. Gastroenterol Clin North Am,2010,39(2):157-169.

16. Reshetnyak Ⅵ. Concept of the pathogenesis and treatment of cholelithiasis. World J Hepatol,2012,4(2):18-34.

17. Nakeeb A,Comuzzie AG,Martin L,et al. Gallstones:genetics versus environment. Ann Surg,2002,235(6):842-849.

18. 张圣道,韩天权,蒋兆彦.胆石病可否预防.中华肝胆外科杂志,2003,9(7):385-387.

19. 董家鸿,张雷达.肝胆管结石的诊断和治疗.临床外科杂志,2004,12(2):67-68.

20. 李缨来,崔新中,李宁,等.胆石病5582例统计分析.中国普外基础与临床杂志,1998,5(4):228-230.

21. 董家鸿.肝胆管结石的临床病理类型与手术方式的选择.外科理论与实践,2003,8(2):99-100.

22. 韩殿冰,董家鸿,郭光金.对1259例肝胆管结石病临床病理分型评价.第三军医大学学报,2006,28(12):

23. 陈希纲,刘家奇,彭民浩,等.胆石病流行病学调查-附8585例分析.中华普通外科杂志,2002,17(2):99-101.

24. 周孝思.肝内胆管残余和再发结石防治措施的探索和演变.消化外科,2002,1(2):137-140.

25. 黄志强.在微创外科时代对肝内胆管结石外科治疗的再认识.中国普外基础与临床杂志,2006,13(4):371-372.

26. 梁力建,李绍强,彭宝岗,等.肝切除术治疗肝内胆管结石.中华肝胆外科杂志,2006,12(12):796-800.

27. 梁力建.努力避免非计划性的胆道再次手术.中国实用外科杂志,2006,26(3)161-162.

28. 许斌,王建伟,洪德飞,等.规则性肝切除治疗肝内胆管结石的临床分析.中华医学杂志,2006,86(24):1721-1723.

29. 黄志强,黄晓强.肝胆胰外科聚焦.北京:人民军医出版社,2007:268-280.

30. 邹声泉.胆道病学.北京:人民卫生出版社,2010:399-439.

31. 董家鸿.肝胆管结石的临床病理类型与手术方式的选择.外科理论与实践,2003,8(2):99-100.

32. 李绍强,赖佳明,梁力建,等.胆肠吻合术在治疗肝胆管结石中的作用.中华肝胆外科杂志,2004,10(11):739-742.

1337-1338.

第九章 胰腺疾病

第一节 重症急性胰腺炎外科治疗的历史、争议与现状

重症急性胰腺炎（severe acute pancreatitis，SAP）外科急诊治疗的难点。20 世纪 70 年代以前认为胰腺自消化是 SAP 发病的主要原因，因而提倡早期手术，进行坏死组织清除和胰周引流，但患者多因严重的出血、感染及器官功能衰竭等围术期并发症而死亡。到 20 世纪 90 年代，随着对 SAP 病理生理认识的加深，外科医生逐渐认识到全身性炎性反应综合征（systemic inflammatory response syndrome，SIRS）及多器官功能障碍综合征（multiple organ dysfunction syndrome，MODS）是 SAP 早期死亡的主要原因，外科医生认识到早期治疗应该以调控炎症反应和维护脏器功能为主，手术主要针对坏死感染及出血并发症，并提出个体化治疗的理念。而进一步的研究发现毛细血管渗漏（capillary leakage syndrome，CLS）、肠功能衰竭、腹腔间隔室综合征（abdominal compartment syndrome，ACS）等特殊病理生理过程在 SAP 发病中的重要作用，近年来提出以目标导向的液体复苏、脏器功能监测与维护，早期肠内营养、持续肾替代治疗（continous renal replacement treatment，CRRT）和微创引流减轻腹腔高压（introabdominal hepertension，IAH）等多学科综合治疗的理念，SAP 的救治成功率已经提高到 80% 以上。然而，在 SAP 后期由于迟发性脏器功能衰竭、营养障碍、免疫功能低下等导致严重的感染相关并发症使临床治疗变得更为复杂和困难，需要外科医生选择合适的干预时机与干预手段。

一、SAP 诊断和治疗的历史变迁

AP 的发病机制及病理变化十分复杂，病死率的高低与病情的轻重及治疗是否得当有关，而治疗方针的确定常取决于外科医生对病理和病情的判断，所以 AP 的分类一直受到重视。

1963 年，在法国马赛召开的第一届国际胰腺炎专题研讨会上将胰腺炎分为 AP、复发性 AP、复发性慢性胰腺炎和慢性胰腺炎 4 大类。20 年后，1984 年在马赛召开第二届国际胰腺炎研讨会后，同年又在英国剑桥召开了另一国际胰腺炎讨论会。马赛会议主要结合病理，剑桥会议则偏重临床。这两个会议均废止了急性复发性胰腺炎和慢性复发性胰腺炎的名称。马赛会议将 AP 分为水肿性 AP 及出血或坏死性 AP。此分类法在实际工作中的临床意义不大，限于当时的认识水平，两个会议均未涉及坏死、感染及脓肿等问题。对 AP 的坏死过程及细菌感染的关系开始有明确认识的首推 Beger，他根据 1099 例 AP 的分析，于 1991 年提出将 AP 分为 4 类：间质-水肿性、坏死性、脓肿、假性囊肿；进而把坏死分为无菌性和感染性；假性囊肿可在发病后 4 周发生，但未明确说明胰周积液和急性假性囊肿的区别。直到 1992 年，亚特兰大第四届国际胰腺炎专题研讨会提出了具有划时代意义《以临床为基础的关于急性胰腺炎的分类法》，对 AP 的轻型、重型、急性液体积聚、坏死、急性假性囊肿、胰腺脓肿的概念、定义、病理、临床表现做出了明确的说明，并提出应结合 APACHE Ⅱ 评分对患者的整体情况做出评估；对 AP 伴有脏器功能衰竭和（或）局部并发感染性坏死、脓肿伴全身性感染症，Ranson 标准 ≥3 项或 APACHE Ⅱ 评分 ≥8 分者定义为 SAP。

在明确 SAP 的诊断及分类的基础上，2002 年国际胰腺病学会采用循证医学的方法，制订了《AP 外科处理指南》，共 11 条建议：①轻型急性胰腺炎不是胰腺外科手术的指征；②预防性广谱抗生素的应用能降低 CT 证实的坏死性胰腺炎的感染率，但可能不提高生存率；③伴有脓毒综合征的患者应当进行细针穿刺细菌学检查，以鉴别胰腺坏死与否；④伴有全身感染症状和体征的感染，急性胰腺坏死是外科干预的指征，包括手术和影像学引导下的引流；⑤无菌性胰腺坏死应非手术治疗，只有特定的患者才选择手术治疗；⑥除非有特殊指征，不推荐发病 14 天内早期手术；⑦外科手术和不同形式的介入操作，宜选用最大限度保存器官的术式，包括

清创和坏死组织清除,结合术后最大限度地排出腹膜后坏死和渗出;⑧胆石性急性胰腺炎应当施行胆囊切除术,以防再次发作;⑨轻型胆石性胰腺炎的胆囊切除应在病情痊愈时完成,手术最好在同次住院期间进行;⑩重症胆石性胰腺炎的胆囊切除应当延期进行,要求炎性反应消退和临床康复;⑪对全身条件不适宜手术的患者,为降低胆源性胰腺炎复发的危险,可行 EST。但理论上有将感染带入无菌性胰腺坏死的危险。

急性胰腺炎的 1996 年亚特兰大分类标准使 AP 相关研究得以标准化,有助于临床医生之间的相互交流。但由于此分类存在不足及对该病认识的深入,国际胰腺病学会推出 2012 亚特兰大分类和定义的共识。修订后的急性胰腺炎分类明确了疾病的两个阶段:早期和后期,早期阶段,全身功能障碍来自于局部胰腺损伤的宿主反应。早期阶段通常持续 1 周,但也可能会延续到第 2 周。后期阶段以持续存在的全身炎性症状或出现局部并发症为特征,所以根据定义,其仅发生在中重症或重症急性胰腺炎的患者。严重程度分为轻症,中重症及重症,轻症胰腺炎是最常见的类型,无器官衰竭、局部或全身并发症,通常能在发病 1 周内恢复。中重症急性胰腺炎定义为存在短暂的器官功能衰竭、局部并发症或共存疾病的加重。重症急性胰腺炎定义为存在持续性器官功能衰竭,即器官功能衰竭时间>48 小时。

在我国,有关 SAP 分类讨论起自 1984 年开始的每两年一次的全国胰腺外科会议;经反复讨论,中华医学会外科学会胰腺外科学组在 1992 年第四届全国胰腺外科学术会议上提出《重症急性胰腺炎临床诊断及分级标准》,将分类和病情轻重结合起来,在诊断 AP 后凡具备以下 4 项中的 2 项者即可诊断为 SAP:①血、尿淀粉酶增高(>500U)或突然下降至正常,但病情恶化;②血性腹水,其淀粉酶增高(>1500U);③难复性休克;④B 超或 CT 示胰腺肿大,质不均,胰外有浸润。将 SAP 再分为 2 级,I级:无重要器官功能衰竭;II级:有 1 个或 1 个以上的重要器官功能衰竭。1996 年在贵阳举行的第六届胰腺外科会议上,与会代表认为 AP 的分类和分级标准应和国际接轨,提出了第二次方案,此方案以亚特兰大分类为基础和蓝本,反映了外科界对 AP 的近代认识,与以前的各种分类比较最为完善,取得较为一致的观点之一是对 SAP 采用以坏死感染为主要外科手术指征的综合治疗。至此,国内外关于 AP 的分类与治疗达成了基本一致的观点。在

贵阳会议的基础上,我国胰腺外科学组 1998 年拟订了《重症急性胰腺炎诊治规范初稿》,在同年成都第七次全国胰腺外科研讨会上进行了讨论。经过完善和充实,于 2000 年杭州会议制订了《重症急性胰腺炎诊疗草案》,将 SAP 定义为 AP 伴有脏器功能障碍,出现坏死、脓肿或假性囊肿等局部并发症,或两者兼有,可发生一个或多个脏器功能障碍及严重代谢紊乱,APACHE II 评分 8 分、Balthazar CT 分级≥II 级者,其中无脏器功能障碍者为严重度 I级,有脏器功能障碍者为 II 级。同时,在 SAP 的治疗上达成了一致,胆源性 SAP 有胆道梗阻者,急诊手术解除梗阻,无梗阻者保守治疗,炎症消退后在住院期内手术,以内镜手术为首选;非胆源性 SAP坏死未感染时保守治疗,感染者在 ICU 观察 24 小时,若病情加重则手术;另外,不同病期作不同处理,如在 SIRS 期主要针对血流动力学变化进行治疗,尽量避免手术,而在感染期除加强抗感染和支持治疗外,一旦发生感染,积极手术引流等。草案的提出和推广实施,有效地提高了我国 SAP 的治疗水平,存活率达 70%～80%,非手术治疗的成功率高达 90%。如此,历时约 20 年的艰苦探索,SAP 的治疗由 20 世纪 90 年代初具有我国特色的"个体化方案"逐步形成到目前的"综合治疗体系"。

以胰腺坏死感染为主要外科手术指征的综合治疗实施以后,全国约有 75% SAP 患者行非手术治疗,死亡率下降到 20%～30%,尤其有胰腺外科专业的大型综合性医院的死亡率已下降到 10%。在死亡患者中,有一部分病例的临床表现非常凶险,进展极快,发病 72 小时甚至 48 小时内即出现 MODS,并迅速进展为 MOSF,常规脏器功能支持与替代治疗难以逆转。尽管这类病例只占 SAP 的 20% 以下,但死亡率却高达 60% 以上,原因主要是 SIRS 期出现速发性 MODS 和早期脏器功能衰竭(early organ failure,EOF)。因此,在 2004 年威海第十届全国胰腺外科会议上,就 SAP 的特殊类型如暴发性急性胰腺炎(fulminant acute pancreatitis,FAP)或称早期重症急性胰腺炎(early severe acute pancreatitis,ESAP)、SAP 合并 ACS 的诊断标准、治疗原则等进行了深入讨论,提出了《重症急性胰腺炎诊治指南》(2005 增订稿),与杭州会议《草案》相比单独列出了 FAP、高血脂性 SAP 及合并 ACS 的 SAP 的诊断和治疗内容,强调了早期肠内营养支持的重要性,胆源性 AP 不要求在同一次住院期间完成手术,而需根据轻重类型合理抉择等。

二、SAP 治疗的争议与现状

重症急性胰腺炎诊治指南对于指导外科医生的临床治疗起到极其重要的作用。但上述指南是一个对于重症急性胰腺炎的总体指导意见,相对于临床治疗的复杂性与多变性有一定局限性。对于SAP 的治疗,笔者结合国内最新进展与临床经验,就以下几个热点问题提出看法。

1. 早期积极有效的液体复苏是阻止 SAP 病情加重的重要措施 SAP 早期由于炎性细胞介质的过度释放导致 SIRS,其突出的临床表现为毛细血管内皮损伤而导致严重的大量液体向腹腔等第三间隙丢失,即 CLS。有效循环容量的不足,加重脏器缺血再灌注损伤及 MODS,此时的进行积极有效的液体复苏对于 SAP 的早期治疗极为重要。但 SAP 容量复苏过程中仍存在较多难点:①复苏容量过多则会加重心脏和肺脏负荷而导致心衰和肺水肿,而容量不足则无法有效改善微循环灌注。②与单纯失液导致的容量不足不同,SAP 容量不足主要是原因为 CLS。输注的晶体会从扩大的毛细血管内皮间隙漏出到血管外,而输注白蛋白等小分子胶体也会漏出到血管外进一步加重组织水肿,因此对于输液成分的选择及其重要。③如何具体调控输液速度及复苏终点以更有效改善组织血供与氧供。针对以上治疗中难点,笔者所在科室联合国内多家单位自 2004 年以来进行多项SAP 早期液体复苏治疗的临床研究,研究表明人工高胶体如羟乙基淀粉能够有效堵塞毛细血管内皮漏口以减轻 CLS,联合使用人工胶体与晶体比单纯使用晶体液能够更有效维持血管内渗透压和血容量,因此 SAP 早期液体复苏提倡联合使用人工胶体与晶体。同时提出早期目标指导的液体复苏策略,具体复苏指标为心率80~110 次/分,平均动脉压≥65mmHg,尿量>0.5ml/(kg·h),中心静脉压 8~12cmH$_2$O,血细胞比容≥30%,中心静脉氧饱和度(ScvO$_2$)>70%。根据上述指标调控输液速度,当患者出量大于入量即负平衡时即为复苏终点。

2. 早期合理营养支持预防 SAP 感染相关并发症的发生 SAP 早期机体处于高应激状态,分解代谢远大于合成代谢,糖耐量明显下降,产生胰岛素抵抗,加上伴有严重的胃肠功能障碍及长期禁食必然导致营养不良,加重肠黏膜屏障功能的损害,导致细菌及内毒素移位,造成胰腺、胰周及全身感染。有效的营养支持除提供营养素外,更重要的是维护机体免疫功能与肠黏膜屏障。因此在临床应用中应正确选择营养支持方式,把握恰当营养支持时机,同时合理应用营养底物。笔者提倡阶段性营养支持方式:①SAP 早期为急性反应期,存在 SIRS 反应,此时不适宜进行营养支持而应以液体复苏为主。当全身炎性反应开始下调(一般为发病 3~5 天),即开始行肠外营养(parenteral nutrition,PN),值得注意的是此时可以考虑添加谷氨酰胺、ω-3 脂肪酸等特殊营养底物以维护免疫细胞功能并调控 SIRS 反应。②SAP 时SAP 的肠内营养(enteral nutrition,EN)可有效维护肠道黏膜屏障并阻止菌群移位,对于 SAP 感染相关并发症的防治及其重要。因此,当患者胃肠道功能部分恢复时(腹胀减轻,肛门有排气、排便,一般为 1 周以后),开始过渡到 PN+肠内营养(EN)。③当患者完全适应和耐受 EN 时,开始行TEN,并最终过渡到 EN+口饲和全口饲。实施 EN时应注意:①营养管必须放置于空肠起始段,以减少对胰腺分泌的刺激,可在内镜下置管;②应逐渐增加输注速度,由 30ml/h 逐渐增加到 100ml/h;③遵循低热量营养原则,104.6kJ/kg(25kcal/kg)即可;④注意控制血糖维持于正常水平;⑤营养底物以多肽为宜;⑥适当添加谷氨酰胺制剂。

3. 正确认识和处理腹腔间隔室综合征 自2006 年胰腺外科学组发表 SAP 治疗指南以来,广大临床医生对于腹腔间隔室综合征有了新的了解。但对于腹腔高压和腹腔间隔室综合征的区别,腹腔间隔室综合征是否一定需要开腹减压的认识上存在一定误区。ACS 指各种疾病(特别是腹部疾病)引起腹腔内压急性持续增高,当腹腔压力超过2.67~3.33kPa 会导致或加重 MODS。单纯腹腔压力升高而不伴有 MODS只能称为腹腔高压(hypertension of abdominal pressure,IAP),只有当合并 MODS 才能称为ACS。临床上对于 ACS 处理较为困难,单纯开腹减压难以逆转 ACS 合并的脏器功能损伤,同时过分强调开腹缓解腹腔压力会增加腹腔严重感染概率。因此,对于 ACS 的治疗在于早期监测、早期发现与综合治疗:①对 SAP 患者应常规监测腹腔压力,通常采用膀胱测压法间接监测腹腔压力,一旦腹腔压力超过20cmH$_2$O 则需警惕ACS 发生的可能;②恰当选择人工胶体减少液体渗漏并进行积极有效复苏,减少第三间隙渗液及肠壁水肿;③腹腔或腹膜后穿刺引流减小腹腔压力;④持续血液滤过减少炎性细胞因子以缓解过度炎症反应,同时超滤液体以减轻腹腔渗出与肠壁水肿;⑤用大黄等导泻减少肠腔内液体潴留等;⑥强化对其他脏器的支持治疗,防治器官功能损伤加重;⑦多数患者通过上述综合措施可明显降低腹腔压力并缓解器官功能损伤,若经过上述积极处理仍无法缓解可考虑开腹减压并临时关腹,待腹腔压力与水肿减轻再还纳膨出的肠管。

4. SAP合并胰周感染时微创引流与手术干预时机的把握 SAP患者由于胰腺坏死和肠道菌群移位,往往后期合并胰周感染,部分患者尚同时合并肺部、尿道或脓毒症,处理极为困难。对于外科医师而言,外科感染最重要的治疗之一即为引流,但对于引流方式及手术时机尚存在疑惑。部分学者推荐如怀疑有胰周感染,可在B超或者CT定位下行细针穿刺抽吸,明确有感染即可手术治疗。而最近多项临床研究表明,胰周感染并非立即手术的指征。过早进行手术治疗存在以下几个问题:①感染早期时胰腺坏死组织未完全液化,因此难以一次清除坏死感染组织,导致术后仍有胰瘘和残余脓腔,导致需要多次手术处理;②此时进行胰腺坏死组织清除加大术后出血并发症的概率,同时术中也容易发生无法控制的大出血而导致患者死亡;③这些患者往往同时合并肺部感染,一般状况较差,难以耐受手术打击。然而,手术过于延迟往往导致患者发生严重感染甚至脓毒症,丧失手术时机。因此,手术时机的把握需要对感染状况与患者耐受情况的综合评估。笔者结合本科治疗经验及研究进展认为:①早期肠内营养支持对于阻止肠道菌群移位以减少感染发生至关重要。②每周至少检查一次胰腺CT,如明确有胰周大片坏死或者液体积聚,可在B超导向下置管穿刺引流以减少感染源。③如明确合并感染,应针对药敏结果调整抗生素使用,尽量控制感染的进展;同时积极维护器官功能,待患者一般状况好转时实施确定性手术。④在坏死组织液化较为明显时,微创穿刺引流多有较好疗效,可采取多点穿刺并冲洗引流的方法。⑤如脓肿部位较深、坏死组织较黏稠不易引流或者引流后症状改善不明显,可考虑手术引流,同时术中对于未完全失去活性的胰腺组织不必强行清除,以减少术中及术后出血并发症。⑥在使用广谱抗生素较长时间时,要注意真菌感染或者肠道菌群失调的发生。

结　语

回顾急性胰腺炎的研究史,是现代医学发展的一个典型缩影,有艰难的进步,也有曲折和困惑。尽管医学科技的进步、SAP关键病理生理机制的认识、先进治疗技术手段的应用和多学科综合治疗模式的建立大大降低SAP的死亡率,但SAP死亡率仍高达10%～20%,因此需要广大临床医师进一步加深对SAP特殊病理生理机制的认识,加强多中心协作与临床转化研究,尤其针对SAP治疗中的难点进行深入研究,进一步规范SAP治疗模式,以努力提高SAP的治愈率。

(王春友　赵刚)

参 考 文 献

1. 王春友,赵玉沛. 重视重症急性胰腺炎多学科综合治疗. 中国实用外科杂志,2012,32(7):517-519.

2. Banks PA, Bollen TL, Dervenis C, et al. Classification of acute pancreatitis-2012:revision of the Atlanta classification and definitions by international consensus. Gut, 2013,62(1):102-111.

3. 王春友,赵玉沛. 从治疗观点演变和技术变革看重症急性胰腺炎疗效进步. 中华外科杂志,2006,44(13):872-874.

4. 王春友,赵刚. 重症急性胰腺炎早期液体复苏治疗新策略. 肝胆外科杂志,2008,16(4):314-315.

5. 赵刚,王春友. 重症急性胰腺炎的综合治疗. 临床急诊杂志,2006,(2):49-51.

6. 王春友. 重症急性胰腺炎治疗的难点及外科干预时机选择. 腹部外科,2002,15:262-263.

7. Uhl W, Beger HG. A clinicopathological classification of acute pancreatitis//Beger HG, ed. Standards in pancreatic surgery. Ber lin:Springer-Verlag,1993:34-43.

8. Bradley EL. A clinically based classification system for acute pancreatitis. Summary of the International Symposium on Acute Pancreatitis, Atlanta, Ga, September 11 through 13,1992. Arch Surg,1993,128:586-590.

9. Beger HG, Isenmann R. Diagnosis,objective assessment of severity, and management of acute pancreatitis. Santorini Consensus Conference. Int J Pancreatol,1999,26(1):1-2;discussion 2-3.

10. 重症急性胰腺炎临床诊断及分级标准. 第四届全国全军胰腺外科学术会议论文汇编. 1992.

11. 中华医学会外科学会胰腺学组. 急性胰腺炎的临床诊断及分级标准(1996年第二次方案). 中华外科杂志,

1997,35:773-774.

12. 张太平,赵玉沛,王莉.第七届全国胰腺外科学术研讨会纪要.中华外科杂志,1999,37:149-150.

13. 中华医学会外科分会胰腺外科学组.重症急性胰腺炎诊治草案.中华消化杂志,2001,21(10):622-623.

14. 中华医学会外科分会胰腺外科学组,张圣道,雷若庆执笔.重症急性胰腺炎诊治指南(2005增订稿).第十届全国胰腺外科会议,2004.

15. Uhl W,Warshaw A,Imrie C,et al. IAP Guidelines for the Surgical Management of Acute Pancreatitis. Pancreatology,2002,2(6):565-573.

16. 王春友.进一步细化重症急性胰腺炎治疗方案的几个重要方面.临床外科杂志,2006,14(1):1-3.

17. 王春友.提高对重症急性胰腺炎多脏器功能障碍的认识及防治水平.中国实用外科杂志,2006,26(5):328-330.

18. Gou S,Xiong J,Wu H,et al. Five-Year Cohort Study of Open Pancreatic Necrosectomy for Necotizing Pancreatitis Suggests It Is a Safe and Effective Operation. J Gastrointest Surg,2013,17(9):1634-1642.

第二节 重症急性胰腺炎外科干预的基本原则

当代重症急性胰腺炎(severe acute pancreatitis, SAP)外科治疗的标志是1963年Watts报道以全胰切除治疗SAP一例获得成功。在我国,外科干预SAP于1970年后受到广泛重视,大致经历了早期手术引流、个体化治疗方案和针对特殊病情早期手术三个阶段。由于难以接受的高死亡率和高并发率,早期手术现已经基本遭到摒弃。1990年前后提出的个体化治疗方案着重于胰腺组织坏死感染的手术治疗,该方案以感染和器官功能障碍为基本内容,以病情变化为依据确定最佳手术时机,动态地、联系地看待问题,体现了辩证思维的特点。目前,SAP的热点问题主要集中于早期炎症调控、脏器功能保护、内环境紊乱纠正等方面,治疗观念上则强调以外科治疗为主的综合治疗模式。毫无疑问,治疗观念和方式的变革反映了SAP治疗在基础理论和临床技术上的进步,具有里程碑式的意义。然而治疗方法的多元化也使许多医生不恰当地使用非手术疗法,特别是个体化治疗方案被提出和应用之后,相当一部分SAP患者仅经非手术治疗即得以痊愈,更使部分学者产生了重视非手术治疗而忽视手术治疗的倾向,甚至质疑外科干预在SAP治疗中的地位,以至于一些具备手术指征的患者在犹豫中失去最佳手术时机,严重影响了SAP的预后效果。

尽管SAP治疗主流意见不断变迁,我们对外科干预的价值始终非常重视。自1992年,哈尔滨医科大学附属第一医院收治了216例SAP,其中外科干预组129例,并发症发生率为54.3%(70/129);死亡率为18.6%(24/129);治愈率为81.4%(105/129);非手术组87例,各项指标分别为36.8%(32/87)、16.1%(14/87)和83.9%(73/87),与手术组均无显著差别($P>0.05$)。不过需要指出,接受手术治疗的患者大多病情严重,而经非手术治疗治愈者病情相对轻。很多既往研究的病例组中也存在类似的临床偏倚,却往往被研究者忽略,从而认为"非手术治疗优于手术治疗",这一结论缺乏严格的统计学方法支持。实践证明,片面强调非手术治疗无益于SAP治疗效果的进一步提高,外科干预在SAP治疗中的地位不可动摇,关键是如何把握外科干预的时机与指征,选择正确的外科干预方式。近年在国内较大的中心SAP的死亡率已控制在20%以下,重要原因之一就是在非手术治疗的基础上适时有效地选择外科干预方式。大量的临床经验表明科学合理地实施外科干预必须遵循以下三个原则。

一、是否采用外科干预——不可一概而论

手术时机的选择是SAP研究和争论的主要问题之一。普遍认为发病2周内应以维持内环境稳定和脏器功能支持为主,避免外科干预,但在非手术治疗过程中出现下列情况者予以积极外科干预仍属必要:①暴发性急性胰腺炎(fulminant acute pancreatitis,FAP),经短期支持治疗,症状无缓解,出现多器官功能障碍及腹腔间隔室综合征(abdominal compartment syndrome,ACS)等;②胆源性胰腺炎合并胆道梗阻非手术治疗不能缓解者;③明确的胰周感染,中毒症状严重;④出现需要外科干预的急性并发症,如腹腔内出血等;⑤晚期干预指征主要包括病灶>6cm、有消化道压迫以及全身性反应症状的无菌性坏死和胰腺假性囊肿,包裹性胰周脓肿,以及择期胆囊切除术等。

上述外科干预适应证已经为外科医生普遍接受,然而SAP发病凶险,病情千变万化,我们体会单纯以此指导治疗有时难以满足实际临床工作中的需要,现阶段外科手术适应证的细化和量化正在成为胰腺炎临床研究中的重要课题。下面几个问题近来受到关注:

1. **FAP的手术时机** FAP是SAP的一个特殊亚型,发病与炎症反应、早期内毒素易位、代谢紊乱等因素有关。FAP病情发展迅猛,可供外科医生做出判断的"治疗窗"很短,常出现进行性多器官功能

障碍、ACS 等,死亡率很高。学术界一度认为早期手术引流腹腔积液是缓解病情的唯一方法,但随着研究的深入治疗观点有所变化。由于机械通气、连续性肾替代治疗(continuous renal replacement therapy,CRRT)等治疗措施多能减轻 SIRS 反应,逆转脏器功能,故有学者主张手术应局限于腹腔及腹膜后大量积液者,并全面评估脏器功能、腹腔病变程度及手术风险。但如同时存在 ACS,脏器功能支持治疗大多难以成功,宜及时开腹减压。

2. 关于胰周感染 早期胰周感染的症状缺乏特异性,与机体 SIRS 反应不易区别,需要依靠穿刺行细菌涂片检查或培养结果做出诊断。在少数情况下感染的诊断比较困难,因为临床上尚缺乏特异性感染指标,而且细针穿刺也存在一定假阴性率,所以对疑诊患者不可拘泥于某一检查结果,必须综合考虑局部体征和全身情况。我们发现,SAP 继发性感染的易感因素包括血性腹水、肠功能障碍≥5天、Ranson 评分≥5、HCT≥45%、CT Balthazar 评分≥7 等。对腹膜刺激征明显、胰腺广泛坏死、无菌性坏死伴进行性器官衰竭以及急性期后仍有全身

感染中毒症状者,应提高警惕,全面覆盖用药无效时具备手术指征。最近无明确感染证据的"无菌性坏死"引起学者们的重视。虽然多数人仍主张对其进行保守观察,但张圣道等指出有些患者在病情暂时好转后,出现发热、胃排空障碍、心肺肾等功能受损或明显的压迫症状,不能排除感染灶的存在时,应积极手术引流。

3. 关于 ACS 7% ~ 10% 的 SAP 患者可发生 ACS,FAP 患者 ACS 发生率可高达 53% ~ 72%。一般认为腹内压≥25mmHg 宜开腹减压,不过术后并发症如肠瘘、胰周感染、切口疝和暂时性关腹的手术死亡率很高,因此手术决策应慎之又慎。如果经过 12 ~ 24 小时充分液体复苏、胃肠减压、血滤、腹腔或腹膜后穿刺引流等治疗仍不能将腹压有效降低,或腹压升高梯度超过 2mmHg/h 应及时手术。还有学者建议根据 ACS 分型进行治疗:Ⅰ型(腹腔型)ACS 可先采用强化的 ICU 治疗,病情恶化者再开腹减压引流;Ⅱ、Ⅲ型(腹膜后型和混合型)、迟发性 ACS 应放宽指征,尽早手术,否则会丧失最佳干预时机(图 9-1)。

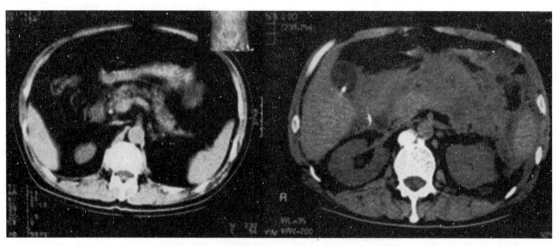

图 9-1 腹腔型和腹膜后型 ACS

4. 延迟手术的把握 以往认为对于胰周感染和胆源性胰腺炎并胆道梗阻应急诊或早期手术,但在实际工作中存在许多问题。例如早期胰周感染较为弥散,胰腺坏死组织与存活组织界限不清,此时手术常须做多部位引流,并且再次或多次手术率较高。若能将手术推迟到发病 3 ~ 4 周以后,则能够有效引流和清除坏死组织。鉴于此,有研究对"胰周感染即手术"的传统观念提出挑战。Rünzi 等报道通过延长广谱抗生素应用和支持疗法能够治愈部分胰周感染。Nordback 等报道一组 58 例 SAP,其中 25 例早期应用甲胺培南,病情发展至需要手术治疗者为 8%,而对照组 33 例中具备手术指

征者为 42%(P = 0.003,Fisher 检验),已经具备手术指征的 14 例患者开始使用甲胺培南后,9 例最终经保守治疗而愈。至于胆源性胰腺炎,也有资料表明 SAP 合并轻度胆道梗阻者无须外科干预也可康复。一些胆总管扩张的 SAP 病例并无胆总管结石,而是由于 Oddi 括约肌功能紊乱或结石通过造成十二指肠乳头水肿所致,这类患者经非手术治疗多可奏效。一部分胆源性 SAP 患者即使临床表现较重如 APACHE Ⅱ 评分≥8、Balthazar 分级 ≥ Ⅱ 级,若局部体征轻、腹腔积液少,也不必选择早期手术治疗,可于全身情况稳定后再解决胆道病变。由于存在这些与传统观念相反的研究结论,胰周感染和胆源性胰

腺炎延迟手术的争议不断,现在趋于一致的方案是拟延迟手术的病例应在 ICU 严密监测,并积极施行机械通气、连续性肾替代等治疗措施;力争在条件成熟如感染局限时,于综合评估全身和腹腔局部情况的基础上再考虑外科干预。只有当病情恶化、状态不稳定时才需要急诊手术。那么问题的关键就在于病情稳定要符合哪些条件,不同病因和不同状态的患者,标准亦有所不同。秦仁义等报告 APACHEⅡ评分<8 的胆源性胰腺炎患者死亡率与手术时机无关,APACHEⅡ评分>8 者早期和延期手术的死亡率分别为 0% 和 33.3%。然而临床评分有自身的局限性,APACHEⅡ评分 >10 时准确性只有 41%,而完成Ranson 评分需要 48 小时,有时不能及时反映病情,故各评分系统的应用价值仍有待探讨。

二、外科干预的方式——不应一个模式

SAP 的外科治疗涉及的内容很多,核心始终围绕如何更为理想地进行病灶处理,清除含有炎症介质的积液和化脓感染灶。传统的方法包括规则胰腺切除、全胰腺切除、坏死组织清除、腹膜后、小网膜囊灌洗引流、蝶形开放引流术、腹膜后引流、有计划的再次剖腹手术等,同时结合胆囊切除并胆总管切开,T 管引流去除病因。手术方式多种多样,不一而足,合理的术式选择不但能反映临床医生对SAP 病理生理改变的了解程度,同时也是其临床辩证思维的体现。

1. **SAP 的不同阶段手术治疗的特点不同** SAP 的基本病理变化是胰酶对胰腺和周围组织器官的自身消化,造成腹腔大量渗液和组织坏死。早期坏死界限不甚清晰,此时外科干预方法应以减压引流或腹腔灌洗为主,目的多为纠正脏器功能障碍、缓解 ACS 症状等。我们常用的术式是将引流管放置于胰床,经后腰部腹膜外引出,引流管应口径大而多孔(图 9-2/文末彩图 9-2)。该法具有低位、捷径、充分的特点,效果确切,损伤较小。SAP 后期手术时坏死界限已经明确,将坏死感染组织清除非常必要。SAP 胰腺全部坏死少见,多为正常组织与坏死灶交错存在,难于分辨,手术既不必也不可能完全清除无活力组织。操作应适可而止,勉强分离会增加出血或副损伤的危险。规则性胰腺切除创伤巨大,手术死亡率高达 22.8% ~80%,从另一个角度说明 SAP 外科干预的方式不宜雷同。

2. **不同病因所致 SAP 手术治疗重点不同** 早期胆源性 AP 不一定有大片胰腺组织坏死,其严重的全身症状可能来自胆道梗阻感染,所以手术时应以解决胆道梗阻为主,不必过多解剖胰腺。高脂血

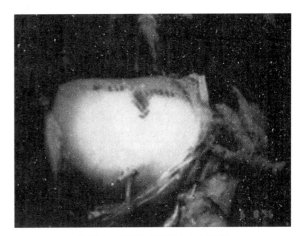

图 9-2 经腹、后腰部对吻引流

症性 SAP 应积极配合血液滤过治疗。FAP 伴 ACS患者因多存在器官功能障碍,手术应简捷迅速,腹腔器官还纳困难者可暂时覆以大纱布、PVC 袋等,避免强行关腹。

3. **不同的病变部位手术途径不同** 可根据窦道和增强 CT 扫描结果设计切口,原则上尽量接近病灶部位。例如小网膜囊、胰体尾的上方和左膈下区之间的病灶可经由小网膜囊途径清除,结肠后的病灶可以使用左或右大麦氏切口显露,在腹膜外操作,不污染腹膜腔;肾周间隙病灶清除可选择肋缘下腹膜外切口等。

随着微创技术的开展,SAP 外科干预总体上呈现出"巨创向微创过渡,内外科手段交织"的趋势。实践表明 20% ~30% 的 SAP 需要早期手术治疗,但手术打击必然加重业已存在的应激状态,因此针对 SAP 的外科干预应力求简单有效。开腹手术较大的创伤一定程度上限制了其在 SAP 早期的应用。以腹腔镜为代表的微创外科技术创伤小、疗效确切,开创了 SAP 治疗的新途径。腹腔镜在 SAP 急性期主要用于置管引流术(图 9-3/文末彩图 9-3)、胰腺包膜胰床松解术、胰周坏死组织清除术等,胆源性胰腺炎病例可行胆囊切除术、胆总管切开探查术;残余感染期则可应用腹腔镜技术进行胰腺囊肿胃吻合术、囊肿十二指肠吻合术、囊肿空肠 Roux-en-Y 吻合术等。全身感染期时由于腹腔粘连重,坏死灶尚未完全分离,须慎重选择腹腔镜技术。迄今为止,笔者工作单位经腹腔镜治疗 11 例 SAP,均为急诊或早期手术,手术时间 45 ~120 分钟(平均 65分钟),除 1 例因术后并发 MOF、DIC 死亡外,其余 21 ~48 天后痊愈出院。另一种微创手段即 CT 或 B超引导下经皮穿刺置管引流也较多用于 SAP 治疗,对急性液体积聚引起 ACS 或明显压迫症状者以及包裹积液感染者取得了理想的临床疗效。Freeny等使用 28F 大口径导管经皮穿刺并结合主动吸引

治疗 34 例 SAP,结果 16 例(47%)免于手术,25 例(74%)脓毒血症得以有效控制。Gmeinwiese 等借助经皮导管、Dormia 蓝和支气管镜清除腹膜后胰腺和胰周坏死组织,每日以不少于 12L 的生理盐水持续冲洗坏死腔。29 例患者中 25 例临床症状消失,仅 3 例需要择期手术;随访 9 例 30 个月均生存状态良好,仅 2 例(22%)CT 扫描显示轻中度形态改变,5 例(63%)出现轻度外分泌障碍,6 例接受葡萄糖耐量实验者中 3 例出现异常。随着学科融和技术进步内科治疗手段逐渐被整合到 SAP 外科治疗中来。如国内外的大量临床研究确立了治疗性 ERCP 在胆源性胰腺炎治疗的一线地位,早期治疗性 ERCP 包括 ENBD、EST、经内镜碎石和取石术、Oddi 括约肌球囊扩张术等。一般情况下,内镜治疗主要用于伴有胆道梗阻及感染症状严重胆源性胰腺炎,Isogai 等认为下列 4 项指标中 3 项符合即应行急诊内镜治疗:

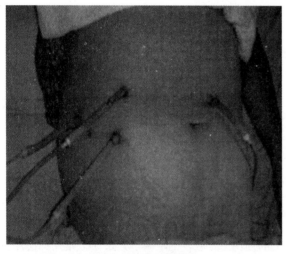

图 9-3 经腹腔镜置管引流

(1)体温≥38℃;

(2)血胆红素水平≥37.6μmol/L;

(3)胆管扩张直径≥11mm;

(4)影像学证实存在胆管结石。

Neoptolemos 等随机试验证明对适宜的病例早期(发病 72 小时内)ERCP 表现出明显的优越性,能够显著提高 SAP 患者的治愈率,降低并发症发生率、死亡率和胆源性胰腺炎的开腹率。Fan 等报道该方法能显著减轻胆源性脓毒血症的发生(0%),而对照组为 8%。国内也有学者对比早期 ERCP 组 66 例与保守治疗组 60 例的疗效,结果两组淀粉酶恢复时间无显著差别,但腹痛缓解天数分别为(11.5±3.6)天和(15.4±7.8)天(P<0.05),而住院天数分别为(21.7±5.0)天和(33.0±6.8)天(P<0.05)。还有报道经内镜下乳头切开取石而胆囊仍

有结石的高龄患者,无须再切除胆囊,因其胆道并发症引起的病死率并不高于胆囊切除病例,推测可能十二指肠乳头切开后小结石可顺利排入肠道之故。需要注意,对耐受性极差的 SAP 病例急性期 ERCP 风险很大,可先保守治疗病情平稳后再行内镜治疗,轻型和非胆源性胰腺炎不是 ERCP 适应证。此外,微创血管介入技术在 SAP 治疗中也有所应用。SAP 时胰腺组织血液灌注不良,部分药物难以进入胰腺组织,全身给药的生物利用率低下,而区域性动脉灌注能使胰腺局部的血药浓度增加 5～120 倍。有临床报告在数字减影仪的监视下,采用 Seldinger 法行股动脉插管,经腹腔干、肝总动脉,CT 引导下选择性定位导管并灌注奥曲肽、乌司他丁、氟尿嘧啶等治疗药物,结果区域性灌注组和全身用药组术后 24 小时内腹痛缓解例数为 20 例(100%)和 6 例(30.0%),血淀粉酶定量 48 小时下降 50% 以上分别为 16 例(80.0%)和 7 例(29.2%),尿淀粉酶恢复正常时间分别为(6.3±2.2)天和(9.4±3.4)天,前者疗效明显优于后者。

事实上,不断涌现的治疗方法使外科医生有了更多的选择,但如何科学地合理使用这些技术又成为新的难题,其解决办法需要辩证思维的指导。体现在:

(1)正确对待传统手术方法和新兴微创手段:虽然在某些方面微创技术有着传统手术无法比拟的优越性,但临床上也要充分重视微创手术入路与整体损伤效果的比值,严格掌握其适应证,盲目推广微创技术有害无益。

(2)治疗手段的多样化必须与具体选择的个体化相结合,重视各种治疗手段的适应证、局限性。临床工作中最好首先选择简捷、创伤较小的方法,若效果不佳则再进一步采用相对复杂术式,这种阶梯治疗方案有助于控制治疗风险。

(3)重视循证医学证据:循证医学是理论与实践的辩证关系在医学中的具体运用,国际胰腺病学联合会关于急性胰腺炎外科处理的指导建议为 SAP 的治疗提供了坚实的理论依据。临床工作中还应注意循证医学证据在新领域的积累,对于争议性的重要问题最好能多中心联合,进行前瞻性的随机分析。

(4)重视干预方法的合理组合:将多种治疗手段有机结合起来,取长补短,不失为有益的临床探索。胆源性胰腺炎 LC 术前行 ERCP 或术中胆道造影能够提供病变基本信息、发现胆管异常,提高手术安全性。两镜联合治疗胆源性胰腺炎已有成熟经验。一组 24 例 SAP 入院后 24 小时内即行 EST 或 EST+ENBD,症状体征消失、恢复饮食 1～3 个月后行 LC,所有病例均治愈,18 例随访半年以上未见

远期并发症,仅1例胃肠造影胆管内有造影剂但无上腹部不适症状,余未见异常。我们实施的联合治疗还包括早期内镜治疗+后期胆囊切除、胆道探查,早期CT或B超引导下经皮穿刺置管引流+中转开腹手术,早期经腹腔镜减压、引流灌洗+后期腹腔多部位切开引流等,均获得满意疗效。

三、外科干预的过程——不能一挥而就

由于对SAP的发病机制和病理生理过程尚缺乏完全了解,外科医生一度试图在手术中"毕其功于一役",彻底根治病变。但是诸如全胰腺切除术等巨创式并未达到预期的效果,反而增加了并发症率和死亡率。极其不良的预后使学者们意识到外科干预不可能一挥而就治愈SAP,这也是急性胰腺炎现代治疗理念的重要进步之一。外科干预的曲折性主要体现在:

1. **外科手术不能阻断SAP病理生理变化** SAP是一种全身性而非局部性疾病,其发生发展涉及胰酶异常激活、酒精中毒、高脂血症、全身炎症反应(SIRS)、白细胞过度激活并凋亡延迟,胰腺组织血液循环障碍、肠道菌群移位等一系列变化。外科手术虽然能够清除局部病灶、缓解症状,却并不能阻断SAP的病程,胰腺炎症、周围组织坏死以及机体SIRS还会继续发展,到一定程度时需再次手术治疗(图9-4/文末彩图9-4)。

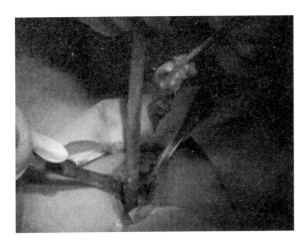

图9-4 SAP二次手术取出大量坏死组织

2. **器官功能障碍造成SAP病程复杂化** SAP发生肾功能损害者为14%～43%,80%胰腺炎病例存在肝脏损害,其中约5%可进展至肝功能衰竭。Branum G等报道高达72%SAP患者可出现重要器官功能障碍,肝脏、肺脏、心脏以及肾脏功能受损率分别为75%、67%、42%和31%。器官功能障碍往往严重影响患者手术耐受性,增加了外科干预措施的并发症发生率和死亡率。

3. **坏死组织的彻底清除困难** 腹膜后间隙位于腹后壁的壁腹膜和腹内筋膜之间,范围上至膈肌,下至盆腔,两侧与侧腹壁腹膜外脂肪层相延续,其间含有大量疏松结缔组织。胰腺为腹膜后位器官,发生炎症时可沿腹膜后间隙迅速蔓延至升、降结肠后方和肠系膜的深面及左右肾区后方,亦可经腰大肌向下延伸至盆腔。SAP患者低下的手术耐受性迫使外科医生尽量缩小手术范围,缩短手术时间,在如此大的区域内完全一次性清除坏死组织难度可想而知,腹膜后持续闭合冲洗、蝶形开放引流术、有计划的再次剖腹手术等方法就是针对上述情况而设计的。Branum G等报告50例SAP,其中48%需2～13次手术治疗,最长监护时间为119天,最长住院时间为124天。有的病例被清除的坏死组织湿重达数千克。我们曾经接受外院转入4例患者,为首次或二次手术干预后35～180天,反复发热和局部流脓不止,均经再次外科处理后而痊愈出院。另1例典型病例先后经历胰被膜切开、胰床松动+胰腺坏死组织清除,经左侧后腰部腹膜后引流+经右侧后腰部腹膜后引流以及扩大经左侧后腰部腹膜后引流共3次手术,住院90天而愈。SAP再次手术应及时果断,初次外科干预后1个月以上若引流不断出现脓性分泌物或经反复冲洗不改善者,则应考虑存在残余坏死灶或感染灶。术前必须进行造影检查及CT摄片,准确定位病灶;手术要简捷,以充分引流和尽量彻底清除坏死组织目的为准。

4. **SAP并发症使病情迁延不愈** 腹腔出血、感染和消化道瘘是SAP后期三大并发症。以肠瘘为例,致病因素包括胰酶释放腐蚀肠管、继发肠系膜血管栓塞、肠道水肿压迫等,有的病例组肠瘘发生率可达70%以上。肠瘘的确定性手术应在胰腺炎症、感染已基本控制,全身情况得到改善之后才可进行,大多需要在瘘形成后3个月或更长的时间。否则容易导致感染扩散,修补处再度破裂等。

5. **手术不能一次性解决病因** 例如胆源性胰腺炎患者非手术治疗效果不佳时应早期行ERCP及ES以改善预后。对于胆囊多发结石、胆总管多发结石、乳头可切开长度短的病例明智之举是早期鼻胆管引流以缓解症状,为彻底去除病因争取时间,若操作中反复碎石和网篮取石易造成乳头水肿,术后症状缓解不明显。盲目扩大乳头切开则会增加肠穿孔等严重并发症发生的可能。再如,胆源性胰腺炎患者出院后复发率为29%～63%,腹腔镜胆囊切除是常用的预防措施,根据国际胰腺病学联合会急性胰腺炎外科治疗指导建议重型胰腺炎应

在炎症控制良好、患者恢复后再行胆囊切除术,不提倡急于解除病因。即便在急诊手术,如果急性坏死性胆囊炎的局部或全身条件不允许,亦不应勉强在病灶处理的同时切除胆囊。可行胆囊造瘘,状态稳定后再行二期手术治疗,此所谓"损伤控制"(damage control)。

结　语

在长期的临床探索过程中,SAP 曾经被认为是内科疾病而过分依赖于非手术治疗,其后又被确定为外科急症而倾向于早期手术,这些观点指导下的治疗效果令人失望。近来证实过量炎症性细胞因子释放和激活造成机体 SIRS 状态,由此导致的 MODS 是 SAP 早期死亡的主要原因,有人试图通过拮抗毒性因子来提高疗效。细胞因子单克隆抗体虽能在动物实验中显著缓解 SAP 的严重程度,但在临床应用中却显效甚微。上述失败使外科医生意识到:思维方式决定着实践的成败,SAP 病理生理变化十分错综复杂,单一刻板的治疗思路难奏其效,并因此促进了现代综合治疗理念的形成并催生了血滤等新技术的临床应用。"三个不"原则是在诸多实践基础上总结 SAP 治疗的辩证思维而形成的基本原则,对于 SAP 外科干预的方法、时机及过程有着重要的指导意义。该原则的进一步完善应在以下几个方面入手:

1. 临床工作中继续细化与量化外科干预的适应证,在此基础上外科医生对其掌握应更趋严格合理。

2. 有机结合手术与非手术治疗。例如抗生素等常无法抑制 SIRS 和 SAP 病情进展,血液滤过技术能够清除血液中某些炎症介质,促进抗炎-促炎细胞因子平衡。对于具备手术适应证却状态很差的患者,通过血滤可增加手术耐受性,可能使其获得治愈的机会。

3. 多学科合作(multidisciplinary team,MDT)是 SAP 治疗发展的必然趋势,应加以重视。

传统治疗方式是建立在以单一专业为基础、分散的诊治模式下,医生对疾病认识的角度不同、治疗条件和手段的差异,彼此间常缺乏有效的沟通合作,导致治疗缺乏连续性、系统性。21 世纪,SAP 的治疗日趋整体化与规范化,由单一学科"独挡天下"、"单打独斗"的时代已成为历史,包括胰腺外科、消化内科、危重病医学科(ICU)、医学影像科(超声科、CT 室、介入科)等多学科综合治疗团队在 SAP 的治疗过程中发挥着重要作用,逐步形成 SAP 多学科合作的治疗新模式。

4. 重视损伤控制外科理念(damage control surgery)和微创化在 SAP 中的应用。

"损伤控制"是指外科用以控制的手段方法而不是实行确定性的损伤修复。SAP 出现严重的腹腔感染、生命体征不稳时,早期应用微创技术更加符合 DCS 理念。微创技术即在处理 SAP 并发症中实施分阶段处理技术(step-up approach),既避免病情加重,又以最小的创伤达到手术治疗目的。其方法主要包括内镜逆行胰胆管造影(endoscopic retrograde cholangiopancreatography,ERCP)、内镜下括约肌切开术(endoscopic sphincterotomy,EST)、B 超或 CT 引导下经皮穿刺置管引流(percutaneous catheter drainage,PCD)等。

5. SAP 治疗中也有一些特殊情况如妊娠期 SAP 以及胰性脑病等,这些方面的经验积累将使该原则的内容更加丰富。

（姜洪池）

参考文献

1. Babu RY, Gupta R, Kang M, et al. Predictors of surgery in patients with severe acute pancreatitis managed by the step-up approach. Ann Surg, 2013, 257: 737-750.

2. Haydock MD, Mittal A, Wilms HR, et al. Fluid therapy in acute pancreatitis: anybody's guess. Ann Surg, 2013, 257: 182-188.

3. Werner J, Feuerbach S, Uh lW Büchler WM. Management of acute pancreatitis: from surgery to interventional tntensive care. Gut, 2005, 54: 426-436.

4. Branum G, Galloway J, Hirchowitz W, et al. Pancreaticnecrosis: results of necrosectomy, packing, and ultimate closure over drains. Ann Surg, 1998, 227: 870-877.

5. Beger HG, Isenmann R. Acute pancreatitis: who needs an operation? J Hepatobiliary Pancreat Surg, 2002, 9: 436-

442.

6. Rau B, Pralle U, Mayer JM, et al. Role of ultrasonographically guided fine Needle aspiration cytology in the diagnosis of infected pancreaticnecrosis. Br J Surg, 1998, 85: 179-184.

7. Borie F, Fingerhut A, Millat B. Acute biliary pancreatitis, endoscopy, and laparoscopy. Surg Endosc, 2003, 17: 1175-1180.

8. Rünzi M, Layer P. Nonsurgical management of acute pancreatitis. Use of antibiotics. Surg Clin North Am, 1999, 79: 759-765.

9. Carter RC, McKay CJ, Imrie CW, et al. Percutaneous necrosectomy and sinus tract endoscopy in the management of infected pancreatic necrosis: an initial experience. Ann Surg, 2001, 232: 175-180.

10. Isogai M, Yamaguchi A, Harada T, et al. Cholangitis score: a scoring system to predict severe cholangitis in gallstone pancreatitis. J Hepatobiliary Pancreat Surg, 2002, 9: 98-104.

11. van Brunschot S, van Santvoort HC, Gooszen HG, et al. Endoscopic versus surgical treatment of infected necrotising pancreatitis: the TENSION study. Ned Tijdschr Geneeskd, 2012, 156: A4329.

12. Nordback I, Sand J, Saaristo R, et al. Early treatment with antibiotics reduces the need for surgery in acute necrotizing pancreatitis a single-center randomized study. J Gastrointestinal Surgery, 2001, 5: 113-120.

13. Schimmer B. Timing and Indications for Biliary Tract Surgeryin Acute Necrotizing Pancreatitis. Journal of Gastrointestinal Surgery, 2001, 5: 229-231.

14. 余泉, 李永国, 黄生福, 等. 胆源性急性胰腺炎早期非手术治疗探讨. 中国实用外科杂志, 2004, 24: 158-160.

15. 秦仁义, 邹声泉, 吴在德, 等. 胆源性胰腺炎手术时机的探讨. 中华外科杂志, 1998, 36: 149-151.

16. 许军, 孙备, 白雪巍, 等. 经腹腔镜灌洗引流治疗早期重症急性胰腺炎. 哈尔滨医科大学学报, 2003, 37: 336-338.

17. 李兆申, 许国铭, 孙振兴, 等. 急性胰腺炎早期 ERCP 内镜治疗的应用价值及安全性. 第二军医大学学报, 1998, 19: 408-410.

18. 孙备, 许军, 姜洪池, 等. 重症急性胰腺炎感染的相关因素分析及其预防. 中华肝胆外科杂志, 2003, 9: 186-188.

19. 孙备, 姜洪池, 许军, 等. 重症急性胰腺炎外科干预的时机、指征与方式选择. 中国实用外科杂志, 2005, 25: 414-416.

20. 严律南. 努力提高重症急性胰腺炎的治疗水平. 肝胆外科杂志, 2003, 11: 1-2.

21. 周载平, 胡泽民, 余元龙, 等. 介入下的区域性动脉灌注治疗重症急性胰腺炎. 中国医师进修杂志, 2000, 29: 24-26.

第三节　慢性胰腺炎的外科治疗

慢性胰腺炎是由多种原因所致的胰腺弥漫性或局限性炎症。由于炎症持续不断地发展,导致腺体发生了一系列复杂、不可逆的损害,并在临床上表现出进行性的内、外分泌功能衰退及多种临床症状。

慢性胰腺炎的发生受地理环境、经济状况、生活习惯等多种因素的影响。不同国家和地区的致病因素有所不同,疾病亦各具特点。因诊断方法、诊断标准的不同,统计的发病率有较大差异。但一般认为在法国、澳大利亚、南非、美国等国家,慢性胰腺炎发病率较高。我国关于慢性胰腺炎的报告较少。近年来,随着人们生活水平的提高与饮食结构、生活方式的改变,慢性胰腺炎的发病率呈上升趋势。

一、病因及发病机制

多种病因可导致慢性胰腺炎(表9-1)。综合20世纪80年代以后欧美国家的统计资料,其主要病因依次为:酒精性(41% ~ 78%),特发性(9% ~ 45%),胆石性(0 ~ 8%)。国内的慢性胰腺炎以胆石性最为常见,急性胰腺炎引起的继发性胰腺结构破坏,炎症的持续、胰管结石、寄生虫等,亦常可导致慢性胰腺炎。

表 9-1　慢性胰腺炎的病因

非阻塞性慢性胰腺炎	阻塞性慢性胰腺炎
酒精中毒	胆道疾病
吸烟	十二指肠乳头狭窄
热带/蛋白营养不良	先天或后天胰管狭窄
遗传	胰腺分裂
外伤	十二指肠憩室
免疫异常	寄生虫
放疗	急性胰腺炎
高脂血症	肿瘤
高钙血症	
慢性肾衰	
基因异常	
血管或缺血性疾病	
特发性	

虽然不同疾病导致的慢性胰腺炎形态学上略有差异,但其基本改变大致类似。这些形态学的改变,在临床上既引起内、外分泌功能的恶化,又导致一些器质性的并发症。因此,慢性胰腺炎的治疗是一项多学科的工作,其中包括去除病因,改善胰腺内外分泌功能、消除腹痛等内科措施及处理器质性并发症和难以控制腹痛的外科治疗。

其主要并发症及机制见图9-5。

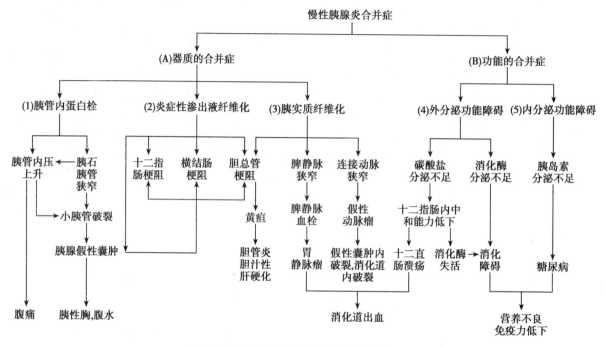

图9-5　慢性胰腺炎合并症的分类及发病机制

二、诊断

慢性胰腺炎的主要诊断依据为:反复发作的上腹部疼痛、体重下降,胰腺内、外分泌功能衰退,影像检查特征性所见(表9-2)。必要时需剖腹探查方可确诊。

表9-2　慢性胰腺炎临床诊断标准

	确定诊断	初步诊断
1.(1)腹部超声	胰石回声	回声粗糙,胰管不规则扩张,胰腺外形凸凹不整
(2)腹部 CT	胰腺钙化	胰腺外形凸凹不整
2. 胰管造影	胰管分支不规则扩张	仅主胰管扩张,结石,蛋白栓阴性
3.(1)胰泌素试验	碳酸氢盐浓度(B)下降	仅 B 下降或 E 与 V 同时减少
	胰酶量(E)或胰液量(V)减少	
(2)BT-PABA 试验		两项测两次以上降低
粪糜蛋白酶		
4. 胰腺病理检查(活检、切除标本)	腺泡萎缩、减少,间质纤维化	小叶内纤维化,腺泡消失,胰岛孤立存在,假性囊肿形成

有些患者胰腺炎症主要累及腺体和胰管的细小分支,而主胰管无明显的改变。如按上述影像诊断标准难以对此类患者做出慢性胰腺炎的诊断。针对此种情况,有人提出按炎症主要累及胰管的部位,将慢性胰腺炎分为"大导管"(big-duct)和"小导管"(small-duct)两种炎症类型,并发现各自在临床表现及辅助检查结果均呈现不同特征(表9-3)。

Ammann 将慢性胰腺炎的临床过程分为三期,各期的临床表现见表9-4。

表 9-3　"大导管"和"小导管"慢性胰腺炎的特征

特征	大导管	小导管
性别	男性	女性
辅助检查		
胰泌素试验	异常	异常
血清胰蛋白酶原	多为异常	正常
影像检查		
胰腺弥漫钙化	常见	罕见
ERCP	多为明显异常	轻度异常或正常
症状		
脂肪泻	常见	罕见
疼痛治疗		
胰酶制剂	无明显效果	疗效明显
手术治疗	有效	无效

表 9-4　慢性胰腺炎的分期

分期	疼痛	并发症	形态学	胰腺功能	诊断步骤
早期	反复急性发作	无并发症	胰腺实质和导管系统的影像学检查发现形态学改变	胰腺内、外分泌功能正常	EUS, ERCP/MRCP, CT, 促胰酶素-胰泌素试验, 胰月桂基试验(PLT)
中期	疼痛加重(发作的次数、强度、频率)	假性囊肿,胆汁淤滞,区域性门静脉高压	多种影像学检查可检出的、进展性的形态学改变	不同程度胰腺功能损害,但很少出现脂肪泻	经腹超声,ERCP/MRCP, EUS,CT,胰月桂基试验(PLT),空腹血糖,口服葡萄糖耐量试验
晚期	疼痛减轻("胰腺燃尽")	假性囊肿,胆汁淤滞,区域性门静脉高压	结石	胰腺功能显著损害,脂肪泻更常出现;糖尿病	经腹超声,ERCP/MRCP, CT,粪便中糜蛋白酶-1,胰月桂基试验(PLT),空腹血糖,口服葡萄糖耐量试验

三、治疗

慢性胰腺炎早期,反复发作的腹痛是患者最主要的症状。此时,胰腺组织虽受到炎症的破坏,但尚未出现明显的内、外分泌功能减退。本阶段,治疗的主要目的是防止炎症的急性发作,控制腹痛。随着疾病的进展,胰腺组织破坏逐渐加重,以致腺体几乎消失,被纤维组织替代。同时,腹痛可明显缓解以至消失,而主要表现出因内、外分泌功能障碍和一些并发症引起的多种症状。这阶段,则要针对糖尿病、消化吸收障碍以及各种并发症进行治疗。

(一) 内科治疗

除某些有明确病因的阻塞性慢性胰腺炎外,多数患者首先应接受系统的内科治疗。内科疗法可使 60%～70% 慢性胰腺炎患者的症状得到缓解。

为防止腹痛发作,应避免过度劳累及精神紧张,严格禁酒。酒精性慢性胰腺炎的患者,戒酒既可有效地防止腹痛再发,又能延缓疾病的发展。慢性胰腺炎急性发作的治疗与急性胰腺炎相同。对于腹部钝痛者,可给予解痉剂或口服止痛药物。

(二) 内镜治疗

近十余年,随着纤维十二指肠镜的普及与应用,特别是治疗性 ERCP 的开展,为慢性胰腺炎的治疗开辟了一个新的途径。导致慢性胰腺炎患者腹痛的导管和十二指肠乳头狭窄、胰石、假性囊肿及胰腺分裂、Oddi 括约肌功能异常等均可以选用内镜治疗。与外科手术相比，内镜治疗具有创伤小、并发症发生率低、安全、费用低等优点。内镜治疗有效也预示手术引流将会取得较好的效果。近年，有关内镜治疗慢性胰腺炎的报道已达几千例。但目前尚缺乏内、外科，内镜治疗的大样本、随机、对照研究，故无法得出不同个体应选择何种疗法的确切适应证，内镜治疗慢性胰腺炎的远期疗效也有待进一步提高。

（三）外科治疗

据统计,28% ~67% 的慢性胰腺炎患者需要手术治疗。在一组多中心大样本的资料中,48% 的患者接受了手术。其中 40% ~47% 为酒精性慢性胰腺炎,20% ~30% 为特发性慢性胰腺炎。及时手术有可能阻止胰腺功能的进一步恶化。

1. 慢性胰腺炎的手术适应证

（1）各种治疗难以控制的顽固性腹痛。

（2）合并梗阻性黄疸、胆石病者。

（3）直径>5cm、临床上有明显症状和出现感染、出血、破裂及消化道梗阻的胰腺囊肿。

（4）胰腺脓肿、胰瘘。

（5）不能除外癌的诊断。

（6）合并十二指肠、结肠梗阻。

（7）胰性胸腔积液、腹水。

（8）胰源性门静脉高压症。

2. 手术方式 慢性胰腺炎手术术式繁多,可大致分为胰管减压(引流)、胰腺切除及减压与切除结合的术式。

（1）胰管减压（引流）手术:是慢性胰腺炎的主要术式和术式的主要组成部分,适用于大导管型慢性胰腺炎。导管梗阻致内压增高是此类胰腺炎腹痛的主要原因。如能有效降低胰管压力,大多数患者的腹痛可以得到明显的缓解。胰管减压手术既缓解了症状,又最大限度地保留了胰腺组织,被认为是比较理想的术式之一。按照胰管减压、引流的部位,可将其分为胰头侧、胰尾侧、胰管全长及胰体中央四类减压、引流手术。以下主要介绍胰管空肠侧侧吻合的引流手术。

Partington-Rochelle 法:适用于胰管全程扩张,直径>8mm 者。将扩张的主胰管全程剖开,并将胰实质内小囊肿表面的组织予以切除,以求得充分、彻底的减压。然后取一 Y 形空肠襻行胰管空肠侧侧吻合(图 9-6A、B)。

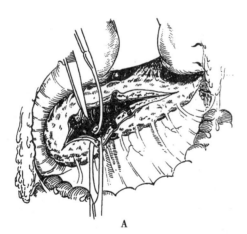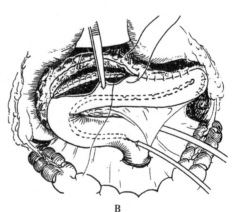

图9-6 胰管空肠侧侧吻合术
A. 剖开主胰管;B. 胰管空肠侧侧吻合

Izbicki 法:对于胰管扩张不甚显著者,为防止术后胰肠吻合口闭塞,将胰管全程剖开后,楔形切除胰管周围腺体,以保证胰管在自然状态下的持续开放状态。空肠与 V 形切开的主胰管及胰实质行侧侧吻合。此法可对主胰管及胰实质小胰管进行引流。

胰管空肠侧侧吻合术减压效果充分,操作比较简单,并发症少,是近 30 年应用最广泛的一种胰管减压手术。少数患者术后发生轻度的胰瘘,只要引流通畅,多于数日内自行闭合,不致引起明显的腹腔感染。据大宗统计报告,手术死亡率<5%。术后 75% ~90% 患者的腹痛得到明显缓解。少数腹痛持续的患者,可能与胰头部炎性肿块未能得到充分引流有关。有些患者胰头肿大明显,且伴有钙化,

胰头区胰管受炎性组织压迫、纤维化而难以剖开引流。对此类患者应将胰头切除，尾侧胰管与空肠行侧侧吻合，可改善手术疗效。

约50%的患者术后5年又发生不同程度的腹痛，ERCP检查证实，多数患者为胰肠吻合口闭塞，少数患者胰肠吻合口通畅，可能与小胰管广泛阻塞及胰头部炎性肿块有关。可根据患者的身体状况再次实施相应的手术。近年文献的统计，胰管减压多与不同范围的胰腺切除联合应用。

据Mercadier报告，多达30%的患者术后将发生胆道梗阻和十二指肠梗阻。对术后的患者应进行有针对性的观察，予以及时相应处理。

（2）胰腺切除术：适应证为：①胰腺局限性炎症，但胰管无明显扩张或节段性、多发性狭窄；②难与胰腺癌鉴别的肿块；③与主胰管不通的局限性、多发性小囊肿；④合并出血的假性囊肿；⑤合并脾大、区域性门静脉高压症；⑥已行其他手术，术后腹痛持续或复发。

根据病变部位、程度与范围，行胰头或远端（尾侧）胰腺切除术。

1）胰头切除术：30%～50%的慢性胰腺炎患者胰头部存在肿块，除可导致腹痛、胆道梗阻、十二指肠梗阻外，还被认为是胰腺炎症的始动区（pace-maker）及术后炎症复发的主要部位。胰头切除包括胰十二指肠切除、保留幽门的胰十二指肠切除及保留十二指肠的胰头切除术。

因前两种方式创伤大，术后并发症多，对胰腺远期功能影响较大，应仅适用于胰头部炎性肿块较大、多发性胰石或囊肿，合并胆总管、十二指肠梗阻的患者。

保留十二指肠的胰头切除术是由Beger率先倡导的一种术式。该手术仅切除病变的胰头，保留了胃、十二指肠及胆道的正常连续性，又可缓解炎性肿块对胆道及门静脉的压迫。此后Warren、Frey、Burne等以该术式为基础，施行了若干的变法。

开腹后，应探查腹腔。因胰腺炎性肿块与胰腺癌有时难以鉴别，对任何可疑的病灶均应送冷冻检查，并行经十二指肠胰头肿块穿刺细胞学检查或组织芯活检（core needle biopsy）。如各项检查阴性，可施行该术式。切除的胰头组织应再送术中冷冻病理检查，以除外胰头癌。

①保留十二指肠的胰头切除术（Beger法）：按胰十二指肠切除术步骤游离胰头，分离门静脉与胰颈间隙。在门静脉前方切断胰颈，距十二指肠内缘0.5～1.0cm弧形向深部切开胰腺组织，将病变胰头次全切除。十二指肠内缘血管弓及胰头后方被膜均完整保留。然后，取一Y形空肠襻与头、尾侧胰腺断端分别吻合。如胆道下端梗阻可同时行胆总管空肠侧侧吻合（图9-7）。②胰头中心部分切除，胰管空肠侧侧吻合术（Frey法）：此术式将胰头切除与胰管空肠侧侧吻合相结合，适用于胰头部炎性肿块伴体尾部胰管明显扩张者（图9-8A、B）。

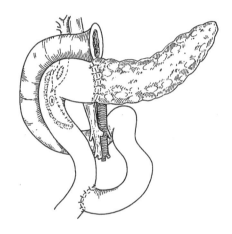

图9-7 保留十二指肠的胰头切除术（Beger法）

2）远侧胰腺切除术：远侧胰腺切除术包括胰体尾切除（20%～60%）及胰尾侧次全切除术（80%～95%）。胰体尾部限局性炎症少见，故这种术式很少采用。据有限的资料，以远侧胰腺切除治疗胰源性腹痛的疗效不佳，腹痛多在术后近期复发，远侧胰腺次全切除术后还常伴有严重的内外分泌功能障碍。目前，此种方法仅限于胰尾部囊肿及因炎症、外伤引起的远侧主胰管闭塞，且伴有明显临床症状者。对某些患者应酌情选用保留脾脏的胰体尾切除术。

据统计，至少有一半的慢性胰腺炎的患者因胰管无明显扩张而不适合行胰管引流术。胰腺切除术是治疗此类患者的主要术式。在非慢性炎症的患者，80%以下的胰腺切除不会产生胰腺的内外分泌功能障碍，但在已被慢性炎症损伤的胰腺，将引起明显糖尿及腹泻。据统计，慢性胰腺炎患者切除40%～80%的远侧胰腺后，糖尿病发病率可由术前的17%升至32%，而切

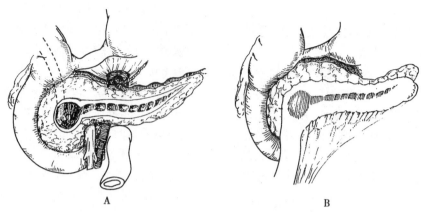

图 9-8　胰头中心部切除,胰管空肠侧侧吻合术
A. 胰头中心部切除及主胰管剖开;B. 胰头中心部及胰管空肠侧侧吻合术

除范围达 80% ~ 95% 时,糖尿病的发病率可高达 72% ~ 100% ,其中 80% 的患者须依靠胰岛素控制血糖;此外,尚有 37.6% 的患者伴有明显的胰源性腹泻。胰腺切除的部位不同,对内、外分泌功能的影响也有差异。近侧胰腺切除后,以外分泌功能减退为主,而远侧胰腺切除后,则主要引起糖代谢障碍。综上所述,尽管胰腺切除是治疗慢性胰腺炎的主要术式之一,但如何提高止痛效果,降低内、外分泌功能损害的程度则是采用胰腺切除术时面临的主要问题。

(3) 合并胆总管狭窄、梗阻性黄疸的手术:3.2% ~ 45.6% 的慢性胰腺炎患者合并胆总管梗阻,其中 5.8% ~ 45.6% 的患者需行手术治疗。文献中统计数字的差异反映出不同学者对梗阻的定义、检查方法及诊断标准等方面认识的差异。胆道梗阻可发生于以下 3 种情况:

1) 慢性胰腺炎急性发作期,胆总管受炎症期肿大的胰头压迫,胆红素可轻度增高。黄疸多在慢性胰腺炎急性发作后 1 周左右消失。

2) 因炎症的长期持续,胰腺段胆总管发生纤维性狭窄,临床上表现为持续的无痛性黄疸。切除标本及病理学检查,可见胰头区纤维化、胆总管纤维性狭窄。

3) 胆总管受胰腺假性囊肿的压迫,这种因素往往与胆总管、胰腺的器质性改变有协同作用,加重黄疸的程度。

发现胆总管梗阻最敏感的方法是检查血碱性磷酸酶(ALP)的水平。ALP 升高发生在胆红素升高之前,可达正常值 2 倍以上,ALP 值并可预示胆道梗阻持续的时间。据 Afroudakis 与 Kaplowitz 的

报告,ALP 值升高达正常的 3 ~ 5 倍时,通常将持续 1 个月以上,而低于此值,则多在 10 天左右降至正常。胆红素可随后升高,平均为 66.7μmol/L (3.9mg/dl) ,如达 75.2μmol/L(4.4mg/dl) ,黄疸将持续 1 个月以上。胆红素很少超过 171μmol/L (10mg/dl) ,而胰腺癌所致的黄疸则呈进行性加重,且常达到 171μmol/L 以上。

据统计,胰源性胆管梗阻所致胆管炎的发生率平均为 9.4% ,胆汁性肝硬化的发生率平均为 7.3% 。为防止上述并发症的发生,对某些胆管梗阻的患者应行手术治疗。

胰源性胆道梗阻的手术适应证:①反复发作的胆管炎,术中见胆汁混浊或为脓性;②肝活检证实发生胆汁性肝硬化;③合并胆总管结石,伴胰内胆管狭窄;④不能除外胰腺癌;⑤影像学检查显示进行性胆管扩张;⑥持续 1 个月以上的黄疸;⑦ALP 值高于正常 3 倍,且持续 1 个月以上。

胆管空肠 Roux-en-Y 吻合术是一种安全、疗效可靠的手术方法,可作为治疗胰源性胆道梗阻的主要术式。对梗阻程度较轻者,可先向胆道内置入可回收支架,待急性炎症消退后取出。

少数慢性胰腺炎可同时合并胆道、胰管梗阻,或在疾病的不同时期,先后出现胆道、胰管梗阻。此类患者在临床上既有腹痛,又伴有黄疸,影像检查属于胆、胰管扩张型(图 9-9/文末彩图 9-9)。术前应详细检查,对上述症状进行综合分析,找出导致症状发生的主要原因并予以处理。

(4) 合并门静脉高压症的手术:门静脉高压症是慢性胰腺炎的一种少见并发症。近年,通过一些影像学检查手段,如门静脉系统 3DCT,可比较详细

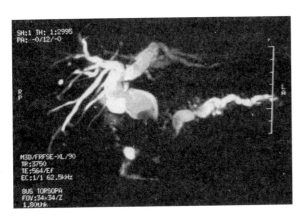

图9-9 慢性胰腺炎,胆、胰管梗阻,扩张

地了解门静脉系统的形态乃至血流状况,得知此种并发症并非如人们预想的那样罕见。大部分门静脉高压症是由于脾静脉闭塞所致,据近年欧美的统计,慢性胰腺炎合并脾静脉闭塞的发生率为5%~45%。

慢性胰腺炎引起脾静脉闭塞的主要机制如下:①假性囊肿的压迫;②胰腺因炎症纤维化挛缩,使脾静脉受到束缚、压迫,管腔变窄;③受胰腺炎症的波及,脾静脉发生痉挛,血流淤滞,内膜损伤,进而引起静脉血栓形成。

经血管造影证实,脾静脉闭塞后,将通过以下途径进行血液分流:①通过胃短静脉,经胃黏膜下血管至胃冠状静脉,继而反流至门静脉;②经食管静脉丛,奇静脉,汇至上腔静脉;③经胃网膜左静脉、网膜静脉支,流入胃网膜右静脉,最后汇入门静脉;④少数情况下,可通过胃网膜左静脉,经网膜静脉支汇入左结肠静脉,经肠系膜下静脉反流至门静脉;⑤偶尔可经膈肌肋间支流入上腔静脉。

脾静脉闭塞后是否引起门静脉高压的临床症状,取决于侧支循环的开放程度及血液反流的状况。以上5条途径中,第一条为主要的反流径路。如冠状静脉畅通,一般不引起食管静脉曲张。但据国人解剖学观察,冠状静脉汇入部分可分为3种类型:汇入门静脉者占51.2%,汇入脾静脉者占40%,汇入门静脉交角者占8.8%。如为后两种情况,冠状静脉的反流同样受到脾静脉闭塞的影响,血液将流经食管静脉丛汇入奇静脉,而发生食管静脉曲张。

慢性胰腺炎的主要病因为酗酒。酗酒既可引起酒精性肝硬化,又可导致慢性胰腺炎,两者又均可合并门静脉高压症。因肝硬化引起的门静脉高压可选择分流术治疗,而慢性胰腺炎合并的门静脉高压症因脾静脉阻塞却为脾肾分流术的禁忌证。两者在临床表现、术中所见均有相似之处。为此,正确鉴别极为重要。

慢性胰腺炎合并门静脉高压的主要症状是消化道出血,其次为腹痛,并伴有一些慢性胰腺炎的其他症状。但脾静脉反流不充分时,则引起脾大(20%~60%),其中少数患者可伴有脾功能亢进。

合并胃底静脉曲张者的上消化道出血率为16%~65%,且反复出血率很高。对已发生上消化道出血者均应进行手术治疗。对尚未发生上消化道出血者,一般不主张行预防性手术。

术中所见是特征性的:①胰腺的慢性炎症或囊肿;②不同程度的脾大;③胃底、食管周围静脉、胃网膜左静脉迂曲扩张;④肝脏外观正常;⑤门静脉外观正常,经胃网膜右静脉插管,门静脉主干压力正常;⑥门静脉、胆管及十二指肠周围无扩张的静脉。对仅有胃底周围静脉曲张而食管周围静脉未见曲张静脉者,更应高度怀疑此症。

对此类患者行脾切除术可收到令人满意的疗效。因胃底、脾门区扩张血管较多,控制出血是手术的关键步骤。

对因囊肿压迫所致门静脉高压症者,可行囊肿内引流术。根据Grace的观察,囊肿内引流后可使门静脉系统压力明显降低,此类患者均合并胃底静脉曲张,因此不宜选用囊肿胃引流,以防切开胃壁及吻合引起术中及术后出血。小肠静脉一般不受影响,可采用囊肿空肠吻合术。

慢性胰腺炎偶尔可并发肠系膜上静脉与门静脉的闭塞,机制与脾静脉闭塞基本相同;此外,脾静脉血栓亦可延至肠系膜上静脉与门静脉主干。据Warshaw的回顾,这种情况可发生在5%~10%手术治疗的慢性胰腺炎患者。

(5)合并十二指肠及结肠梗阻的治疗:因十二指肠与胰腺紧密相邻,胰腺的炎症很易波及十二指肠,并影响其运动功能。Bradley对93例胰腺炎患者行胃肠透视,23例(25%)显示有十二指肠异常,说明胰腺炎症累及十二指肠并非罕见。

十二指肠梗阻的发病率报道不一。在Aranha统计的1911例诊断为胰腺炎的患者中,仅16例(0.8%)合并了十二指肠梗阻。但在需手术治疗的慢性胰腺炎患者中,合并十二指肠梗阻者可达

15%,必须同时给予处理。多数十二指肠梗阻为功能性,少数患者为器质性。前者见于慢性胰腺炎急性发作时,含有酶类的炎性渗出波及至十二指肠,引起黏膜水肿及肠壁运动障碍。这种梗阻多为短暂的、不完全性的,经保守治疗均可缓解。后者则发生于炎性肿块及囊肿的压迫,引起肠腔的狭窄而导致机械性梗阻。此外,支配十二指肠的动脉均通过胰腺而达肠壁,这样则容易受到病变胰腺的压迫及炎症的波及,引起动脉管腔闭塞,继而发生十二指肠壁缺血、纤维化。此时,肠壁虽无狭窄,但肠壁因变性,丧失蠕动功能,而呈现动力性肠梗阻。

合并十二指肠梗阻的患者主要表现为恶心、呕吐,部分患者可伴有体重下降、消瘦。胃肠透视可见肠腔锥形狭窄、钡剂通过障碍。内镜检查可见肠腔狭窄,活检显示慢性炎症。

对于十二指肠梗阻的患者,应行3~4周的保守治疗。对无好转趋向而胃肠透视或内镜检查证实为持续梗阻者,应行手术治疗。

术式的选择取决于胰腺的病理状态。对因囊肿压迫而导致梗阻者,可行囊肿内引流术;以十二指肠梗阻为主要症状者,胃肠吻合术常可收到满意的疗效;合并消化性溃疡的患者,可同时行选择性迷走神经切断术。

结肠梗阻的发病率低于十二指肠梗阻,发病机制与十二指肠梗阻类似。胰腺的炎性渗出沿腹膜后、横结肠系膜波及结肠。胰头部炎症主要累及右半横结肠,而体、尾部炎症则以累及脾曲和降结肠为主。Bradley收集了34例结肠梗阻的患者,27例为短暂、不完全性梗阻,7例是持续、完全性梗阻。切除标本病理学检查,显示肠壁血管炎症细胞浸润、血栓形成。结肠因缺血而发生纤维化,并可见脂肪坏死。

四、预后

慢性胰腺炎的预后受致病因素、并发症及严重程度、治疗方案和疗效等多种因素影响。据 Lowenfels 等对 2015 例患者的统计,慢性胰腺炎患者 10 年生存率为 70%,20 年为 45%,酒精性钙化性胰腺炎患者的预后较差;胰腺的钙化程度与胰腺组织结构的破坏程度及由此导致的内、外分泌功能衰退相平行。发病后,75% 的患者出现胰腺钙化的平均时间为 5.12 年;75% 的患者出现胰腺外

分泌功能不全的平均时间为 5.72 年。随着病程的进展,胰腺组织进行性破坏,18 年内(平均 4.54 年)85% 的患者腹痛消失。据 Peiper 的资料,7 年内腹痛消失的患者占 2/3。约 20% 的患者为原发性无痛性胰腺炎,其中 80% 为非酒精性慢性胰腺炎。

有效的内科治疗可控制并发症引起的损害,改善患者的营养状态,而有助于延长患者的生存。外科治疗可改善患者的生存质量,据 Prinz 等的资料,手术尚可提高生存率,5 年生存率为 55% ~ 74%。但有的资料显示,手术组与非手术组的生存期无明显差异。据 Ammann 对 245 例慢性胰腺炎患者的前瞻性研究,酒精性慢性胰腺炎患者的平均寿命为 54(38~67)岁,非酒精性慢性胰腺炎患者为 66.5(39~79)岁。19% 的患者死于慢性胰腺炎及相关并发症。急性炎症发作的死亡率为 2%~5%。近年的研究发现,多数慢性胰腺炎的患者主要死于吸烟、酗酒等不良生活方式的并发症以及胰腺癌症及心血管疾病,而非胰腺炎相关的并发症。

(郭克建)

参 考 文 献

1. 赵玉沛. 胰腺病学. 北京:人民卫生出版社,2007:363-388.
2. 田雨霖. 胰腺外科手术学,沈阳:沈阳出版社,1995:153-202.
3. Ekbom A,McLaughlin JK,Karlsson BM,et al. Pancreatitis and pancreatic cancer:a population-based study. J Natl Cancer Inst,1994,86(8):625-627.
4. Lowenfels AB,Maisonneuve P,Cavallini G,et al. Prognosis of chronic pancreatitis:an international multicenter study. International Pancreatitis Study Group. Am J Gastroenterol,1994,89(9):1467-1471.
5. Clain JE,Pearson RK. Diagnosis of chronic pancreatitis. Is a gold standard necessary? Surg Clin North Am,1999,79(4):829-845.
6. Etemad B,Whitcomb DC. Chronic pancreatitis:diagnosis, classification,and new genetic developments. Gastroenterology,2001,120(3):682-707.
7. Lin Y,Tamakoshi A,Matsuno S,et al. Nationwide epidemiological survey of chronic pancreatitis in Japan. J Gastroenterol,2000,35(2):136-141.
8. Layer P,Yamamoto H,Kalthoff L,et al. The different courses of early-and late-onset idiopathic and alcoholic

chronic pancreatitis. Gastroenterology, 1994, 107（5）: 1481-1487.

9. Ammann RW, Muellhaupt B. The natural history of pain in alcoholic chronic pancreatitis. Gastroenterology, 1999, 116（5）: 1132-1140.

10. Cremer M, Deviere J, Delhaye M, et al. Stenting in severe chronic pancreatitis: results of medium-term follow-up in seventy-six patients. Endoscopy, 1991, 23（3）: 171-176.

11. Rosch T, Daniel S, Scholz M, et al. Endoscopic treatment of chronic pancreatitis: a multicenter study of 1000 patients with long-term follow-up. Endoscopy, 2002, 34（10）: 765-771.

12. Perwaiz A, Singh A, Chaudhary A. Surgery for chronic pancreatitis. Indian J Surg, 2012, 74（1）: 47-54.

13. Trikudanathan G, Navaneethan U, Vege SS. Modern treatment of patients with chronic pancreatitis. Gastroenterol Clin North Am, 2012, 41（1）: 63-76.

14. Oza VM, Kahaleh M. Endoscopic management of chronic pancreatitis. World J Gastrointest Endosc, 2013, 5（1）: 19-28.

第四节　胰腺癌诊疗热点和难点问题

目前在西方国家中,胰腺癌已成为 10 种最常见的恶性肿瘤之一,其发病率在全球范围内仍呈上升趋势。虽然经过几十年的努力,胰腺癌的手术切除率有所提高,手术死亡率明显降低,但总死亡率居高不下。因此有人将胰腺癌称之为"癌中之王",被国际外科界列为"二十一世纪的顽固堡垒"。胰腺癌的预后极差,5 年生存率小于 1%。在西方国家,胰腺癌位于恶性疾病死因的第四位,年发病率为 10/100 000,每年的胰腺癌新发病例数与死亡病例数几乎相等,在 60 余种恶性肿瘤中预后最差。

一、胰腺癌诊疗的热点问题

（一）重视胰腺癌的早期诊断

肿瘤早期发现是获得最佳治疗效果的关键,早期胰腺癌手术切除率为 90%～100%,5 年生存率可达 70%～100%,与进展期胰腺癌相比,其治疗效果存在着巨大的差别。所谓早期胰腺癌是指肿瘤直径≤2cm,且局限于胰腺实质内,无胰腺外浸润及淋巴结转移。早期胰腺癌相当于 TNM 分期中的 T1aN0M0 期。临床上的小胰癌（small pancreatic cancer）并不一定是早期胰腺癌,小胰癌仅针对肿瘤

大小而言,指直径≤2cm 的胰腺癌,而不管是否有胰外浸润或淋巴结转移。还有学者将直径≤1cm 的胰腺癌定义为微小胰癌（minute pancreatic cancer）。胰腺癌早期诊断的目的就是发现早期胰腺癌或小胰癌,并早期手术治疗,以改善预后。在各种影像学技术取得飞速发展的今天,胰腺癌的早期诊断率仍很低,除了胰腺癌本身的特点之外,医务人员缺乏应有的警惕和足够的重视是导致这种状况的主要原因之一。对于初诊的患者,尤其是存在胰腺癌高危因素的患者,门诊医生应意识到有胰腺癌存在的可能性,并进行有针对性的检查,以降低胰腺癌的误诊率,缩短确诊时间。同时应加强宣教工作,提高全社会对早期胰腺癌的警惕性。中华医学会胰腺外科学组特别重视如下的胰腺癌高危人群:①年龄>40 岁,有上腹部非特异性不适。②有胰腺癌家族史者。③突发糖尿病者,特别是不典型糖尿病,年龄在 60 岁以上,缺乏家族史,无肥胖,很快形成胰岛素抵抗者。40% 的胰腺癌患者在确诊时伴有糖尿病。④目前认为慢性胰腺炎在小部分患者中是一个重要的癌前病变,特别是慢性家族性胰腺炎和慢性钙化性胰腺炎。⑤导管内乳头状黏液瘤亦属癌前病变。⑥患有家族性腺瘤息肉病者。⑦良性病变行远端胃大部切除者,特别是术后 20 年以上的人群。⑧吸烟、大量饮酒,以及长期接触有害化学物质等均是胰腺癌的高危因素。对胰腺癌高危人群进行筛查和监测,能够尽早发现胰腺癌,使早期诊断成为可能。对临床上怀疑胰腺癌的患者和胰腺癌的高危人群,应首选无创性检查手段进行筛查,如 B 超、CT、MRI、磁共振胆管胰管成像术（MRCP）和血清学肿瘤标志物等。肿瘤标志物的测定具有费用低、方法简单和技术易于推广的特点,并且已在临床广泛应用,因此是对胰腺癌高危人群进行筛查的理想指标。目前在胰腺癌诊断中临床应用比较多的有 CA19-9 和 CA242。但是即使这样,仍没有一种血清肿瘤标志物对胰腺癌具有满意的敏感性和特异性,因此寻找有效的胰腺癌血清肿瘤标志物的工作从来没有停止过,并且有了一定的进展。有研究报道巨噬细胞抑制因子-1（MIC-1, macrophage inhibitory cytokine 1）对胰腺癌的综合诊断能力优于 CA19-9,有望成为胰腺癌新的血清肿瘤标志物,但尚未广泛应用。如果将肿瘤标志物的联合检测与影像学检查结果相结合,可提高阳性率,有助于胰腺癌的早期诊断。利用逆行胰胆管造

影术（ERCP）检查收集纯胰液。刷取脱落细胞行细胞学检查、癌基因突变和肿瘤标志物检测，这是近年来胰腺癌早期诊断的一项重要进展，它能显著提高早期胰腺癌的检出率。外周血浆中 *Kras* 基因突变的检测具有创伤小、快速准确、可重复性好的优点，可用于胰腺癌高危人群的筛选，有可能为胰腺癌早期诊断开辟新的前景。另外，许多新的影像学检查手段已逐渐开始应用于胰腺癌的早期诊断，如胰管镜、胰管内超声、动态螺旋 CT、PET 等，可使越来越多的小胰癌得以发现，使小胰癌的五年生存率得到显著的提高，Egawa 等报道的一组病例中，136 例 I 期的小胰癌中位生存期为 78.2 个月，5 年生存期率达 58.1%。Desiree 等报道的一组病例中，29 例小胰癌（T1N0M0）中有 9 例（31.03%）存活时间超过 5 年。同时应加强胰腺癌的基础研究，探讨其发生、发展的分子生物学机制，从中发现胰腺癌早期诊断的有益线索，对实现胰腺癌的早期诊断意义重大，并为胰腺癌的治疗提供帮助，这是今后需要努力的方向之一。重视胰腺癌的早期诊断，使之能够早期发现、及时治疗，是攻克胰腺癌这一顽固堡垒的关键。

（二）胰腺癌的流行病学研究

胰腺癌早期诊断困难，预后不良，因此从环境与遗传的角度探讨胰腺癌的危险因素和病因因素，并进行有效的预防是降低胰腺癌发生的根本对策及措施。由于胰腺癌相对低的发病率和极高的病死率使得人们对于胰腺癌的了解进程非常缓慢，胰腺癌遗传流行病学研究是探讨其流行规律和危险因素的重要方法及途径。目前的研究表明，种族、性别和年龄等个体因素同胰腺癌的发生关系密切，不良嗜好、环境因素在胰腺癌的发生中同样起着重要的作用。

吸烟目前是公认的胰腺癌发病危险因素。早在 20 世纪 80 年代初，国际癌症研究机构就宣布，吸烟是胰腺癌的重要病因。美国在 1993 年对 17 633 名白人进行队列研究，结果表明，胰腺癌的危险性随着吸烟数量的增加而显著上升，平均每天吸烟 1 包（大于 20 支）以上的发病危险是不吸烟者的 4 倍。最近的人群病例对照研究也支持烟草对胰腺的致癌作用，大量前瞻性研究及病例对照研究表明，吸烟的胰腺癌患者与非吸烟患者死亡的危险比在 1.6∶1 ～ 3.1∶1。吸烟量的多少与胰腺癌的发病呈正相关。

30% ～ 50% 的胰腺癌可归因于饮食，近年来，一些国家的胰腺癌发病率上升可能是由于经济发展，饮食结构向着高蛋白、高脂肪、高胆固醇、低纤维素改变引起的。有研究提示，饮食脂肪摄入与胰腺癌之间存在相关性。而大量摄入新鲜水果、蔬菜、豆类可能起到一定保护作用。由于环境因素同胰腺癌的发生非常密切，因此相当一部分胰腺癌有可能被预防。美国的研究显示：红肉制品和奶制品消费的增加、大量饮酒与胰腺癌患病率增加有所相关。职业暴露是另一个危险因素，长期接触 β 苯胺类和对二氨基联苯等化学物会引起胰腺癌高发。

慢性胰腺炎和 BMI 较高人群的胰腺癌发病率高。胰腺癌与糖尿病的关系十分复杂，老年、缺乏家族史、无肥胖、有体重减轻症状、很快形成胰岛素抵抗者要十分警惕。也有研究针对病程较长的糖尿病与胰腺癌的关系。但研究人群的糖尿病史没有超过 8 年，而且混杂因素较多，如肥胖是两病的共同高危因素，而且治疗糖尿病的药物有可能影响研究结果。胰岛素和磺脲类药物与高胰腺癌发病相关，而二甲双胍在数个研究中显示会降低包括胰腺癌在内的多种癌症的发病率。

遗传方面，*CDKN2A*（p16）基因突变被报道与胰腺癌和黑色素瘤相关。近年来研究还发现 *BRCA2*、*ATM*、*STK11* 等基因的突变参与了胰腺癌发生的过程。

减少烟草使用，强调合理膳食，提倡多蔬菜、水果、低脂肪的食谱，避免肥胖、增加体力活动，改变人们的生活方式和不健康的行为可能是降低胰腺癌发病和死亡率的有效措施。基于胰腺癌的发生受环境因素和多个遗传因素，包括药物代谢酶基因、DNA 修复基因、与细胞周期相关的基因多态、原癌基因、肿瘤抑制基因及机体免疫因子等多方面的影响，因此成功确定胰腺癌的易感基因或致病基因，是实现从其基因与环境交互作用解释胰腺癌发生的关键。随着分子生物学技术的不断成熟和突破，这方面的工作将会有新进展。

（三）胰腺癌围术期的营养支持

营养支持治疗是现代外科学的重要进展之一，近期胰腺癌围术期的营养支持受到临床医生的广泛重视。由于胰腺癌手术是腹部外科治疗最为复杂的疾病之一，因此围术期的营养支持就显得尤为重要。研究表明，营养不良是增加患者术后并发症发生率的潜在因素，而围术期肠内外营养支持可以有效改善机体营养状况，降低术后并发症的发生率，因此，术前评估胰腺癌患者的营养状况具有重要意义。患者术前的营养状况可以通过不同的方式进行评估。测定患者的机体容量指数［体重（kg）/身高^2（m^2）］、体重下降幅度和血浆白蛋白水平是评价患者营养不良程度的最容易、最经济和最可靠的指标。当患者体重下降超过20%时，为重度营养不良，应积极给予营养支持。营养支持治疗不仅可以维持机体的氮平衡，保持内环境稳定，还能维持细胞代谢，保持组织、器官的结构和功能，调节机体的免疫和内分泌功能，促进患者的康复。胰腺癌患者的围术期营养支持主要包括术前和术后营养支持两个大方面。胰腺癌患者确诊时多数已为进展期，普遍一般情况较差，并且常合并梗阻性黄疸、糖尿病等疾患，还往往伴有贫血、低蛋白血症、免疫功能下降以及出凝血功能障碍等症状。因此，胰腺癌患者的术前营养支持对手术的成功与否意义重大。术前应通过肠内和肠外积极给予营养支持，增加氨基酸、蛋白质及维生素的摄入，纠正低蛋白血症、贫血及出、凝血功能障碍，提高机体的免疫功能，从而提高手术的安全性。胰腺癌术前营养支持首先要进行营养状况评价，肠内营养支持因其方便、安全、费用低廉和副作用小，优于肠外静脉营养支持，但对不能耐受肠内营养支持的患者肠外营养支持也适用。胰腺癌术后营养支持也得到广泛重视，随着人们对胰腺癌患者术后营养支持的重视和技术方法的不断改进，尤其是在胰腺疾病诊治中心，胰腺癌术后并发症的发生率有明显下降。北京协和医院基本外科胰腺中心的研究报道显示，胰腺癌围术期肠内外营养支持治疗组手术前后总蛋白、白蛋白改善情况明显优于对照组，其术后并发症发生率低于对照组。以上结果说明，围术期应用肠内外营养可明显改善胰腺癌患者的营养状况，降低术后并发症发生率，值得临床推广。

（四）胰腺癌的免疫治疗

免疫细胞及其参与的免疫逃逸过程，在胰腺癌的发生发展中扮演重要角色。针对胰腺癌显著的免疫抑制肿瘤微环境，对其进行干预，逆转免疫抑制状态，有可能促进机体抗肿瘤反应，提高胰腺癌综合治疗效果。免疫治疗主要根据机体免疫系统免疫应答的基本原理来进行分类，包括体液免疫、细胞免疫、固有免疫和细胞因子等。胰腺癌免疫治疗研究主要集中在以下方面：抗原特异性免疫治疗，适应性T淋巴细胞治疗和细胞因子。抗原特异性治疗利用胰腺癌组织中高表达的蛋白，如间皮素

（mesothelin）、黏蛋白1（mucin-1）和吲哚胺2,3-双加氧酶（indoleamine 2,3-dioxygenase, IDO）等设计相应疫苗进行免疫治疗。部分疫苗已经进入临床试验，如HyperAcute-Pancreas和GVAX Pancreas疫苗，这两者在临床试验中均已应用于接受外科手术切除的患者，此外，GVAX Pancreas疫苗联合易普利姆玛（Lpilimumab）已在晚期胰腺癌患者中进行临床试验。研究发现应用针对肿瘤相关巨噬细胞表达的CD40蛋白的抗体，可削弱胰腺癌的免疫抑制效应，提高化疗药物治疗效果。在一项临床试验中，利用针对CD40的抗体（CP-870-893）可改善晚期胰腺癌患者的预后。21例接受吉西他滨联合CP-870-893的晚期胰腺癌患者，5例（24%）获得部分反应，11例（52%）显示疾病稳定，超过75%病例获得总体临床受益。接受吉西他滨联合CP-870-893的晚期胰腺癌患者，与吉西他滨治疗组相比，总生存期延长（分别为7.4个月和5.7个月）。另一针对可切除胰腺癌患者的CP-870-893临床试验正在进行，最终结果尚未公布。

适应性免疫治疗包括从患者体内获得T淋巴细胞，在体外进行扩增和调控，最终将其回输入患者体内。近来利用嵌合抗原受体T细胞的免疫适应治疗引起关注，利用基因工程技术使T细胞表达嵌合抗原受体，这一受体由两部分组成：一部分帮助T细胞识别肿瘤特异性抗原，另一部分在T淋巴细胞接触抗原后激活T淋巴细胞。一项利用嵌合抗原受体T细胞识别间皮素治疗胰腺癌的Ⅰ/Ⅱ期临床试验正在美国国立癌症中心进行。另一项临床前期研究发现，利用嵌合受体T细胞识别和清除表达成纤维细胞蛋白（fibroblast activation protein, FAP）的胰腺癌间质细胞，将削弱胰腺癌免疫抑制效应，抑制肿瘤生长。胰腺癌细胞因子的免疫治疗，目前主要包括白介素-15（IL-15）和粒细胞巨噬细胞-集落刺激因子（GM-CSF）。一项利用IL-15进行胰腺癌治疗的Ⅰ期临床试验于2012年启动。随着对胰腺癌免疫抑制的肿瘤微环境的不断深入研究，胰腺癌免疫治疗将在胰腺癌的综合治疗中占有一席之地。

（五）胰腺癌的基因治疗

胰腺癌已被纳入基因疾病的范畴，其发生机制涉及多基因的突变，包括癌基因激活、抑癌基因失活等。随着基因组学研究深入，极大地推动了胰腺癌基因治疗的研究。目前，胰腺癌基因治疗研究大

多处于实验室研究阶段,主要针对癌基因、抑癌基因、药物敏感性基因、生长因子和免疫激活。胰腺癌基因治疗策略包括:反义治疗、突变抑癌基因的置换、药物敏感基因的激活、利用基因疗法激活自身免疫以及生长因子的抑制治疗。此外,还包括通过基因治疗刺激血管生成抑制因子生成,并抑制血管生长因子来实现肿瘤血管正常化。基因治疗为胰腺癌的治疗带来广阔的前景,但基因治疗能够进入临床的关键之一是理想的目的基因转移运输方法,目前常用的方法有3种:病毒载体、非病毒载体和生理转移方法。

胰腺癌是多种基因参与的恶性肿瘤,当前胰腺癌基因治疗虽然取得了不少进展,给胰腺癌治疗带来了新希望,但仍存在着许多问题。截至目前,仍缺乏生物安全性高、目的基因运转效率高且稳定的方法。随着对胰腺癌的不断深入认识和技术进步,几种基因治疗方法的联合应用、基因治疗同化疗药物的联合应用以及治疗性 RNA 酶、RNA 干扰技术的应用有可能为胰腺癌治疗带来新希望。

(六)胰腺癌的光动力学治疗

光动力治疗(photodynamic therapy,PDT)是 20世纪 70 年代初发展起来的一种治疗肿瘤方法,是指光敏剂(Photosensitizer)进入人体后,可选择性地聚集在肿瘤组织,被照射在肿瘤组织的合适波长光激发后,在肿瘤组织内发生一系列的光化学反应,产生中间活性物质,而发挥治疗肿瘤作用。1981 年 Holyoke 首次提出胰腺癌 PDT 的探索性应用。2002年英国 Bown 等将 PDT 应用于胰腺癌的 I 期临床研究,结果发现 16 例晚期胰腺癌患者的中位生存时间为 9.5 个月,7 例(44%)患者在接受 PDT 治疗1 年后仍存活。PDT 治疗肿瘤主要通过三方面机制:①直接杀死肿瘤细胞;②破坏肿瘤组织内的血管,阻断肿瘤的血供;③免疫调节作用。有研究报道光动力疗法对裸鼠胰腺移植癌的治疗效果及血管损伤在其中的作用,为临床应用 PDT 治疗胰腺癌提供了依据。同手术、化疗和放疗等常规治疗相比,PDT 具有创伤小、毒性低、选择性好、精确性高、适用范围广和可重复性等优点,并可与其他疗法联合应用。光敏剂在光动力治疗中起着决定性作用,对新型光敏剂的研究有重要意义。有研究报道利用荧光分光光度计、MTT、细胞凋亡 DNA 梯带和流式细胞仪等技术研究新型光敏剂 2-丁胺-2-去甲氧

基竹红菌乙素(2-BA-2-DMHB)的光动力作用诱导人胰腺癌细胞(Capan-1)凋亡。结果显示 2-BA-2-DMHB 在低浓度时光动力作用具有较高细胞抑制作用,其光动力作用机制与细胞凋亡有关,是一种有重要应用前景的光敏剂。虽然胰腺癌的 PDT 研究已经有了初步结果,但在广泛临床应用中尚存在不少问题,如激光进入组织后会因组织的吸收和散射而衰减,故一次光照对肿瘤的杀伤深度和范围都是有限的,肿瘤坏死的直径并不随光照能量增加而增加,高能量的光照只会引起更多并发症。因此,需要更多的临床前期和临床研究,进一步确定 PDT 对胰腺癌的治疗效果。

(七)蛋白质组学技术在胰腺癌诊断中的应用

蛋白质组(proteome)是指一个细胞、组织或有机体表达的所有蛋白质。蛋白质组学(proteomics)是以基因组编码的所有蛋白质为研究对象,从细胞水平及整体水平研究蛋白质的组成及其变化规律,从而深入认识有机体的各种生理和病理过程。在胰腺癌研究方面,研究者通过采用二维电泳技术比较施用化疗药前后的细胞系蛋白表达谱的变化,可分析药物疗效和毒性信号物质,从而对药物做出评价。在胰腺癌组织样本中,候选标志物可能具有较高浓度,有利于蛋白质组学的质谱鉴定,但因其侵袭性的获得方法以及潜在的播散转移风险,限制了胰腺癌组织在蛋白质组学检测中的使用。血清/血浆由于获取方便、相对无创且成本低廉,因而成为胰腺癌蛋白质组学较为理想的研究对象,引起了许多研究者的兴趣。由于早期胰腺癌癌细胞很容易出现在胰液中,这让胰液检测有可能成为早期胰腺癌筛查的重要工具。目前利用蛋白质组学技术,现已在胰腺癌患者的胰腺癌组织、血清/血浆、胰液和尿液中发现了具有潜在应用价值的生物标志物。如在胰腺癌组织中 S100 钙结合蛋白 A11(Calgizzarin S100A11)、半乳糖凝集素-3(galectin-3)、网蛋白(plectin-1)和血小板反应蛋白2(thrombospondin-2);血清/血浆中的化学趋化因子 7(CXCL7)、热休克蛋白27(HSP27)和胰凝乳蛋白酶(caldecrin);胰液中的基质金属蛋白酶-9(MMP9)、血小板因子4(Platelet factor 4)和纤维蛋白酶原;尿液中钙依赖性磷脂结合蛋白 A_2(annexin A_2)和凝溶胶蛋白(gelsolin)等。此外,蛋白质组学技术有助于阐明蛋白质间的网络调控,加快肿瘤疫苗的研制和新药的开发。

二、胰腺癌治疗中的若干难点问题

（一）胰腺癌术前可切除性的评估

胰腺癌术前的可切除性评估十分重要，准确的评估既可避免不必要的手术创伤，又能让患者得到恰当的治疗。在国内胰腺癌可切除的标准一般为：①肿瘤局限于胰腺或直接侵犯胆总管、十二指肠、脾脏、胃等可一并切除的范围内（TNM 分类中的 T1、T2 期和没有血管侵犯的 T3 期）；②肿瘤没有侵犯周围大血管，如腹腔干动脉、肝动脉、门静脉、腹主动脉或下腔静脉；③没有广泛的淋巴结转移；④肿瘤没有腹膜种植或肝脏等其他远处转移。2013 年美国国立综合网络（NCCN）指南提出：肿瘤局限，可以完全切除的标准为：①无远处转移；②没有肠系膜上静脉及门静脉受侵犯的影像学证据；③腹腔干、肝动脉、肠系膜上动脉周围有明确的脂肪间隙。可能切除（borderline resectable）的标准为：①无远处转移；②静脉包括肠系膜上静脉和门静脉受侵犯或狭窄的程度能满足近远端在切除后能安全吻合或置换的要求；③胃十二指肠动脉被包裹延伸至肝动脉但没有累及腹腔干；④肿瘤累及肠系膜上动脉并没有超过血管壁周径的 180°。

尽管肿瘤累及门静脉及广泛区域性淋巴结转移者不再是手术切除的禁忌，但扩大切除范围仍需得到长期生存率的验证。现代影像学和内镜诊断技术在术前的可切除性评估方面具有重要的作用，能在术前对胰腺癌的分期和血管侵犯作出较为明确的判断。腹腔镜分期和腹腔镜超声检查的敏感性为 100%，特异性为 88%，假阳性率为 6%，阳性预测值为 89%，阴性预测值为 100%，对减少不必要的剖腹探查和提高可切除性评估的准确性很有帮助。然而，针对诊断性腹腔镜检查的适应证尚存有争议，有待进一步研究确定。

（二）胰头癌根治术的切除范围

胰头癌扩大根治术的切除范围仍存在争议，主要集中在两个方面：淋巴结扩大清扫和联合血管切除。

1. 淋巴结扩大清扫　胰头癌淋巴结转移主要集中在肝、十二指肠韧带内，腹腔动脉及其分支周围，胰头前后方上下，肠系膜上动脉周围以及腹主动脉周围等淋巴结。因此，根治术中淋巴结廓清的范围应到第二站（NO.9、11、12a₁、12b₁、12c、14a、15、16a₂、16b₂和18组）。此外，还应重视清除分布于腹主动脉、下腔动脉、左肾静脉三角区的淋巴结。然而，对有学者主张应适当廓清第三站淋巴结的论点仍存有争议。最近，来自意大利、美国和日本的前瞻性临床研究结果表明，与标准的淋巴结清扫术相比，腹膜后淋巴结扩大清扫术并不能延长胰腺癌患者的生存时间。因此，目前认为，淋巴结扩大清除没有提高早期患者的长期存活率，且患者术后生活质量很差。

2013 年 NCCN 指南建议：扩大淋巴结清扫不应该是胰十二指肠切除术的常规，只需对腹主动脉、下腔静脉及肝总动脉周围的淋巴结进行清扫。

2. 联合血管切除　胰腺癌特别是胰头癌容易发生门静脉系统侵犯，但现有的诊断技术在术前尚无法准确判断血管是否受侵，因此受侵血管联合切除仍具有一定的盲目性。近年来，随着外科手术技术和围术期处理水平的提高，联合血管切除与标准 Whipple 手术相比并发症发生率和手术相关死亡率无明显增加。联合血管切除显著提高了胰腺癌的手术切除率，但迄今对其手术价值仍有较大争议。虽然国内外均有联合切除受侵门静脉系统可延长胰腺癌患者生存时间的报道，但目前尚无一个前瞻性的大样本随机对照研究结果。大多数回顾性资料表明，受侵血管联合切除术后的中位生存时间为 6～22 个月，其中 1 年生存率为 30%～65%，3 年生存率为 10%～14.8%，长期生存率并无明显改善。针对受侵门静脉系统或肝动脉联合切除是否可提高生存率的问题，还需进一步研究。

（三）保留幽门的问题

数个随机及非随机研究证实，保留幽门的胰十二指肠切除术缩短了手术时间。然而，没有一致的数据表明其能改善患者术后的生活质量及营养状况。但其仍为临床的一种选择。

（四）术后辅助放、化疗

目前在美国胰腺癌术后有三种治疗意见：①标准治疗：胰床外照射放疗（4000～5000cGy）+连续 3 天静脉输注氟尿嘧啶，两个周期后改为每周 5 天静脉推注氟尿嘧啶（200mg/m²）+LV（5mg/m²），共 4 个月。②强化治疗：胰床外照射放疗（5040～5760cGy）+预防性肝照射（2340～2700cGy），同时给予每周 5 天静脉输注氟尿嘧啶（200mg/m²）+LV（5mg/m²），共 4 个月。③不给予辅助治疗。美国胃肠道肿瘤研究组（GITSG）的观察结果表明：术后辅助放、化疗与无辅助治疗相比可明显延长平均中位生存时间（19.5 vs.13.5 个月，$P=0.003$）；强化治疗与标准治疗相比并不能延长生存时间（17.5 vs. 21 个月，$P > 0.05$）。欧洲胰腺癌研究协作组（ESGPC）公布的随机对照临床研究（ESPAC-1）的结果提示，术后辅助化疗有助于延长胰腺癌患者的生存时间，但联合辅助放、化疗则不利于术后存活。但是由于众多学者认为 ESPAC-1 存在着设计上的缺陷，因此美国目前仍坚持术后的标准治疗。正在进行的相关临床试验包括 ESPAC-4 和 RTOG 0848，结果尚未公布。

NCCN 指南将吉西他滨列为Ⅰ类药物，常与基于氟尿嘧啶的放化疗联合或序贯使用。NCCN 的专家组认为，单独化疗时，吉西他滨由于毒性较低而优于5FU/亚叶酸钙。卡培他滨被列为ⅡB 类，在其他方案不可选或不可接受时，作为最后的治疗选择。

关于术后联合放、化疗的价值尚有待进一步研究证实。

（五）新辅助治疗的进展

对于可以切除的病例，尽管一些证据提示术前治疗可能会提高切缘阴性的可能性，但缺乏随机试验的报道。如果不是临床试验，NCCN 专家组并不推荐可切除患者接受术前放化疗。

对于可能切除的病例，NCCN 专家组推荐术前进行放化疗，但并无确定的方案。通常与局部晚期的病例采用相似的方案。新辅助治疗结束后复查胰腺、盆腔及胸部影像学检查。估计能达到 R0 切除时可安排手术。手术时间可在治疗后 6~8 周，8 周之后放疗引起的纤维化会加大手术难度。

（六）晚期患者的辅助治疗

对于不可切除的患者，辅助治疗应根据患者的实际情况确定方案，FOLFIRINOX 方案，吉西他滨单药，吉西他滨联合顺铂、靶向药物、白蛋白结合型紫杉醇，GTX 方案，卡培他滨单药方案均有应用的报道。

三、解决胰腺癌诊疗中难点问题的策略

（一）建立全国胰腺癌诊疗研究技术体系

从上述情况可以看出，胰腺癌的诊治中存在诸多的难点问题。对这些问题的认识和解决方法还存在着很大的分歧和激烈的争论。加强循证医学和转化医学研究是解决这些难点问题的根本方法。近年来，欧美学者充分认识到多中心前瞻随机对照研究在制订胰腺癌诊疗策略中的重要作用，纷纷组成 NCCN(National Comprehensive Cancer Network)、

ESPAC(European Study Group for Pancreatic Cancer)等地区性协作组织，针对胰腺癌诊疗中的难点问题开展循证医学研究。目前，建立我国的胰腺癌诊疗研究技术体系、制订和完善《全国胰腺癌诊治规范》，已成为我国胰腺癌研究中刻不容缓的重要工作。中华医学会外科学分会胰腺外科学组作为中国胰腺外科的中坚力量，不仅代表着中国胰腺外科最高学术水平，同时还具有广泛的地域代表性。因此，胰腺外科学组责无旁贷地成为全国胰腺癌诊疗研究技术体系的组织者和实施者，针对胰腺癌诊疗中的难点问题，在国家多项基金的支持下，严格遵循循证医学要求，组织和实施全国性多中心、前瞻、随机、对照临床研究。

（二）全国胰腺癌多中心研究技术体系的组织和实施机制

胰腺癌发病隐匿且预后极差，近年来其发病率逐年攀升，但治疗效果仍无明显改观。如何提高胰腺癌综合治疗效果已成为国内外研究的热点和难点。对许多存在争议的问题，国内尚缺乏大样本量的多中心前瞻性随机对照临床研究。中华医学会外科学分会胰腺外科学组联合国内多家胰腺癌诊治中心，希望通过前瞻性多中心临床研究，提出符合我国国情的胰腺癌临床综合治疗规范，并建立治疗技术体系，从而提高我国胰腺癌治疗水平，促使有限的医疗资源发挥最佳的社会效益。

1. **制订统一的研究方案** 统一的研究方案是全国胰腺癌多中心研究技术平台的必要条件。胰腺癌诊疗研究体系建立之后，协作组将对全国性多中心研究的内容和具体方案进行细化和标准化，制订符合我国实际情况的切实可行的全国协作研究方案，同时根据各协作单位的实际病源情况和设备情况，有选择性的确定参研单位以及各自工作量。在协作研究开始之后，也要通过定期的协调会完善和修改具体研究方案。

2. **建立全国性协作研究培训基地** 建立全国性协作研究培训基地的主要目的是：①在开展协作研究之前，对参研单位研究人员进行研究方案、实施方法、手术方法、操作技术等培训，以实现各中心研究方法的统一；②在协作研究获得阶段性成果之后，通过短期培训和召开研讨班的形式，向全国的胰腺外科工作者，特别是来自基层的工作者提供有关胰腺癌诊疗方面的培训，以利于有关研究成果的推广和应用。

3. 建设互联网数据库　互联网数据库是全国胰腺癌研究技术体系的信息平台。数据库将通过友好的界面,为各研究中心提供便捷的数据信息服务,实现科研病例资料实时上传,这样不仅有利于对各中心的科研项目完成的数量和质量进行实时监控,同时也能通过数据库及时将各项研究的阶段结果反馈给各中心,从而为完善研究方案提供及时准确的信息。目前已经建立中国胰腺癌患者数据库(网址为 cps. pumch. cn)。

4. 建立科研质量控制机制　聘请专业咨询公司的人员,在研究协作组联合质控委员会的协调和领导下,定期或不定期地对各参研中心进行质量控制,通过互联网数据库实时申报系统,核查网上申报数据的准确性和时效性。

5. 建立统一的随访标准　各中心按照统一的标准进行随访,并将科研质控机制覆盖到随访工作之中。随着全国胰腺癌诊疗研究技术体系的完善,将建立起以互联网随访为主的全国性随访机制,并逐渐过渡到由独立的专业机构进行全国性随访,以提高随访工作的质量和随访成功率。

6. 集中进行数据分析　聘请专业医学统计学人员参与课题的设计、实施以及统计结果分析。专业医学统计人员在科研课题立题论证过程既参与协作过程,指导选择随机对照方法、病例分层方法、采集的数据类型以及病例样本量等指标。在研究进行过程中,专业医学统计学机构对互联网数据库收集到的病例资料进行独立数据分析,以避免过去研究中因数据分析不当而造成的结果偏倚。

――――― 小　结 ―――――

　　近年来,胰腺癌的诊断、外科手术技术以及辅助治疗措施均取得了巨大的进步,随着胰腺癌发病率和检出率的增高,胰腺癌诊疗中的热点问题也愈来愈引起学者的关注。同时胰腺癌诊疗中依然存在诸多影响患者长期生存的难点问题,加强循证医学和转化医学研究是解决这些难点问题的根本。建立全国胰腺癌诊疗技术体系将有助于推动我国胰腺癌的循证医学和转化医学研究,对规范全国胰腺癌诊疗行为、提高胰腺癌的综合治疗效果具有重要意义。

（赵玉沛　廖泉）

参 考 文 献

1. Vincent A, Herman J, Schulick R, et al. Pancreatic cancer. Lancet, 2011, 378(9791):607-620.

2. Siegel R, Naishadham D, Jemal A. Cancer statistics, 2013. CA Cancer J Clin, 2013, 63(1):11-30.

3. Egawa S, Takeda K, Fukuyama S, et al. Clinicopathological aspects of small pancreatic cancer. Pancreas, 2004, 28(3):235-240.

4. Ishikawa O, Ohigashi H, Imaoka S, et al. Minute carcinoma of the pancreas measuring 1cm or less in diameter-collective review of Japanese case reports. Hepatogastroenterology, 1999, 46(25):8-15.

5. 赵玉沛,陈革. 胰腺外科的新进展. 消化外科,2006,5(2):77-78.

6. Kaur S, Chakraborty S, Baine MJ, et al. Potentials of plasma NGAL and MIC-1 as biomarker(s) In the diagnosis of lethal pancreatic cancer. PLoS One, 2013, 8(2):e55171.

7. Tobi M, Kim M, Weinstein DH, et al. Prospective markers for early diagnosis and prognosis of sporadic pancreatic ductal adenocarcinoma. Dig Dis Sci, 2013, 58(3):744-750.

8. Desiree P, Llaria R, Gabriella N. Improved survival in small pancreatic cancer. Dig Surg, 2001, 18(1):41-46.

9. Zheng W, McLaughlin JK, Gridley G, et al. A cohort study of smoking, alcohol consumption, and dietary factors for pancreatic cancer (United States). Cancer Causes Control, 1993, 4(5):477-482.

10. Chan JM, Gong Z, Holly EA, et al. Dietary patterns and risk of pancreatic cancer in a large population-based case-control study in the San Francisco Bay Area. Nutr Cancer, 2013, 65(1):157-164.

11. Thiebaut A C, Jiao L, Silverman D T, et al. Dietary fatty acids and pancreatic cancer in the NIH-AARP diet and health study. J Natl Cancer Inst, 2009, 101(14):1001-1011.

12. Mancuso T F, El-Attar A A. Cohort study of workers exposed to beta naphthylamine and benzidine. . J Occup Med, 1967, 9(6):277-285.

13. Bracci P M, Wang F, Hassan M M, et al. Pancreatitis and pancreatic cancer in two large pooled case-control studies. Cancer Causes Control, 2009, 20(9):1723-1731.

14. Ben Q, Cai Q, Li Z, et al. The relationship between new-onset diabetes mellitus and pancreatic cancer risk: a case-control study. Eur J Cancer, 2011, 47(2):248-254.

15. Elena J W, Steplowski E, Yu K, et al. Diabetes and risk of pancreatic cancer: a pooled analysis from the pancreatic cancer cohort consortium. Cancer Causes Control,

2013,24(1):13-25.

16. Singh S,Singh PP,Singh AG,et al. Anti-diabetic medications and risk of pancreatic cancer in patients with diabetes mellitus:a systematic review and meta-analysis. Am J Gastroenterol,2013,108(4):510-519.

17. Harinck F,Kluijt I,van der Stoep N,et al. Indication for CDKN2A-mutation analysis in familial pancreatic cancer families without melanomas. Med Genet,2012,49(6):362-365.

18. Lucas AL,Shakya R,Lipsyc MD,et al. High Prevalence of BRCA1 and BRCA2 Germline Mutations with Loss of Heterozygosity in a Series of Resected Pancreatic Adenocarcinoma and Other Neoplastic Lesions. Clin Cancer Res,2013,19(13):3396-3403.

19. Grant RC,Al-Sukhni W,Borgida AE. Exome sequencing identifies nonsegregating nonsense ATM and PALB2 variants in familialpancreatic cancer. Hum Genomics,2013,7:11.

20. Resta N,Pierannunzio D,Lenato GM,et al. Cancer risk associated with STK11/LKB1 germline mutations in Peutz-Jeghers syndrome patients:Results of an Italian multicenter study. Dig Liver Dis,2013,45(7):606-611.

21. 廖泉,赵玉沛,王维斌,等. 胰头癌围手术期营养支持. 中国医学科学院学报,2005,27(5):579-582.

22. 廖泉,赵玉沛. 重视胰腺癌围手术期的营养支持. 腹部外科,2004,17(4):201-202.

23. Zheng L,Xue J,Jaffee EM,et al. Role of immune cells and immune-based therapies in pancreatitis and pancreatic ductal adenocarcinoma. Gastroenterology,2013,144(6):1230-1240.

24. Wang K,Bodempudi V,Liu Z,et al. Inhibition of mesothelin as a novel strategy for targeting cancer cells. PLoS One,2012,7(4):e33214.

25. Torres MP,Chakraborty S,Souchek J,et al. Mucin-based targeted pancreatic cancer therapy. Curr Pharm Des,2012,18(17):2472-2481.

26. Koblish HK,Hansbury MJ,Bowman KJ,et al. Hydroxyamidine inhibitors of indoleamine-2,3-dioxygenase potently suppress systemic tryptophan catabolism and the growth of IDO-expressing tumors. Mol Cancer Ther,2010,9(2):489-498.

27. Hardacre JM,Mulcahy M,Small W,et al. Addition of algenpantucel-L immunotherapy to standard adjuvant therapy for pancreatic cancer:a phase 2 study. J Gastrointest Surg,2013,17(1):94-100.

28. Le DT,Dubenksy TW Jr,Brockstedt DG. Clinical development of Listeria monocytogenes-based immunotherapies. Semin Oncol,2012,39(3):311-322.

29. Beatty GL,Chiorean EG,Fishman MP,et al. CD40 agonists alter tumor stroma and show efficacy against pan-

creatic carcinoma in mice and humans. Science,2011,331(6024):1612-1616.

30. Rose S. Immunotherapy network launches first trial. Cancer Discov,2012,2(9):760.

31. Maliar A,Servais C,Waks T,et al. Redirected T cells that target pancreatic adenocarcinoma antigens eliminate tumors and metastases in mice. Gastroenterology,2012,143(5):1375-1384.

32. Hassan R,Cohen SJ,Phillips M. Phase I clinical trial of the chimeric anti-mesothelin monoclonal antibody MORAb-009 in patients with mesothelin-expressing cancers. Clin Cancer Res,2010,16(24):6132-6138.

33. Kraman M,Bambrough PJ,Arnold JN,et al. Suppression of antitumor immunity by stromal cells expressing fibroblast activation protein-alpha. Science,2010,330(6005):827-830.

34. Le DT,Dubenksy TW Jr,Brockstedt DG. Clinical development of Listeria monocytogenes-based immunotherapies. Semin Oncol,2012,39(3):311-322.

35. Partensky C. Toward a better understanding of pancreatic ductal adenocarcinoma:glimmers of hope? Pancreas,2013,42(5):729-739.

36. Lisiansky V,Naumov I,Shapira S,et al. Gene therapy of pancreatic cancer targeting the K-Ras oncogene. Cancer Gene Ther,2012,19(12):862-829.

37. Camp ER,Wang C,Little EC. Transferrin receptor targeting nanomedicine delivering wild-type p53 gene sensitizes pancreatic cancer to gemcitabine therapy. Cancer Gene Ther,2013,20(4):222-228.

38. Bown SG,Rogowska AZ,Whitelaw DE,et al. Photodynamictherapy for cancer of the pancreas. Gut,2002,50(4):549-557.

39. 张波,赵玉沛,张太平,等. 光动力疗法对裸鼠实验性胰腺癌治疗机制的研究. 中华普通外科杂志,2002,17(5):263-264.

40. 刘子文,赵玉沛,吴元德,等. 新型光敏剂2-丁胺-2-去甲氧基竹红菌乙素光动力作用诱导Capan-1细胞凋亡的实验研究. 中华肝胆外科杂志,2003,9(3):165-168.

41. Cecconi D,Palmieri M,Donadelli M. Proteomics in pancreatic cancer research. Proteomics,2011,11(4):816-828.

42. Chen JH,Ni RZ,Xiao MB,et al. Comparative proteomic analysis of differentially expressed proteins in human pancreatic cancer tissue. Hepatobiliary Pancreat Dis Int,2009,8:193-200.

43. Kelly KA,Bardeesy N,Anbazhagan R,et al. Targeted nanoparticles for imaging incipient pancreatic ductal adenocarcinoma. PLoS Med,2008,5(4):e85.

44. McKinney KQ,Lee YY,Choi HS,et al. Discovery of pu-

tative pancreatic cancer biomarkers using subcellular proteomics. J Proteomics,2011,74:79-88.

45. Matsubara J, Honda K, Ono M, et al. Reduced plasma level of CXC chemokine ligand 7 in patients with pancreatic cancer. Cancer Epidemiol Biomarkers Prev, 2011, 20:160-171.

46. Melle C, Ernst G, Escher N, et al. Protein profiling of microdissected pancreas carcinoma and identification of HSP27 as a potential serum marker. Clin Chem, 2007, 53:629-635.

47. Chen R, Pan S, Cooke K, et al. Comparison of pancreas juice proteins from cancer versus pancreatitis using quantitative proteomic analysis. Pancreas, 2007, 34:70-79.

48. Tian M, Cui YZ, Song GH, et al. Proteomic analysis identifies MMP-9, DJ-1 and A1BG as overexpressed proteins in pancreatic juice from pancreatic ductal adenocarcinoma patients. BMC Cancer,2008,8:241.

49. Fiedler GM, Leichtle AB, Kase J, et al. Serum peptidome profiling revealed platelet factor 4 as a potential discriminating Peptide associated with pancreatic cancer. Clin Cancer Res,2009,15:3812-3819.

50. Weeks ME, Hariharan D, Petronijevic L, et al. Analysis of the urine proteome in patients with pancreatic ductal adenocarcinoma. Proteomics Clin Appl, 2008, 2:1047-1057.

51. NCCN Guidelines: Pancreatic Adenocarcinoma, version 1. 2013. http://www. nccn. org.

52. Pedrazzoli S, DiCarlo V, Dionigi R, et al. Standard versus extended lymphadenectomy associated with pancreatoduodenectomy in the surgical treatment of adenocarcinoma of the head of the pancreas: a multicenter, prospective, randomized study. Lymphadenectomy Study Group. Ann Surg,1998,228(4):508-517.

53. Famell M B, Pearñ R K, SaH M G, et al. A prospective randomized trial comparing standard pancreatoduodenectomy with pancreatoduodenectomy with extended lymphadentomy in resectable pancreatic head adenocarcinoma. Surgery,2005,138(4):618-628.

54. Nimura Y, Nagino M, Takao S, et al. Standard versus extended lymphadenectomy in radical pancreatoduodenectomy for ductal adenocarcinoma of the head of the pancreas: long-term results of a Japanese multicenter randomized controlled trial. J Hepatobiliary Pancreat Sci, 2012,19(3):230-241.

55. Seiler CA, Wagner M, Bachmann T, et al. Randomized clinical trial of pylorus-preserving duodenopancreatectomy versus classical Whipple resection-long term results. Br J Surg,2005,92(5):547-556.

56. Fujii T, Kanda M, Kodera Y, et al. Preservation of the pyloric ring has little value in surgery for pancreatic head cancer: a comparative study comparing three surgical procedures. Ann Surg Oncol,2012,19(1):176-183.

57. Neoptolemos JP, Dunn JA, Stocken DD, et al. Adjuvant chemoradiotherapy and chemotherapy in resectable pancreatic cancer: arandomised controlled trial. Lancet, 2001,358(9293):1576-1585.

第五节 胰腺内分泌肿瘤定位诊断的历史沿革与方式选择

胰腺内分泌肿瘤相对少见,发病率约为十万分之一,占胰腺肿瘤的1%~2%。WHO将其归为胃肠胰神经内分泌肿瘤(gastro-entero pancreatic neuroendocrine tumors,GEP-NETs)。临床上将其进一步分为功能性胰腺内分泌肿瘤和无功能性胰腺内分泌肿瘤。有功能的胰腺内分泌肿瘤通常根据其分泌的激素命名,如胰岛素瘤、胃泌素瘤、胰高血糖素瘤、胰血管活性肠肽瘤、生长抑素瘤等。研究表明,无功能性胰腺内分泌肿瘤实际上含有多种内分泌激素,只是临床上无症状而已。随着影像学技术的进步,许多无功能性胰腺内分泌肿瘤通过B超和CT可得到明确的诊断,其处理思路比较清晰。但对有功能的胰腺内分泌肿瘤,在得到定性诊断之后,由于肿瘤直径多小于2cm,仍然需要进行定位诊断。定位诊断发展的历程与影像学、内镜技术和其他相关学科同步,而且相互融合,经历了简单到复杂,再由复杂到简单的过程。本章主要讨论有功能胰腺内分泌肿瘤认识的历史、定位诊断方式的演变和目前定位诊断方式的选择。

一、胰腺内分泌肿瘤认识的历史

胰腺内分泌肿瘤有胰岛素瘤、胃泌素瘤、胰高血糖素瘤、VIP瘤、生长抑素瘤等多种类型,其中胰岛素瘤和胃泌素瘤较为常见。1896年,当时还是医学生的Paul Langerhans首先描述了胰岛,现在仍以他的名字命名胰岛细胞,但当时并未认识到胰岛能够产生胰岛素。1889年,Minkowski在动物实验中发现,切除犬的胰腺后,犬的尿液吸引了苍蝇,对尿液的进一步分析发现有尿糖存在。直到1922年成功分离出胰岛素之后,胰岛的这种功能才得以确认。1902年Nicholls在尸检时首次发现胰岛细胞瘤,由于患者生前无特殊临床症状,所以当时认为胰岛细胞瘤无明确临床意义。随后相继有人报道了数例胰岛细胞瘤和胰岛细胞癌,1922 年 Bating 和 Best 发现胰岛素后,Wilder 首先报道了一例恶性胰岛细胞瘤合并肝转移患者,明确了高胰岛素血症和低血糖之间的关系,并发现肿瘤提取物有降低血糖作用。1924 年 Harris 报道胰岛素分泌增加导致的自发性低血糖,并被命名为 Harris 综合征。1929 年 Graham 首先成功地用手术治愈了一例胰岛素瘤患者,1935 年 Whipple 报道 22 例,1973 年 Filipi 等复习文献总结病例 1000 例。至 1983 年英文文献报道约 2000 例,且每年新增报道 100～200 例。北京协和医院在中国胰腺外科奠基人曾宪九的带领下,率先在国内开展了胰腺内分泌肿瘤的研究,目前是国内病例最为集中的医疗中心,截至 2013 年胰腺内分泌肿瘤已超过 700 例,其中胰岛素瘤 500 余例。

1951 年 Berk 提出在术中找不到肿瘤,可以行胰体尾切除术,但是这种盲切并未获得满意的效果,主要原因是术中无法找到的肿瘤多位于胰头钩部。随着影像学技术的进步,特别是胰腺 CT[胰腺多期(动脉期、静脉期和门静脉期)薄层 CT 扫描及三维图像重建]技术的发展,术前胰岛素瘤的定位诊断率得到了不断的提高,目前对于术中肿瘤无法明确定位的病例,不再提倡行胰体尾切除术。微创外科是近年来外科进展之一,1996 年 Gagner 和 Sussman 等人分别报道使用腹腔镜摘除胰腺胰岛素瘤以及胰体尾切除术,该手术具有手术创伤小、安全可靠、术后住院时间短等优点,得到了广泛的认同。北京协和医院截至 2013 年已行腹腔镜胰岛素瘤切除术 50 余例。近年来兴起的手术机器人技术在微创的基础上,依靠其前所未有的技术优越性将手术的精准度和可行性提升到了一个全新的高度,引起人们的广泛关注,并已在腹部外科逐步应用。北京协和医院截至 2013 年 7 月已通过"达芬奇"机器人系统完成胰岛素瘤切除术十余例。1956 年,Berson 等建立的放射免疫方法测定血中激素可精确到每毫升 pg 水平,这种方法极大地方便了胰腺内分泌肿瘤的定性和定位诊断,将放免测定激素与介入手段结合产生的 PTPC、ASVS 等手段都曾将胰腺内分泌肿瘤的定位诊断推向新的高度。

1955 年 Zollinger 和 Ellison 报道了两例以胃酸分泌过多导致难治性消化性溃疡为特征的病例,被命名为卓-艾综合征。1961 年 Gregory 等发现肿瘤提取物中存在一种物质,该物质在化学和生理上与胃窦激素胃泌素(gastrin)没有区别,因而确定此肿瘤所分泌的活性物质为胃泌素或称促胃液素,肿瘤定名为胃泌素瘤或促胃液素瘤。此后胃泌素的结构与功能逐渐被研究清楚,现在临床可以使用敏感性、特异性均较好的放射免疫法检测患者血清胃泌素水平,实现了对本病简便而快速的诊断。

胰高血糖素瘤是发生于胰岛 A 细胞的肿瘤。Becker(1942)首先报道 1 例伴有特殊的皮肤病变,并经尸检证实有胰岛细胞瘤的患者。Unger(1963)用放射免疫法测定胰高血糖素诊断本病。McGavran 等(1966)证实本病由有内分泌活性胰岛 A 细胞瘤所引起的高胰高血糖素血症所致,并测出肿瘤内含有高浓度的胰高血糖素。Mallinson 等(1974)正式将该病命名为胰高血糖素瘤综合征。此综合征系指分泌胰高血糖素的胰岛 A 细胞肿瘤,伴有皮肤游走性坏死性红斑、舌炎、糖尿病、体重减轻、正色素性贫血及低氨基酸血症等综合征。本病发病率较低,约为 0.1/1 000 000。

Verner 和 Morrison(1958)首先报道胰腺 VIP 瘤(vasoactive intestinal polypeptide tumor,舒血管肠肽瘤)7 例后,被列为独立疾病,称为 VMS(Verner-Morrison syndrome)。由于本综合征的主要临床表现为水样腹泻(watery-diarrhea)、低钾血症(hypokalemia)和胃酸缺乏(achlorhydria),故 1967 年 Mark 称本综合征为 WDHA 综合征。近年来发现,有的病例仅有胃酸过少(hapochlorhydria),故又称为 WDHH 综合征。Matsumoto(1966)根据本病有霍乱样腹泻,又称之为胰源性霍乱(pancreaticcholera)。血管活性肠肽(vasoactive intestinal peptide,VIP)存在于整个中枢和末梢神经系统中,其中以肠道的神经系统浓度最高。Said 和 Muff(1970)由猪小肠提取 VIP 成功。Bloom(1973)报道,VIP 是引起本综合征的腹泻物质。

1977 年,Ganda 和 Larsson 分别报道了两例分泌生长抑素的胰岛细胞肿瘤,以脂肪痢、糖尿病、胃酸过少和胆石症为主要特征,又称为生长抑素瘤综合征。1979 年 Krejs 全面描述了本病的临床特征。

随着病理学技术,特别是免疫组化技术的广泛应用,胰腺内分泌肿瘤的分类逐步清晰,人们对这些少见和罕见疾病的认识也进一步加深,新的影像技术使其定位诊断更加准确简便。网络资讯的普及,也有利于临床医生认识和发现胰腺内分泌肿瘤,从而提高其治疗效果。

二、胰腺内分泌肿瘤的定位诊断

(一) 超声、CT、MRI

直径<1cm 的肿瘤发现阳性率很低,肿瘤在 2cm 以上阳性率很高。但 80% 的胰岛素瘤直径< 2cm,而且多位于胰腺实质内,与周围胰腺组织密度相似,因此常规的影像学手段发现胰岛素瘤的比例较低。有人报道一组病例,超声阳性率为 9%,CT 为 17%,MRI 为 43%。静脉动态 CT 阳性率有所提高,但仍<50%。近年来胰腺 CT 在临床中得到较广泛应用,其对胰岛素瘤诊断的敏感度已提高到 90% 以上,是目前临床定位诊断的首选方法,特别是三维重建技术,能清晰提示肿瘤和周围血管、胰管、胆管之间的关系,为选择手术方式提供依据。胰腺血流灌注技术是近年来迅速发展的一种新技术,其可提供肿瘤的局部血流量、血容量、渗透性等参数,诊断胰岛素瘤的准确性已达到 95%,笔者工作单位已将其作为胰岛素瘤术前定位诊断的常规手段。(图 9-6 ~ 图 9-8)胃泌素瘤诊断率随着影像学技术的进步也有所提高。目前 CT 能发现大约 80% 的胰腺内肿瘤以及直径大于 3cm 的肿瘤,但仅能发现约 40% 的胰腺外肿瘤,对于十二指肠肿瘤以及直径小于 1cm 的肿瘤则很难被发现。一项调查了连续 61 例胃泌素瘤患者的前瞻性研究发现。增强 CT 扫描对于肝外胃泌素瘤的诊断敏感性为 59%、特异性 95%、阳性预测值为 96%、阴性预测值 54%;对肝转移胃泌素瘤则分别为敏感性 72%、特异性 98%、阳性预测值 93%、阴性预测值 90%。CT 扫描时使用口服与静脉造影剂作增强已经足够;动态扫描并不能增加诊断的敏感性与特异性。

(二) 选择性动脉造影

由于胰岛素瘤为多血运肿瘤,选择性动脉造影具有一定价值,不同文献报道阳性率为 36% ~ 88%,笔者工作单位的诊断阳性率为 84.6%,但对已经手术探查过或多发肿瘤的患者极易出现假阳性或漏诊,应特别注意(图 9-9/文末彩插 9-9)。

目前认为,选择性腹腔动脉造影对于胃泌素瘤的诊断有一定价值,可用于 CT 有效的补充检查手段。Maton 等前瞻性地检查了 20 例连续的病例,并对比了 58 例接受动脉造影与 CT 两种检查,结果发现,动脉造影联合 CT 检查可发现 100% 的肝内胃泌素瘤,对肝外胃泌素瘤的发现率也可达

70%。在 CT 检查后再行血管造影,能额外检出 28% 的肝内胃泌素瘤以及 16% 的肝外胃泌素瘤。遗憾的是,有 24% 的肝外肿瘤患者即使联用这两种方法亦不能检出。腹腔动脉造影为有创检查,且费用较高。

(三) 经皮经肝门静脉置管分段采血测定胰岛素(PTPC)

其操作分法类似于 PTCD,穿刺进入门静脉后,将导管送至脾静脉近脾门处,然后逐渐后退,每退 1cm 抽血一次,退至肠系膜上静脉汇合处,再改变导管方向进入肠系膜上静脉分段取血。最后取门静脉主干血,测定各标本中胰岛素含量,做出曲线,观察是否有峰值,峰值部位可能是肿瘤所在部位,如是多发肿瘤,可显示出两个高峰,增生或恶性胰岛素瘤表现为持续的高胰岛素。

PTPC 的阳性率为 88%,如与选择性动脉造影相结合则可达 90%,但因为属创伤性检查仅适应于疑难性胰岛素瘤,包括以下几类:①有类似低血糖的症状发作,IRI/G 比值在 0.3 左右;②虽有典型的临床症状和阳性的实验室检查,但影像诊断不能提供证据;③有手术探查阴性或切除胰岛素瘤病史,而临床症状未缓解;④可能为多发或恶性胰岛素瘤者。

(四) 选择性动脉内葡萄糖酸钙激惹试验(ASVS)和选择性动脉内胰泌素注射试验(SASI)

对于有功能的胰腺内分泌肿瘤,给予刺激其分泌的物质以后,可以短时间内释放大量的相应激素。如注射促胰液素造成胃泌素瘤的分泌增加,注射钙离子可刺激胰岛素瘤释放胰岛素等。根据这些特点,结合血管造影介入诊断的方法,通过选择性地在动脉内注射这些物质,然后在相应的回流静脉采血测定激素水平,依照激素水平的峰值判断肿瘤的大致位置,再有的放矢地进行手术探查,可以提高手术的成功率。特别是对于其他影像学检查无法定位,以及多次手术的患者具有较高的价值。但这种检查技术操作复杂,属于有创检查,费用较高,除了大的胰腺疾病诊治中心外,一般单位很少开展。随着多排螺旋 CT 三维重建和灌注 CT 等无创检查技术的进步,该技术经历了 10 余年应用后逐渐衰落。内分泌肿瘤知识的普及,疾病诊疗的专业化,多数内分泌肿瘤患者转诊到相应的诊治中心,使首次手术的成功率明显提高,这种技术的适应证也不多见,目前已较少应

用。但在当时的条件下,ASVS 较高的成功率使其在胰腺内分泌肿瘤定位诊断历史上的地位毋庸置疑。了解其历史和方法,对胰腺内分泌肿瘤的文献阅读、科研思路和今后的技术进步都具有重要的学术价值。

1987 年 Imamura 首先应用选择性动脉注射促胰液素肝静脉取血测定胃泌素进行胃泌素瘤的定位诊断,将导管插入胃十二指肠动脉、脾动脉、肠系膜上动脉和肝动脉,每次注射促胰液素 20~30U,分别在注药后 20、40、60、90 和 120 秒在肝静脉采血测定胃泌素,如果某一部位在注药后 40 秒时明显升高并超过基础值 80pg/ml 以上,或超过基础值 20% 以上即有诊断意义。而且,可以通过向肠系膜上动脉与胃十二指肠动脉的细小外周分支注射胰泌素的方法精确定位。用 SASI 向肝动脉中选择性注入胰泌素也可发现肝转移灶。而且,SASI 实验在十二指肠肿瘤患者中更加敏感、阳性率更高。目前 SASI 诊断的敏感性与特异性均可达到 90% 以上,而且其操作并发症较少。因此有学者推荐在检测隐匿性胃泌素瘤时,用 SASI 替代选择性门静脉取血,同时可与 SRS 联合使用,达到 1mm 直径的肿瘤检测水平,并可正确定位超过 90% 直径<5mm 的胃泌素瘤。

1991 年 Doppman 首先报道了利用 ASVS 进行胰岛素瘤的定位诊断,其方法是在上述动脉内注射葡萄糖酸钙,剂量为 1mg Ca^{2+}/kg,分别在注药 30、60、120 和 180 秒采血测定胰岛素,在注射钙剂 30~90 秒升高 2 倍以上为阳性。Doppman 在 1995 年报道了 25 例,敏感性为 88%,同组中 PTPC、SAG、MRI、CT 和 B 超的敏感性则分别为 67%、38%、41%、17% 和 9%。北京协和医院在国内最早开展了此项检查,17 例中 15 例阳性,敏感性为 88.2%,其中 3 例为再次手术病例,术前 B 超、CT 和血管造影均未发现肿瘤,ASVS 定位结果与手术完全一致。Fedorak 在 ASVS 基础上加用动脉内亚甲蓝注射,15 秒内整个动脉供应区染色,2 分钟内开始褪色,肿瘤区持续染色达 15 分钟,这段时间完全可以完成手术切除。

(五)超声内镜(EUS)

此项技术早期用于小胰癌的诊断,以后逐渐用于小的胰腺内分泌肿瘤的定位。Palazo 报告 13 例胰岛素瘤,EUS 阳性率为 79%,同时行 B 超、CT 检查阳性率仅为 7% 和 14%。Thompson 报告 10 例胰岛素瘤,术前 EUS 发现 7 例。有人曾报告 EUS 阳性率可达 90%,是敏感而价廉实用的技术,甚至认为术前仅进行此项检查即可定位。EUS 对于发现胰头与十二指肠的胃泌素瘤颇有价值,尤其是位于十二指肠的较小的、多发的肿瘤。操作时探头经口、食管进入胃部,先检查胃窦部,顺便检查胰头部,继而进入十二指肠检查直达水平部,同时检查胰腺。EUS 能发现小于 5mm 的肿瘤,其定位不同部位胃泌素瘤的敏感性见表 9-5。EUS 引导下细针穿刺(FNA)可以获得肿瘤细胞学病理诊断,从而为手术方式的制订提供依据。有研究报道 EUS-FNA 的并发症较小,且得到的细胞学病理诊断与术后组织学病理诊断一致性较好。但 EUS 也有一定的不足:虽然其定位胰腺胃泌素瘤敏感性可达 85%,但其定位十二指肠胃泌素瘤敏感性仅为 43%,而胃泌素瘤发生于十二指肠的概率要比发生于胰腺高 3~10 倍,MEN-I 患者更是有 60%~100% 均有十二指肠胃泌素瘤病灶;由于位置所限,EUS 对胰体尾部病灶诊断效能有限;EUS 受操作医师经验影响较大。总体而言,目前 EUS 定位敏感性已逐步提高,可达 79%~100%。2012 版 NCCN、ESMO(欧洲肿瘤医学会)和英联邦国家神经内分泌肿瘤指南中均强调了 EUS 的定位诊断价值,认为其是 CT、MR 和 SRS 的有效补充检查手段。

表 9-5 EUS 对不同部位胃泌素瘤的定位敏感性

作者(报道年份)	病例数	EUS 定位敏感性(%)
Ruszniewski (1995)	22	十二指肠 28%、胰腺 75%、淋巴结 62%
Zimmer(1996)	12	十二指肠 63%、胰腺 89%
Proye(1998)	15	十二指肠 28%、胰腺+淋巴结 85%
De Angelis(1999)	8	十二指肠 38%、淋巴结 80%
Mirallie(2002)	26	十二指肠 46%、胰腺 75%、淋巴结 57%

(六)腹腔镜超声

近年来随着微创外科技术的开展,位于胰体尾部的胰腺内分泌肿瘤多可通过腹腔镜手术切除,在腹腔镜下通过胃后途径将超声探头直接接触胰腺表面可准确定位肿瘤,为胰腺内分泌肿瘤的微创治疗奠定基础。

（七）术中超声（intraoperative ultrasound，IOUS）

对于多发胰岛素瘤的患者，目前的术前影像学检查手段很难发现所有的肿瘤，特别是较小的肿瘤，术中超声有以下优点：①可以发现直径2~3mm的肿瘤，并能有效地发现术中不能触及的肿瘤，如胰头及钩突部肿瘤病变，从而弥补单纯术中扪诊的不足，使术中定位的准确性提高，减少了盲目性；②可以对EUS无法检查的肝脏进行探查；③可提供恶性的信息，如侵犯胰管等，良性者边界清楚，有一条高回声带；④有助于手术切除方式的选择，避开胰管、胆总管、脾静脉，减少术后并发症，尤其是第二次手术，可区分瘢痕和肿瘤。虽然术中超声有以上优点，但不能代替术中手法探查，两者是互补的，术中触诊+术中超声检查可以定位诊断95%的术前未能定位的胰岛素瘤。除在胰岛素瘤方面的应用，对于定位于十二指肠的胃泌素瘤，包括EUS在内的常规检查，多不能准确术前定位病变，因此2012版NCCN内分泌肿瘤治疗指南建议使用术中超声定位。

（八）生长抑素受体显像（somatostatin receptor scintigraphy，SRS）

利用放射性核素标记的生长抑素显示胰岛素瘤，方法有^{125}I和^{111}In标记，其中^{111}In标记二乙烯氨戊乙酸（DTPA）奥曲肽效果较好阳性率为80%，而且还可发现原来未知之转移灶，此方法优点为无创伤性，而且阳性率较高。胃泌素瘤细胞膜表面可表达生长抑素受体，故临床使用标记的生长抑素结构类似物奥曲肽，行单光子发射计算机断层显像（SPECT），可对患者行全身核素扫描，有利于发现位置特殊的胃泌素瘤原发灶以及微小的转移灶。Alexander等进行的一项包含连续的35例胃泌素瘤患者的前瞻性研究发现，SRS诊断胃泌素瘤的敏感性高于腹部B超、CT、MRI、动脉造影等所有的传统影像学定位手段联合使用，并与肿瘤大小相关：术前SRS可发现30%的直径≤1.1cm的肿瘤、发现64%的直径在1.1~2cm间的肿瘤以及96%直径>2cm的肿瘤；同时其发现骨转移灶的敏感性也是最高的。

但是SRS的缺点包括：由于部分胰岛素瘤和低分化神经内分泌肿瘤低表达或不表达生长抑素受体，故SRS仅能发现手术探查所发现的全部肿瘤病灶的2/3，并且会漏掉大约50%的十二指肠胃泌素瘤；SRS空间分辨率低，仅能提示肿瘤的相对位置；不能对胰腺内分泌肿瘤做出鉴别诊断；不能提高患者术后的无病生存率；且SRS显像阴性的患者尚不能排除手术探查的治疗方案。总体而言，SRS作为一种简便、无创的全身性检查，现已成为较为常规的胃泌素瘤术前定位诊断并进行临床分期的辅助检查；有的学者将SRS与CT扫描常规联用，有的则是常规使用SASI+SRS等。

（九）PET/CT

目前PET/CT在临床上应用渐多，其比SPECT空间分辨率高，能发现较小的病灶。用于胰腺内分泌肿瘤诊断的显现剂主要有：^{68}Ga标记的生长抑素类似物、^{11}C-5-HTP、^{18}F-FDG、^{11}C/^{18}F DOPA。一项包括86名患者的研究显示，^{68}Ga标记的生长抑素类似物PET诊断的敏感性和特异性分别为96%和92%，明显高于CT和SRS及两者联合应用。2012版ESMO（欧洲肿瘤医学会）指南认为其可以代替SRS。^{11}C-5-HTP是血清素的前体物质，可被神经内分泌细胞摄取、脱羧，以特异^{11}C-血清素的形式不可逆地存储于细胞囊泡中。有报道指出其敏感性超过95%，并且具备显像剂靶/本高、图像清晰等优点，最小可分辨直径为5mm的病灶，还可同时发现多个病灶，较SRS和CT等优越。^{18}F-FDG是最常用的肿瘤显像剂，反映的是肿瘤糖代谢的情况，并且与细胞增殖活性密切相关，其摄取增加往往提示肿瘤分化差、侵袭性强。因此^{18}F-FDG PET多用于分化差的胰腺内分泌癌的辅助诊断，有效弥补了前两种显像剂对该部分内分泌肿瘤诊断的不足。由于PET/CT的诊断优势，2012版英联邦胃肠胰神经内分泌肿瘤指南加强对其推荐，认为对于定位不清的病例可以使用PET/CT检查。

三、定位诊断手段的选择与评价

（一）胰岛素瘤

在明确胰岛素瘤诊断之后，如何获得定位诊断，是手术成败的关键。胰岛素瘤定位诊断方法颇多，可大致分为三大类，术前非侵入性检查、侵入性检查和术中定位诊断检查，可根据术者的经验和所在医院的条件合理加以选用。

1. **术前非侵入性检查** 常用的有BUS、CT和MRI检查，文献中报告的阳性率差异较大。由于80%以上的胰岛素瘤直径小于2cm，而且多位于胰实质内，与周围胰腺组织密度相似，因此常规的影像学检查阳性率低,特别是肿瘤小于1cm时更加难于发现。BUS检查时胰岛素瘤表现为低回声,由于受肥胖、肠气干扰较大,因此其作为术前定位诊断检查的价值不大。普通CT的阳性率很低,但在增强CT时由于造影剂在肿瘤组织中停留时间较长,可以在动脉期、门静脉期或静脉期观察到肿瘤组织。近年来随着多排螺旋CT的应用,胰腺增强薄扫、三维重建和早期灌注等技术使胰岛素瘤的定位诊断率进一步提高,并能提供肿瘤与血管和胰管的关系,目前在笔者工作单位已成为术前首选的定位诊断方法。来自Mayo的研究显示腹部BUS和CT对胰岛素瘤的定位准确性约为70%。常规MRI对胰岛素瘤的诊断率仅有20%,但据文献报道,利用脂肪抑制技术,可提高胰岛素瘤的检出率。EUS最早主要用于小胰癌的诊断与分期,近年来用于小的胰腺内分泌肿瘤定位诊断逐渐增多。国外文献报道EUS敏感性在80%左右,取决于操作者的经验以及肿瘤的大小与部位,胰头及胰体部阳性率较高,但胰尾部相对低,需进一步的经验积累。2012版NCCN、ESMO和英联邦指南均建议常规使用CT、MR进行病变的术前定位,同时认为EUS或内镜是有效的补充定位手段。

2. **术前侵入性检查** 主要有选择性血管造影(DSA),经皮经肝门静脉采血测定胰岛素(PTPC)以及ASVS。DSA时胰岛素瘤表现为多血运肿瘤,可见肿瘤染色,其阳性率在80%左右。对于二次手术的患者,可能出现假阳性,对于多发肿瘤,容易发生遗漏,位于脾门区的肿瘤,应注意与副脾相鉴别。PTPC创伤较大,目前已基本放弃,代之以创伤相对小的ASVS。在所有术前定位诊断方法中ASVS阳性率最高,可作为其他影像学检查阴性或二次手术探查前的定位检查手段。在行ASVS时,给予葡萄糖酸钙刺激之前,应先做DSA检查,如果发现明确的肿瘤,则可省去ASVS检查,同时DSA可以发现异常血管,并与ASVS相互补充,提高检查准确率;另外,每次钙刺激应注意间隔15分钟,以避免钙再循环的影响。2012版英联邦胃肠胰内分泌肿瘤指南建议DSA及静脉取血可作为常规定位检查(CT、MR、SRS)的补充检查方法。

3. **术中定位诊断** 术中定位诊断方法主要有术者触诊及术中超声(IOUS)检查,有经验的外科医师术中探查准确率在90%以上,术中超声除可发现隐匿的胰岛素瘤外,还可探查肿瘤与血管,特别是与主胰管的关系,避免术后胰瘘的发生。许多作者认为术中探查加IOUS,几乎可发现绝大多数的胰岛素瘤,可以省去术前定位检查,是费用效率比最佳的策略。但目前多数医院仍然进行常规术前定位检查,因为IOUS需要有经验的超声医师配合,另外术前获得定位诊断的资料,对于手术切口及术式的选择,缩短手术时间等具有重要影响。随着腹腔镜手术的开展,可根据术前定位诊断,选择一些位于胰体尾部或胰头部表浅的肿瘤行腹腔镜手术;同时明确的定位诊断可解除患者的顾虑,更易接受手术治疗。

综上可见,胰岛素瘤的定位诊断均具有一定局限性,只要定性诊断确切,第一次手术前不宜强调完成一切定位检查。因为有经验的外科医生,术中手法检查的成功率超过90%,术前定位检查发现的肿瘤术中扪诊加术中超声几乎均可发现。有人甚至指出,除非有MEN综合征,第一次术前无须进行定位检查。但大多数医生仍主张进行术前定位检查的原因是:①仅有少数医院具有诊治胰岛素瘤的丰富经验;②仅有少数医院具有术中超声及应用经验;③术前定位可提高术中探查的准确性,并对手术过程产生直接影响。

(二)胃泌素瘤和其他少见内分泌肿瘤

胃泌素瘤的定位较为困难。ZES患者预后不良的主要原因并不在高胃酸分泌,而是在肿瘤本身。所有的胃泌素瘤均具有潜在的转移倾向,而完整地切除肿瘤是治愈患者唯一机会。因而如能在肿瘤较小时准确地定位,则有助于改善其预后。目前胃泌素瘤的定位方法包括:腹部B超、CT、腹部动脉造影、超声内镜(EUS)、生长抑素受体核素显像(SRS)、选择性动脉内胰泌素注射实验(SASI)、动脉刺激选择性门静脉取血(ASVS)测胃泌素等,同时还可以行十二指肠镜或术中超声排除十二指肠内病灶。

对于其他少见或罕见的胰腺内分泌肿瘤,如VIP瘤、生长抑素瘤和胰高血糖素瘤等,由于发现时多数症状明显,肿瘤较大或已有转移,现有的影像手段如多排螺旋CT多可明确病灶位置,由于病例较少,其定位诊断方法研究不多,有待于继续积累经验。

(张太平 肖剑春 赵玉沛)

参考文献

1. Boujaoude J, Moucari R, Abboud B, et al. Utility of endoscopic ultrasonography on localization of insulinomas. Case report and review of the literature J Med Liban, 2004, 52(3):165-167.

2. Fedorak IJ, Ko TC, Gordon D, et al Localization of islet cell tumors of the pancreas: a review of current techniques. Surgery, 1993, 113(3):242-249.

3. Fidler JL, Johnson CD. Imaging of neuroendocrine tumors of the pancreas. Int J Gastrointest Cancer, 2001, 30(1-2):73-85.

4. Mansour JC, Chen H. Pancreatic endocrine tumors. Surg Res, 2004, 120(1):139-161.

5. Norton JA, Fang TD, Jensen RT, et al. Surgery for gastrinoma and insulinoma in multiple endocrine neoplasia type 1. Natl Compr Canc Netw, 2006, 4(2):148-153.

6. Choti MA, Mayorga MA, Bobiak S, et al. Baseline demographics of patients with neuroendocrine tumors presenting to seven National Comprehensive Cancer Network (NCCN) institutions: Development of a multi-institutional outcomes database. J Clin Oncol, 2012, 30:187.

7. Zhao YP, Zhan HX, Cong L, et al. Risk factors for postoperative pancreatic fistula in patients withinsulinomas: analysis of 292 consecutive cases. Hepatobiliary Pancreat Dis Int, 2012, 11(1):102-106.

8. Zhang J, Wu WM, You L, et al. Robotic versus open pancreatectomy: a systematic review and meta-analysis. Ann Surg Oncol, 2013, 20(6):1774-1780.

9. Huscher CG, Mingoli A, Sgarzini G, et al. Image-guided robotic radiosurgery (CyberKnife) for pancreatic insulinoma: is laparoscopy becoming old? Surg Innov, 2012, 19(1):NP14-17.

10. Ito T, Igarashi H, Jensen RT. Pancreatic neuroendocrine tumors: clinical features, diagnosis and medical treatment: advances. Best Pract Res Clin Gastroenterol, 2012, 26(6):737-753.

11. Ellison TA, Edil BH. The current management of pancreatic neuroendocrine tumors. Adv Surg, 2012, 46:283-296.

12. Lawrence B, Gustafsson BI, Chan A, et al. The epidemiology of gastroenteropancreatic neuroendocrine tumors. Endocrinol Metab Clin North Am, 2011, 40:1-18.

13. Liszka L, Pajak J, Mrowiec S, et al. Discrepancies between two alternative staging systems (European Neuro-endocrine Tumor Society 2006 and American Joint Committee on Cancer/Union for International Cancer Control 2010) of neuroendocrine neoplasms of the pancreas. A study of 50 cases. Pathol ResPract, 2011, 207:220-224.

14. Wang SC, Parekh JR, Zuraek MB, et al. Identification of unknown primary tumors in patients with neuroendocrine liver metastases. Arch Surg, 2010, 145:276-280.

15. Shin LK, Brant—Zawadzki G, Kamaya A, et al. Intraopemtive ultrasound of the pancreas. Ultrasound Q, 2009, 25(1):39-48.

16. Thiruvengadam Muniraj, Sabitha Vignesh, Shilpa Shetty, et al. Pancreatic neuroendocrinetumors. Disease-a-Month, 2013, 59:5-19.

17. John K Ramage, A Ahmed, J Ardill, et al. Guidelines for the management of gastroenteropancreatic neuroendocrine (including carcinoid) tumours (NETs). Gut, 2012, 61:6-32.

18. K. Öberg, U. Knigge, D. Kwekkeboom, et al. Neuroendocrine gastro-entero-pancreatic tumors: ESMO Clinical Practice Guidelines for diagnosis, treatment and follow-up. Ann of Oncology, 2012, 23:124-130.

19. Baker MS, Knuth JL, DeWitt J, et al. Pancreatic cystic neuroendocrine tumors: preoperative diagnosis with endoscopic ultrasound and fine-needle immunocytology. J Gastrointest Surg, 2008, 12:450-456.

20. Puli SR, Bechtold ML, Buxbaum JL, et al. How good is endoscopic ultrasound-guided fine-needle aspiration in diagnosing the correct etiology for a solid pancreatic mass? A meta-analysis and systematic review. Pancreas, 2013, 42(1):20-26.

21. Nikfarjam M, Warshaw AL, Axelrod L, et al. Improved contemporary surgical management of insulinomas: a 25-year experience at the Massachusetts General Hospital. Ann Surg, 2008, 247:165-172.

22. Ruiini V, Baum RP, Castaldi P, et al. Role of PET/CT in the functional imaging of endocrine pancreatic tumors. Abdom Imaging, 2012, 37:1004-1020.

23. Gabriel M, Decristoforo C, Kendler D, et al. 68Ga-DOTA-Tyr3-octeotide PET in neuroendocrine tumors: comparison with somatostatin receptor scintigraphy and CT. J Nucl Med, 2007, 48:508-518.

24. Matthew H. Kulke, Al B. Benson III, Emily Bergsland, et al. Neuroendocrine Tumors. J Natl Compr Canc Netw, 2012, 10:724-764.

25. Srinivas R Puli, Nikhil Kalva, Matthew L Bechtold, et al. accuracy of endoscopic ultrasound in pancreatic neuroendocrine tumors: A systematic review and meta analysis. World J Gastroenterol, 2013, 19(23):3678-3684.

26. Placzkowski KA, Vella A, Thompson GB, et al. Secular trends in the presentation and management of functioning insulinoma at the Mayo Clinic, 1987-2007. J Clin Endocrinol Metab, 2009, 94:1069.

27. Kulke MH, Bendell J, Kvols L, et al. Evolving diagnostic and treatment strategies for pancreatic neuroendocrine

tumors. J Hematol Oncol,2011,4;29.

28. 金征宇,赵平,李晓光,等.经动脉钙剂刺激试验术前诊断胰岛素瘤的价值.中华放射学杂志,2002,36;44.

29. 张太平,赵玉沛,蔡力行,等.胰岛素瘤定位诊断方法的选择与评价.中华肝胆外科杂志,2005,11;818-820.

30. 赵玉沛,张太平.胰岛素瘤∥赵玉沛.胰腺病学.北京:人民卫生出版社,2007.

31. 薛华丹,刘炜,孙昊,等.多层螺旋CT与内镜超声对胰岛素瘤术前定位诊断的比较研究.中国医学影像学杂志,2009,17(4);269-272.

32. 赵玉沛,丛林,张太平,等.胰岛素瘤:404例诊治分析.中国实用外科杂志,2008,5;357-359.

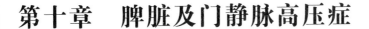

第十章　脾脏及门静脉高压症

第一节　脾脏的应用解剖与脾功能的再认识

一、脾脏的应用解剖

(一)脾脏的大体形态

脾脏是深紫色、富含血管的腹腔实质脏器,质软而脆,外覆一层结缔组织被膜,内含少量弹力纤维组织和少量平滑肌组织。脾的形态不甚规则,大多数外形似蚕豆状,也有楔形或橘瓣形、四面体形或三角形等。我国正常成年人脾脏体积大小男性约 13.36cm×8.64cm×3.07cm,女性约 13.09cm×8.02cm×3.05cm,重量 100~250g,病理情况下可增大至正常的十倍至数十倍。

脾脏位于左季肋部,相当于第 9~11 后肋,大体与第 10 肋平行,通常不能被触及。肋缘下摸到脾脏表明脾脏已肿大一倍以上。

脾脏有膈、脏两面,前、后两缘,上、下两极,毗邻胃、胰尾、左肾和左肾上腺、结肠脾曲、膈等脏器或结构。脾除脾门外皆有腹膜覆盖,因而属腹膜间位器官,其腹膜返折形成脾周韧带,与胃大弯间形成脾胃韧带,与左肾间形成脾肾韧带,与横膈间形成脾膈韧带,与结肠脾曲构成脾结肠韧带。在某些病理情况下韧带内扩张的侧支血管可构成脾脏血液循环的重要通路,对脾动静脉主干被阻断后脾血运的维持具有重要意义。

(二)脾血管与脾的分叶、分段和分区

1. **脾动脉**　脾动脉绝大多数发自腹腔动脉,少数起于腹主动脉、肠系膜上动脉或胃左动脉,按照其行程大致可分为胰上段、胰后段、胰尾前段和脾门段。脾动脉一般在近脾门处分为脾叶动脉,再分支形成脾段及脾亚段动脉。

(1)脾叶动脉:脾动脉在脾门附近分出脾叶动脉(Ⅰ级分支),该动脉以两支型最多见,也有一支型和三支型。两支型即脾上叶和脾下叶动脉。

(2)脾段动脉:每个脾叶动脉又再分为脾段动脉(Ⅱ级分支),多为 1~3 支,通常与脾纵轴相垂直进入脾内,分别供应相应的脾段。脾段动脉可分为三至八段型,以四段型多见(图 10-1),即脾上叶动脉分为脾上段、脾中上段动脉,脾下叶动脉分为脾中下段、脾下段动脉。

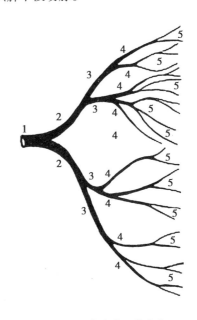

图 10-1　脾动脉及其分支
1. 脾动脉;2. 脾叶动脉;3. 脾段动脉;4. 脾亚段动脉;5. 小梁动脉

(3)脾亚段动脉:脾段动脉再可分出 2~3 个亚段动脉(Ⅲ级分支),与脾膈面平行走行于脾组织中。脾亚段动脉可以有 9~21 支,平均 16 支,再分为小梁动脉(Ⅳ级分支)、中央动脉(Ⅴ级分支)、笔毛动脉(髓动脉、鞘动脉,Ⅵ~Ⅶ级分支),再经动脉毛细血管末端开放于脾索或血窦。

(4)脾极动脉:指不经过脾门而直接进入脾上、下极的动脉。脾上极动脉出现率为 12%~65%,多数起自脾动脉主干,少数起自脾上叶动脉、腹腔动脉,可发出胃短动脉、贲门食管后动脉。下极动脉出现率为 22%~82%,多数发自胃网膜左动脉,少数起自脾下叶动脉或脾动脉主干。有的脾脏上下极动脉同时存在,占 12%~26%。

脾脏的血供非常丰富并有极广泛的侧支循环（胃短动脉和胃网膜左动脉是脾动脉主要侧支），因此远离脾门单纯结扎脾动脉一般不会造成脾脏缺血坏死。脾极动脉的出现率及支数的变异对临床颇为重要，脾保留手术时应注意：①部分脾切除时如拟保留脾脏的上极或下极时，不宜游离，被迫游离时要注意有关血管；②外伤性脾破裂出血行脾动脉结扎后脾脏继续出血要考虑到脾上、下极动脉及其交通支的可能性；③脾叶、段切除时除结扎脾叶动脉、脾段动脉外，相应的脾极动脉也要结扎，以免造成意外出血。

2. 脾静脉 脾动、静脉常伴行，脾静脉多数在脾动脉后下方，少数被动脉盘绕，极个别的在动脉前方。多数脾脏内的动、静脉分支形成近似，这一节段性血管构筑特点为脾节段性切除提供了解剖学基础。在行脾保留手术时应避免单独结扎脾静脉造成脾淤血。

3. 脾脏的分叶、分段和分区 脾脏可根据脾动、静脉的分支类型进行分叶、分段，多数属于"二叶四段"型，即脾上叶、脾下叶和脾上段、脾中上段、脾中下段、脾下段。少数属于"三叶五段至八段"型，即脾上、中、下三叶，除上述四段外再加上中间段（前、后）、中央段、上下极段。各叶、段均有相应动脉供应和静脉引流，段与段之间是无血管的。

依据脾实质内血管系统走行及分布规律，脾脏从脏面到膈面可以划分为三个区：脾门区、中间区、周围区（图10-2）。脾门区为脾叶段血管和多数亚段血管经过之处，中间区为脾小梁血管、中央动脉和小静脉分布处，周围区为笔毛动脉（髓动脉、鞘动脉和动脉毛细血管）、髓静脉、血窦等分布处。

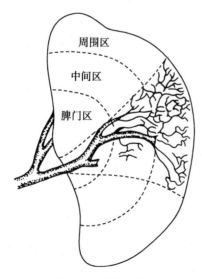

图10-2 脾脏的分区

（三）脾的解剖异常

1. 副脾 副脾与正常脾同源，均来自胃背侧系膜内的间充质，故副脾的位置多位于正常脾附近，最常位于脾门及脾胃韧带内，其他依次为脾蒂、大网膜、胰尾、脾结肠韧带、肠系膜及盆腔。副脾在正常人群中有10%~15%的发生率。副脾也同样由脾组织构成，外包被膜，其色泽、质地与正常脾相同。副脾的大小不一，数量不等，通常是1个，也有4~5个。副脾的血供可来自脾动脉主干或其分支、胃网膜动脉或其他动脉。副脾的临床意义：①副脾的功能与脾脏相同，通常没有临床表现，当因脾功能亢进（如血小板减少性紫癜、溶血性黄疸）行脾切除术时应一并将副脾切除，防止复发；②副脾本身也存在自发破裂、梗死或蒂扭转的可能，临床应注意与其他急腹症予以鉴别；③副脾常被误诊为胃底肿瘤、结肠肿瘤、胰腺肿瘤、肿大淋巴结等。副脾也有游走的。

2. 无脾和多脾 是在胚胎第6周以前脾原基未形成（无脾）或原基未融合（多脾）的结果，多合并部分内脏转位，通常无临床表现，常常由于并发的心、肺或胃肠道畸形需要治疗时发现。多脾应区别于副脾，多脾是单个的多叶脾或是脾由多个独立等大的部分组成，而副脾是1个或多个独立于正常脾以外的脾结节。多脾还应当与由于损伤性脾破裂或脾切除时自体种植的脾相鉴别。

3. 游走脾 可位于腹腔的任何部位，与胚胎发育过程中胃背侧系膜发育缺陷、脾胃韧带和脾膈韧带松弛导致脾蒂变长有关，容易出现脾扭转。

4. 脾生殖腺融合症 胚胎第七至八周时中肾脊演变来的结构与脾原基发生粘连，使睾丸下降时将脾带入阴囊内或左髂窝内，脾组织与左侧睾丸或卵巢合并便产生脾生殖腺融合症。如脾与睾丸融合则需切除其中之一。脾生殖腺融合症常伴连接脾与阴囊之间的纤维索，残留的纤维索压迫横结肠可能会引起肠梗阻，故手术时必须行脾纤维索切断。

（四）脾的组织学

脾脏是机体最大的淋巴器官，占全身淋巴组织总量的25%，含有大量淋巴细胞、巨噬细胞、树突状细胞等免疫细胞。脾脏位于血液循环通路上，每分钟约有全身血量的5%流经脾脏。这些均有利于脾脏发挥抗感染、抗肿瘤等多项重要的生理功能。

脾脏的外面包有一层几毫米厚的结缔组织被膜，从被膜伸出很多的小梁伸入脾脏实质。在脾脏的新鲜切面上，肉眼可见脾脏实质分为明显的两种结构,一种是暗红色的红髓,分布非常广泛,由大量的含血液的、形状不规则的脾窦和脾索组成,另一种是分散在红髓中间呈灰白色的白髓,它是围绕在动脉周围、呈现为弥散的或小结状的淋巴组织(图10-3)。

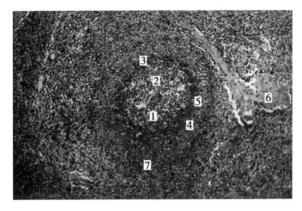

图10-3　正常大鼠脾组织

1. 暗区;2. 明区;3. 帽;4. 边缘区;5. 边缘窦;6. 小梁;7. 红髓

1. 白髓　白髓是围绕中央动脉及其分支而分布的淋巴组织形成的动脉周围淋巴鞘和淋巴小结,含 B 和 T 淋巴细胞,一般情况下占脾脏的 20% ~ 30%,当机体受到外界抗原刺激时淋巴细胞成熟并增殖,白髓体积明显增大,甚至可以占至整个脾脏体积的一半。

(1)动脉周围淋巴鞘:淋巴组织围绕中央动脉形成似刀鞘或衣袖样结构,主要由 T 淋巴细胞组成。动脉周围淋巴鞘内的中央动脉为肌性动脉,分出若干毛细血管侧支供给整个白髓,其中一些毛细血管侧支进入周围的边缘窦。

(2)淋巴小结:又叫脾小结,是 B 淋巴细胞聚集形成的淋巴滤泡样结构,与周围淋巴结的结构相同,也称淋巴滤泡,多呈圆形或椭圆形,直径 0.25 ~ 1mm,呈白色半透明点状,与周围深紫红色的红髓形成鲜明对照。滤泡动脉从淋巴滤泡的一侧穿过,即所谓的偏心性,并分支形成毛细血管供血,这也是淋巴滤泡有别于动脉周围淋巴鞘(PALS)的特点。同身体其他部位的淋巴小结一样,脾小结在受到抗原刺激时不仅数量增多,也会出现生发中心,其中的 B 细胞增殖活跃,树突细胞及巨噬细胞此时也会出现在生发中心,随着感染的消退,生发中心也会消失。淋巴小结随年龄增长而萎缩、减少,老龄者甚至消失。

2. 红髓　新生儿脾脏白髓比例较大,成年达峰,之后逐渐退化,红髓逐渐成为脾脏的主要部分。红髓由脾索和脾窦构成。

(1)脾索:由相互连接呈索状的网状组织构成的网状结构,网眼内即为脾窦。脾索内含有网状细胞、巨噬细胞、淋巴细胞、浆细胞和其他血细胞。脾索内巨噬细胞是脾脏滤过血液的主要结构,血液在脾索内缓慢流动,脾索内巨噬细胞可吞噬各种异物和衰老的红细胞和血小板等。当体循环中有太多破坏的红细胞需要巨噬细胞吞噬时脾索内的网状细胞就会增殖,导致红髓扩大,进而造成整个脾脏的增大。

(2)脾窦:细长、卵圆形、相互连接形成网状的血管通道。脾窦壁没有肌层,仅有一层内皮细胞和基底膜。几个脾窦集合起来成为髓静脉(又称脾索静脉),直接移行于小梁静脉汇成脾静脉属支,再形成脾静脉主干从脾门出脾。

3. 边缘区　紧靠白髓的边缘,是白髓和红髓的移行区。中央动脉的某些毛细血管侧支开口于边缘区的淋巴组织和边缘窦内,因此边缘区是血液中所携带的各种细胞和颗粒物质与脾实质最先接触的部位。同时,它也是许多淋巴细胞离开血液循环迁移到白髓的重要通路,是脾脏首先接触抗原引起免疫反应的重要部位。

4. 血-脾屏障　血-脾屏障位于边缘区,环绕白髓存在,由窦周血管内皮细胞及其基膜、巨噬细胞、网状细胞和网状纤维(网状组织)及胶原纤维组成,它通过细胞间致密结合的机械屏障作用和巨噬细胞的生物吞噬作用发挥抗原滤过功能,维持白髓内环境稳态。

(1)血-脾屏障的功能

1)机械屏障作用:研究发现,无论是代表生物源性的新型隐球菌还是代表非生物源性的炭粒,注射后3小时都是以游离状态聚集在边缘区的脾窦内,即使窦内皮细胞本身或内皮细胞之间存在孔眼或间隙,也未能直接侵入白髓。这一点与脑组织及软脑膜所见到的情况极为相似,说明血-脾屏障有机械屏障功能。

2)生物屏障作用:区别于血-脑屏障最显著的一点。研究发现抗原物质是被血-脾屏障系统的巨噬细胞、窦内皮细胞等吞噬清除,而软脑膜未发现类似现象,显示了血-脾屏障具有积极主动的生物屏障作用。

3)传递抗原:边缘区的巨噬细胞是血-脾屏障系统的重要构成部分,发挥重要功能。研究发现吞噬抗原的巨噬细胞向淋巴滤泡迁移后,持续较长时间停留在生发中心,可能是在为特异性免疫细胞传递抗原信息。

4)维持白髓内在微环境恒定:来自血液循环中的颗粒、抗原等不能直接透过边缘区的血-脾屏障到达白髓,有效地维持了白髓内微环境的恒定,确保白髓内 T、B 淋巴细胞的特异性免疫应答有序进行。

(2)与其他的生物屏障相比,血-脾屏障有如下特点

1)分子结构相对松散:与血-脑屏障、血胸腺屏障相比,血-脾屏障在结构上的特点是当脾窦扩张时,窦内皮细胞之间存在约 $0.5\mu m$ 的间隙,内皮细胞本身也可见约 $2\sim3\mu m$ 窗孔,且基底膜不完整。

2)较强的滤过作用:虽然没有血-脑屏障、血胸腺屏障那样的细胞间紧密连接,但血-脾屏障可阻挡和吞噬异物的细胞种类较多,且跨越的空间范围较大,滤过作用较强。

3)选择性滤过:研究发现血-脾屏障既可以通过较大的抗原,如被疟原虫感染的红细胞,又能阻挡较小的抗原,如辣根过氧化物酶,说明它的选择性是针对具体的成分,而不是完全针对颗粒的大小。不同时期血-脾屏障的选择性滤过功能也不尽相同。形态完整的生发中心周围存在成熟的血-脾屏障,其选择性滤过功能完善,而形态不完整、形成时间较短的生发中心周围的血-脾屏障功能不完善。

5. 脾脏的神经支配 支配脾脏的神经主要是腹腔交感神经节后纤维,经脾门伴随脾动脉进入脾脏,其中胆碱能神经除与脉管系统伴随分布外,脾组织实质内也有分布,不同结构分布的神经纤维相互连接。脾交感神经对脾脏免疫功能的影响主要通过两个方面,即调节脾脏血液灌流量和免疫细胞功能。脾交感神经电生理活动与内毒素呈剂量依赖关系,内毒素剂量越大,脾交感神经电生理活动强度越高,潜伏期越短,脾脏血液灌流量越低,说明脾交感神经对内毒素的敏感性较高,能快速调节脾脏血流量。研究发现,发热可引起脾脏交感神经冲动释放,引起脾脏细胞因子相关基因表达的改变,以 IL-1、IL-6 最为明显,但具体机制不详。由于机体不断地接受刺激,神经内分泌系统与免疫系统不断地应答和协调,所以脾脏的神经纤维常常处于结构不断重塑、功能不断改建之中。

二、脾脏的生理功能

1952 年 King 和 Schumacker 报道了 5 例脾切除后发生全身凶险性感染(overwhelming post-splenectomy infection,OPSI),使人们对脾脏的功能有了全新的认识,对脾脏的免疫功能、Tuftsin 以及脾脏对周围脏器的协同调节作用等方面有了更深入的研究。

(一)储血和造血功能

1. 储血功能 脾脏中有非常丰富的血管,类似海绵,构成一个可以储存血液的储血库。脾脏的大小不同,储血量差异较大,少者几十毫升,多者上千毫升,一般为 $40\sim200ml$。在剧烈运动、急性失血、低温或注射肾上腺素时,脾脏能节律性收缩,将储存的血液(尤其是红细胞)迫入血液循环,增加血容量和红细胞比积,适应血液循环的紧急需要。当机体处于某些病理状态时,脾脏储血会明显增加(病理性储血),甚至达全身血量的 20% 以上。

脾脏还储存大量的血小板。血小板从骨髓中生成并释放后并不全部在血液中循环,而是有相当的数量暂时储存在脾脏内,大约 2 日后才进入血液循环。脾脏储存血小板数量约占总量的 1/3,当脾脏肿大时血小板储量可高达 80%。血小板黏附在网状纤维上,可重复进入血液循环。脾脏储存的大量血小板有利于凝血,当脾脏浅表裂伤时常能自行止血并修复愈合,因此对脾外伤患者,经过慎重选择可以应用非手术治疗。

2. 造血功能 胎儿期脾为造血器官之一,特别在最初 2~5 个月内是主要造血器官。5 个月后脾脏生成红细胞的功能减弱,逐渐产生淋巴细胞和单核细胞,转化为淋巴器官,但在大量失血、溶血、严重缺氧或因某些疾病需要机体紧急造血时,脾脏也能产生多种血细胞(髓外造血)发挥代偿造血作用。成年人患原发性骨髓纤维化时,脾脏穿刺涂片显示淋巴细胞和粒、红、巨核三系细胞增生,说明成年人脾脏仍有髓外造血功能。

(二)滤血和毁血功能

1. 滤血功能 脾脏血流量较大,流经脾脏的血液 90% 需先至红髓进行过滤。脾脏具有独特的微循环系统,血液由脾小动脉末端开口进入脾索的网状细胞之间,然后逐步渗透移行到静脉窦中,在此过程中各种血细胞、颗粒及病原菌呈单行排列,缓慢地通过脾脏微循环。这种特殊的滤过过程给脾窦内的吞噬细胞、淋巴细胞、单核细胞和中性粒细胞吞噬各种微生物和颗粒抗原提供了足够的时间,血液中的细菌、异物、颗粒型抗原、抗原抗体复合物和衰老的血细胞不断被脾脏的巨噬细胞、淋巴细胞捕获、扣留、吞噬、破坏。因此脾脏是血液的有

效滤过器,对维持血液的净化发挥重要作用,其中可能还有免疫和代谢等因素参与。

2. 毁血功能　脾、肝、骨髓、网状内皮系统及肺都具有清除红细胞的功能,脾脏是清除红细胞的主要场所。正常情况下,衰老或不合格的红细胞被脾脏清除,如有脾脏肿大或其他病理情况,正常的红细胞也可能遭到脾脏的破坏。然而脾脏切除后红细胞寿命并无延长,可能是由于脾脏的毁血功能被肝脏等器官所替代。

红细胞、白细胞的直径(7～12μm)远大于脾索基膜小孔直径(2～3μm),故红细胞必须在极度变形的情况下才能通过脾索。正常红细胞易于变形,而衰老、不成熟、受损及形态异常的红细胞变形能力下降,不易通过基膜上的小孔而被阻留。这些红细胞在脾索中长时间停留,有利于巨噬细胞吞噬。脾脏将血液中衰老或受损伤及形态不正常的红细胞拣选并破坏的过程称为剔除或拣选(culling),而在不破坏红细胞膜完整性的前提下将红细胞中某些异常成分如粒细胞核残余(Howell-Jolly 小体)、Heinz 小体、Cabot 环等去除称为摘除或去核(pitting)。脾功能亢进使网状内皮细胞过度活跃时,上述毁血作用显著增强,以致大量白细胞、血小板也在脾内被破坏,临床上观察到脾切除后循环血液中血小板和白细胞数量明显增加。

(三) 脾脏的免疫功能

脾脏是人体最大的淋巴器官,占全身淋巴组织总量的 1/4 左右,也是唯一能滤过血液的淋巴组织。脾脏拥有巨噬细胞、淋巴细胞、树突状细胞、自然杀伤细胞等大量功能各异的免疫活性细胞,并可分泌许多细胞因子,既可通过吞噬完成非特异性免疫功能,又可通过 T 细胞介导的细胞免疫和 B 细胞介导的体液免疫完成特异性免疫功能。脾脏在抗感染和抗肿瘤中发挥的作用已经得到临床和实验证明。

1. 非特异性免疫功能　脾脏具有重要的非特异性免疫功能,这种功能主要通过脾脏内细胞因子协同巨噬细胞吞噬作用而实现。

(1) Tuftsin:1970 年美国 Tuftsin 大学的 Najiar 发现机体中有一种四肽物质,能促进中性粒细胞的吞噬功能,脾切除后这种物质明显减少甚至消失,现已明确它是 IgG 分子 Fc 段第 289～292 节苏氨酰胺-赖氨酰胺-脯氨酰胺-精氨酸的四肽缩氨酸。在白细胞膜酶(白细胞激肽酶)和脾脏内羧基肽酶作用下 Tuftsin 才能从 IgG 分子上裂解下来,因此脾切除后,一方面因脾内浆细胞合成 IgG 不足或丧失,

使产生 Tuftsin 的母体减少,另一方面脾脏产生内羧基肽酶减少或丧失,致 Tuftsin 从 IgG 分子上裂解下来的减少。近年来发现 Tuftsin 还可来源于其他未知细胞的分泌,远非仅 IgG。

Tuftsin 的作用主要有:①促中性粒细胞的吞噬作用。其在 0.05～0.1μg/ml 的微量浓度时即对中性粒细胞吞噬功能有显著影响,且这种影响与浓度改变呈正相关。脾切除后中性粒细胞周围虽有很多可吞噬的细菌,但其吞噬现象少见,脾种植及脾组织移植可维持 Tuftsin 功能。②促进巨噬细胞及单核细胞的作用。在巨噬细胞、单核细胞等多种免疫细胞表面均发现了特异性的 Tuftsin 受体,Tuftsin 通过该受体促进这些细胞的吞噬力和杀伤力。③抗肿瘤免疫作用。Tuftsin 可增强中性粒细胞、单核巨噬细胞的游走性、化学趋向性及吞噬作用,促进巨噬细胞释放肿瘤坏死因子、氧自由基及淋巴因子,诱导 T 细胞增殖分化,增强 NK 细胞的细胞毒作用。④Tuftsin 新发现的功能还包括刺激单核细胞产生组织因子样作用,对血压和组胺的调节作用,抗感受伤害与止痛作用,对 AIDS 的治疗作用等。

(2) 调理素(opsonin)和补体(complement,C):调理素是抗原抗体结合后产生的促进巨噬细胞和粒细胞吞噬作用的一类物质的总称,包括表达于细胞表面的调理素,如特异性抗体 Fc 受体及 C_{3b} 受体,以及某些可溶性补体成分,如 iC_{3b} 等。补体是指存在于血清与组织液中的一组活化后具有酶活性的蛋白质。脾脏中 B 细胞是产生抗体的主要场所,补体中许多成分,如 C_1、C_2、C_4、C_5、C_8 等可在巨噬细胞合成。抗原抗体结合后再与补体结合可增强细胞吞噬功能,对调节免疫效应具有重要作用。补体系统激活过程中可产生多种生物活性物质,参与机体抗感染免疫、扩大体液免疫效应、调节免疫应答,同时也可介导炎症反应,导致组织损伤。脾脏切除后机体吞噬微生物的功能明显下降。

(3) 备解素(properdin):又称 P 因子,是补体旁路激活途径中一个重要组成,主要在脾脏合成,脾切除后外周血 P 因子水平降低。备解素可与 C_{3bBb} 结合并使之发生构象改变,使 C_{3bBb} 的半衰期延长 10 倍,从而加强 C_5 转化酶裂解 C_5 的作用,对补体旁路具有正性调节作用。

(4) 树突状细胞(LDC):脾脏中这类细胞几乎都具有丰富而稳定的 Ia 抗原,具有吸附、保留、提呈抗原的作用,特别是对可溶性抗原能发挥很大的辅

助作用。

（5）巨噬细胞（Mφ）：单核细胞进入脾脏后分化为巨噬细胞，其功能主要有非特异性吞噬功能、识别处理和递呈抗原、储存抗原并参与免疫调节。

（6）其他非特异性免疫细胞和免疫因子：包括自然杀伤细胞（NKC）、杀伤细胞（KC）、淋巴因子活化杀伤细胞（LAK）、免疫核糖核酸（iRNA）、环磷酸鸟苷（cGMP）和内源性细胞毒因子（ECF）等。

2. 特异性免疫功能 可分为由 B 细胞介导的体液免疫和 T 细胞介导的细胞免疫，两者无法截然分割。脾脏中 B 淋巴细胞主要分布在脾小结、边缘区和红髓，B 细胞在抗原刺激下转化为浆细胞，产生具有特异性免疫功能的 IgG 和 IgM，活化的 B 细胞还可提呈可溶性抗原并分泌一些细胞因子参与免疫调节。脾脏内 T 细胞主要分布在中央动脉周围，边缘区也有一定数量，当机体受到抗原侵袭时，巨噬细胞摄取和加工抗原并呈递给 T 细胞，T 细胞携带抗原信息在脾脏以及其他胸腺依赖区增生分化，成为致敏淋巴细胞，一部分通过血液到达抗原所在部位，释放多种细胞因子，与巨噬细胞、杀伤性 T 细胞及中性粒细胞共同作用清除抗原异物，另一部分进入其他淋巴组织诱导更多致敏淋巴细胞产生。有研究证明脾切除后辅助 T 细胞（Th）下降，抑制 T 细（Ts）相对增高。

（四）脾脏在疾病中的作用

脾脏虽然不像心、肝、脑、肺、肾等器官那样为生命所必需，但愈来愈多的研究发现，它对于维持机体内环境的稳定意义重大。脾脏不仅是机体最大的免疫器官，并且是机体免疫-神经-内分泌网络调节中心的重要组成部分，与体内许多其他脏器如肝脏、肺脏、肠道、内分泌、淋巴器官、胰腺等有着密切联系，甚至影响着这些脏器重要功能的发挥及疾病的发生和发展。

1. 脾脏与肝病 脾脏与肝脏在解剖上位置相邻，脾静脉血流与肠系膜上静脉血流汇合成门静脉后进入肝脏，向肝脏输送处理过的抗原，由肝脏进行灭活或激发免疫反应。脾脏内的细胞及细胞因子也可通过门静脉血入肝，影响肝脏功能的发挥。多种肝脏疾病伴有脾脏的异常，如肝硬化门脉高压症（portal hypertension，PH）时常伴随脾大及脾功能亢进，异常的脾脏反过来对肝脏也会造成一定的影响，因此脾脏与肝脏关系密切。实验表明脾脏影响多种肝细胞功能的发挥，将肝实质细胞、库普弗细胞（Kupffer cell，KC）和储脂细胞（Ito 细胞）加入脾

细胞或 Tuftsin 液培养，发现脾脏对肝细胞合成 AKP、LDH 和白蛋白有促进作用。脾脏对肝库普弗细胞的调节作用还表现在向肝脏输送多种生物活性因子，维持库普弗细胞功能活跃，脾脏切除后肝库普弗细胞的吞噬作用也会减弱。以四氯化碳诱导肝硬化模型，比较不同时间切脾组和保脾组肝硬化组织形态学及脾功能方面的差异，发现诱导前切除脾可明显延缓肝硬化发展，诱导过程中切脾仍有部分缓解作用，进一步研究表明肝硬化时切脾组贮脂细胞数量低于保脾组，而贮脂细胞的主要功能正是产生网状纤维和胶原，促进肝纤维化的形成。这些都表明脾脏参与了肝硬化的病理过程，对肝硬化的形成具有明显的促进作用。从免疫学角度出发，临床保留巨脾的免疫功能固然重要，但由于脾脏促进肝硬化，保脾只能使患者肝硬化更加严重。一些新近研究还显示脾脏参与了病毒性肝炎、肝损伤修复、肝硬化门脉高压、肝癌的发生发展及肝移植的免疫排斥。因此对于门静脉高压症的巨脾非但不应保留，而是应当尽早切除，这是近年来脾脏外科对门静脉高压症巨脾研究的主要趋势或一个重要的转变。然而这种转变是否最为理想还有待于更多研究和探索。

2. 脾脏与肿瘤 众多动物实验及临床研究结果表明脾脏在抗肿瘤免疫中发挥着重要的作用。有报道荷瘤鼠脾脏越重者，肺表面转移性结节数目越少。临床上观察到大肠癌患者中脾脏肿大组平均生存率明显高于脾脏正常组。在大鼠转移癌细胞形成后的第 0、3、7、14 天分别行脾切除，发现在第 0、3、7 天切脾动物的存活率明显低于对照组，但第 14 天行脾切组与对照组则无显著性差异，第 0、3 天行脾切除较未切脾明显增加了肺转移数目，第 7、14 天脾切除组肺转移结节数与对照组无明显差异。系列实验研究发现，小鼠脾切除后种植性肝癌、子宫颈癌生长较快，癌细胞淋巴结转移率较高，而给脾切除小鼠注射 Tuftsin 后，其癌细胞转移率明显下降，平均生存期延长，与不切脾组相似。脾脏的抗肿瘤作用与其能分泌如 Tuftsin、FN 及 INF-γ 等非特异性抗肿瘤物质及含有大量的免疫细胞有关，失去脾脏将削弱机体的抗肿瘤免疫作用，加速肿瘤生长。

在肿瘤早期脾脏具有抗肿瘤作用，然而许多研究发现到了肿瘤晚期，脾脏的免疫状态受到抑制，甚至能够促进肿瘤的生长和侵袭转移，切除脾脏将会消除脾脏抗肿瘤免疫的负性作用，减慢肿瘤生长和转移，改善预后。Toge 等研究发现胃癌随着病期

进展,脾脏和脾静脉血中抑制性 T 细胞(CD8$^+$CD11$^+$)的活性较外周血明显增高,而辅助性 T 细胞活性却明显降低。有实验发现给小鼠注射艾氏腹水癌细胞 5 天后切除脾脏,肿瘤生长受到明显抑制。有人统计胃癌切脾组与保脾组术后 CD4$^+$/CD8$^+$ 比值变化,可以看出术后 1 年内两组 CD4$^+$/CD8$^+$ 比值均较术前明显增高,但在随后的 2~5 年切脾组 CD4$^+$/CD8$^+$ 比值逐渐下降,而保脾组比值均在正常范围,其结果表明如果能够切除进展期的恶性肿瘤使荷瘤所致的免疫抑制因素消失,脾脏对残留在体内的肿瘤细胞仍可发挥抗肿瘤的作用,因此对于非脾脏肿瘤,预防性脾切除是不可取的,在可能的条件下尽量切除肿瘤而保留脾脏对患者健康有益。

关于脾脏抗肿瘤免疫进入抑制状态的原因,目前研究认为有以下几个方面:①脾脏分泌的 Tuftsin 可以增加巨噬细胞的肿瘤趋向性、吞噬力和分泌能力,并且能够增加巨噬细胞产生氧自由基-超氧阴离子(O_2^-)的能力,这对杀伤肿瘤细胞具重要的意义,但 Tuftsin 的这种作用随着肿瘤的生长逐渐减弱;②在肿瘤发生的早期,血清中存在低浓度的 TNF-α,能够刺激脾脏分泌 Tuftsin 发挥抗肿瘤的作用,但随着肿瘤的发展,TNF-α 的浓度逐渐增高,反而会抑制 Tuftsin 的产生,降低脾脏的抗肿瘤作用;③脾脏是抑制性免疫细胞分化、增殖的场所,能够产生免疫抑制因子、前列腺环素等抑制免疫功能的物质,随着肿瘤进展,这些免疫抑制因子从脾脏释放增多,导致脾脏呈负性免疫状态。

目前大多数学者所接受脾脏在抗肿瘤免疫中的"双向性"和"时相性"特点。双向性具体取决于多种因素,如肿瘤的来源、肿瘤的相对抗原性、机体免疫状态等,而时相性具体表现为在肿瘤的早期脾脏起抗肿瘤作用,但随着肿瘤的生长,脾脏的抗瘤作用逐渐减弱,甚至呈负性免疫状态导致肿瘤免疫抑制。笔者的研究也发现,在二乙基亚硝胺建立大鼠肝硬化肝癌模型的不同时期,脾脏巨噬细胞的功能不断变化,在肝硬化及肝癌早期脾脏巨噬细胞的吞噬、代谢、分泌、抗原呈递功能普遍增强,其中以肝癌早期增强更为显著,而在肝癌晚期,脾脏巨噬细胞的各项功能普遍减弱,进一步支持了脾脏抗肿瘤作用呈时相性的观点。然而对整个机体而言,脾脏在抗肿瘤免疫中的作用究竟有多大?脾脏抗肿瘤作用的机制具体如何?对于肿瘤进展期中脾脏的负性免疫作用是否可以逆转?如何逆转?如何

利用和调节脾脏的免疫功能从而发挥抑制肿瘤生长的作用也是目前肿瘤生物治疗中一个备受关注的研究热点,对这些问题的进一步探讨应该成为今后的努力方向。

3. 脾脏与急性胰腺炎 "炎症因子级联瀑布反应"不仅是急性胰腺炎的致病机制之一,也是所有致病因素的共同病理阶段,目前认为与急性胰腺炎有关的炎症因子主要有 IL-1、IL-6、IL-8、IL-10 和 TNF-0 等。过度生成的炎症因子促进全身炎症反应综合征(SIRS)和多器官功能障碍(MODS)的形成,导致病情危重甚至死亡。

脾脏是人体最大的免疫器官,脾脏内与炎症反应有关的免疫细胞主要有巨噬细胞、NK 细胞、B 细胞及 T 细胞等,它们能够分泌大量炎症因子如 TNF-α、IL-1、IL-6、IL-8、IL-12 参与免疫调节及炎症反应过程,因此人们推测推断脾脏可能与急性胰腺炎的发生发展有一定的联系。鲁正等人发现,预先切脾组大鼠急性胰腺炎时 TNF-α、IL-1β 含量及细菌移位率均显著低于未切脾组,且肠黏膜病变较轻,说明脾脏在急性炎症反应中可明显提升炎性介质的水平,预先切除脾脏对于阻止病情发展有一定作用。Tuftsin 是脾脏特有的炎症因子,严际慎等人以病理学评分为观察指标,发现预先切脾组制模后 12 小时与 6 小时相比胰腺病理改变并未明显加重,而急性胰腺炎发病后切脾组制模后 12 小时炎症程度明显重于 6 小时,说明脾脏在急性胰腺炎中的作用与 Tuftsin 有关,脾切除组胰腺病理改变减轻可能是由于 Tuftsin 含量减少所致。杨升吉等人研究发现,在严重出血坏死阶段(术后 12 小时),脾脏细胞较外周血 CD3$^+$CD4$^+$ 细胞含量明显降低,CD8$^+$ 细胞轻度升高,CD4$^+$/CD8$^+$ 细胞比值下降,说明机体正常的免疫功能受到抑制,导致感染症状加重。笔者也观察了大鼠急性胰腺炎后不同时间切脾对胰腺炎病情及肺脏、肝脏、肠道菌群移位等胰外脏器病变的影响,发现发病后 6 小时以内切脾者胰腺及胰外脏器病变较轻,预后较好,与预先切脾组类似,而 9 小时以后切脾者胰腺病变及病情类似单纯模型组。以上均显示脾脏对急性胰腺炎的发生发展有一定的促进作用,提示急性胰腺炎早期在常规治疗的基础上围绕脾脏的过度反应采取相应的控制措施有望缓解病情、改善预后。

4. 脾脏与肺脏感染 动物实验发现,肺炎球菌感染的动物预先脾切除者肺组织充血肿胀严重、肺内细菌清除减少、细菌向肺门淋巴结移位和侵入

血流的速度加快,这说明脾切除后动物抗肺炎球菌功能降低。利用大鼠进行不同量脾组织网膜内移植,结果显示气管内感染肺炎球菌后脾移植组的存活率明显高于脾切除组,血中肺炎球菌清除率在脾切除组明显下降,而在各移植组接近正常,且自体脾组织移植能较好地恢复肺泡巨噬细胞发育成熟及功能的发挥。此外还发现脾移植能改善小鼠抗肺泡内大肠埃希菌的能力。

5. 脾脏与肠黏膜屏障及细菌移位 正常情况下由于肠黏膜屏障功能,肠道内大量细菌及有毒物质难以侵入体内。近年来发现＝脾脏对肠黏膜屏障功能有一定影响。实验结果表明,在小鼠脾切除后的一段时间里肠道细菌移位、肠黏膜损害加重,肝、肠系膜淋巴结的细菌培养阳性率均显著增高。因此有人认为脾切除后凶险性感染可能是肠源性的,脾切除后削弱了脾脏对肠道屏障的协同调控作用,导致了肠道内细菌移位。

6. 脾脏与代谢内分泌 临床上早已发现很多脾萎缩患者同时患有毒性突眼性甲状腺肿,实验研究亦证实甲状腺素释放激素在一定条件下对脾脏的免疫功能有调节作用,切脾或缺脾患者易患自身免疫性疾病和肾上腺皮质功能减退症,脾大患者孕酮、绒毛膜促性腺激素、黄体生成素增高,一些动物实验还发现雌二醇对脾外伤后免疫功能的恢复有十分明显的作用。现已证实脾脏与内分泌系统有密切关系,脾脏可通过产生许多内分泌系统的激素或激素受体影响靶器官的功能,目前报道的有促甲状腺激素(TSH)及其受体、促性腺激素及其受体、生长激素及其受体、血管升压素(ADH)及其受体、催产素及其受体、促肾上腺皮质激素(ACTH)及其受体等。此外脾脏还与某些遗传代谢疾病(葡糖脑苷脂病、神经鞘磷脂症等)、感染性疾病等有密切的关系。

7. 脾脏与淋巴器官 通过研究脾对胸腺和淋巴结免疫功能的影响,发现脾切除后中枢免疫器官胸腺无明显反馈作用,但腹腔淋巴结出现了代偿,体现在淋巴结细胞数量增多及对 ConA 增殖反应增强,而单个淋巴结抗体产生能力则有降低,提示生理条件下脾脏对淋巴结抗体产生具有辅助作用。尽管脾切除对中枢免疫器官胸腺无明显反馈作用,但有实验表明小鼠胸腺基质细胞单抗对脾细胞增殖具有抑制作用。

8. 脾脏与其他疾病 新近的研究结果显示脾切除还可以降低全身炎症反应、抗组织细胞凋亡、减轻肝缺血再灌注损伤等。脾脏参与对骨髓造血

的调控和红细胞、血小板的破坏、清除,因此多种造血系统疾病(溶血性贫血、血小板减少型紫癜、骨髓异常增生综合征等)均伴有脾脏的变化。还有研究报道脾切除术后的二战退伍军人心脑血管栓塞性疾病的发病率异常增高,提示脾脏与心血管疾病可能也存在一定联系。

一般来讲,脾脏的功能在脾脏缺失后可以被其他脏器不同程度的代偿或取代,然而脾脏毕竟是人体最大的免疫器官,含有大量的免疫活性细胞并能分泌许多细胞因子,在一些病理情况下,如重症感染、肝硬化、肠道细菌移位、胰腺炎、肿瘤等,脾脏对相关脏器的功能及其病变的进程起着重要的影响。相信针对上述领域开展的研究有望为诸多疾病的发病机制揭开崭新的一页,也为临床效果提供新思路,推动脾脏相关研究向更全面、更深入、更系统的方向发展。

（五）肝硬化门脉高压症时的脾功能

有关肝硬化门静脉高压症(portal hypertension,PH)患者肿大脾脏的功能状况至今仍然存在很大分歧。一方认为脾脏会发生纤维化改变并逐渐加重,抗感染能力降低,对肝硬化具有促进作用;另一方则认为门脉高压患者巨脾实际上为充血性肿大,脾仍具免疫功能,对维持机体正常免疫状态有利。近年来研究提示,门脉高压时脾脏的结构和功能发生了明显变化。在组织学层面,脾脏发生不同程度的纤维化,以脾小体周围胶原纤维和网状纤维增生最为明显,可能会导致脾血屏障机械屏障作用加强,这可能是脾脏内血细胞破坏增多(脾亢发生)的病理学基础之一;在细胞水平,脾脏内巨噬细胞和淋巴细胞相对数量虽然减低,但由于脾脏重量及体积明显增加,其绝对数量明显增多,且巨噬细胞吞噬、分泌和抗原呈递功能以及淋巴细胞的增殖功能均有不同程度的增强;在分子层面,,此时脾脏与正常脾脏在 mRNA、microRNA、细胞因子表达等方面存在显著差异,差异表达的因子涉及单核/巨噬细胞系统趋化、血管新生、纤维化和基质成分改建等方面。

综上所述,门脉高压时脾脏的结构和功能发生了明显变化,一方面会造成脾脏吞噬破坏血细胞增多,导致脾亢的发生,另一方面也说明脾脏并未完全丧失免疫功能,只是处于某种紊乱的状态,这种紊乱状态与肝炎病毒复制、肝纤维化、肝癌、骨髓造血细胞成熟发育抑制等相关疾病有关,会对机体产生不良后果。围绕这一领域的深入研究可能会对门脉高压症患者脾脏处理以及从脾脏入手治疗肝

病提供理论依据,具有重要的理论价值和实际应用前景。

(李宗芳 张澍 李韧)

参考文献

1. 姜洪池,陈孝平.实用肝脾外科学.北京:科学出版社,2003:497-591.
2. 陈辉树,姜洪池.中国脾脏病学.北京:人民军医出版社,2012:5-22.
3. 陈维佩,韩殿冰.脾脏的血管解剖与保脾手术.中国实用外科杂志,1999,19(12):710-712.
4. 蒋登金,郭光金,陈维佩,等.血脾屏障结构与功能的实验研究.中华肝胆外科杂志,2002,8(1):49-52.
5. 朱安龙,姜洪池,刘连新,等.血脾屏障形态学的实验研究.中华外科杂志,2005,43(9):591-594.
6. Mebius RE, Kraal G. Structure and function of spleen. Nature Reviews Immunology,2005,5(8):606-616.
7. 张澍,周蕊,李宗芳.脾脏与其相关疾病.中国实用外科杂志,2009,29(5):395-397.
8. 李宗芳,任松,张澍.脾脏基础研究新进展.中华实验外科杂志,2012,29(3):361-364.
9. 韩殿冰,陈维佩,郭光金,等.脾切除对小鼠肠道细菌移位的影响.中华肝胆外科杂志,2002,8(1):52-54.
10. Zhang S, Li ZF, Pan D, et al. Changes of splenic macrophage during the process of liver cancer induced by diethylnitrosamine in rats. Chinese Medical Journal,2009,122(24):3043-3047.
11. 鲁正,朱言亮,何长林,等.大鼠急性胰腺炎反应中脾脏对肠屏障功能的影响.中国普通外科杂志,2005,14(5):327-330.
12. 严际慎,成雨,罗建飞,等.脾脏在急性胰腺炎中作用的实验研究.中华肝胆外科杂志,2005,11(5):335-337.
13. 杨升吉,孙勇,成雨.大鼠急性胰腺炎脾脏T淋巴细胞亚群的改变.中国现代普通外科进展,2004,7(2):356-357.
14. Liu H, Lee SS. The spleen is a player in portal hypertension. Exp Physiol,2012,97(9):999-1000.
15. Li ZF, Zhang S, Huang Y, et al. Morphological changes of blood spleen barrier in portal hypertensive spleen. Chinese Medical Journal,2008,121(6):561-565.
16. 李宗芳,周蕊,任松,等.脾脏与肝病的研究进展.国际外科学杂志,2012,39(4):217-220.
17. Li ZF, Zhang S, Lv GB, et al. Changes in Count and Function of Splenic Lymphocytes from Patients with Portal Hypertension. World Journal of Gastroenterology,2008,14(15):2377-2382.
18. 李宗芳,张煜,高君,等.门静脉高压症脾功能亢进患者脾巨噬细胞Toll样受体4的表达及其意义.中华医学杂志,2004,84(13):1088-1091.
19. Jiang A, Zhang S, Li ZF, et al. miR-615-3p promotes the phagocytic capacity of splenic macrophages by targeting LCoR in cirrhosis related portal hypertension. Experimental Biology and Medicine,2011,236(6):672-680.
20. Ren S, Zhang S, Li M, et al. NF-κB p65 and c-Rel subunits promote phagocytosis and cytokine secretion by splenic macrophages in cirrhotic patients with hypersplenism. Int J Biochem Cell Biol, 2013, 45 (2): 335-343.

第二节 脾脏占位病变的临床诊断与治疗选择

脾脏占位病变(space-occupying lesion of the spleen)是临床少见疾病。根据其性质不同可分为非肿瘤性占位病变、良性肿瘤性占位病变和恶性肿瘤性占位病变。其中非肿瘤性的主要包括脾囊肿、脾脏炎性病变等。良性肿瘤性占位性病变主要包括脾血管瘤、淋巴管瘤、错构瘤等。恶性肿瘤性占位性病变则可分为原发性和继发性两类。原发性脾脏恶性肿瘤主要包括脾脏淋巴瘤、血管肉瘤等,继发性脾脏肿瘤主要指来源于体内其他脏器恶性肿瘤的脾脏转移瘤。随着医学影像学技术的进步,脾脏占位病变的检出率明显增高,应引起临床重视。

一、脾脏非肿瘤性占位性病变

(一)脾囊肿(splenic cysts)

脾囊肿是脾脏的囊性病变,其发病率十分低。据统计仅占所有脾切除病例的0.3%~0.5%。根据病因不同,脾囊肿可分为非寄生虫性和寄生虫性脾囊肿,两者比例约1:2。

1. **非寄生虫性脾囊肿(non-parasitic cysts)** 根据囊壁有无内皮或上皮细胞衬里,又可分为真性和假性脾囊肿,两者比约1:4。

(1) 真性囊肿(true cysts):又称为先天性囊肿,主要见于儿童和青少年。根据起源可分为表皮样、皮样和内皮样囊肿,其中表皮样囊肿约占非寄生虫性脾囊肿病例总数的90%,而皮样囊肿占剩余病例的大部分。表皮样囊肿主要因胚胎相邻结构的上皮细胞脾内异位,上皮组织不断更新脱落角化的细胞,使内容物逐渐增多,继而发生囊样扩张所致;其也可由间皮样囊肿的间皮内陷而成。其囊壁层具有许多小梁样结构的纤维化,可能是由于基质或管腔重组所致,内含血性的黄色蛋白质液体。皮样囊肿十分罕见,由含有三个胚层起源构成的混合囊性结构。而内皮样囊肿是由一些扩张的血管、淋巴管组成的囊性血管、淋巴管病变。

(2) 假性囊肿(pseudocyst):假性脾囊肿囊壁仅由纤维组织构成,多继发于外伤,占非寄生虫性脾囊肿的75%。大部分发生在青年和中年人,其中60%发生在育龄期女性,造成这种趋势的原因不明,可能与女性激素水平以及孕期女性脾脏脆弱易受到微损伤有关。当腹部外伤时,根据外伤的类型和强度、脾实质血管损伤的部位、凝血状态和脾脏包膜完整的不同,可能导致实质内或包膜下血肿,进而通过机化、液化、吸收和包裹导致假性囊肿形成。假性囊肿也可能由脾梗死或感染(如单核细胞增多、结核、疟疾等)发展而来。

2. 寄生虫性脾囊肿(parasitic cysts) 寄生虫性脾囊肿最常见的为脾包虫囊肿,主要由细粒棘球绦虫感染所致,常见发病地带主要位于南美和地中海的畜牧地区,在我国主要见于西北、西南畜牧地区。尽管寄生虫感染致囊肿很少见,但却是脾囊肿中最为常见的类型。

(1) 临床表现:大部分的脾囊肿患者无明显临床症状,多是在体检或治疗其他疾病时无意发现的。小的囊肿一般不至于产生临床症状,直到肿块持续增大压迫或刺激邻近脏器时才出现一系列相关症状,主要表现为上腹或左上腹隐痛,有时可累及脐周或放射至左肩及左腰背部,或呈腹部"束带"感,若压迫胃肠道可出现早饱、恶心、呕吐、腹胀、便秘等,压迫刺激膈肌时可出现咳嗽、胸腔积液甚至呼吸困难等,压迫左肾可出现蛋白尿、肾性高血压等,继发感染时可出现发热、白细胞升高等,少数病例可出现脾大、脾功能亢进和贫血等,但本病极少发生自发性脾破裂。体格检查时约半数患者可发现无痛性腹部肿块,触之有痛感,略有弹性,可活动,但活动范围极小。

(2) 实验室检查:非寄生虫性囊肿化验检查大部分无明显异常,合并感染者可出现白细胞、中性粒细胞比例增高,少数合并脾功能亢进者可出现红细胞、血小板、粒细胞减少等。寄生虫性脾囊肿化验检查可见嗜酸性粒细胞显著增加。包虫囊液皮内试验(Casoni 试验)阳性具有诊断意义。血清CA19-9 和 CEA 的检测对鉴别表皮样囊肿与胰腺尾部黏液性囊腺癌有重要意义。

(3) 影像学检查:是脾囊肿的主要诊断方法。腹部 X 线检查可发现左侧膈肌抬高、左上腹有钙化影等。B 超典型表现为脾内边界清楚的圆形或类圆形囊性占位,囊壁光滑,内为无回声。CT 上脾囊肿呈球状,边界清楚,内容物接近水密度,可见薄囊壁且增强后无强化。在 MRI 的 T1WI 和 T2WI 上,脾囊肿具有与水相同的信号密度,然而根据囊液组成的不同,T1WI 的信号密度可能增加,但 T2 仍然呈高信号,且 MRI 能有效鉴别脾囊肿与毗邻脏器的关系。此外还可采用超声造影进行诊断。临床上最常用和诊断准确性最高的仍是脾脏 CT 检查,当脾囊肿与其他疾病鉴别较困难时可采用脾动脉造影助诊断。

如能肯定除外寄生虫性脾囊肿,可采用在 B 超或 CT 等影像学引导下经皮囊肿穿刺,通过对穿刺内容物进行生化和病理学检查对诊断十分有帮助,但必须注意穿刺脾恶性囊性病变时肿瘤细胞有针道与腹膜种植转移及出血的风险,应慎重使用。脾棘球蚴病禁用囊肿穿刺诊断。

(4) 鉴别诊断:脾囊肿需与脾大及其他脾脏实质性占位病变如血管瘤、淋巴管瘤以及早期脾脓肿等相鉴别,以及与脾脏邻近脏器的占位性病变如胰腺假性囊肿、胰尾部囊腺癌等相鉴别。

(5) 治疗:目前对于脾囊肿的治疗仍有一定争议。大部分学者认为随着脾囊肿逐渐增大,有并发感染及破裂的可能,破裂后可引起腹腔内出血、腹膜炎甚至穿破膈肌致胸膜炎可能,如为寄生虫性囊肿还可能引起过敏性休克,此外部分脾囊肿难以与脾脏恶性囊性病变相鉴别,因此主张任何类型的脾囊肿一旦确诊应及早处理,原则上均应行脾切除治疗。

近年来随着对脾功能认识的不断加深以及诊断治疗方法的进步,考虑到脾脏具有重要的免疫功能及抗肿瘤功能,良性病变行全脾切除术可能弊大于利;加之部分脾切除术、经皮治疗技术的进步,使得上述观念逐渐发生改变。目前有学者主张除感染性脾囊肿或病变位于脾门区以外,其他类型的脾囊肿可考虑行部分脾切除术或囊肿切除术,尤其是对寄生虫性脾囊肿行脾囊肿切除术。此类保脾手术对儿童、青少年患者的免疫功能保护尤有意义。如脾脏与周围粘连严重,囊肿为单房又合并感染,则可行囊肿切开引流术。寄生虫性囊肿处理时应特别注意将囊肿与腹腔内脏器隔开,首先穿刺减压并向囊内注射1% ~2%甲醛保留 5 分钟,待灭活细粒棘球绦虫的头节后将囊液与甲醛吸净,内囊即与外囊分离而塌陷,此时可行内囊摘除术,避免了术中囊肿破裂囊液与体液、组织接触引起过敏性休克或种植复发的风险。而对于多发、位于脾脏边缘或合并感染迁延不愈的病灶及脾脏部分萎缩者，可采取脾切除或部分切除术。有报道采取 B 超引导下经皮低浓度四环素注射治疗先天性囊肿取得良好疗效的例子，但尚需进一步观察。随着腹腔镜技术的兴起，腹腔镜下全脾切除术、脾部分切除术、脾囊肿摘除术及脾囊肿开窗术等的安全性和有效性也得到了验证，成为治疗脾囊肿的重要手段，可酌情选用。

（二）脾脏炎性病变

脾脏炎性病变在罕见情况下也可导致占位性改变，常见的为脾脓肿与脾结核。

1. **脾脓肿（splenic abscess）**　脾脓肿少见，尸检统计的发生率为 0.14%～0.4%，国内统计发病率为 0.0049%。脾脓肿多由细菌栓子在脾内存留引起，临床可分为三类：转移性脾脓肿，约占 75%；脾脏外伤或梗死引起的脓肿，占 10%～25%，脾亢患者的脾动脉介入栓塞治疗导致的脾梗死感染是此型的重要组成部分；邻近脏器感染直接侵袭脾脏引起的脓肿，约占 10%。在脓肿早期，脾脏不与周围组织粘连，随着病程的进展炎症可达脾脏表面，常致脾脏与周围组织间发生致密粘连。当脓肿累及脾脏表面时还可穿入其他脏器或腹壁形成内、外瘘。

（1）临床表现：脾脓肿早期无特殊表现，主要为感染相关症状，如反复寒战、高热、盗汗等，之后可出现左上腹脾周持续疼痛、触痛和腹肌紧张，若刺激膈肌可有左肩背部放射痛，并可引起咳嗽、呼吸急促甚至胸腔积液、脓胸等。如脓肿穿破脾脏包膜可出现急性化脓性腹膜炎。少数病例可出现脾脏明显肿大、脾功能亢进等。

（2）实验室检查：脾脓肿的化验检查可见血白细胞和中性粒细胞显著增加，并出现核左移，合并脾功能亢进时可出现白细胞减少，感染严重时外周血可出现幼稚细胞并有网织红细胞增多。

（3）影像学检查：胸腹 X 线片可见左侧膈肌抬高、运动受限，脾脏阴影增大，并可见左侧胸腔积液、肋膈角消失、左下肺不张等。B 超检查可见脾脏增大，脾内有单或多个圆形、类圆形或不规则的边缘不整的厚壁液暗区，在无回声区后方有回声增强。CT 诊断脾脓肿的敏感性与特异性均较高，可见脾脏增大、膨隆，脾内圆形或椭圆形密度不均的低密度区，有时尚可见液平或气平，增强扫描时脓肿壁可强化，偶有钙化斑。当与其他病变难以鉴别时也可行腹腔动脉造影、放射性核素扫描等，临床

上也可考虑在影像学定位下穿刺抽液进行诊断或治疗，但应注意出血和感染扩散的风险。

（4）鉴别诊断：脾脓肿的诊断除了应与脾周围脏器的化脓性病变鉴别外，还需与脾囊肿、脾外伤后血肿、梗死、脾转移瘤等相鉴别。

（5）治疗：脾脓肿的治疗包括全身治疗与局部处理两个方面。首先是在支持治疗的基础上选用高效、广谱、敏感的抗生素，取得药敏结果后及时改用敏感抗生素治疗，同时注意有无合并深部真菌感染。局部治疗即手术治疗，首选脾切除术，若脾脏与周围组织致密粘连不易切除或患者一般情况较差不能耐受脾切除术时，也可考虑行脓肿切开引流术。对于不能耐受手术、脓肿为单房且体积较小的患者还可采取经皮穿刺置管引流，每天予抗生素、生理盐水冲洗，待症状体征消失、脓腔闭合后拔除引流管，如引流不佳则应及时转手术治疗。

脾脓肿若不能及时诊断治疗，则预后不良，报道死亡率可达 41%。

2. **脾结核（splenic tuberculosis）**　脾结核为全身性结核在脾脏的局部表现，首先于 1846 年由 Coley 经尸检证实而报道。该病较为罕见，但近年发病率有增高的趋势，任何年龄均可发病，年轻人多见，男性多于女性。脾结核分为原发性和继发性，前者虽然可能有其他器官的结核病灶存在，但在临床表现上以脾结核最为突出或比较孤立，后者为全身性结核的一种。脾结核可为单发或多发，以散在多发病灶多见。病理可分为四型：干酪纤维结节型脾结核、粟粒型脾结核、增生型脾结核以及寒性脓肿。

（1）临床表现：脾结核的临床表现缺乏特异性，初期主要表现为长期原因不明的发热、食欲缺乏、消瘦、乏力、精神倦怠等，随着病变进展及脾脏增大部分患者表现为左季肋部沉重感及左上腹、左腰或胸背部疼痛，严重者出现高热或间歇热。部分患者脾静脉受压后回流障碍，侧支循环开放，导致食管胃底静脉曲张甚至破裂出血。贫血也是脾结核患者常见症状，多为轻中度消耗性贫血。体征以脾大多见，触之表面光滑，质地较硬，伴压痛，少数患者脾表面可呈高低不平的结节状，部分患者可出现脾大、多血症及发绀综合征的脾结核"三主征"，也有脾结核致脾功能亢进和脾破裂的报道。

（2）实验室检查：化验检查可发现红细胞沉降率加快、结核菌素试验（BCG-PPD）阳性。

（3）影像学检查：X 线检查可发现左膈升高、活动受限，左侧胸腔积液及左下肺炎性变，偶可见

脾区钙化。B超检查表现为脾大，脾内可见单个或多个不规则减低或稍强回声区，边界清楚，内部回声不均，如有钙化则表现为强光点或强光团。CT检查有多种表现，粟粒型脾结核仅表现为脾大；干酪型脾结核可见脾内多发斑点状或小蜂窝状低密度灶，增强后病灶无强化，少数可见环形强化；脓肿型脾结核为单发或多发类圆形低密度灶，边界清楚，密度均匀，增强后脓肿壁强化；增生型脾结核为边界不清、大小不等的多发低或等密度灶，增强后病灶多无强化，少数可见环状强化。对于影像学诊断困难的病例还可行脾脏穿刺、腹腔镜检查等。病理检查是诊断脾结核的金标准。

（4）需与脾结核鉴别的疾病：①淋巴瘤：常单发或多发，很少为弥漫病变，增强后病灶轻度强化，肿大淋巴结多无环状强化。结合临床表现、骨髓象、血象等可作出诊断。②转移瘤：多有原发肿瘤史，表现为脾内单发或多发低密度灶，病灶相对大，可出现"牛眼征"或"靶心征"，淋巴结多无环状强化。③脾脓肿：临床表现为寒战、高热，白细胞计数明显升高，影像学表现为单发或多发较大低密度灶，脓肿壁强化明显。较小的孤立性球形脾结核极难与脾脏恶性肿瘤鉴别，误诊率较高，应予重视。

（5）治疗：脾结核治疗应遵循结核治疗原则，加强营养支持治疗的同时进行正规的抗结核治疗。脾切除术是脾结核的有效治疗手段，但应严格掌握其适应证。脾结核行脾切除术的手术指征包括：结核性巨脾；脾结核合并脾脓肿；严重脾功能亢进；合并食管胃底静脉曲张、出血；合并胰尾结核或腹腔脓肿；经正规抗结核治疗后脾脏无缩小，仍有症状；恶性肿瘤不能除外；婴幼儿脾结核中毒症状严重者。手术方式为开腹或腹腔镜下全脾切除术，术后需继续抗结核治疗。

二、脾脏肿瘤性占位性病变

脾脏肿瘤临床上并不常见，尸检也极少发现。不仅原发性肿瘤罕见，继发性肿瘤也极为少见。原发性脾脏肿瘤以恶性居多，约占2/3，良性肿瘤仅1/3，国内报道良恶性比例为1:1.91。肿瘤可起源于血管、淋巴管、网状内皮细胞、平滑肌、神经、纤维、胚胎残余等，以淋巴组织最多见，血管内皮和淋巴管次之。

（一）脾脏良性肿瘤

1. 脾脏良性肿瘤临床罕见，据统计血管瘤占49.6%，淋巴管瘤占28.1%，错构瘤占18.9%，其他约占3.4%。

（1）血管瘤（hemangiomas）：脾脏血管瘤系脾血管发育异常所致，在尸检报告中发生率为0.03%~14%，是脾脏最常见的原发良性肿瘤，常在影像学检查或病理检查时无意发现，30~60岁多见，男女比例为1:1.37。脾血管瘤常呈孤立病灶，在极其罕见的情况下也可以表现为多个或弥漫性血管瘤，或广泛的血管瘤病综合征。病理大体观上血管瘤常为红蓝色海绵状病变，直径0.1~4cm，组织学上可分为海绵状和毛细血管型血管瘤，海绵状血管瘤表现为扩张的血管腔隙内充满红细胞，毛细血管型血管瘤由薄壁小血管腔隙组成，常为分叶状且合并纤维化。

（2）淋巴管瘤（lymphangiomas）：脾脏淋巴管瘤是一种多发生于儿童的罕见的、生长缓慢的良性病变。它是由于淋巴管先天性发育异常、错构或是淋巴管损伤后淋巴引流障碍而导致的淋巴管异常扩张甚至瘤样增大，又称为脾海绵状淋巴管瘤或脾囊性淋巴管瘤。脾脏淋巴管瘤可以是孤立存在的，也可以是全身多发性淋巴管瘤的一部分。如果脾内呈多发性瘤结节或同时伴有其他器官（如肝、纵隔、后腹膜、胃肠等）的淋巴管瘤则称为淋巴管瘤病（lymphangiomatosis）。脾脏淋巴管瘤常表现为包膜下大小不等的多房性囊肿，囊腔壁衬以一层细薄的内皮细胞，有的可伴有一些增生的平滑肌，腔内主要是淡黄色清亮的淋巴液，囊液中可含有蛋白性成分。淋巴管瘤内可有纤维血管增生而导致出血。根据淋巴管扩张的程度不同，可将淋巴管瘤分为三种类型：①毛细管样：由密集细小的淋巴管构成；②海绵样：由扩张呈窦状的较大淋巴管构成；③囊样：由大的淋巴管腔隙构成。

（3）错构瘤（hamartomas）：脾脏错构瘤是由不含淋巴滤泡的脾红髓组成，由Rokitansky于1861年首次报道，发病机制仍不清楚。脾错构瘤常是偶然发现，极少数情况下因为腹部肿块或脾大而发现，其发病年龄范围较宽，中位年龄为47岁，无男女性别差异。脾脏错构瘤系脾脏胚基早期发育异常所致，使脾正常构成成分的组合比例发生混乱。病变呈单发的无包膜实性病变，较周围脾组织色泽略红，切面颜色可依据瘤组织的血液含量、纤维化程度及含铁血黄素沉积的多少而不同，有呈灰白色、深白色或棕红色等。周围脾组织偶有受压现象。镜检见病灶由红髓增生形成，脾索、脾窦结构存在，窦腔扩张内充血液，脾小体很少见到，脾小梁缺如，偶伴灶性纤维化。

（4）其他：脾脏窦岸细胞血管瘤、炎性假瘤、脂肪瘤、血管肌脂肪瘤、血管内皮瘤、血管外皮瘤、纤维瘤等也偶有报道，但均极其罕见，且许多病变的病理学特征尚不能完全确定。

2. **临床表现** 脾脏良性肿瘤常为单发，大小不一，形态各异，往往表现隐匿，大部分患者无明显临床症状，多是通过体检或施行其他检查或手术中意外发现。随着肿瘤增大可压迫周围脏器，出现左上腹不适或疼痛、左上腹肿块以及腹胀、恶心、呕吐等胃肠道症状，其中脾血管瘤患者可因局部血管内凝血而表现为血小板和（或）白细胞下降，即 Kassabach-Merritt 综合征，少数患者可出现脾大及脾功能亢进并引起贫血及出血倾向，亦有报道肿瘤发生破裂出血危及生命。

3. **实验室检查** 脾脏良性肿瘤的化验检查绝大部分无明显异常，合并脾功能亢进者可出现红细胞、白细胞、血小板下降及凝血功能异常。

4. **影像学检查** 影像学诊断对脾脏肿瘤的筛查、诊断及鉴别诊断具有重要的价值。腹部 X 线检查可见脾影增大及局部压迫征象，如左膈上抬、胃底及大弯部受压，横结肠脾曲移位，左肾移位等，但均无特异性。B 超检查常为首选，可显示脾脏大小及肿瘤的性质，常表现为脾实质不均或结节状的低回声改变。CT 和 MRI 检查是脾脏肿瘤病变最有价值的影像学检查，能比较准确地提供肿瘤大小、形态及与周围脏器的关系。脾血管瘤 CT 表现为均匀的低密度或等密度团块或多囊性团块，边缘清晰，增强扫描动脉期可见边缘强化并向中央推进，延迟期呈等密度改变；MRI 上 T1WI 呈典型的等-低信号，T2WI 上呈高信号，强化后动脉期大部分区域呈边缘强化，在延迟期造影剂逐渐由边缘向中央弥散并持续强化。脾淋巴管瘤 CT 表现为脾内多个囊状低密度灶，增强后分隔可有强化，偶见边缘环状钙化；MRI 上 T1WI 囊腔呈低信号，囊内可见等信号的分隔，当囊肿内部出血或囊液富含蛋白质时可呈高信号，增强后分隔及病灶间的脾实质均有强化，分隔强化相对轻。脾错构瘤 CT 表现为脾内混杂密度肿块，无包膜，边界尚清，增强扫描时病灶明显不均匀强化且时间延长；MRI 的 T1WI 呈低或等信号，T2WI 呈不均匀的高信号，增强扫描呈弥漫性早期强化，而在延迟期仅能见到肿瘤的轮廓影。对于少数难以鉴别的病例还可选用 B 超或 CT 引导下脾脏细针穿刺活检，但应注意腹腔内大出血及肿瘤播散的风险。脾动脉造影、核素扫描、腹腔镜检查在少数情况下也可应用。病理诊断为脾脏良性肿瘤性病变确诊的金标准。

5. **鉴别诊断** 脾脏良性肿瘤诊断时应注意与寄生虫性脾囊肿、原发恶性脾肿瘤及脾转移瘤相鉴别。寄生虫性脾囊肿可根据病变为囊性、血常规嗜酸性粒细胞增多及 Casino 试验阳性等加以鉴别；恶性肿瘤可根据病变进展的速度、全身症状及有无其他脏器病变加以鉴别，但仍很困难，核素扫描及 PET/CT 也有助于诊断。

6. **治疗** 由于脾脏良性肿瘤的性质很难通过术前各项检查得到确诊，有时极难与恶性病变相鉴别，因此大部分学者主张脾脏肿瘤的治疗应首选手术切除，手术方式宜选用全脾切除术。对于部分肯定为良性肿瘤的患者，可考虑行脾节段性切除或部分切除术，或在全脾切除术后行健康脾组织自体异位移植，以保留脾脏功能。也有学者认为对脾良性肿瘤可不做任何治疗，密切随访，定期复查。尽管行部分脾切除术有助于保留脾脏的功能，预防脾切除术后感染等并发症，但脾肿瘤在术中即使通过冷冻切片有时亦难以明确诊断，且保脾治疗可能给肿瘤患者带来长期复诊及担忧复发的心理压力，因此选择保脾手术应慎重。

绝大部分脾脏良性肿瘤预后良好，但部分肿瘤如脾血管瘤可发生自发性脾破裂，引起致命性的腹腔内大出血，也有少数病例可发生恶变，引起肿瘤播散而导致死亡。

（二）脾脏恶性肿瘤

脾脏的恶性肿瘤并不常见，可分为原发性肿瘤和转移性肿瘤。原发性脾脏恶性肿瘤广义上可分为来源于白髓的恶性淋巴瘤和来源于红髓的血管恶性肿瘤。转移性恶性肿瘤主要为来源于体内各脏器肿瘤的转移，十分少见。

1. **分类**

（1）淋巴瘤（Lymphomas）：脾脏原发性淋巴瘤是最常见的脾脏恶性肿瘤，占脾脏恶性肿瘤的 2/3 以上，包括霍奇金和非霍奇金淋巴瘤，此外还有极其罕见的 γ/δ 脾 T 细胞淋巴瘤，临床主要表现为巨脾。Ahmann 等将脾非霍奇金淋巴瘤分为 4 型：均匀弥漫型、粟粒结节型、多发肿块型和巨块型，其中均匀性的脾大是淋巴瘤累及脾脏最常见的表现形式，其次是多发弥漫局灶性结节（<0.5cm），再其次是多发肿块和单发肿块。脾淋巴瘤临床可分为三期：Ⅰ期，肿瘤局限于脾脏；Ⅱ期，累及脾门淋巴结；Ⅲ期，累及肝或脾门外淋巴结。多数患者确诊时已属Ⅲ期。

（2）血管肉瘤（hemangiosarcomas）：脾脏的血管肉瘤极其罕见，又称脾恶性血管内皮细胞瘤，是高度恶性的血管源性肿瘤,为脾窦内皮细胞恶性增生所致,约占脾恶性肿瘤7%,多发生于老年人,男性居多,男女比例约为1.4:1,偶见于幼儿及青少年,病因尚不明确,多认为与放疗、化疗及接触过氧化物、二氧化钍和砷等有关。病理大体观可见脾脏极度增大,实质内呈现出多个边界不清的紫红色结节,伴有大片出血和坏死;镜下可见肿瘤组织由裂隙样腔隙或由互相吻合的小血管构成不规则管腔结构,管腔内见有成堆的内皮细胞呈乳头样增生,肿瘤细胞呈梭形或多边形,有显著间变,核分裂多见。

（3）其他肉瘤:其他间叶组织肿瘤如纤维肉瘤、梭形细胞肉瘤和恶性纤维组织细胞瘤也偶见于脾脏。纤维肉瘤及梭形细胞肉瘤是脾脏纤维组织恶性增生,镜下瘤细胞多呈梭形,束状排列或弥漫成片,有明显异型性,核多呈枣核状,粗颗粒,分布不均,核仁明显,胞质淡红色,间质胶原纤维较多,网染瘤细胞间较多网状纤维,多核瘤巨细胞及核分裂象多见。恶性纤维性组织细胞瘤又称恶性纤维黄色瘤,是一种独立类型的恶性肿瘤,多发于老年患者,常为分叶状,质地较坚实,切面可呈灰白、红、黄色,常有中心坏死或囊变,镜下瘤组织内含多种细胞成分,如成纤维细胞、组织细胞、多核巨细胞、黄色瘤细胞及炎性细胞,其中成纤维细胞呈梭形,形成胶原纤维束,轮辐状排列。

（4）脾脏转移性肿瘤（metastases）:脾脏转移性肿瘤是指起源于上皮系统的恶性肿瘤发生脾脏转移,不包括起源于造血系统的恶性肿瘤。正常情况下因脾脏对肿瘤转移有一定的免疫防御能力,因此脾脏转移性肿瘤临床极少见。血源性播散是最常见的转移途径,淋巴转移较少见,少数邻近脏器肿瘤亦可直接侵犯转移。在未治疗的肿瘤患者中2%~9%可出现脾转移,最常见的脾脏转移瘤包括黑色素瘤、乳腺癌、肺癌、卵巢癌、结肠癌、胃癌、胰腺癌、腹膜假黏液瘤等。邻近肿瘤直接侵犯脾脏并不常见,只在胰腺、胃、结肠或左肾及腹膜后的肿瘤中发生。转移病灶肉眼常表现为多个或单个结节,也可表现为多发微小结节或弥漫性浸润,镜下组织病理呈与原发肿瘤一致的特征。

2. 临床表现 脾脏原发性恶性肿瘤早期常无特殊症状,随着病变进展及其性质、部位、大小不同而有不同临床表现,如脾大、左上腹胀痛、局限性疼痛、腹胀、恶心、呕吐等,侵袭左膈可出现胸腔积液、肺不张等,侵袭左肾可出现蛋白尿、血尿等,若肿瘤合并感染可出现发热,肿瘤破裂出血可突发左上腹

疼痛或疼痛忽然加剧并有休克等,如合并脾功能亢进可出现贫血、白细胞减少、血小板减少、凝血功能障碍等。体格检查方面,脾脏不规则肿大是其最具特征性的表现,左上腹可触及肿大脾脏,可达脐水平以下,质硬,表面凹凸不平,触痛明显,活动度差。

脾脏转移性肿瘤患者临床常无特殊症状,仅表现为原发肿瘤症状及全身症状,当脾脏明显增大时可出现左上腹肿块、左上腹痛等,少数患者可伴脾功能亢进、溶血性贫血等。若发生自发性脾破裂可出现急性腹痛、腹腔出血、休克等。

3. 实验室检查 脾脏恶性肿瘤的实验室检查多无特异性改变,合并感染或脾功能亢进等可出现相应血象改变,若为淋巴瘤骨髓穿刺检查可见相应病理改变,少数情况下可出现肝功能明显异常。

4. 影像学检查 是脾脏恶性肿瘤诊断最有价值的方法。X线检查可发现脾影增大及局部压迫征象,但无特异性。B超是最简便、无创的首选诊断方法,可确定脾脏有无肿块,为实性或囊性,但因脾脏肿瘤具有多种超声表现且多数无特异性,因此难以判定良恶性。CT和MRI是目前最有效的影像学诊断方法,不仅能显示脾脏本身的病变,还能显示肿瘤与邻近脏器关系,有无淋巴结、肝脏、腹膜后侵犯等。特殊情况下也可应用经皮穿刺活检、超声造影、核素扫描及动脉血管造影等以协助诊断,为治疗提供依据。各种脾脏恶性肿瘤最终诊断完全依赖于病理组织学检查。

粟粒型和结节型脾脏淋巴瘤CT可仅表现为脾脏体积增大、密度减低,增强扫描表现为均匀或不均匀强化的小结节,动脉期难以区分病灶和正常脾结构,门脉及延迟期则容易观察到较小的病灶;多发肿块型表现为脾内多发低密度肿块,增强后病灶轻度强化或不强化,环形强化较少见;巨块型表现为左上腹巨大占位,平扫边界不清,病灶中央可见小片状坏死,少有出血及钙化,增强后肿块呈均匀或不均匀强化。在MRI中,病变在T1WI和T2WI上呈等信号强度,强化后呈低信号。脾血管肉瘤CT平扫示脾内单或多发低密度病灶,可伴有囊变、钙化、出血、纤维变等,强化后表现为富血管性肿块,在MRI中血管肉瘤表现为T1WI和T2WI混杂密度占位,不均匀强化。脾脏转移性恶性肿瘤CT表现为脾弥漫性肿大,可见单发或多发类圆形低密度影,增强扫描可见典型的"牛眼"征或"靶心"征,在MRI上平扫很难分辨,强化后在T1WI中为低密度病变。CT和MRI诊断困难时,[18]F-FDG PET/CT可作为有效的补充,利用[18]F-FDG浓聚度和标准摄

取值的最大值不同而加以鉴别。

5. **鉴别诊断** 由于恶性肿瘤早期无明显临床表现,甚至部分病例晚期也无特异性表现,因此更应注重鉴别诊断,需与伴脾大的全身性疾病(如充血性脾大、恶性淋巴瘤、白血病侵及脾脏)、脾脏本身疾病(如脾脓肿、脾结核、脾囊肿及其他良性肿瘤),以及一些邻近脏器疾病(如胰尾部肿瘤、胰腺假性囊肿、腹膜后肿瘤等)相鉴别。

6. **治疗** 脾脏原发性恶性肿瘤的治疗原则目前较为统一,一旦诊断成立应首选根治性脾切除术辅以术后放化疗,术中应注意保持脾包膜完整,并进行区域淋巴结清扫,必要时联合脏器切除。术后根据组织病理学检查及免疫组化检查结果确定最终诊断,并联合肿瘤内科、血液科等医师进行多学科协作确定下一步的放化疗方案。由于大部分脾脏恶性肿瘤在早期多无明显临床表现,且易早期发生转移,诊治时多已为晚期,生存预后不容乐观,据统计经规范治疗后5年生存率仅约30%。因此,早期诊断、早期治疗、规范治疗是提高脾脏原发性恶性肿瘤长期生存率的最重要措施。

脾脏转移性恶性肿瘤发现时均已为晚期,多有其他脏器的转移或亚临床转移,因此一般预后极差,大部分患者已失去根治性手术机会,因此应仔细评估手术指征。如果原发肿瘤能根治性手术切除,则可考虑同时行脾脏切除术;若原发肿瘤无法根治切除,但脾脏病变的临床表现较重或出现脾破裂、出血等亦应行脾切除术;如原发肿瘤已切除,术后发现脾脏转移灶,在确定无原发肿瘤复发及其他脏器转移的情况下可考虑行脾切除术。部分患者确诊后行辅助放化疗使原发肿瘤及脾转移灶降期,亦可考虑手术治疗。

(杨连粤)

参 考 文 献

1. 夏穗生,曹秀峰,姜洪池.现代脾脏外科学.南京:江苏科学技术出版社,2000.
2. Facchetti F. Tumors of the spleen. Int J Surg Pathol, 2010,18(3 Suppl):136S-141S.
3. Hansen M B, Moller A C. Splenic cysts. Surg Laparosc Endosc Percutan Tech,2004,14(6):316-322.
4. 杨连粤,吕新生,黄耿文.原发性脾脏肿瘤的诊断与治疗.中华肝胆外科杂志,2001,7(6):331-333.
5. 张启瑜,钱礼.腹部外科学.北京:人民卫生出版社,2006.
6. 郑裕隆,赵乾元.原发性脾脏肿瘤785例综合分析.中国现代医学杂志,1998(01):59.
7. 姚育修,薛建元.原发性脾肿瘤:附112例综合分析.实用肿瘤杂志,1989,4(4):228-229.
8. Elsayes K M, Narra V R, Mukundan G, et al. MR imaging of the spleen:spectrum of abnormalities J. Radiographics,2005,25(4):967-982.
9. 何小东,康维明,郑朝纪,等.脾脏占位性病变的临床诊治分析.中华普通外科杂志,2000,15(11):669-670.
10. 石景森,杨毅军,韩玥,等.脾脏占位性病变25例外科治疗经验.中国实用外科杂志,1999(12):21-22.
11. Kaza R K, Azar S, Al-Hawary M M, et al. Primary and secondary neoplasms of the spleen. Cancer Imaging,2010,10:173-182.
12. 吴福生,董秀志,滕理送,等.脾脏占位性病变.中国普通外科杂志,2002(09):535-537.
13. 詹世林.脾脏恶性肿瘤194例分析.普外临床,1997(03):183-184.
14. Comperat E,Bardier-Dupas A,Camparo P,et al. Splenic metastases:clinicopathologic presentation,differential diagnosis,and pathogenesis. Arch Pathol Lab Med,2007,131(6):965-969.
15. 张汝鹏,王殿昌,李强,等.23例脾脏原发性恶性淋巴瘤临床分析.中华外科杂志,2002(03):51-52.
16. 路涛,张浩.脾血管瘤CT表现特点.中国医学影像学杂志,2011,19(3):223-225.
17. 林振湖,林礼务,薛恩生,等.脾淋巴瘤的超声诊断价值及其分型.中华超声影像学杂志,2008,17(9):773-775.
18. Chun Y S,Robu V G. Spectrum of primary vascular neoplasms of the spleen. J Clin Oncol,2011,29(5):e116-e117.
19. 詹勇,向子云,王静波,等.脾淋巴瘤的CT影像学特征.中国医学影像学杂志,2011,19(2):139-142.
20. 余洋,孙备,姜洪池,等.脾结核的诊断与治疗.中华消化外科杂志,2010(6):459-460.
21. 吴恩福,郑祥武.脾结核的CT诊断.中华放射学杂志,2000,34(6):417-419.
22. Ramdall R B,Alasio T M,Cai G,et al. Primary vascular neoplasms unique to the spleen:littoral cell angioma and splenic hamartoma diagnosis by fine-needle aspiration biopsy. Diagn Cytopathol,2007,35(3):137-142.
23. 张珉,林才照,郑树森.脾错构瘤9例诊治分析.中国实用外科杂志,2004,24(3):173-174.
24. Ahmann D L,Kiely J M,Harrison E J,et al. Malignant lymphoma of the spleen. A review of 49 cases in which the diagnosis was made at splenectomy. Cancer,1966,19(4):461-469.

第三节 保脾手术的历史争议、共识与手术方式

随着人们对脾脏解剖结构和功能的不断深入

研究,脾脏外科一些疾病的处理原则和观念发生了很大的变化,大致经历了"随意切脾"、"非选择性保留脾脏"、"选择性保留脾脏"三个发展阶段。伴随着这种观念的转变,各种保脾手术应运而生,向传统脾切除术提出挑战,促进了现代脾脏外科的发展。

一、保脾手术的历史沿革及发展

保脾手术(spleen preserving operation)是指通过外科手术或介入放射技术,使脾脏及其功能得到全部或部分保留,从而免去脾切除术后所带来的脾功能丧失。最早施行的保脾手术可追溯到 1590 年,Rosetti 成功地为外伤患者施行部分脾切除术。随后在 1787 年,Dorsch 为一名 34 岁男性腹部贯穿伤患者成功地施行了脾大部切除术,该患者术后存活 23 年;1867 年 Pean 施行脾部分切除术也获得了成功;1892 年 Sames、1895 年 Zikoff 分别对脾破裂成功地施行了脾修补手术。在脾切除术盛行的年代,对脾脏功能重要性认识不足,普遍认为脾脏是人体一个可有可无的器官,且脾脏质脆,损伤后出血量大,死亡率高,不易手术修复保留,因此脾切除是当时脾损伤后经典而安全的治疗方法,以致难度大、风险高的保脾手术未能得到广大外科医师的重视和采纳。1911 年著名外科学家 Kocher 在外科手术学教材中明确提出"脾切除对机体没有危害,因此当脾损伤时就应切除这个器官"的观点。

1919 年 Morris 和 Bullock 通过详细的临床观察,认识到脾切除后患者对感染的易感性增加,因而提出对于脾切除应持谨慎态度。而后在鼠疫杆菌感染的实验鼠中,发现经脾切除的鼠死亡率高达 80%,而未切脾的对照组仅为 38%,从而证实了无脾脏时机体对感染的易感性增加的说法,但当时未引起医学界的重视。直至 1952 年,King 和 Schumacker 总结了 100 例脾切除术的治疗效果,其中 5 例为遗传性球形红细胞增多症婴儿,在脾切除后 6 周至 2 年内发生了脑膜炎、脓毒血症和败血症,2 例死亡。他们认为感染易感性增加与脾切除有关,并把这种严重的感染称为脾切除后凶险感染(overwhelming post-splenectomy infection,OPSI)。OPSI 这一新概念的提出在当时得到了国际外科学界的高度评价和认可,被称为现代脾脏外科发展史上的里程碑。从此,研究脾脏的功能以及脾切除术后对机体的影响成了热门话题,保脾手术开始得到重视。

近半个世纪以来,尤其是近 20 年来随着对脾脏解剖和生理功能研究的深入,对脾脏储血、造血、滤血、破血、免疫调节、抗感染、抗肿瘤、内分泌等功能及其与疾病的关系已有了进一步的理解和认识。脾切除对人体免疫功能的损害使人们意识到保脾的重要性,如何最大限度地保留脾组织和脾功能,已经成为当前脾外科关注的焦点,也极大地促进了保脾手术的发展。保脾手术不仅病例数量增加,成功率提高,手术方法多种多样,而且应用范围也不断扩大,其最初主要针对外伤性脾破裂,之后延伸到肝硬化门静脉高压症、某些血液病、早期胃癌以及胰体尾部肿瘤等疾病的治疗,并进行了相关的临床观察和随访,但目前共识与争议并存,主要体现在以下方面的内容:

1. **脾脏损伤的外科治疗** 脾脏血运丰富,组织脆弱,又易遭受外伤,尤其在腹部闭合损伤中,脾破裂居于首位,占 20%~40%。目前对于脾脏损伤的外科治疗已达成共识,即在确保生命的基础上尽一切努力保留脾脏,或最大限度地保留组织,以期保留脾脏的功能,从而避免或减少因无脾而导致的不良后果。我们既要强调保脾手术的必要性,也要关注脾破裂时全脾切除的适应证。笔者认为,对于脾损伤患者进行脾保留手术应遵循的原则为:先保命后保脾是基本原则;年龄越小越优先选择保脾手术;根据脾脏损伤程度、类型选择最佳术式;必要时联合应用几种术式;脾保留手术后要严密观察和随访;老龄患者、重要器官功能低下或障碍、严重感染、腹部复杂多发伤、凝血酶原时间显著延长者,为避免造成意外,可以考虑脾切除。

2. **门静脉高压症(PH)手术的保脾** PH 手术是否保脾的问题一直存在争议,焦点主要在于 PH 患者脾脏免疫功能到底有多大以及脾脏对肝纤维化是否有促进作用。曹志新等(2002)对肝癌合并肝硬化的患者行肝脾联合切除,术后发现切除脾脏不但没有降低机体 T 细胞亚群和 Th 细胞的平衡,反而促进其恢复平衡,并改善机体抗肿瘤免疫功能。也有研究表明肝硬化患者接受肝移植后,脾脏可逐渐恢复正常大小,脾功能亢进症状消失,因而认为脾脏继发充血肿大是可逆的,在消除门静脉高压后可恢复正常功能。此外 PH 脾切除时血浆中 TNF-α 显著升高,不仅维持门静脉的高动力循环状态,还可诱导大量 NOS 产生,除引起血管持续扩张外,还具有细胞毒性,可引起组织器官损伤,造成严重低血压和多系统组织器官损害。PH 手术是否保脾的研究和争论还在继续,现在下结论还为时过早,笔者认为可以从两方面着手,一方面加强脾脏功能的基础研究,重点在 PH 条件下病理性脾脏功能的"双向性"和"时相性",即随 PH 病期、病程和脾脏纤维化程度的不同,脾脏免疫功能状况和对肝纤维化的调控作用也可能有异;另一方面,从循证医学(evidence-based medicine,EBM)角度出发,严格按照脾纤维化程度进行分组,研究不同程度纤维化脾脏的保留与否对机体免疫力及肝纤维化的影响。在临床工作中,PH 手术中脾脏保留与否及保留量的多少,据目前认知水平,应遵循个体化的原则,即根据患者的年龄、肝功能分级、门静脉压力、脾脏大小、脾功亢进程度、出血情况、既往手术史和全身情况出发,尽可能减少对机体的打击和肝功能损害,以求达到良好的治疗效果。

3. 恶性肿瘤治疗的保脾手术问题 脾脏邻近器官肿瘤如胃癌、胰腺癌和结肠肿瘤,因肿瘤根治术要求或因脾血管无法保留,多采取联合脾切除手术。但鉴于脾脏在肿瘤免疫中具有重要的作用,如何选择脾脏切除手术适应证以及如何评价脾脏切除的效果是尚有争议。胃癌根治术是否联合脾脏切除决定于两个因素,即根治上有无清扫脾门淋巴结的必要性和脾脏在肿瘤免疫中的作用。脾门淋巴结清扫可以分为两种情况:肿瘤直接侵犯脾脏或者脾门淋巴结明确转移时称为治疗性清扫;脾门淋巴结有转移可能性称为预防性清扫。脾脏免疫功能在肿瘤发展过程中具有"双向性"和"时向性",即在肿瘤早期脾脏具有正向免疫功能,对机体抗肿瘤免疫有益,在肿瘤晚期脾脏具有负向免疫功能,无益于机体抗肿瘤免疫。但基于肿瘤异质性,不同部位、不同组织来源的肿瘤,以及肿瘤早、晚期具体量化的时间点会使情况复杂得多。有研究表明,在无脾门淋巴结转移的胃癌根治性切除者中,切脾组与非切脾组相比长期生存率无差别,但切脾组手术并发症和死亡率却明显高于非切脾组。因此,对无明确脾门淋巴结转移的胃癌患者,做合并脾切除的扩大根治术应持谨慎态度。中山大学附属一院胃肠外科于 1994～2004 年行胃癌手术 692 例,其中在进行标准化的 D2、D3 手术基础上联合切除脾脏 45 例,联合切除率为 5.8%,术后病理示胃癌联合脾脏切除组 No.10 淋巴结转移率为 15.6%(7/45)。随访 4～122 个月,结果示 Borrmann Ⅰ、Ⅱ 期胃癌切除脾脏后平均生存时间和中位生存时间较单纯胃癌根治手术组缩短;Ⅲ、Ⅳ 期胃癌切除脾脏与单纯胃癌根治手术组比较无差异,因此认为 Ⅰ、Ⅱ 期胃癌患者不应联合脾脏切除。对于肿瘤直径大,浸润深度为 T3 或 T4,转移淋巴为 N2 站别,或为胃上部癌的 Ⅲ、Ⅳ 期患者,是否需联合切脾并清扫 No.10

组淋巴结尚需多中心、前瞻性对照研究证实。目前对于胰体尾恶性肿瘤应用保留脾脏的胰体尾切除术已有成功报道,但缺乏大样本资料和随机对照研究,需慎重使用。目前保脾手术还是提倡以良性病变为主。

二、保脾手术的理论基础及手术方式

(一) 理论基础

通过对脾脏解剖生理的深入研究以及大量的临床资料表明:

1. 脾脏具有可缝合性和易生长性。

2. 脾脏是具有确切叶、段的器官。脾动脉主干在距脾门 1～4cm 处分为 2～3 支,即叶血管,然后各分两支经脾门进入脾实质,将脾分为 4 段,段与段之间有相对无血管区分界。

3. 脾脏血供丰富,除脾动脉供血外,脾周围韧带内有较为丰富的血供来源,可为脾蒂切断后的残脾供血。

4. 脾脏具有免疫、抗肿瘤、造血、储血、滤血以及内分泌调节功能,保脾手术对于某些脾脏疾病在理论上是有根据的,实际上也是完全可行的。对于某些脾脏疾病,如严重的脾破裂或脾恶性肿瘤,考虑到挽救生命是首位要求以及治疗的彻底性,进行全脾切除术是必要的。但对于某些脾脏疾病,如脾某一极、某一叶或某一段的外伤、脾血管瘤、脾囊肿等完全可以进行部分脾切除术,既安全彻底地切除了病灶,又能保留部分健康的脾脏。切除一个器官并不难,但是保留一部分器官却不易,需对病情有准确的了解,采取适宜的术式,方能达到满意的效果。

(二) 手术方式

脾保留手术的术式多样,包括脾破裂黏合凝固止血术、脾破裂缝合修补术、部分脾切除术、全脾切除+自体脾组织片网膜囊内移植术、带血管蒂自体脾组织移植术、脾动脉结扎术、部分脾栓塞术、保留脾脏的胰体尾切除术、脾网罩包裹止血及捆扎术、腹腔镜手术。

以上的一些保脾手术国外在 20 世纪 60～70 年代已开展,而我国起步要晚 10 年左右,于 20 世纪 70～80 年代才开展起来,但发展较快,应用较广,尤其是在部分脾切除术、脾组织大网膜内移植、自体脾脏移植方面颇具特色,并获得了满意效果。夏穗生等首先报道了脾外伤后行带血管自体半脾移植术 2 例,术后脾功能立即恢复,长期随访效果理想。笔者采用去被膜薄片移植到大网膜前后叶间隙中进行自体脾组织移植,核素扫描表明脾功能在术后 2~3 个月恢复,早于国内外 3~6 个月的报道。

1. 脾破裂黏合凝固止血术 包括生物胶黏合止血和物理凝固止血两种方式。

前者使用生物胶与脾破裂出血处的血管破裂口接触,局部加压,使脾破裂创面相互粘贴,模拟血浆高浓度凝固时的过程,最终形成一种黏性弹力凝块,由物理及化学作用粘连于周围组织,使血管破裂口堵塞而止血。黏合止血各国都有自己的产品,如微细纤维胶、Avitene、Histoacryl、Bucrylate、Tissucol-kit、Tissomat、Collatamp、氧化纤维素、纤维蛋白胶等及用上述胶剂制成的网片。我国沿用的有吸收性明胶海绵片。近年来,西安化工研究所推出系列产品如快速医用 ZT 胶和 PW 喷雾胶,经实验和临床验证,效果满意。该方法适合于脾包膜撕脱和轻度表浅裂伤、广泛的单处撕裂伤、未伤及大血管的裂口伤。物理凝固止血是借助于微波、红外线、激光、氩气电凝等物理方法使脾破裂处表面凝固而达到止血目的,该法既可单独施行,也可与其他保脾手术联合应用,大多尚处于试验阶段。

2. 脾破裂缝合修补术 脾破裂缝合修补术保留了一个结构与外形都完整的脾脏,技术较简单,在条件具备、手术适应证符合时,应首先采用这种术式。

(1)适应证:①胃结肠等手术操作中不慎将脾撕裂,这一类裂口往往小而浅;②外伤性脾破裂时,脾脏小而浅的裂口,一般深度不超过 1.5cm;③在进行部分脾切除时,残留脾脏较小的裂口;④在进行同种异体脾移植切取器官时供脾出现小的裂口;⑤脾被膜下血肿被膜切开后脾实质浅而小的裂口。

(2)技术要点:缝合的深度宽度要合适,打结时用力要均匀适度,轻拉慢打。打第 1 个结后,为了防止第 1 个结滑松以及在打第 2 个结时的张力切割脾组织,可用弯止血钳压在第 1 个结上再打第 2 个结。为预防缝线切割,可用吸收性明胶海绵为垫,缝在线上后再打结,也可放入部分网膜组织后打结。如果缝合修补失败或手术造成新的撕裂而酿成出血,不要一味坚持缝合,应该及时果断地改换其他术式。

3. 部分脾切除术 近年来发现脾脏血供和解剖结构与肝脏相似,其血管分布如树枝状,可分叶、段,为脾脏部分切除提供了解剖学依据。部分脾切除术包括规则性部分脾切除术和非规则性脾切除术两种。前者是依照脾内血管分布规律所施行的

脾段切除、脾叶切除和半脾切除术。但是在实际工作中,脾破裂的损伤范围和程度在大部分患者中已超越了理论解剖的界限,过分强调保留脾脏手术的应用解剖在一定程度上限制了保留部分脾切除术的临床应用和推广,此外在实际工作中将脾门血管分布搞清楚再以之判断无血管平面所在位置有时也不现实且不必要,因此根据损伤的实际情况进行选择,进行非规则性部分脾切除术更为实际,也便于掌握和应用。

(1)适应证:①脾上部或下部深而大的裂口、星形损伤或破裂无法缝合修补者,应切除损伤部分,行保留性部分脾切除术;②脾上部和下部同时重度损伤难以修补缝合者,应切除损伤部分,行保留脾中部的脾部分切除术;③局限在脾脏某一部分的良性囊肿;④局限性脾内血肿;⑤脾门处某一叶、段血管损伤无法修补,脾脏已出现界限明显的供血障碍时,应切除这部分脾脏;⑥脾脏实质深而大的裂伤,经缝合后止血不可靠或反而出血加剧,或缝合后部分脾脏出现血液循环障碍;⑦脾脏部分重度裂伤,但无危及生命的多脏器损伤,无严重的胸腹联合伤和脑外伤者;⑧部分脾脏损伤,年龄在 60 岁以下而且重要生命器官功能基本完好,允许保留性脾手术顺利进行者。

(2)技术要点:一般认为脾脏部分切除不宜超过 2/3,因为只有保留 1/3 以上的脾脏方能维持脾脏的功能。首先在脾门处紧贴脾脏处理相应血管,分束处理,每一束勿太多,边处理边观察脾脏相对无血管平面,自此向血运良好的健侧退缩 0.5cm 做交锁 U 形缝合。我们通常选用直针,然后用钳夹法切脾,所遇血管一一结扎,脾断面如仍有渗血可用热盐水纱布湿敷压迫止血或"8"字缝扎,也可喷洒医用生物胶。我们习惯于用切下脾的被膜覆盖脾断面,并以圆针细线固定。该法曾用于部分脾移植断面处理,虽历经数次排斥反应,断面却安然无恙,是效果可靠的例证。

4. 全脾切除+自体脾组织片网膜囊内移植术 在 20 世纪 80 年代初 Chattejee 等对脾切除术后自体脾组织片移植进行了研究,将兔、大鼠自体脾组织片移植到皮下、肌肉,手术成功率超过 90%。随后 Patel、Minikan 等分别进行了临床应用,将脾组织片移植到网膜囊内,获得了满意效果。国内自 1984 年开始,刘乐欣、姜洪池、马宏敏等先后作了较系统的报道,也获得了满意效果,自体脾组织片网膜囊内移植术已被普遍认为是全脾切除后弥补脾脏功能的有效方法。鉴于约有 50% 的脾破裂患者需迅

速切除脾脏控制出血,因此若全身条件及脾脏条件允许,在全脾切除术后进行自体脾组织片移植,不失为一种可靠、有效、安全的补偿措施。

(1)适应证:①严重的脾破裂;②多处深而大的脾破裂,无法进行脾缝合修补或部分脾切除者;③脾门撕裂,脾蒂血管离断,发生紧急大出血者;④脾脏血管损伤合并脾上部损伤者;⑤外伤性迟发型脾破裂,但部分脾组织尚有活力者;⑥闭合性腹部外伤,无空腔脏器破裂者。

(2)技术要点:全脾切下后用冷生理盐水冲洗,然后放入4℃Hartmann溶液中,一组人员清洗腹腔,另一组人员剥去脾被膜并制备脾组织片,总量相当于脾总量1/3,制成2.0cm×2.0cm×0.5cm组织片,放在大网膜前后叶间隙中。注意放在血运丰富处并缝合固定。实验研究和临床观察证明,去除被膜利于移植物与网膜的血运建立,最近研究表明,脾脏尚有内分泌功能,去除脾被膜有利于激素进入血液循环。因此我们主张自体脾组织移植以去被膜小脾块移植至大网膜前后间隙内为妥。

5. 带血管蒂自体脾组织移植术　带血管蒂的自体脾组织移植于1985年首先由同济医科大学夏穗生等报道。该手术是难度较大的保留性脾手术,在一般医院及无良好血管外科技术的手术者中难以进行,但是这种手术效果可靠,术后脾功能恢复较快。

(1)适应证:①局限性严重的脾撕裂(脾实质或脾动、静脉主要分支离断),发生大出血,在原位无法修补或做部分脾切除者,必须迅速切除全脾,切除后若发现破裂位于脾的一极,而其他大部分或半脾完好者,即可用作脾移植;②严重游走牌,各韧带过度松弛,有发生脾蒂扭转的可能性,但若行各韧带紧缩手术又担心可能发生脾血管扭曲而影响脾脏的供血或静脉回流者。

(2)技术要点:脾脏切除后,将连接输液瓶的细硅胶管或钝头9号针头插入脾动脉,在约9.8kPa的压力下进行低温(1~4℃)灌注,至脾静脉流出液清亮为止。一般说来,脾脏即使洗得彻底,仍略呈暗红色,因此不宜以灌洗器官的颜色作为是否灌洗满意的标志。灌洗毕,切除脾的撕裂部分,缝合创面,保留的半脾或部分脾即可用作移植。游离髂血管时采用下腹部斜行切口,逐层切开腹外斜肌腱膜与肌纤维和腹内肌,注意勿入腹腔。将腹膜向上、向对侧推开,逐步进入腹膜后间隙,显露髂血管,游离髂内动脉和髂总静脉,在游离过程中注意结扎淋巴管,以免发生淋巴漏或形成囊肿。供脾经灌洗和

血管修剪后,放入预制的双层纱布袋内,两层纱布间放入适量冰屑,将脾蒂血管丛纱布袋的剪洞处露出,便于吻合。脾上极仍然向上,脾门朝向对侧,将供脾置入髂窝最合适的位置,必要时可固定数针以防脾扭转。血管吻合时,常规先吻合静脉,后吻合动脉,这样可以使部位较深在的静脉吻合容易进行。脾静脉与髂总或髂外静脉行端侧吻合,脾动脉与髂内动脉行对端吻合。吻合完毕后,先放开阻断的静脉,后放开动脉,术后注意抗凝治疗。

6. 脾动脉结扎术　脾动脉结扎术作为一种保脾手术,其特点是保全了脾脏的完整结构,通过结扎脾动脉主干,降低脾动脉压力,减少脾脏的血流量,同时由于脾脏体积缩小,张力减低,利于缝合修补等其他保脾治疗措施,最终达到彻底止血、治疗外伤性脾破裂出血的目的。1978年Nordinger报道脾损伤行脾动脉结扎8例,其中1例因脾缺血坏死施行了全脾切除术。1980年Keramids首先成功地用脾动脉结扎治疗脾外伤。1983年李保华用同样的方法治疗4例脾外伤,取得了满意的效果。

人的脾脏是一个血供丰富的器官,有极广泛的侧支循环。脾动脉结扎后,由于脾脏血管床减少和压力降低可促进侧支循环开放,因此不致引起脾脏缺血性坏死,这一点已被很多动物实验所证实。脾脏作为一个强大的血液过滤器,其循环血量相当于心排出量的5%,可清除血液中的颗粒抗原和细菌等微生物。已有研究表明,脾动脉结扎术后,虽然脾脏的清除功能有所下降,但仍保留了一定的清除功能,尤其是对细菌的清除功能。结扎脾动脉对于脾脏其他功能影响程度有多大还需进行进一步的研究。此外,脾脏的侧支循环在多长时间内能达到维持正常脾血流,是否和脾动脉结扎前具有相当功效仍然有待探究。

目前脾动脉结扎主要应用于脾外伤出血的治疗。我国自1983年至今临床报道近百例,相当一部分与其他保脾手术如脾修补术、脾部分切除术联用,效果满意,但许多学者考虑到脾动脉结扎有影响脾脏净化血液功能而持反对态度。

(1)适应证:①脾门裂伤,出血量大,采用其他手术方法不易达到止血目的;②多处脾裂伤修补困难者,结扎脾动脉有可能保留部分脾脏;③脾被膜下血肿,有破裂和延期破裂的可能;④其他,如脾外伤后,采用别的方法不能有效控制出血,可先结扎脾动脉主干或分支控制出血。

该术式还可用于治疗门脉高压时的脾功能亢进。最初将此术式用于门脉高压的治疗是借助脾

脏易与周围组织形成侧支循环,借脾脏形成一条分流通道。Write(1976)在动物实验的基础上应用于临床,除结扎脾动脉外,切断全部或部分胃短动脉,治疗了8例肝硬化患者,对伴有食管胃底静脉曲张或破裂出血者同时结扎胃冠状静脉,术后有功能的脾脏体积缩小,脾功能亢进缓解,外周血象好转。然而有3例患者在脾动脉结扎后因侧支循环再次形成脾功亢进。国内伏文均等(1988)应用脾动脉结扎治疗小儿脾功能亢进症5例,其中4例外周血象维持正常达3年以上,有1例随访7年仍保持正常。该报道给我们的启示是:本手术创伤小,操作不难,适用于幼儿,可以暂时缓解脾亢症状,推迟切脾年龄,减少幼儿切脾后感染尤其是OPSI的发生率,但随着时间的延长,可能因侧支循环致脾亢复发。张昌菖等(1988)对5例肝炎后肝硬化合并脾功能亢进和上消化道出血的患者采用脾动脉结扎联合断流术治疗,术后随访1年半,效果满意。实验和临床均证明脾动脉结扎可以降低门静脉压力,缓解脾功能亢进症状,但有关手术适应证的选择以及是否应联合其他手术方式等问题有待于更多临床资料积累。

(2)技术要点:取上腹部探查切口,将脾脏游离并置于切口外,详细探查损伤程度以及是否合并其他脏器损伤后,再决定是否结扎脾动脉。为了保证脾动脉结扎的安全有效,首先可用肠钳夹住脾门血管,使术野显露清晰和充分。其次在距脾门约3cm的胰尾上缘找到脾动脉主干,切开血管鞘后再游离脾动脉,这样既容易游离,又安全可靠,不至于伤及脾静脉。施行脾动脉结扎时务必保留脾动脉的两条主要侧支血管,即胃短动脉和胃网膜左动脉,以保证脾有足够的血供,可通过测试其搏动情况确定。无论是结扎脾动脉主干还是其终末支,结扎前都要以手、束带或无损伤钳做暂时阻断,证明可完全止血而脾无缺血表现后方可结扎。结扎可用粗丝线做永久性结扎,或用吸收肠线,在一定时间裂伤愈合后可再通。

7. 部分脾栓塞术 1973年Maddison首先应用介入放射技术做全脾动脉栓塞治疗1例晚期肝硬化伴门静脉高压症患者,但由于这种方法死亡率较高已基本被废弃,取而代之的是脾部分栓塞术,即通过栓塞剂阻断供应脾实质的小动脉,使脾组织迅速发生不可逆的缺血梗死,6个月左右出现纤维化,产生部分脾切除效应。该法由Spigos于1979年首创,用于治疗脾功能亢进。Jonasson于1985年将其应用于同种肾移植,有效地控制了急性排斥反

应。在此基础上,有人采用脾动脉主干栓塞治疗外伤性脾破裂,也达到了止血的疗效。

多年研究证明,脾脏功能的发挥除依赖于完整的组织学结构外,还应有足够的血液供应。脾部分栓塞术是选择性栓塞脾动脉分支,使其对应的脾实质梗死,保留下来的脾组织结构完整并有脾动脉供血,符合现代脾外科保脾及其功能的基本要求,显示了治疗脾破裂的合理性。同时由于可反复栓塞,对某些血液病、门静脉高压合并脾大或食管静脉曲张以及同种肾移植患者也有广泛的应用前途。部分脾栓塞术的突出优点在于无全脾栓塞后严重的并发症和较高的死亡率,也无手术切除脾脏后严重感染的风险,国内已有较多报道,效果良好。Jonasson用部分脾栓塞术控制同种肾移植后排斥反应(124例)、血液病(8例)、门静脉高压症食管静脉曲张(4例),术后随访18年,死亡15例,3例与栓塞有关,可以认为相对安全有效。

8. 保留脾脏的胰体尾切除术 以往脾周器官或胰体尾部病变,只要累及脾脏或手术不便,便将脾脏连同邻近器官一并切除,称之为无辜性脾切除。为了治疗疾病,不必要地过多切除另一器官绝非高明之举,在治疗疾病的前提下,尽可能地保留其他器官才是恰当的,是外科发展的必然趋势。目前认为脾脏并非可有可无的器官,因此在胰体尾部良性病变手术时,应根据病变情况尽量保留脾脏,尤其是在儿童患者中。早在20世纪40年代,Mallet-Guy就已介绍保留脾脏的胰腺远端切除术,但直至1982年Robey等对胰腺外伤患者行此术式成功救治被报道后才引起普遍关注,于20世纪80年代末至90年代早、中期形成应用高潮。Warshaw(1988)曾对22例胰尾部疾病患者行胰尾部切除时保留了脾脏。Alexakis等(2003)成功地为胰腺功能完全丧失的慢性胰腺炎患者进行了保留十二指肠和脾脏的全胰腺切除术。笔者自1989年至今已开展了57例该手术,术后效果良好,所有患者均痊愈出院。

(1)适应证:①无法局部切除的胰体尾部良性肿瘤,如胰岛素瘤、囊腺瘤、胃泌素瘤、非功能性胰腺内分泌瘤等;②胰体尾部假性囊肿或主胰管狭窄合并狭窄部以远胰腺体尾部囊肿;③疼痛剧烈的胰体尾部慢性胰腺炎、复发性急性胰腺炎;④新生儿胰岛细胞增殖症;⑤胰体尾部外伤无法保全者;⑥胰瘘、胰腺体尾部假性动脉瘤;⑦局限于胰体尾的早期癌。因炎症、肿瘤等造成脾血管与胰腺或周围组织粘连严重者,可试行合并脾动静脉切除的保

留脾脏的胰体尾切除术,但需确认侧支血管血液循环良好。早期胰体尾癌确诊率低,手术切除机会少,虽有成功报道,如早期导管腺癌,但缺乏大样本资料和随机对照研究,况且脾脏抗肿瘤免疫具有特殊时相性,是否保脾意见仍难统一。

（2）技术要点:在实施保留脾脏的胰腺远端切除术时,有两种手术方式可供选择:一是保留脾血管法,二是切断脾血管法。保留脾血管法术后脾有可靠的血运保障,是较为理想的保脾术式,但解剖脾血管,尤其是分离其进入胰腺的众多分支比较困难,在慢性胰腺炎中更是如此,术后发生脾静脉栓塞亦有报道。切断脾血管法操作相对简便,术中损伤较小,近期效果与保留血管的术式相近,但远期随访患者常发生胃周及黏膜下静脉曲张。Miura等(2005)对10位行切断脾血管法的患者进行了平均52个月的随访,7名患者术后发生了胃周血管曲张,2名患者发生黏膜下血管曲张。需特别指出的是切断脾血管术中需避免损伤胃短血管和胃网膜血管,以保证脾的血供。

9. **脾网罩包裹止血及捆扎术** 该方法采用可吸收材料编制的网罩包裹损伤的脾脏。顾传杰(1982)在国内率先用于临床并取得成功。Lange(1988)报道应用可吸收网罩包裹损伤脾脏,使手术保脾率由33%(12/36)上升到67%(22/33),术后并发症和全脾切除、脾缝合或网罩加脾缝合组无明显差异,他认为网罩包裹脾是安全、有效的保脾方法,适用于脾包膜大面积撕裂或实质较深的破裂,甚至伤及脾门的损伤。金庆丰等(1986)用肠线编制网罩修补实验动物的破裂脾脏,均可立即止血,术后未见并发症,脾组织学检查显示肠线术后40天左右可完全吸收。Delany(1982)还报道用脾帽控制伤脾出血获得成功。

网罩法修补脾损伤的适应证为:①一般脾破裂均适用;②脾包膜大面积撕裂,创面出血不止;③脾包膜下血肿,包膜切开后仍有扩展者;④脾实质严重破裂及挫伤;⑤伤及脾门的破裂,缝合有困难者;⑥脾修补后创面仍出血不止者;⑦可与脾包膜缝合、脾缝合、脾部分切除术等联合应用。

10. **腹腔镜技术的应用** 1991年Delaitre等完成了首例腹腔镜脾切除术,此后腔镜技术开始应用于脾脏外科,目前腹腔镜可施行上述各类保脾手术,避免了开腹手术给患者带来的痛苦,且具有诊断和治疗双重作用,但由于该项技术难度较大,尚未得到广泛推广。沈汉斌等(2002)对9例外伤性脾破裂合并既往腹部手术史的患者行腹腔镜保脾

术,对于Ⅰ、Ⅱ级破裂采用ZT生物胶喷洒、电凝止血并加止血海绵填塞,对Ⅲ级脾破裂采用综合止血方法,在裂口内填入带血管大网膜后再行缝扎,全部病例均获治愈,随访3~12个月,疗效甚为满意。Tagaya等(2002)为一名胰岛素瘤患者成功施行了腔镜下保留脾动静脉的胰腺远端切除保脾手术。Uranues等(2007)于1994~2005年施行了38例腹腔镜部分脾切除术,适应证主要为脾脏局限性良、恶性病变,术后效果良好。

三、脾损伤分级及其对保脾手术的重要性

脾脏损伤的程度是选择脾保留手术的病理学依据,随着保脾手术不断开展,对脾脏损伤确切分级的要求就越来越迫切。确认哪些情况下可以保留脾脏或脾组织及如何选择治疗方法,哪些情况下必须切除脾脏等,其理论意义和临床应用价值是不言而喻的。

目前,各国都有自己的分类标准,也有一些将临床表现、影像学表现、手术所见等因素综合考虑的临床分级方法。影响较大的有Schackford分级(1981,五级)、Feliciano分级(1985,五级)、Gall & Scheele分级(1986,四级)、Uranus分级(1990,五级)、美国创伤外科学会(AAST)分级(1994,五级)、Patcher分级(1998,五级)等,但不论是手术分级还是CT影像学分级,不论是定性还是定量,在分级标准上尚未达到共识,不利于横向交流协作,也不利于纵向回顾分析。评价脾损伤治疗方法也缺乏统一的标准。

为了适应脾脏外科的发展,规范全国脾外伤临床诊断和治疗,利于学术交流以及文献统计分析,第六届全国脾外科学术研讨会(天津,2000)制订了新的脾脏损伤分级标准,具体如下:

Ⅰ级:脾被膜下破裂或被膜及实质轻度损伤,手术所见脾裂伤长度≤5.0cm、深度≤1.0cm;Ⅱ级:脾裂伤总长度>5.0cm、深度>1.0cm但未累及脾门,或脾段血管受损;Ⅲ级:脾破裂伤及脾门部,或脾脏部分离断,或脾叶血管受损;Ⅳ级:脾广泛破裂或脾蒂、脾动静脉主干受损。

此分级标准优点是:①简洁易记,便于实际应用。Ⅰ级损伤不涉及段以上血管,累及脾段以上血管者即为Ⅱ级以上,累及脾门者或脾脏离断者即为Ⅲ级以上。②囊括了从被膜到实质、从分支到主干血管的所有损伤。③损伤程度采用量化指标,可迅速判断脾损伤的级别。④适应我国目前常见的脾

损伤机制及分类习惯。⑤来源于实践,是对以往实践的总结,对治疗原则及术式的选择更有实际指导意义。

临床工作中,针对以上分级标准,我们建议对Ⅰ级脾损伤,可采用非手术治疗或黏合止血、缝合修补术;对Ⅱ级脾损伤,多数病例可采用黏合止血、缝合修补术,部分需行脾脏部分切除术;对Ⅲ级脾损伤,常采用脾脏部分切除术或全脾切除术,或全脾切除术加自体脾(组织)移植;对Ⅳ级脾损伤,应果断行全脾切除术,可附加自体脾(组织)移植。

脾脏损伤分级的提出是统一、规范术式选择的前提,它的目的是为了更好地指导临床实践,而临床病情是复杂的,脾损伤程度不可能如同分级那样典型,特别是脾损伤的位置可能有多处,程度有多种,不能机械地套用各种保脾术式,而应在掌握每种术式的适应证和基本技术的基础上根据实际情况灵活地选用多种术式、联合应用,方具有实用性。脾损伤标准应成为我们开展临床工作的指导原则,而不应变为束缚。实事求是、灵活掌握、应时而用、不断完善是应遵循的原则。

(姜洪池)

参考文献

1. 姜洪池.腹部创伤学.北京:人民卫生出版社,2010.
2. 姜洪池.当前脾脏外科诊疗的进展和前景.中华肝胆外科杂志,2006,12(4):219-222.
3. Pan HY, Ma Y, Wang DW, et al. Effect of IFN-α on KC and LIX expression:role of STAT1 and its effect on neutrophil recruitment to the spleen after lipopolysaccharide stimulation. Mol Immunol,2013,56(1-2):12-22.
4. Kaneko J, Sugawara Y, Akamatsu N, et al. Spleen volume and platelet number changes after living donor liver transplantation in adults. Hepatogastroenterology, 2004, 51(55):262-263.
5. Wang YL, Meng QH, Qiao HQ, et al. Role of the spleen in cyclophosphamide-induced hematosuppression and extramedullary hematopoiesis in mice. Arch Med Res,2009, 40(4):249-255.
6. Hartgrink HH, van de Velde CJ, Putter H,et al. Extended lymph node dissection for gastric cancer:who may benefit? Final results of the randomized Dutch gastric cancer group trial. J Clin Oncol,2004,22(11):2069-2077.
7. Sakar B, Karagol H, Gumus M,et al. Timing of death from tumor recurrence after curative gastrectomy for gastric cancer. Am J Clin Oncol,2004,27(2):205-209.
8. 姜洪池,刘昶.门静脉高压症保脾的有关问题.中华肝胆外科杂志,2003,9(10):577-580.
9. 韩方海,詹文华,李玉明,等.胃癌根治手术联合脾脏切除远期疗效分析.中华外科杂志,2005,43(17):1114-1117.
10. 姜洪池,陈孝平.肝脾外科学.北京:科学出版社,2003.
11. 陈辉树,姜洪池.中国脾脏学.北京:人民军医出版社,2012.
12. 姜洪池,代文杰.保留脾脏的胰体尾部切除问题:基础与临床研究进展.中国实用外科杂志,2001,21(1):22-24.
13. 沈汉斌,卢晓明,蔡晓棠,等.腹腔镜保脾术在有腹部手术史脾破裂患者中的应用.肝胆外科杂志,2002,10(5):361-362.
14. Uranues S, Grossman D, Ludwig L, et al. Laparoscopic partial splenectomy. Surg Endosc,2007,21(1):57-60.
15. Sretenovic ALj. Warren shunt combined with partial splenectomy for children with extrahepatic portal hypertension, massive splenomegaly, and severe hypersplenism. Surg Today,2013,43(5):521-525.

第四节 复杂性脾切除术值得注意的问题与技术改进

从四百余年前开展首例脾切除术至今,脾切除术已在临床上得到广泛开展,其技术操作上的要点为大多数腹部外科医生所掌握。但对于巨脾、对于周围广泛纤维性和(或)血管性粘连固定的脾、有脾周围炎的脾及部分血液病脾的切除依然颇为困难,手术具有一定的风险及难度,称为复杂性脾切除术。该术式难点在于游离全脾、减少术中出血及避免脾脏周围组织器官医源性损伤等。

一、复杂性脾切除术值得注意的问题

复杂性脾切除(complex splenectomy)是指脾脏巨大(Ⅲ度以上脾大)、解剖结构或位置异常、周围侧支循环形成并迂曲扩张,术中极易出血,或脾周广泛纤维性和(或)血管性粘连使脾脏固定,此种情况下脾切除十分困难,称为复杂性脾切除。巨脾的原因包括肝硬化门静脉高压症、原发性区域性门静脉高压症、门静脉海绵样变性引起的淤血性脾大、慢性粒细胞性白血病、骨纤维异常增殖症等。在我国门静脉高压症引起的巨脾极为常见,包括乙型肝炎病毒、血吸虫感染等,尤其是晚期肝脏血吸虫病导致脾大极为明显。脾周粘连的原因包括:腹部手术史、腹腔感染、急性胰腺炎(大量胰液消化腐蚀局部组织引起坏死甚至继发感染,胰体尾部和脾门组织炎症反应显著,周围炎性增生组织压迫脾静脉,使脾脏血液回流受阻,导致胰源性脾大及脾功能亢进,同时脾脏表面由于炎性刺激也可渗出、增生进而引起局部粘连)、大量腹水(继发无菌性或有菌性炎症反应,使得脾脏表面大量纤维素沉积并机化,正常脾脏被膜结构受到破坏,与周围组织器官广泛粘连并建立丰富的侧支血液循环)、脾脏疾病的微创治疗(包括脾功能亢进动脉栓塞、脾囊肿穿刺抽液、脾脏射频治疗或微波固化治疗,均可诱发脾脏周围无菌性炎症反应,引起广泛增生粘连,尤其在脾梗死部位大网膜覆盖处显著,使得脾脏与大网膜广泛粘连融合,脾周围血管迂曲扩张形成血管性粘连)等。脾脏解剖学结构或位置异常所致的复杂性脾也不容忽视,遇此情况应做好术前相关影像学检查,如 CTA 和^{99m}Tc 扫描,充分了解脾脏的血管走行及与周围组织器官的毗邻关系。

与普通脾切除术相比,复杂性脾切除术面临以下难点:脾脏体积过于庞大,造成脾脏周围解剖间隙狭窄,给手术野暴露带来诸多不便;多伴有脾周围粘连,同时脾组织脆性大、贮血多,使得游离脾脏颇为困难,多见于门静脉高压症;由于门静脉压力的增高,任何小的门静脉属支处理不当或止血措施不确切,均可酿成术中或术后出血,需引起注意和防范;脾蒂情况复杂,脾门血管多增粗,侧支循环丰富,操作中极易损伤血管、胰尾或胃壁;由于脾脏体积增大,脾门更加靠近胰尾,损伤胰尾及胰瘘的机会大大增加;因凝血功能障碍,脾切除后脾床不易止血,尤其对于门静脉高压症及血液病患者该情况更为严重。以上存在的问题一直使复杂性脾切除术的可行性和安全性受到影响,故是否能成功实施复杂性脾切除术,除需遵循普通脾切除术的基本原则外,还取决于分离脾周粘连时能否避免大出血,防止脾脏周围组织脏器的医源性损伤等。因此进行复杂性脾切除术时,必须有充分的术前评估及准备,精湛的外科技巧以及灵活地掌握脾切除术有关技术。我国在脾外科的长期实践中积累了丰富的经验,在复杂性脾切除术中改进和创造了许多方法,如原位脾切除术、脾血管的预处理等,获得了极佳的效果。

二、复杂性脾切除术的技术改进

(一) 术中自体血液回输 (intraoperative autologous blood transfusion)

自从 1900 年 Lands Teiner 发现了血型,人类异

体输血的梦想终于变为现实。但异体输血在治疗疾病、拯救患者生命的同时,也面临着诸多的副作用,甚至目前为止,异体输血仍可能有其他潜在的危险而未被发现。术中自体输血既可解决血源紧张及术中血液流失,又能有效地防止因异体输血引起的传染性疾病和免疫相关不良反应。因此,采用术中自体血液回输越来越受到外科医生的重视。20 世纪 80 年代以来,国外积极推广使用术中自体输血,其疗效得到了广泛的肯定。

术中自体血液回输就是利用特殊离心装置将腹腔中的血液回收并加入抗凝剂,经洗涤、过滤装置去除血凝块、细胞碎屑、游离血红蛋白、破坏的细胞基质及抗凝剂,再离心、浓缩回收红细胞,回输至患者体循环的一种技术。其应用颇为广泛,包括创伤出血,如肝脾破裂、大血管损伤、胸腔内出血、脊柱外伤、大出血抢救;心脏、大血管外科大手术;神经外科手术;骨科手术,如全髋关节置换术、脊柱手术、骨折切开复位内固定术;妇产科手术,如异位妊娠破裂大出血等;腹部外科手术,如肝脾手术、门静脉高压症分流术等;器官移植手术,如心、肝、肾移植;泌尿外科手术等。对于患者术中出血较多,血小板和凝血因子损耗严重的手术,可分离提取血小板再回输给患者,防止术后出血。禁忌:当手术区域被细菌或恶性肿瘤细胞污染时,不可使用该技术。

实施复杂性脾切除手术的患者多伴有肝硬化、肝功能不全、脾功能亢进、上消化道出血及凝血功能障碍等,尤其是血小板减少、凝血功能障碍可导致术中创面渗血和出血,并对围术期血流动力学的稳定产生严重影响,对手术操作带来了极大的挑战,甚至使得手术不能顺利完成。因此既往实施复杂性脾切除术时,常需术中输注大量异体库存血,而大量输血常又可进一步加重肝硬化门脉高压症患者凝血功能的紊乱,导致术中、术后脾床等部位渗血、出血。库存血中含有的枸橼酸钠进入肝脏参与分解代谢,更加剧了肝硬化患者的肝脏负担。此外,大量输入异体库存血液还可引发过敏反应、传染性疾病(如艾滋病)等。因此近年来,自体输血作为一种安全方便的输血方法在临床中应用越来越广泛。术中应用自体血液回收机可将手术野 70%以上的出血回收重利用,过滤浓缩后回收的血细胞比容可达 55% ~65%,且自体回收血液能迅速发挥携氧功能,补充患者血容量,维持围术期的有效循环血量,减少甚至避免了异体血液的使用。术中血液回收既能缓解血源紧张的现状,还避免了大量输

入异体血液可能诱发的一系列并发症,但需要注意的是,如为肝硬化患者,多合并不同程度的腹水,应首先用普通吸引器将腹水吸净,同时为了尽量避免血液回收过程中红细胞的破坏、降低回收血液中游离血红蛋白的浓度,应避免血液与空气同时吸入,即使用适当的负压。尽管回输的血液中不含血小板及凝血因子,但大量临床数据表明实施此项操作的患者较少发生凝血异常。

手术中血液的回收不仅仅在手术过程中,在脾脏切除之后,可沿脾门长轴方向在脾门处切割数刀,把脾内残留血尽量全部回收。

复杂性脾切除术中采用自体血液回输虽有诸多优点,但仍有一些问题需要注意:①经分离、洗涤处理后的回收血液已不含血小板和凝血因子,虽然文献报道并无明显的出血倾向发生,但大量回输自体血液时也应密切注意凝血功能的变化,必要时可输注新鲜血小板,防止发生凝血功能障碍,同时建议回输血液总量小于3000ml;②由于在血液回输处理过程中血浆蛋白丢失,导致血液胶体渗透压降低,因而需补充适量的胶体、血浆或白蛋白,避免组织水肿;③在血液洗涤过程中,虽然去除了大部分的抗凝剂,但仍有少量残留,因此大量输入回收血液后可能引发出血倾向,需密切注意;④肝脏储备功能较差者或术前有潜在出血倾向的患者,血液回收机管道及回收过程中抗凝剂的用量需酌减;⑤术中浸有血液的纱垫,不要用力挤压其中血液,防止血细胞破坏及异物微纤维进入回收血液,导致出血倾向。

(二) 切口选择

恰当的切口选择是确保手术野充分显露和手术顺利进行的先决条件。进行复杂性脾切除术时的切口选择应遵循"损伤小、进腹易、暴露好"的原则,不应过分苛求切口大小和美观,需将切口入路带来的局部损伤与手术总体损伤进行权衡比较,同时在切口选择上应注意以下几个方面的问题:

1. 脾脏本身的状况。例如脾脏的增大程度、与周围的粘连关系、原发疾病类型、有无凝血障碍等。

2. 脾切除的同时是否需要伴随进行其他手术。例如门静脉高压症的患者脾切除后是否需行断流术或分流术,合并胆囊结石时是否需切除胆囊等。

3. 患者的总体情况及胸腹部外形。胸廓狭小者不易暴露巨脾上极,应选择利于扩大和延伸的切口,门静脉高压症的患者多伴有凝血功能障碍、出

血倾向、肝功不全,一般不采用胸腹联合切口,防止手术打击过大引起各种并发症。

4. 门静脉高压症时,如前腹壁已形成显著的静脉侧支循环,原则上不选择带有横切口的各类切口,以免破坏有效的侧支循环使门静脉压力更高,加重出血倾向。

5. 根据术者的个人习惯和实践经验选择切口。

复杂性脾切除术常用的切口类型包括:

1. 上腹部正中切口或左上腹旁中线经腹直肌切口。开腹探查后根据具体情况将切口延长,一般情况下不辅以横切口,可轻松解决巨脾手术野暴露不充分和手术操作问题。

2. 左上腹斜切口。自剑突左缘起始,距肋缘2~3cm,沿左肋缘延伸至腰部为止。该切口适用于择期手术和大小适中的脾脏,尤其是对体形偏肥胖或脾周粘连严重的患者可充分显露手术野,且较少发生切口裂开等并发症。该切口类型在国外运用普遍,当前国内亦有较多医院选择该类型切口。另一类斜切口自剑突左缘起始,纵行向下切开7~8cm,而后向左侧延伸直至腰部,呈L形,脾上极如有严重粘连还可向上扩大切口,切断肋弓,充分暴露手术野。

3. 胸腹联合切口。自腋后线与第7或第8肋间隙交汇处起始,向前、内、下方向切开直至肋缘,如脾脏体积过大,还可延长切口直至剑突与脐的连线中点处;也可于第7肋间隙进入胸腔,不切除肋骨。该切口适用于巨脾,或脾周粘连严重的患者,尤其是脾脏与膈肌之间粘连严重时,可充分显露手术野,但该切口创伤较大,严重影响呼吸、循环功能,极少采用。

(三) 原位脾切除技术

经典的全脾切除术强调首先在胰体尾上缘后方游离出脾动脉,并在切脾之前预先结扎处理脾动脉,然后游离并切断脾周韧带,将脾脏托出腹腔,再分段或集束处理脾门血管及胃短血管。但当患者脾脏体积较大或伴有脾周严重粘连需行复杂性脾切除术时,该传统术式则难以顺利实施,主要原因是:①巨脾或脾周粘连时难以分离脾动脉,且操作过程中极易出血;②如为肝硬化门静脉高压症患者,其脾周韧带内可能存在迂曲扩张的血管,强行进行钝性分离可造成血管破裂并回缩,进一步止血甚是困难;③巨脾时由于脾脏相对于切口体积过大,且脾门位置固定,脾脏活动度相对小,难以将其成功搬出腹腔外,强行搬出可能撕裂损伤脾静脉,

导致大出血,止血过程中又易误伤胰尾及结肠;④实施传统脾切除术搬出巨脾后,脾蒂可被脾脏遮掩,无法暴露出二级脾蒂,只能成束结扎处理一级脾蒂,而成束结扎之后容易滑脱,导致术后出血等并发症;⑤脾脏在原位时,脾门与胰尾的距离仅为1cm左右,而脾脏体积变大后该距离更加缩小,如将脾脏搬出腹腔后脾门与胰腺距离进一步减小,导致处理脾蒂时极易损伤胰尾;⑥脾周严重炎性粘连时,未处理脾门区血管而直接分离脾脏与后腹膜间隙及脾膈韧带可导致大量出血。

鉴于传统脾切除术在处理复杂性脾切除时的局限性,国内学者孙文兵等(2003 年)首先提出了原位脾切除的概念,即保持脾脏在原位状态下结扎离断脾门血管和胃短血管,可有效地预防术中可能出现的胃瘘、胰尾瘘、肠瘘、大出血等并发症,提高了手术的安全性,降低了手术死亡率。国内江勇等(2005 年)应用原位脾切除术处理门静脉高压症患者 27 例,疗效显著,并无胰瘘、胃瘘、结肠瘘等严重并发症发生。甘险峰等(2012 年)对 186 例肝硬化门静脉高压症患者实施了原位脾切除术,通过统计学分析发现原位脾切除的术中出血量及住院时间较传统脾切除明显减少,且胰瘘、门静脉血栓的发生率也显著降低,进一步证实了原位脾切除与传统脾切除相比的优越性,可以在临床上广泛推广应用。

手术操作要点:①选择合适的手术切口进入腹腔,先处理左侧的胃结肠韧带,在胰尾后上方找到脾动脉予以结扎。如局部粘连严重或血管曲张明显,可用缝线缝扎脾动脉。②贴近脾包膜处分离并结扎切断脾结肠韧带。③由下向上切开脾肾韧带的前后叶并逐步分离、结扎,离断脾下叶动静脉、中叶动静脉和上叶动静脉,结扎切断可能存在的曲张静脉,充分游离脾脏后方。血管离断时,对空间狭小、手术野暴露不全的区域,可采用 Ligasure 血管闭合系统或超声刀进行处理,可闭合直径 5mm以内的任何血管,效果可靠。④保持在原位条件下离断脾胃韧带和胃短血管,使胃底与脾上极完全分离。⑤最后剪开脾外侧后腹膜及脾膈韧带,使脾脏完全游离并取出,脾窝处后腹膜创面采用连续缝合充分止血。目前国内外也有腹腔镜下原位脾切除的报道,其技术要点是原位状态下紧靠脾门分束处理脾蒂,即亚一级脾蒂处理法,所处理的血管可能是脾叶血管,也可能是脾段血管。

原位脾切除的优势:①在不搬出脾脏的情况下原位分束离断脾蒂、胃短血管,可避免传统手术搬脾过程中因不恰当牵拉而导致的脾血管、胃短血管撕裂出血,同时也降低了胃壁医源性损伤的发生率。②在原位条件下处理脾蒂可清晰辨认脾蒂与胰尾的位置关系,且此时脾蒂与胰尾之间距离最大,不易误损胰尾。③在原位状态下可充分显露脾门区的二、三级脾蒂,有利于分束处理脾蒂,避免了成束结扎脾蒂血管可能带来的滑脱危险。④原位分束离断脾蒂血管后进一步分离脾周粘连,可有效地减少分离粘连时引发的出血,而且此时脾脏体积缩小,更利于手术操作。

(四)脾血管的预处理

脾脏本身质地较脆,充血肿大或脾周严重粘连时更易破裂出血,导致术中情况复杂,甚至危及生命,故可在游离脾脏前预先在胰体尾后上方找寻脾动脉并予以结扎处理,待脾脏中大部分血液经脾静脉回流入体循环后,脾脏缩小变软,更利于操作。

技术要点:于胰腺上缘脾动脉搏动最明显处切开后腹膜,探及并游离脾动脉,预置两根 7 号线,一根在近心端,一根在远心端,两者距离约为 1cm,拉紧近心端,在近端结扎处理。患者如无心脑血管疾病,可从脾动脉远端注入 0.3mg 稀释的肾上腺素,待 1~2 分钟后脾脏变软,张力下降,再结扎脾动脉的两根 7 号线。注意对有动脉粥样硬化的患者,结扎时用力应适度,避免过度切割血管导致破裂。当然,应根据患者实际情况选择是否行脾血管预处理,不可一味追求结扎脾动脉,如遇见以下情况则不应行脾动脉预处理:①脾门炎症和粘连极为严重;②脾门发育不良,位置深在,动脉不易寻及;③脾动脉主干较短,不易结扎;④脾脏体积过大导致脾门显露不完全。

(五)靠近脾门脾蒂血管的分束离断

脾动脉行至脾门附近可有多个分支,即脾叶动脉,按比例多少依次为两支型、三支型和四支型,每支脾叶动脉向各自对应的脾叶供血。传统脾切除术处理脾蒂时采用大块集束结扎切断,即一级脾蒂离断法,其优点在于简单易行且可迅速控制出血。但行复杂性脾切除术时,采用一级脾蒂处理则显得较为困难:①脾脏体积巨大,周围血管迂曲扩张,脾脏周围炎性改变,粘连严重,使得脾脏固定,移动困难;②脾脏与胃之间的胃短血管增多增粗,而脾脏体积增大使脾胃之间间隙变小,处理胃短血管颇为困难;③脾脏体积增大,使得胰尾与脾门部距离缩小,脾动脉主干结扎极为不易,强行粗暴结扎极易损伤胰尾,还可能引发术后感染、出血、胰瘘、胃瘘、结肠瘘、脾热等;④脾脏体积变大,脾门增宽,脾蒂血管分布增宽,血管周围组织增厚,一次性处理脾蒂难度变大,危险性增高。

技术要点:首先结扎脾动脉,然后在脾下极处剪开脾门周围浆膜,自下而上、由浅入深探查脾门部亚一级脾蒂血管,在紧靠脾门的上、下叶血管(也可为上、中、下三叶血管或上、中上、中下、下四段血管)分叉部,将拇指置于分叉处前方,示指在后方仔细触摸,可于脾血管间清晰触及一个间隙(也可为两个或三个),即为各脾叶动脉间的空隙,亦称之为亚一级脾蒂间隙。从前方剪开浆膜,便可清楚显露该间隙,然后利用缝线穿过各间隙,分别双重缝扎并切断各脾叶动脉。应当注意的是,脾叶动脉可有各种变异,应保证各动脉分支均被缝扎切断。

原位亚一级脾蒂离断的优点:①保持脾脏原位条件下处理亚一级脾蒂血管,避免了搬脾过程因过度牵拉导致的脾血管、胃短血管和迂曲扩张血管的撕裂损伤,降低了胃瘘和大出血的发生率,减少了术中出血量;②能够充分显露脾门部的脾叶血管,通过分束处理脾蒂,避免了主干结扎可能导致的滑脱、出血;③在处理亚一级脾蒂时,能够清晰显露脾蒂与胰尾的位置关系,避免了大片结扎带来的胰尾损伤;④原位亚一级脾蒂离断术减少了对脾血管的牵拉和损伤,降低了术后脾静脉血栓的发生率,同时减少了术后脾热的发生,可以缩短住院时间,降低医疗成本。

(六)脾周严重粘连的处理

复杂性脾切除术时脾脏多伴有严重粘连。分离粘连时应从表浅位置及容易分离的部位着手,避免"孤军深入",造成深部出血时无法止血的尴尬局面。一般先分离脾脏前方、侧方、下方粘连,再处理深在的脾肾韧带、脾胃韧带上极和脾膈韧带,最后对脾外侧后腹膜进行分离。动作需轻柔仔细,循序渐进,避免损伤出血。膜性粘连只需手指剥离或电刀切断,而形成纤维条索状的组织内多含有丰富的侧支循环,需要逐一钳夹切断并结扎,尽量避免"先出血,后止血"或"大片分离,一并处理"的做法。如巨脾与膈面严重粘连,同时合并钙化,形成致密粘连层,脾膈间隙消失,难以分离脾上极时,可采用脾包膜下切除,残留粘连包膜于膈肌表面,创面出血可用氩气刀止血,多能奏效,若有血管断端出血则务必缝扎,以免脱落再出血。需指出的是,巨大脾脏或脾周严重粘连时,手术不可按部就班,处理粘连及迂曲血管时需遵循"由浅入深,先易后难,难而变易,步步为营"的基本原则,综合考虑各种因素,灵活操作。为确保手术安全,手术入路及切口充分显露至关重要。

(姜洪池)

参 考 文 献

1. Sretenovic ALj. Warren shunt combined with partial splenectomy for children with extrahepatic portal hypertension, massive splenomegaly, and severe hypersplenism. Surg Today,2013,43(5):521-525.
2. Al-Salem AH. Massive splenic infarction in children with sickle cell anemia and the role of splenectomy. Pediatr Surg Int,2013,29(3):281-285.
3. 姜洪池,陆朝阳,孙备.如何安全地进行巨脾切除术.中华肝胆外科杂志,2006,22(9):586-588.
4. 陈辉树,姜洪池.中国脾脏学.北京:人民军医出版社,2012.
5. 孙文兵,张珂,张效东,等.原位脾脏切除256例体会.中华肝胆外科杂志,2003,9(10):602-604.
6. Wang Y, Ji Y, Zhu Y, et, al. Laparoscopic splenectomy and azygoportal disconnection with intraoperative splenic blood salvage. Surg Endosc,2012,26(8):2195-2201.
7. Igenbaeva GA, Saadulaeva MM. Blood autologous transfusion at portal hypertension. Khirurgiia(Mosk),2009,(11):27-30.
8. Liu YB, Kong Y, Wang XA, et, al. Role of dissection of secondary branches of splenic pedicle in portal hypertension cases undergoing splenectomy. Chin Med J(Engl),2008,121(22):2250-2253.
9. Owera A, Hamade AM, Bani Hani OI, et, al. Laparoscopic versus open splenectomy for massive splenomegaly:a comparative study. J Laparoendosc Adv Surg Tech A,2006,16(3):241-246.
10. 江勇,秦锡虎,钱惠玉,等.原位脾脏切除在择期脾脏切除术中的应用.肝胆胰外科杂志,2005,17(1):65-66.
11. 姜洪池,乔海泉.脾脏外科.沈阳:辽宁科学技术出版社,2007.
12. 乔海泉,姜洪池,代文杰,等.巨脾切除12例体会.中国普通外科杂志,2001,10(4):368-370.
13. 姜洪池,陆朝阳.巨脾切除外科操作技术的改进.中国实用外科杂志,2005,25(8):468-470.
14. 孙备,姜洪池,许军,等.27例巨脾切除的临床体会.中华肝胆外科杂志,2002,8(12):751-752.
15. 杨连粤,郭磊.复杂性脾切除102例回顾性分析.中国实用外科杂志,2009,29(5):403-405.

第五节 门静脉高压症外科治疗的历史演变与肝移植疗效的评价

门静脉高压症(portal hypertension)是重要的消

化系统疾病,其引发的上消化道大出血是晚期肝病患者死亡的重要原因之一。随着对该疾病认识的不断深入以及医学科学技术的迅速发展,门静脉高压症的外科手术治疗经历了多个阶段的变迁,特别是进入肝移植时代以后,门静脉高压症的治疗策略发生了根本的变化。回顾这些术式的历史演变,有助于更进一步认识该病的病理生理学变化,亦有助于启迪对该病更深入的思考。

一、外科治疗的历史演变

有关门静脉高压症所引发的诸如上消化道出血等并发症的医学记录,最早见于中世纪的埃及,1840 年 Power 在一份尸解报告中描述了食管静脉曲张破裂出血,1900 年 Preble 通过 60 例尸体解剖研究发现肝硬化与食管静脉曲张、胃肠道出血之间存在紧密联系,1906 年 Gilbert 和 Villaret 第一次使用"门静脉高压症"一词阐明了肝硬化和门静脉压力升高与腹水之间的关系。

上消化道大出血是门静脉高压症最为凶险的并发症,也是患者死亡最主要的原因。门静脉高压症的治疗手段都是针对这一并发症的,其目的包括预防和控制出血、预防再出血、降低肝性脑病发生率、提高患者生活质量。因此,治疗门静脉高压症食管静脉曲张破裂出血的理想术式应该既能有效降低门静脉压,又可保证足够的肝脏血供。百余年来,随着对门静脉高压症病理生理学认识的提高,治疗门静脉高压症上消化道出血的手术方法不断推陈出新,无论是分流术还是断流术都在不断改进。但是,由于无法改善肝脏的基础病变,故除肝移植外,所有分流术和断流术中尚没有一种方法可以满足上述要求。

(一)门体分流术

门体分流术是将门静脉或其主要属支与下腔静脉或其主要属支进行吻合的一类手术的总称,通过门静脉向体循环分流降低门静脉压力,达到制止曲张静脉破裂出血的目的。门体分流术大致可分为三类:全门体分流术,代表术式为门腔分流术,还包括中心型脾肾分流术和经颈静脉肝内门体支架分流术(TIPS);部分门体分流术,包括限制性门腔侧侧分流术、小口径肠腔人工血管搭桥手术等;选择性分流术,包括远端脾肾分流术、远端脾腔分流术、冠腔分流术等。

1. 门腔分流术 1877 年俄国生理学家 Nickolai Eck 研究肝功能时,在狗体内第一次实行了门腔端侧分流术(end-to-side portacaval shunt),这

是最早的有关门腔分流术的记载,也是应用此法治疗门静脉高压症的实验基础。1893 年巴甫洛夫和其他学者对 Eck 的工作作了详细的评价,他们完善了门腔静脉分流的手术技术,通过对 20 例存活狗的观察,详细描述了"肉中毒"(meat intoxication)或称"门体分流后脑病"这一现象,认为这与肠源性毒素绕过肝脏解毒有关。进一步研究发现,那些分流道通畅、肝脏萎缩的动物易于出现该症状,而分流道血栓、交通支血栓形成者发生较少,因此得出结论:肝脏因分流术后缺血导致肝功能迅速恶化。1903 年 Vidal 在人体内施行门腔静脉吻合术获得成功,但患者在术后 1 个月死于化脓性静脉内膜炎。1910 年,De Martel 又在人体施行手术,患者因尿闭于术后短期死亡。1912 年 Rosentein 为一名 60 岁女性患者成功施行此手术,患者顺利渡过围术期。1914 年当 lenoir 再次实施此手术时,患者亦因术后尿闭而死亡。由于手术难度大、死亡率高,此手术曾被放弃 30 余年,直至 1945 年 Whipple 等在总结前人经验教训的基础上再次开展门腔分流术获得成功,此后该术式不断改进,至 20 世纪 70 年代,门腔分流术成为门静脉高压症外科治疗的重要组成部分,在西方甚为流行。20 世纪 50 年代,该术式传入我国,董方中等于 1954 年在临床上采用,均为侧侧吻合术,至 1955 年共报道 15 例。当时施行此术式的最主要目的在于降低门静脉压力,因此对于门静脉-下腔静脉侧侧吻合术,要求其吻合口在 1.5～2.0cm。该术式最大优点在于可以显著降低门静脉压力,食管胃底静脉曲张消失明显,止血效果满意,但此手术存在两个严重的并发症,一是术后肝性脑病,西方国家报道为 11%～77%,70 年代日本报道为 44%,我国孙衍庆等报道为 47%,严重影响患者的生活质量;二是肝功能衰竭,原因是肝脏血供急剧减少致使肝功能迅速恶化。

经典的门静脉-下腔静脉端侧吻合术或大口径侧侧吻合术均属于全门体分流术,因其较高的并发症率,且有部分患者可因术后分流口血栓形成引发再出血,现已较少采用,而被部分门体分流术和选择性分流术所替代。

2. 中心型脾肾分流术 1947 年 Linton 提出脾肾分流术,即经左侧胸腹联合切口切除脾脏,利用脾静脉近端与左肾静脉行端侧吻合,这就是所谓的中心型脾肾分流术或近端脾肾分流术,以别于 Warren 等人于 1968 年首创的保留脾脏的远端脾肾分流术。该手术由于切除了脾脏,不仅有效缓解了脾功能亢进的症状,而且减少了脾脏回流带来的门

静脉血流负荷。据统计,脾脏切除可以使正常人门静脉压力降低 1/3 以上,门静脉高压症的巨脾患者中脾脏血流量可高达门静脉血流的 50% 左右,利用脾静脉断端与左肾静脉吻合可以引流食管胃底曲张静脉的反常血流,直接降低胃脾区静脉压力,达到治疗出血的目的。

自 Linton 首创后,该术式历经多次改进,于 20 世纪 60 年代日臻完善,手术适应证也扩大到预防分流及急诊分流,也有人主张用来治疗腹水及脾功能亢进,术式也发展出侧侧分流等。在切口设计方面,我国黄萃庭教授首先采用经腹入路,摈弃了胸腹联合入路,减少了手术损伤及并发症,做出了卓越的贡献。

该术式与门腔分流术一样,本质上属于全门体分流。

3. 经颈静脉肝内门体支架分流术(transjugular intrahepatic portosystemic stent shunt,TIPS) 该法由 Colapinto 于 1982 年首先应用于临床,1992 年国内引进后曾于 20 世纪 90 年代中期一度广泛应用。较开腹手术而言,微创是 TIPS 的最大优势,其近期止血效果较好,可达 90% 以上。狭窄和血栓形成是 TIPS 术后突出的问题,据统计,大约一半的患者在术后 2 年内出现分流通道狭窄,引发再出血,虽然这种狭窄可通过再次介入治疗,如球囊扩张,予以纠正,但这必然带来更高的费用和更多的卫生资源投入。另一方面,由于 TIPS 属于非选择性分流,术后脑病的发生率也较高。因此,TIPS 仅用于短期内等待肝移植的患者和内科治疗无效且无法接受手术的大出血患者,术后需定期随访。

4. 限制性门腔侧侧分流术(restrictive porta-caval side to side shunt) 限制性门腔侧侧分流术是一种具有我国特色的部分性门体分流术,由北京友谊医院于 1966 年首创,适用于治疗肝内型门静脉高压症伴有食管静脉曲张及由此引起上消化道出血的患者。对已做过脾切除或其他手术而再出血者,如门静脉尚无血栓形成,也可行此术式。该术式自首创以来几经改进,至今仍较广泛地应用于临床。

1966 年孙衍庆等首先提出采用限制性门腔侧侧分流术治疗门静脉高压症,即在门腔侧侧分流的基础上,通过对吻合口口径的限制,在有效降低门静脉压力的同时,保证一定的门静脉向肝血流量,维持一定的肠系膜静脉压力,以便在达到迅速、有效、持久地控制出血目的的同时,尽可能减轻对肝细胞功能的损害,降低术后脑病的发生。所谓

"限制性"是指自由门静脉压力在 3.43kPa 以上者吻合口直径不大于 1.2cm,自由门静脉压力在 2.94~3.43kPa 者吻合口直径不大于 1.0cm,门静脉压力在 2.94kPa 以下者吻合口直径为 0.8~0.9cm。在此基础上,王宇等人进一步通过动物实验和对术后出现脑病患者的临床观察,发现分流术后吻合口直径有随时间推移而不断增大的趋势,通过对 6 例限制性门腔分流患者吻合口的探查发现,吻合口均较初次手术时明显扩大,最少扩大 6mm,最多扩大 11mm,平均扩大 8mm,较原吻合口平均扩大 9.16%。他们认为这是造成肝功能损害和脑病的重要原因,因此提出了附加限制环的限制性门腔侧侧分流术,采用限制环内径为 10mm,全部手术过程顺利,术后所有患者肝性脑病症状很快消失,效果显著,长期观察该术式住院死亡率为 1.3%,总死亡率为 2.6%,术后再出血率、肝性脑病发生率以及术后 4 年以内生存率均明显优于以往报道,与目前其他疗法相比效果亦较好。

1996 年北京友谊医院又提出门腔侧侧分流加肝动脉强化灌注术,并进行了实验研究,目的是克服门腔分流术对肝脏血供的影响。1998 年始开展了门腔侧侧分流加肝动脉强化灌注术的前瞻性随机对照临床研究,通过结扎胃左、右动静脉、胃十二指肠动脉和脾动脉使腹腔动脉的血流集中供给肝动脉,同时使胃脾区血流减少,有助于进一步降低局部压力。术后 2 周核素动态肝胆显像结果显示,强化组肝脏血液供应情况明显好于分流组,表明通过强化肝动脉血流向肝脏的供给减轻了分流术造成的门静脉向肝血流的减少,对肝功能起到一定的保护作用。

目前附加限制环的限制性门腔静脉侧侧分流术+肝动脉强化灌注术临床应用已趋于成熟,长期观察疗效满意。

5. 门体间 H 形搭桥术

(1)肠腔 H 形搭桥术:该手术是在肠系膜上静脉和下腔静脉间,用自体静脉或人造血管等移植物进行"H"型吻合。1963 年 Resended-Alves 首次采用 Teflon 管成功实施肠系膜上静脉-下腔静脉搭桥吻合术,后由 Drapanas 大力提倡而获得推广,其突出优点为手术显露好、易于操作、便于推广,适用于肝功能较差的患者以及已施行断流术或其他分流术后仍有出血的患者,后期脑病发生率低,近期止血效果确切。移植物可选用自体颈内静脉、髂总静脉、大隐静脉等,也可采用人工血管,如 Dacron、Gore-Tex 人工血管,较为方便。

据 Drapanas 报道的 80 例患者，手术后肠系膜上静脉压力平均下降 1.7kPa（174mmH$_2$O），约 50% 的门静脉血转流，95% 的患者仍能保持门静脉向肝血流灌注，肝性脑病发生率为 11%。血管架桥的口径大小曾经是争论的热点问题，国外早期多采用 Drapanas 推荐的 20～22mm 口径 Dacron 管以期增加分流量，避免血栓形成。国内谭毓铨等的临床研究认为，肠系膜上静脉外科干直径多在 8～12mm，因此血管桥口径应根据患者肠系膜上静脉外科干直径决定，8～12mm 已足够。

（2）门腔 H 形搭桥术：门腔侧侧分流术的应用往往受到患者解剖条件的限制，采用自体血管或人造血管行门腔 H 形搭桥术可降低手术难度。Sarfeh 于 1986 年总结不同口径聚四氟乙烯人工血管行门腔静脉间搭桥分流手术的 88 例经验，认为以 8mm 及 10mm 口径为最好，随访 4～61 个月，远期通畅率在 97% 以上，其中采用 8mm 口径人工血管分流术后脑病发生率仅为 9%，全组仅 1 例复发出血。现在门腔 H 形搭桥术被称为 Sarfeh 手术，在西方国家甚为流行，公认采用的血管桥的直径为 8mm。国内冷希圣等对 Sarfeh 手术与传统门体分流术的疗效进行回顾性比较，认为手术死亡率及再出血率没有差别，但 Sarfeh 手术组术后脑病发生率显著低于门腔侧侧分流组，随访已超过 15 个月，人工血管均通畅。

6. **远端脾肾静脉分流术**　1967 年 Warren 提出远端脾肾静脉分流术，即术中游离切断脾静脉，将其远端与左肾静脉行端侧吻合。Warren 将远端脾肾静脉分流术的理论合理性归结为选择性降低了胃食管曲张静脉的压力和血流量、保持了门静脉的向肝血流灌注、保持了肠系膜血管床的向肝血流状态，因此认为该手术在有效控制食管胃底曲张静脉出血的同时减少了对肝细胞功能的损害，降低了术后肝功能衰竭和肝性脑病的发生率。

该术式的理论基础是门静脉高压症时内脏循环功能分区现象。目前认为，由于门静脉高压症时食管胃底区大量离肝侧支血管形成，使胃左静脉、奇静脉阻力降低，大量血液经此进入体循环，造成胃区高动力状态，是内脏循环功能分区的原因。尽管理论上认为远端脾肾分流术具有多种优势，但实际应用中发现，大约 50% 的患者在术后不到 1 年的时间内即出现丰富的侧支循环，这些侧支血管大多经过胰腺分流，即所谓的"胰腺窃血"或称为"胰腺虹吸现象"，于是在改进的手术中附加了脾胰断流术。现在所说的远端脾肾分流术，实际上包括了

Warren 等最早提出的单纯远端脾肾分流术加脾胰断流术。一项 507 例远端脾肾分流术疗效的回顾性研究报道，该术式 5 年、10 年、20 年存活率分别为 58.9%、34.4%、12.5%，术后再出血率 12%，腹水发生率 17.5%，脑病发生率 13.9%。但是这仅为单中心回顾性研究的报道，而且作者也指出熟练的手术小组是治疗成功的重要因素。尚有部分观点认为，远端脾肾分流术因术后肠系膜静脉压力较高，对腹水的控制不满意，且对于脾静脉直径小于 7cm 的患者，断侧吻合易致术后吻合口血栓形成。

7. **冠状静脉下腔静脉搭桥术**　该手术最早为 Gutgeman 提出，但未被重视。1967 年 Inokuchi 经脾门静脉造影时发现侧支在胃左静脉占优势者，其静脉曲张率高达 95%，出血机会也比非胃左静脉占优势者高 2 倍，说明胃左静脉在食管静脉曲张形成中所起的作用远高于胃短静脉，如将胃左静脉血分流至下腔静脉必能更有效降低胃左静脉及食管静脉内压力而使曲张静脉消失或缩小，因此又重新提出此术式。该手术要点是在胃左静脉和下腔静脉间通过移植一段静脉血管进行搭桥。Inokuchi 报道 231 例手术结果，手术死亡率 2.2%，远期病死率 34.6%，术后再出血率 17%，无肝性脑病发生，5 年生存率 69.8%。该手术技术要求较高，胃冠状静脉分离较困难，血管吻合难度也较大，手术后吻合口血栓发生率较高，目前已很少有人应用。

（二）门奇断流术

门奇断流术主要通过离断胃底和食管下端的静脉血管来治疗胃底食管静脉曲张，达到止血的目的。代表术式包括贲门周围血管离断术和经胸门奇静脉联合断流术等。

1. **贲门周围血管离断术**　1964 年埃及医生 Hassab 提出胃底和食管下段周围血管离断术，认为脾切除后应将肝胃韧带内血管，包括胃左动脉所有上行通过裂孔或膈肌的动静脉、胃短动静脉以及腹段食管周围的血管全部切断结扎，使食管胃底黏膜下曲张静脉得以改善。到 1977 年为止该手术已报道 605 例，手术死亡率为 10%，术后再出血率为 7%。国内裘法祖等从 20 世纪 70 年代开始开展贲门周围血管离断术，在长期的临床实践中积累了丰富的经验，并系统阐述了该术式的优点：止血效果确切、维持门静脉血向肝灌注、有利于肝细胞的再生和肝功能的改善、操作简便、易于推广，同时也强调断流的彻底性，尤其是要离断胃冠状静脉的高位食管支和异位高位食管支。武汉同济医院报告了 431 例贲门周围血管离断术，急诊手术止血率

94.9%,手术总死亡率5.1%,平均随访时间为3.8年,5年、10年生存率分别为94.1%和70.7%,术后复发出血率为6.2%(5年)和13.3%(10年),肝性脑病发生率为2.5%(5年)和4.1%(10年)。

随着对贲门周围解剖认识的不断深入,杨镇对贲门周围血管离断术作了一些改进,提出选择性贲门周围血管离断术,手术操作包括:①全脾切除术,离断胃短静脉;②离断左膈下静脉;③离断胃后静脉;④切开食管贲门区的前浆膜,逐一离断食管周围静脉。该术式和传统的贲门周围血管离断术的主要区别在于保留食管旁静脉,仅离断其穿支静脉,既能阻断腹腔段食管的反常血流,又可维持机体的自发性分流,降低门静脉的压力,初步报道疗效满意。如果不加选择地离断食管旁静脉势必将阻断门奇静脉间的自发分流,使门静脉压力升高。门静脉压力过高不仅增加胃黏膜病变的发生率,同时又易促进食管胃底区域形成新的侧支血管,导致曲张静脉再度形成和曲张静脉破裂复发出血。

对于是否切除脾脏,尚在争论之中。冷希圣等赞同保留食管旁静脉而仅离断穿支静脉的断流术,但是主张保留脾脏,因为脾周围侧支循环丰富,是重要的分流区,但脾切除术后易形成脾静脉甚至门静脉血栓,对日后肝移植术不利。

2. 经胸门奇静脉联合断流术 日本人 Sugiura 于1973年创立了一种联合断流术,他认为食管肌层的交通支应予以切断,只剥离壁外或腔内的食管静脉是不够的,其关键步骤包括食管横断与食管、胃周围广泛去血管术,一般可分两期进行,第一期经胸离断下肺静脉-下食管周围血管,横断胸段食管下端,第二期经腹离断胃近端周围血管。目前多改为经腹一期手术,以吻合器吻合食管下端。1984年 Sugiura 报告671例手术结果,总手术死亡率4.9%,其中预防性手术死亡率为3.9%,选择性为3.0%,急症手术为13.3%,静脉曲张再发率为5.2%,再出血率仅1.5%,10年生存率肝硬化急症组为55%,选择性和预防性组均为72%,但这一单中心报道的优异效果迄今无人能重复。

断流术还包括多种术式,如 Tanner 术和 Phenmister 术等,前者是经胸腹联合切口,将贲门上下5cm 的食管和胃底周围的曲张静脉结扎切断,再在贲门下方5cm 处横断胃底,重行吻合,后者是将食管下端和胃底切除后再行食管胃吻合。这些术式的损伤均较大,也未见更突出的疗效。直视下胃底冠状静脉栓塞术和经皮胃底曲张静脉栓塞术从广义上讲也属于断流术。

二、肝移植疗效的评价

尽管有关分流术与断流术的争论十分火热,但是任何分流术与断流术的直接目的都是控制食管胃底静脉曲张破裂出血,而对肝脏功能没有有效改善或者逆转。Linton 早在20世纪50年代就预言"门静脉高压症患者的预后主要取决于肝功能状况,与术式关系不大"。肝移植技术的出现与迅速成熟为门静脉高压症患者带来曙光,是门静脉高压症治疗历史中飞跃性的进步。它成功地解决了门静脉高压症发生的根源,是一种标本兼治的办法。自1967年 Starzl 报道第一例人类肝移植术以来,该技术在全球迅速开展,我国肝移植手术也已在很多医院大规模开展,截至2013年中国肝移植登记例数已逾2万例,这其中很多患者有上消化道出血史或在移植前已经接受过门静脉高压症的外科手术治疗。肝移植和近年来迅速发展的药物治疗以及内镜治疗技术,无疑对传统的门静脉高压症外科治疗格局产生重大影响。

(一)肝移植时代门静脉高压症的治疗策略

西方国家已经进入肝移植时代,大多数大型医学中心外科对门静脉高压症患者采取的各种治疗手段,包括综合内科治疗、内镜治疗、介入治疗(TIPS)及外科治疗如分流术、断流术等,最终目的是实行肝移植术或为肝移植术做准备。西方国家普遍认为,曲张静脉破裂出血的患者应首先予液体复苏和必要的药物治疗以及内镜治疗,上述治疗无效或复发出血者中肝功能 Child A、B 级无腹水者优先考虑施行远端脾肾静脉分流术,不适合远端脾肾分流者则行改良 Sugiura 手术,前期远端脾肾分流失败者(复发出血),只要肝功能允许可行断流手术。Child B 级伴腹水或 Child C 级患者行肝移植手术,若短期内无供肝或发生急性大出血则行 TIPS 作为过渡。

(二)肝移植的疗效评价

肝移植是目前治疗门静脉高压症的唯一根治手段,其疗效也是确切的。在发达国家良性肝病肝移植的1年生存率平均在90%左右,5年生存率也在75%~80%。

我国门静脉高压症的显著特点是,大部分患者为乙型病毒性肝炎肝细胞坏死后性肝硬化。这类肝硬化患者在肝移植术后不经任何药物干预,其乙肝复发率高达70%~80%,导致肝硬化和继发性移植物丧失功能,是影响门静脉高压症肝移植治疗疗效的主要因素。近年来新药物,如乙型肝炎病毒免疫球蛋白和核苷类抗病毒药,如拉米夫定、阿德福韦、恩替卡韦的开发和应用,对预防乙肝复发以及复发后延缓肝功能恶化有一定的疗效。中国多个肝移植中心的长期随访结果显示,乙型肝炎病毒免疫球蛋白和核苷类抗病毒药的使用可将复发率降为10%。美国匹兹堡的一组资料显示,乙型肝炎肝硬化后肝移植的1、4、7年生存率分别为83%、71%和63%。

由中华医学会肝病学分会、感染病学分会制订的《慢性乙型肝炎防治指南(2010版)》中对于拟接受肝移植手术的HBV患者建议治疗方案为:肝移植术前1~3个月开始服用拉米夫定,每日100mg口服,术中无肝期加用HBIG,术后长期使用拉米夫定和小剂量HBIG(第1周每日800IU,以后每周800IU),并根据HBsAb水平调整HBIG剂量和用药间隔(一般HBsAb谷值浓度至少大于100~150mIU/ml,术后半年内最好大于500mIU/ml)。对于发生拉米夫定耐药者可选用阿德福韦酯,但理想的疗程有待进一步确定。无论国内还是国外都面临的问题是,这些抗病毒药物的使用费用较高,且用药过程中易因YMDD变异而导致病毒耐药,因此寻找合理的药物搭配和用药疗程,从卫生经济学的角度科学、合理用药,是亟待研究的课题。

(张忠涛 郭伟 吴国聪)

参 考 文 献

1. 吴阶平,裘法祖.黄家驷外科学.第6版.北京:人民卫生出版社,2003:1242-1251.

2. 孙衍庆.门静脉高压症的外科治疗研究.北京:北京出版社,1997:324-337.

3. 王维民,黄莛庭.肝移植与门静脉高压症.中华普通外科杂志,2003,8(7):446-448.

4. 王维民,黄莛庭.肝移植时代的门静脉高压症.临床外科杂志,2004,12(7):392-393.

5. 别平,蔡景修,张莹,等.肝移植时代常规手术治疗门静脉高压症作用的探讨.消化外科,2006,5(3):168-170.

6. 李宏为,周光文.肝硬化门静脉高压症现状与进展.临床外科杂志,2007,15(1):19-21.

7. 汪谦.门静脉高压性脾功能亢进外科治疗的沿革.临床外科杂志,2006,14(7):405-406.

8. 王宇.门静脉高压症的外科治疗.中华外科杂志,2005,43(19):1234-1236.

9. 黄莛庭.门静脉高压症外科治疗的出路何在.中华肝胆外科杂志,2005,11(4):217-218.

10. 杨镇.选择性贲门周围血管离断术.临床外科杂志,2004,12(7):393-394.

11. 王宇,张忠涛,李建设.不断发展和改良的门腔静脉侧侧分流术.中华肝胆外科杂志,2002,8(1):9-12.

12. 冷希圣.肝移植时代门静脉高压症外科治疗的评价.消化外科,2006,5(3):153-155.

13. 张忠涛,王宇.门体分流手术治疗门静脉高压症.中国医刊,2004,39(2):10-13.

14. 杨镇.门静脉高压症外科治疗手术术式的选择与评价.临床外科杂志,2002,10(3):132-133.

15. 黄莛庭.我国门静脉高压症外科治疗的特色.中华肝胆外科杂志,2002,8(1):1-2.

16. 吴志勇.肝移植治疗门静脉高压症.肝胆外科杂志,2006,14(6):401-402.

17. 王宇.TIPS治疗门静脉高压症的现状、地位与发展趋势.中华肝胆外科杂志,2002,8(1):19-20.

18. 张俊勇,王宝恩,贾继东.终末期肝病模型评分与肝移植.中华肝脏病杂志,2005,13(3):235-237.

19. Livingstone AS, Koniaris LG, Perez EA, et al. 507 Warren-Zeppa distal splenorenal shunts: a 34-year experience. Annals of Surgery, 2006, 243(6):884-894.

20. Wright AS, Rikkers LF. Current Management of Portal Hypertension. J Gastrointest Surg, 2005, 9:992-1005.

21. Nina Dib, Frédéric Oberti, Paul Calès. Current management of the complications of portal hypertension: variceal bleeding and ascites. CMAJ, 2006, 174(10):1433-1443.

22. Rosemurgy AS, Bloomston M, Clark WC, et al. H-graft portacaval shunts versus tips: ten-year follow-up of a randomized trial with comparison to predicted survivals. Ann Surg, 2005, 241:238-246.

23. Ingrand P, Gournay J, Bernard P, et al. Management of digestive bleeding related to portal hypertension in cirrhotic patients: A French multicenter cross-sectional practice survey. World J Gastroenterol, 2006, 12(48):7810-7814.

24. Samonakis DN, Triantos CK, Thalheimer U, et al. Management of portal hypertension. Postgrad Med J, 2004, 80:634-641.

25. Senzolo M, Burra P, Cholongitas E, et al. New insights into the coagulopathy of liver disease and liver transplantation. World J Gastroenterol, 2006, 12(48):7725-7736.

26. Yoshida H, Mamada Y, Taniai N, et al. New methods for the management of gastric varices. World J Gastroenterol, 2006, 12(37):5926-5931.

27. Schreibman IR, Schiff ER. Prevention and treatment of recurrent Hepatitis B after liver transplantation: the current role of nucleoside and nucleotide analogues. Annals of Clinical Microbiology and Antimicrobials, 2006, 5(8):1186-1194.

28. Collins JC, Sarfeh IJ. Surgical management of portal hypertension. West J Med, 1995, 162:527-535.

29. Ferral H, Gamboa P, Postoak DW, et al. Survival after Elective Transjugular Intrahepatic Portosystemic Shunt Creation: Prediction with Model for End-Stage Liver Disease Score. Radiology, 2004, 231(1):231-236.

30. Berry PA, Wendon JA. The management of severe alcoholic liver disease and variceal bleeding in the intensive care unit. Curr Opin Crit Care, 2006, 12:171-177.

31. Schemmer P, Radeleff B, Flechtenmacher C, et al. TIPSS for variceal hemorrhage after living related liver transplantation: A dangerous indication. World J Gastroenterol, 2006, 12(3):493-495.

32. Tesdal IK, Filser T, Weiss C, et al. Transjugular Intrahepatic Portosystemic Shunts: Adjunctive Embolotherapy of Gastroesophageal Collateral Vessels in the Prevention of Variceal Rebleeding. Radiology, 2005, 236(1): 360-367.

33. Saravanana R, Nayara M, Gilmorea IT, et al. Transjugular intrahepatic portosystemic stent shunt: 11 years' experience at a regional referral centre. Eur J Gastroenterol Hepatol, 17(11):1165-1171.

34. Kamath PS, Wiesner RH, Malinchoc M, et al. Amodel to predict survival in patients with endstage liver disease. Hepatology, 2001, 33(2):464-470.

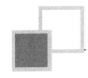

第十一章　血管外科疾病

第一节　主动脉瘤和主动脉夹层

一、主动脉瘤和主动脉夹层的病理生理及血流动力学的再认识

主动脉瘤（aortic aneurysm，AA）和主动脉夹层（aortic dissection，AD）是严重威胁人类健康和生命的两大疾病。两者病情复杂、治疗棘手。对于其发病机制及治疗方式的研究从未中断。本节主要讲述两者的病理生理和血流动力学的研究现状和热点。

（一）主动脉瘤的病理生理和血流动力学研究

主动脉瘤的主要病理基础与动脉硬化密切相关。主动脉硬化后导致动脉壁中层弹力纤维变性、断裂或坏死，丧失弹性，导致局部动脉血管管壁薄弱，在长期主动脉内血流压力作用下，薄弱的部位发生局部膨大而形成主动脉瘤。在膨大的瘤体部位，血流压力可以导致流体的进一步增大，甚至破裂危及生命；血流的涡流，可产生附壁血栓，血栓脱落可以引起动脉栓塞。

1. **主动脉瘤的病理生理学研究**

（1）主动脉瘤发展中蛋白降解的作用：在主动脉瘤标本内发现了一系列蛋白酶的表达，包括基质金属蛋白酶、丝氨酸蛋白酶、半胱氨酸蛋白酶等。其中研究较多的是基质金属蛋白酶系列，主要包括 MMP-9、MMP-1、MMP-2、MMP-3、MMP-13。MMP-9是目前的研究热点。有研究表明大的动脉瘤中主要表达 MMP-9，而较小的动脉瘤中主要表达 MMP-2。也有研究证实 MMP-9 的表达主要位于中等大小的动脉瘤中（5～6.9cm）。尚有实验表明用弹性蛋白酶灌注敲除 *MMP-9* 基因的大鼠腹主动脉，无法诱导腹主动脉瘤的发生。若应用骨髓移植将 *MMP-9* 基因再次导入，则能逆转此变化。这表明 MMP-9 与动脉瘤的发生及发展关系密切。

（2）主动脉瘤发展中炎症和免疫反应的作用：炎症是所有动脉瘤的一个重要特征。体外实验证实炎症浸润的程度与动脉瘤的大小成比例。大鼠 AAA 模型中，炎症细胞的浸润伴随着 AAA 的始末。停止灌注弹性蛋白酶以后，弹性蛋白的溶解仍然存在，这表明炎症反应激活了内源性的弹性蛋白溶解。在氯化钙诱导的兔 AAA 模型中，巯基醋酸盐诱发的正常主动脉段炎症反应无法使其形成动脉瘤，但是可以加速已形成的动脉瘤的扩张。因此，炎症本身无法诱导正常主动脉形成动脉瘤，但却可以加速已损伤动脉段的扩张。另有研究表明单用弹力蛋白酶灌注正常主动脉无法诱发动脉瘤，必须加用能引起炎症反应的物质如巯基醋酸盐才能诱发动脉瘤。另外在腹主动脉瘤组织标本中发现有大量促炎因子的表达如 IL-1、IL-6、TNF 等。IL-1、TNF 能够促进细胞间黏附因子的表达，这能够招募炎症细胞进入腹主动脉瘤组织。应用特定抗体抑制淋巴细胞黏附分子 CD18 能够显著减缓实验性腹主动脉瘤的进展。将 IL-1 与血管平滑肌细胞共同培养，能够诱导剂量依赖性的胶原蛋白表达的增加。在大鼠弹力蛋白酶诱导的 AAA 模型中，消炎痛能够抑制腹主动脉瘤的进展，其作用的发挥主要是通过抑制 COX-2 受体。也有病例对照研究表明服用非甾体抗炎药患者 AAA 进展延缓。同时有研究分别检测腹主动脉疾病的 T 细胞、B 细胞、巨噬细胞、T 辅助细胞、T 抑制细胞的水平，发现炎性腹主动脉瘤的炎症水平最高，其次是普通腹主动脉瘤，然后是主动脉闭塞性病变，最后是正常主动脉。这表明在腹主动脉瘤的形成中存在免疫源性机制。另有研究在 AAA 标本中分离出 IgG 和自身抗原 MAGP-3，同时发现 AAA 与 HLA-DR 有关，表明 AAA 中可能存在自身免疫因素。由此可见，炎症反应在主动脉瘤的发生发展中起着重要作用。

（3）主动脉瘤发展中遗传的作用：腹主动脉瘤在白高加索人中的发病显著高于黑加勒比海人。调查发现腹主动脉瘤患者一级男性亲属的发病率为24%，而配对对照组男性患者发病率为5%。这表明腹主动脉瘤的发生与遗传密切相关。研究发现很多基因与腹主动脉瘤有关，这些基因编码的蛋白包括基质蛋白、蛋白酶、蛋白酶抑制物、触珠蛋白和胆固醇酯转化蛋白等。胶原蛋白是细胞外基质的重要组成成分,尤其是Ⅰ型和Ⅲ型。家族性腹主动脉瘤标本中常有Ⅲ型胶原蛋白的缺失伴有 COL3A1 基因的变异。另有研究在腹主动脉瘤标本中筛查了265个基因,其中与腹主动脉瘤有关的有9个。其中表达下调的有 Collagen type Ⅵα、Glycoprotein ⅢA、α-2 macroglobulin、Integrin α-5、Ephrin A5、Rho/rac guanine nuclear exchange。表达上调的有 MMP-9、Intercellular adhesion molecule-1、Interferon-β recepter。

（4）主动脉瘤发展中氧化应激的作用:大量研究已经证实氧化应激能够损伤血管内膜,影响内皮细胞的功能,进而可以导致血管的损伤。主动脉环缩实验表明相对于环缩下游低压区域,高压区的一氧化氮降解增加并伴有氧化应激产物的增多。这表明氧化应激引起了内皮的损伤。氧化应激产物之一轻度氧化低密度脂蛋白(mildly oxidized LDL)参与了动脉粥样硬化的过程,它能够激活体外培养的血管内皮细胞的血小板源性生长因子β受体。研究证实牛主动脉内皮细胞在高浓度葡萄糖中培养两周其氧化活性产物增加70%,氧化活性产物能够促进 MMP-9 的表达,并增强其活性。应用抗氧化物质能够显著抑制 MMP-9 的活性,而应用蛋白C抑制剂却无此反应。这些研究表明动脉瘤的发生与氧化应激有关。分析大鼠主动脉瘤标本,发现有200多个基因表达明显增加,其中有很多是与氧化应激有关的。包括血红素加氧酶、诱导性一氧化氮合酶、12-磷酸加氧酶、细胞色素C氧化酶等。相反抗氧化基因则下调,包括超氧化物歧化酶、谷胱甘肽还原酶等。这证实了氧化应激在主动脉瘤发生发展中起一定作用。

（5）肾下腹主动脉瘤易患性研究:主动脉瘤约95%发生于肾下腹主动脉。这表明不同区段主动脉其动脉瘤易患性是不同的。研究表明弹力蛋白与胶原蛋白的比例随着主动脉的延伸而降低,进而导致远段腹主动脉弹性及管壁运动相对减弱。同时来自于主动脉分叉及下游动脉的反射波导致远段腹主动脉压力的升高,进一步增加了其动脉瘤的易感性。在大鼠中,肾下腹主动脉与胸主动脉及主动脉弓相比,MMP-9 的表达及活性明显增加。当胸主动脉段移植到腹主动脉时,其 MMP-9 的表达增加。当腹主动脉段移植到胸主动脉时,MMP-9 的表达降低。在整个心动周期中,肾上腹主动脉的血流始终是前向的,产生持续的前向的层状的管壁切力。而肾下腹主动脉的管壁切力较低,在收缩晚期

和舒张期,其血流方向也是相反的。体外研究表明,稳定的管壁切力能够抑制内皮细胞分泌促炎因子。增加的前向管壁切力能够上调主动脉抗氧化、抗炎、抗凋亡基因的表达。这表明近远段主动脉中血流动力学的差异也是肾下腹主动脉瘤易患性的一个重要原因。

2. 主动脉瘤的血流动力学研究 血流动力学能够影响主动脉瘤的发生及发展,其作用的发挥主要是通过血流量和管壁切力的变化。临床观察发现,腹主动脉的血流受阻与 AAA 的发生及发展密切相关。同时发现因外伤下肢截肢的患者其 AAA 发病风险是有传统 AAA 发病风险的非截肢者的5倍。大量研究表明,症状性周围血管疾病患者(PVD),其 AAA 的发病风险显著增加。尽管 PVD 和 AAA 有共同的发病危险因素,但其原因主要是 PVD 患者下肢血流量减少、肾下腹主动脉的血流阻力增加。尚有研究发现脊髓损伤者的腹主动脉的直径较正常人群显著增大,原因是下肢和腹主动脉下段血流量减少。建立三种腹主动脉瘤动物模型,高血流组(通过在远端做动静脉瘘增加腹主动脉远段的血流量和管壁切力);低血流组(结扎一侧髂动脉来减少腹主动脉的血流量和管壁切力);空白组。结果发现高血流组的腹主动脉直径大于空白组;空白组大于低血流组;高血流组的直径是低血流组的两倍。在空白组 AAA 形成后再做远端动静脉瘘,发现 AAA 的直径会显著缩小。这些研究表明腹主动脉下段血流阻力增大、血流量减少、管壁切力降低可以促使腹主动脉瘤的发生。而腹主动脉瘤内实际的管壁切力也是降低的。

高血流量的 AAA 模型其管壁平滑肌细胞凋亡减低,弹力蛋白及胶原蛋白也较低流量 AAA 多。低流量 AAA 管壁内新生血管数量明显增多并伴有单核细胞的浸润增多。同时在低流量 AAA 中,促血管生成基因显著上调包括 VEGF\PDGF。管壁巨噬细胞的密度与血液流量及流速成反比。减少的管壁切力和前向血流也促进巨噬细胞的黏附和浸润。促炎因子的表达也与管腔血流量成反比。另血流动力学状态对循环血液中的血管祖细胞的定位及分化也有影响。人类 AAA 的中膜及外膜的新生血管中有血管祖细胞。循环中的血管祖细胞在血管损伤部位可以分化成内皮细胞、平滑肌细胞和巨噬细胞。高管壁切力能够诱导血管祖细胞向平滑肌细胞分化。低管壁切力能够诱导循环中的血管祖细胞向外膜新生血管方向分化。HO-1 基因是抗氧化基因,其通过一系列机制减轻动脉损伤。低

流量 AAA 活性氧含量高于高流量组。高流量组 *HO-1* 基因的表达高于低流量组。这表明流量依赖性的抗氧化基因的表达和活性氧的清除是血流动力学改变引起腹主动脉瘤的一种可能机制。另管壁切力的降低也会导致 MMP 活性的增加,细胞外基质蛋白合成的增加,细胞凋亡的增加。

(二)主动脉夹层的病理生理和血流动力学研究

1. 主动脉夹层的病理生理学研究

(1) 病因学研究:传统上认为主动脉夹层与高血压、动脉粥样硬化、中膜结构缺陷、主动脉炎症、主动脉损伤、发育畸形等有关。总之可以归结为高血流动力学状态,特定部位的解剖特点及管壁薄弱这三方面。目前研究主要集中于管壁薄弱的因素,而且主要深入到基因水平的研究。目前认为编码主动脉平滑肌重要组分的基因的变异和细胞外基质的异常是主动脉夹层的可能机制之一。主动脉夹层是细胞外基质降解和管壁平滑肌缺失的结果,这可以导致主动脉壁的退行性变。血管平滑肌和细胞外基质相互联系并通过动力传导复合体对机械刺激(信号)做出反应。与动力传导有关的蛋白的异常能够导致平滑肌密度的降低进而导致主动脉夹层的发生。马方综合征最常见的并发症是主动脉夹层。其发病机制是 *FBN1* 基因的变异。这个基因编码一种糖蛋白,此糖蛋白是主动脉弹力纤维的组成部分。尽管 *FBN1* 的变异既往被认为是与马方综合征相关,但最近研究发现其变异与散发主动脉夹层也相关。转化生长因子 β(TGF-β)与细胞的增殖分化和凋亡有关,现研究发现其与主动脉疾病密切相关。TGF-β 的生物活性在体内是被严格调控的。它的无活性形式与含纤维蛋白原-1 的细胞外基质关系密切。在纤维蛋白原-1 缺乏的大鼠中发现 TGF-β 的活性增高,这是由于含纤维蛋白原-1 的微纤维减少了。同时编码 TGF-β 受体(TGFBR1 和 TGFBR2)的基因变异能够引发 Loeys-Dietz 综合征和家族性主动脉夹层。最近发现编码 TGF-β2 的基因变异也是家族性主动脉夹层的一个原因。另一个与主动脉夹层有关的基因是 *SMAD3*,它是 TGF-β 的转录因子。*SMAD3* 的变异会导致动脉瘤-骨关节炎综合征(aneurysm-osteoarthritis syndrome)。患者此综合征的患者常因主动脉夹层而猝死。细胞外基质-动力传导复合体-平滑肌网络的其他组分发生变异同样可以引起主动脉夹层,如胶原蛋白、肌动蛋白等。与主动脉夹层有关的其他基因尚有 *COL3A1*、*ACTA2*、*MYH11*、*MYLK*、*FLNA* 等。

(2) 主动脉分支缺血:分支血管缺血是主动脉夹层的一个非常重要的病理生理特点。主动脉夹层治疗的一个很重要的目的也是恢复分支的血供。缺血的原因主要是夹层对分支动脉的破坏。破坏的形式主要有假腔内血液压迫分支血管的内膜、分支血管内膜的撕裂、分支血管内膜完全断裂。分支血管内膜被破坏后分支血管的血供形式主要有完全真腔供血、完全假腔供血、真假腔同时供血、无供血。因真腔受压变窄而引起分支血管缺血的称为动力性缺血。若分支血管由假腔供血、真假腔同时供血或无供血称为静力性缺血。

(3) 夹层动脉瘤破裂:夹层破裂是主动脉夹层的另一个非常重要的病理生理特点。假腔流出道不通畅导致假腔内压力过高,使主动脉持续扩张直至破裂。夹层破裂可以破向心包、纵隔、左侧胸腔、右侧腹腔、后腹膜腔、腹腔、气管、食管等。一旦破裂极难抢救。破裂也是主动脉夹层修复术后晚期死亡的一个重要原因。其假腔是否继续扩大主要取决于假腔内是否有血流,若有血流则取决于其通畅程度。对 201 例主动脉夹层进行随访分析,发现假腔完全通畅的其 3 年死亡率是(13.7±7.1)%;假腔部分血栓形成的为(31.6±12.4)%;假腔完全血栓形成的为(22.6±22.6)%。

2. 主动脉夹层的血流动力学研究　目前关于主动脉夹层的血流动力学的研究基本都局限于体外实验和计算机模拟研究。研究主要集中在对真假腔血流速度、压力情况、血流量及撕裂口的位置和大小对病情的影响。利用硅胶制造主动脉夹层模型进行体外实验。结果表明大的撕裂口(25% 的动脉直径)较小的撕裂口(10% 的动脉直径)更容易使真假腔之间的血压达到平衡。大撕裂口组血液通过破口的速度明显减慢,假腔内的压力明显增大,假腔内的血流形式也更加复杂。而小撕裂口组则相反。在心动周期中,近端破口和远端破口均可作为血液的入口和出口。也就是说收缩期血液可以通过近远端破口同时进入假腔,舒张期血液可以通过近远端破口同时出假腔。血液通过一端破口进假腔再通过另一端破口出假腔的量是很少的。因此撕裂口的大小影响着主动脉夹层的血流动力学参数。同时有计算机模拟研究,模拟四种情况:①近远端破口均通畅;②远端破口封闭(代表假腔内形成血栓);③近端破口封闭(代表主动脉夹层腔内治疗后);④移除腔内分离的内膜片(代表开窗术后)。在收缩期真腔和假腔内均为规则的层流。前三种情况真腔内的即刻血流速度基本相同,约为

1m/s。假腔内的血流速度差异很大,前三种情况分别为 0.015m/s、0.0003m/s、0.000 05m/s。第四种情况混合腔内的血流速度是 0.15m/s。第一种情况假腔内的血流量最大,其次是第二种情况,第三种情况假腔内几无血流。血流形式方面,四种情况中在近端破口的近心端均出现反流。第三种情况假腔内出现反流。第四种情况混合腔内出现湍流。在真腔内均存在压差,压力近端大于远端。而在假腔内则无压差,前两种情况假腔内的最大压力和真腔接近。第三种情况假腔内的压力几乎为零。这些研究结果对于主动脉夹层病理生理的理解及治疗策略的选择具有重要意义。

（刘昌伟 杨根欢）

参 考 文 献

1. Kuivaniemi H, Platsoucas CD, Tilson MD, et al. Aortic aneurysms: an immune disease with a strong genetic component. Circulation, 2008, 117(2): 242-252.

2. Golledge J, Tsao PS, Dalman RL, et al. Circulating markers of abdominal aortic aneurysm presence and progression. Circulation, 2008, 118(23): 2382-2392.

3. Abdul-Hussien H, Hanemaaijer R, Kleemann R, et al. The pathophysiology of abdominal aortic aneurysm growth: corresponding and discordant inflammatory and proteolytic processes in abdominal aortic and popliteal artery aneurysms. J Vasc Surg, 2010, 51(6): 1479-1487.

4. Kuivaniemi H, Elmore JR. Opportunities in abdominal aortic aneurysm research: epidemiology, genetics, and pathophysiology. Ann Vasc Surg, 2012, 26(6): 862-870.

5. Criado FJ. Aortic dissection: a 250-year perspective. Tex Heart Inst J. 2011; 38(6): 694-700.

6. Choi JC, LeMaire SA. Thoracic aortic dissection: genes, molecules, and the knife. Tex Heart Inst J, 2012, 39(6): 838-839.

7. Baumann F, Makaloski V, Diehm N. Aortic aneurysms and aortic dissection: epidemiology, pathophysiology and diagnostics. Internist (Berl), 2013, 54(5): 535-542.

8. Rudenick PA, Bijnens BH, Garcia-Dorado D, et al. An in vitro phantom study on the influence of tear size and configuration on the hemodynamics of the lumina in chronic type B aortic dissections. J Vasc Surg, 2013, 57(2): 464-74 e5.

二、主动脉瘤外科治疗时机的把握和手术方式的选择

（一）概述

根据血管外科协会审计报告特别委员会（the Ad Hoc Committee on Reporting Standards of the Society for Vascular Surgery）的报告,动脉瘤被定义为"动脉血管直径超过正常动脉管径 50% 的永久性局限性扩张"。正常胸主动脉及腹主动脉的直径分别为 24～28mm 及 10～24mm,即胸主动脉扩张超过 42mm 或腹主动脉直径超过 36mm 即可诊断为主动脉瘤。在权衡手术风险后,目前认为并非达到上述标准的主动脉瘤均需要手术处理。具体的手术时机的把握取决于手术风险和动脉瘤致死或致残的自然病程所平衡的结果。随着近年来主动脉瘤样疾病药物治疗的长足发展以及手术方法的多样化及微创化趋势,主动脉瘤手术时机和方式的选择也在发生不断的变化,值得所有血管外科医生关注和探讨。

（二）主动脉瘤的病理特点

多数主动脉瘤在病因学上都属于复杂的动脉壁退行性变。其退变的病理过程可能包括复杂的动脉粥样硬化、动脉瘤壁炎症改变、血流剪切力等因素的相互作用。主动脉瘤也可以由主动脉的夹层发展而来,特别是在胸主动脉,将近 20% 的胸主动脉瘤与以往的夹层有关。夹层假腔的外侧壁可以逐渐转化并最终变成真性动脉瘤。感染性（或真菌性）主动脉瘤可以是原发性感染或者动脉瘤的继发性感染所导致的动脉管壁的破坏及进一步扩张。

主动脉瘤可以发生于主动脉的全程。胸主动脉瘤包括升主动脉瘤、主动脉弓动脉瘤及胸降主动脉瘤。胸主动脉瘤可以是动脉粥样硬化性,也可能是继发于主动脉夹层后的瘤样扩张。目前的资料显示最常见的主动脉瘤是动脉硬化性的腹主动脉瘤。按照其与肾动脉开口的关系还可以把这些动脉瘤分成肾动脉下腹主动脉瘤、近肾动脉腹主动脉瘤和肾动脉上腹主动脉瘤。胸腹主动脉瘤比肾下腹主动脉瘤少见,是指同时累及胸腔段和腹腔段的主动脉,以及侵犯到肾动脉以上的腹主动脉瘤,由于经典的手术治疗需要显露胸腹两腔而得名。胸主动脉瘤包括主动脉弓动脉瘤及胸降主动脉瘤。

（三）主动脉瘤的手术指征

破裂大出血是主动脉瘤的致命性结局。破裂腹主动脉瘤一旦确诊,应尽早手术治疗,尤其直径大于 5cm 者。目前认为具有下列情况的主动脉瘤应考虑手术修复:①胸主动脉瘤瘤体最宽处直径大于 6cm,腹主动脉瘤瘤体最宽处大于 5.5cm,或瘤体迅速增大（每年直径增大 10mm 以上）;②动脉瘤趋于破裂;③有症状者,包括疼痛（夹层血肿、感染、压迫邻近器官）、远端动脉栓塞等。同时,无症状的偏

心性动脉瘤或感染性动脉瘤,由于破裂风险增加,可适当放宽指征。

主动脉瘤手术的目的是预防动脉瘤破裂,因此,对伴严重脏器功能障碍的患者应视为手术相对禁忌证,需要权衡手术直接风险和动脉瘤潜在破裂风险的关系。随着近年来腔内手术经验的成熟以及腔内支架移植物技术的提高,对于全身状况无法耐受传统手术的主动脉瘤患者可能从腔内手术中获益。值得注意的是,对胸腹主动脉瘤患者指征掌握应相对严格,因其手术更复杂,并发症发生率及死亡率更高。

(四)术前评估对手术决策的影响

1. 主动脉瘤瘤颈的解剖位置　主动脉瘤外科治疗的关键是确定上界与近端主要分支动脉的关系。腹主动脉瘤瘤颈被认为是低位肾动脉开口至腹主动脉瘤瘤体上界的距离,而胸主动脉瘤瘤颈被认为是做锁骨下动脉开口至胸主动脉瘤瘤体上界的距离。累及肾动脉或锁骨下动脉动脉或其他分支的主动脉瘤,如腹腔干肠系膜上动脉、左颈总动脉等,与肾下型腹主动脉瘤或孤立性降主动脉瘤相比,在手术指征、手术方式选择、术前准备、手术技术和手术结果等方面都有很大差别。因此,术前明确动脉瘤瘤颈的解剖学形态至关重要。

2. 术前脏器功能　由于主动脉瘤多为高龄者并兼有其他心脑血管等疾病,同时胸、腹主动脉瘤为血管外科领域最为繁复的手术,因此,术前全面了解患者全身状况,如心、脑、肺、肝功能状况十分重要,以评价其是否可耐受手术,采用何种手术方式,预计手术并发症及相应预防措施等。当患者合并冠脉病、心功能不全、肾衰竭或 ARDS 等情况,而主动脉瘤又无破裂之疑时,应更加谨慎地评估手术风险。

(五)手术方式的选择

1. 腹主动脉瘤　腹主动脉瘤外科治疗已有 50 年历史,目前,外科治疗有三种方式:

(1)传统方式(即腹主动脉瘤切除人工血管移植):1951 年,Dubst 首例成功切除腹主动脉瘤并行同种异体动脉移植术。随后,由于各种人工血管材料的问世,腹主动脉瘤的切除、人工血管移植已成为唯一有效的方法,手术方法定型规范。

(2)腔内修复术:40 年后,即 1991 年阿根廷医师 Parodi 等成功地在肾动脉水平以下腹主动脉瘤采用人造血管支架腔内修复术,象征微创外科成为治疗腹主动脉瘤又一革新方法。近年来,该方法在世界各地广泛开展。复旦大学附属中山医院血

管外科于 1997 年起开展此种手术,目前每年开展的腹主动脉瘤腔内手术量已经超过传统开放手术。目前该术式在国内外均已形成治疗腹主动脉瘤的规范方案,并有逐渐取代传统开放手术的趋势。

(3)采用腹腔镜手术治疗腹主动脉瘤:1991 年,加拿大 Pederod 医生首先报道。但由于此法操作复杂、费时、方法未定型,国内外仅限于少数病例报道。

目前,广泛采用的术式是前两种。究竟是采用传统手术还是腔内修复术,首先取决于动脉瘤的整体解剖形态。瘤颈扭曲成角大于 60°、瘤颈长度小于 15mm、髂动脉严重扭曲、狭窄或闭塞者,是目前多数腔内移植物的相对禁忌证。但随着商品化移植物技术的不断提高、影像技术的革新及手术医生技术的熟练,目前挑战复杂解剖腹主动脉瘤的腔内手术呈增多趋势。但必须注意术前充分评估,避免盲目扩大腔内手术的指征。一旦腔内手术失败,会增加再次开放手术修复的困难。

目前针对腹主动脉行腔内治疗和传统开放手术的研究比较多,最近较大规模的比较两者疗效的 OVER 试验与早期所进行的 DREAM 及 EVAR 1 研究结果相似:腔内手术近期的死亡率和并发症率均较传统开放手术低,但后期呈现逐渐追赶开放手术的趋势,手术 2~3 年后,两种治疗方法的死亡率和并发症发生率基本持平。即无论患者接受何种治疗,其远期的生存率是一致的。所以,目前对手术方案的选择,除了解剖形态的评估和对医生经验要求以外,患者对手术方式选择的意志,也应更加被给予重视。

由于腔内手术的远期生存率并未明显优于传统开放手术,特别是那些被认为可能从腔内手术获益的年老患者,目前尚没有证据说明外科干预的指征可因为腔内手术的开展而得以扩大。目前的证据虽然有将腔内手术列为腹主动脉瘤首选治疗的趋势,但尚不足以放宽腹主动脉瘤外科治疗的指征。最后,对于很多腹主动脉瘤的患者,其最终死亡原因多为其伴随疾病,而动脉瘤直接相关的死亡很低,仅为 1%~5%。故而主动脉瘤一经诊断,即应开始对患者整体心血管风险的控制。

2. 胸主动脉瘤　累及升主动脉和主动脉弓的主动脉瘤需要在体外循环下进行外科手术修复。血管外科治疗的胸主动脉瘤,目前仍以降主动脉瘤为主。1991 年,Parodi 等成功地实施了首例腹主动脉瘤的腔内治疗;1994 年和 1998 年 Dake 等将该技术分别成功地应用于胸降主动脉瘤和主动脉夹层

的治疗。随着技术的日益成熟和推广、器材的不断开发和改进,腔内治疗所具微创、安全、有效的优点得到越来越广泛的认可。虽然尚没有足够的证据支持腔内手术替代传统胸主动脉人工血管置换手术,但传统开放手术创伤大巨大,严重并发症发生率,如截瘫和死亡率可高达17%和26%,故而国内外越来越多的中心已经将胸主动脉腔内修复术作为胸主动脉瘤治疗首选。

胸降主动脉瘤行腔内修复的成败的关键在于支架有无足够的近、远端锚定区,一般认为其长度应>15mm且降主动脉扭曲程度不高,是胸降主动脉瘤行腔内治疗的前提。对近端瘤颈不足的胸降主动脉瘤,扩展近端锚定区的方法有:①直接覆盖左锁骨下动脉开口,此方法可能引起脑或左上肢缺血性并发症,但多数情况下可通过对侧椎动脉代偿而不发生。即使发生,再行颈部血管重建也是可行的补救措施。②如果左侧椎动脉优势且Willis环不完整的病例,可先重建主动脉弓上分支血流再行左锁骨下动脉覆盖,甚至覆盖左侧颈总动脉。近年来逐渐开展的分支血管烟囱支架技术、人工血管支架开窗或分支型人工血管支架,在一定程度上拓展了腔内治疗在胸降主动脉瘤中的应用。

3. 胸腹主动脉瘤 胸腹主动脉瘤手术方式较为定型,一般采用 Crawford 方法,即分离阻断近、远端主动脉后,切开动脉瘤用 Fogarty 导管分别插入各内脏动脉阻断血流。完成近端吻合后,将带有腹腔干、肠系膜上动脉和右肾动脉开口的原动脉剪成一片,缝合于人工血管右前壁上(剪去适当大小开窗),而左肾动脉另作一补片缝合于人工血管左前壁,即所谓"补片法"。

而近年来可以通过去分支技术对部分胸腹主动脉瘤患者进行腔内手术。即事先从髂动脉、正常降主动脉、升主动脉等区域做旁路人工血管搭桥,重建内脏动脉血供,随后使用腔内移植物修复胸腹主动脉瘤,该方法也称为"杂交手术"。但尚无明确的证据表明该方法的持久性和安全性。故而应严格筛选接受该方法的患者。同时,累及分支的主动脉瘤仍是开放手术和腔内手术的难点,也是未来腔内治疗的发展方向。

目前,主动脉瘤的外科治疗还有很多问题需要解决。至关重要的是如何根据动脉瘤解剖形态、脏器血供、手术综合风险要全面评估,对外科干预的方式作出选择。最后,虽然主动脉瘤的手术选择进展迅速,但不少新技术尚未获得可靠的循证医学证据,血管外科医生在运用新技术的同时,特别是对

于腔内手术,为了避免滥用,应慎重把握手术指征,为患者选择合理的最佳获益方案。

(符伟国)

三、主动脉夹层的分期分型与治疗策略的历史争议与现状

作为心血管系统中病死率最高的疾病之一,主动脉夹层至今仍被血管外科界定义为一种极具挑战的主动脉病变。Shekelton 于 19 世纪早期首次报道了主动脉夹层,并提出真腔、假腔的概念。夹层动脉瘤这个术语,1819 年由 Laennec 提出,是指夹层基础上发生扩张的病变主动脉。另一个诊断混淆之处是胸主动脉的其他病理过程,比如壁内血肿和穿透性主动脉溃疡,这些与急性夹层的临床表现和放射图像有相似之处。

(一) 主动脉夹层的分类

主动脉夹层可根据患者从症状开始到诊断的时间、原发内膜破口的位置或夹层累及主动脉的范围来分类。这些分类对与夹层的进展、自然预后及治疗策略的选择具有重要的意义。

1. 按时间分类 出现症状到诊断的时间在2周以内的夹层称为急性夹层,超过2周的即称为慢性夹层。最初的尸解研究发现,死于主动脉夹层的患者中74%的情况在最初的14天内。随着近年来主动脉夹层外科治疗的开展,特别是腔内修复手术的增多,人们认识到夹层的发病时间对手术的疗效也具有决定性作用。特别是急性期发病的主动脉夹层,由于主动脉壁的充血和水肿,无论开放手术或是腔内手术,均增加了手术的不确定因素。于是,目前倾向于进一步细化主动脉夹层的时间分类。日本学者提出将发病2周以内主动脉夹层定义为急性期,而慢性夹层则定义为发病2个月以上,而将2周至2个月之间的时间定义为亚急性期。这一概念也逐渐被国际血管外科同行所接受。

2. 按解剖分类 主动脉夹层的解剖分类依据是内膜撕裂的位置和夹层沿主动脉延展的范围。有两种分类方法用于主动脉夹层(图11-1)。最初的一种分类法,由 DeBakey 及其同事在 1965 年提出,描述了第一破口的位置和降主动脉夹层的范围。该方法分类如下:

Ⅰ型:夹层原发破口位于升主动脉,并累及主动脉弓及降胸主动脉和(或)腹主动脉的不同范围。

Ⅱ型:夹层破口位于升主动脉,同时延展范围也限于升主动脉。

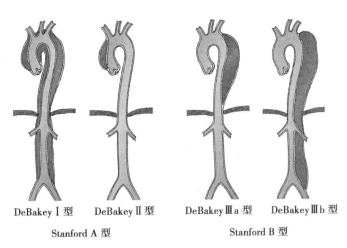

DeBakey Ⅰ型　　DeBakey Ⅱ型　　　DeBakey Ⅲa型　　DeBakey Ⅲb型

Stanford A 型　　　　　　　　　　　　　Stanford B 型

图 11-1　主动脉夹层的解剖学分类：同时考虑原发破口位置及夹层累及范围的 DeBakey 分类，以及仅以原发破口位置为依据的 Stanford 分类

Ⅲa 型：夹层破口位于降主动脉，同时延展范围限于降主动脉。

Ⅲb 型：夹层破口位于降主动脉，夹层累及降胸主动脉和不同程度的腹主动脉。

另一种称为 Stanford 分类，由 Daily 等学者于 1970 年提出，简化了解剖分类标准，只依据原发破口的起始部位来分类。

Stanford A 型夹层定义了破口位于升主动脉的病变，因此包括 DeBakey Ⅰ型和Ⅱ型夹层。

Stanford B 型夹层破口位于左锁骨下动脉以远的降主动脉，因此包括了 DeBakey Ⅲa 型和Ⅲb 型。

因为原发破口的位置是早期预后的关键预测因素，所以多数患者目前在诊断时被分为 Stanford A 型或 B 型来指导初始的治疗。按照目前的认识，对于绝大多数 Stanford A 型夹层患者来说，及时行升主动脉移植物置换术是非常恰当的治疗措施，因为 A 型夹层患者在出现症状后的数小时、数天内具有非常高的致命性并发症风险（主要包括主动脉破裂或夹层累及冠状动脉所致的心肌缺血）。而对于 Stanford B 型夹层患者，可以采用药物治疗作为初始治疗措施，除非出现并发症，可考虑外科干预。

（二）主动脉夹层的手术治疗

Stanford B 型夹层经积极的内科治疗，85% ~ 90% 的患者可以安全度过急性期。急性期的外科干预限于那些存在致残或致死性并发症的病例（如远端内脏或肢体灌注不良所导致的缺血）。慢性 B 型夹层的传统治疗措施是药物控制血压和密切随访，但近年来随着人们对该疾病远期预后的不断认识及微创腔内技术的逐渐成熟，对慢性 B 型夹层是否应行外科干预又有了新的认识。目前，慢性 B 型

夹层外科干预的绝对指征尚无统一的标准。夹层瘤样变且瘤体过大和假腔快速增大者应进行外科干预；但也应综合患者的年龄、血压控制程度、随访的依从性、是否合并先天性结缔组织病等诸多因素，对患者进行风险/受益分析。

在过去的很长时间里，近端夹层段切除及人工血管移植手术一直是 Stanford B 型夹层的标准外科术式。此类手术创伤巨大，围术期死亡率较高；特别是对高龄或合并系统性疾病的患者，除非夹层引发致死或致残性并发症，单纯手术所带来的风险已超过夹层本身。

自 Dake 和 Nienaber 报道急、慢性主动脉夹层的腔内治疗以来，至今已有十余载。随腔内血管外科技术的日益成熟和支架材料的不断完善，主动脉腔内修复术在治疗 Stanford B 型夹层中表现出极大的应用潜力。在许多血管外科中心，其已取代传统手术，成为治疗 B 型夹层的首选术式。

无论传统手术或腔内治疗，其外科目的均在于减少由夹层所带来的致死和致残率。相比传统手术，腔内手术具有很好的微创优势，同时其较高的技术成功率也被学者们所认可。腔内手术治疗主动脉夹层的原则是覆盖近端原发内膜破裂口、隔绝瘤样病变及保证远端脏器和主动脉主要分支的血供，同时追求假腔内的完全血栓形成。作为一个刚刚起步十余年的新兴技术，有必要反复考察其对夹层患者生存率及生活质量的影响，从而合理评价腔内手术在主动脉夹层治疗中的地位并规范其手术适应证。随着该技术在全球众多血管外科中心的广泛应用，近年来有关其疗效和预后的文献也逐年递增。虽然初步的观察结果令人满意，但由于各中

心所使用的支架种类、技术熟练程度、随访方案及图像测量手段等均无统一的标准,目前主动脉夹层的腔内手术标准也未完全统一。

值得一提的是,实际上约60%的主动脉夹层为Stanford A型,其仍是传统开放手术的绝对指征。腔内治疗A型夹层目前仅处于试验性的用于病变局限又不能耐受传统手术者。同事,仅累及升主动脉的DeBakey Ⅱ型夹层可通过急诊手术获得纠正,但这类患者仅占A型夹层的1/3。其余2/3的De-Bakey Ⅰ型夹层因同时累及降主动脉,术后约有63%的患者在残留的远端夹层内存在持续的假腔血流,但这并不增加这部分患者的远期死亡率,其生存期与慢性Stanford B型夹层相当。所以这部分患者是否也值得考虑腔内治疗,其手术指征有待进一步的临床试验来验证。

(三)主动脉夹层腔内手术的预后对夹层治疗策略的影响

作为一项新近开展的治疗技术,主动脉夹层腔内手术治疗的近期疗效已经获得了广泛认同,但其远期预后目前尚缺乏有力临床证据。然而,对中远期预后的了解,可以帮助血管外科医生把握手术的指征,合理选择患者。

1. **急性期腔内治疗的预后** 急性Standford B型夹层中,约73%的患者发病初期无严重并发症,这部分患者经药物治疗疗效满意,一般并不主张对这些患者行急性期腔内治疗。再者,急性期水肿的动脉壁支撑力较差,支架置入易松动移位,且薄弱的隔膜也易受到支架的损伤。有报道称急诊腔内治疗术后各种并发症发生率可达76%,30天内死亡率可高达21%。故而急性期腔内治疗的适用人群是存在严重并发症者(远端脏器"低灌注"、夹层动脉瘤破裂或趋于破裂、无法抗拒的疼痛及难以控制的高血压),这一观点已为多数学者所接受。IRAD注册研究显示,急性B型主动脉夹层接受开放手术后的住院期间死亡率为33.9%,明显高于腔内手术10.6%的住院期间死亡率。Luebke T总结了76项观察性研究的meta分析也显示,腔内手术相比开放手术明显减少了围术期30天的并发症风险。诸多学者认为,对有致死性并发症的B型(或逆行性A型)夹层在急性期行腔内治疗,其目的不在于消除假腔内血流,而仅是覆盖原发破口、恢复真腔优势血流,缓解远端低灌注和预防破裂,从而为进一步的抢救和随访提供机会,最终提高救治成功率。基于对这一理念的延伸,有人提出PETTI-COAT概念,即当覆膜支架覆盖近端破口后,若远端真腔仍然存在低灌注,可在远端真腔内使用裸支架辅助真腔恢复优势血流。而对于无并发症的急性B型夹层,ADSORB研究提示药物治疗和腔内治疗的1年死亡率类似,但腔内治疗的主动脉重塑(真腔的开放和假腔的回缩)明显优于药物治疗。这至少说明,对于急性B型夹层,腔内治疗的疗效并不亚于药物治疗。

2. **慢性期腔内治疗的预后** 接受药物治疗的B型主动脉基层患者中有20%~50%日后会发生瘤样变性、新夹层形成、假腔扩大而最终导致破裂。单纯药物治疗的5年生存率约为50%。所以对于慢性B型夹层是否应预防性腔内治疗,目前观点不一。研究发现,在慢性B型夹层的自然病程中,假腔内自发血栓形成者较假腔存在灌注者有更好的远期预后,但前者仅发生于不足4%的患者。基于这些概念,慢性夹层行腔内治疗的目的不专注于改善远端脏器低灌注,而是促进假腔内血栓形成,预防假腔瘤样扩张所致的破裂。

于2004年在欧洲开始的INSTEAD研究,是唯一比较慢性B型夹层药物治疗和腔内治疗疗效的多中心前瞻性随机临床研究。其2年期结果显示,药物治疗组和腔内治疗组在总体生存率、主动脉相关死亡率及夹层病变的进展程度在两组间无明显差异,但腔内手术组可能具有更良好的主动脉重塑。目前主张将腔内治疗慢性主动脉夹层应定位于预期病变进展不良的慢性夹层人群,包括夹层动脉瘤直径达5.5~6cm,主动脉直径扩张每年在1cm以上,假腔持续灌注,或胸痛症状反复加重及血压控制不良的患者;同时应综合考虑患者的年龄、并存疾病及随访的依从性。

无论是药物治疗、传统手术治疗或是腔内治疗,治疗主动脉夹层仅限于延缓本病的进展、提高预期寿命,并不可能逆转其自然病程。与腔内治疗其他类型主动脉疾病一样,相比支架材料的进步,其预后更依赖于手术指征的掌握和操作者的经验。腔内手术技术已经为主动脉夹层患者带来了前所未有的相对理想的早期和中期疗效。我们期待越来越多的高级别循证医学证据的出现,用以评估其远期预后,最终确立各种治疗策略在主动脉夹层治疗中的地位。

(符伟国)

四、血管腔内治疗在主动脉瘤和主动脉夹层治疗中的挑战、对策及思考

主动脉瘤(aortic aneurysm,AA)与主动脉夹层

（aortic dissection，AD）是血管外科的常见病。随着人口日渐老龄化和影像诊断技术的发展，此类疾病的发病率和检出率明显上升。以往传统经胸、腹外科手术是主要的治疗方法，但存在创伤大、严重并发症发生率（如截瘫等）和病死率高等问题，尤其对于高龄患者，往往全身重要脏器功能减退甚至衰竭而不能耐受外科手术。随着血管腔内技术的日益成熟和推广，腔内器材的不断研发和改进，腔内治疗具有的微创、安全、有效的优点得到了越来越广泛的认可和应用。

（一）累及主动脉弓部的病变

为了便于描述病变位置和设计手术方案，Mitchell 等提出主动脉弓分区方法，将主动脉弓部划分为 Z0、Z1、Z2 和 Z3 四个区，胸降主动脉可认为是 Z4 区。主动脉弓部"寸土寸金"，病变累及不同的区域将影响手术策略的制订。总结目前世界上"非停循环"重建主动脉弓的腔内技术，可以归纳为两大类：①开放性手术与腔内修复术相结合的"杂交"去分支化术式（arch debranching hybrid operations），该类技术目前文献报告较多，又可划分为两支：颈-胸杂交术式（cervical-thoracic hybrid operation）和胸-胸杂交术式（thoracic-thoracic hybrid operation）；②完全腔内重建技术，该大类由于技术难度高，对医者和病例选择性较强，故相关文献报道偏少，而且多为个体化术式，尚无成熟的产品可供临床应用。但该技术也是 EVR 技术研究的重点，集中了大量的创新思维，很多新的产品设计和手术方案目前仍处于实验室研究阶段。

1. 杂交去分支化术式　根据病变累及主动脉弓部的范围，可以选择不同的杂交术式。如左锁骨下动脉的杂交方案：适用于降主动脉近端病变。最常用方案：左颈总动脉-左锁骨下动脉旁路+腔内修复术；其次可考虑右锁骨下（腋）动脉-左锁骨下（腋）动脉旁路+腔内修复术、股-腋动脉旁路+腔内修复术。左颈总动脉、左锁骨下动脉的杂交方案：适用于降主动脉近端、弓部远端病变。最常用方案：右颈总动脉-左颈总动脉-左锁骨下动脉旁路+腔内修复术；其次可考虑右锁骨下动脉-左颈总动脉和（或）左锁骨下动脉旁路+腔内修复术、右锁骨下（腋）动脉-左锁骨下（腋）动脉-左颈总动脉旁路+腔内修复或股-腋-左颈总动脉旁路+腔内修复术。无名动脉、左颈总动脉、左锁骨下动脉的杂交方案：适用于弓部及升主动脉远段病变。最常用方案：升主动脉-双颈总动脉+或锁骨下动脉旁路术+腔内修复术。无名动脉杂交方案，适用于升主动脉远段病变。在一些特殊解剖的病变，可能需要无名动脉旁路以增加远端锚定区。方案：左颈总动脉-右颈总动脉+腔内修复术，或双颈总动脉间旁路+双锁骨下动脉间旁路+腔内修复术。

2. 完全腔内技术　完全腔内技术就是针对"杂交"技术而言，指不进行血管旁路术，完全腔内技术就可以将病变予以修复。这类技术目前尚处于早期研究阶段。主动脉弓的解剖形态决定了腔内技术实施的难度。胚胎学上，主动脉弓的形成经历了一系列复杂的演变过程，考虑到这一点，弓部的结构变异就不足为怪了。另外主动脉弓部病变本身就会引起动脉结构和形态的变化。这些变异和变化远较腹主动脉段复杂，这是造成腔内技术实施困难的主要原因，也是目前尚未设计出适合多数患者的通用型产品的原因。最常见的主动脉弓形态是 A 型弓，弓部发出 3 大分支。B 型弓又称牛型弓，弓部发出两大分支，左颈总动脉与无名动脉共干（人群中占 10% ~15%）。C 型弓，左椎动脉发自主动脉，而不是起自左侧锁骨下动脉（人群中占 4%）。A 型弓中，根据弓上分支的相对位置分为Ⅰ、Ⅱ、Ⅲ型，以预测腔内治疗的困难程度。主动脉弓类型以颈总动脉直径为参照标准，主动脉弓顶至头臂干开口的垂直距离在颈总动脉直径以内者为Ⅰ型，介于 1~2 倍颈总动脉直径之内者为Ⅱ型，超过 2 倍颈总动脉直径者为Ⅲ型。Ⅲ型主动脉弓病变行腔内治疗是极其困难的。其他主动脉弓变异还包括：迷走锁骨下动脉，双侧颈总动脉共干，右位弓，主动脉缩窄等。对于这些困难的解剖结构更需要个体化处理。

目前尚没有经过大量临床试验证实安全、有效、成熟的产品和技术可应用于主动脉弓部，所以近年来有大量的研究报道，但多数是临床小样本量或动物实验结果。我们回顾这些文献，并根据各种腔内技术的特点做一些分类以便于总结，但很多方案的设计思路是有交叉的，所以无法确切划分。

（1）烟囱技术（chimney technique）：所谓烟囱技术，也有学者称为"双管技术"（double-barrel technique）即当主动脉支架需覆盖某一分支时，在释放主动脉支架的同时，在将覆盖的分支内置入一枚平行支架。这一技术也可用于瘤颈较短的近肾腹主动脉瘤病变，以保护肾动脉。主动脉弓烟囱技术中，在释放主动脉支架前，需将导丝及动脉鞘经目标分支进入升主动脉，然后释放主动脉支架型血管部分或完全覆盖分支血管，然后第二枚小支架平行穿越主动脉支架的近端锚定区并释放，这样形成了与主动脉支架并行的"烟囱或双管"模式,使得分支血管得以重建。目前该术式已广泛应用于左锁骨下动脉(left subclavian artery,LSA),部分应用左颈总动脉,极少数同时应用于这两个分支。该术式存在的主要问题在于:两个并行支架不完全匹配,径向支撑力存在差异,可能造成血管内膜损伤;chimney 支架的远期通畅率有待进一步观察;chimney 支架本身就可能造成近端的内漏;以及由于两个支架不同步运动引发的逆行夹层的形成。尽管 chimney 技术在主动脉弓病变中的应用经验也不充分,但至少有以下两个优点:一是 chimney 技术的应用使 TEVAR 技术中的支架型血管的锚定区更充分。显然,锚定区的延长意味着更有效地防止锚定区内漏。二是技术可行性强。chimney 技术利用了现有器材,通路在主动脉支架型血管释放之前已经建立,因此不会发生 chimney 支架不能置入的情况。

对于 LSA 而言,以往的临床经验表明在右侧椎动脉正常的情况下,一期覆盖 LSA 通常不造成严重的窃血综合征,但这样的操作显然永久失去了 LSA 起始部的正向血流。而在 LSA 应用 chimney 技术能很安全而有效地恢复 LSA 正向血供。保留和重建分支血管比破坏分支血管有更大的意义。因此,对 LSA 而言,非常适合应用 chimney 技术,即使对左侧优势椎动脉而言,同样不失为良好的选择。对左颈总动脉(left common carotid artery,LCCA)而言,覆盖 LCCA 的同时显然也覆盖了 LSA,因此针对 LCCA 的 chimney 技术有更高的手术风险。由于考虑到 chimney 支架的远期通畅性,通常不推荐主动脉支架型血管超过 LCCA 开口近段太长的距离。因此,当主动脉支架型血管覆盖 LCCA 开口近侧缘即能取得良好的近端锚定时,更适合在 LCCA 内应用 chimney 技术,否则可考虑选择颈-胸杂交手术。对无名动脉(innominate artery,IA)以远的病变而言,覆盖 IA 通常也同时覆盖了 LCCA 和 LSA。因此在 TEVAR 之前必须先重建 LCCA 和 LSA 的血流。即使如此,在 IA 内应用 chimney 技术也有极高风险。推荐针对 IA 应用 chimney 技术时主动脉支架型血管释放后不完全覆盖 IA 开口。除非这种设计能够保证充分的锚定,否则不轻易在 IA 内应用 chimney 技术。我们不推荐在两条以上弓上分支血管内应用 chimney 支架,因为这种状况通常预示近端锚定区的条件极其不良,同时存在很大脑血管并发症的风险。

(2)豁口技术(scallop technique):为了保留分支血管的血供,可以将支架型血管的第一节覆膜剪除,形成一个"豁口"(scallop),使用时将豁口朝向分支开口(图 11-2),使其得到保留,而其余部分已进入分支开口近端以延伸锚定区的长度。手工裁剪容易破坏支架的结构,如果能够定做的话将更合理和安全。这种技术在术中定位上有较高要求,必要时可以将豁口周围缝合标记点用于定位。该技术对解剖条件的要求较苛刻,对于主动脉弓大弯侧的病变容易造成内漏,另外,如果术中出现定位不准确覆盖了部分开口,这时就需要加用支架来予以纠正。scallop 技术应用于 LSA 相对而言比较安全,部分患者可以应用于 LCCA,但应用于 IA 时就要结合颈部血管旁路术。

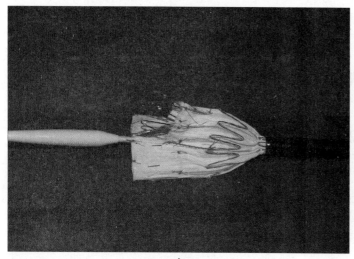
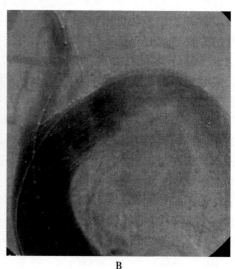

图 11-2 豁口技术保留无名动脉

A. 将主动脉支架的第一节覆膜剪除,留下一豁口,然后将支架重新组装;B. 术后造影:无名动脉通过豁口保留血供

（3）开窗技术（fenestrated technique）：开窗支架技术不同于豁口技术，其是在支架型血管的中段制作"窗口"以保留分支血管的供血。这种技术理论上可以重建所有的弓上分支血管。开窗技术最早于1996年首先应用于近肾腹主动脉瘤的腔内治疗中，而后很快就在临床推广应用。由于主动脉弓邻近心脏，形态变异较多，而且其分支血管远较肾动脉和内脏动脉风险要高，所以适用于弓部分支的开窗型支架早有报道，但时至今日未有大的、系列性资料。根据开窗的时机可分为：预开窗和原位开窗。

1）预开窗技术：预开窗就是指在支架型血管进入体内前已经预先设计和制作好"窗口"，术中支架定位完成后即可进行释放。这种技术能够成功实施的核心要素主要包括：术前的精良设计和术中的精准定位。术前需要对患者进行CTA或MRA检查，并进行三维重建，从不同角度分析主动脉弓及分支的相对解剖关系，然后设计支架开窗的位置及大小，并制作标记点辅助术中定位。有的支架设计可以在窗口内预先留置导丝和导管，这样进一步确保了支架的定位。然后经窗口在分支内放置裸支架或覆膜支架，纠正窗口与分支之间的错位，并防止由于支架移位而造成的分支被覆盖。

目前，开窗支架型血管治疗主动脉弓病变的临床研究较少，最著名的一组研究报道来自于日本东京医科大学，共有288例，应用的产品是自制的支架型血管（图11-3）。手术成功率为95.2%，并发症包括脑卒中（0.9%）、截瘫（2.6%）、主动脉损伤（1.2%）、髂股动脉损伤（6.0%）、无弓上分支血管闭塞。2年随访结果显示瘤体缩小者占62%，无变化者占33%，增大者占5%。移植物并发症发生率为8.4%，包括支架断裂（1.4%）、移位（7.0%）。5

年存活率为62.4%。但本组病例多位于远端弓和降主动脉起始部位，因此开窗重建的血管主要是LSA。预开窗技术有一定的前景，但影响其应用的瓶颈问题是支架的定做和窗口的定位。

2）原位开窗技术（in situ fenestration technique）：原位开窗技术是指主动脉支架型血管释放后覆盖分支血管，然后经分支动脉的远端逆行入路在支架上穿刺破膜，最后再放置支架重建分支动脉的血供。早在2003年McWilliams等就已经报道了该技术的实验研究。2004年McWilliams等首次报道了应用该技术重建左锁骨下动脉。2010年Manning等也有类似的个案报道。2009年Sonesson等报道应用该技术重建了所有弓上分支血管，但在弓上分支血管被覆盖之前做了由左股动脉至双侧颈总动脉的临时旁路术以确保原位开窗过程中的脑部血供。2012年笔者工作单位完成了在内转流管保证脑部供血的基础上原位开窗技术重建了左颈总动脉和左锁骨下动脉的病例，避免了Sonesson等报道的临时旁路手术，进一步降低了手术创伤。

原位开窗技术的缺点是在破膜前分支动脉是缺血状态，如何保持持续的脑部灌注是需要解决的问题，内转流管体现除了微创的优势；另外，如何更有效地破膜、支架金属丝横亘于分支开口如何处理以及破膜是否造成支架型血管的损伤目前也存在很多争议。该技术操作难度很高，目前尚无法广泛开展。

（4）分支支架技术（branched stent-graft technique）：分支支架的设计思路不同于之前的技术，其特点是在主体支架上设置分支，通过这些分支重建颈部血管。该技术是目前研究的重点和热点，有很多的实验和早期临床研究报道，众多创新性的理念让人眼前一亮，我们相信不久的将来分支支架技术将成为主动脉弓部病变腔内治疗的首选手段。

1）一体化分支支架（unibody branched stent-graft）：一体化分支支架的特点是主体与分支一体成型，无须再加用别的支架来完成血管重建，其技术的核心要点是如何将分支支架准确地引入颈部动脉内。1996年，Inoue等报道了世界上首例应用单分支支架型血管治疗弓部动脉瘤并重建左锁骨下动脉的患者；随后其研究进一步深入，1999年报道了14例单分支支架和1例多分支支架治疗的结果。主体支架最多带有3个分支，为了保证支架能够准确进入分支动脉内，其设计了引导导丝，术中每个分支分别被牵拉入相应的动脉内。14例单分支支架患者均是在局麻下完成操作，以当时的技术手段来说，已经非常地令人不可思议。后来遇到了

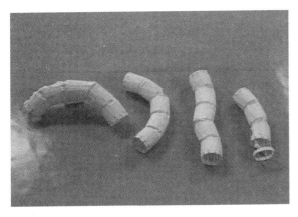

图11-3　Kawaguchi S 等自制的主动脉弓开窗支架型血管

包括卒中以及支架所用材料的耐久性等诸多问题，并逐一得到改进，所用装置的精巧性及操作技能均得到极大提升。目前国内也有相关的类似研究，景在平教授研发的单分支支架修复半弓技术已完成实验研究，现已逐步开始应用于临床，并取得良好的结果。徐克教授也进行了这样的实验研究，其创新点是分支支架的头端有一鱼钩样的设计，便于将支架牵拉至分支动脉内。这种分支支架技术有一定应用前景，尤其是重建左锁骨下动脉安全、成功率高，但如果行全弓分支重建，操作过程中在分支支架展开前脑部供血会受到一定程度的影响，所以有待于进一步改进。

2）模块化分支支架（modular branched stent graft）：模块化分支支架的设计思路与目前常见的腹主动脉瘤腔内修复术类似，需要多个支架系统相互拼接才能完成手术。该设计特点的一项优势是将个体化解剖差异对支架的要求降低，使其更易于在临床推广，也是被很多专家认为是最具有广泛应用前景之一的技术。目前已有很多的研究报道，其设计思路五花八门，部分技术仍需要结合外科旁路术，但未来有可能转化为完全腔内技术。

Chuter 等于 2003 年报道了首例应用模块分支型支架治疗弓部动脉瘤的成功病例。双分支支架主体的输送系统经右侧颈总动脉进入，近端位于升主动脉的中段，同侧分支放入无名动脉；然后，经股动脉选择性进入对侧分支中，沿此路径输送主动脉支架的远端部分，定位后释放。已有 2 例这样的病例报道。笔者工作单位应用改良的腹主动脉分叉支架型血管以右颈总动脉为主体支架入路，成功治疗了一例逆行主动脉夹层的患者。根据这例患者的治疗思路，郭伟教授设计制作了新的模块化分支支架系统，并完成了动物实验研究（图 11-4）。这种设计的问题在于：第一，两个分支支架需要经双侧颈动脉进入，由于鞘管较粗，可能会造成脑缺血和动脉损伤，风险很高；第二，模块支架在体内组合时可能会造成之前支架的移位；第三，由于空间狭小，两个分支支架重叠较少，远期可能发生支架的脱节。鉴于以上可能存在的问题，目前尚无法在临床上应用。

2012 年加拿大的医生 Lioupis 等报道了由他们设计，COOK 公司制作的一种新型模块化分支支架系统应用于 6 例患者的早期临床结果。所有患者术前都先行左侧颈总-锁骨下动脉旁路术。6 例患者中的 5 例、12 条目标血管中的 11 条都成功地完成重建，1 例患者发生近端 I 型内漏，1 例患者的无

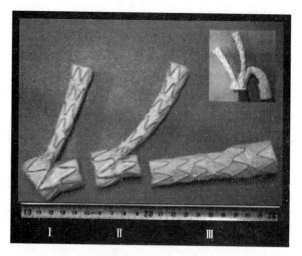

图 11-4　郭伟教授设计的模块化分支支架系统，由三部分组成，右上角为体外组合后的形态图

名动脉重建失败，后加做解剖外旁路术以恢复右侧颈动脉和椎动脉的血供，但术后仍发生了明显的卒中。这种支架的设计的优点是下沉式的凹槽和内嵌式的分支支架，增加了分支动脉重建的成功率，但由于主动脉弓内空间有限，两个凹槽由于受血管壁的挤压可能无法完全展开，所以有患者无法完成重建。

2013 年 Piffaretti G 等在 Relay 支架（Bolton 公司）的基础上设计定做了一种新的模块化分支支架，其特点是凹槽型的设计及凹槽内有内嵌式的单分支支架。主体支架释放完成后，经右侧颈动脉选择性进入分支内，然后再置入小的支架型血管来重建无名动脉，当然术前需要先行右侧颈总-左侧颈总-左锁骨下动脉旁路术。这种设计的最大优势是由于较大的凹槽和内嵌式分支的存在，整个操作过程中颈部血管的供血基本不受影响，而且凹槽的设计类似于"地漏"，更易于选择性进入。其不足之处是仍需要进行杂交手术，无法通过完全腔内的技术完成。我们的这项实验研究的设计思路与其不谋而合，但是双内嵌式分支，可以重建无名动脉和左颈总动脉，进一步降低创伤。

（二）胸腹主动脉瘤

胸腹主动脉瘤是传统主动脉外科的难题，主要因为病变常累及部分或全部腹腔内脏动脉。改良的 Crowford 技术作为治疗胸腹主动脉瘤经典的手术方式已经接受了几十年的检验，但临床效果并不十分理想。主要挑战之一是因主动脉阻断而造成的内脏和脊髓缺血并发症，之二是因广泛解剖、大量出血、过长的手术时间所带来的使患者其他脏器功能无法逾越的手术创伤。因此，如何减少创伤、

降低手术对内脏血供的影响成为研究胸腹主动脉瘤治疗新技术的重要目标。

杂交技术提高了胸腹主动脉瘤的手术安全性。但与主动脉弓部杂交手术不同的是：胸腹主动脉瘤的杂交技术并没有避免巨大手术切口、没有避免多个内脏血管的人造血管旁路术、没有避免对肋间动脉和腰动脉的破坏、目前也无法回答肋间动脉或腰动脉反流性内漏危害的问题。杂交技术处理胸腹主动脉瘤目前全球范围内的临床总例数还不够多，随访时间也不够长。还没有充分的循证医学资料证实：杂交技术总体优于传统的外科技术。而杂交技术处理胸腹主动脉动脉瘤正呈现一种趋势，在实现胸腹主动脉瘤的完全腔内修复之前，这种杂交术将会存在很长的时间。

（三）腹主动脉疾病

如何重建重要腹主动脉的内脏分支动脉，使重塑后的病变动脉符合原始血管生理和血流动力学功能是腔内主动脉外科的热点问题，目前具有代表性的技术有开窗支架（fenestrated stentgraft）系统、多分支支架（multiple branched stentgraft）系统和"烟囱"技术等。

1. 开窗支架系统 开窗支架系统被用于腔内修复近端瘤颈条件不佳（长度<10～15mm、附壁血栓或漏斗形）或锚定区累及重要分支动脉的情况。以 AAA 开窗支架系统为例，基本设计包括四个部分，开窗的管状主体支架、桥分支支架、分叉支架和髂动脉支架。开窗目的是为了保护分支血管的通畅并有效延伸主体锚定区，常见类型分别为小窗（适合直径 6mm×6mm 或 6mm×8mm 的内脏动脉，开口无金属支架跨过，术中通常需要在该内脏动脉内使用其他覆膜支架以保证主体支架的稳定性）、大窗（适合直径 8mm×10mm 或 10mm×10mm 的内脏动脉或两条开口邻近的内脏动脉，开口处有金属支架跨过，不能在其内额外使用支架）和 U 槽〔10×（6～12）mm，位于主体支架上缘〕。市场上授权使用的产品有 ZENITH、ZENITH P-branch 和 END-OLOGIX 三种系统，后两者较前者增加了肾动脉预置导管，使适应证扩展到 70%～85% 的肾周和肾上腹主动脉瘤。

没有专门设计用于桥分支的支架，一般选择球扩式支架，覆膜支架的使用多于裸支架，可选用顺应性球囊（10mm×2mm）扩张其近端成喇叭口形。远端分叉支架在传统 Zenith 支架基础上去掉了近端的裸支架和倒刺。操作时需要术前通过薄层 CT 严格明确空间结构关系并在术中通过 marker 反复

多角度准确定位，确保窗口与各分支血管开口对位对角准确。预释放后支架的约束线设计可辅助术中二次定位。

2. 多分支支架系统 "多分支支架型血管"（multiple side branch stentgraft）是另一种腔内重建内脏动脉的产品。Chuter 医生最早提出这种设计并成功应用于胸腹主动脉动脉瘤的腔内修复。但目前总体例数报道并不多，中远期疗效尚没有结果。"多分支支架型血管"设计理念的优势在于对各分支之间的空间关系要求并不像"开窗支架型血管"对各个"窗口"之间的空间关系那样严密准确。因此使用时对分支的对位关系要求相对低。但使用"多分支支架型血管"时要求有良好的空间以保证分支和主体支架型血管的完全展开。

2013 年笔者工作单位完成了国内首例采用多分支支架型血管治疗胸腹主动脉瘤的手术。该患者选择此手术方案的关键在于内脏动脉水平动脉瘤无明显迂曲且瘤腔足够大，缝制于 COOK ZENITH 分叉支架型血管的分支血管在支架释放后可自然悬浮于瘤腔，不受瘤壁的挤压而闭塞。此外血流能够通过分支血管进入瘤腔保证内脏动脉的血供，让术者有足够时间从容进行选择内脏动脉重建。该手术采用自制多分支支架型血管，难点在于术前对动脉瘤各解剖数据的精确测量以及分支血管在分叉支架型血管主体的布局设计，既要保证分支血管的长度以利于内脏动脉支架的锚定，又要避免分支血管重叠外径过大不能重新安装入鞘（图 11-5）。

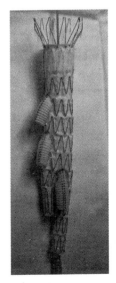

图 11-5 COOK ZENITH 分叉支架型血管及 MARQUET 人工血管缝制的"多分支"支架型血管

3."烟囱"技术 "烟囱"技术是基于目前直筒状产品设计状况下可以重建分支动脉的方法。原理是在主动脉腔内放置直型主动脉支架型血管,同时在分支动脉内放置直型分支动脉支架型血管。两个不同直径的支架型血管在主动脉锚定区并行排列,从而实现保留分支动脉的目的。这种技术不仅可以应用在一条分支动脉,也有应用在多条内脏动脉的报道。显然,"烟囱"支架型血管保留了分支动脉,但也同时可能是引起内漏的原因。同时"烟囱"支架型血管的中远期通畅性仍不清楚。因此,并不推荐广泛应用,尤其是在两条以上内脏动脉内应用"烟囱"支架。在已有有限的文献报道中,同时在多条内脏动脉内应用"烟囱"支架型血管一般是既不能接受传统手术,也不能接受"开窗"或"多分支支架型血管"腔内修复术的患者。

从"烟囱"技术衍生出来的是"三明治"技术。即经过两枚主动脉支架型血管的接口部位放入分支血管的支架性血管与分支动脉相连,"烟囱"支架型血管被上下两枚主动脉支架型血管夹在中间。这种方法只在一些个案病例中报道,尚不能评述其安全性与有效性。

尽管目前在主动脉夹层和主动脉瘤的腔内治疗上取得了巨大的进展,但仍有许多的不足。杂交技术不能算是完全的腔内治疗,仍有较大的创伤,而且其旁路移植物的远期通畅率也有待进一步观察。不管是开窗型支架、分型支架还是烟囱技术等在临床上应用仍缺乏大宗的病例报告,其死亡率、内漏发生率、分支血管通畅率等情况也需要中长期随访结果的观察。血管腔内治疗过程也存在一定的截瘫、心脑血管意外的发生率,随着针对主动脉病变的腔内器材设计上日趋完善、合理,技术操作将更趋安全、简单,将会有越来越多的主动脉疾病得到血管腔内修复治疗。

(郭 伟)

参 考 文 献

1. Volodos NL,Karpovich IP,Shekhanin VE,et al. A case of distant transfemoral endoprosthesis of the thoracic artery using a self-fixing synthetic prosthesis in traumatic aneurysm. Grudn Khir,1988,(6):84-86.

2. Parodi JC,Palmaz JC,Barone HD. Transfemoral intraluminal graft implantation for abdominal aortic aneurysms. Ann Vasc Surg,1991,5:491-499.

3. Volodos NL,Karpovich IP,Troyan VI,et al. Clinical experience of the use of self-fixing synthetic prostheses for remote endoprosthetics of the thoracic and the abdominal aorta and iliac arteries through the femoral artery and as intraoperative endoprosthesis for aorta reconstruction. Vasa Suppl,1991,33:93-95.

4. Edwards WH Jr,Naslund TC,Edwards WH Sr,et al. Endovascular grafting of abdominal aortic aneurysms. A preliminary study. Ann Surg,1996,223(5):568-573.

5. May J,White GH,Yu W,et al. Early experience with the Sydney and EVT prostheses for endoluminal treatment of abdominal aortic aneurysms. JEndovasc Surg,1995,2(3):240-247.

6. Lumsden AB,Allen RC,Chaikof EL,et al. Delayed rupture of aortic aneurysms following endovascular stent grafting. Am J Surg,1995,170(2):174-178.

7. Boudghène F,Sapoval M,Bigot JM,et al. Endovascular graft placement in experimental dissection of the thoracic aorta. J Vasc Interv Radiol,1995,6(4):501-507.

8. Nienaber CA,Fattori R,Lund G,et al. Nonsurgical reconstruction of thoracic aortic dissection by stent-graft placement. N Engl J Med,1999,340(20):1539-1545.

9. Lachat M,Pfammatter T,Turina M. Transfemoral endografting of thoracic aortic aneurysm under local anesthesia:a simple,safe and fast track procedure. Vasa,1999,28(3):204-206.

10. Ruchat P,Capasso P,Chollet-Rivier M,et al. Endovascular treatment of aortic rupture by blunt chest trauma. J Cardiovasc Surg (Torino),2001,42(1):77-81.

11. Dorweiler B,Dueber C,Neufang A,et al. Endovascular treatment of acute bleeding complications in traumatic aortic rupture and aortobronchial fistula. Eur J Cardiothorac Surg,2001,19(6):739-745.

12. Park JH,Chung JW,Choo IW,et al. Fenestrated stent-grafts for preserving visceral arterial branches in the treatment of abdominal aortic aneurysms:preliminary experience. J Vasc Interv Radiol,1996,7:819-823.

13. Donas KP,Eisenack M,Panuccio G,et al. The role of open and endovascular treatment with fenestrated and chimney endografts for patients with juxtarenal aortic aneurysms. J Vasc Surg,2012,56(2):285-290.

14. Greenberg RK,Sternbergh WC 3rd,Makaroun M,et al. Intermediate results of a United States multicenter trial of fenestrated endograft repair for juxtarenal abdominal aortic aneurysms. J Vasc Surg,2009,50(4):730-737.

15. Pratesi G,Fargion A,Pulli R,et al. Endovascular treatment of aorto-iliac aneurysms:four-year results of iliac branch endograft. Eur J Vasc Endovasc Surg,2013,45(6):607-609.

16. Parlani G,Verzini F,De Rango P,et al. Long-term results of iliac aneurysm repair with iliac branched endograft:a 5-year experience on 100 consecutive cases.

Eur J Vasc Endovasc Surg,2012,43(3):287-292.

17. Bortone AS,De Cillis E,D'Agostino D,et al. Endovascular treatment of thoracic aortic disease:four years of experience. Circulation,2004,110(11 Suppl 1):Ⅱ262-267.

18. Chuter TA,Schneider DB. Endovascular repair of the aortic arch. Perspect Vasc Surg Endovasc Ther,2007,19(2):188-192.

19. Olsson C,Thelin S,Ståhle E,et al. Thoracic aortic aneurysm and dissection:increasing prevalence and improved outcomes reported in a nationwide population-based study of more than 14 000 cases from 1987 to 2002. Circulation,2006,114(24):2611-2618.

20. Mitchell RS,Ishimaru S,Ehrlich MP,et al. First International Summit on Thoracic Aortic Endografting:roundtable on thoracic aortic dissection as an indication for endografting. J Endovasc Ther,2002,9(Suppl 2):Ⅱ98-105.

21. Wang S,Chang G,Li X,et al. Endovascular treatment of arch and proximal thoracic aortic lesions. J Vasc Surg,2008,48(1):64-68.

22. Melissano G,Civilini E,Bertoglio L,et al. Results of endografting of the aortic arch in different landing zones. Eur J Vasc Endovasc Surg,2007,33(5):561-566.

23. 张宏鹏,郭伟,刘小平,等. 杂交技术治疗主动弓部病变的近远期结果. 中国普外基础与临床杂志,2012,18(10):1039-1042.

24. Lee JD,Williams JB,Winkler JL. One-stage triple hybrid arch debranching. Innovations(Phila),2013,8(1):67-69.

25. Preventza O,Bakaeen FG,Cervera RD,et al. Deployment of proximal thoracic endograft in zone 0 of the ascending aorta:treatment options and early outcomes for aortic arch aneurysms in a high-risk population. Eur J Cardiothorac Surg,2013,44(3):446-452.

26. Trimarchi S,Righini P,Grassi V,et al. Do branched and fenestrated devices have a role in chronic type B aortic dissection? J Cardiovasc Surg(Torino),2011,52(4):529-538.

27. Uchida N,Katayama K,Takahashi S,et al. Total Arch Repair Using Supra-Aortic Debranching Technique With Banding of the Ascending Aorta for Endovascular Stent Graft Fixation. Ann Vasc Surg,2013,27(3):354.

28. Svensson L,Crawford ES. Cardiovascular and Vascular Disease of the Aorta. Philadelphia,PA:WB Saunders,1996.

29. 杨代华,郭伟,刘小平,等. 胸主动脉瘤及夹层腔内修复术中左锁骨下动脉的处理. 中华外科杂志,2007,45(3):175-178.

30. Rehders TC,Michael Petzsch,Hüseyin Ince,et al. Intentional occlusion of the left subclavian artery during stent-graft implantion in the thracic aorta:risk and relevance. J Endovasc Ther,2004,11:659-666.

31. Gorich J,Asquan Y,Seifarth H,et al. Initial experience with intentional stent-graft coverage of the subclavian artery during endovascular thoracic aortic repairs. J Endovasc Ther,2002,9(Suppl 2):Ⅱ39-43.

32. Tiesenhausen K,Hausegger KA,Oberwalder P,et al. Left subclavian artery management in endovascular repair of thoracic aortic aneurysms and aortic dissections. J Card Surg,2003,18:429-435.

33. Pamler RS,Kotsis T,Gorich J,et al. Complications after endovascular repair of type B aortic dissection. J Endovasc Ther,2002,9:822-828.

34. Greenberg RK,Clair D,Srivastava S,et al. Should patients with challenging anatomy be offered endovascular aneurysm repair? J Vasc Surg,2003,38:990-996.

35. Yang J,Xiong J,Liu X,et al. Endovascular chimney technique of aortic arch pathologies:a systematic review. AnnVasc Surg,2012,26(7):1014-1021.

36. Zhu Y,Guo W,Liu X,et al. The Single-centre Experience of the Supra-arch Chimney Technique in Endovascular Repair of Type B Aortic Dissections. Eur J Vasc Endovasc Surg,2013,45(6):633-638.

37. Baldwin ZK,Chuter TA,Hiramoto JS,et al. Double-barrel technique for endovascular exclusion of an aortic arch aneurysm without sternotomy. J Endovasc Ther,2008,15:161-165.

38. 郭伟,张宏鹏,刘小平,等. 烟囱技术在主动脉弓病变腔内修复术中的应用. 中华普通外科杂志,2010,25(7):536-539.

39. Kruger AJ,Holden AH,Hill AA. Endoluminal repair of a thoracic arch aneurysm using a scallop-edged stent-graft. J Endovasc Ther,2003,10(5):936-939.

40. Park JH,Chung JW,Choo IW,et al. Fenestrated stent-grafts for preserving visceral arterial branches in the treatment of abdominal aortic aneurysms:preliminary experience. J Vasc Interv Radiol,1996,7:819-823.

41. Browne TF,Hartley D,Purchas S,et al. A fenestrated covered suprarenal aortic stent. Eur J Vasc Endovasc Surg,1999,18(5):445-449.

42. Faruqi RM,Chuter TA,Reilly LM,et al. Endovascular repair of abdominal aortic aneurysm using a pararenal fenestrated stent-graft. J Endovasc Surg,1999,6:354-358.

43. Kawaguchi S,Yokoi Y,Shimazaki T,et al. Thoracic endovascular aneurysm repair in Japan:Experience with fenestrated stent grafts in the treatment of distal arch aneurysms. J Vasc Surg,2008,48(6 Suppl):24S-29S.

44. McWilliams RG,Fearn SJ,Harris PL,et al. Retrograde fenestration of endoluminal grafts from target vessels:fea-

sibility,technique,and potential usage. J Endovasc Ther, 2003,10:946-952.

45. McWilliams RG, Murphy MD, Hartley, et al. In situ stent-graft fenestration to preserve the left subclavian artery. J Endovase Ther,2004,11(2):170-174.

46. Manning BJ,Ivancev K,Harris PL. In situ fenestration in the aortic arch. J Vasc Surg,2010,52(2):491-494.

47. Sonesson B,Resch T,Allers M,et al. Endovascular total aortic arch replacement by in situ stent graft fenestration technique. J Vase Surg,2009,49(6):1589-1591.

48. Inoue K,Sato M,Iwase T,et al. Clinical endovascular placement of branched graft for type B aortic dissection. J Thorac Cardiovasc Surg,1996,112:1111-1113.

49. Inoue K,Hosokawa H,Iwase T,et al. Aortic arch reconstruction by transluminally placed endovascular branched stent graft. Circulation,1999,100(19 Suppl):Ⅱ316-Ⅱ321.

50. Lin C,Lu Q,Liao M,et al. Endovascular repair of the half aortic arch in pigs with an improved, single-branched stent graft system for the brachiocephalic trunk. Vascular,2011,19(5):242-249.

51. Li W,Xu K,Zhong H,et al. A new unibody branched stent-graft for reconstruction of the canine aortic arch. Eur J Vasc Endovasc Surg,2012,44(2):139-144.

52. Chuter TA,Schneider DB,Reilly LM,et al. Modular branched stent graft for endovascular repair of aortic arch aneurysm and dissection. J Vasc Surg,2003,38:859-863.

53. Ferreira M,Chuter T,Hartley D,et al. Hybrid repair of aortic arch aneurysms:a totally extrathoracic approach with branched endografts in two patients. Vascular,2007,15:79-83.

54. Guo W,Liu X,Liang F,et al. Transcarotid artery endovascular reconstruction of the aortic arch by modified bifurcated stent graft for Stanford type A dissection. Asian J Surg,2007,30(4):290-295.

55. Wei G,Xin J,Yang D,et al. A new modular stent graft to reconstruct aortic arch. Eur J Vasc Endovasc Surg,2009, 37(5):560-565.

56. Lioupis C,Corriveau MM,MacKenzie KS,et al. Treatment of aortic arch aneurysms with a modular transfemoral multibranched stent graft:initial experience. Eur J Vasc Endovasc Surg,2012,43(5):525-532.

第二节　下肢动脉硬化闭塞症

一、下肢动脉硬化闭塞症的危险因素及非手术治疗策略

动脉硬化闭塞症是临床常见病。2008 年统计中国动脉硬化闭塞症有 2600 万～2800 万人,全世界约 2.4% 的人口患有动脉硬化闭塞症。踝肱指数(ankle brachial index,ABI)为下肢足背动脉或胫后动脉的收缩压与肱动脉收缩压的比值。与血管造影相比较:其敏感性可达 95%,特异性接近 100%。经 ABI 诊断的发病率:40～59 岁为 2.5%,60～69 岁为 8.3%,70～79 岁为 18.8%。动脉硬化闭塞症患者 1 年死亡率为 19.1%,1 年截肢率为 12%,5 年保肢率仅为 68%。约 5% 的动脉硬化闭塞症患者会发展为重症肢体缺血(critical limb ischemia, CLI),而 CLI 患者年病死率高达 25%。控制危险因素和积极的药物治疗可以改善预后。

(一)危险因素

1. 吸烟　吸烟是下肢动脉硬化闭塞症最重要的危险因素。烟草促进动脉粥样硬化的机制复杂:例如使交感神经系统兴奋导致血管收缩,促进低密度脂蛋白氧化,抑制内皮来源的组织纤溶酶原激活物释放,增加纤维蛋白原浓度,增加血小板活性,以及增加斑块组织因子表达和造成内皮功能障碍等。研究表明吸烟量及烟龄与下肢动脉硬化闭塞症的进展程度直接相关。戒烟可降低肢体症状的严重程度和延缓下肢动脉硬化闭塞症的进展。有流行病学研究表明:持续吸烟者中,有 16% 会进展至 CLI,而戒烟超过 7 年的患者无人进展至 CLI。戒烟几个月后,踝动脉压力即得到改善,运动耐受能力也增加。戒烟可降低动脉硬化长期并发症的发生率,包括进展至 CLI、截肢、心肌梗死或死亡。不吸烟者与吸烟者相比较:10 年心肌梗死发生率分别为 11% 和 46%;10 年累积心源性死亡率分别为 6% 和 43%;10 年生存率分别为 82% 和 46%。吸烟使行下肢动脉旁路术患者动脉移植物失败率增加 3 倍,且与移植物类型无关,烟龄越长,吸烟量越大,移植物通畅率越低。

2. 年龄　下肢动脉硬化闭塞症主要是一种老年性疾病,40～59 岁为 2.5%,60～69 岁为 8.3%, 70～79 岁为 18.8%。男性年龄从 30～44 岁到 65～74 岁,PAD 发病率增加十倍,对于女性患者,发病率增加更为显著。

3. 高血压　高血压是下肢动脉硬化闭塞症的重要危险因素之一。高血压指南推荐对动脉硬化,包括下肢动脉硬化闭塞症的患者要积极控制血压。现行的 ESC 指南推荐所有高血压患者血压应低于 140/90mmHg,如果同时伴有糖尿病或脑血管疾病,则血压应低于 130/80mmHg。但是在强调控制血压的同时,需要有效的改善血运治疗,以避免出现由

于肢体灌注降低导致的 CLI 恶化,或因急性血压下降导致的截肢。

降低血压的抗高血压药物可降低心血管事件的风险。心脏结局保护(HOPE)试验中 4046 例患者的亚组随机被分配接受 ACEI——雷米普利治疗,对比安慰剂,其可降低 22% 的风险,其效果独立于血压的降低。这个结果提示 ACEI 为心血管保护因素,超过了其抗高血压的作用。基于此结果,TASC Ⅱ 推荐对下肢动脉硬化闭塞症的患者应用此类药物。

4. 高血脂 总胆固醇、低密度脂蛋白(LDL)、甘油三酯和脂蛋白 a 的水平升高是下肢动脉硬化闭塞症的独立危险因素,而高密度脂蛋白(HDL)水平的增高和载脂蛋白 a-1 是保护性因素。TASC Ⅱ指南推荐对于所有有症状和无症状的下肢动脉硬化闭塞症患者其 LDL 应低于 2.59mmol/L。如下肢动脉硬化闭塞症患者同时也存在其他血管床的疾病史(例如冠状动脉疾病),推荐达到更低的目标值 1.81mmol/L。对于有症状的下肢动脉硬化闭塞症患者,他汀类药物应作为降低 LDL 的首选药物来降低心血管事件发生率。在心脏保护研究中,对 6748 名动脉硬化闭塞症患者的亚组分析研究显示,应用辛伐他汀可显著降低总死亡率、血管相关死亡率、冠心病事件发生率、脑卒中发生率和非冠状动脉血管重建术需要率。但胆固醇水平在阈值以下时,他汀类药物治疗无获益。氯贝丁酯和烟酸可升高 HDL,降低甘油三酯,推荐血脂异常的患者使用。

5. 糖尿病 糖尿病是动脉硬化闭塞症的潜在危险因素。血糖异常在多个方面增加动脉粥样硬化的风险:例如干扰内皮细胞 NO 的生物利用度,通过降低磷脂酰肌醇-1 激酶水平来激活平滑肌细胞的致动脉粥样硬化活性,增加氧化应激,以及上调高级糖化终产物和核因子-κB 的蛋白激酶 C 受体,增强血小板的聚集,导致高凝状态,增加血液黏稠度和纤维蛋白原的水平。糖尿病患者中,下肢动脉硬化闭塞症发病率高,年龄超过 50 岁的患者发病率接近 30%。间歇性跛行的糖尿病患者总体截肢率为 20%,5 年死亡率为 50%。患有下肢动脉硬化闭塞症的糖尿病患者的腿部症状可能伴随周围神经病变,需要鉴别。糖尿病抑制了侧支血管的形成,破坏了血运代偿机制。因此,伴有糖尿病的下肢动脉硬化闭塞症患者对比无糖尿病的患者预后差。糖尿病患者下肢动脉硬化闭塞症病变的分布通常累及股深动脉和远端血管(如胫前动脉和腓动脉),更容易发展为多节段病变。糖尿病患者的阻塞的血管更易于出现钙化(导致动脉中层钙化),远端血管压力可能假性增高,ABI 值偏高。

6. 高同型半胱氨酸血症 同型半胱氨酸水平的升高是动脉硬化闭塞症,冠心病和脑血管疾病的独立危险因素。同型半胱氨酸可通过氧化反应破坏血管内皮细胞,促进动脉粥样硬化形成,促进 LDL-C 的氧化,增加血管平滑肌细胞的增殖,导致动脉粥样硬化的加速。血浆同型半胱氨酸浓度升高的因素包括同型半胱氨酸代谢的基因缺陷,维生素 B12 代谢的改变,以及缺乏叶酸的饮食。补充饮食中的维生素 B 和叶酸可降低血浆同型半胱氨酸水平。尽管可以补充维生素治疗,但目前没有证据表明降低血浆同型半胱氨酸水平对动脉硬化闭塞症的患者有益。

7. 脂蛋白 a 脂蛋白 a[Lp(a)]是一种与 LDL 相似的脂质颗粒,含有与早期动脉粥样硬化和血栓形成相关的附加黏附糖蛋白。研究显示 Lp(a)是动脉硬化闭塞症进展的独立危险因素,在接受血浆分离置换和他汀类药物联合治疗 2 年后,对比仅单独口服他汀药物组,多功能彩超检查的新发周围动脉狭窄的病例数显著降低。但口服药物:如烟酸,鱼油和雌激素等降低 Lp(a)的作用轻微。

8. C 反应蛋白 血浆 C 反应蛋白(CRP)是一种全身炎症反应的标记物,在动脉粥样硬化和心血管危险因素存在时水平升高。有研究表明 CRP 联合总胆固醇与高密度脂蛋白比值是间歇性跛行症状进展的独立预测指标。

9. 慢性肾功能不全 慢性肾功能不全是动脉硬化闭塞症的独立危险因素。透析患者动脉硬化闭塞症的发病率为 30%。透析治疗的老年(年龄超过 70 岁)终末期肾病患者中,46% 患有动脉硬化闭塞症。

(二)非手术治疗策略

1. 戒烟 戒烟是下肢动脉硬化闭塞症最重要的可调节危险因素。治疗方法包括戒烟劝解和短期戒烟药物治疗。戒烟药物治疗包括通过各种途径例如树脂等持续释放的盐酸安非他酮和尼古丁替代物、吸入剂、鼻腔喷雾剂和经皮贴。单独应用持续释放安非他酮或联合应用尼古丁透皮贴的长期有效率要高于单独应用尼古丁透皮贴。最近,varenicline——一种 α4β2 乙酰胆碱尼古丁受体部分拮抗剂,分别与盐酸安非他酮或安慰剂进行了一对一的对比研究,结果显示其在短期和长期戒烟率上要优于盐酸安非他酮或安慰剂。2006 年 5 月,FDA 批准 varenicline 用于戒烟治疗。安非他酮和

varenicline 在心血管疾病的患者中的安全性基本与普通人群相同。Varenicline 应用 12 周,1mg 每日一次口服。如果初步治疗成功,应再继续给予 12 周治疗。如果传统的戒烟方法失败,可以考虑给予如催眠疗法,针灸或激光疗法等替代方法。

2. 运动疗法 伴有间歇性跛行的下肢动脉硬化闭塞症患者其运动功能和全身功能均有显著的降低。规律的有氧运动不仅可改善最大平板步行距离,也可改善生活质量和社区生活能力。严格的身体锻炼计划的获益与旁路术、血管成形术基本相同。身体锻炼与血流到达腿部的实质性改变无关,但身体锻炼改善了内皮血管扩张的功能、骨骼肌的代谢、血液黏滞性和炎症反应。身体锻炼也增强了氧的摄取,通过降低相同工作负荷的耗氧量来提高步行能力。在老年下肢动脉硬化闭塞症患者中,除可增加无痛步行距离和最大步行距离,身体锻炼同时也降低了血浆胆固醇浓度,降低了收缩压。

成功的锻炼计划包括每周 3 次有指导的 30 分钟步行锻炼,持续 6 个月,锻炼时,患者步行至接近最大疼痛程度。

3. 抗血小板治疗 推荐所有下肢动脉硬化闭塞症患者均应予以抗血小板治疗,以预防相关的心血管并发症和死亡。

(1) 指南推荐阿司匹林用量为每日 75 ~ 150mg 或 75 ~ 325mg。国人建议一般为每日 100mg 顿服。

(2) 噻氯吡啶是一种通过阻断血小板 ADP 受体抑制血小板活化的药物,对比安慰剂其可有效降低下肢动脉硬化闭塞症患者致死性心肌梗死或脑卒中的发生风险。噻氯吡啶可减轻间歇性跛行的严重程度,并降低血管外科手术需要率,但其却增加了血小板减少症、中性粒细胞减少症(2.3%)和血栓性血小板减少性紫癜(1/2000 ~ 1/4000)风险,因此需要严密的血液学检测。

(3) 氯吡格雷是一种血液学副作用比噻氯吡啶小的噻氯吡啶衍生物。氯吡格雷可用来替代阿司匹林预防心血管事件。氯吡格雷是唯一一个FDA 批准的降低下肢动脉硬化闭塞症患者心血管事件的抗血小板药物。推荐每一个适合的下肢动脉硬化闭塞症患者,均应予以抗血小板治疗作为主要心血管事件和死亡的一级预防。最近的研究发现,每日联合应用阿司匹林(72 ~ 165mg/d)和氯吡格雷(75mg/d)对有症状的下肢动脉硬化闭塞症患者有益。氯吡格雷相关的血栓性血小板减少性紫癜的风险为 4/1 000 000,不需常规检测凝血。

4. 糖尿病患者血糖的调控 对于 1 型和 2 型糖尿病患者,强化控制血糖可预防糖尿病微血管并发症(肾脏病变和神经病变),但其对大血管并发症的影响尚不确定。目前尚无研究糖尿病下肢动脉硬化闭塞症患者控制血糖疗效的实验。基于以上观点,推荐最佳血糖控制来降低高风险患者的心血管事件发生率。

5. 高血压的治疗 高血压是下肢动脉硬化闭塞症的重要危险因素。在高血压检测、评估和治疗联合国家委员会的第七次报告中,认为下肢动脉硬化闭塞症与缺血性心脏病的风险相同,推荐对这些患者进行积极的血压调控。

一个 meta 分析和评论性综述研究显示,β 受体阻滞剂药物对 PAD 患者是安全的,且对轻度至中度 PAD 患者的步行能力或间歇性跛行的症状无负面作用。

下肢动脉硬化闭塞症患者应用 ACEI 药物对心血管事件有保护作用,其作用要超过由于血压降低带来的益处。心脏结果保护评估(HOPE)研究的结果显示,雷米普利可显著降低包括下肢动脉硬化闭塞症在内的心血管事件高风险患者的死亡率,以及心肌梗死和脑卒中发生率,其作用独立于抗高血压治疗作用。应用雷米普利的研究显示,对症状性下肢动脉硬化闭塞症患者治疗 24 周后,可改善其无痛步行时间和最大步行时间。因此,如可耐受,下肢动脉硬化闭塞症患者应使用 ACEI 治疗,对于伴有下肢动脉硬化闭塞症的高血压患者来说,ACEI 应成为一线用药。

6. 高血脂的治疗 下肢动脉硬化闭塞症与冠心病具有相同的风险,10 年死亡风险大于 20%,所有下肢动脉硬化闭塞症患者,无论基线胆固醇水平,均应给予积极的降血脂治疗以降低心肌梗死,脑卒中和血管相关死亡的风险。国家胆固醇教育计划指南推荐下肢动脉硬化闭塞症患者应使血浆LDL 水平降至 100mg/dl(2.6mmol/L)以下,血浆甘油三酯浓度降至 150mg/dL(1.7mmol/L)以下。他汀类药物治疗应作为基础治疗。烟酸可在不恶化血糖代谢的情况下增加血浆 HDL 的浓度并降低血浆甘油三酯的浓度,因此也是一种重要的治疗药物。

7. 抗凝治疗 动脉粥样硬化患者应用华法林效果的证据主要源于对冠心病患者的实验研究。2个 meta 分析显示中等强度和高强度的华法林治疗可降低死亡,心肌梗死或脑卒中的风险,但其获益被增加的出血风险所抵消。

对比华法林(目标 INR 为 3.0 ~ 4.5)与阿司匹林(每日 80mg)对接受腹股沟以下旁路术的下肢动脉硬化闭塞症患者移植物通畅率影响的研究中,两组间的移植物闭塞率几乎相同。但是口服抗凝药物组出血的风险几乎是阿司匹林组的 2 倍。因此,对下肢动脉硬化闭塞症患者应用抗凝治疗预防心血管事件或动脉闭塞的证据不充足。

一篇系统综述验证了间歇性跛行应用肝素的疗效。肝素与安慰剂对比,对心血管事件无显著差异。对于皮下注射肝素联合阿司匹林,在步行距离方面,无有关获益或是有害的证据。因此,应用肝素不推荐用于间歇性跛行的患者。

8. 间歇性跛行的药物治疗

(1) 己酮可可碱:己酮可可碱是一种甲基黄嘌呤的衍生物,其可改善红细胞和白细胞的变形能力,降低血浆纤维蛋白原的浓度,阻止血小板的聚集。1984 年,作为第一种治疗间歇性跛行的药物被 FDA 批准上市,但其疗效仍然未确定。目前有效的数据不足以支持推广其临床应用。

(2) 西洛他唑:西洛他唑是一种 3 型磷酸二酯酶抑制剂,其可增加细胞内 cAMP 浓度,1999 年,FDA 批准其用于治疗间歇性跛行。其可抑制血小板聚集,动脉血栓的形成和平滑肌的增殖,可使血管扩张及 ABI 小幅度的增高,且可提升血浆 HDL 胆固醇的浓度。研究显示西洛他唑(100mg 每日 2 次)对比安慰剂可改善无痛平板步行距离和最大平板步行距离。应用西洛他唑(100mg 每日 2 次)12 ~ 24 周后,平均可增加无痛平板步行距离和最大平板步行距离 40% ~ 70% 和 65% ~ 83% 。对于高风险的老年人和出现副作用的患者,推荐剂量为西洛他唑 50mg 每日 2 次。常见的副作用包括疼痛、腹泻、心悸和头晕。其禁忌证为充血性心力衰竭。

(3) 左卡尼汀和丙酰左卡尼汀:下肢动脉硬化闭塞症患者的下肢骨骼肌会出现代谢异常,包括缺血肌细胞的线粒体电子传递链功能损伤和氧化代谢中间产物的蓄积。因此,间歇性跛行不仅由血流的减少引起,同时还有骨骼肌代谢的改变。左卡尼汀和丙酰左卡尼汀可改善缺血肌细胞的代谢和运动功能。丙酰左卡尼汀对比左卡尼汀在改善最大平板步行距离方面更有效。左卡尼汀和丙酰左卡尼汀目前在临床上尚未广泛应用。

(4) 前列腺素:前列腺素有抗血小板和扩血管的双重作用。系统综述结果表明前列腺素类药物对治疗静息痛(RR 1.32,95% CI 1.10 ~ 1.57)和溃疡的愈合(RR 1.54,95% CI 1.22 ~ 1.96)有一定效果。但应用前列腺素类药物在截肢率与死亡率方面未显示出统计学意义。副作用包括头疼、面部潮红、恶心、呕吐和腹泻。

(5) 血管生长因子:理论上,血管生长因子可促进血管生成及侧支循环。最近几年,涌现出了大量的研究。绝大多数实验是关于肌内注射可编码生成生长因子的各种质粒[其可使局部产生生长因子,包括肝细胞生长因子(HGF)、血管内皮生长因子(VEGF)和 FGF-1]或联合应用生长因子的安全性和潜在的有效性。大部分研究显示该治疗是安全的,且在一些研究显示获益。一个大型 RCT(n = 104)研究发现 HGF 对比安慰剂,其改善 ABI 或趾踝指数,疼痛的缓解或伤口愈合的效果并无显著的统计学差异。总的来说,一些生长因子显示出了良好前景和安全性,但需要进一步进行大规模的 RCT 来评估其有效性。

9. 免疫调节　有研究通过调节免疫系统来治疗下肢动脉硬化闭塞症,应用全血细胞体外应激来进行,如紫外线照射,暴露于臭氧和加热诱导等方式,随后将血液肌内注射,结果显示间歇性跛行距离显著增加,但效果在治疗停止后无法维持。

10. 抗生素治疗　一项对下肢动脉硬化闭塞症患者应用抗生素治疗的研究表明,经过 2.7 年的随访,罗红霉素组需血管成形术率为 20% ,而安慰剂组为 45% 。而且,安慰剂组的下肢动脉硬化闭塞症进展率为罗红霉素组的 3 倍。

11. 间歇性气压治疗　理论上间歇性气压治疗可通过增强侧支血流和抗血小板功能来改善下肢动脉硬化闭塞症患者的肢体循环。在一项研究中,间歇性气压治疗 4.5 个月,最大步行距离改善了 106% 。

下肢动脉硬化闭塞症是常见的动脉粥样硬化疾病,由于动脉疾病本身的直接结果和心血管事件的高风险,其具有高死亡率和高并发症发生率。除了疗效确切的外科手术和腔内治疗外,对于危险因素的控制及非手术治疗仍具有不容忽视的重要作用。ACEI、抗血小板药物、他汀类药物、西洛他唑、功能锻炼等可显著降低相关风险和不利事件的发生率,改善肢体症状。新技术,如生长因子、基因治疗和干细胞治疗等的应用正在研究中,期待能带来技术的革命。

(吴丹明　周玉斌　汤海涛)

二、下肢动脉硬化闭塞症外科治疗的历史沿革、方式选择及评价

下肢动脉硬化闭塞症(arteriosclerosis obliterans,

ASO)主要指血管中动脉粥样物质的不断增大,继发血栓形成,引起动脉管腔狭窄、闭塞,使肢体出现慢性或急性缺血症状。患者常表现为间歇性跛行,即行走时感到肢体无力或疼痛,歇息后症状缓解,行走后再次出现上述症状。当缺血症状不能得到有效改善时,患者可能出现静息痛、缺血性溃疡及坏疽等严重下肢缺血的症状,患者常常需要行截肢术以挽救生命。下肢动脉硬化闭塞性疾病由来已久,我国最早的医学专著《黄帝内经》在几千年前就有所谓"脱疽"的记载,即因下肢缺血导致肢端的坏死。但直到1891年Mantenfel首先发现下肢动脉硬化性闭塞症可引起肢体坏死,该病才逐渐引起关注和认识。1940年Leriche首先对远端腹主动脉和髂动脉硬化性病变做了较为系统的描述,后将表现为双下肢跛行、阳痿及股动脉搏动消失病变称之为Leriche综合征。

1911年Georges与Labey首次尝试直接动脉切开取栓,并获得手术成功。但直到1963年Forgarty发明取栓导管并开创了下肢动脉取栓术,使急性下肢动脉栓塞或血栓形成的取栓治疗一直到今日仍是常用的经典式术。1947年Santos最先开展动脉硬化内膜剥脱术。1952年Wylie首先报告主髂动脉内膜切除术治疗主—髂动脉闭塞。而动脉旁路移植手术开展得更早,早在1902年Satrustegai就首先采用股动脉-静脉端端吻合术即所谓的静脉动脉化治疗下肢缺血患者2例。1949年Kulin开始用倒置大隐静脉行股腘动脉搭桥治疗股浅动脉闭塞。20世纪50年代起,Dudot、Julian及DeBakey等人分别报告了同种异体动脉移植术的临床病例。1959年Rob首先用大隐静脉原位转流治疗股腘动脉病变,但当时因预后不好放弃了此手术,1962年Hatl报道了大隐静脉原位转流获得成功。1961年Leeds和Gifillan利用股深动脉重建下肢动脉血运。1962年Blaisdele提出了解剖外途径即腋—股动脉旁路移植术治疗下肢缺血。1971年Casten和Alday报道了大网膜铺植术的临床应用。1975年Dardik兄弟制作出经戊二醛处理的脐静脉用于股腘动脉闭塞病变并取得了类似于大隐静脉转流的通畅率。20世纪60~70年代后,各种人工血管如涤纶人工血管、膨体聚四氟乙烯人工血管(ePTFE)开始普遍应用于临床,1957年Voorhee引进了纤维材料制成的人工血管行动脉移植术。1970年William研制成功非织物的膨体聚四氟乙烯人工血管。而正是因为这些人工血管的诞生使下肢血管重建手术得到了极大的推广。我国血管外科事业的发展并不缓

慢,1958年为腹主动脉骑跨栓实行取栓术并获得成功。1963年对颈内动脉闭塞施行动脉内膜剥脱术。1964年对下肢动脉硬化闭塞症施行了大隐静脉转流术。

下肢动脉硬化闭塞症治疗的目的是改善肢体缺血及挽救患肢,外科治疗的机制为血管再通及增加侧支循环。下面简要介绍外科治疗的方式选择及评价:

1. **动脉切开取栓术** 此术目前仍为治疗下肢动脉栓塞或急性动脉血栓形成的主要手段。随着介入治疗的进展,目前常应用双腔取栓管介入下取栓实时了解取栓效果。但由于肢体缺血时间过长,会导致无氧代谢所产生的酸性代谢物质等毒性物质在血管再通后回流,对心肾功能产生严重的危害,甚至危及生命。故目前主要通过术中术后透析的方法来减少这些酸性代谢物质所带来的危害。

2. **动脉内膜剥脱术** 此术在人工血管诞生之前被广泛采用,主要适合于病变范围较局限者,但对于病变范围长或广泛者则术后再闭塞率较高,目前对于此类病变范围较局限者多被介入治疗如支架术所替代。

3. **解剖途径动脉旁路移植术** 从20世纪60~70年代起由于人工血管的应用,动脉旁路移植手术开始广泛应用于临床。主要所用移植物材料为自体大隐静脉和各种人工血管。对于主髂动脉病变常采用腹主-髂或股动脉旁路移植术,常用的移植物材料为涤纶人工血管和ePTFE人工血管,预期通畅率超过80%。对于股浅动脉及腘动脉闭塞性病变,可采用倒置或原位大隐静脉股-腘动脉旁路移植手术或人工血管旁路移植术。对于膝下等较小动脉的搭桥多建议采用自体血管材料,其中应用大隐静脉材料者包括两种经典术式即倒置大隐静脉旁路搭桥术和原位大隐静脉搭桥术,原位大隐静脉旁路移植术特别适用于腘动脉远端及胫动脉的重建手术,该手术的优点为:①远、近端血管口径和其相吻合的动脉口径基本相等;②移植静脉管腔逐渐变细,可使血流逐渐加速;③不受管腔口径限制,远端可与踝部或足背动脉进行吻合;④原位大隐静脉的滋养血管没有被破坏,减少血管内皮的损伤,有利于防止移植血管狭窄。

4. **非解剖途径动脉旁路移植术** 对于一侧髂动脉狭窄、闭塞或年老体弱及其他原因不能接受常规主髂动脉重建手术的患者,可采用股-股人工血管旁路移植术,该手术的特点是手术入路简单,操作容易,远期疗效较好,5年通畅率60%~73%。

对于主-双髂动脉病变的高龄或体弱患者如无法耐受经腹手术也可采用腋-双股动脉人工血管旁路移植术,但由于移植物较长,血管内血栓形成风险增加。

5. 间接改善下肢血运的手术 主要有腰交感神经节切除术和大网膜铺植术。目前应用均较少,前者作用机制是促进血管扩张,传统腰交感神经切除需开腹,目前也主要用于无远侧流出道患者。而后者的作用机制主要是利用大网膜血管建立侧支循环,因需开腹,效果不确切而且还可能发生大网膜坏死,仅有时对于无任何远侧流出道者可试行。

(陈 忠)

参 考 文 献

1. 段志泉.实用血管外科学.沈阳:辽宁科学技术出版社,1999.
2. 杨牟.下肢缺血性疾病诊断与治疗.北京:人民卫生出版社,2010.
3. 汪忠镐.血管外科的基础和临床研究进展.中国普外基础与临床杂志,2004,11(4):281-285.
4. Aquino R,Johnnides C,Makaroun M,et al. Natural history of claudication:Long-term serial follow-up study of 1244 claudicants. J Vasc Surg,2001,34:962-967.

三、下肢动脉硬化闭塞症腔内治疗的现状及展望

传统手术治疗 ASO 是一种开放式的治疗方式,存在着创伤大、并发症多等不足,而且 ASO 患者常伴有高血压、冠心病、糖尿病、脑血管疾病等多种危险因素,常因不能耐受手术而只能选择保守治疗。腔内介入治疗是在这样的需要下出现和发展的。1964 年 Dotter 利用同轴导管对不能耐受开放手术患者行狭窄动脉的扩张治疗,由此建立了经皮腔内血管成形术(percutaneous transluminal angioplasty,PTA)的雏形和新概念。而 1974 年 Gruntzig 发明了球囊导管进行血管扩张,其具有柔软、灵便、微创等优点,由此拉开了血管腔内介入治疗的序幕。PTA 的基本原理是依靠加压的气囊压迫粥样斑块,使斑块壳受压破裂,同时动脉中层的弹力纤维、胶原纤维及平滑肌细胞等被过度拉伸,而使管腔扩大。一般认为导丝通过狭窄闭塞段动脉是 PTA 的先决条件。但是机械扩张后的血管弹性回缩、内膜撕裂、夹层、增生和再狭窄等诸多问题也摆在了大家面前,于是支架置入技术应运而生。1983 年 Dotter 和 Croog 分别报道了用镍钛合金丝制成的

热记忆合金支架的实验成果,1985 年 Palmaz 支架、Wallstent 支架和 Strecker 支架等相继问世,血管支架的应用使血管腔内介入治疗的疗效进一步得到了提高。1987 年 Bolia 在行下肢动脉介入治疗时误将导管从闭塞近侧进入内膜下,随后又从闭塞远侧重新进入动脉腔内,即内膜下动脉成形术,使血管闭塞的再通率又得到了进一步的提高。随着介入材料的发展和操作技术的进步,腔内介入治疗逐步发展成熟起来。

泛大西洋介入学会协议(Trans-Atlantic Intersociety Consensus,TASC)针对下肢动脉缺血性疾病的复杂性和难治性等问题,于 2000 年制订了"周围动脉疾病(peripheral arterial disease,PAD)的诊治",对临床具有重要指导意义。2007 年,TASC Ⅱ 在现有研究的基础上再次更新针对下肢动脉缺血性疾病的分级标准及治疗建议。对于外科术式的选择 TASC 分级标准具有重要的临床指导意义:对于 TASC Ⅱ A 级(短而单发的狭窄性)的病变应首选介入治疗,B 级病变优先选择介入治疗,对于 D 级(长或多发的闭塞性)的病变首选旁路血管重建手术方式。而对于 C 级病变则可以进一步权衡腔内治疗和手术治疗的利弊。每个患者都有其病变的特殊性,各种治疗方式没有一定的可比性,因此需结合患者自身特点寻找最合适的治疗方案。

(一)腔内治疗的现状

1. 髂动脉病变 PTA 和支架置入术已成为 ASO 治疗的常规方法,尤其是对于髂动脉的短段狭窄、闭塞性病变,其技术成功率可以达到 90% 以上,且通畅率高,有报道髂动脉扩张选择性支架置入 7 年累积二次通畅率为 99%,保肢率达 93%。与单纯 PTA 比较,支架置入远期血管通畅率明显提高,其通畅率增加了 39%。因此目前许多研究者已采用直接支架置入而非选择性支架置入。对于那些在重度狭窄或闭塞基础上继发长段血栓形成的患者,单纯行 PTA 及支架治疗效果并不理想。对于这样的患者,笔者应用在腔内治疗前先行 Fogarty 导管取栓,再行 PTA 和(或)支架治疗的方法取得了较满意的疗效,或者可以采用动脉导管内溶栓后再行动脉造影,PTA 和(或)支架治疗。

2. 股腘动脉病变 股腘动脉由于直径较细,解剖上存在跨关节部位,故腔内治疗股腘动脉病变通畅率较髂动脉低。有研究认为单纯 PTA 对于长段股腘动脉病变的效果较传统手术组差。而应用镍钛合金自膨式支架 6 个月及 1 年的一期通畅率可以达到 93% 和 85%,二期通畅率可达 96% 和

93%，而应用覆膜支架通畅率可进一步提高，与旁路移植通畅率相当，但远期通畅率仍需进一步研究。股腘动脉术后再狭窄/闭塞问题一直存在，药涂球囊、包括覆膜支架在内的新支架材料及其他辅助性腔内治疗可能解决这一难题。

3. 膝下动脉病变 膝下动脉病变的治疗一直是 ASO 治疗的难点，因其病变距离心脏远、压力低，管径细，流出道差，且呈多节段性，多血管广泛受累，且病变多由糖尿病性动脉硬化闭塞症所致，斑块一般钙化严重，所以更坚硬更难扩张。根据膝下动脉的特点，微导管、微导丝、小球囊是膝下介入治疗的必备条件，介入治疗时较多的选择直径小，长度长，顺应性好，低剖面，更容易通过狭窄和闭塞段的球囊，可以在血管自然形态下扩张血管，对血管壁扩张力量均匀，从而减少了内膜的损伤、斑块脱落和夹层。膝下动脉病变 PTA 后是否应用支架仍然一定存在着争议，其与单纯 PTA 的技术成功率和救肢率不存在显著的优势，且增加了操作难度及手术费用。更为重要的是 PTA 失败后可重复救治，支架置入再阻塞却较难解决。所以现在普遍的观点是对于膝下动脉病变应该慎用支架。近期药物涂层支架（drug-eluting stent）的报道显示其再狭窄率可明显降低，但这些支架的研究仍缺乏长期的随访。

（二）腔内治疗的最新进展

动脉腔内介入治疗发展迅速，被认为是肢体动脉手术的一次革命。尽管 PTA 和支架置入已广泛应用，而且效果良好，但它也有严格的指征，技术要求和很大的限局性。因此临床医师更多地参与了介入器械的设计改进工作，孕育催生出一系列针对性强、操作简便的腔内治疗利器。

1. 冷冻球囊（cryoplasty） 通过球囊介导，试图通过低温诱导凋亡而抑制血管再狭窄。

2. 切割球囊（cutting balloon angioplasty） 表面镶嵌纵行排列的刀片，在球囊扩张中切碎斑块的表面。对血管壁损伤小，尤其适用于支架内在狭窄/闭塞病变。

3. 药物洗脱支架/球囊（drag eluting stent/balloon） 目前常用的药物洗脱系统包括西罗莫司、紫杉醇、c-myc 反义寡核苷酸合金明胶蛋白、腺病毒转染合金明胶蛋白等，具有诱导凋亡、阻断细胞周期、抑制细胞分裂等作用。

4. 生物可吸收支架（bioabsorbable coronary stents） 主要是镁合金支架，置入后可吸收防止支架内血栓形成。

5. 动脉硬化斑块切除系统 微创斑块切除系统最具代表的是 SilverHawk，它可通过 6~7F 的动脉鞘经导丝导引纵向机械切割并收集斑块，达到血管再通的目的。由于可以相对彻底地切除病灶，治疗后再狭窄率明显降低。

6. 钝性微分离技术及返回远端真腔系统 对于慢性完全闭塞病变往往采用内膜下开通技术，约有 20% 患者无法再次返回远端真腔。为此，器械生产厂商各辟蹊径。例如：Frontrunner 导管采用钝性微分离技术，利用头端独特的开合式颌骨设计破坏纤维帽向纵深拓展腔隙；Pioneer 及 Outback 导管利用超声或射线定位管腔，以头端微穿刺针准确穿越内膜返回真腔。

以上这些技术在很大程度上已经超越了传统的介入治疗理念，呈现出治疗器械针对性更强、操作更加安全有效的特点，从目前的器械研究和临床治疗趋势来讲，腔内治疗是下肢动脉硬化闭塞症极具潜力的发展方向。

（陈 忠）

参 考 文 献

1. Norgren L, Hiatt WR, Dormandy JA, et al. Inter-society consensus for the management of peripheral arterial disease (TASC Ⅱ). J Vasc Surg, 2007, 45 Suppl S: S5-67.

2. Zeller T. Current state of endovascular treatment of femoro-popliteal artery disease. Vasc Med, 2007, 12(3): 223-234.

3. Kudo T, Chandra FA, Ahn SS. Long-term outcomes and predictors of iliac angioplasty with selective stenting. J Vasc Surg, 2005, 42(3): 466-475.

4. 陈忠. 主髂动脉硬化闭塞症治疗中疑难问题的解决策略. 血管外科, 2006, 7: 21-25.

5. Kedora J, Hohmann S, Garrett W, et al. Randomized comparison of percutaneous Viabahn stent grafts vs prosthetic femoral-popliteal bypass in the treatment of superficial femoral arterial occlusive disease. J Vasc Surg, 2007, 45(1): 10-16.

6. 张福先. 周围动脉硬化闭塞症腔内治疗的解读与展望. 中华外科杂志, 2010, (11): 803-805.

7. Malgor RD, Ricotta JJ, Bower TC, et al. Common femoral artery endarterectomy for lower-extremity ischemia: evaluating the need for additional distal limb revascularization. Ann Vasc Surg, 2012, 26(7): 946-956.

8. 王深明. 我国首部血管外科疾病诊断标准发布——《下肢动脉硬化闭塞症诊断》标准解读, 中国卫生标准管理, 2011, 2(6): 18-20.

四、糖尿病足发病机制研究与综合治疗进展

(一) 概述

1. 定义　糖尿病足的概念由 Oakley 于 1956 年首先提出,1972 年 Catterall 将其定义为因神经病变而失去感觉和因缺血而失去活力,合并感染的足。WHO 的定义是:与下肢远端神经异常和不同程度的周围血管病变相关的足部感染、溃疡和(或)深层组织破坏。随着人们对糖尿病足的认识深入,发现糖尿病足是一组足部的综合征,不是单一症状。它至少应当具备几个要素:第一是糖尿病患者,第二是应当有足部组织营养障碍(溃疡或坏疽),第三是伴有一定下肢神经和(或)血管病变;三者缺一不可,否者就不能称其为糖尿病足。

2. 流行病学　国外资料,在糖尿病足国际临床指南中明确了国外的流行病学资料:在所有的非外伤性低位截肢手术中,糖尿病患者占 40% ~ 60%。在糖尿病相关的低位远端截肢中,有 85% 是发生在足部溃疡后。在糖尿病患者中,5 个溃疡中有 4 个是因为外伤而诱发或恶化。糖尿病患者中足部溃疡的患病率为 4% ~10%。

而最近几年,我国对糖尿病足的研究也有了快速的发展,其中也包括了对流行病学的研究:我国多中心资料为 50 岁以上糖尿病人群下肢动脉病变的比例为 19.47%。单中心研究 60 岁以上糖尿病人群下肢动脉病变的比例为 35.36%。北京地区多中心研究的 2 型糖尿病下肢血管病变发生率高达 90.8%,其中重度以上者占 43.3%。糖尿病足患者的双下肢动脉病变呈对称发展。

(二) 发病机制的研究

1. 发病机制概述　糖尿病足的发病机制主要是糖代谢紊乱和脂代谢紊乱导致的一系列的机体变化。在高血糖状态下,肢体动脉内皮细胞受到损伤,使血脂沉积在动脉内皮下并形成斑块,日积月累导致斑块增大并阻塞动脉腔,导致下肢动脉粥样硬化;而机体持续处于高血糖与蛋白质的非酶糖化状态,脂代谢紊乱,血液的高黏稠、高凝状态以及下肢循环障碍的特点等诸多因素使糖尿病患者的下肢动脉容易发生血管病变,致使远端组织缺血缺氧。同时长期的高血糖也可导致下肢神经的敏感性下降,传导速度也下降,从而出现神经病变,而糖尿病性神经病变则会导致肢体末梢的保护性感觉减弱或丧失及足部生物力学的改变等,使机体缺乏对足部的保护措施,易引起机械的或温度的损伤,

一旦受损,上述的病理生理改变又使病变不易修复,感染难以控制,最后发展成为足坏疽。而且缺血缺氧本身有可加重神经的病变。上述的血管和神经因素均可导致下肢远端组织缺乏营养,从而出现足部组织的溃疡或者坏疽。当然,在上述的因素存在下,如果同时伴有其他外在的因素,如足部畸形、足部异常压力或者烫伤等可以加速溃疡或者坏疽的发生,使其治疗更加复杂化。

2. 糖尿病足分型　目前糖尿病足一般分为三种类型,即神经型、缺血型和神经缺血型(也叫混合型)。近年有研究发现,糖尿病足是以混合型为主,其次是缺血型,而单纯神经型比较少见。对于神经病变目前尚缺乏有效的治疗手段,而对于缺血型病变则可以通过重建下肢血流,大多数患者可以达到一定疗效;即使混合型病变,如果血流重建成功,其神经病变也可得到部分缓解。

3. 糖尿病足与动脉硬化　糖尿病患者的动脉硬化主要包括动脉粥样硬化和动脉中层硬化。前者所引起的缺血是由于动脉狭窄和阻塞引起;后者是动脉中层钙化使血管形成坚硬的管道。因此,动脉中层硬化不会引起缺血,但硬化的动脉严重干扰动脉血压的间接测量。微血管病变不是皮肤损伤的主要原因。因此,在糖尿病足国际临床指南中,明确了与非糖尿病患者的血管硬化相比,糖尿病患者的动脉硬化具有以下几个特点:①更为常见;②发病年龄更小;③没有性别的差异;④多个节段发生病变;⑤病变发生在更远端(主动脉-髂动脉几乎不受累)。在我们国内的研究中也发现了类似的特点,而且我们发现在小腿动脉病变中最先累及的是胫前动脉,其次是胫后动脉,最后才是腓动脉。

意大利一个科研小组对 1107 例糖尿病性下肢缺血患者进行为期 8 年的前瞻性研究(多中心)表明,最终的结果是:溃疡、截肢和死亡。因此我们认为,决定糖尿病足溃疡预后的因素是复杂的,而早期有效的治疗决定预后,因此我们必须重视。

(三) 糖尿病足的综合治疗进展

从临床研究中发现,糖尿病足是一种以血管病变为主伴有或者不伴有下肢神经病变的,以足部的创面为特征的综合征。因此治疗上应当以解决下肢组织的血液供应为要点。

当然,在治疗糖尿病足的方法中,要重视综合治疗。而那些认为糖尿病足仅仅是内科疾病,靠内科保守治疗或是外科疾病,仅仅靠外科手术都能够解决问题的想法是一种狭隘的表现。空军总医院内分泌科提出的"改善循环、控制血糖、抗感染、局

部清创换药、营养神经、支持治疗"六环法就是非常好的措施。作者认为在此基础上应当加上:①控制病因,如降压、降脂和戒烟;如果病因不去除,病变继续发展,治疗的效果就不佳。②截肢(截趾),当坏疽的病变已经发生,截肢仍然不失为一种明智的选择。然而无论如何,下肢动脉血流的重建在治疗糖尿病下肢缺血的方法中,是最重要和关键的措施。

1. 下肢血供的重建方法　综合目前国内外的各种治疗下肢缺血的方法,有如下几种。

(1) 下肢动脉腔内介入治疗:主要具体方法包括经皮穿刺动脉内成形(主要指单纯球囊扩张术)和在球囊扩张的基础上支架成形术/直接的动脉腔内支架成形术。作为一种微创手段,尤其是当患者年老体弱或伴有其他疾病无法耐受动脉搭桥手术创伤打击者,可以作为首选。

1) 下肢动脉腔内介入治疗适应证:①有较好的动脉流入道和流出道;②由于年老体弱,合并其他疾病,无法耐受手术的患者;③虽然动脉流出道较差,但是近段有局限性病变(狭窄或闭塞)时,也可以考虑。

2) 疗效评价:如果介入治疗成功,一般症状可以缓解或改善。目前的评估指标包括主观指标和客观指标。前者包括主观症状的改善,如疼痛缓解或减轻程度,肢体发冷感觉改善情况等;后者包括踝肱指数(ankle brachial index,ABI)的增加,溃疡面愈合情况,截肢平面的降低等。对于糖尿病下肢缺血患者来讲,只要有一项指标得到改善就属于临床成功。

3) 腔内治疗的方法进展:目前血管腔内技术主要包括球囊成形术、支架成形术、血管内超声消融术。不过,最近在国际上出现了一种新技术即动脉硬化斑块切除术。而首都医科大学宣武医院最近几年开展了这项技术,目前已经治疗 140 余例患者,这在亚洲也是最多的一组病例。发现其近期疗效很好,其远期疗效还有待进一步观察。无论如何,动脉硬化斑块切除术都是一种具有广阔前景的新技术,值得我们期待。下肢小腿动脉的药物球囊将是另外一种值得期待的新技术,尽管目前国内还没有开展,但是国外的临床资料表明药物球囊的治疗效果明显优于非药物球囊成形的疗效。相信不久会在国内临床上使用。

(2) 下肢动脉旁路移植:作为治疗糖尿病性下肢缺血的传统方法,主要有 2 种方法。一种是目前最常用的股动脉-膝上或膝下腘动脉旁路移植,此方法是血管外科最常见的手术之一,尤其是股动脉-膝上胫动脉旁路移植,目前几乎所有的血管外科医生都能够完成。另外一种是下肢远端小动脉旁路移植,由于下肢动脉移植最远端的吻合口是吻合在小腿动脉或足部动脉上,所以手术有较大的难度。

1) 动脉旁路移植的适应证:①下肢远端有比较好的动脉流出道;②患者体质较好,能够耐受手术创伤的打击。

2) 疗效评价:基本同下肢动脉腔内介入治疗的评价。这里要强调一点,由于手术创伤较大,对于同时伴有严重的心脑血管疾病或其他疾病的患者要慎重,可以选择下肢动脉腔内介入治疗或其他措施。以免手术成功了,而生命牺牲了或者引起了其他严重后果。

3) 动脉旁路移植的进展:目前由于血管腔内技术的快速发展,动脉旁路移植的技术又作为一种比较成熟的方法,无过多的进展。与腔内技术相比,优势也不明显。由于手术创伤比较大,术后恢复也相对慢,因此目前面临着被腔内技术取代的危险,不过对于某些,身体条件和动脉流出道较好的患者,下肢动脉旁路移植也许是更好的选择。如果肾功能不良,更是动脉旁路移植的首选。

2. 自体干细胞移植　自体干细胞移植作为最近几年发展起来的新技术,由于目前在国内尚没有得到普及,有条件单位可根据情况决定是否选择。干细胞移植一般包括骨髓血、外周血、脐血和胚胎干细胞。目前用于临床的主要是自体骨髓血和外周血干细胞移植。血管外科主要使用自体干细胞治疗下肢缺血。自体干细胞至少有以下几个优点:①不存在免疫排斥;②没有胚胎干细胞的伦理道德问题;③创伤小,操作简单;④疗效肯定。

但是其适应证的选择必须严格要求。由于将在第五节中详细阐述,这里不再赘述。

综上所述,糖尿病足的治疗经过最近 10 年的发展,尤其是近 5 年得到了快速发展,不仅在外科动脉旁路移植方面,在下肢动脉腔内技术的发展方面,而且在干细胞移植方面均有比较大的进步,疗效也进一步得到提高。

(谷涌泉　郭建明　张建　汪忠镐)

参 考 文 献

1. 管珩,刘志民,李光伟,等.50 岁以上糖尿病患者群周围动脉闭塞性疾病相关因素分析.中华医学杂志,

2007,87(1):23-27.

2. 王爱红,许樟荣.老年糖尿病合并下肢动脉病变及其危险因素的调查分析.老年医学与保健,2005,11(3):147-149.

3. 潘长玉.2型糖尿病下肢血管病变发生率及相关因素调查.中国糖尿病杂志,2001,9(6):323-325.

4. 谷涌泉,Tong Yi-Sha.双下肢动脉硬化远端动脉的影像学特点的研究.中国实用外科杂志,2003,23(3):165-166.

5. 齐立行,谷涌泉,俞恒锡,等,糖尿病性和非糖尿病性动脉硬化下肢血管造影特点比较及其临床意义.中华糖尿病杂志,2005,6:412-416.

6. 谷涌泉,张建,齐立行,等.糖尿病下肢动脉粥样硬化特点及相关因素的研究.中华老年多器官疾病杂志,2007,6(4):266-268.

7. 王爱红,李强.中国部分省市糖尿病病足调查及医学经济学分析.中华内分泌代谢杂志,2005,21(6):496-499.

8. 谷涌泉,张建,俞恒锡,等.下肢远端动脉搭桥治疗46例糖尿病足.中国实用外科杂志,2003,23:487-489.

9. 谷涌泉,张建,齐立行,等.远端流出道不良致严重下肢缺血39例的旁路移植术分析.中华普通外科杂志,2004,19(5):276-278.

10. 谷涌泉,张建,汪忠镐,等.糖尿病性下肢缺血的外科治疗.中华糖尿病杂志,2004,5(12):328-331.

11. 谷涌泉,张建,俞恒锡,等.膝下动脉腔内成形术治疗严重下肢缺血.中华普通外科杂志,2007,22(2):123-125.

12. 庄百溪,杨森,马鲁波,等.小口径球囊经皮腔内血管成形术治疗下肢远端严重肢体缺血28例报告.中国微创外科杂志,2007,7(7):615-616.

13. 谷涌泉,张建,齐立行,等.小腿动脉球囊成形术治疗2型糖尿病下肢缺血的疗效观察.中国糖尿病杂志,2010,18(2):132-134.

14. Zeller T, Frank U, Burgelin K, et al. Initial experence with percutaneous atherectomy in the infragenicular ateries. J Endovasc Ther,2003,10:987-993.

15. Zeller T, Rastan A, Schwarzwalder U, et al. Long-term results after directional atherectomy of femoro-popliteal lesions with the Silverhawk catheter. J Am Coll cardiol,2006,48:1573-1578.

16. James F. McKinsey, Lee Goldstein, Habib U, et al. Novel treatment of patients with lower extremity ischemia:Use of percutaneous Atherectomy in 579 lesions. Annals of surgery,2008,248:519-528.

17. 谷涌泉,郭连瑞,佟铸,等,Silverhawk 治疗长段股动脉和股浅动脉支架内再狭窄一例.中华普通外科杂志,2011,26(3):265-266.

18. Gu YQ, Zhang J, Qi LX, et al. Surgical treatment of 82 patients with diabetic lower limb ischemia by distal arterial bypass. Chin Med J,2007,120(2):106-109.

19. 谷涌泉,张建,齐立行,等.远端动脉旁路移植附加动静脉吻合治疗严重下肢缺血21例.中华普通外科杂志,2005,9:578-580.

20. 谷涌泉,张建,齐立行,等.自体骨髓干细胞移植治疗慢性下肢缺血94例不同病变分期患者的效果比较.中国临床康复,2005,9(38):7-10.

21. 谷涌泉,张建,齐立行,等.不同移植浓度自体骨髓干细胞治疗下肢缺血临床疗效的影响.中国修复重建外科杂志,2006,5(20):504-506.

22. 谷涌泉,张建,苏力,等.自体外周血单个核细胞移植治疗下肢缺血53例的临床研究.中华普通外科杂志,2006,12:844-847.

23. 谷涌泉,张建,郭连瑞,等.骨髓动员刺激后自体骨髓源单个核细胞移植治疗下肢缺血的临床研究.中国修复重建外科杂志,2006,8:12-14.

24. 谷涌泉,张建,齐立行,等.自体骨髓干细胞和外周血干细胞移植治疗下肢缺血疗效的对比性研究.中国修复重建外科杂志,2007,7:675-678.

25. 黄平平,李尚珠,韩明哲,等.自体外周血干细胞移植治疗下肢动脉硬化性闭塞症.中华血液学杂志,2003,24:308-311.

26. 杨晓凤,吴雁翔,王红梅,等.自体外周血干细胞移植治疗62例缺血性下肢血管病的临床研究.中华内科杂志,2005,44(2):95-98.

五、干细胞移植治疗下肢动脉硬化闭塞症的价值和疗效评价

(一)概论

下肢缺血是一种常见疾病,具有发病率高,致残率高和治愈率低的特点。在我国造成下肢缺血的主要病因是动脉粥样硬化闭塞症、血栓闭塞性脉管炎、糖尿病足等。临床表现主要为早期的间歇性跛行、中期的静息痛和晚期的组织缺损,后者包括溃疡和坏疽。一般来讲,通过下肢动脉旁路移植或下肢动脉介入治疗可以达到增加行走的距离,缓解疼痛,或者促进溃疡的愈合等目的。然而,对于部分患者,由于下肢远端动脉流出道不良,动脉旁路移植和介入治疗无法完成,或者效果不良,就面临着截肢的危险,甚至危及生命。尤其是糖尿病足和血栓闭塞性脉管炎患者,病变多类及下肢远端小动脉,在过去这部分患者就难以避免截肢,自体干细胞移植作为血管再生的新技术,正好为他们提供了一种新的救肢方法。然而干细胞移植对于下肢动脉硬化闭塞导致的下肢缺血是否具有价值,如何评估其疗效,正是本节探讨的问题。

（二）血管新生的价值

干细胞移植治疗下肢缺血的主要目标是促进下肢血管新生。血管新生有三种不同的形式：一种是血管生成（angiogenesis），在既存成熟血管床基础上芽式生长成毛细血管；另一种是血管形成（vasculogenesis），指在原来没有血管系统的情况下内皮祖细胞（EPC）以非芽式生长，通过血管壁向内凹陷，贯穿毛细血管支柱导致血管腔裂开而形成血管网，称为血管发生，其与胎儿期血管发生机制一致。对于下肢缺血性疾病，既存动脉内皮细胞已粥样硬化，故目前治疗多采用血管形成。EPC 是指能直接分化为血管内皮细胞的前体细胞，包括从血液血管母细胞（hemangioblast，可分化为造血干细胞和 EPC）到成熟内皮细胞之间的多个阶段的过渡细胞。故 EPC 是机体生成新生血管的基础。

EPC 注入微循环后，邻近的体细胞决定其是保持静止状态还是自我复制或定向分化，微环境中的一些因子可维持 EPC 未分化状态并能把诱导其发生分化的因子排斥在外，但微循环的容纳能力有限，一旦 EPC 数量超过这个微循环的容纳能力，便会从微循环中分离出来并发生分化。Asahara 等发现 EPC 大量存在于正常的骨髓、脐血、外周血和脾中，支持了成人体内存在循环 EPC 的假说。国外研究报道已从骨髓造血干细胞、外周血 AC+133 细胞、CD+34PFLK21+细胞分离出 EPC，可在体内外分化为成熟的血管内皮细胞并形成血管。高增殖潜能和定向归巢特性使 EPC 成为缺血性疾病基因治疗理想的靶细胞。局部注入后，EPC 能定向移动到血管生成部位并整合到血管壁中，由其携带并释放出的蛋白质很容易通过血流扩散到全身从而更有效地促进血管发生。Kalka 等将人的 EPC 移植给无胸腺裸鼠的缺血下肢后，缺血下肢的毛细血管密度和血流恢复明显增加，肢体丢失较对照组明显减少。郭连瑞等进行了类似的研究，不仅证实了其有效性，而且还发现在裸鼠体内无论采用缺血局部的肌内注射移植，或是采用动脉腔内注射移植，其效果基本一致，但是与对照组在统计学上均有明显差异。

干细胞移植主要包括胚胎干细胞和成体干细胞，由于胚胎干细胞存在伦理问题，目前主要处于研究，临床应用可能要在几年或十几年以后。目前临床上主要使用自体干细胞移植。自体干细胞移植有 2 个优点：①不存在异体干细胞的免疫排斥；②没有胚胎干细胞的伦理道德问题。此外，还具有取材方便的特点。因此，目前自体干细胞移植治疗疾病呈现出广阔的前景。

根据干细胞的来源不同，自体干细胞移植一般分为骨髓的干细胞、外周血的干细胞移植和改良的骨髓干细胞移植。

1. **自体骨髓干细胞移植** 目前研究认为，骨髓单个核细胞中的 CD34 阳性细胞是 EPC 的主要来源，CD34（CD34 为造血干细胞及内皮细胞表面标记物）细胞，在末梢血中只有骨髓的 0.2%。可测定的最幼稚细胞在 1ml 末梢血中仅有 2.9 个，为骨髓的 1%。这就提示，骨髓细胞有可能提供更多的 EPC 用于血管新生疗法。骨髓单个核细胞（BM-MNC）移植是由 EPC 移植衍生出来的一种血管新生疗法。成年个体的 BM-MNC 中含有多种干细胞成分，其中 EPC 含量约占 BM-MNC 总数的 3%，为外周血的 15 倍，同时 BM-MNC 移植还可以提供多种促血管生长因子，故 BM-MNC 移植兼具 EPC 和细胞生长因子的作用。故应用自体骨髓细胞移植的优点可归纳为：①包括 EPC，能够参与缺血病变中的血管形成；②能产生诱发血管生成的一些生长因子和细胞因子；③不会发生异体骨髓移植的移植物宿主疾病；④分离 EPC 花费高昂，耗时费力，且分离 EPC 的同时也去除了可能促进血管生成的细胞和细胞因子。故目前治疗下肢缺血时多采用含有 EPC 的单个核细胞进行移植。Shintani 等将兔的自体骨髓单个核细胞注入缺血下肢的腓肠肌，2 周后发现移植的骨髓单个核细胞存在于骨骼肌的新生内皮细胞毛细血管网，毛细血管密度较对照组增加，提示自体骨髓单个核细胞局部移植增加缺血下肢的新生血管形成和侧支血管形成，取得了较好的临床疗效。

Tateishi 等首次报道应用自体骨髓干细胞移植治疗下肢缺血性疾病，开创了血管新生在临床应用的先例；谷涌泉等首先在国内应用自体骨髓干细胞移植治疗下肢缺血性疾病并取得了成功。目前已经治疗了 500 余例患者，取得了令人兴奋的疗效。谷涌泉等不仅采用了国外的方法，即下肢肌肉局部注射，而且还在国际上率先采用了经下肢动脉导管注射的新方法，并对这 2 种不同自体骨髓干细胞移植的方法治疗严重下肢缺血性疾病进行了对比。发现这 2 种方法的疗效在统计学上没有明显差异。

为了证实上述的治疗作用是否是干细胞的作用或是其他因素的影响，谷涌泉等也进行了相应的临床研究，选择了 22 例同时有双下肢缺血的患者作为对象，随机分成 2 组，采用 2 种不同浓度干细胞同时进行双下肢对照性移植，发现浓度（细胞总数）低于 10^5 的移植几乎没有效果或仅有轻微的主观方面的好转。而大于 10^8 的移植可以得到一定的临床疗效。说明了自体骨髓干细胞移植效果是可以肯定，而且疗效与浓度有关。

2. 自体外周血干细胞移植　正常生理状况下，"定居"骨髓的绝大多数骨髓干细胞（99.15%）处于休眠状态（G0 期），仅 0.65% 的骨髓干细胞在血液中"游行"和"巡逻"。当某些组织中的细胞因衰老等原因死亡时，此部位会产生一"位置缺陷"信号，此信号的产生不仅来自细胞死亡后留下的位置空缺信号且细胞破裂后释放的胞内细胞因子及蛋白分子，也可产生此部位局部浓度梯度的改变。这些因变化而产生的信号将使骨髓干细胞被"征募"到循环中参与远处多种组织的再生。但这种"自发"的"征募"作用较弱，人们想到用骨髓干细胞动员剂将骨髓干细胞"驱赶"到外周血中，从而使外周血干细胞达到治疗数量，利用干细胞"自发"的向损伤组织"归巢"，并在特定的组织微环境作用下分化为受损组织细胞的特性，达到修复缺血损伤的作用。利用骨髓和外周血干细胞池之间的动态平衡，动员骨髓干细胞促进其进入外周血以供采集、移植，从而使自体外周血干细胞移植成为一种治疗缺血性疾病有效的途径之一。

中国医学科学院天津血液病研究所黄平平等在采用外周血干细胞治疗白血病的基础上，采用类似的技术手段，在国际上最早开展了自体外周血干细胞移植治疗下肢缺血并取得了成功。他们研究的临床效果很令人鼓舞。谷涌泉等和杨晓凤等也相继开展此技术。谷涌泉等于 2003 年 12 月开始，到目前为止已经治疗 100 余例患者，大多数患者的临床症状明显改善。因此我们认为：自体外周血单个核细胞移植治疗下肢缺血性疾病也是一种简单、安全、有效的方法；然而由于骨髓动员期间，外周血液循环中单个核细胞的量增加明显，外周血的黏稠度明显增加，血管内血栓形成的机会大大增加，从而增加心肌梗死或脑梗死发生的危险。他们在临床研究中就出现了 1 例心肌梗死和 2 例脑梗死，由于在骨髓动员早期就采用了正规的抗凝措施，这些并发症表现比较轻微，没有引起严重后果。因此，作者认为在整个过程中需要注意心脑血管并发症的发生。

3. 改良的骨髓干细胞移植　在单纯骨髓干细胞移植中，骨髓血的抽取量一般在 400～500ml，得到的骨髓单个核细胞总数在 $(1～3)×10^9$ 个。由于下肢动脉硬化闭塞患者的年龄比较大，体弱并多伴

有其他疾病，如冠状动脉硬化性心脏病和（或）脑动脉硬化症等，如果一次抽取过多的骨髓血，势必造成其他并发症。在过去的研究中发现：在同等条件下，疗效与细胞总数正相关，即量越大，效果应当越好。如何在减少每次骨髓血抽取总量的同时又能增加或至少不降低疗效？这对于我们临床医生来讲是一个挑战。经过不懈的努力，谷涌泉等终于找到了一种新的方法，就是骨髓动员刺激以后的骨髓干细胞移植，临床上也称之为"改良的骨髓干细胞移植"。主要步骤是在抽取骨髓前使用粒细胞集落刺激因子（GSF）刺激骨髓 2～3 天，每天 300μg；然后抽取骨髓血 110～200ml，在干细胞实验室分离纯化后再进行移植。从已经发表的资料中发现：无论是主观评价指标或是客观评价指标均比以前研究结果的疗效明显提高，而且不良反应也较外周血干细胞为少。因此作者认为，经过骨髓动员刺激后的骨髓单个核细胞移植下肢缺血，具有抽取骨髓血少、细胞量多、近期效果好且安全性高的优点，是除自体骨髓单个核细胞移植和外周血干细胞移植以外的又一种治疗下肢缺血的新方法。而且随访结果也显示这是一种值得推广的方法。

（三）临床中的疗效评价

作为一种新的技术，如何评价其疗效和安全性？这是非常值得关注的问题。我们在临床上对于自体干细胞移植治疗下肢动脉硬化闭塞症的评价主要包括 2 各方面，即安全性和有效性，分别阐述如下。

1. 安全性评价　干细胞移植的安全性问题不容回避。对干细胞移植安全性的忧虑主要是免疫排斥和肿瘤生长的问题。因此，对于安全性的评价，必须注意下面几点：①是否有致瘤性；②有无局部的不良反应，包括局部有无红、肿、热、痛等炎症反应及过敏反应；③有无全身的不良反应；④术后肝肾等功能的变化。

采用自体干细胞移植将不存在免疫排斥的问题；但由于干细胞是未分化细胞，移植的干细胞是否会在移植部位分化为其他组织如骨组织或出现肿瘤样生长？有一些患者移植后未能避免截肢，对 30 余例截肢标本的病理学检查，并未发现移植部位有成骨现象和肿瘤征象；500 多例未观察到严重不良反应。根据我们的经验，目前临床上出现的不良反应主要有以下几个方面：①局部不良反应：主要表现局部红、肿、热、痛等炎症反应。对于此类反应可以采用酒精纱布外敷、抬高患者肢体等措施，并试用抗生素等。②全身不良反应：主要有疲劳、

全身乏力等,可以使患者卧床休息、静脉输液加速体内一些毒素的排泄。而且我们的病例中有相当一部分随访时间超过了5年,可以说明本技术方法是安全的。而且这些年来,在我们的指导下,国内采用这项技术已经治疗了5000余例患者,均没有发现非常严重的不良反应和肿瘤的生长,因此可以认为这是一种安全的技术,值得我们进一步研究和推广。

2. 有效性评价 临床观察有效性的主要指标和方法主要包括主观指标和客观指标。

(1)主观指标:包括以下几点:疼痛、冷感、麻木等主观症状的改善程度。而尽管是主观指标,也要尽量地客观化。我们采用一些分数标准来评价这些主观指标。

1)疼痛:疼痛评分标准:0分:无疼痛;1分:偶有疼痛,被问及能回忆起;2分:疼痛经常出现但能耐受,不需或偶用一般止痛剂;3分:经常用一般止痛剂;4分:因疼痛影响睡眠,一般止痛药剂难以缓解。治疗前:( )分;治疗后:( )分。

2)冷感评分:0分:无冷感;1分:患者偶述受累肢体有发凉、怕冷的感觉2分:受累肢体经常有发凉、怕冷的感觉;3分:受累肢体有明显的冷、凉感觉,需要采用局部保温措施,症状能得到一定程度的缓解;4分:受累肢体有明显的冷、凉感觉,采用局部保温措施,症状也无明显改善。治疗前:( )分;治疗后:( )分。

3)麻木的评分标准:0分:无麻木;1分:偶感轻度麻木;2分:经常有轻度麻木不适;3分:麻木感觉明显,但可以忍受;4分:麻木非常明显,难以忍受,严重影响日常生活。治疗前:( )分;治疗后:( )分。

(2)客观评价标准

1)间歇跛行的距离:干细胞移植前后跛行距离的变化。主要测定无痛步行时间(分)或跛行距离(m),此项指标带有一定的主观性,但是如果使用平板实验,则是一种非常简单和客观的指标。

2)皮肤的温度差(双下肢):移植前后的变化。

3)经皮氧分压(TCPO_2):作为全球通用的三大评估血管疾病的金标准之一,直接反映血管向组织供氧情况,可以对肢体缺血情况进行定量评估,可以评估组织存活率;是一种无创、低成本并可重复使用的检查方法;经皮氧分压测定是一种比较客观的指标,国外经常用此项检查作为截肢与否和预测截肢平面,一般临床上以20mmHg作为临界值,

不过受周围环境影响较大,因此检查前患者一定静息平卧30分钟以上,检查室内温度要保持恒温。

4)患肢发绀及溃疡的面积和深度(mm),坏疽范围测量并标记,作为客观的评价指标之一,能够证明干细胞移植后是否有效;不过,即使血供得到了改善,溃疡面的愈合仍需要一定的时间,尤其是较大溃疡者,一般近期疗效中仅适用于小溃疡者。

5)测定静息状态下踝肱指数(ABI):是一种简单、方便和有效的客观评价指标,但是不少患者在短期内不会增加得很明显。

6)激光多普勒血流量的测定:作为一种评价下肢血供的金标准之一,具有灵敏度高、操作简单的优点,是一种非常好的无创检查的评价指标。

7)动脉造影(DSA):观察侧支血管形成情况并评分。根据新生侧支血管评估分4级:0(无新生侧支血管)、+1(少许新生侧支血管)、+2(中量新生侧支血管)和+3(丰富新生侧支血管)。

8)截肢平面的变化:由于血管性截肢与血液供应具有相关性,截肢平面经常受到血液供应的影响。如果移植前后的截肢平面有一定的变化,能够达到降低截肢平面的目的,也能够说明干细胞移植的有效性。

(四)自体干细胞移植临床应用的启示——如何改进技术,提高疗效和安全性

目前自体干细胞移植的疗效还没有达到十分完美的程度,如何改进技术和提高疗效是我们今后需要进一步研究的工作。我们目前采用改良的骨髓干细胞移植使疗效能够提高5%~10%,这也是我们今后更要加强研究的措施之一。此外我们认为,提高干细胞的疗效必须注意以下几点:

1. 严格适应证的选择 如果适应证的选择不合适,就不可能有比较好的疗效;比如不要选择主髂动脉等大动脉闭塞者。

2. 尽量采用骨髓动员的方式 骨髓动员后取骨髓干细胞优点:①动员时间短,外周血白细胞数不致太高;②采髓量降低,并发症少;③干细胞数量增加,疗效提高。

3. 尽量选择膝下病变者 ①膝下病变效果明显高于大腿动脉闭塞者;②大腿动脉——股浅动脉病变的疗效优于股总动脉病变者。

4. 实验室条件与管理——干细胞的制备 ①注意无菌观念;②每一步都要严格操作,尽量减少干细胞在制备过程中的丢失;③与血液科的白血病干细胞制备有一定区别,尽量选用大试管离心,也是达到减少干细胞的丢失。

5. 注射部位要掌握好　总而言之,干细胞移植在治疗下肢缺血疾病既安全又有效,是一种具有非常广阔的前景方法,而且操作简单、费用低廉,值得我们推广。

(谷涌泉　郭建明)

参考文献

1. 谷涌泉,张建,汪忠镐,等.糖尿病性下肢缺血的外科治疗.中华糖尿病杂志,2004,5(12):328-331.

2. Adam DJ,Beard JD,Cleveland T,et al. Bypass versus angioplasty in severe ischaemia of the leg(BASIL):multicenter randomized controlled trial. Lancet,2005,366:1925-1934. Gu YQ,Zhang J,Qi LX,et al. Surgical treatment of 82 patients with diabetic lower limb ischemia by distal arterial bypass. Chin Med J,2007,120(2):106-109.

3. 谷涌泉,张建,齐立行,等.动脉自膨式支架置入治疗下肢缺血,中国微创外科杂志,2006,6(11):824-826.

4. Schillinger M,Sabeti S,Loewe C,et al. Ballon angioplasty versus implantation of Nitinol stents in the superficial femoral artery. The New England Journal of Medicaine,2006,354:1879-1888.

5. Becquemin JP,Favre JP,Marzelle J,et al. Systematic versus selective stent placement after superficial femoral artery balloon angioplasty:a multicenter prospective randomized study. J Vasc Surg,2003,37:487-494.

6. Tateishi-Yuyama E,Matsubara H,Murohara T,et al. Therapeutic angiogenesis for patients with limb ischaemia by autologous transplantation of bone-marrow cells:a pilot study and a randomized controlled trial. The Lancet,2002,360:427-435.

7. Asahara T,Takahuashi T,Masuda H,et al . VEGF contributes to postnatal neovascularization by mobilizing bone marrow derived endothelial progenitor cells . EMBO J,1999,18(14):3964-3972.

8. Reyes M,Dudek A,Jahagirdar B,et al . Origin of endothelial progenitors in human postnatal bone marrow. Clin Invest,2002,109(3):337-346.

9. Guo ZK,Yang JQ,Liu XD,et al . Biological features of mesenchymal stem dells from human bone marrow. Clin Med,2001,114(6):950-953.

10. 郭连瑞,谷涌泉,张建,等.不同途径移植骨髓单个核细胞治疗大鼠后肢缺血.中国临床康复,2005,9(10):57-59.

11. 谷涌泉,张建,郭连瑞,等.骨髓动员刺激后自体骨髓源单个核细胞移植治疗下肢缺血的临床研究.中国修复重建外科杂志,2006,8:12-14.

12. Shintani S,Murohara T,Ikeda H,et al. Augmentation of postnatal neovascularization with autologous bone marrow transplantation. Circulation,2001,103:897-903.

13. 谷涌泉,郭连瑞,张建,等.自体骨髓干细胞移植治疗严重下肢缺血1例.中国实用外科杂志,2003,23(11):670.

14. 谷涌泉,张建,齐立行.自体骨髓单个核细胞移植治疗慢性下肢缺血94例不同病变分期患者的效果比较.中国临床康复杂志,2005,9(38):7-10.

15. 谷涌泉,郭连瑞,张建,等.自体骨髓干细胞移植治疗下肢严重缺血:附32例报告.中国临床康复,2004,12(20):7970-7972。

16. 谷涌泉,张建,齐立行,等.自体骨髓单个核细胞不同移植浓度对治疗下肢缺血的临床疗效的影响.中国修复重建外科杂志,2006,5(20):149-152.

17. 黄平平,李尚珠,韩明哲,等.自体外周血干细胞移植治疗下肢动脉硬化性闭塞症.中华血液学杂志,2003,24:308-311.

18. 谷涌泉,张建,苏力,等.自体外周血单个核细胞移植治疗下肢缺血53例的临床研究.中华普通外科杂志,2006,12:844-847.

19. 杨晓凤,吴雁翔,王红梅,等.自体外周血干细胞移植治疗62例缺血性下肢血管病的临床研究.中华内科杂志,2005,44(2):95-98.

第三节　静脉血栓栓塞症

一、静脉血栓栓塞症的病因研究和预防策略

(一)发病原因

深静脉血栓形成(DVT)和肺栓塞(PE)统称为静脉血栓栓塞症(venous thromboembolism,VTE),是人群健康中的危象。全世界每年的发病人数>1 000 000,除了初发时死亡危险外(估计30天内>30%),存活者中1/3~1/2由于血栓栓塞反复发作或长期的血栓后综合征,为此付出的医疗费用达>200 000 000美元/年(包括新病例及旧病例的复发)。随年龄增大,发病率由出生时的1/10 000增加到80岁时的1/100,且VTE的死亡率亦随年龄增高,对健康及经济均造成沉重负荷。由于对病因、发病机制了解不充分,临床防治进展不大。

自18世纪中期以来,Virchow的血管壁损伤、血流异常和血液成分改变是引起静脉血栓原因的观点,已经成为静脉血栓栓塞病因的经典理论。在过去几十年间,疾病的危险因素及其对临床的影响的研究已取得长足的进步,特别是分子生物学技术的发展,目前,对这一经典理论有了新的认识。对

因子 V Leiden 和凝血酶原 G20210A 突变的识别，明确了其为遗传缺陷的特性。相反天然存在的抗凝蛋白 C 和蛋白 S，这两个突变位点不再被认为是真正的遗传性缺陷，因为它们是核苷酸的替换而造成凝血过程的加强。另外，静脉正常内皮的内源性抗凝物质，如前列腺素 I_2（PGI_2，前列腺环素）、抗凝血酶辅助因子、血栓调节素和组织型纤溶酶原活化剂（t-PA）等，在炎症情况下，白介素-1（IL-1）和肿瘤坏死因子（TNF）促使静脉内皮层可从抗凝状态转化为前凝血状态，内皮细胞产生组织因子、von Willebrand 因子和纤维连结蛋白等，内皮层通透性增加，并可见到白细胞黏附于内皮细胞表面，而内皮细胞原有的抗凝功能受到抑制。

造成静脉血流缓慢的某些因素，如小腿腓肠肌静脉丛、静脉瓣袋等解剖因素，肢体制动或长期卧床的外来因素，使得内皮细胞造成低氧状态，引起白细胞黏附并释放细胞因子，继而损伤静脉内皮层。血流淤滞造成活化的凝血因子积聚，并不断消耗抗凝物质，凝血-抗凝平衡被打破，从而导致静脉血栓形成。因此血流淤滞是血栓形成的又一因素。

活化的凝血因子在血栓形成过程中起着重要的作用，如没有活化的凝血因子，即使存在血流淤滞和血管损伤，血栓仍不会形成。同样单有活化的凝血因子，也无法形成血栓，活化的凝血因子很快会被机体清除。因此静脉血栓是在遗传和环境危险因素作用下形成的，而血液成分的改变是血栓形成的最重要因素。体内凝血-抗凝-纤溶 3 个系统在正常情况下处于平衡状态，任何使凝血功能增强、抗凝-纤溶作用抑制的因素都将促使血栓形成。

（1）静脉血栓栓塞症的遗传因素

1）自然发生的抗凝蛋白缺陷：在 20 世纪 60~80 年代，发现自然存在的抗凝血蛋白 C 或蛋白 S 的突变，与 VTE 的发生相关联，纯合子蛋白 C 或蛋白 S 缺陷可能会导致非常严重的血栓形成表现，如新生儿暴发性紫癜或华法林诱导的皮肤坏死。在一般情况下，自然发生的抗凝蛋白缺陷可能发展为血栓形成的年龄在 45 岁以内，发生部位如脑静脉窦、腹腔静脉、肢体深静脉，这些个体的 VTE 易复发，往往有阳性家族史。这一缺陷由常染色体显性遗传模式传导，占 VTE 患者 5%~10%。蛋白 C 缺乏症的血栓形成的风险普遍被认为较蛋白 S 缺乏症要高。

2）凝血因子 V Leiden：1993 年，Dahlbäck 等发现在原先被诊断为蛋白 C、蛋白 S 缺乏的患者中，加入外源性活化 C 蛋白，并不能延长 APC-PT 与

APC-APTT，抗凝作用也未有增强，即所谓活化 C 蛋白抵抗现象（APCR）。1994 年 Bertina 等对 APCR 纯合子与杂合子患者进行基因分析，发现患者的 V 因子基因的 1691 位上的核苷酸发生点突变（G→A），由此产生氨基酸第 506 位上的精氨酸被谷氨酸替换的异常 V 因子分子成为因子 V Leiden。其造成 APCR 的机制是：突变正好位于 APC 切割点，导致 APC 不能水解精氨酸 506，同时突变 V 因子被 APC 切断的速度降低 10 倍，故 V 因子与磷脂结合的速度大大降低；此外，V Leiden 还可使 APC 降解 Ⅷa 能力下降，造成高凝状态，目前认为 V Leiden 是造成 VTE 的主要遗传因素。

因子 V Leiden 携带者以高加索人群为多数，非高加索人群的频率比较低。除了人种差异外，V Leiden 携带者的地域差异也很大，我国主要地域人群中，V Leiden 突变的发生率就很低。所以 V Leiden 突变是欧美人群中引起 APCR，导致 VTE 发生的主要遗传因素。

3）凝血酶原 G20210A 突变：该突变于 1996 年被发现，在凝血酶原基因 3′端非编码区（nutranslation region）的 20210 核苷酸 G→A 突变，即 G20210A 突变，可引起血浆凝血酶原水平升高，明显增加 VTE 发生率。这种突变发生在高加索人种中为 2%~4%，而南美发生率在其 2 倍以上；在 VTE 患者中的检出率高达 20%。携带因子 V Leiden 与凝血酶原 G20210A 突变共存的概率并不罕见，个体携带两个突变的首发或复发性 VTE 的概率要高于单独突变的风险。

（2）静脉血栓栓塞症的获得性因素

1）年龄：VTE 的风险随着年龄的增加，45 岁前估计每年的 VTE 发生率是 1/10 000，80 岁以后高达 1/1000。年龄对深静脉血栓发病的影响是多方面的，这种增加的风险的原因可能是老人恶性肿瘤发病率较高，并可能接受关节置换手术。研究还发现，男性杂合子因子 V Leiden 存在与年龄增加有关的 VTE 风险。老年人血液中的凝血因子活性较高，小腿肌肉的泵作用减弱使血液在比目鱼肌静脉丛和静脉瓣袋内淤滞较重，因此 DVT 的发病率较年轻人高。

2）恶性疾病：统计发现，19%~30% 的 DVT 患者合并恶性肿瘤，肺癌是最易引发 DVT 的一种恶性肿瘤，其他如泌尿生殖系统和胃肠道系统恶性肿瘤也容易并发 DVT。有时，DVT 可以作为恶性肿瘤的信使，当无明显诱因发生 DVT 时，应警惕可能患有恶性肿瘤。恶性肿瘤引发 DVT 的原因是多方

面的,其中最主要的原因是恶性肿瘤释放促凝物质,提高血液凝血因子的活性。肿瘤患者血液中纤维蛋白原的浓度和血小板计数常高于正常,而抗凝物质如抗凝血酶、C蛋白及S蛋白浓度却低于正常。另外,肿瘤的手术治疗及化疗也是导致DVT的重要因素。乳腺癌、淋巴瘤、浆细胞病等化疗患者中DVT的发病率明显增高,这可能与化疗药物对血管内皮细胞的毒性作用、诱导高凝状态、抑制纤溶活性、肿瘤细胞坏死及静脉插管等因素有关。

3)抗磷脂抗体:该部分患者往往伴有全身性红斑狼疮或其他自身免疫性疾病。其中所谓的狼疮抗凝物质和(或)抗心磷脂抗体,在血浆中检测中统称抗磷脂抗体。在VTE患者中的检出率从5%至15%,临床上,这种获得性易栓状态可能会发生静脉或动脉血栓形成、习惯性流产和其他产科并发症。年龄分布广泛,血栓可能发生于任何静脉区,是胎盘血栓形成的主要原因。个体抗磷脂抗体检出者的血栓形成风险比正常人增加9倍,而且其血栓的反复发作率更高。

4)静脉血栓病史:既往VTE患者血栓复发率增加,这已经作为VTE的独立危险因素。VTE后的静脉瓣膜功能不全、抗凝控制不理想,都是静脉血栓增加复发的风险。有23%~26%的急性DVT患者既往有静脉血栓病史,且这些新形成的血栓往往来自原来病变的静脉。研究发现,复发的DVT患者血液常呈高凝状态。

(3)静脉血栓栓塞症的其他因素

1)高同型半胱氨酸血症:轻度至中度的高同型半胱氨酸血症,是个人与遗传缺陷和后天获得两者兼而有之。①营养性因素:由于人体无法自身合成维生素B_{12},只能通过食物中摄取,若患有慢性酒精性肝炎、内因子缺乏、炎症性肠病等可导致叶酸等维生素吸收减少造成辅因子含量不足;②遗传性因素:同型半胱氨酸代谢过程相关的酶发生基因突变,使得基因编码的酶活性减低或不表达,其中最常见的是胱硫醚合成酶缺乏症。早在1994年Falcon等发现,高同型半胱氨酸血症和VTE之间的关联。高同型半胱氨酸促进血栓调节因子的表达,激活蛋白C和凝血因子Ⅻ、Ⅴ,血小板内前列腺素合成增加,从而促进血小板黏附和聚集,增加了VTE的发生风险。

2)高水平Ⅷ因子:血浆凝血因子Ⅷ是静脉血栓栓塞的危险因素之一,其与血栓形成呈正相关关系。因子Ⅷ水平和Von Willebrand水平是血栓形成的两个独立危险因素。高Ⅷ因子水平的患者血栓

形成发生率,从19%至25%不等。高水平Ⅷ因子还使VTE复发的风险增高。

3)因子Ⅸ、因子Ⅺ和凝血酶激活的纤溶抑制物水平高(TAFI):高血浆凝血因子Ⅸ因子Ⅺ增加VTE风险,两者在VTE患者中的发生率分别为20%和19%。已经发现TAFI抗原水平低于90%时VTE的发病率较低(14%),而TAFI抗原水平高于90%则VTE的风险就增加。

4)活化蛋白C抵抗(不包括凝血因子Ⅴ Leiden):活化蛋白C抵抗现象不是由因子Ⅴ Leiden引起,可能是遗传因素或后天获得性原因。其中活化蛋白C抵抗现象由获得性后天因素造成的最常见证明是妊娠与长期口服避孕药。超过15 000个体的研究发现,活化蛋白C抵抗现象的总数是携带因子Ⅴ Leiden的2倍。莱顿血栓形成研究表明,VTE患者中活化蛋白C抵抗现象的发生率总体为36%,排除因子Ⅴ Leiden为24%,因此,不携带因子Ⅴ Leiden的活化蛋白C抵抗现象的患者,在每10个VTE患者中是可以预料存在的,所以APC功能性试验应尽可能作为血栓形成筛查的一个项目。

5)异常纤维蛋白原血症,高纤维蛋白原水平:大多数异常纤维蛋白原血症患者是无症状的。然而,高血浆纤维蛋白原水平增加VTE风险,据报道,患者血浆纤维蛋白原浓度大于5g/L,VTE的风险为正常人的4倍。

(4)静脉血栓栓塞症的暂时因素

1)手术与重大创伤:手术可能是最强的VTE风险因素之一。特别是全膝关节或髋关节置换,不抗凝的术后VTE的风险为45%~70%,并有1%~3%的患者会发生致命性肺栓塞。手术中用核素扫描已能发现约有半数患者在下肢^{125}I标记的纤维蛋白原沉积,其余的在术后3~5天均能发现纤维蛋白原沉积,但这并不表明DVT术后马上发生。手术引发DVT的原因包括围术期的制动、术中术后体内凝血、抗凝及溶栓系统的异常,以及静脉血管的损伤等。

严重创伤经常并发VTE,如头部外伤、脊髓损伤,骨盆骨折,近60%的腿部严重创伤均可,发生无症状的深静脉血栓形成。2%~22%肺栓塞发生在严重创伤患者生存的第一个24小时。

2)妊娠与产褥期:在妊娠期或产褥期VTE的发病率为0.7/1000~1.3/1000。因子Ⅴ Leiden杂合子妇女怀孕相关VTE的风险为1/100,凝血酶原突变体杂合子为1/500。血栓风险增加是多方面的,高凝状态和低纤溶、肥胖,增大子宫对髂静脉的

压迫;妊娠时胎盘产生大量雌激素,足月时达最高峰,体内雌三醇的量可增加到非孕时的1000倍,雌激素促进肝脏产生各种凝血因子,同时妊娠末期体内纤维蛋白原大量增加,加重高凝状态,都是妊娠VTE的重要因素。

产后VTE的发生与血液呈高凝状态密切相关。产后子宫内胎盘剥离能在短期内迅速止血,不致发生产后大出血,除子宫本身收缩外,与血液高凝状态直接相关。

3)口服避孕药和激素替代疗法:早在20世纪60年代有报道口服避孕药易引发VTE,现已发现,患VTE的育龄妇女中有1/4与服用避孕药有关,停用避孕药后DVT引发的肺栓塞明显降低。避孕药易引发DVT的原因可能与凝血因子V变异有关,使凝血因子V降低了C蛋白的抗凝作用。避孕药中雌激素的剂量与血栓形成呈量效关系,统计发现育龄妇女服用第三代避孕药并发VTE概率是不用避孕药的8倍。

雌激素用于治疗男性前列腺肥大和女性围绝经期综合征,以及哺乳妇女的退乳,会增加VTE的发病率。雌激素有升高血液黏滞度、提高血液纤维蛋白原、血浆凝血因子Ⅶ和X的浓度、增加血小板的黏附性和聚集作用,因此容易形成血栓。

4)长期卧床:临床上常能见到长期卧床的患者容易患DVT,尸体解剖发现卧床0~7天的患者DVT的发病率为15%,而卧床2~12周者,DVT的发病率达79%~94%。卒中患者中,下肢麻痹者,DVT发病率为53%,无下肢麻痹者,DVT发病率只有7%。在长途坐车或坐飞机旅行的人群中,DVT的发病率也较低。小腿肌肉的泵作用对下肢静脉的回流起着重要的作用,制动后静脉血回流明显减慢,从而增加了DVT发病的风险。

此外,各种炎性因子对于VTE的影响目前观点尚有分歧,Tsai通过前瞻性研究认为,炎性因子造成VTE是偶然的与偏颇的,事实上它们与VTE的发生率并无相关性。现在已经很清楚,VTE的结果往往是不同风险因素之间的相互作用,基于这个原因,它被认为是一种多因素疾病。VTE的每一个风险因素,迄今它们之间的相互作用强度的临床相关性只有部分被理解。VTE可根据风险状况分为三类,高危类别包括最严重的血栓形成倾向的原因,如抗凝血酶缺乏患者的C蛋白或S蛋白,纯合的因子V Leiden,抗磷脂抗体,恶性肿瘤,以及复发性VTE的发作。低风险类别包括患者VTE的一个或多个临时风险因素的存在,如:固定化,妊娠,口

服避孕药的使用。对于被视为高风险类别,可用抗凝药物长期预防;而那些低风险类别,可在短期预防(最多6个月)至危险因素消失。而那些没有明显的危险因素的患者在生命危害的部位(例如,门静脉、肠系膜上静脉)血栓形成或大面积肺栓塞,可以分为中级风险类别。对于他们来说,目前很难提出一个防止其血栓复发的二级预防策略。对于不同危险因素的VTE的预防,目前主要的预防措施有4种:物理预防、药物预防、机械预防及下腔静脉滤器置入预防致死性肺栓塞。

(二)VTE的预防策略

(1)VTE预防的种类

1)物理预防:对于手术患者,术中避免粗暴挤压损伤或邻近血管,尽量缩短手术及麻醉时间,术后卧床时在条件允许的情况下抬高患肢,促进血液回流。尽量少或不用止血药,在床上多做下肢功能锻炼,情况允许时尽量下地活动。

2)药物预防:目前临床上常用预防药物有抗凝、抗炎、降脂、降同型半胱氨酸、激素等。对于预防血栓再发、伴休克风险的房颤、急性冠脉综合征、无出血倾向、无溃疡病史及疑为VTE的患者应用抗凝药物预防血栓形成。抗凝药物包括肝素、低分子肝素、华法林、凝血酶抑制剂及凝血因子Ⅹa等。低分子肝素(肝素作用位点多,出血风险大,现已较少使用),口服华法林3~6个月,据国际化标准比值(INR)调整华法林剂量,预防血栓形成已被公认有效,但是大多数预防指南不推荐在缺血性休克的患者中使用抗凝治疗以避免颅内外出血的发生。对于检查及治疗过程中发现高脂、高同型半胱氨酸及结缔组织病时应及时予他汀类药物、叶酸、激素等降脂、降同型半胱氨酸、改善自身免疫等治疗。

3)机械预防:对于无法早期进行充分活动且抗凝禁忌的患者可采用医用弹力驱动袜(graduated compression stockings,GCS)、间歇充气加压装置和静脉足泵等来增加静脉血流和减少下肢静脉血的淤滞,目前已证实该方法对骨科、产科、神经科、脊髓损伤和普外科患者有效,可减少VTE的发生。然而,一项多中心随机化的对照试验表明,GCS并不能使急性休克患者VTE的发生率降低,反而增加了皮肤破溃、水疱及局部坏疽等软组织损伤,故不推荐在长期卧床的危重患者中使用GCS。加之患者的非依从性及各种装置本身的差异(不合适的环周压力及特定泵参数等),使其正确、合适地发挥作用不能够保障。故据患者不同情况选择合适、正确的使用才能达到一定的预防效果。

4) 下腔静脉滤器:下腔静脉滤器置入预防下肢 DVT 后致死性 PE 已被公认为有效的方法,并得到广泛应用。适应证为:抗凝禁忌者(尤其对于肿瘤或术后有出血倾向及抗凝禁忌的患者);反复下肢 DVT 造成的 PE;大范围的下肢 DVT 使用抗凝溶栓的同时;使用抗凝溶栓治疗后无效者。其并发症为下腔静脉滤器移位或穿破血管壁、下腔静脉阻塞等。研究显示,在非外伤患者中下腔静脉滤器移位的发生率是 3% ~ 8% ,下腔静脉阻塞的发生率为 4% ~15% ,使放置永久滤器的患者长期处于并发症的发生危险之中。故术前常规造影了解下腔静脉及肾静脉解剖情况、娴熟的操作技术及术后合理的抗凝治疗、充分评估、把握下腔静脉滤器置入术的适应证(临时滤器、永久滤器)可有效地减少其并发症的发生。

(2) VTE 预防策略:美国胸科医师协会(American College of Chest Physicians,ACCP)按照循证医学支持证据的方法学力度,将推荐力度分为 Grade 1、Grade 2 级,证据质量级别分为 A、B、C 级。Grade 1:益处超过或不超过风险、负担、成本,则采用强力推荐(中文用语为推荐或不推荐);Grade 2:对益处与风险、负担、成本的幅度确定性较小,则采用较弱的推荐中文用语为建议)。有循证医学高质量证据的级别为 A;中等质量证据的级别为 B;较低质量证据的级别为 C。对常见发生 VTE 的几种状况,通过全球提供的循证医学证据,做了指南性的预防策略,并根据研究与临床医学的发展,每 4 年更新一次,对 VTE 的预防有着指导性作用。最新一版(第 9 版)于 2012 年 2 月发表,详细叙述如下:

1) 非骨科手术的 VTE 预防:VTE 是外科手术患者常见的可预防的死亡原因。ACCP-9 在权衡了血栓和出血风险后,对非骨科手术的最佳血栓预防策略做了如下推荐。

当 VTE 发生风险很低(发生率<0.5%)时,推荐不予特殊的药物(1B 级)或器械(2C 级)抗栓预防,而不是早期下床活动。

当 VTE 发生风险较低(发生率为 0.5% ~ 1.5%)时,建议使用器械抗栓预防(倾向于用间歇充气加压装置),优于不做预防(2C 级)。

当 VTE 发生风险为中度(发生率为 1.5% ~ 3%)且不伴有大出血风险时,建议使用低分子量肝素(2B 级)、低剂量普通肝素(2B 级)或间歇充气加压装置(2C 级),优于不做预防。

当 VTE 发生率较高,为 3% ~ 6%且不伴有大出血风险时,推荐使用药物抗栓预防,如低分子量肝素(1B 级)或低剂量普通肝素(1B 级),优于不做预防。并建议联用器械抗栓预防,如弹力袜或间歇充气加压装置(2C 级)。

当对于 VTE 发生风险较高且将行腹部或盆部肿瘤手术的患者,推荐延长术后低分子量肝素抗栓预防时间(至术后 4 周),优于有限的药物预防期限(1B 级)。

当对于有中度至高度的 VTE 发生风险且伴有大出血风险或出血后果极其严重的患者,建议使用器械抗栓预防(倾向于使用间歇充气加压装置),优于不做预防;当出血风险降为较低时,药物抗栓预防才可启用(2C 级)。对于任一危险层次的患者,建议不予下腔静脉滤网作为初级预防(2C 级)或静脉加压超声作为检测(2C 级)。

2) 骨科手术的 VTE 预防:对于大型的骨科手术,虽然并发深静脉血栓形成的发生率在下降,但一旦发生后果很严重。ACCP-9 制订了侧重于骨科手术后并发 PE 和 DVT 的最优预防策略,包括药物治疗和器械方法。

对于将行骨科大手术的患者,推荐使用以下任一抗栓药物:低分子量肝素、璜达肝癸钠、达比加群、阿哌沙班、利伐沙班(用于全髋关节置换术或全膝关节置换术,但不包括髋部骨折手术)、低剂量肝素、调整剂量维生素 K 拮抗剂或阿司匹林(推荐级别均为 1B 级),或至少使用 10 ~ 14 天的间歇充气加压装置(IPCD)(推荐:1C 级),优于不用抗栓预防治疗。对于所推荐的预防性抗栓药物,建议使用低分子量肝素,优于其他替代药物(推荐:2C/2B 级)。

对接受药物预防的患者,建议住院期间加用间歇充气加压装置(推荐:2C 级),并延长血栓预防时间至术后 35 天(推荐:2B 级)。

对于出血风险较高的患者,建议使用间歇充气加压装置预防或不做预防(推荐级别:2C 级)。

对于拒绝打针的患者,推荐使用阿哌沙班或达比加群(推荐级别均为 1B 级)。

对于药物和器械抗栓预防均有禁忌证的患者,不建议使用下腔静脉过滤器作为初级预防(推荐级别:2C 级)。不推荐出院前使用多普勒(或二维)超声行血栓筛查(推荐级别:1B 级)。

对于单纯性下肢外伤而需下肢固定的患者,建议不予血栓预防治疗(推荐级别:2B 级)。

对于将行膝关节镜手术且没有 VTE 病史的患者,建议不予血栓预防治疗(推荐级别:2B 级)。

3) 非手术患者的 VTE 预防:ACCP-9 为内科住院患者、门诊癌症患者、长期活动受限者、长途旅行者以及无症状血栓形成者的深静脉血栓形成的预防提供了治疗推荐。

对于血栓形成风险较高的急性住院患者,推荐使用低分子量肝素、低剂量普通肝素(每日 2 次或 3 次)或磺达肝癸钠(1B 级)进行血栓预防,不建议在患者活动受限期过后或出院后继续使用抗凝药进行血栓预防(2B 级)。

对于血栓形成风险较低的急性住院患者,不推荐使用药物或器械进行血栓预防(推荐级别:1B 级)。

对于血栓形成风险较高同时伴有出血且有大出血可能的急性住院患者,建议使用分级加压袜(GCS)(推荐级别:2C 级)或间歇充气加压装置(IPC)(推荐级别:2C 级)进行器械血栓预防。

对于重症患者,建议使用低分子量肝素或低剂量普通肝素进行血栓预防(推荐级别:2C 级)。

对于出血且有大出血可能的重症患者,建议使用分级加压袜(GCS)和(或)间歇充气加压装置(IPC)进行器械血栓预防,直至出血风险降为最低(2C 级)。

对于无其他 VTE 危险因素的门诊肿瘤患者,不建议使用低分子量肝素或低剂量普通肝素进行血栓预防(2B 级),也不推荐预防性使用维生素 K 拮抗剂(1B 级)。

因此,对于非手术患者的 VTE 预防性治疗时需权衡血栓形成和出血的风险、患者的临床特点以及主观意愿。

(黄晓钟　张纪蔚)

参 考 文 献

1. Nassen IA, Christiansen SC, Romundstad P, et al. Incidence and mortality of venous thrombosis: apopulation-based study. J Thromb Haemost, 2007, 5:692-699.

2. Vossen CY, Conard J, Fontcuberta J, et al. Familial thrombophilia and lifetime risk of venous thrombosis. J Thromb Haemost, 2004, 2:1526-1532.

3. Brtina RM. Genetic approach to thrombophilia. Thromb Haemost, 2001, 86(1):92-103.

4. Stein PD, Patel KC, Kalra NK, et al. Deep Venous Thrombosis in a general hospital. Chest, 2002, 122(3):960-962.

5. Vossen CY, Conard J, Fontcuberta J, et al. Risk of a first venous thrombosis event in carriers of a familial thrombophilic defect. The European Prospective Cohort on Thrombophilia (EPCOT). J Thromb Haemost, 2005, 3:459-464.

6. Den Heijer M, Lewington S, Clarke R. Homocysteine, MTHFR and risk of venous thrombosis: a meta-analysis of published epidemiological studies. J Thromb Haemost, 2005, 3:292-299.

7. Bezemer ID, Doggen CJ, Vos HL, et al. No association between the common MTHFR 677C-T polymorphism and venous thrombosis: results from the MEGA study. Arch Intern Med, 2007, 167:497-501.

8. R Vormittag, T Vukovich, V Schonauer. Basal high-sensitivity C-reactive protein levels in patients with spontaneous venous thromboembolism. Thromb Haemost, 2005, 93:488-493.

9. ZeeRY, GlynnRJ, ChengS, et al. An evaluation of candidate genes of inflammation and thrombosis in relation to the risk of venous thromboembolism: The Women Genome Health Study. Circ Cardiovasc Genet, 2009, 2:57-62.

10. Brown J. Assessment of pretest risk for venous thromboembolic disease. Emerg Med Clin North Am, 2001, 19(4):861-868.

11. Lieberman JR, Hsu WK. Prevention of venous thromboembolic disease after total hip and knee arthroplasty. J Bone Joint Surg Am, 2005, 87(9):2097-2112.

12. Pieper B, Kirsner RS, Templin TN, et al. Injection drug use: an understudied cause of venous disease. Arch Dermatol, 2007, 143(10):1305-1309.

13. Refuerzo JS, Hechtman JL, Redman ME. et al. Venous thromboembolism during pregnancy clinical suspicion warrants evaluation. J Reprod Med, 2003, 48(10):767-770.

14. Einstein MH, Pritts EA, Hartenbaeh EM. Venous thromboembolism prevention in gynecologic cancer surgery: a systematic review. Gynecol Oneol, 2007, 105(3):813-819.

15. Van Stralen KJ. Rosendaal FR, Doggen CJ. Minor injuries as a risk factor for venous thrombosis. Arch Intern Med, 2008, 168:21-26.

16. Bannink L, Doggen CJM, Nelissen RGHH, et al. Increased risk of venous thrombosis after orthopedic and general surger: result of the MEGA study (abstract). J Thromb Haemost, 2005, 3:1653-1659.

17. Eikelboom JW, Quinlan DJ, Douketis JD. Extended-duration prophylaxis against venous thromboembolism after total hip or knee replacement: a meta-analysis of randomized trial. Lancet, 2001, 358:9-15.

18. Pomp ER, Lenselink AM, Rosendaal FR, et al. Pregancy the postpartum period and prothrombotic defects: risk of venous thrombosis in the MEGA study. J Thromb Haemost, 2008, 6:632-637.

19. Toff WD, Jones CI, Ford I, et al. Effect of hypobaric hypoxia, simulating conditions during long-haul air travel,

on coagulation, fibrinolysis, platelet function, and endothelial activation. JAMA, 2006, 295: 2251-2261.

20. Van Stralen KJ, Le Cessie S, Rosendaal FR, et al. Regular sports activities decrease the risk of venous thrombosis. J Tromb Haemost, 2007, 5: 517-522.

21. Van Stralen KJ, Doggen CJM, Lumley T, et al. Exercise in relation to venous thrombosis risk in the elderly. J Am Geriatr Soc, 2008, 56: 517-522.

22. Van Tilburg NH, Rosendaal FR. High levels of fibrinogen are associated with the risk of deep venous thrombosis mainly in the elderly. J Thromb Haemost, 2003, 1: 2677-2678.

23. Dahm A, Van Hylckama Vlieg A, Bendz B, et al. Low levels of tissue factor pathway inhibitor (TFPI) increase the risk of venous thrombosis. Blood, 2003, 101: 4387-4392.

24. Tesselaar MET, Romijin PHTM, Van der Linden IK, et al. Microparticle-associated tissue factor activity: a link between cancer and thrombosis? J Thromb Haemost, 2007, 5: 520-527.

25. Blom JW, Doggen CJ, Osanto S, et al. Malignancies, prothrombotic mutations and risk of venous thrombosis. JAMA, 2005, 293: 715-722.

26. Pomp ER, le Cessie S, Rosendaal FR, et al. Risk of venous thrombosis: obesity and its joint effect with oral contraceptive use and prothrombotic mutations. Br J Haematol, 2007, 139: 289-296.

27. Lee KW, Lip GY. Effects of lifestyle on hemostasis, fibrinolysis and platelet reactivity: a systematic review. Arch Intern Med, 2003, 163: 2368-2392.

28. Rosendaal FR, ran Hylckama Vlieg A, Tanis BC, et al. Oestrogens, progestogens and thrombosis. J Thromb Haemost, 2003, 1: 1371-1380.

29. Tsai AW, Cushman M, Rosamond WD, et al. Coagulation factors, inflammation markers, and venous thromboembolism: the longitudinal investigation of thromboembolism etiology (LITE). Am J Med, 2002, 113(8): 636-642.

30. Gross PL, Weitz JI. New anticoagulants for treatment of venous thromboembolism. Arterioscler Thromb Vasc Biol, 2008, 28: 380-386.

31. Sakuma M, Nakamura M, Yamada N, et al. Venous thromboembolism deep vein thrombosis with pulmonary embolism, deep Vein thrombosis alone, and pulmonary embolism alone and pulmonary embolism alone. Circ J, 2009, 73: 305-309.

32. Mackman N, Becker RC. DVT: a new era in anticoagulant therapy. Arterioscler Thromb Vasc Biol, 2010, 30: 369-371.

33. Altintas F, Gürbüz H, Erdemli B, et al. Venous thromboembolism prophylaxis in major orthopaedic surgery: a multicenter, prospective, observational study. Acta Orthop Traumatol Turc, 2008, 42: 322-327.

34. Pandey A, Patni N, Singh M, et al. Assessment of risk and prophylaxis for deep vein thrombosis and pulmonary embolism in medically ill patient during their early days of hospital stay at a tertiary care center in a developing country. Vasc Health Risk Manage, 2009, 5: 643-648.

35. Datta I, Ball CG, Rudmik L, et al. Complications related to deep venous thrombosis prophylaxis in trauma: a systematic review of the literature. J trauma Manage Outcomes, 2010, 4: 1-11.

36. Bounameaux H, Perrier A. Duration of anticoagulation therapy for venous thromboembolism. Am Soc Hematol, 2008: 252-257.

37. GLOTS Trials Collaboraticn Dennism, Sandercock DA, et al. Effectiveness of thigh-length graduated compression stockings to reduce the risk of deep vein thrombosis after stroke (CLOTS trial): amulticentre, randomised controlled trial. Lancet, 2009, 373: 1958-1965.

38. Pandey A, Patni N, Singh M, et al. Assessment of risk and prophylaxis for deep vein thrombosis and pulmonary embolism in medically ill patients during their early days of hospital stay at a tertiary care center in a developing country. Vasc Health Risk Manage, 2009, 5: 643-648.

二、VTE 的抗凝治疗规范及进展

(一)抗凝药物

1916 年,美国约翰霍普金斯大学(Johns Hopkins University)的学生 Mclean 发现了一种能使小牛患上出血性疾病的物质。在此基础上,Mclean 的导师 Howell 继续进行研究。1918 年,Howell 最终从肝脏中提取出这种抗凝物质,并将其命名为肝素。1937 年,多伦多科学家 Best 成功提纯了肝素。随后,肝素开始广泛用于治疗血栓性疾病。1987 年,法国 Choay 研究所发现了全球第一个低分子肝素——那屈肝素。20 世纪 30 年代,美国威斯康星大学的 Link 从腐败的甜苜蓿叶中发现了双香豆素(dicoumarol)——一种可以使小牛患上出血性疾病的物质,随后开发了具有抗凝作用而原仅作为杀鼠的药物,并被命名为华法林(wafarin)。1955 年,华法林开始用于临床治疗血栓性疾病。2008 年,新型口服抗凝药利伐沙班(rivaroxaban)在欧洲和意大利上市,标志着第一个口服直接 Xa 因子抑制剂的出现。

用于 VTE 治疗的最早证据来源于 50 年前。世界上第一个关于症状性 VTE 抗凝与非抗凝的临床对照试验发表于 1960 年,结果显示对于急性 PE 患者,1.5 天的肝素和14 天的维生素 K 拮抗剂治疗显著减少 PE 的复发,降低死亡率。随后,一系列的非随机对照研究支持抗凝可以降低 VTE 死亡率这一结论(图 11-6)。

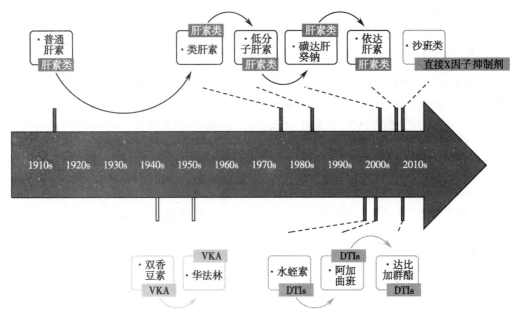

图 11-6 抗凝药的发展历程

1. 抗凝药物的分类

（1）肝素类抗凝药:一旦确诊为 VTE,就应该开始抗凝,早期为快速达到抗凝效果,可供选择的药物有普通肝素、低分子肝素和磺达肝素。

1）普通肝素:普通肝素是常用的抗凝剂(unfractionated heparin, UFH),一种高度硫酸化的多聚糖,药用肝素主要来源于猪肠黏膜和牛肺。由相对分子量不一的成分构成,相对分子量介于 5000 ~ 30 000,平均 15 000。其主要的作用机制是通过其戊多糖序列与抗凝血酶(antithrombin, AT)结合,介导 AT 活性部分构象改变,加速 AT 对 Xa 因子的中和。肝素必须同时结合 AT 和凝血酶才能发挥抑制凝血酶的作用,只有当肝素的化学链上至少含有 18 个糖基(对应分子量5400)时,才能发挥这一桥接作用。由于肝素平均分子量15 000,所以 UFH 能发挥抗凝作用。此外肝素还能中和Ⅺa、Xa 和Ⅸa 因子,肝素的常规用量是 0.5 ~ 1.0mg/kg。作为预防性治疗,通常皮下注射 5000U bid/tid,这种小剂量使用情况下不需要监测。用于治疗目的时,通常一次性静脉注射 5000U,继而静脉滴注 12 ~ 15U/(kg·h),此时监测至关重要。抗凝效果可以通过活化部分凝血酶原时间(APTT)、血清肝素和抗 Xa 因子水平监测,以 APTT 最为常用。APTT 延长至正常对照组的 1.5 ~ 2.5 倍时,抗凝效果最佳而出血风险最小。肝素的主要缺点是低剂量时生物利用度低,药效存在个体差异,半衰期与剂量相关,静脉注射 25 ~ 100U/kg 时,其半衰期为 30 ~ 60 分钟。主要不良反应是出血、肝素诱导的血小板减少(heparin induced thrombocytopenia, HIT)、骨质疏松和转氨酶升高。HIT 多发生在用药后的第 5 ~ 14 天,血小板计数低于 $100 \times 10^{12}/L$ 或较原来下降 50%。一旦发现应立即停药,改用Ⅱa 因子抑制剂(达比加群、诺保思泰)。由于肝素几乎不通过肾脏代谢,而低分子肝素和磺达肝素主要通过肾脏代谢,因此对于严重肾衰竭患者,建议使用肝素,慎用低分子肝素和磺达肝素。

2）低分子肝素(low molecular weight heparin, LMWH):国内上市的依诺肝素、那屈肝素、达肝素等属于这一类药物。低分子肝素由普通肝素直接分离而得或由普通肝素降解后再分离而得,其平均分子量为5000,相当于普通肝素的1/3。和普通肝素一样,LMWH 也是通过 AT 的激活发挥作用,但低分子肝素分子链较短,不能与 AT 和凝血酶同时结合成复合物。因此,低分子肝素主要与 AT、Xa 因子结合形成 LMWH-AT-Xa 复合物发挥抗凝作用。低分子肝素半衰期较长(约 4 小时),一般情况下不需频繁监测凝血指标,生物利用度高(90%),HIT 的发生率是普通肝素的1/5,已逐步取代普通肝素。由于低分子肝素品种较多,剂量不统一,因此使用时应根据药物说明和临床经验。

3）磺达肝素（Fondaparinux）：磺达肝素是完全人工合成的戊糖，其设计的基础是普通肝素和低分子肝素中均包含的天然戊糖结构。通过结构改良，磺达肝素对抗凝血酶的亲和力显著增加，加速Xa因子复合物形成，导致Xa因子的快速抑制，进而减少凝血酶产生和纤维蛋白形成。与LMWH相比，磺达肝素半衰期更长（约17小时），生物利用度100%。ACCP2008年静脉血栓栓塞症防治指南，欧洲心脏病协会2008年急性肺栓塞诊断治疗指南均将磺达肝癸钠作为静脉血栓抗凝治疗的A类推荐药物。预防用药，剂量为2.5mg每日1次，治疗剂量为7.5mg每日1次。由于其通过肾脏代谢，当肌酐清除率<50ml/min时慎用，<30ml/min时禁用。

（2）维生素K拮抗剂（vitamin K antagonists，VKAs）：包括双香豆素、华法林、醋硝香豆素等，目前临床应用最广泛的仍是华法林。其抗凝机制是抑制肝细胞内依赖维生素K的凝血因子（Ⅱ、Ⅶ、Ⅸ、Ⅹ因子）的合成。VTE确诊后，大多数患者开始口服VKA抗凝治疗，由于VKA起效慢，而且对内源性抗凝因子如蛋白C有抑制作用，因此在疾病的急性期不能单独使用。VKA的常规应用量为0.5～1.0mg/kg。VKA可在肝素/低分子肝素/磺达肝素使用的第3～5天内联合使用，也可以在治疗开始的第1d即与肝素/低分子肝素/磺达肝素联合使用，当INR≥2.0后停用肝素/低分子肝素/磺达肝素，继续使用VKA至少3～6个月，维持INR在1.8～2.5。VKA主要的不良反应是出血。有报道指出华法林可通过胎盘致胎儿出血或早产，以及神经损害，所以普遍认为华法林对胎儿有害，妊娠患者禁用；肝素和低分子肝素不能通过胎盘，对妊娠妇女和胎儿都是安全的，可供临床选用。

（3）直接凝血酶抑制剂（direct thrombin inhibitors，DTIs）：由于肝素类抗凝药和VKA需要监测，不便于用药管理，凝血酶（Ⅱa）和Xa因子直接抑制剂成为近年来研究的焦点。

1）Ⅱa因子直接抑制剂：如达比加群（dabigatran）通过与凝血酶活性部分特异性结合，抑制纤维蛋白-凝血酶复合物的形成，发挥抗凝作用。口服后约2小时血清浓度达到峰值，抗凝起效快，半衰期12～17小时，不需要进行INR监测，药物相互作用发生率低，适用于HIT患者。2008年，达比加群被欧盟批准用于VTE的预防与治疗。同年被加拿大批准用于膝、髋关节置换术后患者的血栓预防。由于达比加群80%以原型经肾脏排泄，所以对于严重肾功能不全的患者禁用。

2）Xa因子直接抑制剂：利伐沙班（rivaroxaban）是第一个口服直接Ⅹ因子抑制剂。通过与Xa因子直接、可逆的结合阻断凝血连锁反应。它对Xa因子的作用具有高度选择性，是其他凝血因子的10 000倍。可抑制游离、结合的Xa因子和促凝血酶原活性而不需要辅助因子。口服后3～4小时血浆浓度达到峰值，半衰期在年轻患者中为5～9小时，老年患者为11～13小时，主要经肾脏代谢。任何患者都可以口服固定剂量的利伐沙班而不需要监测。欧盟和加拿大已批准用于膝、髋关节置换后VTE的预防，推荐剂量10mg/qd。EINSTEINDVT和EINSTEIN-EXTENSION研究结果表明：对于急性VTE患者的治疗剂量是15mg/bid，3周后改为20mg/qd，一般应用时间可以为3～12个月。而预防剂量为10mg/qd。同类产品还有阿哌沙班（apixaban）和依杜沙班（edoxaban）等也处于研发中。

（二）抗凝药物的应用时间

关于VTE抗凝治疗的期限，国内外目前至今尚无统一的规范。传统观念认为至少要持续3～6个月，而国际上有多种观点发表，如2年、3年、8年等。但无论如何，从辩证唯物观点来看，所有泛指的硬性规定都是不够科学的。因为短期的抗凝有可能导致VTE的高复发率，而长期的抗凝不但会带来相关并发症发生，同时也给患者造成一定的医疗负担与麻烦。一组227例患者的国际随机研究表明：VKA应用6个月的患者与长期VKA应用相比，4年随访提示：再发VTE为20.7% vs. 2.6%，出血发生率为2.7% vs. 8.6%。由此人们在询问——何为理想而有效的抗凝期限呢？多年来正是这些问题一直在困扰着我们。

现代观点认为，在急性VTE治疗的同时，确定其发生原因尤为重要。而在那些可以明确VTE的发生原因中，可分为可消除因素和不可消除因素以及特发因素。可消除因素中有：外伤、手术、制动、长途旅游、口服避孕药物等。不可消除因素中有：先天性高凝、抗凝血酶障碍、C与S反应蛋白缺陷、抗磷脂综合征、恶性肿瘤等。而对那些暂时无法确定发病原因者被确定为特发因素。当VTE度过急性期后，出现复发的可能主要与下列有关：①造成VTE发生的主要原因是否消失；②急性期VTE的治疗是否及时和有效。由此我们认为VTE的抗凝治疗要视患者的具体情况来确定，而不应该一概而论，这种新的抗凝策略被称为：个体化抗凝（individualized anticoagulation therapy）。按照这种策略，对于那些由可消除因素导致 VTE 的患者,抗凝治疗可以持续到致病的可消除因素彻底消失,如:外伤的愈合、度过外科的围术期、制动的解除等。这个时间段可能是 2 周、1 个月、1 年等,对于那些因不可消除因素所导致的 VTE 患者,如先天性高凝、抗凝血酶等,抗凝治疗可以长期进行,甚至持续到终生。而对于那些没有查明原因的 VTE 患者,抗凝治疗可以持续 6 个月,而后通过重新评估患者再做选择。

(三) 抗凝药物的监测

抗凝溶栓治疗应该在规范、科学的监测下进行,既不能因剂量不足而达不到应有的效果,也不能因剂量过大而发生出血。临床上常用的监测有如下几种:

(1) APTT(活化的部分凝血活酶时间):要求较正常对照组延长 1.5 ~ 2.5 倍(国人可以控制在 1.5 ~ 2.0 倍)后可以达到最佳的抗凝效果而出血风险最小。APTT 达到 1.5 倍时被称为肝素起效阈值,APTT 应该 6 小时检测一次。

(2) ACT(活化凝血时间):正常参考值为74 ~ 125 秒,在体外循环下维持为 360 ~ 450 秒。当大于 500 秒或出现出血现象时,可以用鱼精蛋白中和,使之达到 80 ~ 120 秒内。

(3) PT(凝血酶原时间):正常为 11 ~ 13 秒,在治疗期间应该维持在 25 秒内。

(4) INR(国际正常化比值):1992 年世界卫生组织制订了口服抗凝治疗监测的统一标准,即 INR。INR =(患者 PT/平均正常 PT),ISI 是国际敏感度指数。对于国人来讲,INR 控制在 2.0 ~ 2.5 为宜,当 INR 为 4.0 时,出血的危险性明显增加,当 INR 为 5.0 时,患者处于出血的危险状态。有学者将 364 例 DVT 患者分成两组,口服华法林 6 个月。组一:192 例(52.7%),INR 1.9 ~ 2.5。组二:172 例(47.3%),INR 1.2.6 ~ 3.5。结果:小出血:组一为 1.04%,组二为 4.06%。较大出血:组一为 1.04%,组二为 6.03%。两者差异明显(小出血:鼻出血、皮下出血。大出血:胃肠道出血、关节积血等)。降低 INR 有三种方法:①停用抗凝药:停药后 INR 从 2.0 ~ 3.0 降至正常需 4 ~ 5 天;②口服维生素 K_1 1 ~ 2.5mg/d,可以使 95% INR 在 4 ~ 10 的患者,24 小时内降低;③在应用华法林严重过量或已出现较严重出血情况下,最快速有效方法是输新鲜血浆或凝血酶原复合物。

(5) 抗凝血酶活性(AT:A)测定:肝素的抗凝血作用主要依赖于 AT(抗凝血酶),正常血浆 AT:A 是80% ~ 120%。当 AT:A 低于 60% 时,肝素效果减低,当低于 30% 时,肝素几乎失去了抗凝作用。因此在应用肝素过程中,务必要保持 AT:A 在 80% 左右,如低于 60%,要及时补充血浆或抗凝血酶制剂。

(张福先)

参 考 文 献

1. Heit JA. The epidemiology of venous thromboembolism in the community. Arterioscler Thromb Vasc Biol,2008,28:370-372.

2. Emadi A,Streiff M. Diagnosis and management of venous thrombo-embolism:an update a decade into the new millennium. Archives of Iranian Medicine,2011,14(5):341-351.

3. Silverstein MD,Heit JA,Mohr DN,et al. Trends in the incidence of deep vein thrombosis and pulmonary embolism:a 25-year population-based study. Arch Intern Med,1998,158:585-593.

4. Stien PD,Beemath A,Olson RE. Trends in the incidence of pulmonary embolism and deep venous thrombosis in hospitalized patients. Am J Cardiol,2005,95(12):1525-1526.

5. Barritt DW,Jordan SC. Anticoagulant drugs in the treatment of pulmonary embolism:a controlled trial. Lancet,1960,1:1309-1312.

6. Alpert JS,Smith R,Carlson J,et al. Mortality in patients treated for pulmonary embolism. JAMA,1976,236:1477-1480.

7. Kernohan RJ,Todd C. Heparin therapy in thromboembolisc disease. Lancet,2007,1:621-623.

8. Samama M. The mechanism of action of rivaroxaban-an oral,direct Factor Ⅹa inhibitor-compared with other anticoagulants. Thrombosis Research,2011,127(6):497-504.

9. Bauersachs R,Berkowitz SD,Brenner B,et al. Oral rivaroxaban for symptomatic venous thromboembolism. N Engl J Med,2010,363:2499-2510.

10. Jessica M. Titus,Mireille A. Moise,James Bena,et al. Iliofemoral stenting for venous occlusive disease. J Vasc Surg,2011,53:706-712.

11. Tillett WS,Sherry S. The effect in patients of streptococcal fibrinolysin and streptococcal desoxyribonuclease on fibrinous,purulent,and sanguinous pleural exudations. J Clin Invest,1949,28:173-190.

12. Tillett WS,Johnson AJ,McCarty WR. The intravenous infusion of the streptococcal fibrinolytic principle(streptokinase) into patients. J Clin Invest,1955,34:169-

185.

13. Clifftion EE. The use of plasmin in humans. Ann NY Acad Sci,1957,68:209-229.

14. Kearon C,Kahn S,Agnelli G,et al. Antithrombotic thera-py for venous thromboembolic disease:American College of Chest Physicians evidence-based clinical practice guidelines (8th edition). Chest,2008,133;454S-545S.

15. Wang X,Hsu MY,Steinbacher TE,et al. Quantification of platelet composition in experimental venous thrombo-sis by real-time poly-merase chain reaction. Thromb Res,2007,119:593-600.

16. Watson H,Chee Y. Aspirin and other antiplatelet drugs in the prevention of venous thromboembolism. Blood Re-views,2008,22(2):107-116.

17. Ufuk Yetkin,Özalp Karabay,Hakan Önol. Effects of oral anticoagulation with various INR levels in deep vein thrombosis cases. Curr Control Trials Cardiovasc Med,2004,5(1):1-7.

三、VTE 溶栓治疗的方式选择和疗效评价

(一)溶栓药物

1. **历史回顾** 1933 年,约翰霍普金斯大学的 Tillett 无意中发现,链球菌分泌物能使凝血块溶解。一年后他成功分离出链激酶。1949 年,Tillett 和 Sherry 首先用链激酶局部溶解机化分隔的血胸。1955 年 Tillett 首次在世界上将这种溶栓药通过血管内给药应用于 11 例患者,获得相应的溶栓疗效的同时也出现了发热与低血压的不良反应。1956 年 Clifftion 在纽约确认了血管内给予 SK 的溶栓作用,次年报告了 40 例的临床应用经验,从此被广泛应用于临床。1885 年 Shiali 提出人尿有溶解血块的作用,1947 年 Macfarlance 首次报告尿内含有纤维活性物质,1952 年 Sobel 将之命名为尿激酶,1958 年 Sokal 把尿激酶应用于临床。

2. **分类** 理想的溶栓药物应具备以下特征:①纤维蛋白特异性:溶栓药物的作用范围局限于血栓,全身性出血并发症少;②便于给药:如:经静脉全身给药创伤小但效果欠佳,导管溶栓效果虽好但需在 X 线或超声引导下进行,且创伤相对大;③溶栓迅速,剂量-效应关系明确:由于患者对溶栓药物的反应存在个体差异,临床医生在决定溶栓治疗前很难确定药物剂量;④易于检测:通过目前的实验室检查如 D-二聚体、纤维蛋白原降解产物、凝血酶原时间(PT)、活化部分凝血酶原时间(APTT)、国际标准化比值(INR)能评估溶栓程度和有效性,并能预测出血并发症;⑤费用低廉。遗憾的是目前我们临床上使用的溶栓药物都不能同时具备以上特征。

(1)纤溶酶原激活剂(plasminogen activators)

1)链激酶(streptokinase,SK):SK 是含有 414 个氨基酸的单链蛋白,分子量 47kD,由 β 溶血性链球菌产生的蛋白激酶中提纯分离而来。SK 不直接激活纤溶酶原,而以 1:1 的比例与纤溶酶原形成复合物,再催化纤溶酶原转变为纤溶酶。SK 曾被 FDA 批准用于急性心肌梗死(AMI)、VTE 和动脉血栓栓塞性疾病,2004 年美国唯一一家生产 SK 的 Behring 停止生产。由于其具有抗原性,易引发变态反应,且容易引发全身纤溶亢进,加之更好的溶栓药物的出现,SK 已很少在美国使用,但在发展中国家,由于其价格低廉,仍广泛应用于临床。近几年来新型的组织型 SK(思凯通)又回到临床。

2)尿激酶(urokinase,UK):UK 是从人尿或肾细胞组织培养液中提出的一种丝蛋白酶,在我国较常用。UK 通过直接激活纤溶酶原变成纤溶酶而溶解血栓。其特点是无抗原性,缺点是选择性差,治疗的同时会降解纤维蛋白原,诱发全身性纤溶状态。1999 年,美国 FDA 因担心可能传染感染性疾病而停止其使用。这促使了其他溶栓药物如葡激酶、rt-PA 的研发。2002 年,UK 重返美国市场,唯一的应用指征是 PE,而在 1999 年之前,它被批准用于 PE 和 AMI。UK 的剂量尚无统一标准,一般首剂 4000U/kg,10 分钟注射完毕,以后每小时 4000U/kg 静脉滴注。现代临床上常用的剂型是 25 万/支,我们的临床经验表明:75 万～100 万/天 4 小时内通过静脉内置入溶栓导管滴注后疗效较好且相对安全,用药时间视患者的具体情况确定,一般 2～3 天。

(2)重组纤溶酶原激活剂(recombinant plas-minogen activators)

1)阿替普酶(alteplase):又称重组组织型纤溶酶原激活剂(recombinant tissue-type plasminogen ac-tivator,rt-PA),商品名艾通立。直接激活纤溶酶原转变为纤溶酶。生理条件下内皮细胞产生 t-PA,rt-PA 与 t-PA 有相同的分子结构和特性,故少有过敏反应的报道。FDA 批准 rt-PA 用于 AMI、PE 和脑梗死。rt-PA 主要在肝脏代谢,半衰期 4～5 分钟,用药 20 分钟后血浆中的含量可以减少到低于最初值的 10%。目前临床上常用剂量有 20mg 和 50mg 两种,我们的经验为 20mg/d 4 小时内通过静脉内置入溶栓导管滴注,应用时间一般为 2～3 天。也有其他中心应用 100mg/d。

2）瑞替普酶（reteplase）：作用机制与阿替普酶相同，半衰期较长，AMI 是 FDA 接受的唯一适应证。

3）替奈普酶（tenecteplase）：半衰期更长，被 FDA 批准用于 AMI。

（3）新的纤溶酶原激活剂（novel plasminogen activators）

1）靶向溶栓剂：靶向溶栓剂是新型溶栓剂的研发热点，它是利用化学耦联法将传统溶栓药与抗纤维蛋白抗体或抗血小板表面抗原结合成的复合物，既具有血栓特异的结合位点，又具有溶解血栓的效应位点，从而使溶栓药物导向性浓集于血栓部位而发挥更强的溶栓作用。以抗纤维蛋白单克隆抗体与 t-PA 的结合体（t-PA-MA-59D8）为代表。MA-59D8SH1 是抗纤维蛋白 Bβ 链 N-末端的氨基酸单抗，它不与纤维蛋白原发生交叉反应，能与纤维蛋白特异性结合，具有溶栓导向性。结合体的溶栓能力增强 3~10 倍。近年来有研究用精-甘-天冬-丝氨酸（Arg-Gly-Asp-Ser，RGDS）肽修饰的脂质体作为载体包裹溶栓剂而实现导向溶栓，有较好的临床前景。RGDS 肽与活化的血小板膜糖蛋白 Ⅱb/Ⅲa 受体相结合，利用占位效应阻止血栓形成的最后通路。RGDS 肽是机体内同源存在的物质，因此无免疫原性，对身体无明显毒副作用，是目前用于构建靶向溶栓分子复合物的优良选择。

2）嵌合体溶栓剂：嵌合体溶栓剂是指将两种溶栓剂的不同结构区域用人工选择性地进行分子嵌合而构建成的新型溶栓剂，它兼具两种溶栓剂的优点而提高溶栓效能，并减少或消除了不良反应，是研制新型溶栓药物的新方向。现已比较成熟的代表药为 K1K2Pu 嵌合体。K1K2Pu 嵌合体是由 t-PA 分子上的 K1 三角域和 K2 三角域与尿激酶（scu-PA）分子上的丝氨酸蛋白酶域（ser138-leu411）构建而成的嵌合体，兼有 t-PA 和 scu-PA 两种分子的优点，半衰期延长 6~20 倍，溶栓活性增强 3~16 倍，而且不溶解纤维蛋白原，不激活全身溶栓系统。目前部分已进入 Ⅱ 期临床试验阶段。

（二）溶栓药物的给药方式

1. 全身用药途径　通过上肢浅静脉途径给药，溶栓药物随血液流遍全身，溶解血栓。尿激酶在体内半衰期只有 15~20 分钟，所以常规采用全身浅静脉滴入尿激酶后，尿激酶至深静脉血栓部位的有效浓度明显降低，很难达到好的治疗效果。

2. 深静脉用药途径　即采用足背浅静脉穿刺，在患肢踝上或小腿中上段扎一根橡皮管止血带，溶栓药物通过交通静脉进入深静脉内直接与血栓接触。其价值在于，经远端浅静脉给药，辅以近端浅静脉压迫，可以使溶栓药物进入深静脉病变部位。一方面缩短了溶栓药物到达作用部位的时间，另一方面提高了病变部位溶栓药物的浓度，使高浓度药物在最短的时间内达到血栓部位，发挥最佳的溶栓效果，降低出血等并发症的发生率。如果溶栓时机选择恰当，溶栓效率还是很高的，同时可以降低 PTS 的发生率。此方法操作简便易行，节省介入治疗的费用。但在临床使用时，在深静脉主干完全阻塞时，大量的药物常常经过侧支回流，溶栓效果并不十分理想。

3. 股动脉用药途径　对于下肢尤其是足背肿胀浅静脉穿刺困难的患者，可在患肢股动脉部位穿刺，置入 4F 鞘，将溶栓药物缓慢灌注，通过动脉进入毛细血管，再进入肢体静脉回流，进而提高患肢溶栓药物浓度。该方法有以下优点：①由于局部溶栓药浓度高，提高溶栓效果；局部溶栓药物剂量较全身溶栓相对小，故其出血并发症亦少，应用安全；②选择性强，药物可直达血栓所在部位；③由于患侧肢体肿胀导致从患侧静脉注入溶栓药常常较困难或造成局部水肿加重，故经患侧股动脉注入溶栓药不易引起局部血肿。此种方法的不足之处在于，一是在深静脉主干完全阻塞时，大量的药物常经侧支回流，溶栓效果并不理想，二是常会出现动脉损伤后的严重并发症，应慎重应用。

4. 导管接触性溶栓　导管接触性溶栓（catheter-directed thrombolysis，CDT）是在 DSA 透视下或超声引导下将溶栓导管经深静脉直接插入血栓从而加速血栓溶解的一种接触性溶栓方法，在减少出血风险的前提下进一步提高血栓清除率。其原理是通过溶栓导管把高浓度的溶栓药物直接注射到血栓形成的部位，并使药物与血栓充分接触以取得最大的溶栓效果。与系统溶栓相比，导管接触性溶栓在快速溶解急性深静脉血栓的同时，可以缩短药物的灌注时间、减少溶栓药物的总量，以降低出现全身纤溶状态、减少出血等并发症，由于快速开放受阻的静脉从而避免或减少了静脉性肢体坏疽等严重的并发症，所以溶栓效率显著提高，正因为具备了上述以往溶栓方法所无法比拟的优势，近些年来导管接触性溶栓得到了迅速发展。

（三）溶栓药物的监测

纤维蛋白原是溶栓治疗的主要监测指标，正常为 200~400mg/100ml。如低于 80mg/100ml 出血风险明显增加。

（四）溶栓禁忌证

①近期手术史（1个月）；②严重外伤；③出血性疾病；④脑血管疾病；⑤妊娠；⑥出血倾向；⑦难以控制的高血压（收缩压>160mmHg）；⑧细菌性心内膜炎；⑨有心内膜赘生物或血栓附着者。

（五）抗凝、溶栓疗法的解读与演义

在临床上当我们需要采用抗凝、溶栓疗法时，首先应该明白我们的目的是什么？我们要到达什么效果？我们的抗凝、溶栓是在什么情况下进行的？因为患者的发病原因、发病时间、发病特点（急性与漫性）、患者状态、伴随疾病、需要干预的部位（动脉或静脉）、需要干预的时期（手术前、手术中、手术后）等的不同，抗凝、溶栓所采用的方法、程度与策略是不同的。比如对于没有发生 VTE 的患者，同为预防血栓发生而应用抗凝药物，如果患者体内被置入人造材料，抗凝程度就应当达到规范标准。在多数情况下抗凝是可以进行的，只是程度和有效性的控制问题。而溶栓却是不同的，大块的血栓或超过时间窗的血栓是很难溶开的。显然全身系统溶栓疗效不如局部直接溶栓，应用中、小剂量药物分次溶栓不如大剂量药物集中溶栓。但有一点我们必须时刻牢记：出血并发症对人体的危害一定大于血栓并发症对人体的危害。如果患者没有相应的禁忌证，手术取栓要比溶栓效果好。作为医生，我们的最终目的是彻底消除病魔给患者带来的痛苦。在此前提下，应该始终为患者选择最佳的、最科学的治疗方法和手段，如果这些方法、手段不属我们的业务特长，应该积极寻求技术支援。我们要让治疗方法跟随疾病走，而不是让疾病跟随治疗方法走。我们应该善于把复杂的问题简单化而不是把简单的问题复杂化。周围血管疾病的溶栓与抗凝治疗看似简单却很复杂，看似规范却很茫然。尽管这些方法很早就在我国临床工作上被广泛应用，但其合理性、科学性、有效性的缺乏却屡屡可见，甚至有时给我们带来灾难。VTE 的治疗涉及的药物和方法很多，尽管国内外每个血管外科中心都有自己丰富的经验，但尚未看到多中心、大样本、前瞻性的有说服力的文献报道，尚无具有科学性和说服力的证据。尽管如此，我们仍然坚信伴随着研究的不断深入，希望的曙光必将展现。

（张福先）

参 考 文 献

1. Heit JA. The epidemiology of venous thromboembolism in the community. Arterioscler Thromb Vasc Biol,2008,28：370-372.

2. Emadi A,Streiff M. Diagnosis and management of venous thrombo-embolism：an update a decade into the new millennium. Archives of Iranian Medicine,2011,14(5)：341-351.

3. Silverstein MD,Heit JA,Mohr DN,et al. Trends in the incidence of deep vein thrombosis and pulmonary embolism：a 25-year population-based study. Arch Intern Med,1998,158：585-593.

4. Stien PD,Beemath A,Olson RE. Trends in the incidence of pulmonary embolism and deep venous thrombosis in hospitalized patients. Am J Cardiol,2005,95(12)：1525-1526.

5. Barritt DW,Jordan SC. Anticoagulant drugs in the treatment of pulmonary embolism：a controlled trial. Lancet,1960,1：1309-1312.

6. Alpert JS,Smith R,Carlson J,et al. Mortality in patients treated for pulmonary embolism. JAMA,1976,236：1477-1480.

7. Kernohan RJ,Todd C. Heparin therapy in thromboembolisc disease. Lancet,2007,1：621-623.

8. Samama M. The mechanism of action of rivaroxaban-an oral,direct Factor Ⅹa inhibitor-compared with other anticoagulants. Thrombosis Research,2011,127(6)：497-504.

9. Bauersachs R,Berkowitz SD,Brenner B,et al. Oral rivaroxaban for symptomatic venous thromboembolism. N Engl J Med,2010,363：2499-2510.

10. Jessica M. Titus,Mireille A. Moise,James Bena,et al. Iliofemoral stenting for venous occlusive disease. J Vasc Surg,2011,53：706-712.

11. Tillett WS,Sherry S. The effect in patients of streptococcal fibrinolysin and streptococcal desoxyribonuclease on fibrinous,purulent,and sanguinous pleural exudations. J Clin Invest,1949,28：173-190.

12. Tillett WS,Johnson AJ,McCarty WR. The intravenous infusion of the streptococcal fibrinolytic principle(streptokinase) into patients. J Clin Invest,1955,34：169-185.

13. Clifftion EE. The use of plasmin in humans. Ann NY Acad Sci,1957,68：209-229.

14. Kearon C,Kahn S,Agnelli G,et al. Antithrombotic therapy for venous thromboembolic disease：American College of Chest Physicians evidence-based clinical practice guidelines (8th edition). Chest,2008,133：454S-545S.

15. Wang X,Hsu MY,Steinbacher TE,et al. Quantification of platelet composition in experimental venous thrombosis by real-time poly-merase chain reaction. Thromb Res,2007,119：593-600.

16. Watson H, Chee Y. Aspirin and other antiplatelet drugs in the prevention of venous thromboembolism. Blood Reviews, 2008, 22(2):107-116.

17. Ufuk Yetkin, Özalp Karabay, Hakan Önol. Effects of oral anticoagulation with various INR levels in deep vein thrombosis cases. Curr Control Trials Cardiovasc Med, 2004, 5(1):1-7.

四、VTE 手术治疗的价值、方式和技巧

(一) 血栓性浅静脉炎的外科治疗

对于一般性血栓性静脉炎仅表现为表浅的、局限的、轻度触痛的静脉炎症反应，可口服轻型止痛药，如阿司匹林和使用循序减压弹力袜，并鼓励患者继续参加日常的活动。如因静脉曲张所致血栓性浅静脉炎，且症状持续存在，做病变累及的曲张浅静脉剥脱，能加快缓解症状。

当血栓性静脉炎与静脉置管有关时，应立即拔除导管，进行细菌培养，并选用合适的抗生素。如果怀疑为脓毒性血栓性静脉炎，应立即切除全部累及的静脉段，切口完全敞开待二期缝合，或者以后做皮肤移植。同时使用合适的全身抗生素治疗。脓毒性血栓性静脉炎累及深静脉时，除使用针对性的抗生素外，抗凝治疗十分必要。对于发生在下肢静脉曲张后的血栓性静脉炎，不切除病变的静脉段，可能有较高的复发率。

(二) 深静脉血栓形成的外科治疗

急性深静脉血栓形成对于急性深静脉血栓形成的治疗，传统的方法是卧床休息、抬高患肢、抗凝治疗，但很难防止肺梗死或静脉性坏疽的发生，且60%的患者在远期终将出现中度或重度下肢静脉淤积性改变。因此，急性深静脉血栓形成推荐首选导管溶栓治疗。

近年来，随着介入技术的发展，经溶栓导管直接灌注溶栓药物处理深静脉血栓形成，是迅速发展起来的新技术，可使高浓度的溶栓药物经溶栓导管直接灌注进入血栓中，达到最佳溶栓效果，并降低了全身出血的并发症。如果溶栓时机选择恰当，85%~90%的病例血栓将达到完全溶解，进而最大限度地降低深静脉血栓后遗症的发生。1994年，Semba 等首先报道应用这项技术处理21例27条深静脉血栓形成肢体的初步经验，并认为是治疗有症状的髂-股静脉血栓形成的安全、有效的方法。1999年，Mewissen 等系统总结了美国63个研究中心，应用经溶栓导管直接灌注溶栓药物处理473例急性深静脉血栓形成的前瞻性、多中心研究结果，

从而使该技术的临床应用趋于完善。

(1) 经溶栓导管直接灌注溶栓治疗

1) 插管途径：穿刺插管部位主要有：①患侧腘静脉；②患侧股静脉；③健侧股静脉；④右或左颈内静脉；⑤胫后或小隐静脉。而以同侧小隐静脉、腘静脉为最常用。颈内静脉或健侧股静脉途径，由于静脉瓣膜的阻挡而影响导管及导丝的正常操作，且易致闭塞的股浅静脉穿透及瓣膜损伤。但 Centeno 认为直接或在超声引导下穿刺腘静脉、胫后静脉及分支，具有一定的盲目性。经颈内静脉或对侧股静脉等逆行途径有时很难通过髂静脉已经机化的血栓。由于小隐静脉起始于外踝，在小腿后侧皮下潜行，于腘窝下3~5cm处穿入深筋膜而汇入腘静脉。因此，他主张在超声引导下，手术直接暴露小腿的小隐静脉，并经小隐静脉置管行溶栓导管直接灌注溶栓，并认为这是一个简便、安全、可靠进入深静脉的途径。Semba 等则多采用颈内静脉途径，因为：①颈内静脉置管后，患者可在床上适当活动，极少引起导管断裂或穿刺部位血肿；②静脉置管过程中常导致静脉管壁损伤，继发静脉血栓形成，而颈静脉血栓形成常无临床症状，远期也不会出现血栓后遗症的表现；③经颈内静脉途径相对健侧股静脉途径更易将导管置入髂总静脉，特别是血栓蔓延至腔静脉分叉部位时。此外，血栓再通的髂股静脉段，无论采用患侧或健侧股静脉途径，均可能误入大量开放的侧支静脉，使置管失败。

2) 溶栓方法：以穿刺腘静脉为例，患者取俯卧位，为了避免误穿腘动脉，可使用超声引导的穿刺针。穿刺腘静脉成功后，置入5F 短导管鞘，以利此后导管能够导入和交换。经腘静脉鞘置入导管并做静脉造影。然后使用5F 导管和0.889mm 超滑导丝越过闭塞静脉段，重复静脉造影确定导管在静脉腔内的位置。根据患者情况、穿刺部位和操作者的习惯选择不同口径和长度的溶栓导管，溶栓导管有两种，一种是由端孔灌注的溶栓导管和溶栓导丝组成的5F 同轴灌注系统，另一种是多侧孔的溶栓导管。将溶栓导管直接置入血栓闭塞的静脉腔后，经溶栓导管灌注溶栓药物使闭塞部位纤溶酶原最大限度地激活，从而达到溶解血栓作用。为了防止肺栓塞发生，必要时部分患者在溶栓开始时，可置入下腔静脉滤器。使用时，可根据病情特点和实际需要，选用永久性或可回收性滤器。

3) 溶栓药物与剂量：溶栓药物最常用的是链激酶和尿激酶，而以尿激酶应用最为普遍。除链激酶的溶栓效果略逊于尿激酶外，且链激酶价格更昂

贵,易产生抗体而影响药效,过敏反应等不足限制其在临床广泛应用。一般情况下,将尿激酶溶解稀释于500ml生理盐水中,使用压力泵以5万～10万U/h速度经溶栓导管直接灌注。文献报道溶栓治疗终止时,尿激酶总剂量可达700万U左右(50万～4400万U)。此外,溶栓的同时必须应用肝素,首剂负荷量为5000U,并以500～1000U/h的速度维持。

4)监测:患者需监测溶栓效果,并与前次静脉造影相比较。如果血栓已经溶解,则可将溶栓导管往前移,尽量置入仍然存在的血栓内,溶栓治疗持续到血栓完全溶解为止。对较陈旧的血栓,特别在髂静脉、股浅静脉常常发现管腔狭窄,多提示为血栓机化,使用6～10mm球囊成形导管做球囊扩张血管成形可能有帮助。如果有并发症出现,或者经静脉造影检查发现溶栓治疗12小时后无进步,应终止溶栓。在血栓完全溶解后,可能遗留部分静脉管腔狭窄,尤以髂静脉狭窄多见,溶栓结束后可使用血管内支架治疗,因为遗留的静脉狭窄段未经治疗显然与深静脉血栓再发有关。但血管内支架移植的远期效果尚无系统的客观评判。溶栓前后须做实验室监测,包括出、凝血时间,凝血酶时间、活化部分凝血活酶生成时间。溶栓结束后仍应使用肝素抗凝,出院前开始口服华法林,6个月至1年为止。

5)静脉通畅度评估及疗效评价:为了相对客观评价溶栓效果,根据静脉造影将下肢静脉分为7段:下腔静脉、髂总静脉、髂外静脉、股总静脉、股浅静脉近侧段、股浅静脉远侧段、腘静脉。静脉完全通畅为0分,部分闭塞为1分,完全闭塞为2分。溶栓百分率=(溶栓前得分-溶栓后得分)/溶栓前得分。根据溶栓百分率不同分为3组,1级溶解<50%;2级溶解50%～99%;3级完全溶解。Mewissen报道473例经溶栓导管直接灌注溶栓中,Ⅲ级溶解31%,Ⅱ级溶解57%。1年后维持通畅者,Ⅲ级79%,Ⅱ级58%,Ⅰ级仅为32%;而累及静脉段远期出现倒流者,Ⅲ级溶解为30%;Ⅱ级溶解者45%出现倒流,而Ⅰ级溶解者则倒流可达60%以上。一些"慢性"病例(病程2周～1年)达显著溶解者,约半数遗留髂静脉狭窄,并应用血管支架做成形术。其中17例经随访平均13～15个月,早期通畅率88%,远期通畅率94%,12%在1年内再次血栓形成。综合各家经验:髂-股静脉较股-腘静脉溶解效果好;急性血栓形成(<10天)较亚急性或慢性溶解效果好;首次发生血栓较反复发作血栓溶

解效果好。置管途径首选患侧腘静脉,而以足背静脉效果最差。

6)手术并发症:经溶栓导管直接灌注溶栓的并发症一般仅为穿刺部位轻度出血或血肿,以及药物反应所致的发热、恶心和呕吐等,通常对症处理即可,无须终止溶栓。严重的出血或巨大血肿,则需要输血处理;有症状的肺梗死和颅内出血发生率较低,但后果严重,甚至可引起死亡。Mewissen等报道473例患者中,没有因大出血而死亡的病例,但需输血处理者为11%(54/473),其中21例为静脉穿刺点;7例为后腹膜血肿;另15例为骨骼肌、胃肠、泌尿系统等;此外,尚有11例出血部位不详。轻度出血为16%(77/473),大多数均发生在静脉穿刺部位。神经系统并发症(0～4%)包括1例颅内出血导致死亡和1例硬膜下血肿,需要手术做血肿清除。肺梗死6例(1%),其中1例在溶栓16小时后死亡,经尸检证实为肺梗死。整个研究组中2例死亡,死亡率为0～4%。

(2)深静脉血栓摘除术

1)手术适应证:传统的观点认为,手术取栓的适应证是原发于髂-股静脉,病期不超过48小时者。经过多年的临床观察,趋于一致的意见是,严重髂-股静脉血栓溶栓治疗无效或禁忌,特别是合并股青肿可能出现静脉坏疽者。此外,因介入手术或静脉感染导致的脓毒性深静脉血栓也必须列为手术适应证。取栓时机越早越好,即使病期已达10天以内,仍应积极取栓。其价值在于,尽管术后静脉再血栓的发生率较高,而且并不能降低血栓后遗症的发生率,但能一次性取出大量血栓,迅速降低静脉腔内压力,从而迅速缓解肢体的水肿,促进盆腔静脉侧支的建立,尽可能地保存深静脉瓣膜功能,有积极的治疗意义。

2)手术方法:①血栓形成始发于髂-股静脉,而后延及其远侧者,可用Fogarty导管经股总静脉向近侧取尽血栓,然后用橡皮驱血带及手法按摩等,自足部开始,向股总静脉的切开处,排尽其远侧深静脉主干中的新鲜血凝块,以恢复回流通畅并保持正常的瓣膜功能。近端静脉回血较好并不是成功取栓的标志,因为髂总静脉闭塞时,髂内静脉及分支仍有较多回血,这可能是国内静脉取栓后再血栓形成居高不下的主要原因之一。因此,应强调取栓后术中造影或血管镜检查的重要性,假如髂总静脉回流仍有阻碍时,可做血管成形术,并根据具体情况考虑是否放置血管内支架,或做大隐静脉交叉转流术(Palma术)。倘若髂内静脉有血栓,则插入

1根球囊导管阻断髂总静脉,另1根负压吸引导管插入髂内外静脉分支平面,取尽髂内静脉的残余血栓。②若髂-股静脉血栓是由其远侧(多数为腓肠肌静脉丛血栓形成)蔓延而来者,病期和症状期往往不一致,在施行髂-股段取栓时,股浅静脉及其远侧静脉中的血栓过于陈旧,并与管壁紧密粘连,因此已无法使其中的瓣膜免遭损坏。股浅静脉血栓不能取尽时,应显露股深静脉并以小号 Fogarty 导管取栓。Eklof 等主张,在取尽髂-股静脉内血栓后,做股浅静脉近侧段结扎术,以免股-腘静脉再通后,因瓣膜损坏引起血液倒流性病变。笔者认为,在这种情况下,不必结扎股浅静脉,待其再通后若有较重的血液倒流时,再做深静脉瓣膜重建,如自体带瓣静脉段股浅静脉或腘静脉移植术,或者做腘静脉外肌襻形成术等。③如果下腔静脉亦受累,则需先检查肺部是否有栓塞病灶,然后扩大手术范围,直接解剖并控制下腔静脉,以取尽下腔-髂-股静脉中的血栓。手术时做气管插管正压麻醉,尽量防止细小血凝块进入肺内。对不能耐受较大手术时,应放置下腔静脉滤器,预防肺栓塞发生。髂-股静脉取栓后,应于术中加做暂时性动静脉瘘,以提高术后远期通畅率。暂时性动静脉瘘的手术操作简便,即在大腿中上段将大隐静脉切断,远侧断端结扎,近侧断端与股浅动脉做端侧吻合。术后短期可用肝素,并于术后口服华法林,持续 6 个月;6 周后将暂时性动静脉瘘的瘘管结扎,结扎前可通过动脉造影,检查下腔-髂静脉通畅情况。

(三)肺栓塞的外科治疗

肺动脉栓塞是内源性或外源性栓子堵塞肺动脉或分支,引起肺循环障碍的临床和病理生理综合征。在西方国家,PTE 的病死率占全部疾病死亡原因的第三位,仅次于肿瘤和心肌梗死。根据美国永久居民死亡诊断证明统计分析,美国每年有 50 000~200 000 人死于 PTE。急性 PTE 中约 11% 死于发病后 1 小时以内,得到正确治疗的患者中有 92% 可存活,8% 死亡。未经治疗的 PTE 病死率为 25%~30%。

1. 经静脉导管溶栓治疗 在保证生命体征平稳的同时,积极的溶栓治疗可以迅速溶解部分或全部血栓,恢复组织再灌注,减小肺动脉阻力,降低肺动脉压,改善右心室功能,降低严重肺动脉栓塞患者的死亡率和复发率。溶栓治疗的时间窗为 14 天之内。临床研究表明,症状发生 14 天之内溶栓,其治疗效果好于 14 天以上者,而且溶栓开始时间越早治疗效果越好。溶栓治疗的最大并发症是出血,

为了避免并发症的出现,应该严格掌握适应证、禁忌证。

急性肺栓塞导管内溶栓、碎栓治疗的适应证是:①经全身系统溶栓或积极的内科治疗无效;大块肺栓塞(超过两个肺叶血管);②不管栓塞的血管大小,凡伴有血流动力学改变者;③并发休克和体动脉低灌注[即低血压、乳酸酸中毒和(或)心排血量下降]者;④原有心肺疾病的次大块肺栓塞,引起循环衰竭者;⑤有症状的肺栓塞。

急性肺栓塞溶栓治疗绝对禁忌证包括活动性内出血、近 2 个月内自发性颅内出血、颅内或脊柱创伤或外科手术者。

目前常用的溶栓药物有尿激酶(UK)、链激酶(SK)、重组组织型纤溶酶原激活物(rt-PA)。在 3 种药物中 rt-PA 效果最好。

(1)插管途径:患侧或健侧股静脉穿刺插将导管通过右心房、右心室至肺动脉,特别是血栓部位时,置换猪尾导管,利用该导管远端卷曲尾端在血栓组织中搅动,使血栓组织变小,快速开通通路,可同时行吸栓术。

(2)溶栓方法:根据患者情况、血栓组织的长度选择不同口径和长度的溶栓导管。

(3)溶栓药物与剂量:溶栓药物最常用的是尿激酶或 rt-PA,而以尿激酶应用最为普遍。除链激酶的溶栓效果略逊于尿激酶外,且链激酶价格更昂贵,易产生抗体而影响药效,过敏反应等不足限制了其在临床广泛应用。一般情况下,将尿激酶溶解稀释于 500ml 生理盐水中,使用压力泵以 5 万~10 万 U/h 速度经溶栓导管直接灌注。文献报道溶栓治疗终止时,尿激酶总剂量可达 700 万 U 左右(50 万~4400 万 U)。此外,溶栓的同时必须应用肝素,首剂负荷量为 5000U,并以 500~1000U/h 的速度维持。使用 rt-PA 50~100mg 持续经溶栓导管灌注 1~2 小时。整个溶栓过程在 2 小时内完成,术后根据患者情况再决定是否继续使用全身溶栓治疗。

导管溶栓疗法的优点是:①同时可行碎栓及吸栓;②可迅速恢复肺血流和右心功能,减少并发休克和大块肺栓塞的病死率;③对血压和右心功能正常的肺栓塞患者降低病死率和复发率;④加快小血栓的溶解,改善运动血流动力学反应;⑤血块溶解比单用肝素快。

2. 肺动脉血栓消融(ATD) 通过介入的方法,将无创性导管置入肺动脉栓塞部位,无创导管远端为圆形,内置叶片,该叶片在外界动力系统作用下,产生 10 万~15 万 r/s,在导管前端产生反复

循环的负压涡流,快速持续地将血栓浸软溶解成直径<15μm 的微粒,从而达到治疗效果。该种方法对不能进行溶栓的患者非常有效。

3. 开放手术 在体外循环下行肺动脉切开取栓。此种方法临床应用较少。手术适应证:①诊断明确有危及生命者,血流动力学不稳定如右心衰竭、休克等;②大面积 PE 者,肺动脉主干或主要分支全部堵塞;③有溶栓禁忌证或溶栓及其他治疗方法疗效不满意者;④右房、左房或心室内有大量血栓,或血栓有脱落危险者。手术死亡率差异较大,为 11% ~ 55%。手术存活者中,大约 80% 保持正常的肺动脉压和活动耐量。

(蒋米尔 刘光)

参 考 文 献

1. 蒋米尔,张培华.临床血管外科学.第 3 版.北京:科学出版社,2011.

2. 王辰.肺栓塞.北京:人民卫生出版社,2003.

3. Kahn SR,Partsch H,Vedantham S,et al. Definition of post-thrombotic syndrome of the leg for use in clinical investigations:a recommendation for standardization. J Thromb Haemost,2009,7:879-883.

4. Eklof B,Rutherford RB,Bergan JJ,et al. Revision of the CEAP classification for chronic venous disorders:consensus statement. J Vasc Surg,2004,40:1248-1252.

5. Kyrle PA,Eichinger S. Deep vein thrombosis. Lancet,2005,365:1163-1174.

6. White RH. The epidemiology of venous thromboembolism. Circulation,2003,107(23 Suppl.1):I4-I8 .

7. Prandoni P,Lensing AW,Cogo A,et al. The long-term clinical course of acute deep venous thrombosis. Ann. Intern. Med,1996,125(1):1-7.

8. Kahn SR,Shrier I,Julian JA,et al. Determinants and time course of the postthrombotic syndrome after acute deep venous thrombosis. Ann Intern Med,2008,149(10):698-707 .

9. Kahn SR,Shbaklo H,Lamping DL,et al. Determinants of health-related quality of life during the 2 years following deep vein thrombosis. J Thromb Haemost,2008,6(7):1105-1112.

10. Guanella R,Ducruet T,Johri M,et al. Economic burden and cost determinants of deep vein thrombosis during 2 years following diagnosis:a prospective evaluation. J Thromb Haemost,2011,9(12):2397-2405.

11. Ashrani AA,Heit JA. Incidence and cost burden of post-thrombotic syndrome. J Thromb Thrombolysis,2009,28(4):465-476.

12. Eklof B,Perrin M,Delis KT,et al. Updated terminology of chronic venous disorders:the VEIN-TERM transatlantic interdisciplinary consensus document. J Vasc Surg,2009,49(2):498-501.

13. Browse NL,Burnand KG,Irvine AT,et al. Diseases of the Veins. Arnold. London:UK,1999.

14. Labropoulos N,Gasparis AP,Pefanis D,et al. Secondary chronic venous disease progresses faster than primary. J Vasc Surg,2009,49(3):704-710.

15. Villalta S,Prandoni P,Cogo A,et al. The utility of non-invasive tests for detection of previous proximal-vein thrombosis. Thromb. Haemost,1995,73(4):592-596.

16. Tan M,van Rooden CJ,Westerbeek RE,et al. Diagnostic management of clinically suspected acute deep vein thrombosis. Br J Haematol,2009,146(4):347-360.

17. Prandoni P,Lensing AW,Bernardi E,et al. The diagnostic value of compression ultra-sonography in patients with suspected recurrent deep vein thrombosis. Thromb Haemost,2002,88(3):402-406.

18. Linkins LA,Stretton R,Probyn L,et al. Interobserver agreement on ultrasound measurements of residual vein diameter,thrombus echogenicity and Doppler venous flow in patients with previous venous thrombosis. Thromb Res,2006,117(3):241-247.

19. Rathbun SW,Whitsett TL,Raskob GE. Negative D-dimer result to exclude recurrent deep venous thrombosis:a management trial. Ann Intern Med,2004,141(11):839-845.

20. Brandjes DP,Büller HR,Heijboer H,et al. Randomised trial of effect of compression stockings in patients with symptomatic proximal-vein thrombosis. Lancet,1997,349(9054):759-762.

21. Ginsberg JS,Hirsh J,Julian J,et al. Prevention and treatment of postphlebitic syndrome:results of a 3-part study. Arch Intern Med,2001,161(17):2105-2109.

22. Villalta S,Bagatella P,Piccioli A,et al. Assessment of the validity and reproducibility of a clinical scale for the post-thrombotic syndrome. Haemostasis,1994,24:158a.

23. Porter JM,Moneta GL. Reporting standards in venous disease:an update. International Consensus Committee on Chronic Venous Disease. J Vasc Surg,1995,21(4):635-645.

24. Rutherford RB,Padberg FT Jr,Comerota AJ,et al. Venous severity scoring:an adjunct to venous outcome assessment. J Vasc Surg,2000,31(6):1307-1312.

25. Kahn SR,Partsch H,Vedantham S,et al. Defnition of post-thrombotic syndrome of the leg for use in clinical investigations:a recommendation for standardization. J Thromb Haemost,2009,7(5):879-883.

26. Strijkers RH,Wittens CH,Kahn SR. Villalta scale:goals

and limitations. Phlebology, 2012, 27 (Suppl. 1): 130-135.

27. Meissner MH, Moneta G, Burnand K, et al. The hemodynamics and diagnosis of venous disease. J Vasc Surg, 2007, 46 (Suppl. S): S4-S24.

28. Bergan JJ, Schmid-Schönbein GW, Smith PD, et al. Chronic venous disease. N Engl J Med, 2006, 355 (5): 488-498.

29. Piovella F, Crippa L, Barone M; et al. Normalization rates of compression ultrasonography in patients with a first episode of deep vein thrombosis of the lower limbs: association with recurrence and new thrombosis. Haematologica, 2002, 87 (5): 515-522.

30. Prandoni P, Lensing AW, Prins MH, et al. Residual venous thrombosis as a predictive factor of recurrent venous thromboembo-lism. Ann Intern Med, 2002, 137 (12): 955-960.

31. Prandoni P, Frulla M, Sartor D, et al. Vein abnormali-ties and the post-thrombotic syndrome. J Thromb Haemost, 2005, 3 (2): 401-402.

32. Prandoni P, Prins MH, Lensing AW, et al. AESOPUS Investigators. Residual thrombosis on ultrasonography to guide the duration of anticoagulation in patients with deep venous thrombosis: a rand-omized trial. Ann Intern Med, 2009, 150 (9): 577-585.

33. Meissner MH, Zierler BK, Bergelin RO, et al. Coagulation, fibrinolysis, and recanaliza-tion after acute deep venous thrombosis. J Vasc Surg, 2002, 35 (2): 278-285.

34. Deroo S, Deatrick KB, Henke PK. The vessel wall: a forgotten player in post thrombotic syndrome. Thromb Haemost, 2010, 104 (4): 681-692.

35. Haenen JH, Janssen MC, van Langen H, et al. The post-thrombotic syndrome in relation to venous hemodynamics, as measured by means of duplex scanning and strain-gauge plethysmography. J Vasc Surg, 1999, 29 (6): 1071-1076.

36. Yamaki T, Nozaki M, Sakurai H, et al. High peak reflux velocity in the proximal deep veins is a strong predictor of advanced post-throm-botic sequelae. J Thromb Haemost, 2007, 5 (2): 305-312.

37. Kolbach DN, Neumann HA, Prins MH. Definition of the post-thrombotic syndrome, differences between existing-classifcations. Eur J Vasc Endovasc Surg, 2005, 30 (4): 404-414.

38. Stain M, Schönauer V, Minar E, et al. The post-thrombotic syndrome: risk factors and impact on the course of thrombotic disease. J Thromb Haemost, 2005, 3 (12): 2671-2676.

39. Aschwanden M, Jeanneret C, Koller MT, et al. Effect of prolonged treatment with compression stockings to prevent post-thrombotic sequelae: a randomized controlled trial. J Vasc Surg, 2008, 47 (5): 1015-1021.

40. Mohr DN, Silverstein MD, Heit JA, et al. The venous stasis syndrome after deep venous thrombosis or pulmonary embolism: a population-based study. Mayo Clin Proc, 2000, 75 (12): 1249-1256.

41. Gabriel F, Labiós M, Portolés O, et al. Incidence of post-thrombotic syndrome and its association with various risk factors in a cohort of Spanish patients after one year of follow-up following acute deep venous thrombosis. Thromb Haemost, 2004, 92 (2): 328-336.

42. Labropoulos N, Waggoner T, Sammis W, et al. The effect of venous thrombus location and extent on the development of post-thrombotic signs and symptoms. J Vasc Surg, 2008, 48 (2): 407-412.

43. Asbeutah AM, Riha AZ, Cameron JD, et al. Five-year outcome study of deep vein thrombosis in the lower limbs. J Vasc Surg, 2004, 40 (6): 1184-1189.

44. Prandoni P, Lensing AW, Prins MH, et al. Below-knee elastic compression stockings to prevent the post-throm-botic syndrome: a randomized, controlled trial. Ann Intern Med, 2004, 141 (4): 249-256.

45. Tick LW, Kramer MH, Rosendaal FR, et al. Risk factors for post-thrombotic syndrome in patients with a first deep venous thrombosis. J Thromb Haemost, 2008, 6 (12): 2075-2081 .

46. Ageno W, Piantanida E, Dentali F, et al. Body mass index is associated with the development of the post-thrombotic syndrome. Thromb Haemost, 2003, 89 (2): 305-309.

47. van Dongen CJ, Prandoni P, Frulla M, et al. Relation between quality of anticoagulant treatment and the development of the post-thrombotic syndrome. J Thromb Haemost, 2005, 3 (5): 939-942.

48. Kahn SR, Kearon C, Julian JA, et al. Extended Low-intensity Anticoagulation for Thrombo-embolism (ELATE) Investigators. Predictors of the post-thrombotic syndrome during long-term treatment of proximal deep vein thrombosis. J Thromb Haemost, 2005, 3 (4): 718-723.

49. Ten Cate-Hoek AJ, Ten Cate H, Tordoir J, et al. Individually tailored duration of elastic compression therapy in relation to incidence of the post-thrombotic syndrome. J Vasc Surg, 2010, 52 (1): 132-138.

50. Wille-Jørgensen P, Jorgensen LN, Crawford M. Asymptomatic postoperative deep vein thrombosis and the development of post-thrombotic syndrome. A systematic review and meta-analysis. Thromb Haemost, 2005, 93 (2): 236-241.

51. Hafner J, Kühne A, Schär B, et al. Factor V Leiden mutation in post-thrombotic and non-post-thrombotic venous

ulcers. Arch Dermatol,2001,137（5）:599-603.

52. Kahn SR,Lim W,Dunn AS,et al. American College of Chest Physicians. Prevention of VTE in nonsurgical patients:antithrombotic therapy and prevention of thrombosis,9th ed:American College of Chest Physicians Evidence-Based Clinical Practice Guidelines. Chest,2012, 141（Suppl. 2）:e195S-e226S .

53. Gould MK,Garcia DA,Wren SM,et al. American College of Chest Physicians. Prevention of VTE in nonorthopedic surgical patients:antithrombotic therapy and prevention of thrombosis,9th ed:American College of Chest Physicians Evidence-Based Clinical Practice Guidelines. Chest,2012,141（Suppl. 2）:e227S-e277S .

54. Falck-Ytter Y,Francis CW,Johanson NA,et al. American College of Chest Physicians. Prevention of VTE in orthopedic surgery patients:antithrom-botic therapy and prevention of thrombo-sis,9th ed:American College of Chest Physicians Evidence-Based Clinical Practice Guidelines. Chest,2012,141（Suppl. 2）:e278S-e325S.

55. Rodger MA,Kahn SR,Wells PS,et al. Identifying unprovoked thromboembolism patients at low risk for recurrence who can discontinue anticoagu-lant therapy. CMAJ,2008, 179（5）:417-426.

56. Hull RD,Pineo GF,Brant R,et al. LITE Trial Investigators. Home therapy of venous thrombosis with long-term LMWH versus usual care:patient satisfaction and post-thrombotic syndrome. Am J Med,2009,122（8）:762-769. e3 .

57. Hull RD,Liang J,Townshend G. Long-term low-molecular-weight heparin and the post-thrombotic syndrome:a systematic review. Am J Med,2011,124（8）:756-765 .

58. Righini M,Perrier A,De Moerloose P,et al. D-Dimer for venous thromboembolism diagnosis:20 years later, J Thromb Haemost,2008,6（7）:1059-1071.

59. Verhovsek M,Douketis JD,Yi Q,et al. Systematic review:D-dimer to predict recurrent disease after stopping anticoagulant therapy for unprovoked venous thromboembolism. Ann Intern Med,2008,149（7）:481-490,W94 .

60. Latella J,Desmarais S,Miron MJ,et al. Relation between D-dimer level,venous valvular reflux and the development of post-thrombotic syndrome after deep vein thrombosis. J Thromb Haemost,2010,8（10）:2169-2175.

61. Shbaklo H,Holcroft CA,Kahn SR. Levels of inflammatory markers and the development of the post-thrombotic syndrome. Thromb Haemost,2009,101（3）:505-512.

62. Roumen-Klappe EM,Janssen MC,Van Rossum J,et al. Inflammation in deep vein thrombosis and the development of post-thrombotic syndrome:a prospective study. J Thromb Haemost,2009,7（4）:582-587.

63. Kahn SR,Shbaklo H,Shapiro S,et al. SOX Trial Investi-

gators. Effectiveness of compression stockings to prevent the post-thrombotic syndrome（ the SOX Trial and Bio-SOX biomarker substudy）:a randomized controlled trial. BMC Cardiovasc Disord,2007,7:21.

64. Cohen AT,Tapson VF,Bergmann JF,et al. ENDORSE Investigators. Venous thromboembolism risk and prophylaxis in the acute hospital care setting（ ENDORSE study）: a multinational cross-sectional study. Lancet,2008,371（9610）:387-394.

65. Kakkos SK,Daskalopoulou SS,Daskalopoulos ME,et al. Review on the value of graduated elastic compression stockings after deep vein thrombosis. Thromb Haemost, 2006,96（4）:441-445.

66. Kolbach DN,Sandbrink MW,Hamulyak K,et al. Non-pharmaceutical measures for prevention of post-thrombotic syndrome. Cochrane Database Syst Rev,2004,1: CD004174.

67. Kearon C,Akl EA,Comerota AJ,et al. Antithrombotic therapy for VTE disease:antithrombotic therapy and prevention of thrombosis,9th ed:American College of Chest Physicians Evidence-Based Clinical Practice Guidelines. Chest,2012,141（Suppl. 2）:e419S-494S.

68. Raju S,Hollis K,Neglen P. Use of compression stockings in chronic venous disease:patient compliance and effcacy. Ann Vasc Surg,2007,21（6）:790-795.

69. Prandoni P,Noventa F,Quintavalla R,et al. Thigh-length versus below-knee compression elastic stockings for prevention of the postthrombotic syndrome in patients with proximal-venous thrombosis:a randomized trial. Blood, 2012,119（6）:1561-1565 .

70. Meissner MH. Rationale and indications for aggressive early thrombus removal. Phlebology,2012,27（ Suppl. 1）:78-84.

71. Vedantham S. Endovascular procedures in the management of DVT. Hematology Am. Soc. Hematol. Educ Program,2011:156-161 .

72. Popuri RK,Vedantham S. The role of thrombolysis in the clinical management of deep vein thrombosis. Arterioscler Thromb Vasc Biol,2011,31（3）:479-484.

73. Watson LI,Armon MP. Thrombolysis for acute deep vein thrombosis. Cochrane Database Syst Rev,2004,4: CD002783.

74. Arnesen H,Høiseth A,Ly B. Streptokinase of heparin in the treatment of deep vein thrombosis. Follow-up results of a prospective study. Acta Med Scand,1982,211（1-2）:65-68.

75. Schweizer J,Elix H,Altmann E,et al. Comparative results of thrombolysis treatment with rt-PA and urokinase: a pilot study. VASA,1998,27（3）:167-171.

76. Semba CP,Dake MD. Iliofemoral deep venous thrombo-

sis：aggressive therapy with catheter-directed thrombolysis. Radiology,1994,191(2):487-494.

77. Casey ET, Murad MH, Zumaeta-Garcia M, et al. Treatment of acute iliofemoral deep vein thrombosis. J Vasc Surg,2012,55(5):1463-1473.

78. Enden T, Haig Y, Kløw NE, et al. CaVenT Study Group. Long-term outcome after additional catheter-directed thrombolysis versus standard treatment for acute iliofemoral deep vein thrombosis (the CaVenT study): a randomised controlled trial. Lancet,2012,379(9810):31-38.

79. Karthikesalingam A, Young EL, Hinchliffe RJ, et al. A systematic review of percutaneous mechanical thrombectomy in the treatment of deep venous thrombosis. Eur J Vasc Endovasc Surg,2011,41(4):554-565.

80. Grommes J, Strijkers R, Greiner A, et al. Safety and feasibility of ultrasound-accelerated catheter-directed thrombolysis in deep vein thrombosis. Eur J Vasc Endovasc Surg,2011,41(4):526-532.

81. Cohen JM, Akl EA, Kahn SR. Pharmaco-logic and compression therapies for postthrombotic syndrome: a systematic review of randomized controlled trials. Chest,2012,141(2):308-320.

82. Cullum N, Nelson EA, Fletcher AW, et al. Compression for venous leg ulcers. Cochrane Database Syst Rev,2001,2:CD000265.

83. Shingler S, Robertson L, Boghossian S, et al. Compression stockings for the initial treatment of varicose veins in patients without venous ulceration. Cochrane Database Syst Rev,2011,11:CD008819.

84. Gloviczki P, Comerota AJ, Dalsing MC, et al. Society for Vascular Surgery; American Venous Forum. The care of patients with varicose veins and associated chronic venous diseases: clinical practice guidelines of the Society for Vascular Surgery and the American Venous Forum. J Vasc Surg,2011,53(Suppl. 5):S2-S48.

85. O'Donnell MJ, McRae S, Kahn SR, et al. Evaluation of a venous-return assist device to treat severe post-thrombotic syndrome (VENOPTS). A randomized controlled trial. Thromb Haemost,2008,99(3):623-629.

86. Prandoni P. Elastic stockings, hydroxyethylrutosides or both for the treatment of post-thrombotic syndrome. Thromb Haemost,2005,93(1):183-185.

87. Pittler MH, Ernst E. Horse chestnut seed extract for chronic venous insufficiency. Cochrane Database Syst Rev,2006,1:CD003230.

88. Bond RT, Cohen JM, Comerota A, et al. Surgical treatment of moderate-to-severe post-thrombotic syndrome. Ann. Vasc. Surg. Ann Vasc Surg,2013,27(2):242-258.

89. Neglén P, Hollis KC, Raju S. Combined saphenous ablation and iliac stent placement for complex severe chronic venous disease. J Vasc Surg,2006,44(4):828-833.

90. Neglén P, Hollis KC, Olivier J, et al. Stenting of the venous outfow in chronic venous disease: long-term stent-related outcome, clinical, and hemodynamic result. J Vasc Surg,2007,46(5):979-990.

91. Vedantham S. Valvular dysfunction and venous obstruction in the post-thrombotic syndrome. Thromb Res,2009,123(Suppl. 4):S62-S65.

92. Vedantham S. Interventional approaches to deep vein thrombosis. Am J Hematol,2012,87(Suppl. 1):S113-S118.

93. Rosales A, Sandbaek G, Jørgensen JJ. Stenting for chronic post-thrombotic vena cava and iliofemoral venous occlusions: mid-term patency and clinical outcome. Eur J Vasc Endovasc Surg,2010,40(2):234-240.

94. Vedantham S, Goldhaber SZ, Kahn SR, et al. Rationale and design of the ATTRACT Study: a multicenter randomized trial to evaluate pharmacomechanical catheter-directed thrombolysis for the prevention of postthrombotic syndrome in patients with proximal deep vein thrombosis. Am Heart J,2013,165(4):523-530.

95. Baldwin MJ, Moore HM, Rudarakanchana N, et al. Postthrombotic syndrome: a clinical review. J Thromb Haemost,2013,11(5):795-805.

96. Soosainathan A, Moore HM, Gohel MS, et al. Scoring systems for the post-thrombotic syndrome. J Vasc Surg,2013,57(1):254-261.

五、下腔静脉滤器使用的历史沿革、争议和现状

（一）历史沿革

下腔静脉滤器（inferior vena cava filter，IVCF）是为预防下腔静脉系统及下肢深静脉系统栓子脱落导致肺动脉栓塞而设计的一种装置。滤器出现以前防止肺动脉栓塞的主要方法是结扎或折叠肾静脉以下的 IVC，1934 年 Homans 提出下腔静脉结扎法并在 20 世纪 50 年代初流行。1958 年 DeWeese、1959 年 Spencer 提出下腔静脉格状缝合法。1959 年 Moretz 曾使用外置的夹子夹住下腔静脉（Caval clip）。1971 年 Hunter 采用下腔静脉内气囊阻断法，促进了早期的微创腔内技术的发展，即切开静脉后放置一个大球囊于下腔静脉中，完全阻塞下腔静脉。1967 年研究开发了 Mobin-uddin 伞形滤器（Edwards Life Science）首次在临床应用，成为第一款在临床及商业上获得成功的滤器，取代了阻断下腔静脉的外科手术。该滤器的使用始于 1967

年并在 1973 年得到广泛使用。因为需要 27F 的输送装置,它只能通过右侧颈内静脉切开置入,临床应用存在很多并发症,如伤口出血、败血症、滤器移位、IVC 血栓形成、下肢水肿和腹膜后出血,因此 1986 年被禁止使用。但其开创了滤器预防 FE 临床使用的新篇章,引发了一场革命,之后 IVC 滤器研发不断朝着最大限度地捕获血栓、稳定、无血栓形成、生物相容性好、无腐蚀性、寿命长、小巧、易于置入、置入后不移动、不会导致 IVC 穿孔、非铁磁性可行 MRI 检查、可回收及可经股、颈、前臂静脉入路放置的方向快速发展。出现以下曾用和当今常用的滤器。

1. Kimray Greenfield 滤器(GF) Kimray-Greenfield 腔静脉滤器(格林菲尔德滤器,GF,Boston Scientific inc.),1973 年面世,是早期临床上得到广泛使用的滤器。该滤器被加到一个 24F 的导鞘内,通过颈静脉或股静脉切口置入 IVC。滤器的设计使得滤器的 80% 都充满血栓后,IVC 血流有效的横断面直径仅减少 64%。GF 20 年的使用经验表明,再发 PE 的总体发生率为 4.9%,IVC 长期通畅率高达 96%,因其临床效果很好,导致后来出现的腔静脉滤器都以 GF 为基准。GF 滤器现已停产。

2. Greenfield 钛滤器(TGF) 1989 年研发推出的改良型带钩 Greenfield 滤器(TGF,Boston Scientific inc.)是由钛合金制成,在设计上与 GF 形似,经皮穿刺的输送器导鞘是 12F。由于材料的特性使之强度更高,无磁性,耐腐蚀,比不锈钢径向力更大,IVC 穿孔率较高,但长期通畅率与之前相似为 97.8%。

3. 经皮 Greenfield 滤器(PSGF) 该滤器于 1995 年获得 FDA 批准,是一个可通过 12F 导鞘置入的不锈钢滤器。此款滤器解决了前两款滤器支脚引起的穿孔和滤器展开问题,适合放置的 IVC 最大直径均为 28mm。在置入过程中需使用导丝以确保中心定位效果,避免倾斜。滤器的倒钩也得到了改善,以防止滤器的移位。在 2000 年,Greenfield 等人报告了 600 例 PSGF 的使用结果,仅有 0.4% 的患者发生了滤器的倾斜,滤器移位率小于 2%,再发性 FE 为 2%,IVC 通畅率为 98%。IVC 滤器的血栓形成率为 4.3%。

4. 鸟巢滤器(BNF) 鸟巢滤器(Bird's Nest,Cook Inc.)是第一款专为经皮穿刺设计的滤器,1982 年面世,输送器外径是 14F,适合放置的下腔静脉最大直径可达 42mm。滤器由 4 根直径为 0.18mm、长为 25mm 的不锈钢构成,没有固定的

形状,可经颈或经股静脉放置。据报道 IVC 血栓形成发生率为 2.9% ~ 17%,复发性 PE 发生率为 1% ~ 7%。

5. Vena Tech 滤器 Tech-LGM(B. Braun Medical)是第一代 Vena Tech 滤器,在欧洲上市后于 1989 年获准在美国使用。Tech-LGM 滤器由 phynox 合金(钴、铬、铁、镍、钼)片制成,适合的最大直径为 28mm。滤器置入输送鞘后通过推送导管进入到预定位置,撤回输送鞘释放滤器,输送器外径是 9F。

6. Vena Tech LP 滤器 2001 年第二代 Vena Tech LP 滤器(B. Braun Medical)获准在美国使用,其基本设计与第一代相似。该滤器输送器与第一代相同,外径是 9F,获准使用的 IVC 最大直径是 35mm。据报道使用该滤器时 PE 的发生率为 6%,2 年和 6 年的随访发现 IVC 的通畅率较低。

7. Simon 滤器(SNF) Simon 滤器(Simon Nitiol Filter,SNF,CR Bard)由镍钛合金制成,长度为 3.8cm,具有热记忆功能,需在体温下成形,无铁磁性。在 1990 年美国 FDA 获准使用,这是第一个应用镍钛热记忆合金制作的滤器。通过 7F 外径的输送器输送,可经股、颈或肱静脉穿刺置入,适合的最大直径为 28mm。Athanas Oulis 等总结了不同的滤器报道,SNF 的复发性 PE 和致命的 PE 发生率分别为 3% 和 2%,IVC 血栓形成的发生率为 3.5%,滤器的穿孔率或移位率极低。

8. Recovery 镍钛滤器 Recovery 镍钛滤器(CR Bard)的前身是 Simon 滤器。美国 FDA 在 2002 年 11 月批准其作为永久滤器使用,并在 2003 年 7 月批准其作为可回收滤器使用,但没有增加其适应证,只是加入了"Recovery 滤器可以被取出"一句话,一项新的研究显示 Recovery 镍钛滤器在使用 180 天后取出,回收过程无并发症发生。Recovery 镍钛滤器由镍钛合金制成,具有磁共振兼容特性。该滤器可通过股静脉入路使用 9F 鞘置入,推荐的 IVC 直径最大 28mm,回收装置的直径是 12F。

9. G2 滤器 Recovery 镍钛滤器的继任者是 G2 滤器(CR Bard),这款滤器 2008 年被美国 FDA 批准作为永久滤器使用,现已获得 FDA 批准作为可回收滤器使用。推荐使用的 IVC 直径最大 28mm,股静脉入路采用 7F 输送系统。

10. Günther-Tulip 滤器 Günther-Tulip 滤器(Cook,Inc)于 1992 年在欧洲推出,并于 2000 年在美国获准作为永久滤器使用,到 2003 年底获准作为可回收滤器,获准的依据是临床上已经成功回收了放置 2 ~ 20 天的 Günther-Tulip 滤器,使用该滤

的适应证没有改变,而回收滤器的适应证为"患者不再需要静脉滤器"。Günther-Tulip 滤器是由一种被称为 Conichrome 的非铁磁性材料制成,它可以用于直径达 30mm 的 IVC,可经 8F 的导引系统置入,在股静脉和颈静脉入路的置入方法不同。滤器回收时使用的是直径为 11F 的导鞘,建议回收的时间为 2 周,但滤器最多可在 4 周后取出。在滤器回收前应进行腔静脉造影检查以评估捕获的血块量,如果圆锥内捕捉的血块量超过 25%,则属于回收相对禁忌证。

11. Celect 滤器　新一代的 Günther-Tulip 滤器是 Celect 滤器。Celect 滤器可以通过 7F 颈静脉或 8.5F 股静脉输送系统置入。经过改良固定方式后,Celect 滤器即使长时间放置后也很容易回收,Celect 滤器目前获准在加拿大销售。

12. Trap-Ease 滤器　Trap-Ease 滤器(Cordis Endovascular)于 2000 年获准在美国使用,滤器由镍钛热记忆合金制作。滤器通过 8F 外径的输送器输送,可经股及经颈静脉穿刺置入,推荐置入的 IVC 适合的最大直径为 30mm。在可用的滤器中它的尺寸最小,具有最大的捕获血栓能力,但易导致 IVC 阻塞。

13. Opt-Ease 滤器　Opt-Ease 滤器(Cordis Endovascular)在 2000 年底被 FDA 批准作为永久性滤器使用,2004 年 FDA 又批准其作为可回收滤器使用。在设计上与 Trap-Ease 滤器相似,但有两个重要的不同点:第一,Opt-Ease 滤器是单向的,其头部有固定倒钩,倒钩指向头端,而尾部没有倒钩;第二,钩状附属物位于尾部顶点,便于圈套器从股静脉回收滤器。其适合的 IVC 最大直径为 30mm,因可以回收,因此是可回收滤器。

14. Aegisy™滤器　Aegisy™滤器是一款国产滤器。它可以作为永久、可回收或临时滤器使用,由镍钛合金激光雕刻制成,采用非对称的灯笼结构,远端延伸部有回收钩,回收钩内嵌螺纹,当滤器作为临时使用时,用鹅颈抓捕器抓套此钩,2 周内将滤器收入 10~12F 回收鞘内。该滤器由 6F 输送鞘、导引鞘、输送钢缆和鞘芯组成,输送钢缆与滤器由螺纹连接,是一款可控制释放的输送器。现已在临床广泛应用。该滤器最大的特点是创伤小,输送鞘仅 6F,定位准,因可控释放不会出现跳动,适合的 IVC 最大直径为 30mm,IVC 通畅率高。

15. Tempofilter Ⅱ滤器　2000 年获欧洲 CE 认证上市,是一款真正的临时性腔静脉过滤器,最长置入时间 12 周。也是目前国内唯一一使用的临时性滤器,该滤器由钴铬合金制成,具有磁共振兼容性,滤器与连接杆不可分离,只能经颈静脉置入。

(二) 争议和现状

1. 腔静脉滤器争议　主要在置入指征方面,即如何科学、规范地把握腔静脉滤器置入的适应证?以及主动置入还是被动置入?腔静脉滤器目前已成为预防肺栓塞最主要的手段,临床的运用已使众多患者在防止肺栓塞方面获益,这是不争的事实。腔静脉滤器的临床运用适应证,包括绝对适应证、相对适应证和预防适应证,目前在国际上有许多种有关腔静脉滤器置入的指南,近年国内多个学科也制定了相应的临床指南。2011 年中华医学会放射学分会介入学组参照国外介入放射学会制定遵循的指征,结合国内情况达成下腔静脉滤器置入术规范专家共识,其中滤器置入术适应证如下:

(1) 绝对适应证　①已经发生 PE 或 IVC 及髂、股、腘静脉血栓形成的患者有下述情况之一者:a. 存在抗凝治疗禁忌证者;b. 抗凝治疗过程中发生出血等并发症;c. 充分的抗凝治疗后仍复发 PE 和各种原因不能达到充分抗凝者。②PE,同时存在下肢深静脉血栓形成者。③髂、股静脉或 IVC 内有游离漂浮血栓或大量血栓。④诊断为易栓症且反复发生 PE 者。⑤急性下肢深静脉血栓形成,欲行经导管溶栓和血栓清除者。

(2) 相对适应证　主要为预防性滤器置入,选择须谨慎。①严重创伤,伴有或可能发生下肢深静脉血栓形成,包括:a. 闭合性颅脑损伤;b. 脊髓损伤;c. 下肢多发性长骨骨折或骨盆骨折等。②临界性心肺功能储备伴有下肢深静脉血栓形成。③慢性肺功能高压伴有高凝血状态。④高危险因素患者,如肢体长期制动、重症监护患者。⑤老龄、长期卧床伴有高凝血状态。

(3) 滤器置入术禁忌证　①绝对禁忌证:慢性 IVC 血栓,IVC 重度狭窄者。②相对禁忌证:a. 严重的大面积 PE,病情凶险,已生命垂危者;b. 伴有菌血症或毒血症;c. 未成年人;d. IVC 直径超过或等于所备用滤器的最大直径。

2012 年中华医学会外科学分会血管外科学组制订《深静脉血栓形成的诊断和治疗指南(第 2 版)》,指南明确指出:IVC 滤器可以预防和减少 PE 的发生,长期置入导致 IVC 阻塞和较高的深静脉血栓复发率等并发症必须引起关注。提出下肢深静脉血栓形成诊治中 IVC 滤器置入指征:

1）对多数下肢深静脉血栓形成患者，不推荐常规应用 IVC 滤器。

2）对于有抗凝治疗禁忌证或有并发症，或在充分抗凝治疗的情况下仍发生 PE 者，建议置入 IVC 滤器。

3）下列情况可以考虑置入 IVC 滤器 ①髂、股静脉或 IVC 内有漂浮血栓；②急性下肢深静脉血栓形成，拟行导管溶栓或手术取栓等血栓清除术者；③具有 PE 高危因素的患者行腹部、盆腔或下肢手术。

同一领域出现多个指南，说明研究的活跃，同时也说明争议较多，不确定因素较多，依据尚不足，尚不具备权威性，但有一点，绝对适应证包括以下情形国内外基本是一致的：①抗凝治疗禁忌，但已确诊的 VTE 患者；②抗凝治疗出现并发症的 VTE 患者；③抗凝治疗无效的 VTE 患者；④尽管采用了足量的抗凝治疗仍发生 PE 的患者。绝对适应证的依据主要源于：至少需要一个随机的对照研究（RCT）和 meta 分析；根据可靠的方法进行了多中心的研究；具有显著的统计学意义的结果。尽管腔静脉滤器广泛应用于临床，并且有数百篇相关文章发表，却仍没有一级证据支持腔静脉滤器的使用。因此，美国胸科医师学院（American College of Chest Physicians，ACCP）《基于循证医学的抗栓治疗与血栓预防临床实践指南》和中华医学会外科分会血管外科学组制订的《深静脉血栓形成的诊断和治疗指南（第 2 版）》都明确指出，对于大多数下肢深静脉血栓形成患者，不推荐常规运用腔静脉滤器。更多推荐的下腔静脉滤器用于那些有抗凝禁忌或者抗凝无效的患者，来降低肺栓塞发生的风险。对经过足够抗凝却仍再发肺栓塞的患者来讲，置入下腔静脉滤器是有益的，建议使用。众所周知，对急性下肢深静脉血栓形成患者，血栓是否脱落、何时脱落、脱落大小不可预知。肺动脉栓塞重在预防，临床中病情复杂，个体差异等不确定因素指南难以囊括，临床上出现预防性置入腔静脉滤器，是否为适应证更具有争议。应该讲，指南来源于实践过程的总结，实践活动结果不断推进指南的修改。指南并不是永恒不变的，反对预防性置入腔静脉滤器的观点认为，腔静脉滤器有许多长期的并发症，包括移位、穿孔以及可能腔静脉阻塞、诱发血栓等。科技的进步，可回收滤器的出现，使支持预防性滤器置入的一方，提出了肺动脉栓塞在于主动预防，腔静脉滤器可以在深静脉血栓和肺栓塞风险消失后回收，这就使预防性腔静脉滤器置入更具有吸引力，但肺栓塞高风险的持续时间仍然需要定义，并且预防性腔静脉滤器置入的效益比仍不明确，还需循证医学的证据证明。总之，腔静脉滤器在预防和治疗肺栓塞方面已经明确成为一个可以接受的辅助手段。可回收滤器似乎提高了腔静脉滤器置入的"所谓"相对和预防指征，但是我们仍非常缺乏前瞻性的、多中心、大规模的临床设计和试验，以获取支持腔静脉滤器置入广泛使用的一级证据。

2. 腔静脉滤器的选择　目前国内外临床运用的腔静脉滤器有三类，分别是永久性腔静脉滤器、可选择性腔静脉滤器（包括可取出型和可转换型）和临时腔静脉滤器。置入永久性滤器有潜在的不利因素，尤其对于预期寿命较长而且不存在持续 VTE 危险的年轻患者，这已在 PREPIC 试验中证实。PREPIC 试验是一项随机试验，1998 年发表于《新英格兰杂志》，结果表明，支持临时性/可回收滤器的运用。该实验将 400 名近端 DVT 以及各种腔静脉滤器适应证的患者随机分为非滤器组和滤器组，两组患者都采用肝素抗凝治疗。滤器的选择包括 Venatech LGM 滤器、Titanium Greenfield 滤器、Cardial 滤器或 Bird's nest 滤器。12 天后结果显示，使用滤器能显著防止肺栓塞的发生（1.1% vs. 4.8%，$P=0.03$），并且有利于防止致死性肺栓塞（0.0% vs. 2.0%，$P=0.12$）。两年时仍能预防肺栓塞（3.4% vs. 6.3%，$P=0.16$）和致死性肺栓塞（0.5% vs. 2.5%，$P=0.21$），但是两者都没有统计学差异。然而滤器组的 DVT 发生率显著升高（21% vs. 12%，$P=0.02$）。因此，滤器虽然能预防肺栓塞，但远期仍有较高的 DVT 发生风险。5 年和 8 年的随访数据表明 DVT 的发生趋势相同，虽然差异性尚未达到显著性差异，但已非常接近（5 年时为 $P=0.06$，8 年时为 $P=0.08$）。该研究促进了临时可回收滤器的开发。随着临时滤器和可选择性滤器受到青睐并被广泛运用于临床，近几年国外文献的统计，临时性腔静脉滤器和可选择性腔静脉滤器临床运用的数量已占全部腔静脉滤器运用总量的 3/5，但此类腔静脉滤器置入后也存在一些问题：①绝大多数临时性腔静脉滤器在人体内停留时间短，一般在 2 周左右，多的可达 4 周；②一些临时性和选择性腔静脉滤器因血管壁的内皮增生或血栓形成而无法取出，有资料表明仅有 ≤30% 的回收率，从而被迫选择作为永久性腔静脉滤器；③腔静脉滤器的取出或转换需要额外回收导管，增加费用。

3. 滤器置入技术的改进　腔静脉滤器的置入

技术正在不断进步。一般在导管室内，如今也可在杂交外科手术室，术前应行腔静脉造影评估下腔静脉血栓并观察有无解剖变异，如双下腔静脉等。变异和异常时对滤器的置入都有影响，近年来提出了一种新的技术，通过经皮超声指引或者血管内超声在床旁置入腔静脉滤器。该技术依赖于良好的鉴别左、右肾静脉开口作为标志来帮助导引滤器置入，适合于碘过敏和不适宜 X 线的患者。但对某些过胖或者腹腔内气体过多的患者来说，经皮超声指引技术无法完成。根据超声显像合理选择患者后，超声引导下腔静脉滤器置入成功率>90%，但是临时滤器仍需在透视下回收。

（郭曙光）

参考文献

1. 王深明. 周围血管介入治疗. 北京:人民卫生出版社, 2010:409-424.
2. 李雷. 周围血管介入学. 北京:科学出版社,2011:801-808.
3. 中华医学会放射学分会介入学组. 下腔静脉滤器置入术和取出术规范的专家共识. 中华放射学杂志,2011, 45(3):297-300.
4. 中华医学会外科分会血管外科学组. 深静脉血栓形成的诊断和治疗指南. 中华外科杂志,2012,50:611-614.
5. 中华外科杂志编辑部. 关于腔静脉滤器临床应用的若干问题——专家观点与共识. 中华外科杂志,2010,48(24):1885-1886.
6. Greenfield L. Caval interruption procedures/Rutherford R,ed. Vacsular Surgery. 5th ed. Philadelphia:W. B. Saunders,2000:1968-1978.
7. Mobin-Uddin KSP, Martines LO, Lombardo CR, et al. A vena cava filter for prevention of pulmonary embolus. Surg Forum,1967,18:209-211.
8. Gamblin T, Ashley D, Burch S, et al. A prospective evaluation of a bedside technique for placement of inferior vena cava filters:accuracy and limitations of intravascular ultrasound. Am Surg,2003,69(5):382-386.
9. Decousus H,Leizorovicz A,Parent F,et al. A clinical trial of vena caval filters in the prevention of pulmonary embolism in patients with proximal deep-vein thrombosis. Prévention du Risque d'Embolie Pulmonaire par Interruption Cave Study Group. N Engl J Med,1998,338:409-415.

六、血栓形成后综合征的预防和治疗进展

急性血栓形成(deep vein thrombosis, DVT)是一种常见的疾病,在美国每年约有 25 万至 200 万人发生。血栓后遗症(postthrombotic syndrome, PTS)作为 DVT 最常见的并发症,尽管抗凝治疗的使用,其发生率为 25%~60%,美国每年因本症直接花费 2 亿美元,同时间接损失导致每年丧失 200 万工作日以上。PTS 是典型特点是每天发生的肢体肿胀、疼痛、身体沉重和(或)疲劳,其程度主要依赖该侧肢体的使用情况。程度严重的 PTS 可发展静脉性跛行、淤滞性皮炎、皮肤色素沉着、皮下纤维化、静脉性溃疡和(或)丧失工作能力,往往导致生活质量的下降。多数的患者在最初的 2 年内形成 PTS。一些研究证实在 10~20 年仍然会形成 PTS。在诊断为 DVT 后 10 年发生静脉溃疡的概率几乎可以达到 5%。

同其他疾病一样,预防是关键,最有效的减少 PTS 的方式是预防 DVT。当 DVT 发生时,应当立即采用有效地治疗方法,控制并减少 PTS 发生的危险因素(表 11-1),多种治疗方式的联合可以有效地减少血栓后并发症。

表 11-1　血栓后综合征发展的危险因素

DVT 诊断过程中	随访期间
年龄较大	同侧深静脉血栓复发
性别	1 个月后深静脉血栓形成的腿部症状和体征仍然存在
原有静脉曲张程度	初始抗凝的强度及效果质量
BMI	抗凝口服时间
深静脉血栓形成的位置和程度	抗凝口服强度
血栓形成倾向	D-二聚体升高水平

（一）PTS 的定义

不像动脉疾病有着明确的定义:周围动脉疾病(例如,使用踝肱指数),腹主动脉瘤(直径),PTS 很难来定量。目前比较一致的定义是 Villalta 评分,使用了阶梯的评分系统,这个系统结合了患者肢体的症状和体征。评分越高,PTS 的症状就越重。15 分为严重的 PTS。CEAP 评分也是慢性静脉疾病常用的评分标准之一,其参数包括肢体的临床特点,病原学、解剖以及病理生理学。CEAP 评分非常有用,但是作为一种静态的测量,不能够反映日常生活的质量或肢体的功能状态(表 11-2)。静脉超声除了能够诊断 DVT 外,在判断静脉反流程度和位置方面也是非常重要的。然而,影像学并不是定义 PTS 的组成成分,也不和严

重程度相关。

表 11-2 血栓形成后综合征分级

Villalta	CEAP
症状：	临床：
沉重	0-无
疼痛	1-毛细血管扩张
抽筋	2-静脉曲张
瘙痒	3-水肿
麻痹	4-色素沉着，脂性硬皮病
体征：	5-愈合溃疡
胫前水肿	6-溃疡
硬结	病原学
色素沉着	先天性/原发/继发
新的静脉扩张	解剖分布：
发红	浅静脉、深静脉，交通支，或共存
小腿腓肠肌压痛	病理生理：
（溃疡得分为 15）	反流，阻塞，或两者共存
各因素得分：0（无）~3（严重）	重度：>C4
轻度：得分 5~9	
中度：得分 10~14	
重度：得分 15	

（二）预防 PTS

预防 DVT 初发及复发

（1）弹力袜 除了日常生活预防 DVT 外，弹力袜的使用是一个重要的措施。由于分发生同侧深静脉血栓形成是一个 PTS 形成重要的因素，明智地使用弹力袜治疗加上足够强度和持续时间的抗凝是防止 PTS 发生的重要手段。弹力袜（elastic compression stockings，ECSs）的机制并不广为人知。据推测，压力治疗降低静脉反流和减少下肢静脉血容量，从而改善小腿肌肉泵。长期使用的有效性已得到证实。就现有资料，有不少研究评估了长期使用弹力袜预防 DVT 后发生 PTS 的有效性。2005年，Prandoni 的一项研究发现，180 例有症状的中央型 DVT 患者随机分为两组，一组使用循序减压弹力袜，压力为 30~40mmHg，另一组不穿弹力袜作为对照，应用 Villalta 评分进行诊断评估，2 年后 PTS 发生率 25%，而对照组则高达 49%。现在公认的

是深静脉血栓形成后使用弹力压迫，结合早期活动有利血栓消融，进而降低 PTS 发生率。弹力压迫使用时间最好 2 年以上。

尽管目前的治疗有抗凝以及弹力穿戴治疗，仍有相当一部分 DVT 患者发展成为血栓后遗症导致严重的生活治疗的限制。严重的血栓形成后遗症会导致行走后静脉高压，压力越高，症状就越严重。

（2）抗凝药物 抗凝治疗被广泛采用和支持，其目的是防止血栓蔓延、预防血栓复发、降低 PTS 的发生率。Gómez-Outes 等的一项荟萃分析研究表明，下肢深静脉血栓形成后，长期应用低分子量肝素治疗，经静脉造影和临床效果随访，可增加静脉内血栓块消融的概率，降低 DVT 发生率。Moaveni 等在动物实验中也证明，使用低分子量肝素能加快 DVT 后静脉壁再内膜化。但抗凝维持的时间仍然有争议，趋于一致的意见是抗凝治疗维持至 DVT 后 3~6 个月。

（3）溶栓的作用 传统的抗凝治疗在防止深静脉血栓复发和肺栓塞是非常有效的，但对内源性纤维蛋白溶解和静脉再通影响不大。使用溶栓治疗的根据是其潜在的主动消除血栓，从而提高静脉通畅，保护瓣膜的功能，并有可能减少出现 PTS。基于上述理论，位于髂股静脉水平的深静脉血栓发生 PTS 的风险较高，溶栓部位主要集中到这一水平。目前存在三种不同的经皮溶栓方法：全身溶栓，导管溶栓（CDT）和药物机械性溶栓（pharmaco-mechanical thrombolysis，PMT）。全身溶栓治疗的效能（即，给药的药物通过的静脉通路远离 DVT 的部位），这个观点是在 2004 年的 Cochrane 系统评价报告出来的，包括 12 个研究和超过 700 名患者在全身溶栓治疗（主要是高剂量链激酶或尿激酶），联合肝素用于治疗急性深静脉血栓形成比单用肝素静脉通畅率高。这些研究只有两个评估 PTS 和报告全身溶栓后 PTS 发生率较低。然而，评估 PTS 发生率目前并没有有效可靠的手段，另外样本量也较有限。全身溶栓的使用受到长时间灌注、完全性溶栓率低和严重出血并发症风险高的限制（~10%）。CDT 是一种影像引导技术，溶栓药物直接通过多孔导管进入血栓组织中。

在超声引导下一般采用腘静脉入路。这项技术潜在的益处包括：由于直接在血栓组织中灌注溶栓药物增加的溶栓效能，且由于减少给药剂量出现的较低的出血并发症。最近一次系统综述中，发现

目前有关 CDT 的报道整体证据强度偏低，并发症报道较少。直到最近，仍然没有一项充分设计的评估 CDT 预防 PTS 发生的多中心随机临床试验公开发表。最近出版的第一个多中心比较 CDT 联合抗凝与单独使用抗凝结果的随机对照试验（CaVenT 实验）发表。这项挪威试验纳入超过 200 多名包含股静脉、股总静脉和（或）髂静脉 DVT 患者，病程都在 21 天之内。随访 2 年，CDT 组发生 PTS 风险较对照组显著减少（42 vs. 56% ; $P = 0.047$）。在 CDT 组报告的严重出血发生率是 3%。这些结果保证一定的谨慎性，往往是因为患者在 CDT 组穿着 ECSs 和口服抗凝药（INR 水平 2 和 3 之间）具有更好的顺从性，6 个月的随访率在 CDT 组高。最后，该组患者接受辅助腔内治疗［球囊血管成形术和（或）支架成形］的比例（42%）较高。静脉支架的长期通畅率目前仍然不清楚。

PMT 是一个新的技术，它结合了机械血块碎栓的导管溶栓治疗，戴或不戴吸栓装置。在同一设备中使用的导管定向溶栓。第一个多中心随机对照试验目前正在进行评估 PMT 对髂股深静脉血栓形成患者的效果（NCT00790335［201］）。该试验比较 PMT 和抗凝与单独抗凝患者急性近端 DVT（股静脉或更高）计划在约 50 个美国中心，包括 692 例患者。PTS 患者 2 年内每 6 个月使用 Villalta 评分进行评估。另外一个国际性的临床试验（CAVA 试验）使用超声加速的 CDT 来预防 DVT 后发生 PTS，该试验正在荷兰有序进行。

根据最新的 ACCP 指南（2012 年出版），导管溶栓在一些选择的患者作为一种治疗方案（如髂股深静脉血栓形成的患者，症状少于 14 天，具有良好的功能状态，预计寿命 >1 岁，出血的危险性低）。新方法的开展需要掌握治疗益处和发生严重并发症（严重出血事件）的平衡，最终使更多的患者受益。

（三）PTS 治疗进展

目前治疗 PTS 的手段较为局限。目前的治疗方案包括：压力治疗、静脉活性药物治疗、腔内或手术治疗。

（1）压力治疗 压力疗法是一种众所周知的患者的治疗选择原发性慢性静脉疾病。ECSs 似乎显示一种主观的改善，例如患者的症状，如疼痛、脚踝肿胀和沉重感，但缺乏强有力的证据。压力治疗常用的方法有：绷带，自粘绷带，多层绷带，阶梯压力弹力袜或锌绷带。其中，最常用的是阶段压力弹力绷带。

（2）静脉活性药物治疗 除了压力治疗，血管活性药物，如七叶皂苷钠（马栗种子提取物）或芦丁往往是患者慢性静脉功能不全的常用药物。有试验比较应用七叶树籽提取物与安慰剂、治疗慢性静脉功能不全患者，发现：七叶树籽提取物在短期内对 PTS 的症状缓解似乎是有效的，且副作用轻微对于长期有效性和安全性需要进一步评估。腔内或手术治疗对于部分病例是有效的。如，直接处理静脉闭塞，palm 手术，或腔内静脉管腔内旋切，反流的处理［腋静脉转移，瓣膜重建，穿支静脉功能不全（筋膜下结扎术）但远期效果还有待进一步研究。

（四）一般建议

治疗 CVD 的常规措施也应适用于 PTS 患者。这些措施包括控制体重、步行锻炼、患肢抬高和物理治疗。约 20% ~ 50% 的 DVT 患者 2 年内会发生 PTS。和发生 PTS 相关的因素包括：年龄，肥胖，深静脉血栓形成的位置，初始抗凝情况，，同侧深静脉血栓复发等。每日使用 30 ~ 40mmHg 膝至踝阶梯压力弹力袜，会使 PTS 的出现概率减半。导管溶栓有可能会减少部分 DVT 患者 PTS 发生概率，预防同侧深静脉血栓形成复发是预防 PTS 的重要目标。

（蒋米尔 刘光）

参 考 文 献

1. 蒋米尔，张培华. 临床血管外科学. 第 3 版. 北京：科学出版社，2011.

2. 王辰. 肺栓塞. 北京：人民卫生出版社，2003.

3. Kahn SR, Partsch H, Vedantham S, et al. Definition of post-thrombotic syndrome of the leg for use in clinical investigations: a recommendation for standardization. J Thromb Haemost, 2009, 7: 879-883.

4. Eklof B, Rutherford RB, Bergan JJ, et al. Revision of the CEAP classification for chronic venous disorders: consensus statement. J Vasc Surg, 2004, 40: 1248-1252.

5. Kyrle PA, Eichinger S. Deep vein thrombosis. Lancet, 2005, 365: 1163-1174.

6. White RH. The epidemiology of venous thromboembolism. Circulation, 2003, 107 (23 Suppl. 1): I4-I8.

7. Prandoni P, Lensing AW, Cogo A, et al. The long-term clinical course of acute deep venous thrombosis. Ann Intern Med, 1996, 125 (1): 1-7.

8. Kahn SR, Shrier I, Julian JA, et al. Determinants and time course of the postthrombotic syndrome after acute deep

venous thrombosis. Ann Intern Med, 2008, 149(10):698-707.

9. Kahn SR, Shbaklo H, Lamping DL, et al. Determinants of health-related quality of life during the 2 years following deep vein thrombosis. J Thromb Haemost, 2008, 6(7): 1105-1112.

10. Guanella R, Ducruet T, Johri M, et al. Economic burden and cost determinants of deep vein thrombosis during 2 years following diagnosis: a prospective evaluation. J Thromb Haemost, 2011, 9(12):2397-2405.

11. Ashrani AA, Heit JA. Incidence and cost burden of post-thrombotic syndrome. J Thromb Thrombolysis, 2009, 28 (4):465-476.

12. Eklof B, Perrin M, Delis KT, et al. Updated terminology of chronic venous disorders: the VEIN-TERM transatlantic interdisciplinary consensus document. J Vasc Surg, 2009, 49(2):498-501.

13. Browse NL, Burnand KG, Irvine AT, et al. Diseases of the Veins. London: Arnold, 1999:473-479.

14. Labropoulos N, Gasparis AP, Pefanis D, et al. Secondary chronic venous disease progresses faster than primary. J Vasc Surg, 2009, 49(3):704-710.

15. Villalta S, Prandoni P, Cogo A, et al. The utility of non-invasive tests for detection of previous proximal-vein thrombosis. Thromb Haemost, 1995, 73(4):592-596.

16. Tan M, van Rooden CJ, Westerbeek RE, et al. Diagnostic management of clinically suspected acute deep vein thrombosis. Br J Haematol, 2009, 146(4):347-360.

17. Prandoni P, Lensing AW, Bernardi E, et al. The diagnostic value of compression ultra-sonography in patients with suspected recurrent deep vein thrombosis. Thromb Haemost, 2002, 88(3):402-406.

18. Linkins LA, Stretton R, Probyn L, et al. Interobserver agreement on ultrasound measurements of residual vein diameter, thrombus echogenicity and Doppler venous fow in patients with previous venous thrombosis. Thromb Res, 2006, 117(3):, 241-247.

19. Rathbun SW, Whitsett TL, Raskob GE. Negative D-dimer result to exclude recurrent deep venous thrombosis: a management trial. Ann Intern Med, 2004, 141(11):839-845.

20. Brandjes DP, Büller HR, Heijboer H, et al. Randomised trial of effect of compression stockings in patients with symptomatic proximal-vein thrombosis. Lancet, 1997, 349 (9054):759-762.

21. Ginsberg JS, Hirsh J, Julian J, et al. Prevention and treatment of postphlebitic syndrome: results of a 3-part study. Arch Intern Med, 2001, 161(17):2105-2109.

22. Villalta S, Bagatella P, Piccioli A, et al. Assessment of the validity and reproducibility of a clinical scale for the post-thrombotic syndrome. Haemostasis, 1994, 24:158a.

23. Porter JM, Moneta GL. Reporting standards in venous disease: an update. International Consensus Committee on Chronic Venous Disease. J Vasc Surg, 1995, 21(4): 635-645.

24. Rutherford RB, Padberg FT Jr, Comerota AJ, et al. Venous severity scoring: an adjunct to venous outcome assessment. J Vasc Surg, 2000, 31(6):1307-1312.

25. Kahn SR, Partsch H, Vedantham S, et al. Definition of post-thrombotic syndrome of the leg for use in clinical investigations: a recommendation for standardization. J Thromb Haemost, 2009, 7(5):879-883.

26. Strijkers RH, Wittens CH, Kahn SR. Villalta scale: goals and limitations. Phlebology 27 (Suppl. 1), 130-135 (2012).

27. Meissner MH, Moneta G, Burnand K et al. The hemodynamics and diagnosis of venous disease. J. Vasc. Surg. 46 (Suppl. S), S4-S24 (2007).

28. Bergan JJ, Schmid-Schönbein GW, Smith PD, Nicolaides AN, Boisseau MR, Eklof B. Chronic venous disease. N. Engl. J. Med. 355(5), 488-498 (2006).

29. Piovella F, Crippa L, Barone M et al. Normalization rates of compression ultrasonography in patients with a frst episode of deep vein thrombosis of the lower limbs: association with recurrence and new thrombosis. Haematologica 87(5), 515-522 (2002).

30. Prandoni P, Lensing AW, Prins MH et al. Residual venous thrombosis as a predictive factor of recurrent venous thromboembo-lism. Ann. Intern. Med. 137(12), 955-960 (2002).

31. Prandoni P, Frulla M, Sartor D, Concolato A, Girolami A. Vein abnormali-ties and the post-thrombotic syndrome. J. Thromb. Haemost. 3(2), 401-402 (2005)

32. Prandoni P, Prins MH, Lensing AW et al. AESOPUS Investigators. Residual thrombosis on ultrasonography to guide the duration of anticoagulation in patients with deep venous thrombosis: a rand-omized trial. Ann. Intern. Med. 150(9), 577-585 (2009).

33. Meissner MH, Zierler BK, Bergelin RO, Chandler WL, Strandness DE Jr. Coagulation, fbrinolysis, and recanaliza-tion after acute deep venous thrombosis. J. Vasc. Surg. 35(2), 278-285 (2002).

34. Deroo S, Deatrick KB, Henke PK. The vessel wall: a forgotten player in post thrombotic syndrome. Thromb. Haemost. 104(4), 681-692 (2010).

35. Haenen JH, Janssen MC, van Langen H et al. The postthrombotic syndrome in relation to venous hemodynamics, as measuredby means of duplex scanning and strain-gauge plethysmography. J. Vasc. Surg. 29 (6), 1071-1076 (1999).

36. Yamaki T,Nozaki M,Sakurai H,TakeuchiM,Soejima K, Kono T. High peak refluxvelocity in the proximal deep veins is a strong predictor of advanced post-throm-botic sequelae. J. Thromb. Haemost. 5(2),305-312 (2007).

37. Kolbach DN,Neumann HA,Prins MH. Defnition of the post-thrombotic syndrome, differences between existing-classifcations. Eur. J. Vasc. Endovasc. Surg. 30(4),404-414 (2005).

38. Stain M,Schönauer V,Minar E et al. The post-thrombotic syndrome:risk factors and impact on the course of thrombotic disease. J. Thromb. Haemost. 3 (12), 2671-2676 (2005).

39. Aschwanden M,Jeanneret C,Koller MT,Thalhammer C, Bucher HC, Jaeger KA. Effect of prolonged treatment with compression stockings to prevent post-thrombotic sequelae:a randomized controlled trial. J. Vasc. Surg. 47 (5),1015-1021 (2008).

40. Mohr DN,Silverstein MD,Heit JA,Petterson TM,O'Fallon WM, Melton LJ. The venous stasis syndrome after deep venous thrombosis or pulmonary embolism:a population-based study. Mayo Clin. Proc. 75(12),1249-1256 (2000).

41. Gabriel F,Labiós M,Portolés O et al. Incidence of post-thrombotic syndrome and its association with various risk factors in a cohort of Spanish patients after one year of follow-up following acute deep venous thrombosis. Thromb. Haemost. 92(2),328-336 (2004).

42. Labropoulos N,Waggoner T,Sammis W,Samali S,Pappas PJ. The effect of venous thrombus location and extent on the development of post-thrombotic signs and symptoms. J. Vasc. Surg. 48(2),407-412 (2008).

43. Asbeutah AM,Riha AZ,Cameron JD,McGrath BP. Five-year outcome study of deep vein thrombosis in the lower limbs. J. Vasc. Surg. 40(6),1184-1189 (2004).

44. Prandoni P, Lensing AW, Prins MH et al. Below-knee elastic compression stockings to prevent the post-thrombotic syndrome:a randomized, controlled trial. Ann. Intern. Med. 141(4),249-256 (2004).

45. Tick LW,Kramer MH,Rosendaal FR,Faber WR,Doggen CJ. Risk factors for post-thrombotic syndrome in patients with a first deep venous thrombosis. J. Thromb. Haemost. 6(12),2075-2081 (2008).

46. Ageno W,Piantanida E,Dentali F et al. Body mass index is associated with the development of the post-thrombotic syndrome. Thromb. Haemost. 89(2),305-309 (2003).

47. van Dongen CJ,Prandoni P,Frulla M,Marchiori A,Prins MH,Hutten BA. Relation between quality of anticoagulant treatment and the development of the postthrombotic syndrome. J. Thromb. Haemost. 3(5),939-942 (2005).

48. Kahn SR,Kearon C,Julian JA et al. Extended Low-intensity Anticoagulation for Thrombo-embolism (ELATE) Investigators. Predictors of the post-throm-botic syndrome during long-term treatment of proximal deep vein thrombosis. J. Thromb. Haemost. 3(4),718-723 (2005).

49. Ten Cate-Hoek AJ,Ten Cate H,Tordoir J,Hamulyák K, Prins MH. Individually tailored duration of elastic compression therapy in relation to incidence of the postthrombotic syndrome. J. Vasc. Surg. 52 (1), 132-138 (2010).

50. Wille-Jørgensen P,Jorgensen LN,Crawford M. Asymptomatic postoperative deep vein thrombosis and the development of postthrombotic syndrome. A systematic review and meta-analysis. Thromb. Haemost. 93 (2), 236-241 (2005).

51. Hafner J,Kühne A,Schär B et al. Factor V Leiden mutation in postthrombotic and non-postthrombotic venous ulcers. Arch. Dermatol. 137(5),599-603 (2001).

52. Kahn SR,Lim W,Dunn AS et al. American College of Chest Physicians. Prevention of VTE in nonsurgical patients:antithrombotic therapy and prevention of thrombosis,9th ed:American College of Chest Physicians Evidence-Based Clinical Practice Guidelines. Chest 141 (Suppl. 2),e195S-e226S (2012).

53. Gould MK,Garcia DA,Wren SM et al. American College of Chest Physicians. Prevention of VTE in nonorthopedic surgical patients:antithrombotic therapy and prevention of thrombosis,9th ed:American College of Chest Physicians Evidence-Based Clinical Practice Guide-lines. Chest 141(Suppl. 2),e227S-e277S (2012).

54. Falck-Ytter Y,Francis CW,Johanson NA et al. American College of Chest Physicians. Prevention of VTE in orthopedic surgery patients:antithrom-botic therapy and prevention of thrombo-sis,9th ed:American College of Chest Physicians Evidence-Based Clinical Practice Guidelines. Chest 141(Suppl. 2),e278S-e325S (2012).

55. Rodger MA,Kahn SR,Wells PS et al. Identifying unprovoked thromboembolism patients at low risk for recurrence who can discontinue anticoagu-lant therapy. CMAJ 179(5),417-426 (2008).

56. Hull RD,Pineo GF,Brant R et al. LITE Trial Investigators. Home therapy of venous thrombosis with long-term LMWH versus usual care:patient satisfaction and postthrombotic syndrome. Am. J. Med. 122(8),762-769. e3 (2009).

57. Hull RD,Liang J,Townshend G. Long-term low-molecular-weight heparin and the post-thrombotic syndrome:a systematic review. Am. J. Med. 124 (8), 756-765 (2011).

58. Righini M,Perrier A,De Moerloose P,Bounameaux H. D-Dimer for venous thromboembolism diagnosis:20 years

later. J. Thromb. Haemost. 6(7),1059-1071（2008）.

59. Verhovsek M,Douketis JD,Yi Q et al. Systematic review：D-dimer to predict recurrent disease after stopping anticoagulant therapy for unprovoked venous thromboembolism. Ann. Intern. Med. 149（7）, 481-90, W94（2008）.

60. Latella J,Desmarais S,Miron MJ et al. Relation between D-dimer level,venous valvular refux and the development of post-thrombotic syndrome after deep vein thrombosis. J. Thromb. Haemost. 8（10）,2169-2175（2010）.

61. Shbaklo H,Holcroft CA,Kahn SR. Levels of infammatory markers and the development of the post-thrombotic syndrome. Thromb. Haemost. 101（3）,505-512（2009）.

62. Roumen-Klappe EM,Janssen MC,Van Rossum J et al. Infammation in deep vein thrombosis and the development of post-thrombotic syndrome：a prospective study. J. Thromb. Haemost. 7（4）,582-587（2009）.

63. Kahn SR,Shbaklo H,Shapiro S et al. SOX Trial Investigators. Effectiveness of compression stockings to prevent the post-thrombotic syndrome（the SOX Trial and Bio-SOX biomarker substudy）：a randomized controlled trial. BMC Cardiovasc. Disord. 7,21（2007）.

64. Cohen AT,Tapson VF,Bergmann JF et al. ENDORSE Investigators. Venous thromboembolism risk and prophylaxis in the acute hospital care setting（ENDORSE study）：a multinational cross-sectional study. Lancet 371（9610）, 387-394（2008）.

65. Kakkos SK,Daskalopoulou SS,Daskalopoulos ME,Nicolaides AN,Geroulakos G. Review on the value of graduated elastic compression stockings after deep vein thrombosis. Thromb. Haemost. 96(4),441-445（2006）.

66. Kolbach DN,Sandbrink MW,Hamulyak K,Neumann HA,Prins MH. Non-pharmaceutical measures for prevention of post-thrombotic syndrome. Cochrane Database Syst. Rev. 1,CD004174（2004）.

67. Kearon C,Akl EA,Comerota AJ et al. Antithrombotic therapy for VTE disease：antithrombotic therapy and prevention of thrombosis,9th ed：American College of Chest Physicians Evidence-Based Clinical Practice Guidelines. Chest 141（Suppl. 2）,e419S-494S（2012）.

68. Raju S,Hollis K,Neglen P. Use of compression stockings in chronic venous disease：patient compliance and effcacy. Ann. Vasc. Surg. 21（6）,790-795（2007）.

69. Prandoni P,Noventa F,Quintavalla R et al. Canano Investigators. Thigh-length versus below-knee compression elastic stockings for prevention of the postthrom-botic syndrome in patients with proximal-venous thrombosis：a randomized trial. Blood 119（6）,1561-1565（2012）.

70. Meissner MH. Rationale and indications for aggressive early thrombus removal. Phlebology 27（Suppl. 1）,78-84（2012）.

71. Vedantham S. Endovascular procedures in the management of DVT. Hematology Am. Soc. Hematol. Educ. Program 2011,156-161（2011）.

72. Popuri RK,Vedantham S. The role of thrombolysis in the clinical management of deep vein thrombosis. Arterioscler. Thromb. Vasc. Biol . 31（3）,479-484（2011）.

73. Watson LI,Armon MP. Thrombolysis for acute deep vein thrombosis. Cochrane Database Syst. Rev. 4, CD002783（2004）.

74. Arnesen H,Høiseth A,Ly B. Streptokinase of heparin in the treatment of deep vein thrombosis. Follow-up results of a prospective study. Acta Med. Scand. 211（1-2）,65-68（1982）.

75. Schweizer J,Elix H,Altmann E,Hellner G,Forkmann L. Comparative results of thrombolysis treatment with rt-PA and urokinase：a pilot study. VASA 27（3）, 167-171（1998）.

76. Semba CP,Dake MD. Iliofemoral deep venous thrombosis：aggressive therapy with catheter-directed thrombolysis. Radiology 191（2）,487-494（1994）.

77. Casey ET,Murad MH,Zumaeta-Garcia M et al. Treatment of acute iliofemoral deep vein thrombosis. J. Vasc. Surg. 55（5）,1463-1473（2012）.

78. Enden T,Haig Y,Kløw NE et al. CaVenT Study Group. Long-term outcome after additional catheter-directed thrombolysis versus standard treatment for acute iliofemoral deep vein thrombosis（the CaVenT study）：a randomised controlled trial. Lancet 379（9810）, 31-38（2012）.

79. Karthikesalingam A,Young EL,Hinchliffe RJ,Loftus IM,Thompson MM,Holt PJ. A systematic review of percutaneous mechanical thrombectomy in the treatment of deep venous thrombosis. Eur. J. Vasc. Endovasc. Surg. 41（4）,554-565（2011）.

80. Grommes J,Strijkers R,Greiner A,Mahnken AH,Wittens CH. Safety and feasibility of ultrasound-accelerated catheter-directed thrombolysis in deep vein thrombosis. Eur. J. Vasc. Endovasc. Surg. 41（4）,526-532（2011）.

81. Cohen JM,Akl EA,Kahn SR. Pharmaco-logic and compression therapies for postthrombotic syndrome：a systematic review of randomized controlled trials. Chest 141（2）,308-320（2012）.

82. Cullum N,Nelson EA,Fletcher AW,Sheldon TA. Compression for venous leg ulcers. Cochrane Database Syst. Rev. 2,CD000265（2001）.

83. Shingler S,Robertson L,Boghossian S,Stewart M. Compression stockings for the initial treatment of varicose veins in patients without venous ulceration. Cochrane Database Syst. Rev. 11,CD008819（2011）.

84. Gloviczki P, Comerota AJ, Dalsing MC et al. Society for Vascular Surgery; American Venous Forum. The care of patients with varicose veins and associated chronic venous diseases: clinical practice guidelines of the Society for Vascular Surgery and the American Venous Forum. J. Vasc. Surg. 53 (Suppl. 5), S2-S48 (2011).

85. O'Donnell MJ, McRae S, Kahn SR et al. Evaluation of a venous-return assist device to treat severe post-thrombotic syndrome (VENOPTS). A randomized controlled trial. Thromb. Haemost. 99 (3), 623-629 (2008).

86. Prandoni P. Elastic stockings, hydroxyethylrutosides or both for the treatment of post-thrombotic syndrome. Thromb. Haemost. 93 (1), 183-185 (2005).

87. Pittler MH, Ernst E. Horse chestnut seed extract for chronic venous insuffciency. Cochrane Database Syst. Rev. 1, CD003230 (2006).

88. Bond RT, Cohen JM, Comerota A, Kahn SR. Surgical treatment of moderate-to-severe post-thrombotic syndrome. Ann. Vasc. Surg. Ann Vasc Surg. 2013; 27 (2): 242-58.

89. Neglén P, Hollis KC, Raju S. Combined saphenous ablation and iliac stent placement for complex severe chronic venous disease. J. Vasc. Surg. 44 (4), 828-833 (2006).

90. Neglén P, Hollis KC, Olivier J, Raju S. Stenting of the venous outfow in chronic venous disease: long-term stent-related outcome, clinical, and hemodynamic result. J. Vasc. Surg. 46 (5), 979-990 (2007).

91. Vedantham S. Valvular dysfunction and venous obstruction in the post-thrombotic syndrome. Thromb. Res. 123 (Suppl. 4), S62-S65 (2009).

92. Vedantham S. Interventional approaches to deep vein thrombosis. Am. J. Hematol. 87 (Suppl. 1), S113-S118 (2012).

93. Rosales A, Sandbaek G, Jørgensen JJ. Stenting for chronic post-thrombotic vena cava and iliofemoral venous occlusions: mid-term patency and clinical outcome. Eur J Vasc Endovasc Surg. 40 (2): 234-40 (2010).

94. Vedantham S, Goldhaber SZ, Kahn SR, et al. Rationale and design of the ATTRACT Study: a multicenter randomized trial to evaluate pharmacomechanical catheter-directed thrombolysis for the prevention of postthrombotic syndrome in patients with proximal deep vein thrombosis. Am Heart J. 165 (4): 523-530 (2013).

95. Baldwin MJ, Moore HM, Rudarakanchana N, et al. Post-thrombotic syndrome: a clinical review. J Thromb Haemost. 2013 May; 11 (5): 795-805. Soosainathan A, Moore HM, Gohel MS, Davies AH. Scoring systems for the post-thrombotic syndrome. J Vasc Surg. 57 (1): 254-61 (2013).

第四节 慢性静脉功能不全

一、慢性静脉功能不全的分类及发病机制的认识与研究进展

慢性静脉功能不全(chronic venous insufficiency, CVI)是一组病症的总称,是最常见的周围血管疾病,包含了先天性、原发性及继发性 CVI,因静脉的结构或功能异常而使静脉血回流不畅,造成下肢静脉血液反流和(或)回流障碍,静脉压力过高导致的一系列症状和体征为特征的综合征,以下肢沉重、疲劳和胀痛,水肿、静脉曲张、皮肤营养改变和静脉溃疡为主要临床表现,其病因和发病机制目前尚未完全清楚。

(一) 慢性静脉疾病的外科分类系统的发展

既往对于静脉疾病的治疗难以取得一致的意见,多是由于对静脉疾病的诊断标准往往无法统一和不可重复。有些常用的术语如"慢性静脉功能不全""静脉炎后综合征"等都不能明确说明疾病的病因、病理和位置。到底静脉功能不全是反流性还是阻塞性的?静脉系统异常是真性,还是由于反流或阻塞引起的?这些患者有无血栓性静脉炎的病史?有哪些客观诊断指标?以及病变发生于静脉系统的哪一段等。为了解答这些问题,有必要像动脉疾病一样对静脉疾病的病因、部位,病程和病理生理状况给一个明确的定义。认为静脉疾病可通过其外部表现诊断的旧概念往往导致错误的诊断和不可重复性的结果。

下肢静脉系统由于解剖结构变异多,瓣膜功能改变细微或明显交织出现,以及具有侧支循环代偿功能和阻塞后再通能力等特点,因此,下肢静脉疾病的变异情况也相当复杂。血管外科学者都认为有必要建立一个统一、完整、能包括静脉疾病诊断各方面特点的诊断和分类体系,以指导静脉疾病的诊断,治疗和疗效判断。1978 年,德国 Widmer 提出了静脉疾患的分类方法,依据肉眼可见的静脉曲张和慢性静脉疾病的外部表现进行分类。1985 年俄罗斯的 Sytchev 发表了一个比较完整的分类法,但由于未在俄罗斯外进行广泛的宣传,未能引起人们的重视。1988 年美国血管外科学会(Society for Vascular Surgery, SVS)和国际心血管学会(International Society for cardiovascular Surgery, ISCVS)下属

的一个联合委员会制定了一个临床分类方法,成为临床报告静脉疾病的标准,其中增加了解剖分类,临床严重程度分级,并建议应有判断静脉功能不全存在的反映静脉血流动力学的客观指标。随着近年对静脉疾病研究的深入和取得的成果,对于静脉疾病准确诊断和分类已成为可能。1994年一组国际专家组成的美国静脉专题研讨会(American Venous Forum,AVF)一个特别委员会,提出了CEAP分类法,旨在对静脉疾病提出更为准确、简单易行,能为大多数学者普遍接受的分类方法,有利于在病例报告和评价不同的诊断和治疗方式方面统一化。CEAP法于1997年在第二届有关静脉疾病的泛太平洋血管外科研讨会上被与会者所认同,现已在全世界大多数国家和地区广泛使用。

Rutherford 2000年对评分系统进行了修改,提出了静脉临床危重程度评分(the venous clinical severity score,VCSS),能更准确地反映CVI肢体的严重程度和病变范围。作为一名血管外科医生,应善于根据患者的临床症状与体征,实验室检查及影像学检查等资料,综合分析和判断,依据CEAP法对静脉疾病进行全面的、正确的诊断及评估,正确鉴别静脉疾病的各种病因,以选择出最适合患者的个体化治疗方案。

CEAP法的具体内容:

1. 总体分类(表11-3)

表11-3　慢性静脉疾病总体分类

总体分类	
C	临床特征分类(Clinical signs) 分6级(C 0~6) 附加A代表无症状表现(Asymptomatic) S代表有症状表现(Symptomatic)
E	病因分类(Etiologic) 分 先天性(Congenital,C)、原发性(Primary,P) 继发性(Secondery,S)
A	解剖部位分类(Anatomic distribution) 分 浅静脉(Superficial S)深静脉(Deep,D)、交通静脉(Perforator,P) 单发或合并出现
P	病理生理功能不全分类(Patho physiologic Dysfunction) 分 反流性(Reflux,R)阻塞性(Obstruction,O) 单发或合并出现

2. 临床分类　基于静脉疾病的客观临床体征

(C0~6)加上A(无症状表现)或S(有症状表现)。症状包括:疼痛、充血、皮肤刺激征和肌肉痉挛以及其他与静脉功能不全有关的主诉。

0级:无可见或可触及的静脉疾病体征

1级:毛细血管扩张或浅静脉呈网状分布

2级:静脉曲张

3级:水肿

4级:静脉疾病所致皮肤改变(如色素沉着、静脉性湿疹,脂质硬皮病表现)

5级:上述皮肤改变加已愈溃疡

6级:上述皮肤改变加活动性溃疡

治疗可改变临床症状和体征。治疗后应重新分级(表11-4)。

表11-4　慢性静脉疾病临床分类修正

分类	描述	注释
C_0	无可见或可触及的静脉疾病体征	
C_1	毛细血管扩张、网状静脉、踝部潮红	毛细血管扩张-真皮小静脉扩张,直径不超过1mm;网状静脉-皮下不可触及的扩张静脉,直径≤3mm
C_2	静脉曲张	皮下可触及的曲张静脉,直径通常>3mm
C_3	水肿,但无皮肤改变	
C_4	静脉疾病所致皮肤改变	C_{4A}色素沉着、静脉性湿疹,或两者皆有 C_{4B}脂质硬皮病、白色萎缩症,或两者皆有
C_5	上述皮肤改变加已愈溃疡	
C_6	上述皮肤改变加活动性溃疡	

3. 病因分类(Ec,Ep,Es)(表11-5)

表11-5　慢性静脉疾病病因分类

病因分类	
先天性(Ec)	指出生即有或日后确认的
原发性(Ep)	既不是先天性的,也无确定病因的
继发性(Es)	已知病因的(如血栓形成后、创伤后、其他)

4. 解剖分类(As,D,P)　病变可累及一个、两个或全部三个系统(表11-6)。

表 11-6 慢性静脉疾病解剖分类

分段号	浅静脉（As）
1	毛细血管扩张/网状静脉
2	膝上大隐静脉（greater saphenous vein, GSV）
3	膝下大隐静脉
4	小隐静脉（lesser saphenous vein, LSV）
5	非隐静脉
分段号	深静脉（Ap）
6	下腔静脉
7	髂总静脉
8	髂内静脉
9	髂外静脉
10	盆腔静脉——性腺静脉、阔韧带静脉、其他
11	股总静脉
12	股深静脉
13	股浅静脉
14	腘静脉
15	小腿部静脉——胫前静脉、胫后静脉、腓静脉（全部成对）
16	肌肉静脉——腓肠肌、足底、其他
分段号	交通静脉（Ap）
17	大腿（thigh）
18	小腿（calf）

5. 病理生理分类（表 11-7）

表 11-7 慢性静脉疾病病理生理分类

病理生理分类
反流性（P_R）
阻塞性（P_O）
反流和阻塞性（P_{RO}）

根据彩色多普勒超声检查可判断反流性或阻塞性，可使用上表所列解剖分段来报告病理生理分类。如反流到哪一段，血栓栓塞在哪一段，即可用该段分类表示，如 P_{O-CAV}（下腔静脉阻塞），P_{O-I}、P_{O-F}、P_{O-P}、P_{O-C}（分别表示髂、股、腘和小腿部静脉阻塞）；如多段阻塞，也可用 $P_{O-I,F,P}$ 表示。

例 1：无并发症的静脉曲张病例：C_2（a/or/s）-E_P-As-Pr（2-5）

表示：临床表现静脉曲张（a 或 s），原发性，浅静脉受累，反流性（膝上、下部大隐静脉、小隐静脉和非隐静脉系统）

例 2：C2,3,4,6-s-Es-As,d,p-Pr$_{2,3,11,13,14,15,18-0}$7,9

表示：临床表现静脉曲张、水肿、皮肤改变、活动性溃疡，有症状性。病因为血栓形成，解剖部位在浅静脉、深静脉、交通静脉全部受累。反流存在于膝上、下大隐静脉、股浅静脉、腘静脉，小腿部静脉和交通静脉，阻塞存在于髂总和髂外静脉。

静脉功能不全评分：

慢性静脉功能不全的评分系统可为肢体状况的科学比较和疗效评价提供量化指标。评分系统主要基于三个因素，即受累解剖段的数量（解剖评分），症状、体征分级（临床评分），功能丧失情况（功能丧失评分）。

1. 解剖评分 每一个解剖段为 1 分，所有受累解剖段的总和。

2. 临床评分（表 11-8）

表 11-8 慢性静脉功能不全临床评分

临床评分			
痛	0=无	1=中度，不需止痛剂	2=重度，需止痛剂
水肿	0=无	1=轻/中度	2=重度
静脉性跛行	0=无	1=轻/中度	2=重度
色素沉着	0=无	1=局限性	2=广泛性
脂质硬皮病表现	0=无	1=局限性	2=广泛性
溃疡——大小（最大的溃疡直径）	0=无	1=<2cm	2=大于2cm
溃疡——持续时间	0=无	1=<3个月	2=>3个月
溃疡——复发	0=无	1=1次	2=>1次
溃疡——数量	0=无	1=单个	2=多个

3. 功能丧失评分（表 11-9）

表 11-9 慢性静脉功能不全功能丧失评分

功能丧失评分	
0	无症状性。
1	有症状性，无须辅助设施而有功能。
2	依赖辅助设施，每日仅 8 小时有功能。
3	即使依赖辅助设施仍无功能。

这个评分系统在近年临床应用中出现一些不足和问题。2000 年，Rutherford 综合美国静脉论坛的研究结果，提出一种新的静脉临床严重程度评分系统以代替原来的临床评分，以及新的静脉节段病变评分和静脉功能障碍评分（表 11-10～表 11-12）。

表 11-10 静脉临床严重程度评分

指标	无=0	轻度=1	中度=2	重度=3
疼痛	无	偶感,活动不受限,不需止痛剂	每日发生,中度活动受限,偶需止痛剂	每日发生,重度活动受限,常规需使用止痛剂
静脉曲张※	无	少见、散在、分支状静脉曲张	多发,大隐静脉曲张局限于小腿或大腿。	广泛,大腿和小腿;大小隐静脉均曲张
静脉性水肿+	无	仅晚间踝部水肿	下午水肿,踝以上出现	踝以上早晨出现水肿,需活动改变,抬高患肢
皮肤色素沉着△	无或局部浅色度（黄褐色）	弥漫,但有区域界限,陈旧性(褐色)	弥漫性,超过足靴区大部(下 1/3)或新发色素沉着(紫红色)	更广泛分布,超过肢体下 1/3,新发色素沉着
炎症	无	轻度蜂窝织炎,局限于溃疡周围边缘区	中度蜂窝织炎,累及大部足靴区(下 1/3)	严重蜂窝织炎(超过肢体下 1/3)或有意义的静脉湿疹
硬结	无	局部,环踝部(<5cm	小腿内侧或外侧,少于小腿下 1/3	整个小腿 1/3 或更多
活动性溃疡数目	0	1	2	>2
活动性溃疡时间	无	<3 月	>3 月且<1 年	超过 1 年不愈合
活动性溃疡大小☆	无	直径<2cm	直径 2～6cm	直径>6cm
加压治疗✕	未使用或不愿使用	间歇性使用弹力袜		完全自愿全日使用弹力袜和抬高患肢

注:※曲张静脉必须直径>4mm,以利与 C1 和 C2 之间的静脉病理变化相鉴别;

+以临床特征推断为静脉性(如 Brawny 水肿(非凹陷性或海绵性),站立/抬高患肢对其有明显影响,和(或)有静脉性病因的其他临床证据(如曲张静脉、DVT 病史),水肿必须是常规的表现(如每日发生),偶发或轻度水肿除外;

△曲张静脉上的局部色素沉着除外;

☆最大溃疡的最大长度/直径;

✕为判断使用加压治疗不同背景的计算尺

表 11-11 静脉节段病变评分(VSDS)(基于静脉节段病变与反流或阻塞性病变有关＊)

	反流性		阻塞性△
1/2	小隐静脉		＊
1	大隐静脉	1	大隐静脉(仅从大腿到膝下血栓形成时)
1/2	交通静脉,大腿		＊
1	交通静脉,小腿		＊
2	小腿静脉 多发性(仅胫后静脉=1)	1	小腿静脉,多发性
2	腘静脉	2	腘静脉
1	股浅静脉	1	股浅静脉
1	股深静脉	1	股深静脉
1	股总静脉及以上静脉※	2	股总静脉
		1	髂静脉
		1	下腔静脉
10	反流性最高评分	10	阻塞性最高评分

注:反流性指该节段所有瓣膜功能不全。阻塞性指在该节段某点上完全阻塞,或至少该节段一半有大于 50% 的狭窄。大多数节段为 1 分,但某些节段分值增加或减少以适合它们的临床意义(如股总静脉或腘静脉阻塞加分,腘和多发性小腿静脉反流加分;小腿静脉或大腿交通静脉反流减分等)。同一节段同时有反流和阻塞病变也可评分,这不常见,但在某些血栓形成后状态可能出现,可给予继发性静脉功能不全比原发性疾病更高的评分。

＊适当的静脉影像学检查(如静脉造影和彩超),虽然某些节段并不常规探查(如股深静脉和胫静脉),但在没有了解这些节段是阻塞还是反流时,不能凭推测来计分;

△深静脉节段的切除、结扎或创伤阻塞的计分与血栓形成引起的阻塞一样;

※通常股总静脉以上静脉没有瓣膜,所以这些节段无反流性分值。此外,交通静脉阻断和隐静脉结扎/切除不计算在阻塞性评分中,但作为反流性评分减分处理。

表 11-12 静脉功能障碍评分

静脉功能障碍评分
0　无症状性。
1　有症状但能参加日常活动而不需加压治疗。
2　仅在依靠加压和(或)抬高肢体后能参加日常活动。
3　甚至依靠加压和(或)抬高肢体后仍不能参加日常活动。

注:日常活动=患者由于静脉疾病而丧失功能前的活动

(二)慢性静脉功能不全病理和发病机制的研究进展

1. 病因　根据病因可将 CVD 分为三类:原发性、继发性及先天性,以原发性居多,约为66%;继发性25%,先天性不足1%,混合性8%。导致 CVD 发生的因素存在以下几种:①静脉反流:由静脉瓣膜功能不全引起的血液逆流导致下肢静脉高压,其中深静脉瓣膜功能不全又分为原发性、继发性(深静脉血栓形成后综合征,PTS)及混合性。②静脉回流障碍:因先天性或后天性因素导致近端静脉阻塞造成的回流障碍导致静脉高压,包括深静脉血栓形成后综合征(PTS)、布-加综合征、下腔静脉综合征等。③先天发育异常:K-T 综合征等。④遗传因素:虽然目前还未发现明确的遗传特定因素,但家族聚集现象表明 CVD 与遗传有关。双亲有 CVD 病史的,后代发病率可高达90%;单亲有 CVD 病史的,后代发病率为25%;而无家族史的后代发病率仅20%。

2. 发病机制

(1)下肢静脉高压　下肢静脉高压是导致 CVD 的各种病理生理改变的重要因素,持续的静脉高压增加毛细血管后血管透壁压,引起皮肤毛细血管损伤、局部血液循环和组织吸收障碍、慢性炎症反应,代谢产物堆积、组织营养不良、下肢水肿和皮肤营养改变,最终溃疡形成。静脉高压产生的机制有以下几点:

(2)静脉瓣膜功能不全　由静脉瓣膜功能不全引起的反流是导致下肢静脉高压的主要原因(约占70%~80%),可由于瓣膜本身的病变,如伸长、分裂、撕裂、瓣膜变薄及瓣膜叶黏附等,和静脉壁结构改变,静脉管壁扩张所致。静脉瓣膜病变常见于先天性小瓣膜或瓣膜缺如,继发于 DVT 的瓣膜破坏和原发性静脉瓣膜功能不全。反流的血液可来自浅静脉、深静脉或交通静脉。据统计,单纯浅静脉反流占45%,单纯深静脉反流占12%,深、浅静脉同时有反流占43%。深静脉瓣膜功能不全时,下肢血液排空后又迅速被动脉供血及反流的血液填充,导致站立后静脉压迅速升高并维持在一个较高的水平,常见于原发性深静脉瓣膜功能不全和继发于 DVT 的深静脉瓣膜破坏。浅静脉瓣膜功能不全,特别是浅、深静脉系统交界处瓣膜功能不全,如隐股静脉瓣和隐腘静脉瓣,可使高压血液从深静脉进入浅静脉系统,导致静脉高压和静脉曲张。交通静脉瓣膜功能不全时,深静脉的高压血流可通过交通静脉进入浅静脉系统,并可将腓肠肌收缩时产生的高压直接传递给浅静脉。静脉反流也可来源于静脉的属支,研究表明,19.9%的属支存在反流的情况,其中大隐静脉属支占65%,小隐静脉属支占19%,混合型占7%。

(3)静脉回流障碍　在静脉高压的原因中所占比例较少,可由先天性或后天性因素导致。由于静脉回流受限,肌肉收缩时可产生静脉高压;此外,继发性的肌关节泵功能不全也可导致静脉高压。

(4)肌、关节泵功能不全　肌、关节泵是下肢静脉回流的动力来源,腓肠肌泵的收缩可排出超过小腿总容量60%的静脉血,使静脉压下降。腓肠肌的收缩能力、前负荷、后负荷的变化都会对肌泵的效能产生影响。当存在反流时,表现为前负荷增加;当存在近端静脉阻塞时,表现为后负荷增加。静脉反流及回流障碍都可严重损害肌泵的功能。如静脉瓣膜功能不全,肌泵活动降低静脉压的作用被削弱。如果合并交通静脉瓣膜功能不全,腓肠肌收缩产生的高压静脉血可反流至浅静脉系统及皮肤微循环系统。此外,如踝关节活动受限也会影响肌泵的功能。

(5)慢性炎症反应　长期的静脉高压是导致静脉性溃疡的关键因素。在疾病初始阶段,静脉高压和血液蓄积可使静脉壁扩张、瓣膜受损,血管内皮细胞暴露于静脉反流下而受损,从而激活白细胞,导致循环血中白细胞表达 L-选择蛋白和 CD11b 减少,同时血浆中可溶性 L-选择蛋白、黏附分子 ICAM-1、内皮-白细胞黏附分子-1 和血管细胞黏附分子-1 增多,提示白细胞活化,与内皮细胞黏附并浸润至局部组织,进而血小板、单核细胞等聚集,产生更多的炎症介质和细胞黏附因子,形成炎症反应的放大效应导致慢性炎症反应,导致静脉瓣膜、静脉壁和微循环进一步受损,加重静脉反流,致使静脉压力持续增加。随着疾病的发展,在迂曲和扩张的毛细血管周围形成了"纤维蛋白袖套",障碍了血氧的弥散;此外,慢性炎症反应产生较多的基质金属蛋白酶,导致细胞外基质过度降解,继而促进足靴区皮肤营养障碍性病变和溃疡形成等。

（6）静脉微循环受损 静脉高压传递至微循环，导致毛细血管床变形以及内皮间隙增宽、通透性增高，组织间隙液体、代谢产物等聚积，引起皮肤病理性损害；腓肠肌的毛细血管床损害，则使小腿肌泵功能减退。

（7）遗传易感性 虽然目前还未发现明确的遗传特定基因，但家族聚集现象表明 CVD 与遗传有关。双亲有 CVD 病史的，后代发病率可高达90%；单亲有 CVD 病史的，后代发病率为25%；而无家族史的后代发病率仅20%。

（三）慢性静脉溃疡发病机制的研究进展

下肢静脉性溃疡是 CVI 晚期常见的并发症，发病机制较复杂。常迁延不愈，治疗效果不佳，随着对静脉疾病溃疡了解加深，近年来对静脉性溃疡的病因及发病机制研究取得了一些进展。

关于静脉性溃疡的发病机制有许多学说

1. 静脉血流淤滞学说 Homans 于1916年提出，认为淤滞的血流在曲张、膨胀的血管中停滞，造成皮肤的相对封闭，使组织产生缺氧和细胞坏死。

2. 动静脉瘘学说 是最早的静脉性溃疡形成的微循环理论。CVI 的皮肤改变是小动静脉瘘畸形继发改变，微动静脉瘘将动脉压传导至静脉，导致血管通透性增加，从而使皮肤和皮下毛细血管异常，而影响组织营养。动静脉瘘畸形阻断了皮肤血流产生缺氧以及继发细胞坏死。但并无现代资料表明 CVI 患者存有微动静脉瘘。这个学说不再为人们所接受成为与 CVI 皮肤改变有关的原发性发病机制。

3. "纤维蛋白袖套"学说 为纤维蛋白病理性沉着及纤溶活性降低。1982年 Browse 和 Burnand 首先提出了"纤维蛋白袖套"学说。该学说认为，由于静脉压持续升高使血管内皮细胞的间隙增宽，致使纤维蛋白原渗出，并在毛细血管周围包绕、沉积形成纤维蛋白"袖套"。这一屏障无疑会妨碍了氧的扩散，在纤维蛋白的屏障作用的检测中，主要是通过皮肤的（TcPO$_2$）测试皮肤的氧弥散，结果在溃疡的肢体上是下降的，因此得出"纤维蛋白袖套"可以造成局部组织缺氧和溃疡形成。业已证实：纤维蛋白的病理性沉积是皮肤营养障碍的病理基础，并且，其在毛细血管周围的沉积程度与静脉性皮肤营养障碍程度密切相关。然而机体内担负清除纤维蛋白功能的是纤溶酶原-纤溶酶、组织纤溶酶原激活物（t-PA）、纤溶酶原激活剂抑制因子（PAI）组成的纤溶系统平衡。t-PA 减少可以导致去纤维蛋白的能力下降。在下肢静脉性溃疡的患者中 t-PA 的活性明显下降，而 PAI 则相对升高。这就使得沉积在毛细血管周围的纤维蛋白难以清除。根据这一理论，临床上已有应用重组人 t-PA 药物在溃疡局部使用，且其效果有令人满意的报道。

4. 白细胞捕获学说 认为皮肤内的白细胞捕获在静脉性溃疡形成中有重要作用。20世纪初，由于曲张静脉内血流缓慢，Homans 提出病变组织内血流低氧存在，但组织氧是由动脉血供应。但这一观点未被认同。随后，由于组织学显示纤维袖套的存在，一些学者认为纤维袖套阻止氧气到达组织，造成组织缺氧。然而，用这一原因解释 CVI 组织损害太简单，而且实验并不能证明有组织缺氧存在，组织缺氧学说也已被多数学者抛弃。与此同时，损伤组织内大量白细胞的聚集引起研究者注意。Colerridge Smith 等1988年提出了白细胞捕获学说，并经许多学者的实验从各方面加以论证和支持。此学说的主要观点是：正常血管内循环白细胞表面有黏附分子分布，与血管内皮细胞表面的相应黏附分子受体，主要是 E-selectin 疏松结合，使白细胞能够在血管内皮细胞表面滚动行走，搜索潜在的炎症介质，变形，从血管内皮细胞之间穿出，到周围组织中，参与炎症反应。而 CVI 时，血管内皮细胞表面黏附分子 ICAM-1 表达增加，这样，白细胞和血管内皮细胞之间由原来的 E-选择素的疏松结合，变为白细胞表面的 CD11b 和血管内皮细胞 ICAM-1 之间的紧密结合，而且 CVI 中静脉高压所造成的微循环中血流流速减慢，白细胞边集增加，黏附到血管内皮，白细胞肌动蛋白聚合而造成细胞硬度增加都加强白细胞捕获在毛细血管内致毛细血管阻塞，并游走到微循环周围组织内。在这一过程中，正如血管内皮细胞一样，白细胞被 CVI 时的流体剪力激活，释放大量蛋白水解酶和自由离子基，造成内皮细胞破坏，周围实质细胞死亡，进而组织破坏，溃疡形成。这些白细胞多数为中性粒细胞、T 淋巴细胞、单核细胞（巨噬细胞和肥大细胞）。慢性白细胞与内皮细胞黏附、激活，是对皮肤有潜在性损害的慢性炎症过程。许多观察的数据推导出白细胞捕获是通过以下两个机制形成溃疡：①捕获的白细胞阻塞血管造成缺血损害引起组织坏死；②激活的白细胞分泌细胞因子，包括炎症介质与抗炎的因子等的系统失衡，及氧自由基、超氧化物等对血管和组织的破坏，从而造成损害。

（王深明）

参考文献

1. Widmer LK. Overview: varicosis (author's transl). Langenbecks Arch Chir,1978,347:203-207.

2. Sytchev GG. Classification of chronic venous disorders of lower extremities and pelvis. Int Angiol,1985,4(2):203-206.

3. Reporting standards in venous disease. Prepared by the Subcommittee on Reporting Standards in Venous Disease, Ad Hoc Committee on Reporting Standards, Society for Vascular Surgery/North American Chapter, International Society for Cardiovascular Surgery. JVasc Surg, 1988,8(2):172-181.

4. Kistner RL,B Eklof,EM Masuda. Diagnosis of chronic venous disease of the lower extremities:the "CEAP" classification. Mayo Clin Proc,1996,71(4):338-345.

5. Rutherford RB. Venous severity scoring:An adjunct to venous outcome assessment. J Vasc Surg, 2000, 31 (6): 1307-1312.

6. Nicolaides AN. Management of chronic venous disorders of the lower limbs: guidelines according to scientific evidence. Int Angiol,2008,27(1):1-59.

7. Pistorius MA. Chronic venous insufficiency:the genetic influence. Angiology,2003,54 Suppl 1:S5-12.

8. Serra RA. Genetic study of chronic venous insufficiency. Ann Vasc Surg,2012,26(5):636-642.

9. Bergan JJ. Chronic venous disease. N Engl J Med,2006, 355(5):488-498.

10. Bergan JJ, L Pascarella, GW Schmid-Schonbein. Pathogenesis of primary chronic venous disease:Insights from animal models of venous hypertension. J Vasc Surg, 2008,47(1):183-192.

11. Raffetto JD,RA Khalil. Mechanisms of varicose vein formation:valve dysfunction and wall dilation. Phlebology, 2008,23(2):85-98.

12. Garcia-Gimeno M. Reflux patterns and risk factors of primary varicose veins' clinical severity. Phlebology,2012, 28(3):153-161.

13. Lurie F. Multicenter assessment of venous reflux by duplex ultrasound. J Vasc Surg,2012,55(2):437-445.

14. Kanchanabat B. Clinical presentation and patterns of venous reflux in Thai patients with chronic venous insufficiency (CVI). Eur J Vasc Endovasc Surg, 2010, 40 (3):399-402.

15. Kahn SR. Natural history of postthrombotic disease: Transition from acute to chronic disease. J Vasc Surg, 2010,52(5 Suppl):62S-64S.

16. Uhl JF,C Gillot. Anatomy of the foot venous pump:physiology and influence on chronic venous disease. Phlebology,2012,27(5):219-230.

17. O'Donnell TF. The role of perforators in chronic venous insufficiency. Phlebology,2010,25(1):3-10.

18. Pascarella L, Penn A, Schmid-Schönbein GW. Venous hypertension and the inflammatory cascade:major manifestations and trigger mechanisms. Angiology, 2005. 56 Suppl 1:p. S3-10.

19. Browse NL, KG Burnand. The cause of venous ulceration. Lancet,1982,2(8292):243-245.

20. Raffetto JD, WA Marston. Venous ulcer: what is new? Plast Reconstr Surg,2011,127 Suppl 1:279S-288S.

21. Wollina U, MB Abdel-Naser, R Mani. A review of the microcirculation in skin in patients with chronic venous insufficiency:the problem and the evidence available for therapeutic options. Int J Low Extrem Wounds,2006,5 (3):169-180.

22. Raffetto JD. Dermal pathology, cellular biology, and inflammation in chronic venous disease. Thromb Res, 2009,123 Suppl 4:S66-71.

23. Blomgren L. Coagulation and fibrinolysis in chronic venous insufficiency. Vasa,2001,30(3):184-187.

24. Coleridge SP. Causes of venous ulceration:a new hypothesis. Br Med J (Clin Res Ed),1988,296(6638):1726-1727.

二、浅静脉系统功能不全的治疗历史发展及现状

(一) 历史发展

下肢静脉曲张是最常见的周围血管疾病之一，也是最古老的疾病之一。人类的直立行走使得体内血液在重力的作用下不断对下肢静脉造成冲击而出现特有的下肢静脉曲张，人类关于下肢静脉曲张的治疗最早可追溯到公元前 2500 年，古希腊 Hipprocrate 描述避免站立可以预防治疗静脉曲张；在 1 世纪时期，古罗马 Celsuss 报道采用抽出术，烧灼术，绷带包裹等方法治疗该病。1853 年 Cassigness 首先报道采用硬化剂注射疗法进行治疗，1863 年 Fegan 采用加压硬化疗法，Trendelenburg 采用高位结扎治疗。现代医学手术治疗该疾病开始于 20 世纪初，在 1906 年最初由 Mayo 随后由 Babcock 首先报道了手术治疗方法，该方法基于手术切除、结扎以及剥脱静脉；到了 1938 年 Linton 报道了结扎交通支静脉的方法，此两种方法奠定了下肢静脉曲张的手术基础，取得了满意的手术疗效，广大患者因此受益。但近年来，医学的方向是手术微创化的治疗，患者更愿意接受创伤小的治疗方法，随着科技的不断进步，1991 年美国的 Robert

Min 首先报道腔内激光闭合术微创治疗静脉曲张以来,近二十多年来,微创治疗的理念及方法的应用得到了迅速推广,微创治疗得益于血管腔内技术的开展,取得了很好的疗效。另外,随着研究的不断深入和对疾病的新的认识,更新的方法及更为简单微创和保守的治疗方法也不断有报道。

浅静脉系统功能不全引发的静脉曲张其病理基础包括大隐静脉的反流、交通支的反流及浅表静脉曲张。因此,各种治疗主要是针对此三部分疾病展开。针对大隐静脉主干反流的治疗方法有:高位结扎术、高位结扎术及大隐静脉剥脱、大隐静脉内翻剥脱、静脉腔内激光治疗(endovenous Laser treatment,EVLT)、静脉腔内射频闭合术(radiofrequency endovenous occlusion)、硬化剂注射治疗、静脉腔内微波治疗、电凝治疗、冷冻治疗、腔镜治疗等方法;针对交通支反流的治疗方法有:直接切开,切断结扎,激光,微波闭合,腔镜下手术(subcutaneous endoscopic perforator surgery,SEPS)等;针对曲张静脉的治疗方法包括:直接手术切除,皮下连续缝扎,点状切除,硬化剂注射治疗,应用电凝、激光、微波等治疗,透光直视下旋切(transilluminated powered phlebectomy,TIPP)等。

(二)治疗现状及存在的问题

目前主流的治疗方法为传统高位结扎及剥脱、激光治疗、射频治疗、硬化剂治疗、透光直视下旋切等方法,对其治疗现状及问题进行分析。

1. 传统手术治疗 传统手术治疗大隐静脉必须有反流,手术包括高位结扎及大隐静脉的剥脱、交通支的处理以及静脉团的手术切除。根据剥脱器的改进分为普通剥脱和内翻剥脱器,内翻剥脱对周围组织损伤较普通剥脱器小。现在强调大隐静脉剥脱后沿大隐静脉走行注射肿胀麻醉(tumescent local anesthesia,TLA)液,以减少出血、术后血肿及减轻术后疼痛。传统手术长期随访结果差异性很大,复发率从 6%～60% 不等,2006 年 Fisher 报告一项多中心的近 7 年的随访结果,复发率在 19.2%。目前国际上比较认可的结果大约在 20% 左右。复发的原因:手术不彻底(包括大隐静脉剥脱不完全和交通支未处理)、解剖异常、存在双大隐静脉、静脉曲张疾病继续发展和血管新生等。

大隐静脉的属支的处理及大隐静脉剥脱的范围是传统手术仍存在的问题。大隐静脉的 5 个属支是否要处理存在争议,反对完全处理者的理由是因为 5 个分支的切除导致术后新生血管的发病率增高,而新生血管则是静脉曲张复发的主要原因,

另外有学者研究对比完全切除 5 个分支与部分切除在术后复发率上并没有统计学差异,且处理属支增加了股静脉损伤的风险。而关于大隐静脉剥脱的范围的问题有一组 5 年随访的研究表明,总体 5 年复发率为 23%,大隐静脉全程剥脱(隐股交界点至踝关节)的复发率为 20%,而大隐静脉剥脱至膝下则复发率为 32%,但两组没有统计学差异,全程剥脱患者术后隐神经损伤的发生率可达 40%,明显高于部分剥脱患者,但其影响到生活质量的比例仅为 6.7%。因为不是所以静脉曲张患者都存在大隐静脉反流,且不是所有患者反流到踝静脉水平,因此,建议根据超声检查,明确大隐静脉反流部位来决定剥脱范围更为科学,有研究表明,根据超声提示反流水平进行剥脱患者术后复发率为 9%,因此,根据超声定位决定剥脱范围既可以减少隐神经损伤又可以降低手术复发率。

2. 腔内激光治疗 激光的特性是可以通过很小直径的光纤(600μm)能够传递足够的热量,热能量使管腔收缩、内膜损伤继而迅速机化并形成纤维条索,最终使静脉闭合,以达到消除大隐静脉反流的目的。目前,临床上采用的激光治疗仪的波长有所差异,主要有 810、915、940、980、1320、1470、1560nm。由于 1000nm 以内波长的激光是通过血红蛋白介导,其余波长通过血红蛋白及水介导。因此在采用激光治疗应特别注意根据波长的大小采取是否驱血治疗。另外有学者报道波长越长,能量越高其治疗疗效越好。激光治疗疗效因术者而有一定差异,激光以连续方式发射,光纤也连续回撤,此时作用能量取决于设定发射量和回撤速度;是否作用均匀取决于术者回撤光纤的状况。除参数设定正确外,大隐静脉直径也是治疗效果的重要因素,对于直径粗大且静脉壁较厚的患者可适当减缓退行速度,而对主干细且壁较薄的患者可适当加快激光退行速度;助手用手沿大隐静脉行程压迫,闭合大隐静脉全程。激光治疗前沿大隐静脉走行注入 TLA 液,既可使大隐静脉与激光光纤有更好的接触,又可减少皮肤烧伤,减少术后疼痛的发生。

对于激光治疗静脉曲张的疗效,文献中有 4 项报道激光与传统手术的对比研究,短期随访术后 3 个月时两组疗效无差别,仅在手术治疗组有轻微的疼痛增加。长期随访术后 26 个月无论从美观、患者满意度及疼痛感觉等方面比较两组疗均无差别。另外这 4 项对比研究随访时间仍然很短,因此对于复发率的判断仍无结论可下。

有学者认为,单纯激光闭合大隐静脉主干可能

而不做高位结扎会影响术后疗效且有深静脉血栓发生的危险;目前尚不统一,有研究对比结扎与不结扎隐股交界点的术后大隐静脉闭合率分别为92%及84%,没有统计学意义($P=0.096$)。

3. 射频腔内闭合术 原理与激光相同,通过射频能量传递到静脉壁,足够的热量作用于静脉壁,从而导致静脉管腔闭合。治疗电极导管的直径有2mm(6Fr)和2.7mm(8Fr)两种规格治疗不同直径的大隐静脉,与激光不同的是此仪器完全由计算机控制,根据所识别的型号自动分配治疗时所需的参数。因此,该治疗消除了因术者操作不同而疗效不同的问题,结果相对稳定,目前报道3～5年射频治疗后的大隐静脉闭合率在90%左右。

4. 硬化剂治疗 原理通过硬化剂的注入,使药物刺激静脉壁,使得静脉痉挛,内膜变性,炎症反应发生和内膜硬化而形成纤维条索,最终被吸收。注射硬化剂后的局部反应与硬化剂的浓度和作用时间相关,治疗不足可能没有效果,治疗过度可以引起血管周围组织破坏及炎症反应强烈。硬化剂分为液体与泡沫硬化剂两种,泡沫硬化剂是液体硬化剂按1:4比例与气体混合制成。它不会与血液混合而导致硬化剂浓度被稀释;由于泡沫制剂进入血管内后可迅速占据血管腔而驱走血液,使得药物与静脉壁广泛接触会增加作用时间和接触面积已提高疗效。此外,泡沫制剂在超声下很容易直视到,可以在整个治疗过程中监测治疗状况。在超声引导下注射硬化剂可以准确地穿刺到靶血管,监测到制剂在血管腔内弥散情况,监测到与静脉壁的接触状况,减少了穿刺到静脉外或误穿动脉而造成的并发症。在治疗直径小于3mm曲张静脉时液体制剂与泡沫制剂疗效相当。大于3mm时泡沫制剂有优势。硬化剂治疗时严重并发症很少见,过敏反应是其主要并发症,其他如误穿动脉,周围组织炎症反应等在超声引导下治疗时几乎不会发生。近年来,我们采取高位结扎后在DSA直视下应用造影导管逆向置入大隐静脉内,先造影找到曲张静脉然后注射硬化剂的办法,取得了很好的临床疗效,此方法可避免造影剂误入深静脉而致严重并发症,且硬化剂不会到血管外而引起并发症。

对于硬化剂注射治疗的疗效,由于早年采用液体硬化剂,因此20世纪60～70年代有很多研究对比液体硬化剂与传统手术的疗效,研究表明液体硬化剂治疗与手术治疗疗效相当,但其结果是术后早期,随时间延长,硬化剂治疗组复发率明显增高。Hobbs等研究表明术后6年以后传统手术比硬化剂治疗有明显疗效。另一项RCT研究也得出同样结论,5年时传统手术复发率约为10%,而硬化剂治疗组复发率高达74%。有学者将10项对比研究荟萃分析表明:传统手术与硬化剂治疗疗效无明显差别,但当将3项随访时间小于3年的研究排除后,则发现手术组复发率明显降低。

5. 透光直视旋切术 此手术方法适合于曲张静脉团块的治疗,尤其适合大面积广泛而严重静脉曲张团有其独特的优势,尤其更适合面积广泛严重曲张静脉团、皮肤色素沉着和(或)皮肤溃疡、硬化剂注射后复发的静脉曲张。但有学者认为其治疗创伤较大,术后并发症较多。根据我们的经验,掌握以下原则可以使其治疗发挥其最大的优势:高负压、低转速的原则,对于直径4.5mm的刀头我们采用300～500转/分,而采用5.5mm刀头则应采用200～300转/分。而无论采用何种型号的刀头,其连接负压吸引的压力均需达到600mmHg以上;另外强调TLA液在治疗前、中及治疗后大量冲洗。这样处理后的该方法对周围组织损伤明显降低,术后血肿发生率明显下降,可以取得很好的临床疗效。

6. 静脉曲张的新理论 近年来,有学者发现在应用激光、射频等腔内血管技术治疗时闭合大隐静脉后,隐-股连接点处的反流有减少的现象,也有学者发现在切除完大隐静脉的属支后,大隐静脉主干内的反流消失,还有报道大隐静脉反流处理后,深静脉反流消失,以及大隐静脉远端属支处理后,近段大隐静脉直径缩小。以上种种现象促使人们提出了下肢静脉曲张的新的病理生理概念,即静脉曲张开始于最薄壁,最浅表的静脉网水平。根据超声波的检查,数目众多的文章发表已经对传统认为的大隐静脉反流从上至下发展的共识提出异议,同时他们提出了曲张静脉起源于远端或多点自下而上发展的假说。有相当多的下肢静脉曲张患者在超声波检查时并未发现有隐-股连接点处的反流现象也支持这样的假设。在一项有关静脉反流的程度与年龄的研究中,研究者对2275例研究对象进行下肢静脉超声检查时也发现静脉反流有从下至上顺行发展的趋势,即反流先从浅表的大隐静脉属支开始,扩展到大隐静脉,最后止于隐-股连接点处。根据这样的假设,我们认为如果患者大隐静脉未发现有反流现象而发生静脉曲张,则切除静脉曲张可以避免反流向大隐静脉发展。另外,如果患者的大隐静脉有反流但程度不重,切除属支曲张静脉则有可能使大隐静脉的反流恢复,从而减小手术创伤,保留大隐静脉。局麻下选择性静脉曲张切除术由此产生,此手术是真正意义上的微创手术方法,且保留了大隐静脉,最大程度地减少因处理大隐静脉而造成的隐神经损伤的并发症。据部分文献报道该手术术后 2～3 年的随访结果,大隐静脉血流动力学改善率达 90%,临床症状缓解率达 80%～90%,外观改善率达 90%,静脉曲张复发率15.7%,与传统手术结果相近。但该方法远期结果有待研究,另外该理论还需得到绝大多数专家的认可。

综上所述,对于静脉曲张的处理,应分为对大隐静脉反流、交通支反流及曲张静脉的处理三部分。每一部分的处理方法多种多样,其每种方法都有其独特的优点同时也有其不足。一种选择策略是根据治疗目的不同,采用方法不同。其治疗目的包括美容(改善外观)、缓解临床症状、改善下肢功能及预防并发症。最有争议的是 C2 级病变,可采取的方法很多,根据患者病情、患者意愿、术者对某种技术的掌握情况而选择治疗方法。但对于C4～C6 级病变,我们建议有条件的单位需对患者行静脉造影检查,以了解患者交通支、深静脉反流及是否有腔静脉梗阻等问题,如合并上述问题需在手术过程中一并处理才能保证有很好的临床疗效。

(刘鹏 叶志东)

参 考 文 献

1. 刘鹏,叶志东,樊雪强,等.腔内激光、射频及内翻剥脱联合旋切术治疗下肢静脉曲张近期疗效的比较.中华普通外科杂志,2008,23(3):171-174.

2. 叶志东,刘鹏,王非,等.下肢静脉曲张的外科综合治疗.中国医学科学院学报,2007,29(1):40-43.

3. Labropoulos N, Giannoukas AD, Dells K, et al. Where does venous reflux start? J Vasc Surg,1997,26:736-742.

4. Labropoulos N, Leon L, Kwon S, et al. Study of the venous reflux progression. J Vasc Surg,2005,41:291-295.

5. Cooper DG, Hillman-Cooper CS, Barker SG, et al. Primary varicose veins: the sapheno-femoral junction, distribution of varicosities and patterns of incompetence. EurJ Vasc Endovasc Surg,2003,25:53-59.

6. Engelhorn CA, Engelhom AL, Cassou MF, et al. Patterns of varicose veins: five-year results of a randomized trial. J Vasc Surg,1999,29:589-592.

7. Rutgers PH, Kitslaar PJ. Randomized trial of stripping versus high ligation combined with sclerotherapy in the treatment of the incompetent greater saphenous vein. Am J Surg,1994,168:311-315.

8. Jones L, Braithwaite BD, Selwyn D, et al. Neovascularisation is the principal cause of varicose vein recurrence: result of a randomised trial of stripping the long saphenous Vein. EurJ Vasc Endovasc Surg,1996,12:442-445.

9. Escribano JM, Juan J, Bofill R, et al. Durability of reflux-elimination by a minimal invasive CHIVA procedure on patients with varicose veins. A 3-year prospective case study. EurJ Vasc Endovasc Surg,2003,25:159-163.

10. Proebstle TM, Moehler T, Herdemann S. Reduced recanalization rates of the great saphenous vein after endovenous laser treatment with increased energy dosing: definition of a threshold for the endovenous fluence equivalent. J Vasc Surg,2006,44:834-839.

11. Mekako A, HatfieldJ, BryceJ, et al. Combined endovenous laser therapy and ambulatory phlebectomy: refinement of a new technique. EurJ Vasc Endovasc Surg,2006,32:725-729.

12. Min RJ, Khilnani N, Zimmer SE. Endovenous laser treatment of saphenous vein reflux: long-term results. J Vasc Interv Radiol,2003,14:991-996.

13. Merchant RF, Pichot O. Long-term outcomes of endovenous radiofrequency obliteration of saphenous reflux as a treatment for superficial venous insufficiency. J Vasc Surg,2005,42:502-509.

14. Monahan DL. Can phlebectomy be deferred in the treatment of varicose veins? J Vasc Surg, 2005, 42: 1145-1149.

15. Welch HJ. Endovenous ablation of the great saphenous vein may avert phlebectomy for branch varicose veins. J Vasc Surg,2006,44:601-605.

16. Nicolini P. Treatment of primary varicose veins by endovenous obliteration with the VNUS closure system: results of a prospective multicentre study. EurJ Vasc Endovasc Surg,2005,29:433-439.

17. Wong JK, Duncan JL, Nichols DM. Whole-leg duplex mapping for varicose veins: observations on patterns of reflux in recurrent and primary legs. Surg, 2003, 25: 267.

18. Pichot O, Kabnick LS, Creton D, et al. Duplex ultrasound scan findings two years after great saphenous vein radiofrequency endovenous obliteration. J Vasc Surg, 2004, 39:189-195.

19. Lurie F, Creton D, Eklof B, et al. Prospective randomised study of endovenous radiofrequency obliteration (Closure) versus ligation and vein stripping (EVOLVES): two-year follow-up. EurJ Vasc Endovasc Surg,2005,29: 67-73.

20. Puggioni A, Kalra M, Carmo M, et al. Endovenous laser therapy and radiofrequency ablation of the great saphenous vein: analysis of early efficacy and complications. J Vasc Surg,2005,42:488-493.

21. Barrett JM, Allen B, Ockelford A, et al. Microfoam ultrasound guided sclerotherapy of varicose veins in 100 legs. Dermatol Surg, 2004, 30:6-12.

22. Smith PC. Chronic venous disease treated by ultrasound guided foam sclerotherapy. EurJ Vasc Endovasc Sug, 2006, 32:577-583.

23. Guex JJ, Allaert FA, Gillet JL, et al. Immediate and midterm complications of sclerotherapy: report of a prospective multicenter registry of 12,173 sclerotherapy sessions. Dermatol Surg, 2005, 31:123-128.

24. Forlee MV, Grouden M, Moore DJ, et al. Stroke after varicose vein foam injection sclerotherapy. J Vasc Surg, 2006, 43:162-164.

25. Morrison N, Cavezzi A, Bergan J, et al. Regarding "stroke after varicose vein foam injection sclerotherapy". J Vasc Surg, 2006, 44:224-225.

26. Zamboni P, Cisno C, Marchetti F, et al. Reflux elimination without any ablation or disconnection of the saphenous vein. A haemodynamic model for venous surgery. EurJ Vasc Endovasc Surg, 2001, 21:361-369.

27. Walsh JC, Berganil, Beeman S, et al. Femoral venous reflux abolished by greater saphenous vein stripping. Ann Vasc Surg, 1994, 8:566-570.

28. Sales CM, Bilof ML, Petrillo KA, et al. Correction of lower extremity deep venous incompetence by ablation of superficial venous reflux. Ann Vasc Surg, 1996, 10:186-189.

29. Puggioni A, Lurie F, Kistner RL, et al. How often is deep venous reflux eliminated after saphenous vein ablation? J Vasc Surg, 2003, 38:517-521.

30. Wong JK, Duncan JL, Nichols DM. Whole-leg duplex mapping for varicose veins: observations on patterns of reflux in recurrent and primary legs, with clinical correlation. Eur J Vasc Endovasc Surg, 2003, 25:267-275.

三、慢性静脉功能不全外科治疗的意义和方法选择、疗效评价

（一）浅静脉系统病变的外科治疗

大量研究表明下肢 CVI 合并静脉溃疡的患者普遍存在浅静脉系统功能不全，Myers 等报道在 39% 的 CVI C_4 级患者和 38% 的 CVI $C_{5\sim6}$ 级患者中，仅存在浅静脉反流。Puggioni 等超声检查结果发现 30% 的原发性深静脉反流患者和 36% 的原发性节段性深静脉反流患者，在清除大隐静脉反流后深静脉反流消失。这些结果表明，单纯针对浅静脉系统病变的外科治疗对部分 CVI 患者是有效的。

传统的大隐静脉高位结扎+抽剥术是治疗浅静脉病变的标准术式，至今仍为治疗下肢浅静脉曲张的主要手术。近年来尽管对此手术方式有所改良、改进，但基本原则并未改变，即利用隐静脉的轴性抽剥阻止浅静脉反流，以及切除曲张浅静脉，达到消除静脉高压来源和曲张浅静脉的目的。近十余年，传统的抽剥术已开始被越来越多的微创技术取代，如射频闭合术、腔内激光封闭术、电凝闭塞术、泡沫硬化剂灌注治疗术、透光刨吸术等。这些术式均能有效地治疗下肢浅静脉曲张，但并不能完全替代传统手术方式而成为疗效确切的标准术式。无论何种术式下列观点已成为共识，即下肢浅静脉系统病变的外科治疗是治疗下肢 CVI 的有效方法，可改善深静脉和交通静脉功能，对于重度 CVI，特别是合并静脉性溃疡者，疗效确切。研究表明，浅静脉手术后溃疡愈合平均时间为 18 周，在 6、12 和 18 个月时的溃疡愈合率分别为 57%、74% 和 82%，而且浅静脉手术后 2 年内溃疡得复发率明显降低，同时发现浅静脉系统功能不全为静脉性溃疡形成重要原因，这与浅静脉系统中存在的重力流体静力学反流有关。

（二）交通静脉系统病变的外科治疗

交通静脉是穿透筋膜将深静脉与浅筋膜静脉两个系统之间建立连接的静脉，生理状态下应为由浅向深的血流方向。交通静脉多成对出现结伴而行，含有一个或多个静脉瓣，生理情况下只允许由浅至深的血流。交通静脉与一动脉和皮肤感觉神经相伴斜行由远端外侧向近端内侧穿入肌肉筋膜组织。在 CVI 发展过程中，交通静脉有重要作用。随着静脉功能不全的进展，交通静脉发生充盈和扩张，筋膜缘也可因压力负荷改变而发生结构改变，一方面筋膜孔隙可在增高的压力作用下扩大，另一方面增高的动静脉压力负荷也可引起营养障碍和疼痛。随着累及的交通静脉数目增多。肢体皮肤营养性变化的程度加重，交通静脉的直径增大，静脉性病变的程度不断加重，这常常是下肢静脉曲张复发的原因，并可导致皮肤局部微循环改变，血液含氧量降低，白细胞附壁和渗出，皮肤营养障碍，出现静脉性溃疡。重度 CVI 常是三个静脉系统病变综合因素的结果，但交通静脉功能不全在其中具有非常重要的作用。

然而，交通静脉功能不全的血流动力学意义以及是否应进行外科治疗仍存在争议，一些研究者报告交通静脉功能不全与静脉高压无关。有研究报道发现在重度 CVI 患者中，低于 5% 的患者表现为单纯的交通静脉功能不全，大多数患者同时表现浅静脉系统合并深静脉系统功能不全。Edinburgh 小

组则发现随着 CVI 的加重,腓肠肌中侧交通支数目和管径明显增多:在仅 6% 的 CEA P_0 级患者腓肠肌中侧交通支出现功能不全,而在 CEA $P_{5~6}$ 级患者中有 90% 患者该交通静脉出现功能不全。目前对于交通静脉功能与重度 CVI 的因果关系如何,存在争议。

近年来,很多学者达成共识,即对位于 C2、C3 级的轻度慢性静脉功能不全的病例,尤其无深静脉系统形态学改变者,初次治疗应为去除功能不全的浅静脉,而对功能不全的交通静脉行切除不会给患者带来更多的好处。在较严重的 $C_{4~6}$ 级慢性静脉功能不全病例,同时关闭交通静脉可作为适应证,确定哪些功能不全的交通静脉需去除,并可通过一次或多次操作完成。治疗交通静脉功能不全也可采用开放性结扎、微创结扎、内镜下结扎、泡沫硬化剂注射或射频、激光闭合等方案。

有关交通静脉功能不全,以往有过一些传统的手术方法,现在只有开放结扎和微静脉切除仍在临床使用。①开放结扎:根据术前对交通静脉的定位诊断和标记部位,作一 2~3cm 长的切口,显露位于皮下的静脉丛及由此分出的交通静脉,在筋膜下结扎并切断该静脉并缝闭筋膜孔隙。②微静脉切除:根据术前对交通静脉的定位诊断和标记部位,用尖切片挑切一 2~3mm 大小的微小切口,借助一种用以静脉摘除的设备(如尖端弯形的 Häkel 针、Klapp 刀、Bassi 静脉钩等)将病变的浅筋膜静脉丛或交通静脉摘除,交通静脉于浅筋膜部分行结扎或扯断。1985 年出现了内镜筋膜下交通静脉结扎术(SEPS),通过向深筋膜下充气在电视下微创或切断交通静脉的手术,取得了良好的效果,并且创伤很小。已成为近年纠治交通静脉功能不全的有效手段。该技术的主要优点在于可精确定位,并且不受局部皮肤营养障碍或溃疡形成的影响。通过 SEPS 技术可选择性地将穿通静脉于筋膜下间隙进行关闭,减少了以往非选择性方法所带来的较高复发率和首次治疗结果不理想的情况。Tenbrook 等系统性回顾了 20 个已报道的 SEPS 研究系列,共包含 1140 例患肢,在这些系列研究中在平均 21 个月的时间内,溃疡愈合率达到 88%,而溃疡复发率仅为 13%,他们认为溃疡不愈及复发的危险因素包括:持续性的交通静脉功能不全、深静脉梗阻及溃疡超过 2cm。Tawes 等回顾性研究了 832 例 $C_{4~6}$ 级慢性静脉功能不全行 SEPS 治疗的患者,在平均 7 周的时间内溃疡愈合率达到 92%,而溃疡复发率仅为 4%。国内王深明等报道采用 SEPS 治疗 51 例

(64 条患肢)下肢重度 CVI,术后随访 3~35 个月,结果显示 SEPS 对下肢重度 CVI 特别是合并静脉性溃疡者具有良好疗效。

目前发展迅速的是经皮硬化剂或激光闭合治疗交通静脉功能不全。和 SEPS 相比该类方法的优点在于仅需局麻,可以在门诊实施,无须分离切除交通静脉,即使在踝关节附件的交通支也能较易闭合;缺点在于对术者超声水平要求较高,须十分熟悉超声引导的经皮路径,并可能存在遗漏需处理交通静脉支。该类操作方法相对简单:首先在超声引导下以 21G 微穿刺针或血管探针或 25G 针(具体依据手术方法而定)穿刺交通静脉,穿刺针进入交通静脉后应停在筋膜层或其上,以减低深静脉血栓或神经损伤的风险;然后使用硬化剂或激光作用于交通静脉支;最后通过超声确认交通静脉闭合。Cabrera 等报道 116 例静脉性溃疡患者交通静脉行硬化剂治疗后,6 个月 86% 的患者溃疡完全愈合,术后两年后的复发率为 6.3%,他们认为深静脉功能不全及慢性溃疡是影响溃疡愈合的独立危险因素。Chang 等报道 38 例患者行交通静脉射频闭合术 1 年后 91% 患者无反流,但有 56% 患者出现交通支再开放。Proebstle 等报道 67 例患者行交通静脉激光闭合术后 3 个月的闭合率为 99%。目前此类手术因其微创及可反复操作,发展迅速,但关于此类手术的评价仍需大样本病例资料及术后远期效果资料的证实。

(三)深静脉系统病变的外科治疗

治疗深静脉瓣膜功能不全的手术实际上是针对深静脉瓣膜的各种重建,技术主要分为两类:一类为静脉开放手术,包括静脉腔内瓣膜成形术、带瓣膜静脉段移植术、深静脉移位术、冷冻干燥同种异体带瓣膜静脉段移植术等。第二类为静脉壁外部手术,包括静脉瓣膜包裹环缩、戴戒、环缝、腘静脉外肌襻成形术、静脉外瓣膜修复成形术、经皮置放瓣膜外缩窄装置等。当前新的人工瓣膜的研制亦是瓣膜重建的研究热点,尚多处于实验研究阶段,有几个研究途径尝试解决替代静脉瓣膜的问题,旨在研制出安全、持久、有效的瓣膜替代物,进行瓣膜移植,治疗那些不可用瓣膜的病例:①原位新瓣膜形成,②带支架的静脉瓣膜段移植,③不锈钢或铂制成的人工瓣膜移植,④人工瓣膜上覆盖一层带有自体细胞的异体物质,⑤冷冻保存的同种异体肺心瓣膜移植,⑥冷冻保存的同种异体静脉瓣膜移植。

深静脉瓣膜重建术的理论依据是 Kistner 的瓣

膜学说。按 Kistner 的理论，股静脉第一对瓣膜抗逆向压力的能力最强，当该瓣膜在血柱重力作用下遭到破坏出现血液反流时，其远侧各对瓣膜包括交通静脉，如同"多米诺骨牌"依次被破坏，导致深静脉高压、淤血。而隐股静脉瓣膜的抗逆向压力的强度远低于股静脉瓣膜，在股静脉第一对瓣膜出现功能不全、血液反流时，大隐静脉及其他浅静脉已出现血液反流、静脉曲张。深静脉瓣膜重建术的目的是纠正瓣膜功能不全导致的深静脉血液反流、深静脉高压状态。尽管 Kistner 的瓣膜学说得到多数学者的认同，但一方面对各种术式的作用存在争议；另一方面这类手术的技术要求较高，并发症不少，以至于这类特殊的手术也仅在为数不多的血管外科中心开展。目前对深静脉瓣膜重建术的争论为：首选的需修复的瓣膜应该是股静脉瓣膜还是腘静脉瓣膜？单个瓣膜修复术是否足够还是同时需要多个瓣膜修复才能获得好的手术效果？目前 5 年以上随访资料可证实，瓣膜修复成形术（包括静脉内和静脉外瓣膜修复成形术）可使 70% 的病例取得良好疗效，主要体现在溃疡无复发、症状减轻、静脉瓣膜功能恢复以及血流动力学指标改善。Kistner 等报道对 51 例重度 CVI 的患肢长期随访（4～12 年）的结果为：原发性深静脉功能不全患肢的 10 年治愈率为 73%，而血栓后综合征患肢仅为 43%。事实上，深静脉反流多与浅静脉和交通静脉功能不合并存在，在行深静脉瓣膜重建的同时常联合浅静脉及交通静脉手术。在这种情况下，要想客观评估深静脉反流纠正手术的疗效是比较困难的，因为难以区分究竟哪个系统的手术更为有效。

总之，大多数学者认为外科手术对 CVI 是积极有效的。浅静脉手术对轻中度 CVI 能消除浅静脉反流，改善深静脉功能，改变 CVI 的发展过程；而重度 CVI 应在重建深静脉瓣膜的同时，联合浅静脉和交通静脉手术更有利于溃疡的愈合和避免术后复发。

（李晓强　李承龙）

参考文献

1. 王深明.下肢慢性静脉功能不全外科治疗的现状与争议. 2007 中国外周暨第 16 届亚洲外科年会, 2007.
2. 王深明, 胡作军, 李晓曦, 等. 内镜筋膜下交通静脉结扎术治疗重度慢性下肢静脉功能不全 51 例. 中华普通外科杂志, 2003, 18(9): 527-529.
3. 诺彭耐, 纽伦. 静脉曲张的临床诊治. 曲乐丰, 钱振宇译. 上海: 上海第二军医大学出版社, 2012.
4. Word R. Medical and surgical therapy for advanced chronic venous insufficiency. Surg Clin North Am, 2010, 90 (6): 1195-1214.
5. Rueda CA, Bittenbinder EN, Buckley CJ, et al. The management of chronic venous insufficiency with ulceration: the role of minimally invasive perforator interruption. Ann Vasc Surg, 2013, 27(1): 89-95.

四、深静脉功能不全外科治疗的回顾、争议与展望

（一）深静脉功能不全外科治疗的回顾

早在 100 多年前，Homans 将下肢浅静脉曲张分为单纯性和继发性两大类，并提出了经典的大隐静脉高位结扎加抽剥术治疗单纯性浅静脉曲张，沿用至今。大量的临床研究表明，此术式不但可以纠治浅静脉系统疾病，而且有利于改善深静脉系统功能。因为沿着大隐静脉的反流血液可通过交通静脉重新进入深静脉而增加深静脉系统负荷，最终引起深静脉扩张和延长、静脉高压、瓣膜功能损害。从上世纪 60 年代始，Kistner 研究并提出了"深静脉系统病变在下肢慢性静脉功能不全（CVI）发病中起重要作用"的理论，于 1980 年提出了"原发性下肢深静脉瓣膜功能不全"的概念。认为原发性下肢深静脉瓣膜功能不全是指无确定病因的，由于深静脉瓣膜延长、松弛和脱垂或深静脉扩张致深静脉瓣膜关闭不全所引起的反流性血流动力学病理改变，可导致静脉高压、血液淤滞，从而引发一系列静脉功能不全表现。此后，大量的临床研究也证实了深静脉瓣膜功能不全在慢性静脉功能不全发病中的作用。根据大多数文献报道，60%～70% CVI 患者有深静脉瓣膜功能不全。Raju 报道一组 147 例下肢静脉功能不全的患者，经各种检查证明深静脉反流性功能不全占 69%，深浅静脉均有反流性病变占 31%，而无一例为单纯性浅静脉功能不全。但大多数报告单纯性浅静脉功能不全仍占 25%～30%。上海蒋米尔等对 4771 例共 4877 条患浅静脉曲张的肢体进行静脉造影检查，发现原发性深静脉瓣膜反流者占 55.6%，单纯性大隐静脉曲张者（隐股静脉瓣膜反流）占 16.6%，而深静脉血栓形成后瓣膜反流者占 23.5%。

其实，许多重度深静脉瓣膜功能不全的病例多存在多系统静脉瓣膜反流和功能不全，常常是浅、深静脉和交通静脉系统瓣膜功能不全同时存在。Morano 等曾对 485 条静脉曲张患肢进行了逆行静脉造影检查，发现浅、深静脉瓣膜同时存在反流者占 51%，仅在股浅静脉瓣膜存在反流者占 19%；仅

在股深静脉瓣膜存在反流者占12%,在隐静脉存在瓣膜反流者仅占2%;而隐静脉与股浅、股深静脉均存在瓣膜反流者占16%。Perrin的报告则认为重度CVI患者中,仅累及深静脉系统者<10%,而46%的患者合并浅静脉反流和(或)交通静脉功能不全。因此,往往深静脉瓣膜功能不全的表现是与其他静脉系统功能不全的表现同时或交叉,混合存在。因此,人们也达成了一个共识:大多数下肢浅静脉曲张的形成是由于原发性下肢深静脉瓣膜功能不全所致。

原发性慢性深静脉瓣膜功能不全的发病原因至今尚未阐明,下肢慢性深静脉功能不全的一个重要病理特征就是静脉瓣膜反流。不论先天性、原发性还是血栓形成后遗症都可导致静脉瓣膜反流。正常的静脉瓣膜呈双瓣叶形,瓣叶为袋形,由内膜皱褶而成,袋形的两侧和底部均附于内膜上,称附着缘。袋形上侧游离,呈半挺直状,称游离缘,仅由内皮细胞组成。附着缘和游离缘相交处称交合点,为瓣叶的最高点。瓣叶与管壁之间的潜在间隙称瓣窝。两个瓣叶交合点之间相距约1cm,称瓣叶交汇处。在正常生理状态下,血液向心回流时,两瓣叶贴附于管壁的内膜,使管腔处于通畅状态,当近侧压力逆向作用增强时,血液反流使瓣窝充满血液,两个瓣叶的游离缘向管腔正中互相合拢,形成水式关闭状态,阻止血液反流。当各种原因导致瓣膜功能不全时,瓣膜失去阻止血液反流的作用,使部分回心血液又反流到瓣膜以下,造成下肢静脉容量扩大,血液淤积而引起一系列的静脉系统病理改变。

目前关于深静脉瓣膜功能不全可能的发病机制主要有:

1. 瓣膜学说 静脉瓣膜具有向心单向开放功能,有引导血液向心回流并阻止逆向血流的作用。如瓣膜结构薄弱,在下肢深静脉逆向压力的持续增强及血流重力的作用下,瓣膜游离缘松弛延长,不能正常关闭,造成血流经瓣叶间隙向远端反流。有的病例属于先天性瓣膜发育不良,仅有单叶或瓣叶不在同一平面,甚至瓣膜缺如,从而丧失瓣膜的正常关闭功能。

2. 管壁学说 由于持久的超负荷向心血量,或管壁病变引起深静脉扩张,管腔直径扩大,以致瓣膜在血液反流时不能紧密对合关闭,导致静脉反流性病变,又称为"相对性深静脉瓣膜功能不全"。

3. 小腿肌泵功能不全 各种因素导致小腿肌泵功能不全,肌泵驱血能力减弱,肌泵收缩时,静脉血液回流量减少,血液淤滞,可致静脉高压和瓣膜功能不全。

基于对上述理论的共识,各种各样的深静脉瓣膜修复重建手术也逐渐开展并在临床上广泛应用。尤其在20世纪80、90年代达到高峰。治疗深静脉瓣膜功能不全的手术技术主要分为两类。一类为静脉开放手术,包括静脉腔内瓣膜修复成形术、静脉瓣膜移植、静脉瓣膜移位术、冷冻保存的同种异体瓣膜移植术等。第二类为静脉壁外部手术,包括静脉瓣膜包裹环缩、戴戒、环缝、腘静脉肌瓣替代术、静脉外瓣膜修复成形术(可借助血管镜)、经皮置放瓣膜外缩窄装置等。

这些手术的目的是纠治深静脉瓣膜功能不全所致的反流。然而,深静脉反流多与浅静脉和交通静脉反流合并存在,为取得更好的疗效和有效降低静脉高压,浅静脉和交通静脉手术常需联合进行。在这种情况下,要想客观评估深静脉反流纠正手术的疗效是比较困难的,因为难以区分究竟哪个系统的手术更为有效。目前5年以上随访资料可证实,瓣膜修复成形术(包括静脉内和静脉外瓣膜修复成形术)可使70%的病例取得良好疗效,主要体现在溃疡无复发、症状减轻、静脉瓣膜功能恢复以及血流动力学指标改善。对于瓣膜本身无病变的病例,其瓣膜功能不全是由于管腔扩张,使深静脉瓣膜游离缘松弛和瓣膜间的夹角扩大所致,则以静脉瓣膜外修复成形和间接性修复成形术(外包裹、环缩、带戒术等)疗效较好。

(二)深静脉功能不全外科治疗的争议

近年来关于深静脉瓣膜修复重建术的意义和指征存在不少争议,许多学者提出瓣膜修复重建手术有无必要性的问题,有关深静脉功能不全的临床研究也大为减少,据PUBMED上搜索2005年有关深静脉瓣膜重建手术的文献有26篇,而到2009年仅搜索到12篇。Padberg认为:合并浅、深静脉功能不全的病例,仅施以浅静脉手术就可达到改善临床症状和促进溃疡愈合的疗效。Ting对78例102条深静脉功能不全合并浅静脉功能不全的肢体,行大隐静脉高位结扎(不作大隐静脉抽剥)和小腿多切口曲张静脉切除术,采用APG(空气体积描记仪)和彩超在术前和术后1个月对这些患肢进行检测并比较疗效。结果发现:VFI(静脉灌注指数)、EF(射血分数)、和RVF(剩余容积分数)在术后1个月检测时均有显著性改善,且VFI和RVF均值已达到正常值;彩超显示深静脉功能不全肢体所占的比例由术前的70%降至术后的44%。因此,他认为对于合并深、浅静脉功能不全的肢体,浅静脉手术应作为一线治疗,而深静脉重建手术应待浅静脉手术疗效不佳时再进行。芬兰学者 Lehtola 等 2008 年报道了一组 43 例深静脉重建病例结果,38 例获随访,随访时间 2～6.5 年,平均 4.5 年。其中 12 例静脉内修复,7 例静脉外修复,14 例静脉移位,29 例带瓣膜移植。有 6 例需要重复多次手术。结果显示:4 年临床成功率 23%,溃疡治愈 54%。瓣膜修复成形术后的瓣膜功能有效性最牢固,达 55%。移位术为 43%,瓣膜移植为 16%。结论是虽然瓣膜重建有效性可以接受,但总的临床效果是不令人满意的。

Walsh 和 Sales 分别报道称 90% 以上的患者经大隐静脉切除术后深静脉反流可被纠正。因此他们认为浅静脉功能不全会导致深静脉内血流负荷增加,从而导致深静脉功能不全(所谓的"overload theory")。另外,Shami 等的临床研究也发现,超过 50% 的静脉性溃疡患者仅有浅静脉功能不全,许多深静脉功能不全病例都合并存在浅静脉功能不全。通过超声检查,许多学者发现股总静脉反流与浅静脉功能不全常常同时存在。据估计约有 20% 的人群股总静脉内无瓣膜。由于股总静脉内无瓣膜,起始于股隐静脉连接处的逆向血流会导致深静脉反流,但这种反流不是由深静脉瓣膜功能不全引起。因此,许多学者认为浅静脉手术不仅可以有效治疗浅静脉功能不全所致的慢性静脉功能不全,而且可以减少或消除浅静脉系统向深静脉的回流量,从而降低深静脉的容量和压力,改善深静脉功能,建议对于那些合并浅、深静脉功能不全的病例仅施以浅静脉手术就可达到改善临床症状和促进溃疡愈合的疗效。

尽管近年来对深静脉瓣膜修复成形的手术研究开展得比较少,但仍有许多学者坚持深静脉瓣膜重建手术的作用。Makarova 等从 1 年内临床诊断为原发性 CVI 的 1879 例中,按严格标准选择出 168 例进行前瞻性随机对照研究,最终有 128 例接受了手术。这些病例分为临床进展型(即 5 年末临床分级升高 1 级以上者)和临床稳定型(即 5 年末临床分级无改变者),并随机分为两组。一组仅行浅静脉手术(大隐静脉高位结扎、抽剥、曲张静脉切除术),另一组在浅静脉手术基础上再加股静脉瓣膜修复成形术(Kistner 法)。术后均随访 7～8 年,最后完成统计的有 125 例。术后 1 个月及以后每年均进行一次彩色多普勒检查和临床体检,以比较两组疗效。结果表明,两组间的总疗效比较有显著性

差异,而这种差异主要是临床进展型病例所致,因为不论行何种手术方式,临床稳定型病例之间的比较均无显著性差异。在仅行浅静脉手术组中,29 条肢体股静脉反流无改变,但 33 条肢体静脉反流加重,无 1 条表现出反流减轻。而在瓣膜修复组中,71.4%(45 条)的瓣膜功能保持良好,反流复发或加重仅占 28.6%(18 条),其中 12 条为反流消失后再次出现。修复瓣膜的肢体仅 8% 临床表现加重。他们的结论是,临床进展型 CVI 与股静脉反流与大隐静脉反流关系密切,对这些病例,浅静脉手术不能纠正股静脉反流,也不能防止其进一步发展。在浅静脉手术同时修复一对股静脉瓣膜可大大改善远期疗效,外科手术纠正股静脉瓣膜功能不全可改变原发性 CVI 的进程。Tripathi 等对 137 例(169 条肢体)CEAP6 级,合并不愈合性静脉溃疡者施行深静脉重建术,并经 2 年随访。结果显示,静脉外瓣膜修复成形术的肢体术后 2 年中 50% 溃疡愈合,瓣膜功能保持良好;静脉内瓣膜修复成形术的肢体术后 2 年溃疡愈合率为 67%,79% 的瓣膜功能保持良好。作者认为对保守治疗和浅静脉及交通静脉手术后静脉性溃疡仍不愈合的病例,深静脉重建术是有效的,特别是在促进溃疡愈合方面。

Hardy2009 年报道一组轻度-中度临床表现,无溃疡的 CVI 病例,分为浅静脉手术+深静脉瓣膜修复术与仅行浅静脉手术两组进行比较。术后 1 年和 10 年随访结果显示,联合手术组的动态静脉压比浅静脉手术组明显改善,平均下降 15mmHg。随访 2 年,修复的 11 个瓣膜中 9 个功能正常。对于术前 5 年内临床症状加重者,联合手术组术后 7 年随访,临床症状改善率明显高于浅静脉手术组(80% vs 50%,$P<0.01$)。但对于临床症状稳定病例,二组术后疗效无显著性差异(96% vs 90%),这与 Makarova 报告的结果是一致的。

笔者工作单位曾进行了一项前瞻性配对比较研究。对一组双下肢均为重度 CVI 的病例,双患肢各采取不同的手术方式,即一条患肢采用深静脉瓣膜重建术+浅静脉手术,另一条患肢仅采用浅静脉手术,进行术前后疗效对比。术后 1 年和 3 年的随访资料证实,经过深静脉瓣膜修复成形术的肢体,无论在症状缓解,还是在静脉反流度,静脉反流量以及 APG 各项指标和静脉功能不全评分方面均比对侧肢体有显著性改善。

Us M 等 2007 年的临床研究也证实了静脉外瓣膜修复成形术+静脉外包裹术是治疗深静脉反流的有效技术,可有效降低溃疡复发率,提高瓣膜保

持功能率。对于合并浅深静脉瓣膜功能不全和（或）交通静脉功能不全的病例，特别是临床分级重度（CEAP C4 以上）的病例，可对其行深静脉瓣膜修复成形术，可在浅静脉手术和（或）交通静脉结扎术后二期进行，也可同期进行。

上述这些争议其实并没有根本性和原则上的差异，而是各自看问题的出发点略有不同所致。深静脉功能不全会直接导致深静脉内血液反流。持续的深静脉反流是导致慢性静脉功能不全相关症状以及皮肤营养性改变的主要原因。深静脉反流可分为节段性反流和轴向反流。节段性反流是指反流仅节段性地累及大腿或小腿的深静脉系统。轴向反流是指自腹股沟至小腿间均存在连续性的反流。轴向反流可能仅累及深静脉系统，也可能通过交通静脉同时累及深、浅静脉系统。目前一致观点认为，反流累及范围越广泛，静脉疾病严重程度越重。有学者进一步分析了 Walsh 和 Sales 等人的研究后发现，入组研究的患者中多数只是存在节段性的深静脉反流，而对于深静脉轴向反流的患者仅处理浅静脉或交通静脉并不能改善深静脉反流。另外，Padberg、Ting 等人研究也证实，浅静脉术后，深静脉节段性反流较易纠正而轴向反流难以纠正。

不管怎样，近年文献报道深静脉功能不全外科治疗的篇幅下降是事实，特别是重度深静脉瓣膜功能不全的病例在减少，这与浅静脉功能不全患者早诊断、早治疗、早期纠正浅静脉功能不全有直接关系，这是否也反证了浅静脉功能不全在深静脉功能不全发病中的作用？

直至今日，应该说，大多数学者对深静脉瓣膜功能不全的治疗已经有了一个基本的共识，即在治疗深静脉瓣膜功能不全时，应认识到不是所有的深静脉功能不全患肢都必须选择深静脉瓣膜重建术，否则可能会使一些能够经过简单的浅静脉手术即可改善深静脉功能的病例不必要地接受了更复杂和创伤较大的深静脉瓣膜重建术。对于深、浅静脉均存在反流的患者，应先纠正浅静脉反流，单纯处理交通静脉是否有效，目前仍有争议。当浅静脉反流与交通静脉反流纠正后，临床症状仍无改善时方可考虑手术纠正深静脉反流。纠正深静脉轴向反流时，踝关节平面以上的反流均应纠正，否则术后患者症状难以改善。

（三）治疗的进展与展望

虽然深静脉功能不全患者能够从瓣膜成形术、静脉移位术、带瓣静脉移植术、瓣膜再造术中获益，但大多数下肢深静脉功能不全的患者尤其是继发性瓣膜功能不全的患者并不适合进行上述手术治疗，而且多数研究数据表明瓣膜成形术、静脉移位术、带瓣静脉移植术等手术创伤大、短期与长期效果并不理想，术后常会出现病变节段静脉再次扩张、瓣膜功能不全、血栓形成等，从而导致手术失败。

近年来瓣膜重建研究的热点转移到新瓣膜的研制，尚多处于实验研究阶段，有几个研究途径尝试解决替代静脉瓣膜的问题，旨在研制出安全、持久、有效的瓣膜替代物，进行瓣膜移植，治疗那些不可用瓣膜的病例：①原位新瓣膜形成；②带支架的静脉瓣膜段移植；③不锈钢或铂制成的人工瓣膜移植；④人工瓣膜上覆盖一层带有自体细胞的异体物质；⑤冷冻保存的同种异体肺心瓣膜移植；⑥冷冻保存的同种异体静脉瓣膜移植。

1981 年，Charles Dotter 等人率先采用经皮放置带人造瓣膜静脉支架治疗深静脉功能不全。经皮放置带人造瓣膜静脉支架手术创伤小、可以准确将带瓣膜支架放置在目的区域，因此成为近年来研究的热点。许多学者研制出不同材料、不同类型的带人造瓣膜静脉支架，但其中绝大多数都仅停留在动物实验阶段，目前仅有少数带人造瓣膜静脉支架在人体内进行了实验验证。

带人造瓣膜静脉支架由金属支架和瓣膜叶片组成。金属支架为瓣膜提供了外部框架，阻止经脉阶段的过度扩张，防止术后瓣膜功能不全。多数支架由镍金属或不锈钢材料制成，为管状结构。支架带有倒刺可以很好的将其固定于静脉壁，确保瓣膜装置位置准确，防止移位。

Serino 和 Gale 等人报道了经皮带人造瓣膜静脉支架置入术的一期临床试验结果。该人造瓣膜是将戊二醛固定的牛静脉瓣膜固定在镍金属支架上，通过 18-F 的鞘管将带人造瓣膜静脉支架置入 5 名静脉溃疡患者的股深静脉中。但结果显示该移植物并不适合在静脉内使用，患者术后采取了足够的抗凝治疗措施，但仍有 4 名患者置入的瓣膜内形成血栓，1 名患者的置入物脱落并且导致肺动脉栓塞。

Pavcnik 等人近年来在带瓣膜静脉支架的研制方面取得了大量成果。Pavcnik 等人共研制了三代带瓣膜静脉支架（代号：BVV1、BVV2、BVV3）。三代支架均采用小肠黏膜下层（SIS）材料制成静脉瓣膜，然后固定于三种不同类型的支架上。SIS 是一种无细胞、无免疫原、可降解的、异体、胶原性的生物材料，该材料来源于猪小肠黏膜下层。SIS 是以胶原为基础的细胞外基质材料,它可为细胞的爬入和种植提供骨架。

2002 年,BVV1 在羊体内进行实验,结果显示术后 6 个月瓣膜通畅率及功能完好率达 88%。BVV2 是在 BVV1 基础上对支架进行改进以避免置入过程中瓣膜的移位和倾斜。2004～2005 年间进行的动物实验结果表明,BVV2 抗反流成功率达 92%。

第三代的瓣膜代号为 BVV3,BVV3 可阻止瓣膜叶片游离缘与静脉壁的接触从而保证瓣膜闭合良好。BVV3 的支架部分由激光切割的镍金属制成,其中有 4 个倒刺固定瓣膜。支架上的标志也保证了装置置入位置的准确性。BVV3 进行了为期 1 年的临床研究。该研究共有 15 名症状严重的并且经手术治疗失败的深静脉功能不全患者参与(其中 8 人为静脉溃疡)。BVV3 经 12-F 鞘管置入患者股静脉内。术后 12 个月随访发现,无瓣膜移位,有 11 例瓣膜仍通畅,9 名患者的置入瓣膜功能完好。瓣膜叶片增厚、僵硬(瓣膜无血栓形成)导致了瓣膜不同程度的反流和功能不全。从临床效果来看,15 名患者中有 12 人在术后以及术后 3 个月临床症状明显改善,术后 12 个月时仍有 9 名患者临床症状明显改善。8 名术前存在静脉性溃疡的患者中有 3 人溃疡愈合,4 人溃疡明显好转。15 名患者的临床症状在接受静脉瓣膜置入术后均未较术前加重。

目前来自动物及人体内的实验数据均显示现有带人造瓣膜静脉支架短期效果理想,但长期效果均不佳。带人造瓣膜静脉支架术后失败的最常见原因是瓣膜部位血栓形成。带人造瓣膜静脉支架效果不理想多数情况下与瓣膜材料有关。目前可用于制造瓣膜的材料包括金属、涤纶(Dacron)、小肠黏膜下层(SIS)、PTEF、戊二醛固定后的异种瓣膜以及冷冻保存的同种瓣膜。研究显示,生物材料制成的瓣膜比人工合成材料制成的瓣膜更有优势,因生物材料制成瓣膜置入静脉后能够更快更好地完成内皮化,从而减少免疫反应,易于与静脉壁融合,不易感染。目前普遍公认的最好的瓣膜材料是内皮覆盖完整的自体带瓣静脉,但研究发现,冷冻处理后的静脉组织会出现内皮损伤,并且静脉壁还会出现退化从而导致瓣膜失去功能。Pavcnik 等人采用经冻干或脱水处理的小肠黏膜下层(SIS)材料制成的静脉瓣膜不易形成血栓,但不足之处是 SIS 材料会出现纤维化改变以及新生内膜的过度增生,这些可导致瓣膜叶片变厚、变硬,从而导致瓣膜功能不全。

除此之外,支架倾斜、移位、瓣膜通畅情况、瓣膜功能情况、局部炎症等均是影响术后远期疗效的重要因素。因此未来带人造瓣膜静脉支架的设计需要减小整个装置收缩后的直径,从而使得带人造瓣膜静脉支架可以顺利置入直径小于 2mm 的静脉中,而且还应优化支架的固定方式,避免瓣膜移位和瓣膜周围内漏。人造瓣膜可采用合成材料或生物材料,这些材料应具备无免疫原性、不易形成血栓等特点,并且应保证瓣膜功能应持久稳定,在不同的生理状态下均能保持正常功能。

(王深明　单臻)

参 考 文 献

1. Linton RR. John Homans' impact on diseases of the veins of the lower extremity, with special reference to deep thrombophlebitis and the post-thrombotic syndrome with ulceration. Surgery,1977,81(1):1-11.

2. Kistner RL. Surgical repair of a venous valve. Straub Clin Proc,1968,34:41-43.

3. Kistner RL. Primary venous valve incompetence of the leg. Am J Surg,1980,140(2):218-224.

4. Raju S, Hardy JD. Technical options in venous valve reconstruction. Am J Surg,1997,173(4):301-307.

5. 蒋米尔,陆民,黄新天,等.4771 例下肢深静脉顺行造影检查的临床分析.临床外科杂志,1993,1(1):29-31.

6. Morano JU, Raju S. Chronic venous insufficiency:assessment with descending phlebography. Radiology,1990,174:441-444.

7. Perrin M. Surgery for deep venous reflux in the lower limb. J Mal Vasc,2004,29(2):73-87.

8. Padberg FJ,Pappas PJ,Araki CT,et al. Hemodynamic and clinical improvement after superficial vein ablation in primary combined venous insufficiency with ulceration. J Vasc Surg,1996,24(5):711-718.

9. Ting AC,Cheng SW,Wu LL,et al. Changes in venous hemodynamics after superficial vein surgery for mixed superficial and deep venous insufficiency. World J Surg,2001,25(2):122-125.

10. Lehtola A,Oinonen A,Sugano N,et al. Deep venous reconstructions:long-term outcome in patients with primary or post-thrombotic deep venous incompetence. Eur J Vasc Endovasc Surg,2008,35(4):487-493.

11. Walsh JC,Bergan JJ,Beeman S,et al. Femoral venous reflux abolished by greater saphenous vein stripping. Ann Vasc Surg,1994,8(6):566-570.

12. Sales CM,Bilof ML,Petrillo KA,et al. Correction of lower extremity deep venous incompetence by ablation of superficial venous reflux. Ann Vasc Surg,1996,10(2):

186-189.

13. Shami SK,Sarin S,Cheatle TR,et al. Venous ulcers and the superficial venous system. J Vasc Surg, 1993, 17 (3):487-490.

14. Labropoulos N,Tassiopoulos AK,Kang SS,et al. Prevalence of deep venous reflux in patients with primary superficial vein incompetence. J Vasc Surg,2000,32(4):663-668.

15. Almgren B,Eriksson I. Primary deep venous incompetence in limbs with varicose veins. Acta Chir Scand,1989,155(9):455-460.

16. Basmajian JV. The distribution of valves in the femoral,external iliac,and common iliac veins and their relationship to varicose veins. Surg Gynecol Obstet, 1952, 95 (5):537-542.

17. Makarova NP,Lurie F,Hmelniker SM. Does surgical correction of the superficial femoral vein valve change the course of varicose disease? J Vasc Surg,2001,33(2):361-368.

18. Tripathi R,Sieunarine K,Abbas M,et al. Deep venous valve reconstruction for non-healing leg ulcers:techniques and results. Anz J Surg,2004,74(1-2):34-39.

19. Hardy SC,Riding G,Abidia A. Surgery for deep venous incompetence. Cochrane Database Syst Rev,2004,(3):CD001097

20. Wang SM,Hu ZJ,Li SQ,et al. Effect of external valvuloplasty of the deep vein in the treatment of chronic venous insufficiency of the lower extremity. J Vasc Surg,2006,44(6):1296-1300.

21. Us M,Basaran M,Sanioglu S,et al. The use of external banding increases the durability of transcommissural external deep venous valve repair. Eur J Vasc Endovasc Surg,2007,33(4):494-501.

22. Danielsson G,Arfvidsson B,Eklof B,et al. Reflux from thigh to calf,the major pathology in chronic venous ulcer disease:surgery indicated in the majority of patients. Vasc Endovascular Surg,2004,38(3):209-219.

23. Lurie F,Kistner R,Perrin M,et al. Invasive treatment of deep venous disease. A UIP consensus. Int Angiol,2010,29(3):199-204.

24. Perrin MR,Labropoulos N,Leon LJ. Presentation of the patient with recurrent varices after surgery (REVAS). J Vasc Surg,2006,43(2):327-334.

25. Rutherford RB. Vascular surgery. 6th ed. Philadelphia:Saunders,2005.

26. Dotter CT. Interventional radiology—review of an emerging field. SeminRoentgenol,1981,16(1):7-12.

27. Zervides C,Giannoukas AD. Historical overview of venous valve prostheses for the treatment of deep venous valve insufficiency. J Endovasc Ther,2012,19(2):281-290.

28. Badylak SF. Small intestinal submucosa (SIS):a biomaterial conductive to smart tissue remodeling//Bell E. Tissue engineering:current prospective. Cambridge,MA:Burkhauser,1993:179-189.

29. Pavcnik D,Machan L,Uchida B,et al. Percutaneous prosthetic venous valves:current state and possible applications. Tech Vasc Interv Radiol,2003,6(3):137-142.

30. Pavcnik D,Kaufman J,Uchida B,et al. Second-generation percutaneous bioprosthetic valve:a short-term study in sheep. J Vasc Surg,2004,40(6):1223-1227.

31. Pavcnik D,Kaufman JA,Uchida BT,et al. Significance of spatial orientation of percutaneously placed bioprosthetic venous valves in an ovine model. J Vasc Interv Radiol,2005,16(11):1511-1516.

32. de Borst GJ,Moll FL. Percutaneous venous valve designs for treatment of deep venous insufficiency. J Endovasc Ther,2012,19(2):291-302.

33. Pavcnik D,Uchida B,Kaufman J,et al. Percutaneous management of chronic deep venous reflux:review of experimental work and early clinical experience with bioprosthetic valve. Vasc Med,2008,13(1):75-84.

34. Pavcnik D,Uchida BT,Timmermans HA,et al. Percutaneous bioprosthetic venous valve:a long-term study in sheep. J Vasc Surg,2002,35(3):598-602.

35. Brountzos E,Pavcnik D,Timmermans HA,et al. Remodeling of suspended small intestinal submucosa venous valve:an experimental study in sheep to assess the host cells' origin. J Vasc Interv Radiol,2003,14(3):349-356.

五、溃疡的病因探讨及治疗进展

(一) 概述

下肢静脉性溃疡是血管外科中常见的临床表现,也是下肢深静脉功能不全、大隐静脉曲张等多种静脉性疾病的晚期并发症,中医称"臁疮"、"老烂腿"。多数下肢静脉性溃疡病程长久、溃疡迁延不愈合或短期愈合后再次复发,常会给患者带来难以言表的痛苦,极少数溃疡变为巨大溃疡,甚至发生恶变。国外统计的下肢静脉曲张、静脉性溃疡和溃疡的复发的发病率分别为20.0%,0.5%~3.0%和67.0%。10年以上病史的溃疡发生率为10.0%。下肢静脉性溃疡常发生在高龄患者,高峰患病年龄为60~80岁,有轻度的性别倾向,女男之比从1.5:1到10:1不等。有深静脉血栓形成病史的老年患者是下肢静脉性溃疡发病的高危人群。

下肢静脉性溃疡常见发病部位几乎都在足靴

区,其在踝部的分布为:中部 70% ,侧面 20% ,双侧面 10% 。溃疡的边缘不规则且光滑,有白色的新生上皮,其基底通常为粉色,有颗粒样组织,常覆盖着黄绿色蜕皮。溃疡周围的皮肤具有慢性静脉疾病引起的皮肤损害,如水肿、色素沉着、硬化、皮炎、皮肤纤维化和静脉曲张等。

（二）病因

下肢静脉瓣膜功能不全所产生的静脉反流、下肢静脉阻塞或两者合并存在时,可致静脉压升高,持续的静脉高压可引起局部血液循环和组织吸收障碍、代谢产物堆积、组织营养不良、下肢水肿和皮肤营养改变,这些是引起静脉性溃疡的主要原因。

1. **下肢深静脉瓣膜功能不全**　先天性无瓣膜症或下肢深静脉血栓形成后遗症等导致的瓣膜功能不全可产生下肢深、浅静脉和交通静脉血液异常反流,导致静脉高压。其中深静脉瓣膜功能不全引起的静脉高压是下肢静脉性溃疡的主要原因,肌肉内静脉压进行性增高致小腿腓肠肌泵功能损害,引起毛细血管扩张、通透性增加,血浆、血浆蛋白和红细胞漏出增多,远端肢体淤血、组织缺氧,发生皮肤营养障碍。

2. **交通静脉功能不全**　小腿交通静脉功能不全在下肢静脉溃疡发病中的作用,已被大多数学者认可。当下肢静脉高压时,深静脉血流就会通过功能不全的交通静脉逆流进入浅静脉,造成由深到浅的高压静脉反流,导致浅静脉曲张、淤血,组织缺氧及相应的皮肤营养障碍性改变。Stuart 等研究表明 CEAP 分级与小腿交通静脉数量和静脉直径呈正相关,小腿交通静脉数量、直径的增加和功能不全在静脉性溃疡的形成中发挥着重要作用。

3. **多静脉系统功能不全**　下肢静脉性溃疡少数由单一静脉系统功能不全引起,大多数是由深、浅静脉和穿通静脉 3 个静脉系统的功能不全共同作用的结果。Hanrahan 等利用彩超检查 95 条静脉性溃疡患肢,发现仅 27.3% 患肢为单一静脉系统功能不全(深静脉或浅静脉或交通静脉功能不全),2.1% 为孤立深静脉功能不全,66.3% 为多静脉系统功能不全。

4. **小腿腓肠肌泵功能不全**　小腿肌泵功能不全时静脉血排空减少,使下肢静脉压升高,交通静脉瓣膜破坏,浅静脉曲张肢体淤血,导致小腿毛细血管数目、形态和通透性发生改变,最终发生静脉溃疡。

静脉功能不全与腓肠肌泵功能衰退并存时静脉性溃疡发生率明显增高,腓肠肌泵功能衰退与溃疡的严重程度直接有关,而溃疡的愈合与肌泵功能改善有关。结合术中观察和造影所见,"溃疡"易发区正是位于交通静脉 U 形襻式结构的下方区域,此交通静脉一端与深静脉相连,另一端与浅静脉相连,所承受的是来自深、浅静脉两方面逆向血流的压力,而且越向远端压力越大,小腿腓肠肌间静脉丛恰好与中上两支交通静脉相沟通,有来自比目鱼肌静脉丛的逆流,还要接受来自腓静脉逆向血流的压力,加上此区先天性动脉网稀少的"缺陷",最终形成溃疡。在老年人和肥胖者多有肌肉萎缩,发生溃疡的机会大。

5. **下肢慢性静脉溃疡形成的相关因素**　部分下肢静脉溃疡成因复杂,常有多种因素共同参与,如营养不良、缺乏胡萝卜素、维生素 A 和微量元素,或伴有充血性心脏病、肥胖症、糖尿病、风湿性关节炎等疾病。这些因素均可造成局部组织水肿加剧,在周围皮肤形成脂质硬化性皮炎、湿疹和色素沉着等,从而促进溃疡的形成。

下肢淤积性皮炎是静脉曲张向溃疡过渡的重要中间环节。处理好淤积性皮炎对防止下肢静脉溃疡的发生有着重要的意义。甲癣及长期的足背真菌感染常引起下肢水肿及淋巴回流障碍,是下肢静脉曲张向下肢静脉溃疡演变的重要因素。

（三）病理

关于静脉溃疡产生的确切病理机制至今尚不清楚,主要有以下几种学说:

1. **纤维蛋白袖套学说**　静脉高压致纤维蛋白原渗出,在毛细血管周围沉积形成纤维蛋白"袖套",妨碍氧的扩散,造成局部组织缺氧坏死和溃疡形成。

2. **白细胞捕获学说**　慢性静脉高压可导致皮肤微循环的渗出性改变,引起内皮细胞活化、白细胞趋化及炎性介质反应介导的损伤,导致组织重建失衡、真皮纤维化和溃疡形成。

3. **生长因子捕获学说**　静脉溃疡在发生发展过程中可能会捕获生长因子及其他维持组织完整性和修复功能的物质。纤维蛋白袖套中包含了大量的生长因子,特别是 TGF-β。溃疡渗出液尚能抑制如成纤维细胞、角质形成细胞和内皮细胞等组织修复必须细胞的增生和生长。因而,这些生长因子的缺失有可能会降低这些修复细胞的活性。

4. **成纤维细胞老化学说**　下肢静脉溃疡与成纤维细胞的老化有关。成纤维细胞的老化可以被如氧化应激或炎性因子等环境应激源诱导。慢性溃疡伤口环境即包括了相似的应激源。一旦溃疡伤口的成纤维细胞群族中有超过15%的老化细胞,溃疡愈合就会变得很困难。

(四)治疗

静脉性溃疡的治疗可分为保守治疗和外科治疗两方面:

1. 保守治疗

(1)药物治疗 目前报道许多药物对下肢静脉性溃疡的愈合有促进作用,其中有些通过口服、肌肉或静脉注射作用于全身,有些直接作用于溃疡局部。但药物治疗静脉性溃疡有效的证据仍十分有限。

(2)循环驱动疗法 是静脉性溃疡非手术治疗的重要措施,其原理主要是通过对小腿施加压力以减少静脉反流、促进回流、增加腓肠肌泵功能从而达到减轻淤血和水肿的目的。其能否保质保量进行,对疗效有着决定性意义。最好选用弹力材料编织的短带型绷带或特制的循环驱动袜。间歇性气囊加压疗法是近年来发展起来的一种加压疗法,对促进静脉性溃疡的愈合很有帮助。

(3)小腿肌肉锻炼 许多静脉性溃疡患者存在腓肠肌泵功能减弱,可以通过体育锻炼改善下肢血流动力学环境,达到促进溃疡愈合的目的。

2. 外科治疗 方式很多,所需解决的根本问题在于血流动力学,即消除静脉系统循环障碍,而非溃疡局部。

(1)单纯性静脉曲张:以此为病因的溃疡病例经处理后小腿溃疡在大多数情况下可自行愈合,常用方法有隐静脉结扎、抽剥、电凝、激光或射频腔内闭塞等。曲张静脉团的连续缝扎、抽剥与传统大隐静脉高位结扎、抽剥术结合在治疗下肢静脉曲张和静脉性溃疡疗效良好,尤其是溃疡周围曲张静脉的缝扎有利于溃疡愈合。

(2)血栓后综合征:即使再通过程进行顺利,患者仍有静脉阻塞及瓣膜功能不全两种情况,尤其是后者的处理非常困难。静脉瓣重建或带瓣静脉段移植在某些病例取得较好的疗效,但仅有个案报道,缺乏大宗病例报告。

溃疡的局部处理在于提供一个伤口愈合所需的基本而必要的环境。单凭局部处理实际上很难达到愈合的目的。对外用制剂的基本要求是不影响伤口的生理愈合过程。根据现代的伤口处理原则,维持伤口合适的湿度是愈合的基本条件。对于伤口愈合的不同阶段,包括炎症反应期、肉芽形成期和上皮覆盖期有各自的治疗原则。当溃疡较大,可同时或延迟行皮肤移植术,以加快溃疡的愈合。

常用的方法主要是自体皮肤移植,对于复发和较大溃疡,游离皮瓣移植则具有较好的效果。溃疡处理中的外科措施是持续的清创,必要时,生物外科疗法(如将蛆置于伤口)辅助清创或局部真空疗法以促进肉芽组织形成。如溃疡范围很大,在采取所有措施改善血流动力学后,可行层状硬化瘢痕组织削除(即削刮疗法),提供一个循环良好的合适基底部以行植皮,这种植皮多选用网格移植法。对于特别严重的病例如长达数十年之久不愈合以环状溃疡为主且存在广泛皮肤脂肪筋膜硬化,或削刮疗法失败,可考虑行小腿筋膜切除术,术后多可得到改善,甚至溃疡完全愈合。

根据文献资料,小腿溃疡愈合后还有60%~90%的复发率,后续处理和进一步强化治疗很有必要。原发性静脉曲张后期并发的小腿溃疡可通过再手术纠正静脉曲张,静脉高压和高容量等原因,可大大改善预后。而血栓形成后综合征的循环障碍的病因不易消除,需坚持行长期进行循环驱动疗法,可减少溃疡的复发率。

(李晓强 李承龙)

参 考 文 献

1. 王深明.下肢慢性静脉功能不全外科治疗的现状与争议.2007中国外科周暨第16届亚洲外科年会,2007.
2. 王深明,胡作军,李晓曦,等.内镜筋膜下交通静脉结扎术治疗重度慢性下肢静脉功能不全51例.中华普通外科杂志,2003,18(9):527-529.
3. 曲乐丰,钱振宇等主译.静脉曲张的临床诊治.上海:上海第二军医大学出版社,2012.
4. Word R. Medical and surgical therapy for advanced chronic venous insufficiency. Surg Clin North Am. 2010;90(6):1195-1214.
5. Rueda CA,Bittenbinder EN,Buckley CJ,et al. The management of chronic venous insufficiency with ulceration:the role of minimally invasive perforator interruption. Ann Vasc Surg. 2013;27(1):89-95.

第五节 颈动脉体瘤

一、颈动脉体瘤的病因和病理生理研究现状

颈动脉体瘤(carotid body tumor)是一种较罕见的化学感受器肿瘤,最初由Von Haller于1743年报道,多为良性病变,5%为恶性。颈动脉体瘤多生长

缓慢,可数年不变。多数患者因局部发现包块或压迫血管、神经引起症状就诊。因局部解剖复杂,血管神经较多,有的存在粘连,手术难度大,术中出血多,术后并发症和死亡率较高。近年来随着健康意识的增强,影像技术的发展和外科技术的进步,越来越多的颈动脉体瘤患者在瘤体较小时即就诊,并发症和死亡率逐渐降低。

(一)病因

颈动脉体瘤多见于 50 岁左右,可散发亦可家族性分布。可单侧亦可双侧,散发患者双侧发病率约 5%,家族性可达 20%。

颈动脉体瘤患者病因不明,一般认为与慢性缺氧,长期居住于高原地区以及遗传因素有关。颈动脉体瘤多见于长期生活于高原地区人群,长期慢性缺氧,血中 PO_2 降低,刺激颈动脉体组织代偿性增生,是颈动脉体瘤发病的重要因素。目前就颈动脉体组织增生到肿瘤形成的过程仍不明确,平原地亦存在散发病例,病因尚不明确。有假说认为与癌基因激活和肿瘤抑制基因灭火协同作用有关。颈动脉体瘤中发现癌基因 *c-myc*、*bcl-2*、*c-erbB2*、*c-erbB3* 以及 *c-jun* 异常表达,可能与颈动脉体瘤发生相关。*c-myc* 影响细胞分化增殖,多见于神经嵴源性肿瘤。*bcl-2* 在成神经细胞瘤和神经源性肿瘤中可见表达,其蛋白产物为线粒体内膜蛋白。*c-erbB2* 和 *c-erbB3* 倍增和过度表达多见于嗜铬细胞瘤,与表皮生长因子受体相关。*c-jun* 与细胞生长有关。

(二)病理生理

颈动脉体来源于中胚层的第三鳃弓和外胚层的神经嵴细胞,后者分化形成嗜铬细胞。颈动脉体主要由上皮样细胞构成,成团的上皮样细胞之间存在丰富的毛细血管,使颈动脉体有着丰富的血供。上皮样细胞为 I 型细胞,又名主细胞、球细胞,其内含有微小嗜酸性颗粒。上皮样细胞多聚集成团,在这些成团的上皮样细胞之间是间质细胞,为 II 型细胞,不含或只含有少量颗粒细胞。I 型细胞是化学感受器,其内有肾上腺素、去甲肾上腺素和 5-羟色胺,对血浆 PO_2 降低、CO_2 张力升高、血液温度升高、血浆 pH 下降等敏感,尤其是 PO_2 降低,刺激颈动脉体化学感受器,通过迷走神经反射作用调节呼吸、循环,出现一系列生理反应,呼吸频率和换气量增加,心率加快、心排血量增加和血压升高,内脏和四肢血管收缩,大脑和心脏冠状动脉扩张血流增加等,尤其是术中加压包块或颈动脉体瘤有神经内分泌活性时。有神经内分泌活性的颈动脉体瘤,可能只存在儿茶酚胺分泌,不一定表现出术前明显的血压升高,但是术中可能出现明显的血压波动和高血压,因此即便术前没有明显的高血压,儿茶酚胺代谢产物的筛查仍有一定意义。

颈动脉体瘤和颈动脉体一样,亦主要由聚集成团的主细胞和填充其间的支持细胞组成,其内存在丰富的滋养血管。颈动脉体瘤多数生长缓慢,可多年不变。多数颈动脉体瘤为良性,少数为恶性。颈动脉体瘤的良恶性判定不是单纯从瘤体的病理组织学判定,即光学显微镜下发现细胞核形态和有丝分裂情况,还要根据其临床表现,如术中发现肿瘤存在局部血管壁浸润、局部淋巴结和远处转移等。恶性肿瘤的文献报道差异较大,低的 2%,高的达 50%。

颈动脉体瘤病理分级目前多采用 Shamblin 分级:I 级:颈动脉体瘤瘤体较小,局限于颈动脉分叉内,与颈动脉粘连较少,手术容易切除;II 型:颈动脉体瘤瘤体较大,部分包绕颈动脉,粘连较多,瘤体可被切除,术中可能需要使用转流管;III 型:颈动脉体瘤瘤体巨大,完全包绕颈动脉,粘连重,很难分离,术中可能需要切除颈动脉和血管重建。I、II 型又称为局限型,III 型又称为包裹型。

(曾国军　赵纪春)

参 考 文 献

1. 王深明. 血管外科学. 北京:人民卫生出版社,2011.
2. 蒋米尔,张培华. 临床血管外科学. 第 3 版. 北京:科学出版社,2011.
3. 汪忠镐. 血管外科学. 杭州:浙江科学技术出版社,2010.
4. Cronenwell H. 卢瑟福血管外科学. 北京:人民卫生出版社,2002.
5. Parsson HN, Lord RS, Scott K, et al. Maintaining carotid flow by shunting during carotid endarterectomy diminishes the inflammatory response mediating ischaemic brain injury. Eur J Vasc Endovasc Surg,2000,19(2):124-130.
6. Chan WS, Wei WI, Tse HF. "Malignant" baroreflex failure after surgical resection of carotid body tumor. Int J Cardiol,2007,118(3):e81-2.
7. Hollander EJ, Visser MJ, van Baalen JM. Accessory thyroid gland at carotid bifurcation presenting as a carotid body tumor:case report and review of the literature. J Vasc Surg,2004,39(1):260-262.
8. De Toma G, Nicolanti V, Plocco M, et al. Baroreflex failure syndrome after bilateral excision of carotid body tumors:an underestimated problem. J Vasc Surg,2000,31(4):806-810.
9. Maxwell JG, Jones SW, Wilson E, et al. Carotid body

tumor excisions：adverse outcomes of adding carotid end-arterectomy. J Am Coll Surg，2004，198（1）：36-41.

10. Luna-Ortiz K，Rascon-Ortiz M，Villavicencio-Valencia V，et al. Carotid body tumors：review of a 20-year experience. Oral Oncol，2005，41（1）：56-61.

11. Knight TT Jr，Gonzalez JA，Rary JM，et al. Current concepts for the surgical management of carotid body tumor. Am J Surg，2006，191（1）：104-110.

12. Westerband A，Hunter GC，Cintora I，et al. Current trends in the detection and management of carotid body tumors. J Vasc Surg，1998，28（1）：84-92；discussion：92-93.

13. Kohn JS，Raftery KB，Jewell ER. Familial carotid body tumors：a closer look. J Vasc Surg，1999，29（4）：649-653.

14. Chang BB，Darling RC 3rd，Patel M，et al. Use of shunts with eversion carotid endarterectomy. JVasc Surg，2000，32（4）：655-662.

15. Zeng G，Zhao J，Ma Y，et al. Resection of carotid body tumors and the additional choice of intraoperative shunt in complicated tumors. Ann Vasc Surg，2012，26（4）：511-515.

16. Zeng G，Zhao J，Ma Y，et al. A comparison between the treatments of functional and nonfunctional carotid body tumors. Ann Vasc Surg，2012，26（4）：506-510.

17. Zeng G，Zhao J，Ma Y，et al. Use of an intraoperative shunt for easy resection of complicated carotid body tumors. Head Neck，2013，35（1）：61-64.

18. Johnson TL，Zarbo RJ，Lloyd RV，et al. Paragangliomas of the head and neck：immunohistochemical neuroendocrine and intermediate filament typing. Mod Pathol，1988，1（3）：216-223.

19. Seshi B，True L，Carter D，et al. Immunohistochemical characterization of a set of monoclonal antibodies to human neuron-specific enolase. Am J Pathol，1988，131（2）：258-269.

20. Chetty R，Pillay P，Jaichand V. Cytokeratin expression in adrenal phaeochromocytomas and extra-adrenal paragangliomas. J Clin Pathol，1998，51（6）：477-478.

21. LATTES R. Nonchromaffin paraganglioma of ganglion nodosum，carotid body，and aortic-arch bodies. Cancer，1950，3（4）：667-694.

22. Ikejiri K，Muramori K，Takeo S，et al. Functional carotid body tumor：report of a case and a review of the literature. Surgery，1996，119（2）：222-225.

23. 赵纪春，马玉奎，黄斌，等.术中颈内动脉转流在颈动脉体瘤切除中的应用.中华普通外科杂志，2010，25（7）：533-535.

24. 汪忠镐.颈动脉体瘤的外科治疗69例分析.中华普通外科杂志，2002，（01）：8-10.

25. 康维明，刘昌伟，赵玉沛.颈动脉体瘤的诊断及外科治疗.中国医学科学院学报，2003，（05）：622-625.

26. 李滨，苏旭，许东辉，等.34例颈动脉体瘤的治疗体会.中华普通外科杂志，2005，（05）：312-313.

27. 王玉琦，符伟国.颈动脉体瘤的手术并发症.中华普通外科杂志，2005，（09）：549-551.

28. 徐欣，陈斌，符伟国.颈动脉体瘤的治疗——附111例手术报告.中国临床医学，2005，（03）：478-479.

29. 李松奇，林勇杰，吕伟明，等.超选择性动脉栓塞后手术切除颈动脉体瘤11例的体会.中华普通外科杂志，2002，（04）：43-44.

30. 郑曰宏，刘昌伟，刘暴，等.44例颈动脉体瘤的外科治疗.肿瘤，2002，（01）：64-66.

31. 王旭东，葛正津.颈动脉体瘤诊断与治疗进展.中国肿瘤临床，2007，（02）：117-120.

32. 杨家印，曾国军，赵纪春，等.具有内分泌活性的颈动脉体瘤的临床病理特征及其外科治疗.四川大学学报（医学版），2012，（04）：622-624.

33. 曾国军，赵纪春，马玉奎，等.颈动脉体瘤术中颈总-颈内动脉转流及静脉移植血管重建.中国修复重建外科杂志，2009，（07）：890-891.

二、颈动脉体瘤的临床分型及外科治疗策略

（一）临床分型

肉眼观察颈动脉体瘤，为椭圆形结节或分叶状，边界清楚，但没有真正的包膜。瘤体呈浅红褐色或灰红色，瘤内有来自颈外动脉丰富的滋养血管。随着瘤体增大，颈总动脉分叉被瘤体撑开，颈总动脉分叉成杯状增宽。

1971年，Mayo Clinic的Shamblin根据肿瘤累及颈动脉的程度，将颈动脉体瘤分为3型。此分型简单易行，便于规范病例报告和比较不同诊治方法的效果，临床意义显著，已在世界范围内广为应用。Shamblin分型如下：

Ⅰ级：肿瘤体积小，局限于颈动脉分叉内，很容易和血管分开；

Ⅱ级：肿瘤体积较大，包绕血管，侵犯颈动脉外膜而未侵及血管壁，粘连甚多但尚可分开，手术中可能需要临时性动脉内转流；

Ⅲ级：肿瘤体积巨大，包绕血管，侵犯颈动脉血管壁，无法和血管分开。手术时需要将肿瘤及受累颈动脉一并切除，同时用人造血管或自体大隐静脉重建颈动脉。

（二）外科治疗策略

1. **手术的地位** 由Von haller于1743年最早注意到颈动脉体瘤，并认为是小腺。1880年

Reigners 报告了第 1 例颈动脉体瘤手术治疗,但术后患者未能幸存。1886 年,Maydl 第一次成功地切除颈动脉体瘤,但术后患者并发失语和偏瘫。在美国,Scudder 于 1903 年成功地进行了第一例颈动脉切除术,术中保留颈动脉并且无重要的神经损伤。20 世纪 40 年代,人们认为颈动脉体瘤恶变率很高,故主张不论肿瘤大小及有无症状,均应手术切除。20 世纪 50 年代,人们发现手术死亡率及神经系统并发症发生率高而恶变发生率低,认为颈动脉体瘤本身很少导致患者死亡,且已有肿瘤转移者,多数也能无症状地存活多年,因此不主张积极手术。直至 60 年代,关于手术治疗仍有争论,认为部分颈动脉体瘤手术切除非常困难,且可能需结扎颈动脉,死亡率和偏瘫发生率极高。而随着对颈动脉体瘤的病理生理认识的深入,发现颈动脉体瘤恶变率仅约为 5%。更为重要的是,随着术前辅助检查、术前准备手段、麻醉技术和手术技巧等的进步,其手术相关死亡率和神经系统并发症发生率不断下降,已取得较为满意的效果。因此,现代血管外科学已逐渐肯定手术在治疗颈动脉体瘤中的核心地位。此外,核素放射治疗曾作为颈动脉体瘤的一个重要的治疗方法,但颈动脉体瘤对放疗敏感性不高,放疗只能抑制肿瘤的生长,复发率高,故目前放疗仅限于针对手术残余病灶,对防治术后复发有一定疗效。另外对肿瘤的远处转移灶可用放射治疗。放疗一般于术后进行,术前放疗可增加手术的难度。对一些全身情况较差,不能耐受常规手术治疗的患者,放疗可能有助于缩小肿瘤的体积,减轻部分症状。而化疗对颈动脉体瘤则无明显效果。因此,手术也是治疗颈动脉体瘤的唯一确切有效的手段。

1997~2007 年,中山大学附属第一医院收治颈动脉体瘤患者 62 例,其中 Shamblin Ⅱ 级动脉瘤 20 例,Ⅲ 级动脉瘤 46 例。62 位患者手术均取得成功,无一例死亡,短暂性脑缺血发作(transient ischemic attack,TIA)发生率为 6.4%,脑神经损伤发生率为 8.1%。可见手术安全、有效,并发症发生率在可接受范围内,是目前治疗颈动脉体瘤的金标准。

2. 手术时机 关于手术时机,原则是尽早行外科手术完整切除瘤体。为数不少的颈动脉体瘤体积小并且生长缓慢,而手术一旦发生脑神经损伤后果严重,因此有人质疑早期积极手术的必要性和合理性。然而,颈动脉体瘤即使不恶变,日渐增大的瘤体包绕、压迫周围的血管和神经,也可引起相应症状,并显著增加手术的难度和风险。早期肿瘤体积较小,手术切除可减少术中脑神经和颈动脉损伤的危险性。因此,颈动脉体瘤一经确诊,应该尽早手术完整切除以降低术中脑神经损伤的发生率。

3. 手术适应证

(1)临床或病理证实肿瘤恶变,无远处转移;

(2)肿瘤压迫周围神经和血管,产生相应症状;

(3)肿瘤为 Shamblin Ⅰ、Ⅱ 级或 Shamblin Ⅲ 级但颈动脉造影显示 Willis 环完整,估计阻断颈总动脉不致造成死亡或脑缺血相关并发症。

对于患者年龄>60 岁的 Shamblin Ⅲ 级颈动脉体瘤,若 Willis 环开放不良,颈动脉转流易引起动脉内膜硬化斑块脱落致脑梗死,手术应慎重。一般情况差、心肺功能不全和对侧颈动脉已闭塞或结扎者均考虑为手术禁忌证。

4. 麻醉

手术一般采用全身麻醉。由于术中可能需要阻断颈动脉,为提高脑组织对缺血、缺氧的耐受性,过去常用低温全身麻醉。然而,低温全身麻醉操作复杂,降温、复温过程长,体温过低易引发心律失常,干扰凝血系统引起凝血机制障碍;另外,实践中发现其在降低缺血性脑梗方面并无额外获益。因此,目前已基本摒弃低温全身麻醉,转而利用对全身影响小的头部冰帽局部降温。常温下全身麻醉也能降低脑组织代谢,提高脑组织对缺氧耐受性,消除患者对手术的恐惧心理。目前认为只要做好术前的准备工作和完善手术操作本身,手术完全能够在正常体温全麻下顺利进行。

对于肿瘤体积较小、术中无须阻断颈动脉的患者,亦可采用颈丛麻醉。由于患者处于清醒状态,手术中可随时了解其变化情况,及时发现脑缺氧可能并即刻予以相应处理。

5. 手术方法

(1)手术体位 仰卧位,头转向健侧,颈背部

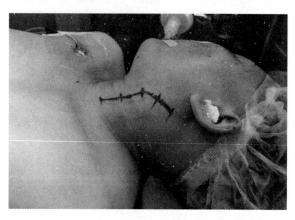

图 11-7 手术体位

垫枕让患侧颈部处于过伸位置,使切口得到充分暴露(图11-7)。

（2）手术切口

1）颈部弧形切口:经乳突绕下颌角下方颈部切口。适于体积较小的Shamblin Ⅰ级颈动脉体瘤,术后瘢痕小,外形美观。

2）胸锁乳突肌前缘切口:上起自乳突经胸锁乳突肌前缘下至胸锁关节。适于瘤体较大的Shamblin Ⅱ、Ⅲ级颈动脉体瘤。

3）T形切口:切口后半部颈部弧形切口,前半部沿胸锁肌前缘向下延长。适于上界伸至颅咽部颈动脉体瘤,必要时切断下颌骨,可获得良好暴露。

（3）手术方式及技巧

1）肿瘤剥离术:当颈动脉体瘤体积较小,或体积较大但与颈动脉粘连轻,Shamblin分级为Ⅰ级时,可行单纯肿瘤剥离术。解剖较为困难的两个部位是颈总动脉分叉和颈动脉体瘤后侧,瘤体后侧常将喉上神经包绕其中。沿颈动脉外鞘分离后,将肿瘤与血管小心分开,切除肿瘤,保留颈动脉完整。剥离颈动脉体瘤宜从下端开始,逐渐向头侧解剖。此术式损伤小,术后并发症少,是最为理想的术式。对于Shamblin分级Ⅱ级颈动脉体瘤,若术前已行供瘤血管栓塞,减小瘤体供血,术中出血少,术野清晰,亦有利于肿瘤剥离。(图11-8/文末彩图11-8)

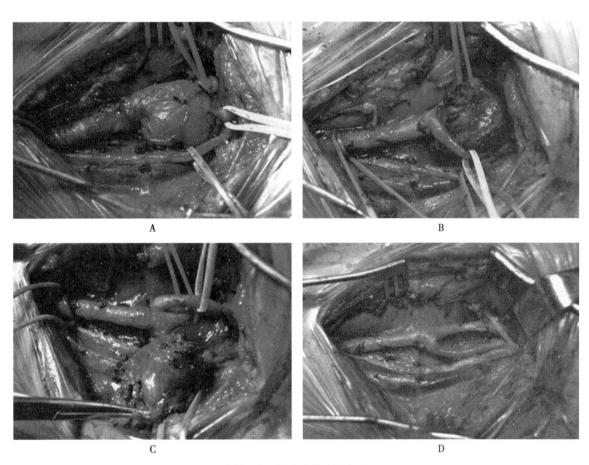

A

B

C

D

图 11-8 颈动脉体瘤剥离术

若肿瘤体积较大,与颈动脉粘连较多,Shamblin分级为Ⅱ级,估计手术损伤颈动脉的风险较大者,术中宜采用颈动脉内转流法辅助进行肿瘤剥离。先结扎颈外动脉分支,游离颈总动脉及颈内、外动脉远心端后用橡皮带控制颈总动脉及颈内、外动脉;静脉注入肝素5000u以防阻断血流时引起脑血栓形成;然后切开颈总动脉插入颈动脉内转流管至颈总及颈内动脉,注水使转流管两端的球囊扩张以

阻断血流,适度勒紧橡皮带,防止转流管脱出。内转流后手术可避免因阻断颈内动脉血流致脑缺血以及术中损伤血管造成难以控制的大出血。插入内转流管时应避免损伤动脉内膜,引起动脉内膜或斑块脱落致脑栓塞。

2）肿瘤切除并血管重建术:当颈动脉体瘤体积巨大,瘤体将颈总动脉分叉完全包裹或者恶变可能较大,Shamblin分级为Ⅲ级时,宜行肿瘤切除并血管重建术。此术式的关键是切除颈动脉分叉,重建颈内动脉,保证术后脑组织的正常供血。血管移植材料有数种,最常用的为大隐静脉,其取材方便,口径与颈内动脉匹配,生物相容性好,远期通常率较高。最理想的移植材料为自体动脉,若能找到口径匹配的自体动脉作为移植血管,远期通常率最高。然而,自体动脉取材困难。人工血管虽不存在取材问题,但考虑到大部分患者颈内动脉直径较细,人工血管吻合后远期通常率低,临床效果不理想。

根据颈动脉体瘤对颈内动脉、颈外动脉粘连包裹程度的轻重,常用手术方式有以下三种:①颈动脉体瘤切除+自体大隐静脉颈内动脉移植术:此术式主要适用于肿瘤同时侵犯颈内、颈外动脉,难以剥离其中任一动脉者。游离颈总、颈内、外动脉后用橡皮带控制,以便阻断控制血流。在颈总动脉内注入肝素,然后用 Satinsky 钳部分阻断颈总动脉血流,将获取的直径与颈内动脉接近的一段大隐静脉远心端与颈总动脉作端侧吻合,切断颈内动脉,阻断远心端与大隐静脉近心端作端端吻合。吻合完成后切断结扎颈总、颈外动脉并将颈动脉体瘤一并切除。②颈动脉体瘤切除+颈内动脉-颈总动脉吻合术:适于颈内动脉迂曲,切除肿瘤及颈动脉分叉后,颈内动脉远心端有足够的长度与颈总动脉残端作吻合并结扎颈外动脉者。这种情况临床较为少见,要注意避免吻合口形成张力。③颈动脉体瘤切除+颈内外动脉吻合:颈外动脉被肿瘤侵犯较少,能完整保留颈外动脉。颈内动脉被肿瘤侵犯,需切除颈内动脉近心端,切除肿瘤后结扎颈外动脉远心端,近心端与颈内动脉远心端作端端吻合。

3)颈动脉体瘤切除+血管结扎术:有下列两种方式:①肿瘤连同受侵犯无法分离的颈外动脉切除,保留颈内动脉完整,术后不致脑缺血。②肿瘤连同颈总动脉及颈内、颈外动脉切除;肿瘤巨大并延伸至颅底,颈内动脉远心端难以分离或过短无法作血管吻合重建颈内动脉,只能结扎颈内动脉。急性结扎颈内动脉可能导致缺血性脑梗死,发生率可高达50%,死亡率可高达60%,应尽量避免结扎颈内动脉。遇到此类患者,术前准备和评估尤为重要。术前压迫患侧颈总动脉并行健侧颈总动脉造影,可了解对侧 Willis 环代偿情况。术中进一步观察和评估也十分必要:局麻下暴露患侧颈总动脉阻断10~15分钟观察患者神志及对侧肢体活动情况,若无改变说明对侧 Willis 环代偿良好;术中颈内动脉逆流测压,若逆流压>9.33kPa 提示患侧

willis 环代偿好,可结扎颈内动脉,术后无脑缺血并发症,若逆流压<6.67kPa 时,结扎颈内动脉可能危及生命。

6. 术后处理 术后密切观察患者神志、四肢活动有无障碍以及血压、心率、呼吸等生命体征改变。作血管移植或修补后2周应避免颈部剧烈活动,以利血管内膜修复。血管移植术后需抗凝6~8周以防吻合口血栓形成。术后定期作超声多普勒检查,观察移植血管通畅情况。

7. 术后并发症

(1)脑缺血卒中 临床表现为术后昏迷或肢体偏瘫。发病原因是术中阻断颈总动脉时间过久引起脑细胞缺血(或阻断颈内动脉致脑血流缓慢脑动脉血栓形成)、缺氧致脑细胞水肿,人工血管移植吻合口血栓形成,颈动脉插入内转流管引起动脉内膜斑块脱落引起脑梗死。术中操作轻柔、缩短阻断颈总动脉时间,颈内动脉注入肝素抗凝对预防术后脑卒中有一定的帮助。

(2)神经损伤 常见有舌下、迷走、咽、喉上神经及面神经下颌支损伤,损伤原因可能由于手术牵拉。术后水肿、瘢痕压迫引起暂时性损伤,若切断神经造成永久性损伤。供瘤动脉栓塞减少术中出血、术野清晰和熟悉脑神经解剖等是减少脑神经损伤关键。

(3)术后高血压 双侧颈动脉体瘤,术时损伤双侧舌咽、舌下或舌咽神经颈总动脉窦支。损伤颈动脉窦通路,破坏血压反射弧,临床表现为间歇性高血压。

(常光其)

参 考 文 献

1. Shamblin WR, ReMine WH, Sheps SG, et al. Carotid body tumor (chemodectoma): clinicopathologic analysis of ninety cases. The American Journal of Surgery, 1971, 122 (6):732-739.

2. Li JP, Wang SM, Zee CS, et al. Preoperative angiography and transarterial embolization in the management of carotid body tumor: a single-center, 10-year experience. Neurosurgery, 2010, 67(4):941-948.

三、颈动脉体瘤的术前准备、评估及手术技巧

(一)术前准备及评估

1. 术前准备

(1)测定血儿茶酚胺:排除多发性内分泌瘤或

有内分泌功能的颈动脉体瘤。

（2）颈动脉压迫训练（Matas 试验）：手术时应保持颈总动脉、颈内动脉的完整性和大脑充足供血。直接结扎颈内动脉导致脑缺血的风险可高达50%，而死亡率可高达60%。术前用手指压迫患侧颈总动脉，阻断颈总动脉血流，从5分钟开始，在患者不出现头晕、头痛及恶心的情况下，逐日增加压迫时间至10~20分钟，以促进颅内建立侧支循环，提高手术时大脑对缺血的耐受性及安全性，此法为Matas 试验。进行压迫练习时，不能压迫颈动脉窦，以免发生颈动脉窦异常反射，出现血压下降，心率缓慢，晕厥甚至心搏骤停等严重后果。对于老年人颈动脉有粥样硬化斑块时，不宜进行 Matas 试验，以免造成粥样斑块脱落造成脑梗死。另外，当对侧颈动脉已经闭塞或结扎时，只能从秒开始尝试 Matas 试验。有学者设计出螺旋渐闭式血管夹，可更有效代替 Matas 法，能逐日减少血流量，并能确实促使Willis 环的侧支循环建立。

（3）颈动脉造影及供瘤动脉栓塞　术前1~2天行双侧颈总动脉数字减影血管造影（digital sub-traction angiography，DSA），评估颈动脉体瘤血供，并了解 Willis 环完整性以及颈动脉有无动脉粥样硬化闭塞等病变。DSA 不受局部骨骼的干扰，因而即使微小的肿瘤染色也能清晰地显示，尤其对肿瘤血供的识别，DSA 能够显示细小血管从而正确判别肿瘤血供情况。颈动脉体瘤在 DSA 上的特征表现为肿瘤的特定部位早期显影并持续至静脉期。肿瘤生长压迫颈内动脉以向后、向外移位，颈外动脉以向前、向外移位为主，因此，动脉分叉角度扩大主要表现在侧位上。避免了仅根据临床表现和彩超影像将颈总动脉分叉后的神经鞘瘤误诊为颈动脉体瘤的情况。健侧颈总动脉造影时压迫患侧颈总动脉，可了解 Willis 环代偿情况；若代偿良好，术中间歇阻断患侧颈总动脉一般不会引起脑缺血。患侧颈总动脉造影了解供瘤动脉供血情况，颈动脉体瘤的血供主要来自颈外动脉，较少来自颈内动脉，极少数由颈内动脉单独供应。前者主要来自咽升动脉和枕后动脉。术前动脉栓塞可以显著减少手术中出血并且有利于解剖。按肿瘤大小、局部血液循环情况，通过 DSA 技术在术前行超选择性动脉栓塞治疗，可以有效减少肿瘤血供，一定程度上缩小肿瘤，显著减少术中出血，对预防术后并发症有重要作用。大量的实验及临床工作已经证明颈外动脉系统存在丰富的侧支吻合，单纯结扎或栓塞大的血管，侧支循环在数分钟内即可建立代偿，对减

少术中出血基本无效，只有超选择性插管栓塞病灶的小血管床方能获得理想的效果。有效的血管内栓塞治疗既可以作为外科手术前的辅助治疗，减少术中出血量，甚至可以使一些已经失去常规手术机会的巨大肿瘤得到治疗；同时也可以作为根治性手段，对一些血管性病变进行治疗。栓塞时应注意精细操作，避免栓塞物流入颈内动脉导致脑梗死。对于体积较大的颈动脉体瘤。栓塞后可明显缩小肿瘤体积，减少术中出血，使肿瘤易于剥离和完整切除，从而降低脑神经损伤的风险，获得更好的手术效果。栓塞治疗后何时手术，有作者认为由于吸收性明胶海绵有自溶的特点，手术应在栓塞后3~5天内实施，以免血管再通后造成栓塞效果下降。但林勇杰报道一组患者中，有3例患者均在该时期进行手术，但术中发现虽然栓塞后3~5天内手术瘤体有明显减少，但周围组织因炎症反应而水肿明显，妨碍手术操作且有些病例由于侧支循环建立快，栓塞后时间长可恢复血供。该组有8例手术在栓塞后1天实施，周围组织未有水肿，手术取得较好效果。根据我们近年的经验，栓塞后1~2天手术时机最好，瘤体血供少且周围组织炎症水肿少，利于手术分离瘤体。应用 DSA 还应该注意到颈外动脉系统侧支吻合丰富，存在一些危险的解剖变异：如面动脉和眼动脉有吻合支相通，栓子可进入眼动脉引起失明；枕动脉可发出茎乳动脉，栓子可导致面神经瘫痪；枕动脉还可以通过肌支与椎动脉吻合，栓子可进入椎动脉系统等。如果忽略了这一点，栓塞有可能发生严重并发症。DSA 的另一个不足是创伤性检查，插管技术要求较高，重复性不好，但是在准确显示肿瘤供血动脉，肿瘤血管细节以及病变与血管整体关系方面明显优于其他影像学检查。

2. 术前评估　自1880 年报告第一例颈动脉体瘤手术治疗，到1992 年各国文献报告了近1200 例颈动脉体瘤手术治疗病例，总的手术死亡率和中枢神经系统并发症已明显下降，而综合评估脑侧支循环建立情况和肿瘤累及颈动脉的程度，已被公认为是颈动脉体瘤治疗前最重要的两项准备。包括颈动脉压迫试验（Matas）、脑血流图检查（REG）、经颅多普勒（TCG）检查、眼体积描计法和数字减影式动脉造影（DSA）等。Matas 试验是国内普遍采用的方法，但此方法的客观性和准确性较差，结合 REG 和TCG 检查可较客观、准确预测脑侧支循环的建立情况。国内李树玲总结15 例颈动脉体瘤术前颈动脉压迫试验结合 REG 检查，制定出双侧 REG 波幅差

不大于30%的安全值。比较客观地反映了正常大脑最低限度的供血需要,对术中长时间安全阻断颈内动脉有一定参考价值。DSA在此领域显示了极大的优越性,国外作者普遍采用DSA球囊栓塞颈内动脉方法来评估脑侧支循环建立情况。DSA影像可直接观测双侧脑动脉前后交通吻合及患侧大脑前、中动脉显影情况,较其他方法准确、可靠。根据肿瘤的大小和DSA影像显示的肿瘤对颈动脉的累及程度,可预测术中是否需要结扎颈外动脉或牺牲并重建颈内动脉,增加了手术的安全性。但所有术前评估方法的可靠性都是不完整的,即使术前通过了DSA球囊栓塞试验,仍有25%的延迟脑损伤发生率,因此术中观察清醒患者对阻断颈动脉的反应,随机应变,也是相当重要的。

(二)手术技巧

1. 单纯病变剥离式手术　　适用于Shambin Ⅰ型、部分Ⅱ型或较小的病变。由于颈动脉体瘤与颈动脉之间的特殊关系,以往常规手术方法易损伤颈动脉引起大量失血并结扎颈总动脉,死亡率和中枢神经系统并发症发生率较高。组织学和大量临床病例证实,颈动脉体瘤只侵犯动脉外膜,中层几乎不受累及,动脉外膜下是安全切除平面,肿瘤一般有一完整包膜,且未侵犯血管中层,术后病理切片可部分显示此特点,Gordon Taylor称之为白线,是绝大多数可完整切除而又不发生大血管破裂的理论基础,手术应沿此组织间隙进行,黄志强等认为沿此间隙手术是成功的关键所在。此项技术的广泛使用,加上双极电凝器的使用和术前肿瘤供血动脉的栓塞,大大减少了失血和严重手术并发症,使不损伤颈动脉切除肿瘤成为可能,一旦发生颈动脉撕裂,亦可用人造补片做修补。1968年出现了第一个无手术死亡和中枢神经系统并发症的病例组,Gardner于1996年的一组病例报告,平均失血仅390ml。

2. 颈动脉体瘤切除、颈动脉内转流术　　适用于瘤体较大,与颈动脉粘连较多,Shambin分级法为Ⅱ型的病变。转流管既有较为复杂的Prutt-Inahara管,它还可以监测转流管内的血压和血流,也有较为单纯的Javid、Argyle、Sundt转流管,国内汪忠镐于1988年报告使用他们自己创用的转流管取得了良好的效果。动脉管腔内分流可帮助辨认颈内动脉,确定切除平面,并保证了脑的保护,但易造成假性动脉瘤和出血。也有报道指分流与否的脑损伤发生率为6.25%和8.8%,无显著差异。Dickinson指出,管腔内分流不应常规使用,除非不能通过术

前球囊栓塞试验。外膜下切除只适用于瘤体较小,未包绕颈动脉者。Anand总结1181例手术切除的颈动脉体瘤,275例(23.2%)因肿瘤累及动脉严重,切除时损伤颈内动脉,其中124例(45%)重建颈内动脉,9.7%脑损伤,2.4%死亡。

3. 颈动脉体瘤切除、血管移植术　　适用于瘤体巨大,瘤体将颈动脉分叉完全包裹或者恶变可能性较大,Shambin分级法为Ⅲ级。术中主要重建颈内动脉,颈外动脉无须重建,可将其残端缝扎。移植血管主要是大隐静脉、颈外静脉和人造血管。由于颈内动脉直径较小,使用人造血管移植,其远期通畅率较低,因此,提倡使用自体血管作为移植血管。行血管移植时,也可以应用内转流技术,以避免颈内动脉完全阻断而引起的脑组织缺血。Shambin报告90例颈动脉体瘤手术病例中,Ⅰ型和Ⅱ型占60%,Ⅲ型占40%。因此,对瘤体较大,特别是Shambin Ⅲ型的颈动脉体瘤,经术前DSA预测并术中实施颈内动脉重建,是肿瘤完整切除及减少严重并发症的重要手段。

4. 颈动脉体瘤切除、颈总、颈内动脉吻合术　　适用于较大的瘤体切除后,颈动脉的缺损不大或颈内动脉有迂曲伸长时。国内王玉琦及赵福运等人亦提出颈外动脉和颈内动脉端端吻合术。它们前提是动脉吻合后均不能有张力,而颈动脉远端应被结扎。

5. 颈动脉体瘤切除、颈总、颈内、颈外动脉结扎术　　适用于极其巨大的瘤体,即使行简易临时下颌骨半脱位术也无法暴露远端颈内动脉并重建颈动脉。但是,结扎颈内动脉可能导致脑卒中,脑卒中的发病率为23%~50%,死亡率为14%~64%。Anand总结的1181例手术中有89例结扎颈内动脉,其中66%脑损伤、死亡。因此,术前应确切评估大脑侧支循环和患者耐受颈内动脉闭塞的程度。1972年Hays提出术中阻断颈总动脉后测颈内动脉残压,评价结扎颈内动脉安全性,若≥6.6kPa可以耐受结扎颈内动脉,而不甚出现脑部并发症,其脑部并发症发生率为6%。中科院肿瘤医院提出ICA≥8kPa作为结扎颈内动脉的指标,未出现脑部并发症,而林勇杰等运用螺旋渐闭式血管夹进行分期手术,在通过血管夹压迫患侧颈总动脉使脑部建立良好的侧支循环,使大脑Willis环基本代偿后进行二期切除手术,可大大降低脑卒中的发生率。

此外,在剥离过程中,为预防脑神经损伤,有学者将解剖结构分为3个区。Ⅰ区包括颈动脉分叉和迷走神经;Ⅱ区是颈外动脉部,上有舌下神经,后

有喉上神经；Ⅲ区是颈内动脉部，有面神经下颌支、舌下神经近侧段、迷走神经上段及其咽支、副神经和舌咽神经。后者按保护脑神经损伤而言，也最为重要。

（王深明）

参 考 文 献

1. Shamblin WR, Remine WH, Shep SG, et al. Carotid body tumor (Chemodectoma): Clincopathologic analysis of ninety cases. Am J Surg, 1971, 122(5): 732-735.

2. Williams MD, Phillips MJ, Relson MR, et al. Carotid body tumor. Arch Surg, 1992, 127: 963.

3. Netterville JL, Reilly KM, Robertson D, et al. Carotid body tumor: a review of 30 patients with 46 tumors. Larygoscope, 1995, 105(2): 115.

4. Dickinson DH, Griffin SM, Cuy AJ, et al. Carotid body tumor: 30 years experience. Br J Surg, 1986, 73(1): 14.

5. 颜宪秋，蔡怡青，李树玲. 脑血流图检测用于颈动脉切除术. 中国肿瘤临床，1991,(6): 424.

6. Wang DG, Darros AA, Johnston CF, et al. Oncogene expression in carotid body tumors. Cancer, 1996, 77(12): 2581.

7. Gardner P, Dalsing M, Weisberger E, et al. Carotid body tumor, inheritance, and a high incidence of associated cervical paragangliomas. Am J Surg, 1996, 172(8): 196.

8. Anand VK, Alemar GO, Sanders TS. Management of the internal carotid artery during carotid body tumor surgery. Larygoscope, 1995, 105(3): 231.

9. Leontti JP, Donzelli JJ, Littooy FN, et al. Perioperative strategies in the management of carotid body tumors. Otolaryngol Head Neck Surgery, 1997, 117: 111.

10. Shedd BP, Anias JD, Glunt RP. Familial occurrence of carotid body tumors. Head and Neck, 1990, 10: 496.

11. 卢世秋，李卫东，刘达根，等. 颈动脉体瘤的诊断及外科治疗. 中华耳鼻咽喉科杂志，1994,29(4): 240.

12. 黄志强，于敖川，张良才，等. 颈动脉体瘤(2例报告及文献复习). 中华外科杂志，1985,6(2): 137.

13. 汪忠镐，朱预，赖钦声，等. 颈动脉体瘤的外科治疗. 中华外科杂志，1988,26: 6-9.

14. 林勇杰，陈国锐，占世光. 颈动脉体瘤的外科治疗. 中华外科杂志，1986,26(3): 162.

15. Parodi J, Mura RL, Ferreira LM, et al. Initial evaluation of carotid angioplasty and steating with three different cerebral protection devices. J Vasc Surg, 2000, 10: 1127-1136.

16. 李建明，施群，王玉琦，等. 颈动脉体瘤的外科治疗30例报告. 中华外科杂志，1987,25(9): 511.

17. 赵福运，曾祥辉，马大权，等. 颈动脉体瘤10例外科治疗经验. 现代口腔医学杂志，1990,4(1): 30.

18. 张勤修. 头颈部恶性肿瘤侵犯颈动脉外科治疗. 国外医学耳鼻咽喉科学分册，1997,21(1): 26-29.

19. 谷铣之. 现代肿瘤学(临床部分). 北京：北京医科大学中国协和医科大学联合出版社，1993. 295-305.

20. Halkett JW, Nora JD, Holier LH, et al. Trends in neurovascular complications of surgical manage ment for carotid body and cervical paragangliomas: A fifty-year experience with 153 tumors. J Vasc Surg, 1988, 7: 284-291.

21. 冯友贤. 血管外科学. 第2版. 上海：上海科学技术出版社，1992: 567.

22. 周树夏. 颌面颈部化学感受器瘤的诊断治疗体会. 实用口腔医学杂志，1987,1(3): 3.

23. 黄淑贞，陈士勇. 颈动脉体瘤的影像学诊断. 中国临床医学影像杂志，2000,11: 6-19.

24. 邹英华，蒋学祥，彭勃. DSA对颈动脉体瘤的诊断评价. 实用放射学杂志，1990,6: 190-191.

25. Borges LF, Heros RC, DeBrun G, et al. Carotid body tumors managed with preoperative embolization. J Neuro Surg, 1983, 59: 867-870.

26. Fong YT, Randall TH. Intravascular therapeutic embolization of acute traumatic vascular lesions of the head and neck//M Pinson Neal. Emergency Interventional Radiology. Boston: Little. Brown and Company, 1989: 369.

27. Gerlock AJ, Mirfakhraee M. Embolization procedure in the external carotid system, essentials of diagnostic and interventional angiographic techniques. Canada: W. B. Saunders company, 1985, 14(2): 121.

28. 冯继，李宝民，周定标，等. 头颈部化学感受器瘤的手术前栓塞. 中华外科杂志，1995,33: 675-676.

29. 李松奇，叶财盛，林勇杰，等. 超选择性动脉栓塞后手术切除颈动脉体瘤11例的体会. 中华普通外科杂志，2002,17(4): 236-237.

30. 漆剑频，王承缘，胡国栋. 颅脑、颌面部肿瘤及血管畸形的栓塞治疗. 临床放射学杂志，1995,14(2): 121.

31. 王奇新，杨世坝，尚克中，等. 累及咽旁间隙肿物的影像学特征. 中华放射学杂志，1997,31(2): 226-230.

四、颈动脉体瘤手术并发症的预防及处理

颈动脉体瘤直径越大，越接近颅底，粘连越重，血供越丰富，术后并发症风险和发生率越高。常见和主要需要预防的并发症主要有脑水肿，脑缺血性卒中以及脑神经损伤，其中最严重的是脑缺血性卒中。尽管术前详细评估患者，术中尽量减少脑缺血的时间，维持血压的平稳，术后监护和治疗依然十分重要。

（一）手术并发症

1. 脑缺血性卒中　脑缺血性卒中是颈动脉体

瘤切除术最严重的并发症,常见原因有:①颈动脉阻断。颈动脉体瘤包绕颈动脉,血供丰富,周围血管神经较多,手术切除难度较大,尤其是Ⅲ型颈动脉体瘤,剥离瘤体时,出血较多,或颈动脉有损伤需要修补,往往需要阻断颈总动脉或颈内动脉,颈内动脉切除,血管重建则更需要阻断同侧颈动脉,导致同侧脑组织缺血缺氧。如果患者颅内Willis环存在部分缺损,出现脑缺血时对侧大脑血供无法代偿,将可能出现脑梗死。②颈内动脉栓塞。术中没有达到全身肝素化,颈动脉血栓形成,尤其是血管吻合处内壁不光滑都可能血栓形成。颈动脉血栓形成脱落也是引起脑梗死的重要原因。③颈内动脉结扎。部分颈动脉体瘤巨大,接近颅底或以前有手术史,局部粘连重,局部血管神经解剖改变,瘤体难以切除,有的术者选择结扎颈内动脉,可能导致脑缺血性卒中。

2. 脑神经损伤　脑神经损伤是颈动脉体瘤切除术中最常见的并发症,常见的为舌下神经、迷走神经、舌咽神经、喉上神经以及面神经的下颌支,多为术中牵拉损伤。损伤的原因一方面是因为颈内动脉和瘤体周围神经分布广泛,容易损伤神经,另一方面原因是局部粘连重,分离困难,甚至肿瘤侵犯神经,不得不切除神经。术后水肿、瘢痕压迫等原因导致的神经损伤多为暂时性,一般能术后短期恢复。术中神经切断可造成永久性损伤,无法恢复。舌下神经多横跨瘤体表面,剥离瘤体时若损伤术后可出现伸舌歪斜等功能障碍。迷走神经多位于瘤体后方,亦可被瘤体包绕,损伤后可出现声嘶,心率增快等症状。迷走神经咽支和喉上神经位于瘤体内侧,损伤后可出现吞咽困难、饮水呛咳等。面神经下颌支偶可行走于下颌骨下方,若瘤体巨大累及颅底,分离瘤体上份时可能损伤,出现患侧鼻唇沟变浅,鼓腮漏气等。交感神经位于迷走神经内侧,术中若损伤或牵拉压迫,可出现Horner征,表现为瞳孔缩小、眼睑下垂、眼球内陷和患侧额部无汗。

3. 出血　颈动脉体瘤血供丰富,若存在粘连,术中可能出血较多,可达数千毫升,甚至出现失血性休克。

4. 术中、术后高血压　有内分泌活性的颈动脉体瘤,术中剥离或挤压瘤体时,可有儿茶酚胺大量分泌,出现术中高血压、恶性高血压或血压剧烈波动。双侧颈动脉体瘤,术中若双侧舌咽神经、舌下神经或舌咽神经颈总动脉窦支损伤,颈动脉窦通路受损,血压反射弧被破坏,可出现间歇性高血压。

5. 脑水肿　术中颈动脉阻断,或行血管重建,可能出现脑缺血再灌注,术后脑水肿。

6. 窒息　常见于声带麻痹或术后血肿压迫。声带麻痹可能是患者咽部有原发性病变或术前即有声带麻痹,也可能存在喉返神经损伤,尤其是双侧颈动脉体瘤,第一次手术若已损伤该侧喉返神经,另一侧颈动脉体瘤手术时若亦出现喉返神经损伤,可能术后声带麻痹,严重者呼吸困难,窒息。

(二) 手术并发症的预防和处理

1. 脑缺血性卒中的预防和处理　为避免术后脑缺血性卒中并发症的出现,主要的措施有:①术前常规行头部和颈部CTA。通过头部CTA了解头部血管情况,尤其是Willis环是否完整,如果Willis存在缺损,手术风险较大,应评估术后脑梗死并发症出现的风险和可能性,必要时放弃手术,术中应尽量避免或减少颈总动脉和颈内动脉的阻断时间;颈部CTA除了详细了解颈动脉体瘤外,注意颈动脉是否伴有动脉粥样硬化斑块。尽管颈动脉体瘤患者颈动脉内膜多无明显病变,若伴随动脉粥样硬化,阻断颈动脉或插入转流管时存在动脉内膜斑块脱落风险。②术前常规行Matas实验。压迫阻断患侧颈总动脉,尽量达到耐受半小时时间,同时对存在部分Willis环缺损的患者,可能促进Willis环开放。③术前对血供丰富的颈动脉体瘤可行介入栓塞,缩小瘤体体积,减少血供,有利于手术切除,减少手术出血和手术时间,一定程度上减少脑梗死的风险。但是术前介入栓塞本身即有出现脑梗死的风险,因此其应用存在争议。④术中控制血压。避免血压剧烈波动和高血压的同时,要注意避免低血压,保证一定的脑灌注压。⑤采用全身麻醉降低脑组织代谢率,增强其对缺氧的耐受能力。⑥阻断颈总动脉、颈内动脉等之前5分钟,静脉注射肝素(0.5mg/kg)使全身肝素化,避免血栓形成。⑦术中尽量缩短颈内动脉阻断时间,或采用间断阻断方式,每次阻断时间尽量不超过3分钟。⑧术中转流管的应用(图11-9/文末彩图11-9)。转流管的应用极大程度的避免了术中脑缺血的发生,术者不用长时间的阻断颈总或颈内动脉。⑨术中尽量避免钳夹颈内动脉,尤其是老年患者,可能伴有颈内动脉粥样硬化斑。在钳夹颈内动脉时,可能出现粥样硬化斑脱落,从而导致脑缺血性卒中。

2. 脑神经损伤的预防和处理　熟悉颈部解剖,明确神经走行方向和位置分布,术中充分显露瘤体,减少渗血,保持手术视野清晰,精细轻柔操作,对避免脑神经损伤十分重要。

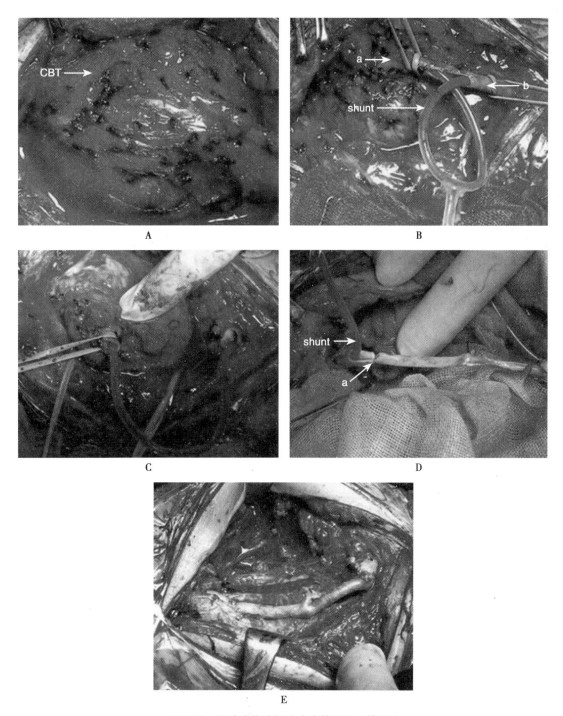

图 11-9　颈动脉体瘤切除术中转流及血管重建

A. 颈动脉体瘤（CBT）；B. 术中转流（a. 颈内动脉；shunt，转流管）；C. 瘤体切除；D. 自体大隐静脉移植，吻合血管；E. 血管重建后

3. 出血的处理　术前动脉栓塞，术中轻柔操作，严格止血，转流管应用等均可在一定程度上减少出血。

4. 术中、术后高血压的预防和处理　术前有儿茶酚胺明显升高，伴有高血压的患者，可术前予 α 受体阻滞剂，如苯苄明（苯苄胺），术前 2 天停用，再结合 β 受体阻滞剂，术前静脉输液扩容，术中控制血压等处理。术中剥离瘤体时轻柔操作，避免过度挤压。术后严密监测生命体征，控制血压。

5. 脑水肿的预防和处理　术中减少脑缺血阻断时间，或间歇性阻断，术后适当给予甘露醇，地塞米松。

6. 窒息的预防和处理 术前行喉镜检查,排除有无咽部原发性病变和声带麻痹。若是双侧颈动脉体瘤,上一次手术已经损伤一侧喉返神经,另一侧手术应术前向患者及家属交代双侧喉返神经损伤,术后声带麻痹,呼吸困难甚至窒息的风险,术中保持手术视野清晰,尽量避免损伤。拔除气管前必要时行声带悬挂,拔除气管后若出现呼吸困难或窒息,及时插管或作气管切开。术后密切观察有无血肿形成压迫气管,气管切开包常规备床旁。

手术切除颈动脉体瘤是首选的治疗方式,应尽量减少术中术后并发症。需要术前详细的评估和准备,术中根据具体情况选择合适的手术方式,术后严密监测患者生命体征,及时发现各种并发症并给予相应治疗。术前详细的评估和准备应包括病史,体征,查体和实验室、影像学检查。彩超是首选的检查方式,方便无创。颈动脉造影可了解颈部动脉和瘤体血供情况,Willis 环有无缺损。CT 和 MRI 可显示颈动脉体瘤大小,部位,血供,瘤体与颈总动脉、颈内外动脉的关系,瘤体与颅底的关系,是否有向咽后壁浸润可能。MRI 对含水组织较为敏感,能够将血供丰富的颈动脉体瘤与颅底的软组织区分开,有利于医生判断颅底骨质是否受损。有的颈动脉体瘤血供极其丰富且直径较大,周围解剖复杂,甚至需要术前行介入栓塞治疗以缩小瘤体,减少血供,避免术中大量出血。通过周密的术前准备和围术期严密监护,颈动脉体瘤多能顺利切除。

(曾国军 赵纪春)

参考文献

1. 王深明. 血管外科学. 北京:人民卫生出版社,2011.
2. 蒋米尔,张培华,临床血管外科学(第三版). 北京:科学出版社,2011.
3. 汪忠镐. 血管外科学,杭州:浙江科学技术出版社,2010.
4. Cronenwell. H,卢瑟福血管外科学,北京:人民卫生出版社,2002.
5. Parsson HN,Lord RS,Scott K,Zemack G. Maintaining carotid flow by shunting during carotid endarterectomy diminishes the inflammatory response mediating ischaemic brain injury. Eur J Vasc Endovasc Surg. 2000. 19(2):124-130.
6. Chan WS,Wei WI,Tse HF. "Malignant" baroreflex failure after surgical resection of carotid body tumor. Int J Cardiol. 2007. 118(3):e81-2.
7. Hollander EJ,Visser MJ,van Baalen JM. Accessory thyroid gland at carotid bifurcation presenting as a carotid body tumor:case report and review of the literature. J Vasc Surg. 2004. 39(1):260-2.
8. De Toma G,Nicolanti V,Plocco M,et al. Baroreflex failure syndrome after bilateral excision of carotid body tumors:an underestimated problem. J Vasc Surg. 2000. 31(4):806-10.
9. Maxwell JG,Jones SW,Wilson E,et al. Carotid body tumor excisions:adverse outcomes of adding carotid endarterectomy. J Am Coll Surg. 2004. 198(1):36-41.
10. Luna-Ortiz K,Rascon-Ortiz M,Villavicencio-Valencia V,Granados-Garcia M,Herrera-Gomez A. Carotid body tumors:review of a 20-year experience. Oral Oncol. 2005. 41(1):56-61.
11. Knight TT Jr,Gonzalez JA,Rary JM,Rush DS. Current concepts for the surgical management of carotid body tumor. Am J Surg. 2006. 191(1):104-110.
12. Westerband A,Hunter GC,Cintora I,et al. Current trends in the detection and management of carotid body tumors. J Vasc Surg. 1998. 28(1):84-92;discussion 92-3.
13. Kohn JS,Raftery KB,Jewell ER. Familial carotid body tumors:a closer look. J Vasc Surg. 1999. 29(4):649-53.
14. Chang BB,Darling RC 3rd,Patel M,et al. Use of shunts with eversion carotid endarterectomy. JVasc Surg. 2000. 32(4):655-62.
15. Zeng G,Zhao J,Ma Y,Huang B. Resection of carotid body tumors and the additional choice of intraoperative shunt in complicated tumors. Ann Vasc Surg. 2012. 26(4):511-5.
16. Zeng G,Zhao J,Ma Y,Huang B,Yang Y,Feng H. A comparison between the treatments of functional and nonfunctional carotid body tumors. AnnVasc Surg. 2012.26(4):506-10.
17. Zeng G,Zhao J,Ma Y,Huang B. Use of an intraoperative shunt for easy resection of complicated carotid body tumors. Head Neck. 2013. 35(1):61-4.
18. Johnson TL,Zarbo RJ,Lloyd RV,Crissman JD. Paragangliomas of the head and neck:immunohistochemical neuroendocrine and intermediate filament typing. Mod Pathol. 1988. 1(3):216-23.
19. Seshi B,True L,Carter D,Rosai J. Immunohistochemical characterization of a set of monoclonal antibodies to human neuron-specific enolase. Am J Pathol. 1988. 131(2):258-69.
20. Chetty R,Pillay P,Jaichand V. Cytokeratin expression in adrenal phaeochromocytomas and extra-adrenal paragangliomas. J Clin Pathol. 1998. 51(6):477-8.
21. LATTES R. Nonchromaffin paraganglioma of ganglion nodosum, carotid body, and aortic-arch bodies. Cancer. 1950. 3(4):667-94.
22. Ikejiri K,Muramori K,Takeo S,Furuyama M,Yoshida

K,Saku M. Functional carotid body tumor: report of a case and a review of the literature. Surgery. 1996. 119 (2):222-5.

23. 赵纪春,马玉奎,黄斌,杨轶,曾国军. 术中颈内动脉转流在颈动脉体瘤切除中的应用. 中华普通外科杂志. 2010. 25(7):533-535.

24. 汪忠镐. 颈动脉体瘤的外科治疗69例分析. 中华普通外科杂志. 2002. (01):8-10.

25. 康维明,刘昌伟,赵玉沛. 颈动脉体瘤的诊断及外科治疗. 中国医学科学院学报. 2003. (05):622-625.

26. 李滨,苏旭,许东辉,陈景熙. 34例颈动脉体瘤的治疗体会. 中华普通外科杂志. 2005. (05):312-313.

27. 王玉琦,符伟国. 颈动脉体瘤的手术并发症. 中华普通外科杂志. 2005. (09):549-551.

28. 徐欣,陈斌,符伟国. 颈动脉体瘤的治疗——附111例

手术报告. 中国临床医学. 2005. (03):478-479.

29. 李松奇,林勇杰,吕伟明,吴庆华. 超选择性动脉栓塞后手术切除颈动脉体瘤11例的体会. 中华普通外科杂志. 2002. (04):43-44.

30. 郑日宏,刘昌伟,刘暴,张严. 44例颈动脉体瘤的外科治疗. 肿瘤. 2002. (01):64-66.

31. 王旭东,葛正津. 颈动脉体瘤诊断与治疗进展. 中国肿瘤临床. 2007. (02):117-120.

32. 杨家印,曾国军,赵纪春等. 具有内分泌活性的颈动脉体瘤的临床病理特征及其外科治疗. 四川大学学报(医学版). 2012. (04):622-624.

33. 曾国军,赵纪春,马玉奎,黄斌,杨轶. 颈动脉体瘤术中颈总-颈内动脉转流及静脉移植血管重建. 中国修复重建外科杂志. 2009. (07):890-891.

第十二章 肥胖及糖尿病的外科治疗

第一节 外科手术治疗肥胖症、2型糖尿病的历史及在我国的发展历程

国际上,外科减重手术(Surgical weight loss operation)首先应用于肥胖症的治疗,1954年Kreman等完成了第一例空回肠旁路术开创了手术减重的历史,1982年Pories等在经手术治疗病态肥胖症时发现了手术对于合并2型糖尿病的患者存在疗效,把外科手术引入2型糖尿病领域。2009年美国糖尿病协会(ADA)在2型糖尿病治疗指南中首次推荐减重手术是治疗肥胖伴2型糖尿病的重要措施。2011年3月,国际糖尿病联盟(IDF)发表声明,明确指出:"对于BMI在30～35,且最佳药物治疗不能对其糖尿病进行有效控制的患者,特别是同时存在其他严重心血管疾病风险因素的患者,手术应被视为一种合理的替代治疗方案。"

在我国,外科手术治疗肥胖症起步略晚,但后期发展尤其是近年来针对2型糖尿病的治疗上,基本上已和国际接轨,并有了自己的特色和创新。早在20世纪80年代我国有少量手术治疗肥胖症的报道,但是由于开腹手术损伤大、风险高,难以广泛开展。随着腹腔镜手术技术的应用,郑成竹教授在2000年4月完成了国内首例腹腔镜垂直绑带式胃减容术,其后多种减重手术方式逐步开展,经验不断积累。到2007年中华医学会外科学多个学组共同出台了"中国肥胖病外科治疗指南",这为国内相关工作开展指明了方向,我国的外科减重手术工作也朝着制度化规范化的方向发展。"指南"首次指出了几个新的理念:适应证方面提出了单纯肥胖合并代谢紊乱综合征;针对中心型肥胖,提出了腰围以及代谢指标异常等观念;疗效评判方面率先提出了不以EWL等的变化为疗效评判依据,而是重视了伴发症的改善情况,将此作为疗效评判的标准,实际上也正是这些伴发症严重影响了患者的生活质量。"指南"的提出拓展了我们对于减重手术的

认识,在此之后国内减重手术紧跟国际步伐也逐步进入到了肥胖合并2型糖尿病的治疗领域。到2010年中国2型糖尿病防治指南即美国之后也指出:对肥胖伴2型糖尿病患者手术治疗具有良好的疗效,短期疗效甚至超过了各种药物。2010年中华医学会外科学多个学组再次针对我国实际情况发布了"中国糖尿病外科治疗专家指导意见(2010)"也为我国外科治疗2型糖尿病的相关问题提出了建议。2011年国内相关学科多位专家达成"手术治疗糖尿病专家共识"进一步规范了相关工作。之后,为了便于更好地开展针对2型糖尿病的临床治疗工作,为了便于内外科的分工合作,2012年相关领域专家达成了"2型糖尿病外科治疗标准化临床路径——2型糖尿病内外科诊疗流程"的共识,为肥胖合并2型糖尿病的内外科协作铺平了道路,减重手术如今也被称为代谢手术。

（郑成竹）

参 考 文 献

1. Kremen AJ, Linner JH, Nelson CH. An experimental evaluation of the nutritional importance of proximal and distal small intestine. Ann Surg, 1954, 140(3):439-448.

2. Pories WJ, Swanson MS, MacDonald KG, et al. Who would have thought it? An operation proves to be the most effective therapy for adult-onset diabetes mellitus. Ann Surg, 1995, 222(3):339-350; discussion 350-352.

3. 郑成竹,柯重伟,印慨,等.腹腔镜垂直捆绑胃成形术治疗病态肥胖(附25例报告).中国实用外科杂志,2002,22(10):591-593,I006.

4. 郑成竹,李际辉.中国肥胖病外科治疗指南(2007).中国实用外科杂志,2007,27(10):759-762.

5. 郑成竹,丁丹.中国糖尿病外科治疗专家指导意见(2010).中国实用外科杂志,2011,31(1):54-58.

6. 手术治疗糖尿病专家共识.中国实用外科杂志,2011,31(5):367-370.

7. 郑成竹,邹大进,丁丹.2型糖尿病外科治疗标准化临床路径——2型糖尿病内外科诊疗流程.中国实用外科杂志,2013,33(1):17-18.

第二节　肥胖症及糖尿病
手术的适应证

如今，共有 5 种治疗病态肥胖或 2 型糖尿病的手术方式已经得到安全而有效的临床验证，且这 5 种方法均可在腹腔镜的条件下完成。这 5 种手术方式是：Y 形胃肠短路术（Roux-en-Y gastric bypass，RYGBP）、改良简易型胃肠短路术（mini gastric bypass，MGB）、管状胃胃切除术（sleeve gastrectomy，SG）、可调节胃绑带术（adjustable gastric banding，AGB）、胆胰旷置术（biliopancreatic diversion，BPD）或十二指肠转位术（biliopancreatic diversion with duodenal switch，BPD-DS）。

一、肥胖症的胃肠外科手术适应证

根据 2007 年发布的中国肥胖病外科治疗指南，对于因体重过重而就诊的患者，有以下 1～3 之一，同时又具备 4～7 情况的，可考虑行外科手术治疗肥胖症。

1. 确认出现与单纯脂肪过剩相关的代谢紊乱综合征，如 2 型糖尿病、心血管疾病、脂肪肝、脂代谢紊乱、睡眠呼吸暂停综合征等，且预测减重可以有效治疗。

2. 腰围　男≥90cm，女≥80cm。血脂紊乱：甘油三酯≥1.70mmol/L；和（或）空腹血高密度脂蛋白胆固醇：男性<0.9mmol/L，女性<1.0mmol/L。

3. 连续 5 年以上稳定或稳定增加的体重，BMI≥32（应指患者正常情况下有确认记录的体重及当时的身高所计算的系数，而如怀孕后 2 年内等特殊情况不应作为挑选依据）。

4. 年龄 16～65 岁。65 岁以上者，由于肥胖相关的并发症顽固且复杂，应根据术前各项检查权衡手术利弊，再决定手术与否。16 岁以下青少年患者要综合考虑肥胖程度、对学习和生活的影响，以及是否有家族遗传性肥胖病史、本人意愿。

5. 经非手术治疗疗效不佳或不能耐受者。

6. 无酒精或药物依赖性，无严重的精神障碍、智力障碍。

7. 患者了解减肥手术术式，理解和接受手术潜在的并发症风险；理解术后生活方式、饮食习惯改变对术后恢复的重要性并有承受能力，能积极配合术后随访。

反之，则不建议患者行手术治疗。

二、糖尿病的胃肠外科手术适应证

现在普遍的观点认为，胃肠外科手术只针对 2 型糖尿病的治疗，即在胰岛素抵抗的基础上进行性的胰岛素缺乏所致的糖尿病。虽然有零星的报道显示一些 1 型糖尿病的患者在接受手术后也得到了一定的改善，但是缺乏理论依据及大规模的临床检验，因此对于 1 型糖尿病不做推荐。

对于已经明确诊断为 2 型糖尿病，且 BMI≥28 的患者，原则上经规范的非手术治疗后效果不佳或不能耐受者，只要无明显手术禁忌的，均可考虑行胃肠外科手术治疗其糖尿病（图 12-1）。

由于 2 型糖尿病的手术治疗效果与患者胰岛残存功能密切相关，而胰岛残存功能又与患者的年龄、患者糖尿病病程等因素紧密相关，且临床上最常以 C 肽值反映患者的胰岛功能，因此当患者符合如下条件时，可期望获得更好的治疗效果：①患者年龄≤60 岁；②患者 2 型糖尿病的病程≤15 年；③患者 C 肽值不低于正常下限值的 1/2。对于不具备上述有利条件的患者，由于手术的效果可能不佳，故可考虑先行系统内科治疗，若内科治疗效果不佳而患者又强烈要求的情况下，可在对患者充分告知的前提下试行手术治疗。当患者具备上述有利条件时，若 BMI≥32 的患者，可以直接将外科手术作为自己的首选治疗方法；若 BMI 在 28～32，且患者无明显并发症，男性腰围<90cm 或女性腰围<80cm 时，可优先考虑内科治疗，但当内科治疗效果不佳时，外科手术成为理所当然的替代治疗方法；若 BMI 在 28～32，但患者合并明显的其他代谢紊乱疾病（如高血压、高脂血症等）或合并明显的高危因素（尤其是心血管高危因素），特别当男性腰围≥90cm 或女性腰围≥80cm 时，建议直接行外科手术治疗。

对于 BMI<28 的 2 型糖尿病患者，虽然目前的初步数据显示手术治疗在这部分人群也有较好的效果，但目前仍需进一步研究及论证，暂不宜行大范围推广。对于这部分患者，先选择内科治疗，但若内科治疗效果不佳或患者不能耐受，且在患者强烈要求的前提下，可允许外科替代治疗。对于 BMI<24 的患者，一般不考虑手术治疗。

同时，患者无严重的精神障碍、智力障碍；患者充分了解治疗糖尿病的手术方式，理解及愿意承担手术的潜在并发症风险，理解术后饮食、生活习惯的改变的重要性并愿意承受；患者能积极配合术后随访等方面亦是糖尿病手术选择的考虑因素。

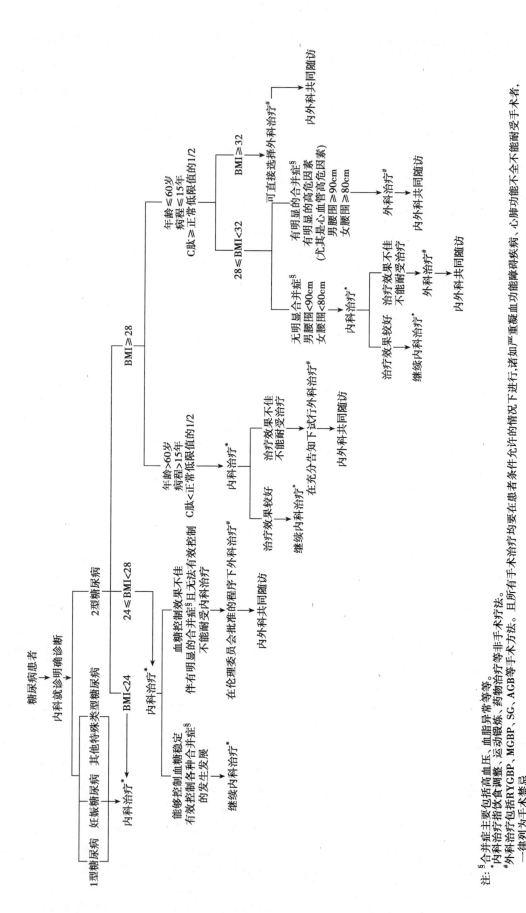

图 12-1 2 型糖尿病诊疗流程

注：§ 合并症主要包括高血压、血脂异常等等。
* 内科治疗指饮食调整、运动锻炼、药物治疗等非手术疗法。
# 外科治疗包括 RYGBP、MGBP、SG、AGB 等手术方法。目前所有手术治疗均要在患者条件允许的情况下进行，诸如严重凝血功能障碍疾病、心肺功能不全不能耐受手术者，一律列为手术禁忌

三、肥胖症及糖尿病手术方式的选择

1. Y形胃肠短路术 为手术治疗肥胖病及糖尿病的金标准术式，无论对于手术减重或是手术治疗糖尿病，均有确切而稳定的疗效。

2. 改良简易型胃肠短路术 手术较Y形胃肠短路术简单，但效果却与其相当。在不具备行Y形胃肠短路术的单位，该术式可优先考虑。

3. 胆胰旷置术和十二指肠转位术 对于肥胖症及糖尿病均有极好的效果，但是手术极为复杂，术后并发症发生率较高，需要非常严密的术后长期监测，故对国人并不推荐开展。

4. 管状胃胃切除术 对肥胖症及糖尿病均有一定的治疗效果，由于其手术操作相对简单，且不改变胃肠道的生理结构，逐渐成为应用最为广泛的减重手术方式。尤其特别适用于高危与合并极重度肥胖的患者。⑤可调节胃绑带术：经典的减重手术方式，适合于年轻及不愿承担高手术风险的患者。但由于其对糖尿病的治疗效果完全依赖于减重效果的好坏，故一般不用来单独治疗糖尿病。且由于目前较高的绑带胃壁侵蚀发生率，故选择应当慎重。

（郑成竹）

参考文献

1. Ferchak CV, Meneghini LF. Obesity, bariatric surgery and type 2 diabetes-a systematic review. Diabetes Metab Res Rev, 2004, 20(6):438-445.
2. 郑成竹, 李际辉. 中国肥胖病外科治疗指南(2007). 中国实用外科杂志, 2007, 10(27):759-762.
3. 郑成竹, 丁丹. 中国糖尿病外科治疗专家指导意见(2010). 中国实用外科杂志, 2011, 31(1):54-58.
4. 郑成竹, 邹大进, 丁丹. 2型糖尿病外科治疗标准化临床路径——2型糖尿病内外科诊疗流程. 中国实用外科杂志, 2013, 1(33):17-18.

第三节 肥胖及2型糖尿病手术术后随访指导

肥胖及2型糖尿病是一种需要持续治疗的慢性疾病，手术只是治疗的一部分，术后饮食及生活指导至关重要，无论施行哪种术式，术后都需要多学科的长期密切随访，应由外科医师、营养医师、心理医师和内分泌科医师一起进行术后随访指导[1]。随访时间应根据手术方式、患者的减重情况和发生并发症的情况来制订。一般情况下第1年随访4次：术后1个月、术后3个月、术后6个月、术后12个月，第2年随访2次：术后1年半、术后2年，第3年以后每年随访一次，术后随访应该持续终身。特殊患者需要特殊的随访时间表。随访内容包括：①患者全身正、侧位照片；②日常血压、血糖水平，若有应用降糖药物、降脂药物、降糖药物或胰岛素，则记录药物种类和剂量；③血常规，肝功，肾功电解质，微量元素水平，凝血指标，糖化血红蛋白，空腹血糖、胰岛素及C肽，餐后2小时血糖、胰岛素及C肽；④女性患者术前若有激素异常，复查时也一并检测；⑤术后6个月和12个月行超声检查以排除胆石症；⑥术后第1年行两次胃镜检查（术后6个月、术后12个月），以后每年复查一次胃镜。每位患者应建立固定的个人档案，将每次检验、检查结果、体重及术后营养状态、并发症和生活质量归入档案中，有条件的单位可建立网络随访系统。术后随访应该由专人来负责，外科医师，能监督、收集汇总患者术后随访资料及多学科专家会诊的过程。

一、术后饮食指导

术后饮食总体分为以下4个阶段：①流汁饮食阶段（术后第1周）；②流质饮食阶段（术后第2周）；③半流软质饮食阶段（术后第3周至术后3个月）；④低热量均衡饮食阶段（术后3个月开始）。饮食总体原则：定时定量定餐，低糖低脂高蛋白饮食，注意食谱多样化，补充足量水分及必需维生素、微量元素。饮食的指导应随手术类型及术后饮食的适应情况做相应调整。患者每餐需要吃20分钟或者更久，避免大口进食，食物应该咀嚼充分再少量咽下，应保证水分及蛋白质的摄入，术后需经常补充维生素和矿物质。减肥手术只是为患者减轻体重提供了一个机会，更重要的是术后改变饮食习惯，如术后照样吃零食，用餐同时进食液体或在两餐之间喝高能量饮料，则往往达不到预期减肥目标。要将术后饮食指导详细交代给患者及家属，术后饮食正确与否对手术的成功极端的重要，尤其在最初的6~12个月。

二、运动指导

术后的体育锻炼对于术后减重的效果及维持也非常重要。体育锻炼应在术后1月循序渐进，开始的时候可每天10分钟，以避免疲劳、肌肉痛、肌肉过劳或其他严重的医学后果。患者应根据自己的情况选择运动类型，任何形式的运动都值得鼓励，即使只

是前往办公室攀登楼梯而非乘坐电梯,最好是持续的、运动强度较低的有氧运动,比如蹬山地车、游泳、慢跑等。锻炼应每日坚持,不可时断时续。

三、育龄妇女术后怀孕指导

术后怀孕时间建议在 18 个月以上,这时体重相对稳定,可以避免低体重婴儿的出生。怀孕期间应继续服用多种维生素、铁剂及微量元素。此外,应适当补充钙以保证胎儿骨骼正常发育,补充叶酸,以避免神经管发育异常,补充适当量的维生素 B_{12} 和维生素 A。为了要生下一个健康的胎儿,应该允许孕妇增加正常的怀孕重量。怀孕期间应与外科医师和产科医师之间加强沟通,了解体重及营养状况,并适当地给予调整。

(郑成竹 常绪生)

参 考 文 献

1. 郑成竹,胡兵. 腹腔镜手术治疗肥胖病的新概念. 中华消化外科杂志,2007,6(3):164-165.
2. 李心翔,郑成竹,Raul J Rosental. 腹腔镜 Roux-en-Y 胃分流术治疗病态性肥胖合并 2 型糖尿病. 中华消化外科杂志,2009,8(1):24-26.
3. 卓光镔,印慨,常绪生,等. 腹腔镜袖状胃切除术治疗肥胖症合并 2 型糖尿病 19 例短期疗效分析. 中国实用外科杂志. 2012.32(9):762-766.
4. 丁丹,郑成竹. 胃肠外科手术治疗肥胖症及 2 型糖尿病. 中华腔镜外科杂志(电子版).2010.3(4):56-59.
5. Giordano S,Salminen P,Biancari F,et al. Linear stapler technique may be safer than circular in gastrojejunal anastomosis for laparoscopic Roux-en-Y gastric bypass:a meta-analysis of comparative studies. Obes Surg,2011,21(12):1958-1964.

第四节 腹腔镜 Y 形胃肠短路术

腹腔镜 Y 形胃肠短路术(laparoscopic Roux-en-Y gastric bypass,LRYGBP)作为一种限制性和吸收不良性的减重手术,是手术治疗肥胖症最早的术式,经过四十余年的临床实践和不断改善,目前已经是美国手术治疗肥胖症的金标准术式。由于其在治疗肥胖合并的代谢紊乱综合征方面亦有很好的效果,尤其是能很好地改善甚至治愈 2 型糖尿病,故目前它也成为手术治疗 2 型糖尿病中最为重要的手术方法之一。

一、适应证

1. **手术治疗肥胖症** 同"腹腔镜可调节胃绑带术"。

2. **手术治疗糖尿病** ①患者年龄 ≤60 岁;②患者 T2DM 的病程 ≤15 年。同时,患者无严重的精神障碍、智力障碍;患者充分了解治疗糖尿病的手术方式,理解及愿意承担手术的潜在并发症风险,理解术后饮食、生活习惯的改变的重要性并愿意承受;患者能积极配合术后随访等方面也是手术选择的考虑因素。由于国人的肥胖多属腹型肥胖,发生心脑血管意外及其他并发疾病的风险更高,因此当男性腰围 ≥90cm、女性腰围 ≥80cm 时,应更加积极地考虑手术治疗。同时,对于 BMI<28 的 2 型糖尿病患者,虽然目前的初步数据显示手术治疗在这部分人群也有较好的效果,但目前仍需进一步研究及论证,暂不宜行大范围推广。

二、禁忌证

1. **手术治疗肥胖症** 同"腹腔镜可调节胃绑带术"。

2. **手术治疗糖尿病**

(1)滥用药物或酒精成瘾或患有难以控制的精神疾病的患者,及对手术风险、益处、预期后果缺乏理解能力的患者。

(2)明确诊断为 1 型糖尿病的患者。

(3)胰岛 β 细胞功能已基本丧失的 2 型糖尿病患者。

(4)合并出凝血异常疾病、心肺功能无法耐受手术者。

(5)BMI<28 且药物治疗及使用胰岛素能够满意控制血糖的糖尿病患者。

(6)妊娠糖尿病及其他特殊类型的糖尿病暂不在外科手术治疗的范围之内。

三、术前准备

同"腹腔镜可调节胃绑带术"。

四、麻醉与体位

同"腹腔镜可调节胃绑带术"。

五、手术步骤

1. 建立穿刺孔,采用五孔或六孔法操作,用 Veress 针经脐部安全建立气腹,脐上约 3cm 处置入

10mm 加长 trocar 作为观察孔。右侧锁骨中线肋缘下下移 2cm 处置 5mm trocar 作为辅助操作孔。右侧锁骨中线辅助操作孔下方 5cm 置 10mm trocar 为主操作孔。左侧锁骨中线置 1 个或 2 个 5mm trocar 为辅助操作孔。剑突下置 10mm trocar 用于置入腹腔镜肝脏牵开器(图 12-2/文末彩图 12-2)。

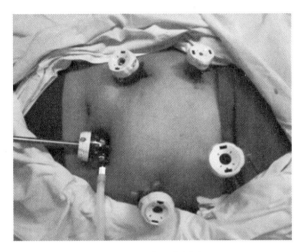

图 12-2　建立穿刺孔

2. 建立气腹后,助手置入五爪拉勾将肝脏向上方牵引暴露胃贲门部;用超声刀在胃左动脉第二三分支之间分离肝胃韧带切开一个小口,显露该部胃小弯及前后胃壁(图 12-3/文末彩图 12-3、图 12-4/文末彩图 12-4)。分离后用 60mm 线型切割器横行切割胃体,然后用切割闭合器垂直于第一次切割线顶端向 His 三角方向横断胃建立一约 30ml 的胃小囊(图 12-5/文末彩图 12-5、图 12-6/文末彩图 12-6)。操作中应注意线型切割器的方向,不要误伤脾脏。

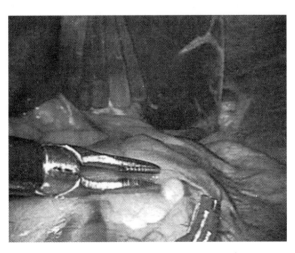

图 12-3　分离肝胃韧带

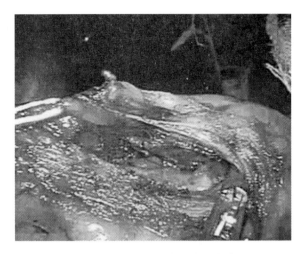

图 12-4　显露胃小弯及前后胃壁

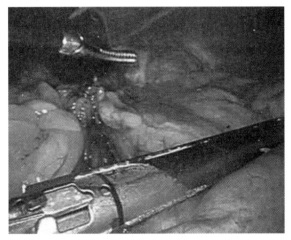

图 12-5　横行切割胃体

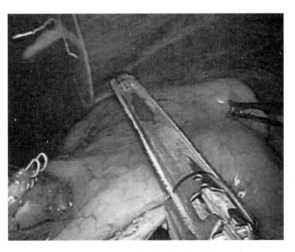

图 12-6　再次切割建立胃小囊

3. 提起大网膜和横结肠找到 Treitz 韧带,距 Treitz 韧带 80cm 处,用线型切割器切断空肠后,在断端近端钛夹标记,超声刀向肠系膜根部切断部分系膜(图 12-7/文末彩图 12-7、图 12-8/文末彩图 12-

8）。将空肠远端经横结肠上提与胃小囊以 45mm
线型切割闭合器吻合，吻合口约 25mm，再用 2-0 可
吸收缝线关闭残端（图 12-9/文末彩图 12-9、图 12-
10/文末彩图 12-10）。用无损伤肠钳夹闭吻合口下
肠管，吻合浸没入生理盐水中后，经胃管向胃小囊
内注气检查吻合口有无渗漏。

4. 用超声刀在距离胃肠吻合口 80cm 处（患者
BMI≥50 时可延长至 120cm）与近端空肠拟吻合处
各切一小口，用 60mm 线型切割闭合器行空肠、空
肠侧侧吻合，残端再以线型切割器闭合或 2-0 可
吸收缝线镜下缝合（图 12-11/文末彩图 12-11、图 12-
12/文末彩图 12-12）。术中胃镜检查吻合口确认无
狭窄、出血。彻底止血。在胃肠吻合口周围放置引
流管，关闭穿刺孔切口（图 12-13/文末彩图 12-13），
手术结束。

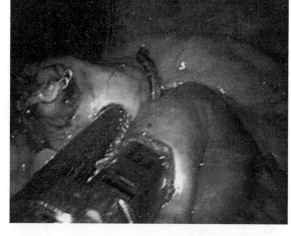

图 12-9　吻合空肠和胃小囊

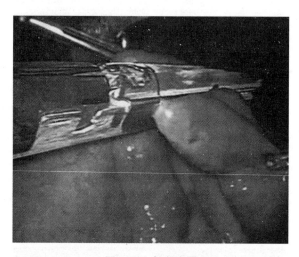

图 12-7　切断空肠

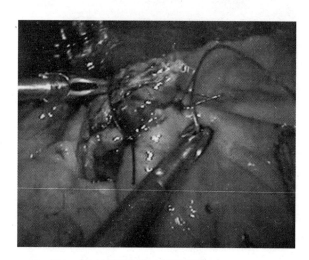

图 12-10　封闭残端

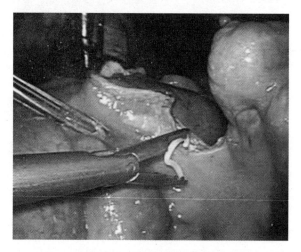

图 12-8　分离切断部分系膜

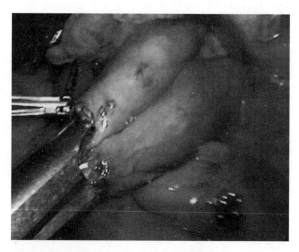

图 12-11　空肠-空肠侧侧吻合

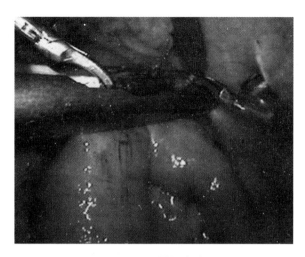

图 12-12　封闭残端

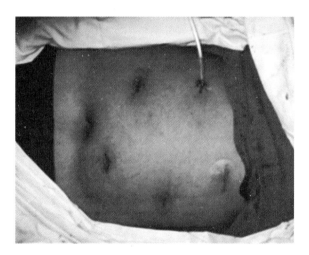

图 12-13　关闭穿刺孔

六、术后处理

对于腹腔镜 Y 形胃肠短路术的患者,术后第 1 天可以拔除尿管,鼓励患者多下床活动。术后 3～4 天待患者通气后行上消化道碘水造影检查无异常后,可拔除胃管进食流质。进食 2 天后仍无异常且腹腔引流液<15ml/d,则拔除腹腔引流管。患者拆线后可择日出院。

对于因 2 型糖尿病而接受手术治疗的患者,术后随访的内容还要重点关注患者的血糖、糖化血红蛋白、胰岛素、C 肽等,掌握患者的 2 型糖尿病的控制情况,是否仍然需要饮食或药物的辅助治疗,监测患者是否有糖尿病的相关并发症的出现,手术后是否有改善等。

七、手术并发症

手术围术期死亡率约为 0.5%,手术并发症如吻合口瘘、出血、切口感染等的发生率约为 5%。

1. **胃、肠瘘**　可发生在胃肠吻合口、肠肠吻合口、切割闭合的残端等部位。术后需警惕胃肠漏的发生并予及时处理。

2. **急性旁路胃扩张**　多继发于空肠-空肠吻合口梗阻,也可同时发生,与迷走神经功能丧失有一定关系。表现为打嗝、腹胀、心动过速等症状。腹部平片可见大胃泡或气液平面。治疗上可采取荧光造影细针穿刺旁路胃减压或胃造口术。

3. **胃肠吻合口狭窄**　症状包括吞咽困难、恶心呕吐等。胃镜检查可明确。治疗上可采用球囊扩张,但需要多次使用。

4. **吻合口溃疡**　通常胃镜检查可以明确诊断。一般采取口服质子泵抑制剂等保守治疗即可解决问题。

5. **其他**　如倾倒综合征、腹内疝、胆石症、营养缺乏。

腹腔镜 Y 形胃肠短路术是手术治疗肥胖症的"金标准",术后一年通常可以减重 50kg,为体重超重部分的 65%～70%,减少术前 BMI 的 35%。同时,它对 2 型糖尿病的治疗有效率可达 80%～85%,且治疗效果可长期保持,故腹腔镜 Y 形胃肠短路术又是手术治疗糖尿病的首选术式。当然,该术式操作相对复杂,术后并发症发生率相对高,术后需要相关营养物质的监测与补充。

（郑成竹　常绪生）

参 考 文 献

1. 丁丹,郑成竹.手术治疗肥胖症及糖尿病——在共识与争议中发展.中国实用外科杂志,2011,31(1):59-62.

2. 郑成竹,丁丹.中国糖尿病外科治疗专家指导意见(2010).中国实用外科杂志,2011,31(1):54-58.

3. Fridman A, Moon R, Cozacov Y, et al. Procedure-related morbidity in bariatric surgery: a retrospective short-and mid-term follow-up of a single institution of the American College of Surgeons Bariatric Surgery Centers of Excellence. J Am Coll Surg,2013,217(4):614-620.

4. Albeladi B, Bourbao-Tournois C, Huten N. Short-and mid-term results between laparoscopic Roux-en-Y gastric bypass and laparoscopic sleeve gastrectomy for the treatment of morbid obesity. J Obes,2013,2013:934653.

5. Wittgrove AC, Clark GW, Tremblay LJ. Laparoscopic gastric bypass, Roux-en-Y: preliminary report of five cases. Obes Surg,1994,4(4):353-357.

第五节　腹腔镜袖状
胃切除术

随着经济社会的发展,肥胖症(obesity)与2型糖尿病(type 2 diabetes mellitus,T2DM)正在全世界范围内流行。在我国发病率也在不断升高,而传统的治疗方案难以持续而有效地达到减重及缓解糖尿病的治疗目的,近年来国内外通过外科手术治疗肥胖与糖尿病取得显著进展,其疗效也得到了广泛认可。随着研究的深入,对于不同手术方式也有了进一步的认识。

腹腔镜袖状胃切除术(laparoscopic sleeve gastrectomy,LSG)(图12-16),最早起源于胆胰旷置手术(BPD)(图12-14)的改良术式。1993年,Marceau等在原来BPD的基础上设计了一种改良术式胆胰转流术和十二指肠转位术(BPD-DS)(图12-15),其主要特点是:进行胃袖带切除,保留幽门,在十二指肠处横断,十二指肠近端与距回盲瓣上方250cm切断的小肠的远端吻合,十二指肠远端用吻合器闭合,距回盲瓣上方250cm处切断的小肠的近端则与距回盲瓣上方100cm处的回肠作端侧吻合,形成所谓的100cm共同通道。该术式将胃作袖带切除,从而保持胃小弯的连续性和十二指肠的开关作用,从而维持胃、十二指肠、空肠轴的连续,基本上避免了BPD输出口溃疡和倾倒综合征等,同时,减重效果和BPD相当。而LSG是该手术过程中的一部分。

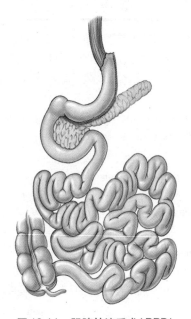

图12-14　胆胰转流手术(BPD)

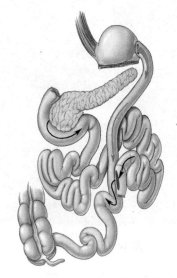

图12-15　胆胰转流术和十二指肠开关术(BPD-DS)

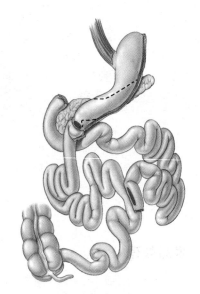

图12-16　袖状胃胃切除术(LSG)

过去认为,对于BMI>60的极度肥胖患者或者患有高风险合并症的患者,施行RYGBP或者BPD-DS可能获得最好的疗效,但是增加的围术期并发症风险往往导致他们难以耐受手术。为此,需要寻求折中的手术方式以期达到较好疗效和降低术后并发症风险的目的。这就产生了一系列限制性手术方式,LSG就是其中比较理想的一种选择,被当做是这些高危患者的第一阶段手术步骤,在取得一定疗效、肥胖程度和并发症改善之后再进一步完成RYGBP或者BPD加BPD-DS等第二阶段手术。近年来,研究发现LSG对于肥胖症及2型糖尿病也具有较好的减重及降糖效果,因而逐步成为了治疗肥胖症及2型糖尿病的独立术式。

一、适应证

腹腔镜袖状胃胃切除术一般用于肥胖症、肥胖合并2型糖尿病的治疗。该手术操作较为简单,风险相对小,可以进一步转换为胃肠旁路术以及BPD的等优点,适用于极重度肥胖患者的一阶段手术,也可用于其他肥胖合并2型糖尿病患者。对于一些有肠道疾病的肥胖患者,比如克罗恩病、溃疡性结肠炎等不适合行胃肠道重组的患者可以优先考虑袖状胃胃切除术。对于需要长期服用泼尼松等激素的肥胖患者可以优先考虑袖状胃胃切除术,以避免胃肠旁路术后服用激素导致吻合口溃疡加重。

腹腔镜袖状胃胃切除术对于治疗2型糖尿病的有效率也可达到78%以上,但其也仅属于限制摄入型手术,不减少肠道吸收面积,不影响肠道激素水平。总体上认为袖状胃胃切除术减重及降糖疗效接近或略低于胃肠旁路术。

二、禁忌证

1. 体重、腰围或代谢紊乱等均未达到减肥手术适应证选择标准者。
2. 已存在原发的胃部病变,不允许施行手术者。已有上腹部手术史不适宜行腹腔镜手术者。
3. 存在严重的心、肺系统疾病、存在严重精神类疾病等,无法耐受手术者。
4. 合并严重凝血功能障碍的患者。
5. 无法理解或不愿意承担手术的潜在并发症风险,无法理解术后饮食、生活习惯的改变的重要性或不能承受者。

三、术前准备

需要详细询问患者病史,并进行详细的体格检查和必要的辅助检查。尤其需要检查糖尿病、高血压、脂肪肝、肺功能等情况。有高血压、糖尿病等其他并发症者,需请内科会诊处理。术前进行各项内分泌激素检查并请内分泌科会诊排除继发性肥胖和1型糖尿病。术前需要告知患者手术情况及手术风险情况以及术后需要饮食习惯改变等以争得患者的知情同意。手术治疗团队应该还要包括心内科医师、呼吸内科医师、消化科内镜医师、心理治疗医师、营养科医师等共同协助治疗。

术前患者准备:术前需要腹部CT及胃镜检查,排除胃部病变。术前一周进食流质以改善腹腔脏器肥胖情况,术前一日预防性应用抗生素,备血、术前晚禁食、水,术日晨放置鼻胃管、尿管,备皮注意脐部清洁等。

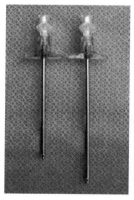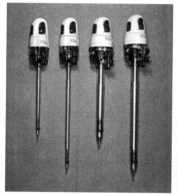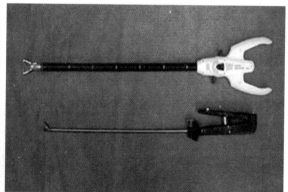

图 12-17　Veress 气腹针、加长穿刺套管、腹腔镜用持针器、endo-stitch

特殊器械准备:除常规的一套腹腔镜设备外,还需根据情况准备超长腹腔镜器械以及下列器械:腹腔镜无损伤抓钳、腹腔镜肠钳、腹腔镜肝脏牵开器、腹腔镜用持针器、endo-stitch、Veress气腹针、超声刀、腹腔镜用可弯曲切割闭合器和钉仓(45mm及60mm蓝色钉仓)、特殊穿刺套管包括:10mm加长穿刺套管,用于导入腹腔镜、相应型号支撑探条及术中准备胃镜。

四、麻醉与体位

麻醉:采用气管内插管全身麻醉。
体位:患者取头高足低仰卧位。术者位于手术台右侧,扶镜者位于两腿之间,术中可根据需要交换术者与扶镜者的位置,另一助手及洗手护士位于手术台左侧。

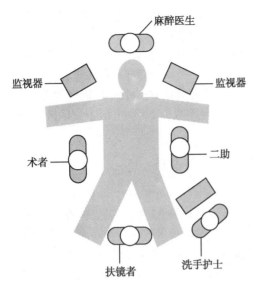

图 12-18　袖状胃胃切除术的手术室布置及手术体位示意图

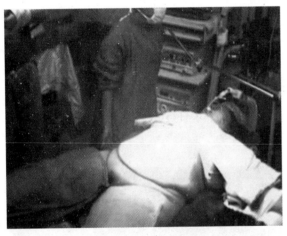

图 12-19　患者体位

五、手术步骤

1. 建立气腹　可采用腹腔镜直视下穿刺套管逐层穿入的方法穿刺进腹。也可采用气腹针穿刺法建立气腹。使用 Veress 针经脐孔垂直刺入腹内，然后将盛有生理盐水的无芯注射器与气腹针相连，如盐水自然顺畅流入腹内则表示顺利进入腹膜腔。低流量充入 CO_2 气体，压力设定为 15mmHg，待腹部膨隆后于脐上处横行切开皮肤约 1cm，在腹腔镜可视辅助下置入 10mm 加长套管（图 12-20）。

2. 操作孔定位　采用五孔法或六孔法操作，10mm 主操作孔在右侧侧腹处，主操作孔上方可增加一个 5mm 穿刺孔用于帮助暴露。10mm 辅助操作孔在左侧锁骨中线肋缘下下移 4cm 处，剑突下 10mm 穿刺孔用于置入腹腔镜肝脏牵开器，网膜脂肪肥厚、His 角显露困难时可于辅助操作孔上方增加一 5mm 穿刺孔用于帮助暴露（图 12-21）。

3. 胃切除

（1）助手置入五爪拉勾牵开肝脏。主刀医师左手牵拉胃壁，在胃的大弯侧中部紧靠胃大弯侧的大网膜上用结扎速或者超声刀切开一个小口（图 12-22/文末彩图 12-22），之后用结扎速或者超声刀含着网膜组织紧靠胃壁持续切除直至胃食管交角（图 12-23/文末彩图 12-23、图 12-24/文末彩图 12-24），特别需要注意胃短血管的切除，避免用力牵拉脾脏，脾胃韧带的上段可能很短，脾脏挨得很近，避免脾脏包膜撕裂出血以及损伤脾动脉的分支。

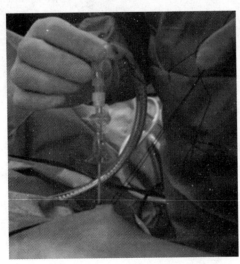
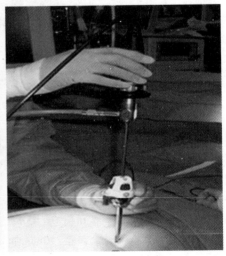

图 12-20　Veress 气腹针穿刺、带镜穿刺

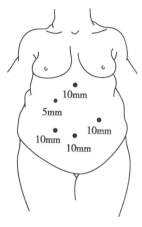

图 12-21　穿刺部位

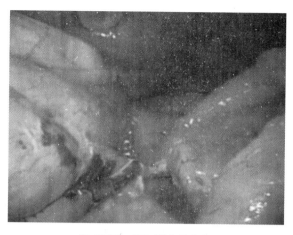

图 12-24　打开胃食管交角

（2）切除胃后壁和胰腺的粘连组织以及胃后壁的血管（图 12-25/文末彩图 12-25），彻底游离胃后壁和左侧膈肌脚，游离出左侧食管裂孔，至此，左侧食管和胃得到的彻底游离。可以为之后完整切除胃底做好准备。完全的游离出胃底是很重要的，任何胃底的残留都有可能导致术后胃底的扩张和体重的反弹。之后用超声刀游离从胃的中部水平的紧靠胃大弯侧向右侧游离直至幽门 4～6cm（图 12-26/文末彩图 12-26）。并游离胃的后壁的粘连。至此，需要游离的部分结束。

（3）胃的游离结束后，经口置入支撑探条（通常选用 36F）（图 12-27/文末彩图 12-27）。紧贴支撑管放置腹腔镜切割闭合器（图 12-28/文末彩图 12-28），从幽门上 4～6cm 紧贴支撑探条持续切割（图 12-29/文末彩图 12-29），直至 His 角左侧约 1.5cm 处（图 12-30/文末彩图 12-30），完整切除大弯侧的胃壁组织及胃底，剩余的小胃囊呈"香蕉状"。选用可弯切割闭合器便于术者在患者右侧完

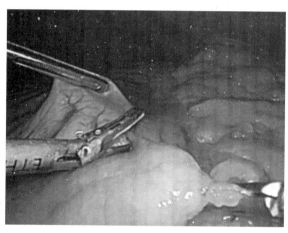

图 12-22　在胃大弯侧中部紧贴胃壁用超声刀切开大网膜

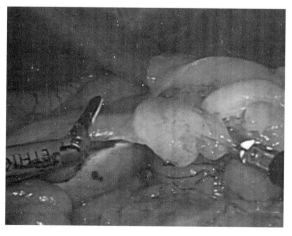

图 12-23　超声刀紧贴胃壁持续离断网膜组织

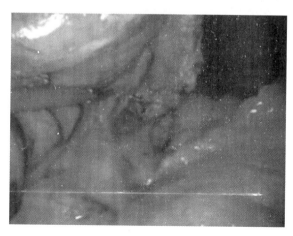

图 12-25　游离胃后壁

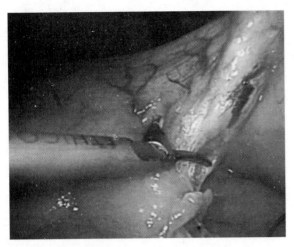

图 12-26　用超声刀自胃中部紧贴胃大弯侧游离直至幽门上方 4～6cm

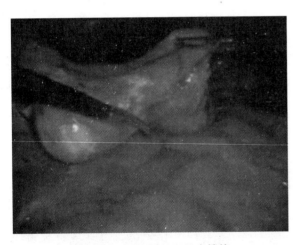

图 12-27　经口置入 36F 支撑管

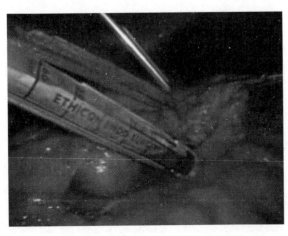

图 12-28　紧贴支撑管放置腹腔镜用切割闭合器

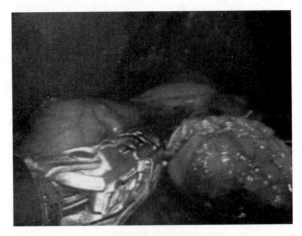

图 12-29　紧贴支撑管朝向 His 角持续击发

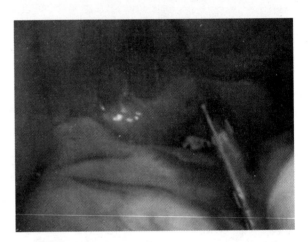

图 12-30　紧贴支撑管持续击发直至 His 角左侧约 1.5cm 处

成全部手术过程,钉仓选用蓝钉,适合于切除胃壁组织较厚的部分,尤其是胃食管交角处,以避免切割线的出血和瘘。

(4) 完整切除大弯侧的胃壁组织和胃底后剩余的小胃囊容积为 60～80ml。扩大右侧腹穿刺孔处将标本通过标本袋取出体外,切除的标本送病理检查。切割线出血处可以电凝或者缝合加固止血,吻合钉交界处需要采用 3 个 0 可吸收缝线加固缝合,避免吻合口瘘(图 12-31/文末彩图 12-31)。

4. 切除后检查　可以通过术中胃镜检查有无出血和吻合口瘘。也可以采用无损伤腹腔镜抓钳夹闭幽门处,通过胃管注入亚甲蓝检查每一处吻合口处可能的吻合口瘘或者出血,或者采取胃管内注入气体,吻合口置于水下,检查是否有气泡溢出(图 12-32/文末彩图 12-32)。如果发现吻合口瘘及时加固缝合。彻底止血。术后留置引流管。关闭穿刺孔切口。手术结束。

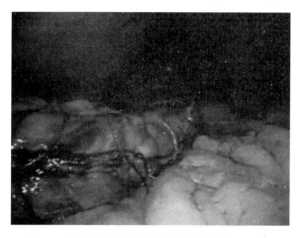

图 12-31 形成袖状胃,间断缝合

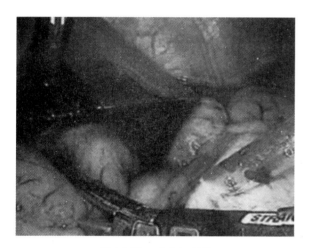

图 12-32 检查切割线

六、腹腔镜袖状胃胃切除术的手术要点、优缺点

1. 手术要点 ①术中须彻底游离胃底、胃后壁,以避免损伤其他邻近组织,也防止吻合时损伤其他组织。②术中使用支撑探条可以保障手术安全性及疗效,支撑探条的选择范围在 32 ~ 36F。探条越细,管状胃腔越小,造成狭窄梗阻可能性更高。③使用支撑探条应保证全程在位,但是切割闭合时如果过度紧贴支撑探条可能引起切割闭合处张力增高,增加出血、吻合口瘘的可能。术中应提前处理前后壁相应部位血管,切割闭合前应前后移动支撑探条顺利,避免过度紧贴。④使用的钉仓应根据胃壁厚度选择,基本要求选择不应<1.5mm(蓝钉)。必要时可以使用金钉。⑤应自幽门上方 4 ~ 6cm 起钉。⑥结束点应该避开胃食管交接处。

2. 袖状胃胃切除术的优点

(1) 袖状胃胃切除术手术操作简单,术后并发症少。

(2) 袖状胃胃切除术手术可以在腹腔镜下进行手术,术后恢复快。

(3) 袖状胃胃切除术手术术后没有异物存在体内。

(4) 袖状胃胃切除术切除了绝大部分的胃底,保留胃的功能。袖状胃胃切除术保留了幽门和胃的通道,并保留了迷走神经。因此,术后不出现倾倒综合征。

(5) 袖状胃胃切除术没进行小肠改道,因此,术后出现肠粘连,肠梗阻,低蛋白血症,贫血,维生素缺乏、骨质疏松等大大减少。

(6) 术后 Ghrelin 激素表达处于低水平,术后食欲降低。

(7) 袖状胃胃切除术术后可进行内镜检查,可及时发现术后残胃癌的发生。

3. 袖状胃胃切除术的缺点

(1) 和胃肠短路术相比,袖状胃胃切除术长期减重效果可能不充分,术后可能出现体重反弹。

(2) 袖状胃胃切除术术后残胃可能扩张,导致体重反弹。部分患者进行袖状胃胃切除术后可能需要第二阶段手术,第二阶段手术可能做 DS 术或胃肠短路术。

(3) 和腹腔镜可调节胃绑带术相比,袖状胃胃切除术是不可逆的手术方式。

七、术后处理

术后饮食指导:①清流汁饮食阶段(约肛门排气后第 1 周);②流质饮食阶段(约肛门排气后第 2 周);③半流软质饮食阶段(约肛门排气后第 3 周至术后 2 ~ 3 个月);④低热量均衡饮食阶段(术后 2 ~ 3 个月开始)。

术后 1 周行上消化道碘水造影观察胃腔大小形态、有无梗阻、外溢等。如无异常即可出院。术后 6 周口服质子泵抑制剂奥美拉唑等,避免术后胃酸反流症状出现。术后进食高蛋白饮食,避免术后肌肉萎缩。术后补充维生素、微量元素等,其中必须要补充维生素 B_{12},术后 1 个月、3 个月、6 个月、1 年定期随访,1 年后每年随访一次。

八、手术并发症

腹腔镜袖状胃胃切除术的主要手术并发症包括:吻合口瘘、出血、胃腔狭窄、减重失败、复重等。术后吻合口瘘分为:急性漏、早期漏、晚期漏、慢性漏。急性漏指术后 7 天内发生的漏。早期漏指术后1~6周内发生的漏。晚期漏指术后6周以后发生的漏。慢性漏指术后12周以后发生的漏。针对不同类型漏选用相应治疗方案：保守治疗、支架置入术、修补术、改变式的二次手术等。而Roux-en-Y重建术是近端慢性漏的首选方式。出血：多术后早期发生，可保守治疗，给予止血、输血等。必要时二次手术止血。胃腔狭窄：预防措施：切割闭合时两侧对称牵拉。治疗措施：内镜下扩张治疗、二次手术等。术后经常出现胃酸反流症状，一般情况下口服质子泵抑制剂即可缓解。由于袖状胃胃切除术切除了大部分的胃，必须要补充维生素 B_{12}，以免术后贫血等。

在韩国人群中进行了关于LSG作为单独外科减重术式的可行性研究中，最初的130例中有1例漏，1例延迟出血，1例持续呕吐和2例肺不张。无死亡病例。尽管疗效非常好，但绝大多数患者在1年左右体重减轻达到稳定期。并且60例中有5例因为不能继续减重而需要第二次手术。Langer等也研究了LSG作为独立的减重手术方式施行了23例的前瞻性研究。其中有8例术前BMI>50（全组平均BMI48.5）。术后6个月全部23例患者平均额外体重减轻率是46%，术后1年是56%。BMI<50和BMI≥50的患者在EWL变化无明显差异。其中有2例需要进一步施行RTGBP，1例因为减重失败，1例因为严重的胃食管反流。在中位随访时间20个月的随访中发现3例体重复增。

九、袖状胃胃切除术手术疗效

从国外发表的文献总结袖状胃胃切除术手术减重效果短期比较满意，和胃旁路手术相当。Gagner报道250例袖状胃胃切除术 BMI>50 在术后1年，额外体重减少60%，Lee CM等报道216例袖状胃胃切除术和胃旁路手术相比，术后一年内体重下降和胃旁路手术相似，术后2年多余体重减少80%，也和胃旁路手术一样。Moon Han等报道60例术后随访1年，多余体重减少83%，并认为袖状胃胃切除术是很适合亚洲人的肥胖症治疗减重手术术式。

Hutter等的研究报道了LSG手术的减重效果及风险介于LAGB与LRYGB两者之间，优于LAGB组。Varela等在针对于高危超重人群的LSG与LAGB的比较中也证实LSG手术的风险低、减重疗效好。对于手术治疗2型糖尿病的疗效方面Franco JV等的研究认为LSG手术不及LRYGB手术。但Todkar等的研究认为LSG手术安全、有效、

可以长期改善糖尿病症状。Zhang等的研究认为LSG手术对于肥胖并发症的改善效果与LRYGB手术效果近似。Abbatini等的研究证实LSG手术能够长期改善2型糖尿病。

十、袖状胃胃切除术手术减重机制

袖状胃胃切除术是限制性的手术，袖状胃胃切除术切除大部分胃容积，剩余胃的容积不超过60~80ml。其主要减重机制是通过限制术后的饮食量达到减重的目的。由于袖状胃胃切除术同时切除大部分的胃底，降低了术后引起食欲的血浆中Ghrelin激素水平。Langer FB报道袖状胃胃切除术术后血浆中的Ghrelin激素明显下降，术后1~6个月血浆中Ghrelin激素平稳保持于低水平。而可调节胃绑带术后由于没有切除胃底，术后血浆中Ghrelin激素没有降低反而升高。Langer FB认为和可调节胃绑带术相比，袖状胃胃切除术术后血浆中Ghrelin激素保持低水平是袖状胃胃切除术减重效果更好的原因之一。Ramon等研究表明LSG手术减少空腹及餐后Ghrelin水平，而GLP-1、PYY等肽类激素分泌的影响等同于LRYGB手术。Benedix等的研究认为LSG手术对于2型糖尿病的疗效与唾液腺代偿分泌Ghrelin有关而与减重及饮食减少无关。此外，袖状胃胃切除术通过切除大部分的胃底，降低了术后引起食欲的血浆中Ghrelin激素水平的机制达到减重的效果外，其他的激素，如胰岛素、PYY、GLP-1、Leptin等所起的减重机制仍在继续研究之中。

（印慨　王鑫）

参 考 文 献

1. Lakdawala M, Bhasker A. Report：Asian Consensus Meeting on Metabolic Surgery. Recommendations for the use of Bariatric and Gastrointestinal Metabolic Surgery for Treatment of Obesity and Type Ⅱ Diabetes Mellitus in the Asian Population：August 9th and 10th, 2008, Trivandrum, India. Obes Surg, 2010, 20(7):929-936.

2. Moon HS, Kim WW, Oh JH. Results of laparoscopic sleeve gastrectomy (LSG) at 1 year in morbidly obese Korean patients. Obes Surg, 2005, 15(10):1469-1475.

3. Langer FB, Bohdjalian A, Felberbauer FX, et al. Does gastric dilatation limit the success of sleeve gastrectomy as a sole operation for morbid obesity. Obes Surg, 2006, 16(2):166-171.

4. Gagner M, Rogula T. Laparoscopic reoperative sleeve gas-

trectomy for poor weight loss after biliopancreatic diversion with duodenal switch. Obes Surg,2003,13（4）:649-654.

5. Lee CM,Cirangle PT,Jossart GH. Vertical gastrectomy for morbid obesity in 216 patients:report of two-year results. Surg Endosc,2007,21（10）:1810-1816.

6. Moon HS,Kim WW,Oh JH. Results of laparoscopic sleeve gastrectomy（LSG）at 1 year in morbidly obese Korean patients. Obes Surg,2005,15（10）:1469-1475.

7. Hutter MM,Schirmer BD,Jones DB,et al. First report from the American College of Surgeons Bariatric Surgery Center Network:laparoscopic sleeve gastrectomy has morbidity and effectiveness positioned between the band and the bypass. Ann Surg,2011,254（3）:410-420;discussion 420-422.

8. Varela JE. Laparoscopic sleeve gastrectomy versus laparoscopic adjustable gastric banding for the treatment severe obesity in high risk patients. JSLS,2011,15（4）:486-491.

9. Franco JV,Ruiz PA,Palermo M,et al. A review of studies comparing three laparoscopic procedures in bariatric surgery:sleeve gastrectomy,Roux-en-Y gastric bypass and adjustable gastric banding. Obes Surg,2011,21（9）:1458-1468.

10. Abbatini F,Rizzello M,Casella G,et al. Long-term effects of laparoscopic sleeve gastrectomy,gastric bypass,and adjustable gastric banding on type 2 diabetes. Surg Endosc,2010,24（5）:1005-1010.

11. Zhang N,Maffei A,Cerabona T,et al. Reduction in obesity-related comorbidities:is gastric bypass better than sleeve gastrectomy. Surg Endosc,2013,27（4）:1273-1280.

12. Abbatini F,Capoccia D,Casella G,et al. Long-term remission of type 2 diabetes in morbidly obese patients after sleeve gastrectomy. Surg Obes Relat Dis,2013,9（4）:498-502.

13. Ramon JM,Salvans S,Crous X,et al. Effect of Roux-en-Y gastric bypass vs sleeve gastrectomy on glucose and gut hormones:a prospective randomised trial. J Gastrointest Surg,2012,16（6）:1116-1122.

14. Benedix F,Westphal S,Patschke R,et al. Weight loss and changes in salivary ghrelin and adiponectin:comparison between sleeve gastrectomy and Roux-en-Y gastric bypass and gastric banding. Obes Surg,2011,21（5）:616-624.

第六节　腹腔镜可调节胃绑带术

腹腔镜可调节胃绑带术（laparoscopic adjustable gastric banding,LAGB）是一种通过限制摄入以达到治疗目的的手术方式。它采用一种由硅胶制成的可调节式胃绑带,经手术置入患者体内。该绑带内置硅胶内囊,并与埋入皮下的注水泵连接,术后可通过注水泵抽水/注水来调节内囊的口径,从而实现对输出口大小的调节,通过限制患者进食从而达到体重减轻的效果(图12-33)。

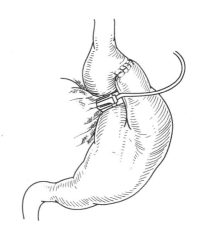

图 12-33　可调节胃绑带

一、适应证

腹腔镜可调节胃绑带术一般用于肥胖症的治疗。该手术操作最为简单,风险最小,及其可逆性,术后可调节等优点,尤其适用于年轻的减肥患者。

虽然该手术对于治疗 2 型糖尿病的有效率也可达到 60% 以上,但其治疗效果直接依赖于患者体重下降的情况。对于减重不理想的患者,糖尿病的治疗效果亦不佳。故一般不直接用于 2 型糖尿病的手术治疗。

二、禁忌证

1. 体重、腰围或代谢紊乱等均未达到减肥手术适应证选择标准者。

2. 已存在原发的胃肠道病变,不允许施行手术者。

3. 存在严重的心、肺系统疾病,无法耐受手术者。

4. 合并严重凝血功能障碍的患者。

5. 无法理解或不愿意承担手术的潜在并发症风险,无法理解术后饮食、生活习惯的改变的重要性或不能承受者。

三、术前准备

1. 术前的一般资料采集　包括患者的性别、

年龄、联系方式、身高、体重、腹围、BMI、糖尿病病程、正在采取的治疗方案、治疗的效果及是否出现其他并发症等。

2. 术前的检查 ①一般检查：三大常规、肝肾功能、乙肝两对半、输血前三项、凝血功能、心电图、胸片等；②糖代谢相关检查：包括血糖、糖化血红蛋白、胰岛素、C 肽、胰岛素抗体等。怀疑糖耐量减退者行糖耐量试验；③其他特殊检查：胃镜、腹部 CT、心脏彩超、肺功能等。对于减肥患者，需同时查垂体 MRI、检验血生长激素、性激素、ACTH 等，排除继发性肥胖的可能。

3. 术前血糖的控制 维持患者术前三天内的随机血糖≤12mmol/L。①仅以饮食控制病情者，术前不需特殊准备；②口服降糖药的患者，应持续服用至术前的前一天晚上；如果服用长效降糖药患者，应在术前 2～3 日停服；③平时用胰岛素者，术前应以葡萄糖和胰岛素维持正常糖代谢，在手术日晨停用胰岛素；④术前有糖尿病相关并发症者，行相应处理控制。

4. 术前行循环、呼吸等功能的评估，选择包括如麻醉科、内分泌科、营养科、心脏科、呼吸科、精神科、眼科、神经内科、血管外科等的相关科室进行会诊。

5. 其他胃肠外科手术常规准备 术前一日进食清流质、预防性应用抗生素、洗胃、口服泻药、备血；术前晚禁食、水；术日晨放置鼻胃管、尿管，备皮，注意脐部清洁等。

6. 手术特殊器械的准备 如"金手指"（Golden Finger）、各种大小的 trocar、腹腔镜无损伤抓钳、腹腔镜肝脏牵开器、腹腔镜持针器、腹腔镜自动缝合器（Endo-stitch）、腹腔镜自动切割闭合器及 Veress 气腹针等。

四、麻醉与体位

麻醉采用气管内插管全身麻醉。

患者取头高足低仰卧位，双脚外展约 70°，头侧约高 30°。主刀者位于两腿之间，扶镜者位于手术台右侧，另一助手及洗手护士位于手术台左侧。

五、手术步骤

1. 穿刺孔建立 用 Veress 针经脐部安全建立气腹，然后于脐上 4～8cm 处切开皮肤约 1cm，置入 10mm 加长 trocar 作为观察孔，气腹压力维持在 15mmHg。15mm 的主操作孔选择在左锁骨中线肋缘下 3cm 处，5mm 辅助操作孔在右锁骨中线肋缘下内移 2cm 处，剑突下 10mm 穿刺孔用于置入腹腔镜肝脏牵开器。网膜脂肪肥厚、His 角显露困难时可于辅助操作孔下方增加 1 个 5mm 穿刺孔以帮助暴露。

2. 分离 His 角 拨开肝左外叶，以无损伤抓钳将胃底向下方牵开，显露贲门左缘，切开左侧膈肌脚外缘 His 角处浅面浆膜。

3. 建立"胃后隧道" 切开肝胃韧带透明膜部无血管区，注意不要损伤到迷走神经肝支，于右侧膈肌脚浅面切开约 1cm，显露胃后壁。抬起胃壁，确认在胃后壁后方贲门切迹方向稍作分离。以"金手指"自胃小弯后壁导入，向贲门、胃底方向轻柔推进，从 His 角浆膜松解处穿出，建立"胃后隧道"。

4. 绑带的放置 检查确认可调节胃绑带无破损或渗漏后抽空其内的空气，于负压状态下在导管末端打结，经 15mm 主操作孔置入腹腔。将可调节胃绑带末端的牵引线套入"金手指"尖端的凹槽内，沿原"胃后隧道"的反方向后退"金手指"，将绑带拖出，并将绑带两端对接并上扣锁定。注意硅胶内囊面要朝向胃壁。

5. 绑带的固定 以腹腔镜自动缝合器将绑带下方胃壁浆肌层与其上方膈肌脚及胃壁浆肌层间断缝合 2～3 针，使绑带包埋固定于胃前壁。

6. 埋放皮下注水泵 将可调节胃绑带的导管经左上腹 15mm trocar 孔拖出腹外。将该孔切口扩大至 3～4cm，切开皮下脂肪，显露白色腹直肌前鞘。将可调节胃绑带导管与注水泵小心连接妥当后，以 7 号不可吸收丝线缝合 4 针，将注水泵固定于腹直肌前鞘，注意避免导管打结或扭曲成角。妥善缝合各切口后结束手术。

六、手术操作难点和要点

1. 要仔细检查并确认"金手指"穿过的是"胃后隧道"，保证绑带环绕胃底部一周。

2. 胃小囊容量要限制在约 15ml 左右，而且主要位于胃前壁。

3. 胃前壁缝合固定胃绑带时要牢固确切，将绑带的前侧段完全包埋，且包埋不可太紧。

4. 连接注水泵后要将其牢固地固定在腹直肌前鞘上，防止注水泵翻转后无法进行调水。

七、术后处理

所有患者的术后处理都是依据标准的临床路径。对于可调节胃绑带术的患者，术后第1天行上消化道碘水造影检查，如无异常即可拔除胃管，改清流质饮食，无特殊第3天即可出院。

在术后的第一年里，至少要进行三次门诊随访，以及更多的电话或其他方式的随访。随访的主要内容包括患者的体重、营养状况、精神状况，以及术前合并的代谢紊乱如糖尿病的控制情况等。随访的目的主要是掌握患者的体重变化情况，监测患者是否有手术并发症的发生，有无营养物质、维生素或矿物质的缺乏，以便及时作出治疗上的调整。对于患者的一些不适，还需进行必要的药物治疗和心理辅导，如患者有长期胃灼热、反酸的症状，可适当给予抑制胃酸及保护胃黏膜的药物等。所有的随访内容应详细确切，并及时归档。对于行可调节胃绑带术的患者，门诊随访的次数要增加，以便对绑带进行适当的调节。首次调节在术后1个月后进行。首次注水量要<4ml，此后根据患者的情况定期进行调整，注意不能超过最大限量。

饮食指导是保证手术治疗效果、避免术后远期并发症、改善患者术后各种不适的至关重要的一环，其目的是形成新的饮食习惯来促进并维持减重效果，同时又能补充必需的营养，避免患者的不适。措施是饮用足量的液体、进食足够的蛋白质、补充必需的维生素和矿物质。方法如下：①低糖、低脂饮食；②避免过度进食；③缓慢进食，每餐20～30分钟；④细嚼慢咽，避免过于坚硬或大块的食物；⑤首先进食富含蛋白质的食物，避免高热量的食物；⑥根据手术方式不同，有些需每日补充必需的维生素，根据指导补充矿物质；⑦保证每日足量液体的摄入，避免碳酸饮料。

八、手术并发症

该手术并发症发生率约为5%，围术期死亡率约0.1%。

1. 绑带滑脱移位　是腹腔镜可调节胃绑带术后较为常见的并发症，术后近期及远期均可发生。绑带滑脱移位的直接后果就是胃小囊容积过大导致减重失败。术后早期发生的绑带滑脱移位一般于腹腔镜下重新放置并固定绑带即可。远期发生脱位时，大多需要及时的手术处理，根据具体情况选择重新放置绑带或移除绑带后施行一期或二期胃短路术等其他减重手术。

2. 绑带胃内侵蚀　绑带胃内侵蚀指部分或整个绑带侵蚀胃壁全层并进入胃腔，也称胃内移位。多发生于手术后1～2年，其确切原因尚不清楚，可能与置入物对胃壁的持续摩擦、注水泵注水过多、局部胃壁压迫缺血损伤、绑带周围感染等情况相关。胃镜检查可以确诊。一般确诊后均应行绑带移除术并根据实际情况考虑其他减重手术。

3. 胃小囊扩张　主要表现为胃食管反流症状、胸骨后疼痛、烧灼感等。与患者长期过量过快摄食或术中胃小囊设定容积过大有关。

4. 注水泵相关并发症　术后发生注水泵的旋转、移位等，需行局麻下皮下注水泵重置术。有极少数患者由于排异反应，皮下注水泵处反复发生无菌性炎症并进展为不愈性溃疡，一般均需行皮下注水泵移除术。

5. 其他并发症　腹腔镜可调节胃绑带术后尚可发生胃无动力、绑带破漏、注水泵与绑带之间的硅胶管断裂等少见并发症。

腹腔镜可调节胃绑带术是所有手术方式中创伤最小的手术。该手术不损伤胃肠道的完整性，而且不改变胃肠道固有的生理状态，完全可逆，对于术后效果不佳的病例，可改做任何其他形式的手术。术后2年大约可以减少超重部分的50%，减少术前BMI的25%。需要指出的是，该手术对肥胖合并的2型糖尿病亦具有一定的治疗作用，术后2型糖尿病的缓解率可达60%～65%。但效果较慢，一般需待患者体重有明显减轻后，方开始有治疗效果出现。且对于减重效果不好的病例，糖尿病治疗效果亦不佳。

（郑成竹　丁丹）

参 考 文 献

1. James D，Evans MD. Laparoscopic adjustable gastric banding for the treatment of morbid obesity. Am J Surg，2002，184（2）：97-102.

2. Rubino F，Kaplan LM，Schauer PR，et al. The Diabetes Surgery Summit Consensus Conference：Recommendations for the evaluation and use of gastrointestinal surgery to treat type 2 diabetes mellitus. Ann Surg，2010，251（3）：399-405.

3. 郑成竹. 中国肥胖病外科治疗指南（2007）. 中国实用外科杂志，2007，10（27）：759-762.

4. Favretti F, Cadiere GB, Segato G. Laparoscopic banding: selection and technique in 830 patients. Obes Surg, 2002, 12(3):385-390.

5. Gustavsson S, Westling A. Laparoscopic adjustable gastric banding: complications and side effects responsible for the poor long-term outcome. Semin Laparosc Surg, 2002, 9(2):115-124.

6. 郑成竹, 丁丹. 中国糖尿病外科治疗专家指导意见(2010). 中国实用外科杂志, 2011, 31(1):54-58.

中英文名词对照索引

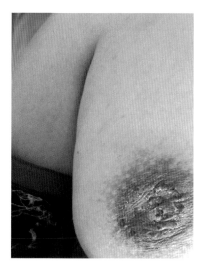

彩图 3-9　乳腺 Paget 病

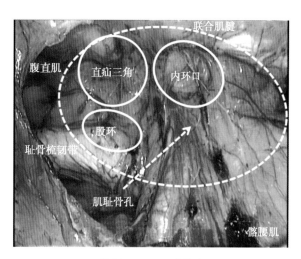

彩图 4-24　肌耻骨孔

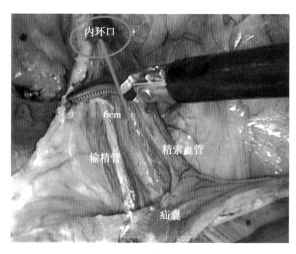

彩图 4-26　精索的腹壁化

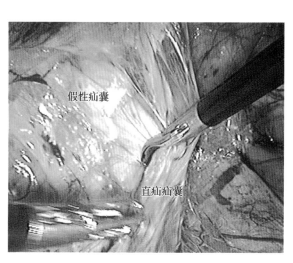

彩图 4-27　假性疝囊

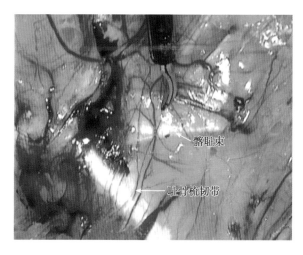

彩图 4-28　髂耻束

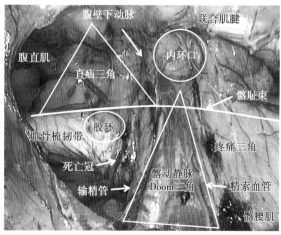

彩图 4-29　腹膜前间隙的解剖结构

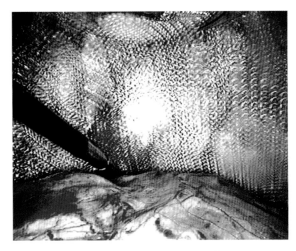

彩图 4-31 CO$_2$ 气体的释放

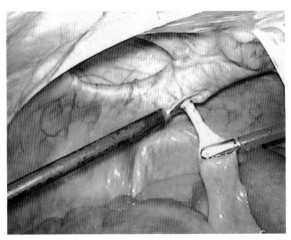

彩图 4-37 发现切口疝和游离肠粘连

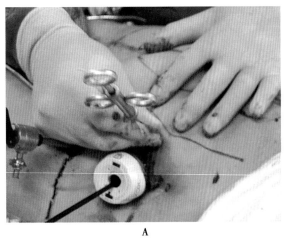

A

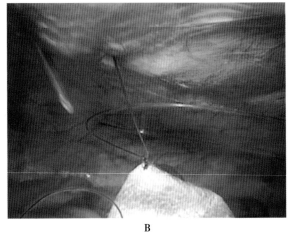

B

彩图 4-38 穿刺缝线悬吊补片

A. 外部；B. 内部

彩图 4-39 放入补片和固定

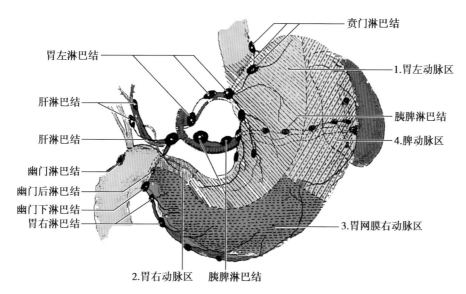

彩图 5-1　Rouvière 胃的淋巴流向图

胃左淋巴结

贲门淋巴结

1.胃左动脉区

肝淋巴结

胰脾淋巴结

肝淋巴结

4.脾动脉区

幽门淋巴结

幽门后淋巴结

幽门下淋巴结

胃右淋巴结

3.胃网膜右动脉区

2.胃右动脉区　胰脾淋巴结

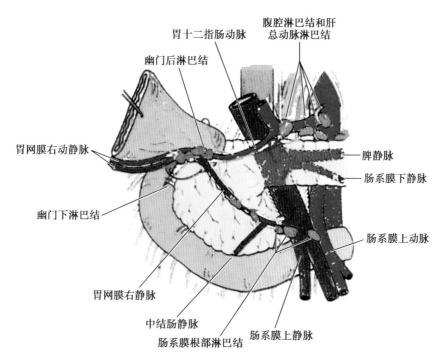

彩图 5-2　汇入肠系膜上动脉根部的淋巴结

胃十二指肠动脉

腹腔淋巴结和肝
总动脉淋巴结

幽门后淋巴结

胃网膜右动静脉

脾静脉

肠系膜下静脉

幽门下淋巴结

肠系膜上动脉

胃网膜右静脉

中结肠静脉

肠系膜根部淋巴结

肠系膜上静脉

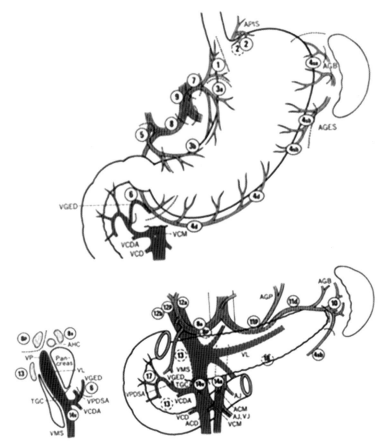

血管名

APIS	左膈下动脉	AHC	肝总动脉
AGB	胃短动脉	VP	门静脉
AGES	胃网膜左动脉	VL	脾静脉
VGED	胃网膜右静脉	VMS	肠系膜上静脉
VCDA	副右结肠静脉	VPDSA	胰十二指肠前上静脉
VCM	结肠中静脉	VCD	右结肠静脉
TGC	胃结肠静脉干	VJ	空肠静脉
ACM	结肠中动脉	AGP	胃后动脉
AJ	空肠动脉	ACD	右结肠动脉

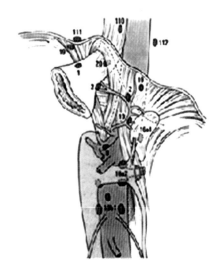
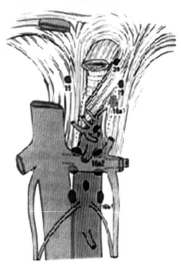

彩图 5-3　胃区域淋巴结

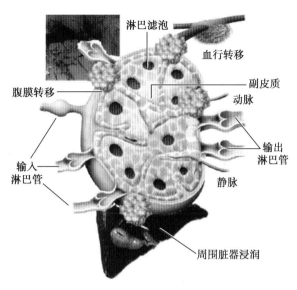

彩图 5-5　胃癌的淋巴结转移模式图

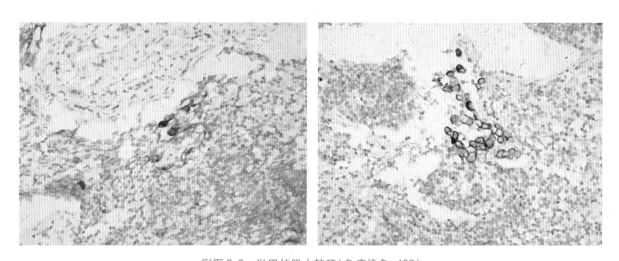

彩图 5-6　淋巴结微小转移（免疫染色×400）

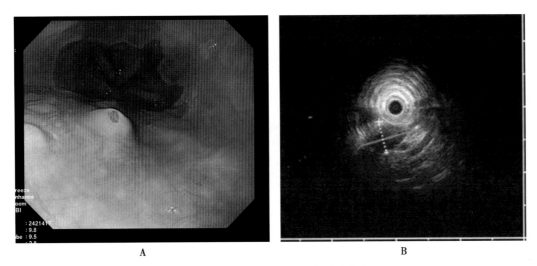

彩图 5-11　GIST 的内镜表现和超声内镜表现
A. 内镜；B. 超声内镜

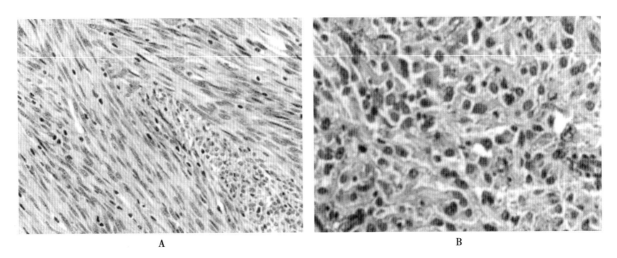

彩图 5-13　GIST 的主要的形态学特征:梭形细胞和上皮样细胞
A. 梭形细胞；B. 上皮样细胞

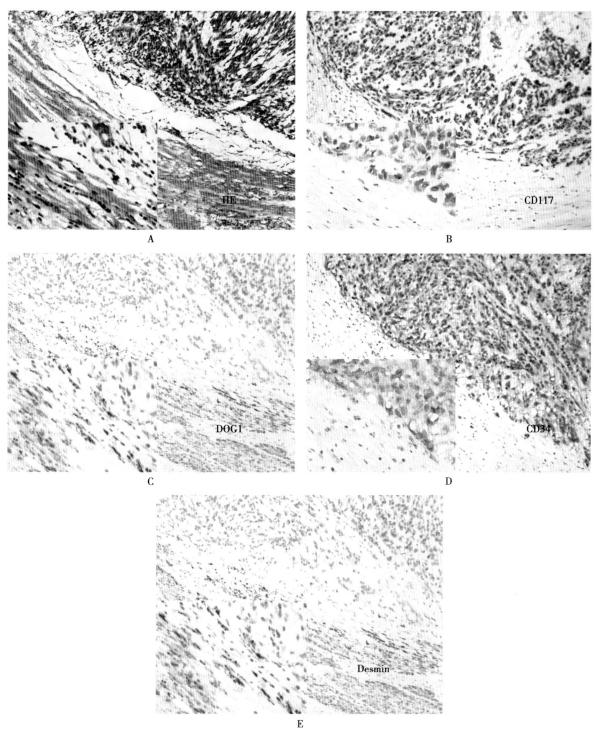

彩图 5-14　GIST 和瘤旁间质组织染色对比

A. GIST 的 HE 染色。右上为肿瘤组织（EnVision 法,×100）,左下为瘤旁平滑肌组织（EnVision 法,×400）；
B. GIST CD117 弥漫强阳性；C. GIST DOG1 弥漫强阳性；D. GIST CD34 弥漫阳性；E. GIST Desmin 阴性,瘤旁平滑肌阳性

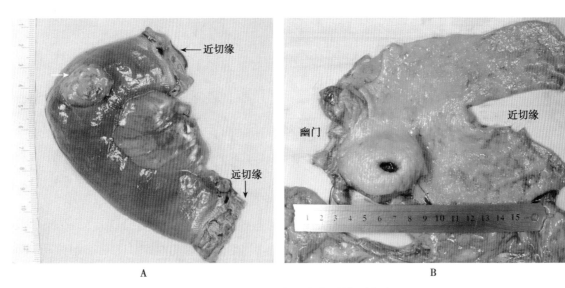

彩图 5-15　胃和小肠 GIST 的切除标本
A. 胃 GIST,向腔内生长,中央有一溃疡形成的脐样凹陷;B. 小肠 GIST,外生性,呈结节状或球形上皮样细胞

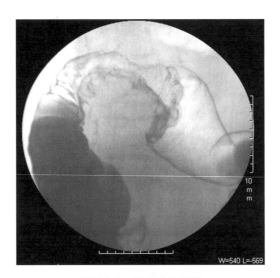

彩图 6-1　肿块性结肠癌

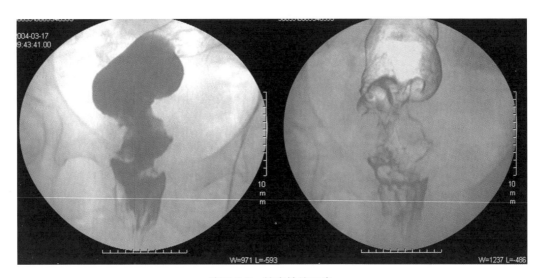

彩图 6-2　缩窄性结肠癌

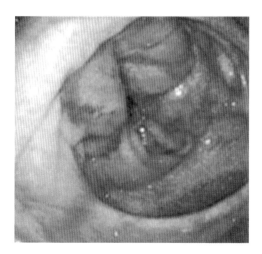

彩图6-4　结肠镜发现肠腔显著狭窄,无法通过

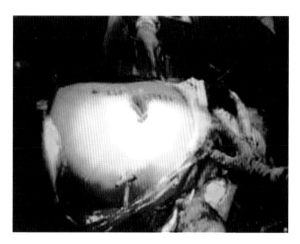

彩图9-2　经腹、后腰部对吻引流

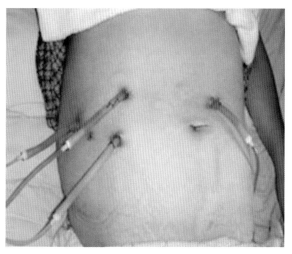

彩图9-3　经腹腔镜置管引流

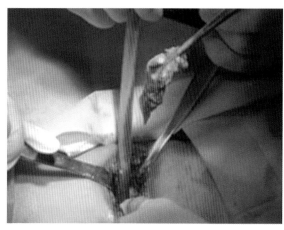

彩图9-4　SAP二次手术取出大量坏死组织

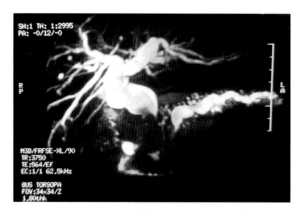

彩图 9-9 慢性胰腺炎,胆、胰管梗阻,扩张

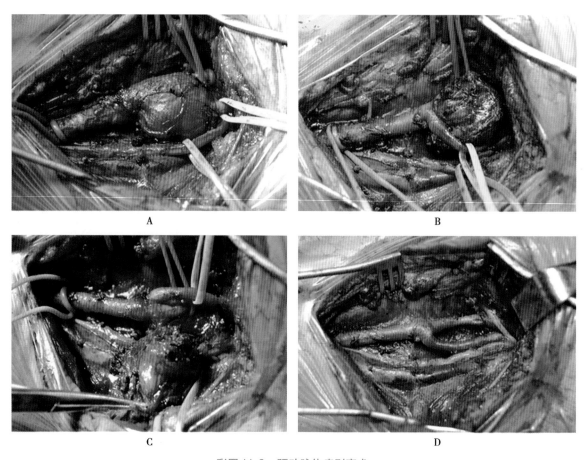

彩图 11-8 颈动脉体瘤剥离术

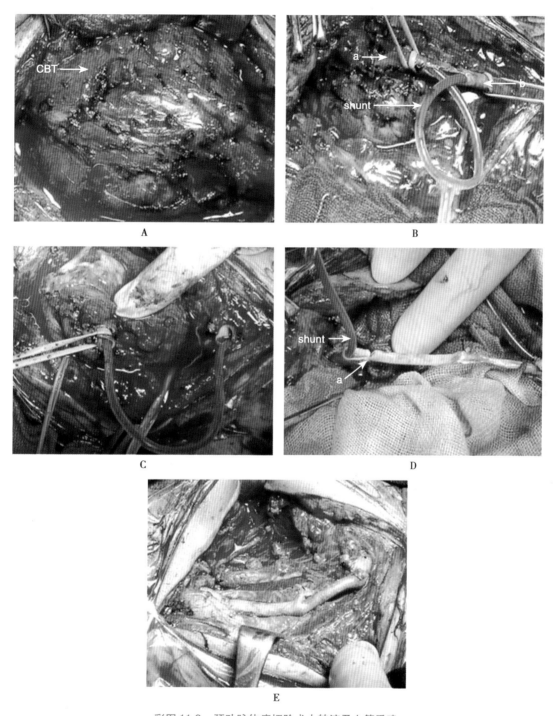

彩图 11-9　颈动脉体瘤切除术中转流及血管重建

A. 颈动脉体瘤（CBT）；B. 术中转流（a. 颈内动脉；shunt，转流管）；C. 瘤体切除；D. 自体大隐静脉移植，吻合
血管；E. 血管重建后

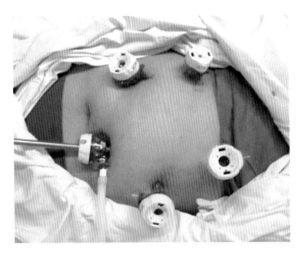

彩图 12-2　建立穿刺孔

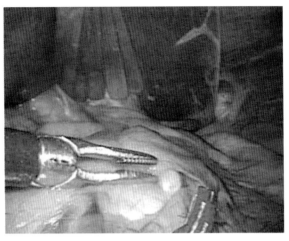

彩图 12-3　分离肝胃韧带

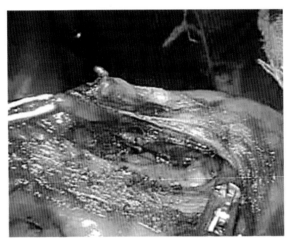

彩图 12-4　显露胃小弯及前后胃壁

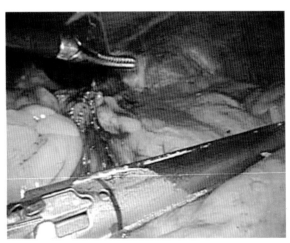

彩图 12-5　横行切割胃体

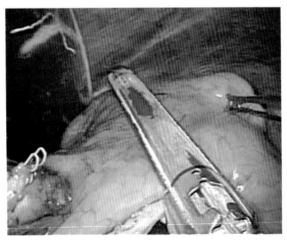

彩图 12-6　再次切割建立胃小囊

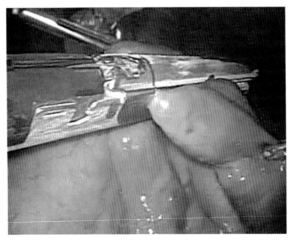

彩图 12-7　切断空肠

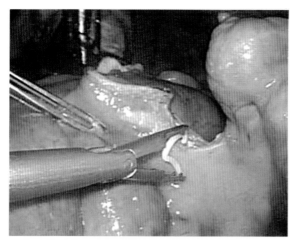

彩图 12-8　分离切断部分系膜

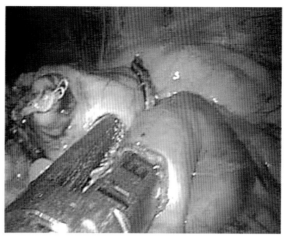

彩图 12-9　吻合空肠和胃小囊

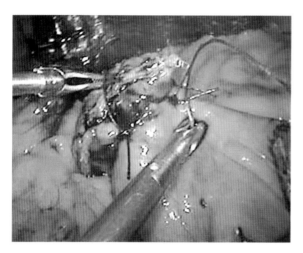

彩图 12-10　封闭残端

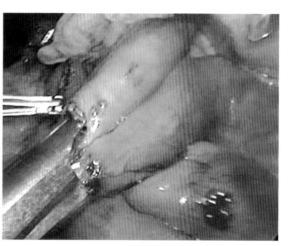

彩图 12-11　空肠侧侧吻合

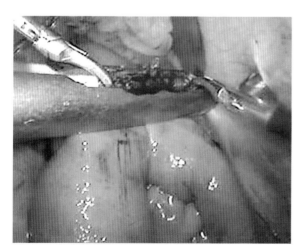

彩图 12-12　封闭残端

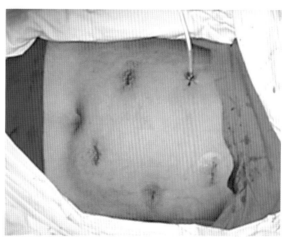

彩图 12-13　关闭穿刺孔

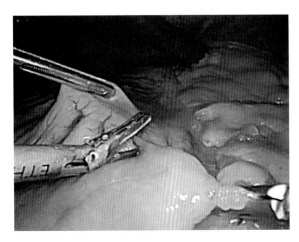

彩图 12-22　在胃大弯侧中部紧贴胃壁用超声刀切开大网膜

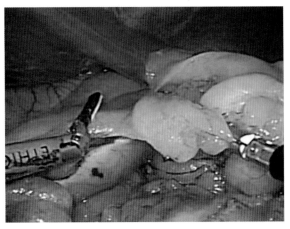

彩图 12-23　超声刀紧贴胃壁持续离断网膜组织

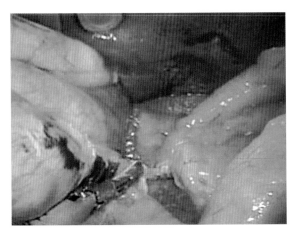

彩图 12-24　打开胃食管交角

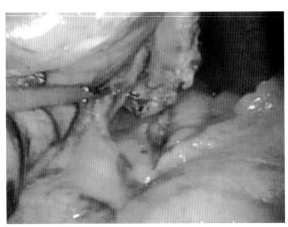

彩图 12-25　游离胃后壁

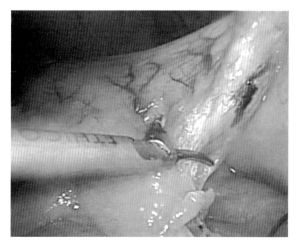

彩图 12-26　用超声刀自胃中部紧贴胃大弯侧游离
直至幽门上方 4~6cm

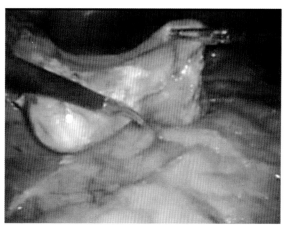

彩图 12-27　经口置入 36F 支撑管

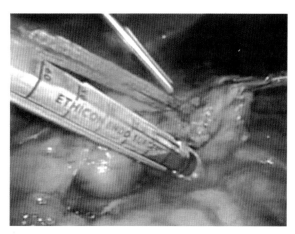

彩图 12-28　紧贴支撑管放置腹腔镜用切割闭合器

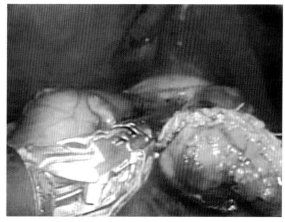

彩图 12-29　紧贴支撑管朝向 His 角持续击发

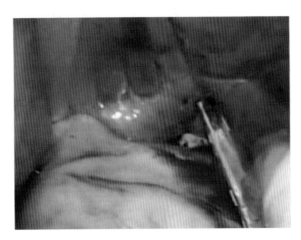

彩图 12-30　紧贴支撑管持续击发直至 His 角左侧约 1.5cm 处

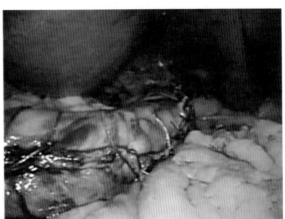

彩图 12-31　形成袖状胃，间断缝合

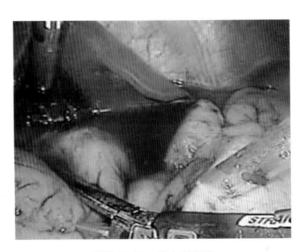

彩图 12-32　检查切割线